Blutkonservierung und Transfusion von konserviertem Blut

von

Dr. O. Schürch
Chefarzt der Chirurgischen Abteilung des Kantonspitals Winterthur

Dr. H. Willenegger
Assistent an der Chirurgischen Abteilung des Kantonspitals Winterthur

und

Dr. H. Knoll
Assistent an der Chirurgischen Abteilung des Kantonspitals Winterthur

Mit 80, darunter 3 farbigen Abbildungen

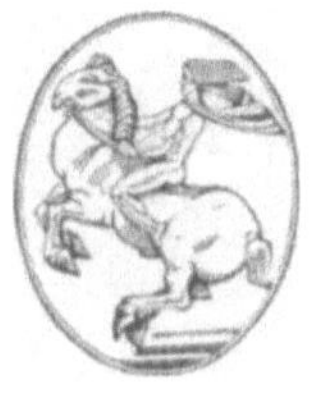

Wien
Springer-Verlag
1942

ISBN-13: 978-3-7091-9630-4 e-ISBN-13: 978-3-7091-9877-3
DOI: 10.1007/ 978-3-7091-9877-3

Softcover reprint of the hardcover 1st edition 1942

Vorwort.

Vor einigen Jahren haben wir uns mit der Verwendung von *Heparin* als gerinnungshemmendem Mittel bei der Bluttransfusion beschäftigt. Damit kamen wir zwangsläufig zu der Frage der Blutkonservierung. Experimentelle Arbeiten, Mitarbeit am Ausbau des Bluttransfusionsdienstes der schweizerischen Armee, Blutkonservierung für unseren klinischen Bedarf, haben uns vermehrt Einsicht in die Fragen der Blutkonservierung und der Bluttransfusion gegeben.

Diese Erfahrungen haben uns aber auch gezeigt, wie viele experimentelle und klinische Fragen, die Bluttransfusion betreffend, noch zu lösen sind. Wenn man aber besonders an der Frage der Blutkonservierung mitarbeiten will, stößt man immer wieder auf die Schwierigkeit, das vorhandene Schrifttum auch nur einigermaßen zu überblicken. Während über Bluttransfusion allgemein zahlreiche große Sammelarbeiten bestehen, haben wir große Mühe, die sehr verteilten Arbeiten über Blutkonservierung zu finden. Es hat dies 2 Hauptgründe: Die Blutkonservierung ist bis jetzt besonders im amerikanischen, russischen und französischen Schrifttum bearbeitet worden, oft in schwer zugänglichen Zeitschriften. Der Hauptgrund der Unübersichtlichkeit ist aber wohl der, daß die Blutkonservierung ein „Grenzgebiet" der Medizin ist. Physiologen, Pharmakologen, Serologen, Internisten, Chirurgen und Militärärzte haben sich aus ganz verschiedenen Gründen und von verschiedenen Gesichtspunkten aus mit der Frage der Blutkonservierung beschäftigt. Experimente und Betrachtungen über Blutkonservierung muß man also in den verschiedensten Fachgebieten suchen.

Man kann sich nun fragen, ob es sich überhaupt lohnt, ob es wichtig ist, gerade über das Kapitel der Blutkonservierung eine zusammenfassende Arbeit zu schreiben, indem die Transfusion mit konserviertem Blut heute keine allgemein anerkannte Therapie ist. Wenn wir uns dieser Arbeit unterzogen haben, so ist es nicht geschehen, um als besondere Befürworter der Blutkonservierung und der Transfusion mit konserviertem Blut aufzutreten. Für uns ist die Blutkonservierung eine Etappe in der Entwicklung der Therapie des Blutersatzes ganz allgemein. Neue amerikanische Erfahrungen mit der Plasmatransfusion deuten vielleicht schon darauf hin, in welcher Richtung die weitere Entwicklung gehen wird. — Die Beschäftigung mit konserviertem Blut weist uns aber auch immer wieder auf ungelöste Probleme der Bluttransfusion an sich. Es sei nur der „Hämolysezwischenfall" als biologisches und klinisches Geschehen erwähnt, eine Frage, die theoretisch und praktisch gleich wichtig ist. Konserviertes Blut können wir, wenigstens während einer gewissen Zeit, als „Überlebendes Organ" betrachten. Das „Überleben" und „Sterben" dieses Organs ist für den Physiologen von Bedeutung. Den Chirurgen führt die Beschäftigung mit konserviertem Blut wieder in das so oft erledigte und wieder aufgenommene Problem der Homotransplantation eines Organs. So braucht man kein „Eiferer" zu sein, um sich mit Blutkonservierung zu beschäftigen, man kann es allein schon aus allgemeinem biologischen Interesse tun.

Die praktische Bedeutung der Transfusion mit konserviertem Blut ist, wie erwähnt, noch umstritten. Der letzte Weltkrieg hat uns die Wichtigkeit der Transfusion mit frischem Blut gezeigt. Die Bedeutung der Transfusion mit konserviertem Blut oder von Blutbestandteilen werden wir erst am Ende dieses Krieges ganz erkennen.

Mit der vorliegenden Arbeit wollen wir das Schrifttum über Blutkonservierung und Transfusion mit konserviertem Blut möglichst vollständig zusammenfassen, um so eine Grundlage zu weiteren experimentellen und klinischen Arbeiten zu geben. Auch unsere eigenen Arbeiten und Auffassungen sind hier zusammengefaßt.

Winterthur, im Dezember 1941.

Die Verfasser.

Inhaltsverzeichnis.

Die Transfusion von konserviertem Blut.

Berichtigungen zu Tabelle 17.

S. 116/117: Unter 28. muß es heißen
in Spalte Gerinnungshemmendes Mittel: Natrium salicylic,
in Spalte Konzentration der Lösung: 10%,
in Spalte Gebrauchte Menge auf 100 ccm Blut: 15—20 ccm.

S. 119: unter 30
in Spalte Menge des Blutes usw.: 900—1250 ccm.

S. 121: unter 51
in Spalte Gebrauchte Menge auf 100 ccm Blut: 100 ccm.

Einleitung.

Die Blutkonservierung bedeutet gewissermaßen eine Weiterentwicklung der indirekten Bluttransfusion.

Die Geschichte der indirekten Transfusion beginnt mit der Einführung des defibrinierten Blutes zu Beginn des letzten Jahrhunderts. Damals entstand auch der Gedanke, flüssig gehaltenes Blut aufzubewahren (POLLI). Das konservierte Blut bekam aber erst mit der Vervollkommnung des indirekten Transfusionsverfahrens im letzten Weltkrieg eine *praktische* Bedeutung. Die Blutkonservierung hat sich damals aus dem Wunsche entwickelt, ohne besondere Vorbereitung jederzeit und an jeder Stelle eine Bluttransfusion ausführen zu können. Um dies zu verwirklichen, mußte eine Reihe von Aufgaben gelöst werden, die für die Entwicklung der Blutkonservierung maßgebend geworden ist:

Gewinnung und Flüssigerhaltung des Blutes, möglichst lange Gebrauchsfähigkeit, Aufbewahrung und Transport, Transfusion ohne direkte oder indirekte Vorproben.

Diese Aufgaben waren zum Teil den besonderen Umständen, unter denen Notfalltransfusionen ausgeführt werden sollten, angepaßt. Die Entwicklung des ganzen Problems der Blutkonservierung war so, daß in erster Linie praktische und klinische Fragen gelöst wurden und daß man die biologischen Grundlagen zum großen Teil erst nachträglich geschaffen hat.

Heute hat sich die Blutkonservierung an verschiedenen Orten zu einem Ersatz der indirekten Transfusion entwickelt. Aus diesem Grunde hat sich auch die ursprüngliche Aufgabenstellung verschoben und erweitert. Durch Zuziehung anderer Blutquellen (Leichenblut, Placentarblut usw.) ist der Aufgabenkreis der Blutkonservierung vergrößert worden. Eine Erweiterung hat die Blutkonservierung durch die Konservierung und Transfusion einzelner Blutbestandteile erfahren, worunter besonders die Transfusion von *haltbarem Plasma* und *Serum* eine große praktische Bedeutung einnimmt.

Die Durchführung der Blutkonservierung erfordert die Lösung einer Reihe von Problemen, die nicht nur den Kliniker beschäftigen, sondern auch vom Techniker, Biologen, Physiker oder Chemiker gelöst werden müssen.

Im Gegensatz zu früher steht heute das biologische Problem der Blutkonservierung im Vordergrund; denn das Endziel der Konservierung besteht darin, das Blut als „überlebendes Organ“ möglichst vollkommen zu erhalten. Es stellt sich also die Frage nach den Veränderungen des aufbewahrten flüssigen Blutes. Es ist zu prüfen, *wie* diese Veränderungen vor sich gehen und wie weit der Zerfallsprozeß des Blutes durch geeignete technische oder physikalisch-chemische Maßnahmen aufgehalten werden kann. Die Lösung der biologischen Fragen stellt die wissenschaftliche Grundlage der Blutkonservierung dar. Erst ihre Lösung gibt den Ausgangspunkt für weitere praktische Unternehmungen, wie die Wahl eines besseren Stabilisators, die Prüfung der Wirkungsweise des konservierten Blutes auf den Organismus, seine Heilwirkung usw.

Wir glauben, daß in einer monographischen Darstellung der Blutkonservierung das biologische Problem voranzustellen ist. Dementsprechend sind wir vorgegangen, und wir haben erst nach Besprechung der biologischen Fragen die Blutkonservierung als solche dargestellt, ferner das Heranziehen verschiedener Blutquellen, die Wirkung des konservierten Blutes, die Klinik, die Transfusion einzelner Blutbestandteile und schließlich auch die Organisation des Bluttransfusionsdienstes im Frieden und im Krieg.

Die geschichtliche Entwicklung haben wir soweit als nötig bei den einzelnen Kapiteln berührt.

Eine eingehende Bearbeitung aller Fragen, die die Blutkonservierung betreffen, erfordert oft weitgehende Vergleiche mit der Bluttransfusion überhaupt und den Hinweis auf Probleme, die auch bei der Bluttransfusion als solcher nicht gelöst sind. Es sei nur das Problem der Störungen und Schäden bei der Bluttransfusion erwähnt.

Die Anzeigestellung für das konservierte Blut ist nur dann klar abzugrenzen, wenn seine Wirkung auf den Empfänger mit der des frischen Blutes verglichen werden kann.

Die Frage der Organisation der Transfusion mit konserviertem Blut schließlich kann nur im Rahmen der Spenderorganisation überhaupt entwickelt werden.

Die Blutkonservierung.

A. Die Biologie der Blutkonservierung.

Einleitung.

Das natürliche Blut zeigt eine bestimmte „morphologische und biochemische Zusammensetzung", die wir bis zu einem gewissen Grade kennen. So weiß man z. B. vieles über die chemische Zusammensetzung des Plasmas und der Blutkörperchen; man weiß auch, daß die roten Blutkörperchen einen selbständigen Stoffwechsel besitzen.

Die „morphologische und biochemische Zusammensetzung" bildet die Voraussetzung für eine Reihe von Funktionen und Eigenschaften des Blutes, wie die Sauerstoffübertragung, die Komplementaktivität, die gruppenspezifischen Eigenschaften usw. — Während z. B. von diesen letzten beiden die biochemische Grundlage noch wenig bekannt ist, wissen wir, daß die Hämoglobinfunktion für die Sauerstoffübertragung von Bedeutung ist. Man bezeichnet die erwähnten Äußerungen des natürlichen Bluts als *biologische Funktionen und Eigenschaften.*

Man kann nun diese Bezeichnungsweise für das konservierte Blut insofern übernehmen, als biologische Funktionen und Eigenschaften auch beim aufbewahrten Blut eine kurze Zeit nachweisbar sind. Es sei aber erwähnt, daß der Nachweis dieser Funktionen und Eigenschaften noch nicht gleichbedeutend ist mit dem aufbewahrten Blut als „überlebendem Organ". Sobald sich das Blut außerhalb des Kreislaufs befindet, macht es Veränderungen durch. Wird es sich selbst überlassen, gerinnt es. Die Gerinnung ist ein Denaturationsvorgang des Blutes. Wird das Blut außerhalb des Körpers flüssig erhalten, so bleibt es übertragbar und kann z. B. eine seiner wichtigsten biologischen Funktionen, den Sauerstofftransport im Empfängerkreislauf, weiter ausüben. Es wird also durch das Ausbleiben der Gerinnung nicht sofort denaturiert. Dauert aber die Aufbewahrung des flüssig gehaltenen Blutes an, dann macht das Blut Veränderungen durch, die es in seiner morphologischen und biochemischen Zusammensetzung — und damit in seinen biologischen Funktionen — immer mehr vom flüssig gehaltenen Frischblut entfernen. Man spricht dann von „fortschreitender Denaturation des konservierten Blutes"

Diese Veränderungen zu untersuchen und zu beschreiben, ihre Ursache und ihr Wesen abzuklären, ist eine biologische Aufgabe. Die möglichst lange Hemmung dieser Veränderungen durch geeignete Maßnahmen ist das Ziel der Blutkonservierung.

I. Die biologischen Funktionen und Eigenschaften des konservierten Blutes.

Das Blut wird in seiner Gesamtheit als funktionelles Organ von großer Selbständigkeit aufgefaßt. Einige seiner „biologischen Funktionen und Eigenschaften" können auch am ruhenden Blut außerhalb des Organismus genau untersucht werden, wie z. B. das Sauerstoffbindungsvermögen, der hemmende Einfluß auf das Bakterienwachstum, die Komplementaktivität, die gruppenspezifischen Eigenschaften und teilweise auch die Blutgerinnung. Da diese Eigenschaften entweder die Frage der Wirkungsweise (Atmung des übertragenen Blutes), der Gefahr (Blutgruppen) oder praktisch-technische Fragen (Bactericidie) bei der Bluttransfusion berühren, sind sie auch beim konservierten Blut schon mehrfach untersucht worden.

1. Die Sauerstoffkapazität.

Unter Sauerstoffkapazität des Blutes versteht man das Vermögen des Blutes, eine bestimmte Menge Sauerstoff zu binden, ausgedrückt in Vol.-% O_2 des Gesamtblutes.

Wir wissen, daß die Sauerstoffbindung im Blut fast nur eine Funktion des Blutfarbstoffes ist. Es handelt sich dabei im wesentlichen um eine reversible Verbindung, die in der Gleichung: $Hb + O_2 \rightleftarrows$ Oxy-Hb dem Massenwirkungsgesetz unterworfen ist.

Die Prüfung der Sauerstoffkapazität im konservierten Blut hat zunächst einen grundsätzlichen Zweck. In erster Linie interessiert die wichtige Frage der Hämoglobinfunktion des konservierten Blutes überhaupt, also die Untersuchung, ob das konservierte Blut hinsichtlich O_2-Kapazität des Hämoglobins dem Frischblut als gleichwertig zur Seite gestellt werden kann. Denn nur wenn das Hämoglobin funktionstüchtig bleibt, kann das konservierte Blut als O_2-Überträger im Empfänger in Frage kommen, sofern eine solche Transfusionswirkung therapeutisch überhaupt gewünscht wird.

Zur Prüfung, ob das Blut O_2 binden und abgeben kann, sind zwei Wege beschritten worden. Der erste Weg ist ein *indirekter* oder *biologischer* und besteht in klinisch-experimentellen Untersuchungen an Mensch und Tier. Die Versuche setzen sich zum Ziel, das funktionelle Erhaltensein der übertragenen Blutkörperchen oder mit andern Worten die Übernahme der Atemfunktion im Empfängerblut nachzuweisen. Früher suchte man diese Frage an Wiederbelebungsversuchen ausgebluteter Tiere mittels Bluttransfusion zu beantworten. Entsprechende Versuche sind in dieser Absicht auch mit aufbewahrtem Blut gemacht worden. Landois und Du Cornu 1873 benutzten defibriniertes Blut, Hédon 1902, Fleig 1908 und 1909, Rous und Turner 1916, Yourevitch und Rosenberg 1925, Gilbert und Tzanck 1925 benutzten Blutkörperchenaufschwemmungen (siehe S. 163 und S. 164). Aus den positiven Ergebnissen schloß man, daß die übertragenen roten Blutkörperchen wenigstens für eine gewisse Zeit die Atemfunktion im Empfängerblut übernehmen können, was folglich darauf hinweise, daß das Sauerstoffbindungs- und -Abgabevermögen erhalten sei. Es erscheint aber sehr fraglich, ob aus so grob-biologischen Versuchen so weitgehende Schlüsse gezogen werden dürfen. Die experimentellen und klinischen Erfahrungen der Plasmatransfusion zeigen nämlich, daß bei der Verblutung die Kreislaufauffüllung wahrscheinlich eine viel größere Rolle spielt als der Blutkörperchenersatz. Ferner genügt nach Schörcher für die Atmung eine Restblutmenge von etwa 15%, wenn das fehlende Blut durch Plasma ersetzt wird. So stark können die Versuchstiere durch Aderlaß wohl kaum entblutet werden (siehe S. 206). — Statt an ausgebluteten Tieren machte Burmeister (1916) Versuche an kohlenoxydvergifteten Hunden und Kaninchen und fand, daß 3—17 Tage lang aufbewahrtes Blut noch atmungsfähig blieb. Möglicherweise eignet sich diese Art Versuche für die Prüfung der Funktionsübernahme besser. — Neuerdings benutzten Schörcher und Schilling genauere biologische Methoden. Auf die Blutwechselversuche von Schörcher werden wir im Zusammenhang eintreten (siehe S. 177). In noch nicht abgeschlossenen Versuchen untersuchte Schilling gemeinsam mit HEIM, REISSMANN und KRÜPE das funktionelle Überleben der Erythrocyten in Anlehnung an die GOHRBANDTschen Hundeversuche. Die vorläufigen Ergebnisse zeigten, daß auch bei Ersatz des Blutes durch 17 Tage altes konserviertes Hundeblut die Atemfunktion voll erhalten bleibt, ja sogar erheblich gesteigert werden konnte, wenn hochwertige Erythrocyten übertragen wurden, die also auch im Empfänger die volle, ihnen eigene, stärkere Funktion ausübten.

GOHRBANDT mißt am Hund zunächst den Unterschied der O_2-Sättigung im Blut der A. und V. femoralis. Je nach Blutverlust muß dann der Unterschied größer werden; denn zur Deckung des O_2-Bedarfs im Gewebe steht nun weniger Blut zur Verfügung, das Blut muß mehr O_2 abgeben. Bei Ersatz des verlorenen Blutes tritt wieder der normale Unterschied zwischen O_2-Sättigung des arteriellen und venösen Blutes ein. Auf diese Weise läßt sich zeigen, ob das transfundierte Blut die Atemfunktion vollständig übernimmt. — Den Versuchen von GOHRBANDT liegt ein früherer Gedanke von WILDEGANS zugrunde. WILDEGANS hat in klinischen Versuchen am Mensch gezeigt, daß nach Bluttransfusion im Empfängerblut eine der transfundierten Blutmenge entsprechende Vermehrung der O_2-Kapazität beobachtet werden kann, und zwar so lange, als der Blutfarbstoff vermehrt bleibt.

Der zweite Weg, das O_2-Bindungsvermögen zu untersuchen, ist der *direkte*. Hier wird mit den Apparaturen von HALDANE, BARCROFT, VAN SLYKE die respiratorische Kapazität direkt gemessen. Untersuchungen dieser Art wurden am konservierten Blut schon verschiedentlich durchgeführt (NÜRNBERGER, WILDEGANS, JULLIEN-VIÉROZ, KIGUCHI, BALACHOVSKIJ und GINZBURG). Über neuere Untersuchungen berichten BELK, HENRY und ROSENSTEIN, MITTELSTRASS und vor kurzem FISCHER und SCHÜRCH, ferner ZENKER und RIEVE. Eine eingehende Schilderung der Methodik findet sich nur bei FISCHER und SCHÜRCH.

Die erste Untersuchung über das Sauerstoffbindungsvermögen konservierten Bluts wurde 1922 von NÜRNBERGER an der Heynemann-Klinik in Hamburg mitgeteilt. NÜRNBERGER konservierte Citratblut in O_2-Anreicherung und ließ das O_2-Bindungsvermögen prüfen. Bei Blut von halbjähriger Aufbewahrungsdauer wurde noch ein Bindungsvermögen von 12% gegenüber 18% im Frischzustand gefunden. Auf die Untersuchungstechnik wird nicht näher eingegangen.

WILDEGANS (1926) hat mit dem Barcroftschen Differentialapparat festgestellt, daß konserviertes Kaninchenblut (Citratblut) mindestens 8 Tage lang nahezu optimal O_2 binden und abgeben kann.

Zu Beginn der gegenwärtigen Entwicklungsperiode der Blutkonservierung wurden von verschiedener Seite Untersuchungen über die O_2-Kapazität mitgeteilt (JULLIEN-VIÉROZ 1934, BALACHOVSKIJ und GINZBURG 1934, KIGUCHI 1935). — JULLIEN-VIÉROZ untersuchte Citratblut nach der Methode von HALDANE. Er fand während einer Beobachtungszeit von 20 Tagen nur eine ganz geringe Abnahme des Bindungsvermögens, etwa um 10%. Der Autor geht auf das Methodische nicht näher ein. Offenbar wurde aber nur diejenige Menge gebundenen Sauerstoffs geprüft, welche die roten Blutkörperchen zur Zeit ihrer Gewinnung aufgenommen haben bzw. die Menge, welche nach einer gewissen Aufbewahrungszeit noch gebunden war. —

Über ähnliche Untersuchungen berichtet IVACHNENKO. In den untersuchten konservierten Blutproben ging der absolute O_2-Gehalt beinahe immer zurück, meßbar vom 11. bis 13. Tag an. Methodische Angaben fehlen im allein zugänglichen Referat.

BALACHOVSKIJ und GINZBURG untersuchten das O_2-Bindungsvermögen ebenfalls, und zwar nach zwei Richtungen (Moskauer Blut). Es wurde neben der maximalen bindungsfähigen O_2-Menge auch die Geschwindigkeit, mit der sie gebunden wird, bestimmt.

Methodisch bestimmten die Autoren das Hämoglobin direkt colorimetrisch und rechnerisch aus dem Sauerstoffbindungsvermögen. Aus der Differenz beider Zahlen ergibt sich eine Verminderung oder eine Vermehrung des O_2-Bindungsvermögens.

Nach 12—18 Tagen Aufbewahrung wurde nur eine geringe Verminderung des O_2-Bindungsvermögens gefunden.

Die Angabe der Autoren, daß Carotinzusätze in Form kolloidaler wässeriger oder wässerig-alkoholischer Lösungen das Sauerstoffbindungsvermögen steigern können, erfordert unserer Meinung nach der Überprüfung.

KIGUCHI hat für Citratblut mit dem Barcroftschen Verfahren zeigen können, daß 96 Stunden lang aufbewahrtes Blut bei unveränderter O_2-Kapazität Sauerstoff aufnehmen und Kohlensäure abgeben kann.

Sangostat

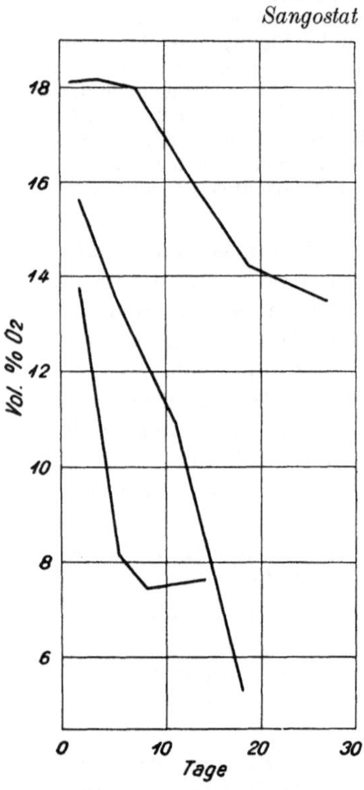

Abb. 1. Verlauf der O_2-Kapazität des Konservenblutes bei Stabilisierung mit *Sangostat*. Rapider Abfall des O_2-Bindungsvermögens schon nach wenigen Tagen. Abszisse: Vol.-% O_2 des Gesamtblutes, Ordinate: Versuchsdauer in Tagen. (H. FISCHER u. O. SCHÜRCH.)

Citrat-Glucose

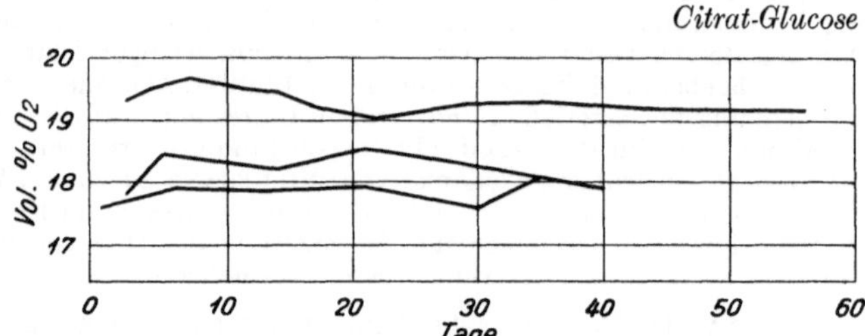

Abb. 2. Verlauf der O_2-Kapazität bei Verwendung von Glucose-Citratlösung zur Stabilisierung des Blutes. Das O_2-Bindungsvermögen bleibt über 5—7 Wochen praktisch unverändert. Abszisse: Vol.-% O_2 des Gesamtblutes, Ordinate: Versuchsdauer in Tagen. (H. FISCHER u. O. SCHÜRCH.)

Heparin

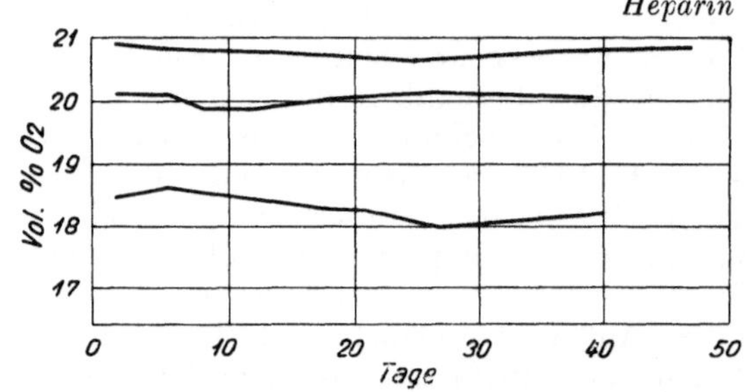

Abb. 3. Verlauf der O_2-Kapazität bei Verwendung von ***Heparin*** zur Blutkonservierung. Das O_2-Bindungsvermögen bleibt über 7 Wochen praktisch unverändert. Abszisse: Vol.-% O_2 des Gesamtblutes, Ordinate: Versuchsdauer in Tagen. (H. FISCHER u. O. SCHÜRCH.)

In neuer Zeit sind die Untersuchungen über die O_2-Kapazität des konservierten Bluts wieder aufgenommen worden (BELK, HENRY und ROSENSTEIN, MITTELSTRASS, FISCHER und SCHÜRCH, ZENKER und RIEVE). — BELK, HENRY und ROSENSTEIN untersuchten Citratblut (0,4% Endkonzentration). Während einer Beobachtungszeit von 20 Tagen veränderte sich das Sauerstoffbindungsvermögen nicht merklich. — MITTELSTRASS hat die O_2-Kapazität im Zusammenhang mit der Frage, ob mehrere Stunden lang aufbewahrtes Blut bei der Tropftransfusion seinen biologischen Wert beibehalte, geprüft. Manometrisch stellte MITTELSTRASS nach der van Slykeschen Methode fest, daß Vetrenblut nach 5 Stunden noch keine und nach 20 Stunden noch keine wesentliche Abnahme der Sauerstoffkapazität aufweist. MITTELSTRASS beobachtete ferner, daß bei Stehen an der Luft Sauerstoff aufgenommen und entsprechend Kohlensäure abgegeben wurde.

H. FISCHER und SCHÜRCH haben das Sauerstoffbindungsvermögen mit der Methode von VAN SLYKE und bei Blut in verschiedenen Konservierungsmitteln (Lösung Winterthur, Heparin „Roche“, Novotrans, Sangostat) untersucht.

Die als Mikromethode ausgebaute Methode von VAN SLYKE eignet sich vorzüglich. Die Bestimmung der O_2-Kapazität erfolgte am sauerstoffgesättigten Blut, das nach SENDROY mit physiologischer Kochsalzlösung verdünnt und unter Luftzutritt in der Kammer der van Slykeschen Gasapparatur geschüttelt wurde. Dann erfolgte die Extraktion und die manometrische Messung der Blutgase nach Schütteln im Vakuum. Die genaue Beschreibung und Diskussion der Methodik muß im Original nachgelesen werden.

Die Resultate sind aus den Abb. 1 bis 4 ersichtlich. Es ergab sich, daß die O_2-Bindung im Dextrose-Citratblut und im Heparinblut während 7—8 Wochen nahezu unverändert erhalten blieb. Als besonders idealer Stabilisator erwies sich in dieser Hinsicht das Heparin. Hier war die Sauerstoffkapazität noch nach 6½ Wochen zu 100% erhalten. Im Dextrose-Citratblut zeigte sich nach langer Zeit ein minimaler Abfall. Im Novotransblut nahm die Sauerstoffkapazität innerhalb 4 Wochen ungefähr um 15% ab. Einen rapiden Abfall zeigte die Sauerstoffkapazität im Sangostatblut.

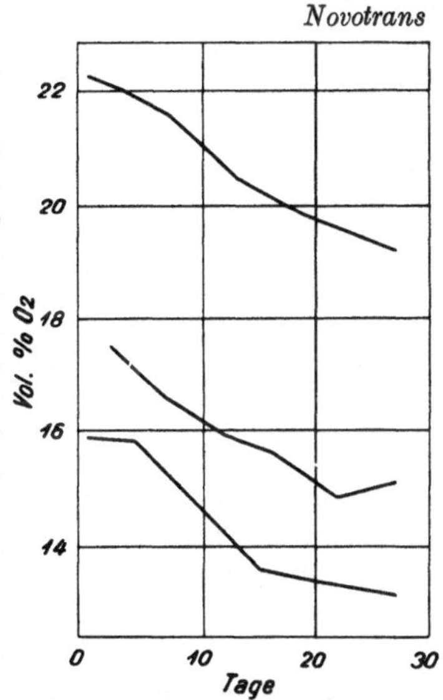

Abb. 4. Verlauf der O_2-Kapazität des Konservenblutes bei Stabilisierung mit *Novotrans:* Ziemlich rascher Abfall des O_2-Bindungsvermögens schon nach 4 Wochen. Abszisse: Vol.-% O_2 des Gesamtblutes, Ordinate: Versuchsdauer in Tagen. (H. FISCHER u. O. SCHÜRCH.)

Neuerdings haben sich auch ZENKER und RIEVE der van Slykeschen Methode bedient. Die Autoren untersuchten 1 : 1 verdünnte Blutmischungen mit Dextrose-Citratlösung (Stabilisator Nr. 39), citrierter Blutsalzlösung (mit 0,5% Citrat), Vetren- und Neodymlösung (20 mg Vetren oder 30 mg Neodym auf 100 ccm Blutsalzlösung). Alle Blutmischungen zeigten eine normale Sauerstoffkapazität, die während 3 Wochen nicht abnahm. Dagegen war die Sauerstoffkapazität beim Neodymblut schon von Anfang an etwa auf die Hälfte herabgesetzt.

Die verschiedenen Untersuchungen, welche sich der direkten Untersuchungsmethode bedient haben, stimmen überein. Bei Verwendung geeigneter Stabilisatoren (Citrat, Moskauer Lösung, Dextrose-Citrat, Heparin) bleibt die Sauerstoffkapazität während längerer Zeit praktisch völlig erhalten, im Dextrose-Citratblut und im Heparinblut sogar viele Wochen lang. Das Sauerstoffbindungsvermögen nimmt nur ganz allmählich ab. Die allmähliche Abnahme ist allem Anschein nach die Folge der Methämoglobinbildung (siehe S. 50). Das zeigt gewissermaßen in übertriebener Weise das Beispiel des Novotrans- und Sangostatblutes. In beiden Lösungen geht die Sauerstoffkapazität entsprechend der beschleunigten Methämoglobinbildung (siehe S. 50) rasch zurück.

Die erhaltene Sauerstoffkapazität läßt sich jederzeit an einem einfachen praktischen Beispiel zeigen. Durch Schütteln von älteren konservierten Blutproben oder durch Einleiten von Luft oder Sauerstoff erzielt man so lange eine prompte Hellrotfärbung (Oxyhämoglobin), als die Sauerstoffkapazität erhalten ist.

Die Erhaltung der Sauerstoffkapazität ist gleichbedeutend mit der Erhaltung der Hämoglobinfunktion. Für das konservierte Blut ist es dabei gleichgültig, ob die roten Blutkörperchen noch unverändert sind, oder ob schon ein mehr oder weniger großer Teil des Blutfarbstoffes ausgetreten und im Plasma gelöst ist. In den von FISCHER und SCHÜRCH untersuchten Blutproben waren die Blutkörperchen nach der mehrwöchigen Beobachtungszeit stark verändert, und eine gewisse Menge Hämoglobin war schon ausgetreten. Trotzdem blieb die Sauerstoffkapazität bezogen auf das Gesamtblut fast völlig erhalten. Zur Veranschaulichung dieser Verhältnisse haben ZENKER und RIEVE die Sauerstoffkapazität des Gesamtbluts, der roten Blutkörperchen und des Plasmas getrennt untersucht. Mit zunehmender Hämolyse ging die Sauerstoffkapazität der roten Blutkörperchen allmählich zurück, und das Plasma zeigte entsprechend dem ausgetretenen Blutfarbstoff eine Zunahme der Sauerstoffkapazität. Die Sauerstoffkapazität des Gesamtbluts entspricht also der Summe der O_2-Kapazität der Blutkörperchen und des Serums allein (siehe Abb. 5). Das beweist, *daß das aufbewahrte Blut — als Gesamtblut — dem frischen Blut hinsichtlich Hämoglobinfunktion gleichwertig ist,* und zwar unabhängig von der Hämolyse. — Da die Sauerstoffkapazität ein Maßstab für die Atemfunktion des Blutes ist, muß angenommen werden, daß das aufbewahrte Blut seine Aufgabe als Sauerstoffträger und -überträger im Empfängerblut also trotz der veränderten und teils hämolysierten Blutkörperchen erfüllen könnte. Damit stehen gewisse experimentelle Beobachtungen in Zusammenhang, welche zeigen, daß das Auftreten von Stechapfelformen die substituierende Wirkung im Tierversuch keineswegs beeinträchtigt (KARAVANOV, SCHILLING). Praktisch stehen aber der Verwendung von merklich hämolysiertem Blut zwingende Gegengründe im Wege, so daß die langdauernde Stabilität des Sauerstoffbindungsvermögens gar nicht ausgenützt werden kann (vgl. Blutwechselversuche von SCHÖRCHER S. 177).

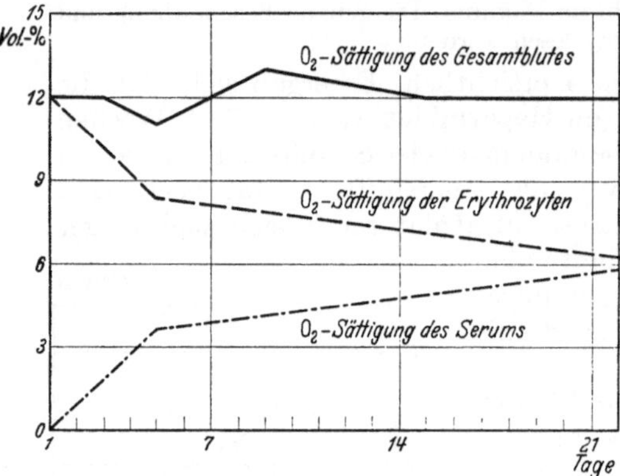

Abb. 5. Verhalten des O_2-Sättigungsvermögens des Gesamtblutes, der Erythrocyten und des Serums (nach ZENKER und RIEVE).

2. Die Phagocytose.

Die Untersuchungen der Phagocytose im konservierten Blut gingen von der Anschauung aus, daß für das bactericide Vermögen des Bluts die Gegenwart der Leukocyten maßgebend sei.

Untersuchungen über die Phagocytose im konservierten Blut haben zunächst KARAVANOV, dann KIGUCHI und neuerdings KOLMER und HUTTON unternommen. Sonst wurde diese Frage nicht erörtert. Der Grund liegt wohl darin, daß man im allgemeinen der geringen mitinfundierten Leukocytenmenge praktisch keine große Bedeutung beimißt.

KARAVANOV untersuchte die Phagocytose von Staphylokokken im Citratblut (6proz. Citratlösung 1 : 1 mit Blut vermischt).

Zunächst hat KARAVANOV den Leukocytenthrombus in physiologischer Kochsalzlösung aufgeschwemmt, zentrifugiert und die oberflächliche Schicht des Rückstandes, bestehend aus Leukocyten und Fibrin, mit Staphylokokkenkulturen bebrütet und in gefärbten Ausstrichen die phagocytierenden Leukocyten im Verhältnis zu 100 gezählten Leukocyten ausgezählt (Verfahren von WRIGHT). KARAVANOV hat ferner eine sorgfältige Reinigung der Leukocyten vom Citrat und vom Plasma angestrebt, um die zur Diskussion stehende Möglichkeit, daß Citrat- und Plasmareste (Opsonine) die Phagocytose beeinflussen könnten, auszuschalten. Mit der Entfernung des Citrats suchte KARAVANOV insofern die natürlichen Verhältnisse nachzuahmen als das transfundierte Blut im Empfänger stark verdünnt wird.

Am Tage der Konservierung fand KARAVANOV noch 100% phagocytierende Leukocyten, am 2. und 3. Tage noch 80%, am 4. Tage noch 40%. Nach einer Woche wurde selten mehr ein phagocytierender Leukocyt beobachtet. Ebenso wie die Anzahl der phagocytierenden Leukocyten rasch zurückging, beobachtete KARAVANOV auch an den einzelnen Leukocyten eine Abnahme des bactericiden Vermögens, indem diese immer weniger Keime phagocytieren konnten.

Auch KIGUCHI hat die Phagocytose von Citratblut für Staphylococcus aureus nach der Wrightschen Methode untersucht. Bei einem Leukocytenindex von anfänglich 1 sank dieser nach 72 Stunden auf 0,39 und am 7. Tag auf 0 zurück.

KOLMER prüfte die Phagocytose von Staphylococcus aureus, hämolytischen Streptokokken und Colibacillen ebenfalls in Citratblut. Bei allen 3 Erregern ging das phagocytäre Vermögen des konservierten Blutes schon nach 72 Stunden merklich zurück und verschwand nach 7 Tagen gänzlich.

HUTTON verwendete Blut in Novotrans, Heparin und Winterthurer Lösung zur Untersuchung der Phagocytose von Colibacillen, Staphylokokken und hämolytischen Streptokokken.

Verschieden lang aufbewahrtes Blut wurde mit einer bestimmten, ziemlich konzentrierten Bakterienaufschwemmung ½ Stunde lang bebrütet. Dann wurde auf mit Toluidinblau gefärbten Ausstrichen jeweils bei 25 Leukocyten die Anzahl der phagocytierenden Zellen und die Anzahl phagocytierter Keime gezählt.

Die Versuche ergaben, daß schon nach einigen Stunden Aufbewahrung das phagocytierende Vermögen der einzelnen Leukocyten schwächer zu werden begann. Nach 3—5 Tagen wurden nur mehr degenerierte Reste von Leukocyten gefunden. Damit war die Phagocytose erloschen. Es zeigte sich ferner ein Unterschied zwischen den einzelnen Stabilisatoren. Im Novotransblut wurde praktisch keine Phagocytose von Streptokokken und Colibacillen gefunden und für Staphylokokken nur eine äußerst geringe. Das hing anscheinend mit einer rascheren Zelldegeneration im Novotransblut zusammen. Im Gegensatz dazu war im Heparinblut und im Dextrose-Citratblut (Winterthurer Lösung) die Phagocytose für alle 3 Bakterienarten deutlich.

In einer Reihe von neueren Arbeiten berichtet HANAUSEK über Phagocytoseversuche mit isolierten und aufbewahrten Leukocyten. HANAUSEK brachte Leukocyten auf feste Nährböden und Bakterienkulturen, um daraus gewisse Schlüsse auf die Wirkung einer Leukocytentransfusion ziehen zu können.

Die Impffläche von Nährböden mit hämolytischen Streptokokken wurde mit citriertem Pferdeblut, Blutplasma, roten Blutkörperchen und isolierten Leukocyten beschickt und die Platten nach 24stündiger Bebrütung beurteilt. In gleicher Weise wurden auch Nährböden mit anderen Bakterienarten untersucht.

Im wesentlichen zeigten die Untersuchungen die folgenden Ergebnisse: An den Stellen, wo das Citratblut hinfloß, zeigte sich auf den Platten eine besonders starke Bakterienentwicklung. Das Blutplasma hatte keinen besonderen Einfluß auf das Bakterienwachstum. Dagegen gingen die Bakterienkulturen an den Stellen, die mit isolierten Leukocyten beschickt wurden, nicht an. Aufbewahrte Leukocyten hatten noch nach 15 Tagen eine deutlich abschwächende Wirkung auf die Bakterienentwicklung, auch wenn sie infolge der Nekrose keine phagocytäre Wirkung mehr ausübten. Die gleiche Hemmung auf das Bakterienwachstum zeigte auch ein Leukocytenauszug, der aus dreimal gefrorenen und wieder aufgetauten weißen Blutzellen gewonnen wurde. Man beobachtete gewisse Unterschiede, je nachdem die Leukocyten in Plasma oder Kochsalzlösung aufgeschwemmt wurden, ebenso Unterschiede je nach Bakterienart. Nach HANAUSEK besteht die bactericide Wirkung teils in der Phagocytose selber, also in der erhaltenen biologischen Funktion der Leukocyten, teils aber auch in bactericiden Absonderungsstoffen, wie die Wirkung abgestorbener Leukocyten zeigte. HANAUSEK glaubt, daß diese Ergebnisse zu Versuchen mit Leukocytentransfusionen beim Menschen berechtigen.

Die Ergebnisse der verschiedenen Untersuchungen über die Phagocytose stimmen überein. Die phagocytierende Kraft des konservierten Blutes oder auch isolierter aufbewahrter Leukocyten wird naturgemäß mit der zunehmenden Zelldegeneration geschwächt und erlischt mit dem Zugrundegehen der Leukocyten völlig. Die Schwächung äußert sich in doppelter Art. Einmal geht die Anzahl der phagocytierenden Leukocyten rapid zurück, ferner kann man die rasche Schwächung des phagocytierenden Vermögens am einzelnen Leukocyten feststellen.

3. Die Bactericidie.

Die Frage der Bactericidie des konservierten Blutes spielt aus verschiedenen Gründen eine Rolle. Einmal will man wissen, ob bakterielle Verunreinigungen bei der Technik vielleicht durch das Blut selber eliminiert werden, ferner interessiert die Frage, ob Krankheitskeime des Spenders im konservierten Blut nach einer gewissen Aufbewahrungszeit abgetötet werden können und so für den Empfänger nicht mehr gefährlich sind. Drittens wird die Frage im Zusammenhang mit der antibakteriellen Wirkung der Bluttransfusion aufgeworfen.

Experimentelle Untersuchungen über die Bactericidie konservierten Bluts liegen nur spärlich vor. Dagegen wurde die Sterilität konservierten Bluts sehr häufig vor der Transfusion nachkontrolliert, und eine ganze Reihe von Autoren hat beobachten können, daß das Blut mit den verschiedenartigsten Keimen infiziert gewesen ist (Novak; Elliott, McFarlane und Vaughan; Saxton u. a.). Man hat deshalb verschiedentlich versucht, durch allerlei chemische Zusätze, wie Sulfanilamid (Novak), Salicyl (Bondarenko und Zaeva), Urotropin (Bondarenko und Zaeva, Fischer) Keimfreiheit des konservierten Blutes zu erzielen. Die Tatsache, daß nach einer gewissen Aufbewahrungszeit überhaupt pathogene und nichtpathogene Keime gefunden werden, zeigt, daß das Blut nicht die Fähigkeit hat, die Keime, mit denen es infiziert ist, in allen Fällen restlos zu vernichten, selbst wenn die niedrige Aufbewahrungstemperatur innegehalten worden ist (Novak). Anderseits sprechen solche Befunde auch nicht gegen das bactericide Vermögen des konservierten Blutes überhaupt; denn wir wissen ja nicht, wieviel Keime und welche Keimarten mitkonserviert wurden, wir wissen nichts über deren Verminderung oder Vermehrung. Es wäre immerhin möglich, daß trotz des Keimnachweises nach einer gewissen Aufbewahrungszeit eine gewisse Bactericidie des Blutes vorhanden sein könnte. Es gelingt nur auf experimentellem Wege darüber genaueren Aufschluß zu erhalten.

Einen völlig ablehnenden Standpunkt gegenüber der Bactericidie haben Bondarenko und Zaeva eingenommen. Ihrer Ansicht nach erwiesen 450 Versuche mit völliger Sicherheit, daß das konservierte Blut keine bactericiden Eigenschaften besitze. Weder die Immunisierung des Spenders noch Zusätze, wie Urotropin, Salicyl usw. hatten einen Einfluß auf das Wachstum der Kolonien. Die Autoren glauben, daß das Blut selber ein vollwertiger Nährboden sei und daß der Einwand gegen den Zusatz von Dextrose, der das Bakterienwachstum fördern soll, schon deshalb fallen gelassen werden könne.

Auf der andern Seite nehmen Jeanneney, Castanet und Cator, ferner Carnot und Lavergne an, daß das bactericide Vermögen konservierten Blutes ungefähr während 10 Tagen aufrechterhalten bleibt; dann soll es langsam abnehmen. Jeanneney nimmt überdies an, daß das bactericide Vermögen nicht vom Stabilisator abhängig sei, da man beispielsweise experimentell hohe Citratdosen braucht, um es zu ändern (Carnot und Lavergne; Jeanneney, Castanet und Cator).

Eine gewisse Bedeutung für das bactericide Vermögen mißt Ehlert dem Stabilisator bei. Er hat experimentell festgestellt, daß Vetren das Staphylokokkenwachstum mehr hemmt als Na-Citrat.

Eine bemerkenswerte Bactericidie scheint konserviertes Blut gegenüber Keimen zu haben, deren Aufbewahrung in vitro an sich schlecht gelingt, selbst bei passenden Nährmedien. Das sind die Spirochaeta pallida und die Malariaparasiten.

Über die Vernichtung des *Syphiliserregers* im konservierten Blut berichten an Hand experimenteller Untersuchungen OGANESJAN, SALKIND und KUDRJAVCEVA.

Methodisch verwendeten die Autoren Gewebstreponemen, die durch mehrfache Kaninchenpassage eine besondere Virulenz für Kaninchen angenommen hatten, infizierten damit frisches menschliches Citratblut und injizierten nach einer gewissen Aufbewahrungszeit das Blut zur Prüfung der Bactericidie in Kaninchenhoden. Die Keimdichte betrug in den infizierten Blutproben 0,5—3 pro Gesichtsfeld. Außerdem wurden Blutproben mit Chininzusatz (1 : 1000) untersucht.

Zusammenfassend ergab sich, daß 5tägige Konservierung der Blutproben ohne Chininzusatz zur Abtötung der Spirochaeten genügte. Keines der damit geimpften Tiere erkrankte. Bei geringerer Treponemenkonzentration und bei Chininzusatz erfolgte die Abtötung noch rascher.

Die experimentellen Untersuchungen über die bactericide Wirkung konservierten Bluts auf *Malariaplasmodien* von ACKERMANN und FILATOV gingen ebenfalls aus dem Leningrader Transfusionsinstitut hervor. Wegen der therapeutischen Anwendung der Impfmalaria konnte neben Versuchen in vitro auch das Experiment am Mensch herangezogen werden. Nach 4tägiger Aufbewahrung des Malariablutes (tertiana) fielen die *Impfeffekte* am Mensch stets negativ aus. Wenn das Blut vor 4 Tagen transfundiert wurde, schien Chininzusatz die Intensität der Impfmalaria zu vermindern und einen etwas größeren Prozentsatz negativer Impfeffekte zur Folge zu haben. — *In vitro* gelangten die Autoren zu denselben Ergebnissen. Nach 4 Tagen konnten keine Tertianaplasmodien mehr gefunden werden, und nach 5 Tagen schienen auch die Tropicaplasmodien zu verschwinden. Die Versuche in vivo am Mensch sind natürlich unvergleichlich wertvoller als die Versuche in vitro; denn ein negativer Plasmodienbefund im Blut ist noch kein Beweis, daß das Blut steril ist, wie zahlreiche Malariaübertragungen von Latentkranken oft bewiesen haben. Interessant ist noch die in vitro gemachte Feststellung, daß die Plasmodien bei höherer Temperatur rascher zugrunde gingen als im Kühlschrank, am schnellsten bei Aufbewahrung des Blutes im Brutschrank. In diesem Falle zeigten die Plasmodien schon nach 12 Stunden Degenerationserscheinungen, dagegen bei 4—6° C erst am 2. Tag.

In einer neueren Arbeit hat KOLMER das bactericide Vermögen gegen Staphylococcus aureus, hämolytische Streptokokken und gegen Colibacillen geprüft. Frisches Citratblut wurde mit 18—24 Stunden alten Kulturen geimpft und bei einer Aufbewahrung von 4° C das Wachstum 21 Tage lang beobachtet. In keinem Falle zeigte sich vollständige Keimabtötung. Nach einer Aufbewahrungszeit von 7 Tagen wurde sogar eine gewisse Schwächung des bactericiden Vermögens festgestellt.

Ausgedehnte experimentelle Untersuchungen über die bactericide Kraft des konservierten Blutes wurden auf unsere Veranlassung hin von HUTTON unternommen (die Versuche am bakteriologischen Institut Zürich sind noch nicht mitgeteilt). Um quantitativ möglichst genaue Resultate zu bekommen, wurden Bakterienaufschwemmungen von bekannter Dichte in das zu untersuchende Blut verimpft und daraus die Keimzahl nach verschiedenen Aufbewahrungszeiten bestimmt. Zur Prüfung gelangte Blut in Lösung Winterthur, Heparin „Roche“, Novotrans, ferner einige Blutproben in Sangostat, Moskauer und Leningrader Lösung. Das bactericide Vermögen wurde an pathogenen und apathogenen Bakterienstämmen geprüft. Als pathogene wurden Colibacillen, Enterokokken, Streptococcus haemolyticus und Staphylococcus aureus gewählt. Von den apathogenen eigneten sich an Hand von Vorversuchen Mesentericus und Subtilis.

Technik: Für jede Versuchsreihe wurde der gleiche Bakterienstamm benützt. Von 12 bis 24 Stunden alten Kulturen wurden Aufschwemmungen gemacht und die Dichte mit dem Apparat von Gates bestimmt. Alsdann wurden die Aufschwemmungen so weit verdünnt, daß die damit geimpften Blutproben (1 ccm Aufschwemmung + 9 ccm Blut) 100—1000 Keime enthielten. Außerdem wurde 1 ccm Aufschwemmung zur Kontrolle mit 9 ccm Kochsalzlösung vermischt. — Das zu untersuchende Blut wurde frisch nach der Versetzung mit dem Stabilisator, ferner nach 1 wöchiger und nach 2 wöchiger Aufbewahrung mit den Aufschwemmungen geimpft. Zur Prüfung des bactericiden Vermögens wurden die infizierten Blutproben auf Agarplatten verimpft und die Keimzahl bestimmt. Die Bestimmung der Keimzahl erfolgte jeweils kurz nach der Infizierung der Blutproben mit der Aufschwemmung, ferner 2, 5, 8, 14, 24 und 48 Stunden später und nach 1-, 2- und 3wöchiger Aufbewahrung des infizierten Blutes. Sämtliche Blutproben wurden im Eisschrank aufbewahrt und während der ersten 3 Tage auf der Rotationsmaschine durchmischt. — Die Hauptschwierigkeit der Technik lag darin, stets gleiche Aufschwemmungen zu bekommen. Dies war für die quantitative Untersuchung sehr wichtig. Am regelmäßigsten fielen die Aufschwemmungen mit Colibacillen aus.

Die Versuche von Hutton ergaben das Folgende:

Von den pathogenen Keimen zeigten die Colibacillen im allgemeinen sehr regelmäßige und konstante Resultate. Im frisch konservierten Blut, das sofort nach der Infizierung auf die Agarplatten weiter verimpft wurde, sank die Keimzahl regelmäßig um 50—80%. Nach 24 Stunden langer Aufbewahrung des infizierten Blutes wurde sogar ein Absinken um 80—95% beobachtet. Im weiteren Verlauf der Konservierung blieben dann die Keimzahlen nahezu konstant so tief. Gelegentlich wurde nach einer Woche ein leichter Anstieg der Keimzahl beobachtet. Ein vollkommenes Verschwinden der Keime wurde auch nach Wochen nicht festgestellt. Für Colibacillen bestand also wohl eine sehr beträchtliche, aber nicht absolute Bactericidie. Wurde das Blut erst nach 1—2 wöchiger Aufbewahrung geimpft, so zeigten sich ungefähr dieselben Zahlen. Die Beurteilung der Gesamtbeobachtung geht allerdings dahin, daß im frisch konservierten Blut das bactericide Vermögen eher noch erhöht ist.

Bei den Streptokokken traten in den Ergebnissen je nach Stamm Schwankungen auf. Teilweise zeigte sich kein nennenswertes bactericides Vermögen; einige Stämme verhielten sich ähnlich den Colibacillen.

Bei den Staphylokokken lagen die Verhältnisse ähnlich wie bei den Streptokokken.

Für die apathogenen Keime war das bactericide Vermögen bedeutend stärker. In den meisten Fällen war das infizierte Blut schon nach wenigen Stunden Aufbewahrung keimfrei. Das gleiche bactericide Vermögen besaß auch 1 und 2 Wochen altes Blut. Allerdings wurden auch Ausnahmen beobachtet. Bei einem Stamm von Subtilis und von Fluorescens zeigte sich überhaupt keine Bactericidie. Es handelte sich dabei um ausgesprochen kälteresistente Stämme, deren Wachstum auch auf gewöhnlichen Nährböden bei 4° C in keiner Weise gehemmt wurde. Diese Beobachtung erscheint uns von großer praktischer Wichtigkeit. Sie zeigt, daß das bactericide Vermögen des konservierten Blutes u. U. auch gegen apathogene Keime versagen kann, selbst unter korrekten Aufbewahrungsbedingungen und obgleich die Bactericidie für apathogene Keime an sich als beträchtlich angesehen werden muß.

Die Versuche von Hutton zeigten ferner eine gewisse Abhängigkeit der Bactericidie von der Art des Stabilisators. Für sämtliche Keime — pathogene und apathogene — erwies sich Novotransblut als am wenigsten bactericid. Am stärksten war anscheinend das bactericide Vermögen des Heparinblutes. Namentlich galten diese Beobachtungen für Colibacillen und Streptokokken.

Vorversuche ergaben, daß die verschiedenen Stabilisatoren selbst ohne Einfluß auf das Bakterienwachstum waren. Die Unterschiede müssen anscheinend auf eine spezifische Veränderung des Blutes durch den Stabilisator zurückgeführt werden.

Die große Wichtigkeit der Kälte für die Hemmung des Bakterienwachstums ist nichts Neues. Die Versuche von HUTTON haben das in überzeugender Weise auch für das konservierte Blut gezeigt. Wurde die übliche Aufbewahrungstemperatur von 4° C nur wenig erhöht, z. B. auf 9—10° C, dann trat in jedem Falle, bei jeder Keimart und gleichgültig, ob frisches oder schon länger aufbewahrtes Blut geimpft wurde, rapides Keimwachstum auf. Für eine möglichst zuverlässige Hemmung des Bakterienwachstums in infiziertem Blut ist jedenfalls die strikteste Innehaltung einer Aufbewahrungstemperatur von 4—5° C erforderlich.

Die Frage, worauf das bactericide Vermögen des konservierten Blutes wie des Blutes überhaupt beruht, ist noch nicht gelöst. Für das konservierte Blut kann man sagen, daß die Leukocytenphagocytose sicher nicht allein dafür verantwortlich ist, wenn auch verschiedene Autoren annehmen, daß das bactericide Vermögen im wesentlichen damit zusammenhängt (KARAVANOV, JEANNENEY). Gerade die Versuche von HUTTON haben aber gezeigt, daß selbst 1—2 Wochen altes Blut noch fast ebenso bactericid wirkt wie frisch konserviertes Blut, ein Verhalten, das im Gegensatz zur rasch absinkenden Phagocytose steht. Wie weit vielleicht die durch den Leukocytenzerfall freigewordenen Stoffe und wie weit die übrigen Blutbestandteile, Plasma (Komplementaktivität nach KOLMER) und Erythrocyten (Blutfarbstoff) dafür in Betracht kommen, müßte weiterhin experimentell verfolgt werden.

Nach experimentellen Untersuchungen von KÄMMERER besitzt das Hämatin und manche seiner Derivate eine bactericide Wirkung, ähnlich wie das bei anderen Farbstoffen bekannt ist. Eine Hämatinverdünnung von 1 : 2000 wirkte noch deutlich hemmend auf das Wachstum von Bact. Megaterium. Bedeutend stärker war die bactericide und wachstumshemmende Wirkung des Mesohämatins (Reduktionsprodukt des Hämatins) auf Milzbrandbacillen, Staphylokokken und Streptokokken wie überhaupt auf grampositive Mikroorganismen. Eine hemmende Wirkung des Mesohämatins auf Milzbrandbakterien konnte noch in einer Verdünnung von über 1 : 500000 festgestellt werden.

4. Das Komplement.

Komplemente sind thermolabile Stoffe, die im normalen Serum vorhanden sind. Sie sind für den Ablauf von bekannten serologischen Reaktionen sog. Komplementbindungsreaktionen unbedingt erforderlich. Eine bekannte Reaktion dieser Art ist die Wassermannsche Reaktion, ferner die serologische Hämolyse u. a. Über die Chemie der Komplemente weiß man außer ihrer Zugehörigkeit zu den Eiweißverbindungen noch sehr wenig. Man weiß, daß die Komplementwirkung bei Körpertemperatur optimal ist und bei 56° C in kurzer Zeit verschwindet.

Die bisherigen Komplementuntersuchungen im konservierten Blut verfolgten das Ziel, über die immunologischen Beziehungen des konservierten Blutes zur Behandlung von Infektionskrankheiten etwas zu erfahren (DURAN JORDA, KOLMER).

Erstmals haben DURAN JORDA und BENLLOCH LLORACH Komplementuntersuchungen im aufbewahrten Blut vorgenommen.

Tecknik: Bei konstanten Plasmamengen wurde die Menge der zu hämolysierenden Blutkörperchen variiert und auf diese Weise die Komplementaktivität in einem hämolytischen System gegen Schafblutkörperchen bestimmt.

Die Autoren fanden im konservierten Blut eine regelmäßige Abnahme der Komplementaktivität

z. B. nach	7 Tagen um	20%	40%	80%	70%	40%
	15 „ „	60%	60%	100%	80%	60%
	19—20 „ „	100%	100%	90%		

Beim Vergleich von Citratblut und Dextrose-Citratblut zeigte sich in den ersten Tagen zunächst eine etwas stärkere Abnahme der Komplementaktivität im Dextrose-Citratblut, in den späteren Tagen jedoch eine stärkere Abnahme im Citratblut. Die Autoren zogen daraus den Schluß, daß Dextrosezusatz die Abwehrfunktion des Bluts infolge geringerer Abnahme der Komplementaktivität verbessern soll.

Kolmer untersuchte die Komplementaktivität im konservierten Menschenblut und Meerschweinchenblut. In beiden Fällen war die Komplementaktivität 2—3 Wochen lang nachweisbar, obschon Natriumcitrat nach den Untersuchungen von Kolmer leicht antikomplementär wirkt.

Vaughan hat selber keine Komplementuntersuchungen vorgenommen, wie gelegentlich zitiert wird.

Nach russischen Untersuchungen ist die Komplementaktivität nach 1 Woche um 50% vermindert und nach 2 Wochen nicht mehr nachweisbar (zit. nach Filatov).

Der eine von uns (Willenegger und Ottensooser) hat die Komplementaktivität im konservierten Blut noch aus einem andern Grund untersucht.

Es ist möglich, daß die Komplementaktivität für die bactericide Wirkung des konservierten Blutes nicht gleichgültig ist. Aber anderseits ist es fraglich, ob die Komplementaktivität bei einer Aufbewahrungstemperatur von 4° C wirklich stark in Betracht fällt. Jedenfalls lehrt die experimentelle Erfahrung, daß bei allen Komplementversuchen die optimale Temperatur von 37 ° C sehr wichtig ist, und daß die Reaktionen bei Aufbewahrung im Eisschrank nur außerordentlich verzögert verlaufen.

Uns interessierte die Komplementaktivität vor allem vom Standpunkt der *Wertbestimmung* des konservierten Blutes aus; denn die Komplementaktivität ist eine ganz charakteristische Eigenschaft des frischen Plasmas oder Serums, die gegen alle möglichen Einflüsse (Wärme, Chemikalien) sehr empfindlich ist. Wir haben aus diesem Grunde Komplementbestimmungen vergleichsweise bei verschieden stabilisiertem Blut vorgenommen.

Technik (Methode nach Schuchardt): Komplement (= Serum des konservierten Blutes) + Hammelhämolysin + Hammelblutkörperchen. Das Plasma des konservierten Blutes wurde in absteigenden Mengen verdünnt. Die Komplementaktivität ergab sich aus der bei 37 ° C eintretenden Hämolyse. Die Ablesung erfolgte jeweils nach Aufbewahrung der Gläser über Nacht im Eisschrank. — Eine gewisse methodische Schwierigkeit ergab sich aus den verschiedenen Verdünnungsverhältnissen des geprüften Blutes. Da wir direkte Vergleichswerte bekommen wollten, mußten die verschiedenen Plasmata auf das gleiche Verdünnungsverhältnis gebracht werden. — Die Berechnung der Komplementaktivität in % erfolgte durch direkten Vergleich der Hämolyse bei den einzelnen Plasmaverdünnungen. Ein Beispiel:

	Hämolyse von Hammelblutkörperchen durch Hammelhämolysin + Komplement bei einer Menge (ccm) des komplementhaltigen Plasmas von					
	0,05	0,03	0,02	0,015	0,01	0,005
Blut a) . . .	m	w	Sp	Spch	Spch	0
Blut b) . .	w	Sp	Spch	Spch	Spch	0

Wird die Komplementaktivität in Blut a) = 100% angenommen, dann beträgt sie in Blut b) für

w.	0,03 : 0,05	=	60%
Sp.	0,02 : 0,03	=	66%
Spch	0,0125 : 0,015	=	83%
0.	0,005 : 0,005	=	100%
			77%

Die Ergebnisse gehen aus den Abb. 6 bis 9 hervor. In Übereinstimmung mit den bisher bekannten Ergebnissen sank die Komplementaktivität im allgemeinen nach 3 Wochen auf ⅓—¼ des Ausgangswertes zurück. Durch Sangostat wurde sie meist schon in den frisch angesetzten Blutproben stark beeinträchtigt und nach 3 Wochen völlig vernichtet. Manchmal zeigte dasselbe Blut je nach Stabilisator starke Aktivitätsunterschiede, wobei sich allerdings keine durchgehenden Regelmäßigkeiten ergaben. Diese Unterschiede zwischen den einzelnen Konservierungsmitteln waren noch am deutlichsten in den frisch konservierten Blutproben, um sich beim Altern immer mehr auszugleichen. Das mag mit dem wechselnden

Verhalten der Komplementreifung zu tun haben, die vielleicht auch von der Art des Stabilisators abhängen könnte. Im ruhigen Blut erreicht die Komplementreifung ihr Optimum durchschnittlich nach 4 Stunden. Weitergehende Schlüsse für das verschiedene Verhalten der einzelnen Konservierungsmittel glauben wir aus unseren Untersuchungen nicht ziehen zu dürfen. Wichtig ist allein die Feststellung, daß Sangostat hinsichtlich Komplementaktivität ein schlechter Stabilisator ist. Gerade dieses Beispiel zeigt, daß die Bestimmung der Komplementaktivität für die Beurteilung eines Stabilisators gute Dienste leisten kann. Wenn eine empfindliche Eigenschaft wie die Komplementaktivität durch einen Stabilisator ernsthaft beeinträchtigt wird, dann zeigt das eben, daß ein solcher Stabilisator das Blut schädigt, möglicherweise auch durch andere biologische Funktionen herabsetzt und sich zur Konservierung schlecht eignet.

Wir haben ferner den Einfluß des Schüttelns auf die Komplementaktivität untersucht und, wie zu erwarten war, eine Abnahme der Komplementaktivität im Vergleich zu den ungeschüttelten Proben festgestellt (siehe Abb. 10). Anders verhielten sich die mit Novotrans und Heparin stabilisierten Blutproben. Hier zeigte sich ein beträchtlicher Anstieg der Komplementaktivität. Im 1wöchigen Blut war dieser Schütteleffekt sogar noch deutlicher als im Frischblut ausgeprägt, im 3 Wochen alten Blut jedoch kaum mehr nachweisbar. Es ist vorläufig noch ganz unklar, womit das zusammenhängt. Im Novotransblut beruht die Aktivierung vielleicht auf naszierendem Schwefel.

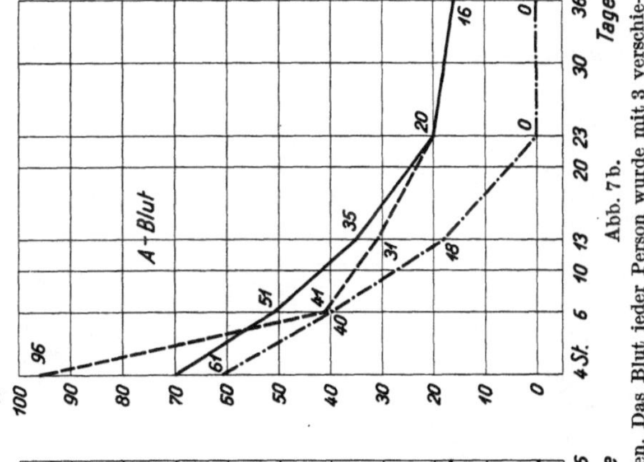

Abb. 7b.

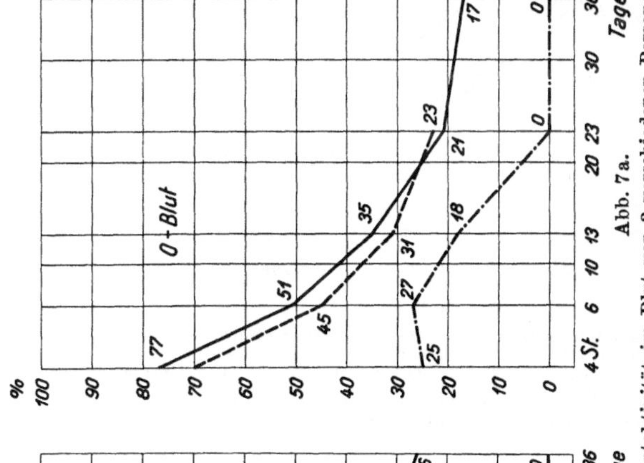

Abb. 7a.

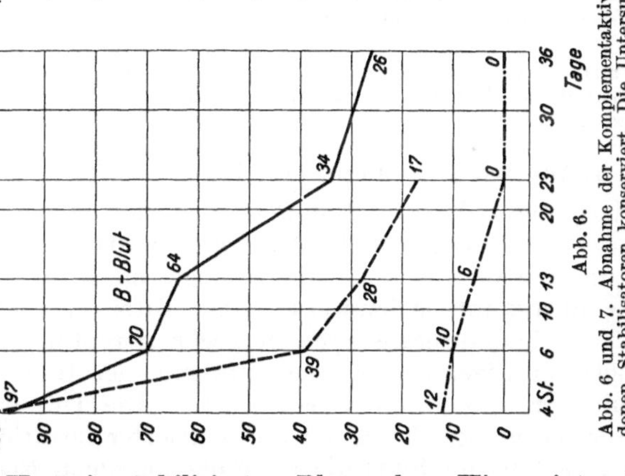

Abb. 6.

Abb. 6 und 7. Abnahme der Komplementaktivität im Blut von 3 verschiedenen Personen. Das Blut jeder Person wurde mit 3 verschiedenen Stabilisatoren konserviert. Die Untersuchung erfolgte gleichzeitig. 100% = Aktivität des Serums 4 Stunden nach Mischung des Blutes mit Dextrose-Citratlösung (Stabilisator Nr. 37).

— — — Dextrose-Citratblut (Stabilisator Nr. 43). ——— Dextrose-Citratblut (Stabilisator Nr. 37). —·—·— Sangostatblut (Stabilisator Nr. 61).

Interessant war noch eine andere Beobachtung. In mehreren Untersuchungen verhielten sich Kaliumzunahme und Komplementabnahme annähernd reziprok (Abb. 11). Das könnte vielleicht mit Eiweißveränderungen zusammenhängen (WILBRANDT). Vielleicht ist die De-

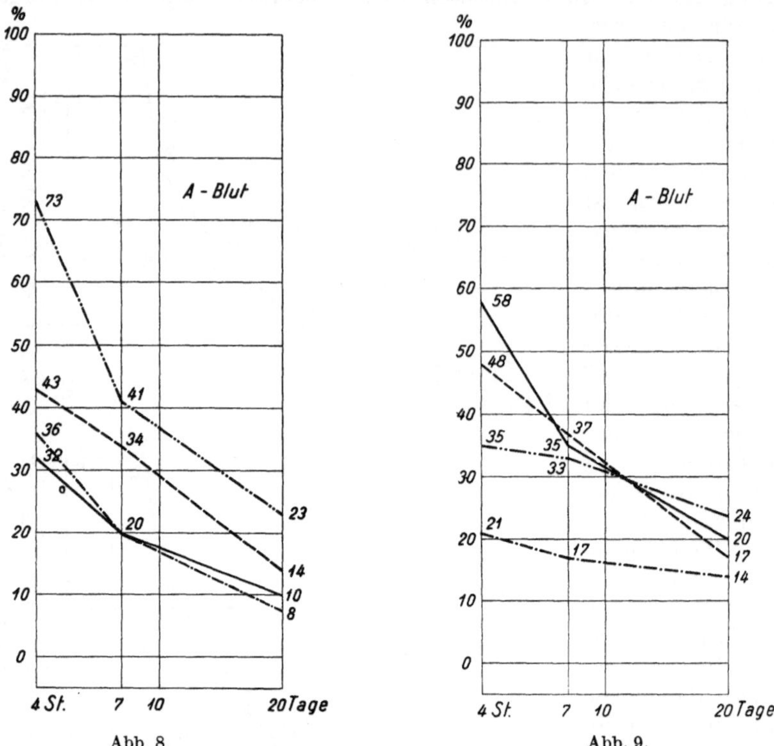

Abb. 8. Abb. 9.

Abb. 8 und 9. Abnahme der Komplementaktivität im Blut von 2 verschiedenen Personen. Das Blut jeder Person wurde mit 4 verschiedenen Stabilisatoren konserviert. Die Untersuchung erfolgte gleichzeitig. 100% = Aktivität des gleichen Serums wie bei der Untersuchungsreihe von Abb. 6 und 7.

——— Dextrose-Citratblut (Stabilisator Nr. 43). —·—·— Heparinblut (Stabilisator Nr. 21).

— — — Dextrose-Citratblut (Stabilisator Nr. 39). —··—·· Novotransblut (Stabilisator Nr. 47).

naturierung des Membraneiweißes die Ursache für die veränderte Permeabilität, wie vielleicht auch der Verlust der Komplementaktivität mit der Eiweißdenaturation zusammenhängen könnte.

5. Die immunbiologischen Eigenschaften des konservierten Bluts.

Nach der Lehre der Immunotransfusion sollen nach einer Vaccinierung im Blut der Spender spezifische Antikörper auftreten. Beim konservierten Blut stellt sich die Frage, wie lange die gesteigerten Antikörper erhalten bleiben, wenn solche überhaupt nachzuweisen sind. Dieses Verhalten hat MSTIBOVSKI untersucht. Er immunisierte Spender gegen Streptokokken und prüfte die immunbiologischen Eigenschaften des entnommenen Blutes je nach Immunisationsart, Stabilisator und Konservierungsdauer. Die Untersuchungen zeigten, daß die Konservierung des Blutes mit konzentrierter Citratlösung (2 ccm 30 proz. Citratlösung + 100 ccm Blut) die immunbiologischen Eigenschaften bis zum 5. Aufbewahrungstag unverändert erhielt. Das schien nach kombinierter Immunisierung mit Vaccine und Toxin besonders offensichtlich zu sein.

JEANNENEY und SERVANTIE wollen ferner beobachtet haben, daß durch Einführen von Vaccine zu konserviertem Blut das bactericide Vermögen in vitro gesteigert werden könne, ein Zeichen dafür, daß isoliertes Blut Eigenschaften („capacité épiphylaxe“) entwickeln könne, die den Beobachtungen beim Blut vaccinierter Spender gleichen.

6. Die Blutgruppen.

Untersuchungen über die gruppenspezifischen Eigenschaften des konservierten Blutes sind verschiedentlich gemacht worden.

Jullien-Viéroz konnte die Blutgruppeneigenschaften noch nach 3 Monaten deutlich nachweisen, sagt aber nicht, ob es sich um die Eigenschaften der Blutkörperchen oder um die Agglutinine handelte. — Kiguchi stellte fest, daß die Isoagglutinogene und die Agglutinine nur sehr langsam und in geringem Grade abnehmen. — Blinov und Filatov untersuchten an 25 Proben von konserviertem Blut das Verhalten des Empfindlichkeitsgrades der roten Blutkörperchen. Mit der Dauer der Konservierung ging er allmählich zurück, ohne daß die Blutkörperchen nach 3monatiger Aufbewahrung ihre Agglutinabilität verloren. — Ancelevic hat eine Behauptung von Belenkij nachgeprüft, wonach bei der Konservierung die gruppenspezifischen Eigenschaften nach 7—8 tägiger Konservierung verlorengehen sollen und dadurch das Blut universell brauchbar werde. Ancelevic stellte aber fest, daß die Blutgruppen nach 12 Tagen noch völlig unverändert nachweisbar sind. — Für Blut in citriertem Salzgemisch fanden McDonald und Stephen, daß die Blutgruppeneigenschaften im allgemeinen erhalten bleiben. Nur gelegentlich wurde eine Abnahme der gruppenspezifischen Eigenschaften sowohl an den Erythrocyten wie im Plasma festgestellt. — Nach Belk, Henry und Rosenstein blieb im Citratblut (0,4% Endkonzentration) der Agglutinintiter 10 Tage unverändert und sank nach 20 Tagen um etwa die Hälfte. — Elliott, McFarlane und Vaughan fanden in einigen Blutproben eine Abnahme der Agglutinabilität der roten Blutkörperchen. Mit 10—15 Tage altem Blut war sie nur mehr mit einem hochtitrigen Antiserum mikroskopisch nachweisbar.

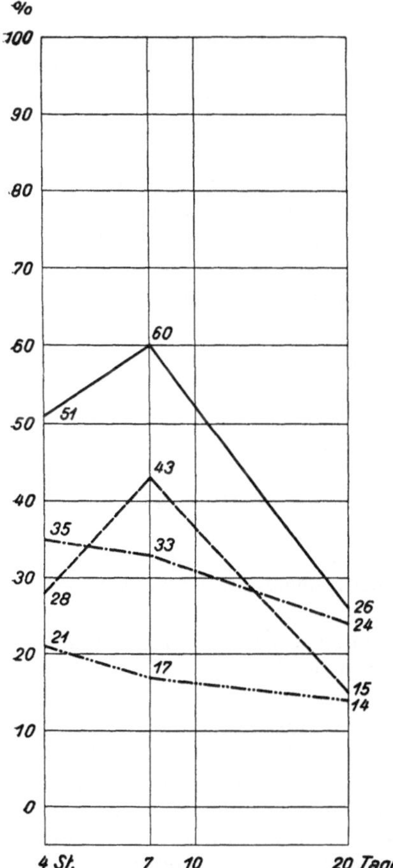

Abb. 10. Aktivierung des Komplements durch Schütteln des konservierten Blutes. 100% = Aktivität des gleichen Serums wie bei der Untersuchungsreihe (von Abb. 6 und 7).

Novotransblut (Stabilisator Nr. 47).
a) ungeschütteltes Blut —·—·—
b) 4 Std. lang geschütteltes Blut ————

Heparinblut (Stabilisator Nr. 21).
a) ungeschütteltes Blut —··—··
b) 4 Std. lang geschütteltes Blut — — —

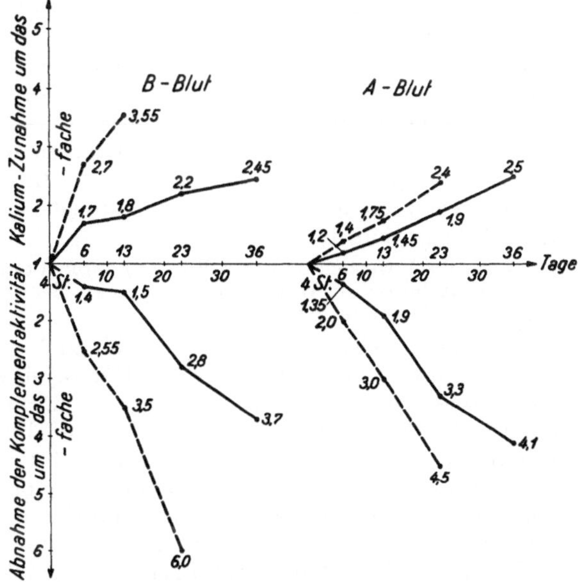

Abb. 11. Kaliumgehalt und Komplementaktivität im Blut von 2 verschiedenen Personen zeigen gegensinniges Verhalten. Das Blut jeder Person wurde mit 2 verschiedenen Stabilisatoren konserviert.

———— Dextrose-Citratblut (Stabilisator Nr. 37).
— — — Dextrose-Citratblut (Stabilsator Nr. 43).

Der eine von uns (WILLENEGGER) hat mit OTTENSOOSER das Verhalten der *Agglutinine* und der *Agglutinabilität* nachgeprüft [Blut in Lösung Winterthur, Dextrose-Citratlösung (Stabilis. Nr. 37[1]), Novotrans, Heparin „Roche", Sangostat].

Die *agglutinierende* Kraft des Plasmas bleibt im allgemeinen für eine gewisse Zeit ziemlich stabil. Manchmal kann sie über Wochen lang erhalten bleiben, manchmal zeigt sie im Verlauf von 2—3 Wochen eine geringe Einbuße, aber selten mehr als eine Verdünnungsstufe. Das ist vor allem für das Universalspenderblut wichtig, da man selbst nach längerer Aufbewahrung des O-Blutes u. U. noch mit hohen Agglutinintitern rechnen muß (Technik der Agglutinintiterbestimmung siehe S. 230). Das agglutinierende Vermögen wurde durch keinen Stabilisator beeinträchtigt, auch nicht durch Sangostat.

Die *Agglutinabilität* der roten Blutkörperchen nimmt allmählich ab. Während manche Blutproben schon nach 1 Woche merklich an Agglutinabilität eingebüßt haben, wiesen andere Proben erst nach 4—5 wöchiger Lagerung eine entsprechende Abschwächung auf. Die Abschwächung äußerte sich in annähernd gleichem Ausmaß bei den A- und B-, wie bei den M- und N-Reaktionen. Eine Abhängigkeit von den einzelnen Konservierungsmitteln konnte nicht festgestellt werden. Einzig Sangostat verminderte die Agglutinabilität schon gleich nach dem Zusatz deutlich. Das zeigte sich sowohl an den A- und B-, wie auch an den M- und N-Reaktionen. Im länger konservierten Sangostatblut kam es jedoch zu keiner weiteren Abnahme der Agglutinabilität.

In zahlreichen Proben von O-Blut haben wir auch das Verhalten der *natürlichen Hämolysine* untersucht. Gewisse O-Blute enthalten recht starke Hämolysine gegen A-Blutkörperchen, entsprechend einem gleichzeitig sehr hohen Anti-A-Agglutinintiter.

Methodisch wurden 0,01 ccm Blut (A) durch 1 ccm Plasma von 1 : 20 verdünntem Dextrose-Citratblut (O) im Wasserbad hämolysiert. Bei kräftigen Hämolysinen ist die Hämolyse nach 4—10 Minuten vollständig.

Auf diese Weise erfolgte meistens bis zu 2—3 Wochen Aufbewahrung vollständige Hämolyse. Nachher erlosch die Hämolysinwirkung des Plasmas mit wenigen Ausnahmen ziemlich rasch. Bei einer Verdünnung von mehr als 1 : 6 war auch das frische Plasma in der Regel unwirksam. Der Hämolysinverlust scheint ungefähr dem Verlust der Komplementaktivität zu entsprechen. Der Verlust der Hämolysine ist nicht gleichbedeutend mit einer Abschwächung der Agglutinine. Das hat für den Universalspender praktische Bedeutung. Auch wenn im konservierten Blut die Hämolysinwirkung bereits erloschen ist, so können die Agglutinine gegenüber den Empfängerblutkörperchen immer noch wirksam sein. Wir haben versucht, die erloschene Hämolysinwirkung zu reaktivieren, was uns aber nicht gelang. Selbst bei Mischung eines hochtitrigen Anti-A-Serums mit frischem Komplement und Injektion dieser Mischung in die Vene eines frisch amputierten Beines (Blutgruppe A) konnte nur noch Agglutination beobachtet werden, auch unter Aufrechterhaltung der Körpertemperatur und bei Plasmaüberschuß.

7. Die Prothrombinwirkung.

Das Interesse am Prothrombingehalt des konservierten Blutes besteht erst seit kurzem. Die schon lange bekannte günstige Wirkung der Bluttransfusion bei cholämischer Blutungsbereitschaft wird heute im wesentlichen auf den Prothrombingehalt des transfundierten Blutes, der bei cholämischer Blutungsbereitschaft stark vermindert ist, zurückgeführt. Die große Bedeutung, die heute

---

[1] Die Nr. beziehen sich auf die Stabilisatoren, die in Tabelle 17 zusammengestellt sind.

dem konservierten Blut in Amerika zukommt (blood bank), veranlaßte nun verschiedene amerikanische Autoren, im Vergleich zum Frischblut auch im konservierten Blut den Prothrombingehalt zu untersuchen.

Die Bestimmung des Prothrombingehalts im konservierten Blut erfolgte nach den heute gebräuchlichen Methoden von QUICK und von WARNER, BRINKHOUS und SMITH bzw. SMITH, BRINKHOUS und WARNER.

Der Unterschied der beiden Methoden liegt darin, daß bei der Methode von QUICK das Fibrinogen nicht berücksichtigt wird. Es werden lediglich Ca und Thromboplastin (Thrombokinase) im Überschuß dem Plasma zugefügt und die Zeit bis zum Eintritt eines Gerinnsels bestimmt (= Prothrombinzeit, für die meisten Thromboplastinpräparate normalerweise 12,5 Sekunden). Nach einer von QUICK aufgestellten Beziehung zwischen Gerinnungszeit in Sekunden und Prothrombingehalt in % kann die Abnahme des Prothrombingehalts im konservierten Blut berechnet werden. — Bei der Methode nach WARNER, BRINKHOUS und SMITH handelt es sich um eine Titrationsmethode, bei der alle 3 Faktoren, nämlich das Ca, das Thrombokinin und das Fibrinogen, berücksichtigt werden. Zunächst wird das Plasma durch frisch hergestelltes Thrombin fibrinogenfrei gemacht. Das zurückbleibende Prothrombin wird dann durch eine bestimmte Menge Ca und Thromboplastin in Thrombin übergeführt und unter Zufügung einer bestimmten Fibrinogenlösung die Gerinnungszeit bestimmt. — Da das konservierte Blut Natriumcitrat enthält, müssen die Methoden etwas geändert werden. Einzelheiten darüber finden sich im Schrifttum über konserviertes Blut nicht.

Tabelle 1.

Kons.-Zeit des Blutes	Verlängerung der Prothrombinzeit um	Prothrombingehalt
	(Methode QUICK)	
3 Tage	17%	ca. 50%
7 „	35%	ca. 25%
10 „	40%	ca. 20%

RHOADS und PANZER bedienten sich der Quickschen Methode. Die Resultate sind aus Tabelle 1 ersichtlich.

BELK, HENRY und ROSENSTEIN sowie REINHOLD, VALENTINE und FERGUSON fanden mit der Quickschen Methode durchschnittlich eine weniger steile Abnahme des Prothrombingehaltes als die übrigen Autoren, die mit dieser Methode gearbeitet haben. — Nach BELK, HENRY und ROSENSTEIN (Citratblut mit 0,4% Endkonzentration) änderte sich der Prothrombingehalt in den ersten 5 Tagen nicht. Nach 10 Tagen trat eine Verlängerung der Prothrombinzeit um etwa 30% und nach 15 Tagen um 50% auf. Das entspricht nach QUICK einem Prothrombingehalt von etwa 50% und 30—40%. — Die Ergebnisse von REINHOLD, VALENTINE und FERGUSON (Blut mit 1/10 Vol. 2,5proz. Citratlösung) gehen aus Tabelle 2 hervor.

Tabelle 2.

Kons.-Zeit des Bluts	Durchschnittlicher Prothrombingehalt (Methode QUICK)
3 Tage	73%, dabei höchste Abnahme auf 50%
6—7 „	55%, einige Abnahmen auf 50%
13—17 „	48%, dabei höchste Abnahme auf 18%
21—22 „	52%
28—29 „	48%
32—39 „	53%

WARNER, DE GOWIN und SEEGERS haben den Prothrombingehalt in Dextrose-Citratblut (Stabilisator Nr. 30) und in Citratblut (23 Teile Blut + 2 Teile 3,2proz. Citratlösung) nach der Methode von WARNER und SMITH bestimmt. Der Prothrombingehalt betrug nach 10 Tagen durchschnittlich 90% (Schwankungen von 70—105%) und nach 21—25 Tagen durchschnittlich 50% (Schwankungen zwischen 30 und über 80%). Dextrose-Citratblut und Citratblut verhielten sich gleich.

Beide Methoden sind vergleichsweise von LORD und PASTORE, ferner von ZIEGLER, OSTERBERG und HOVIG benützt worden.

Die Resultate von LORD und PASTORE gehen aus Tabelle 3 hervor. In 49 Blutproben von „bank blood“ fiel der Prothrombingehalt in den ersten Tagen nirgends unter 60%. Erst nach 20tägiger Aufbewahrung des Blutes sanken die Werte allgemein unter 50%. Bedeutung messen die Autoren der Art der Aufbewahrung bei. In einem gewöhnlichen Laboratoriumskühlschrank (Eisschrank) nahm der Prothrombingehalt nach einer gewissen Zeit stärker ab als im „bank blood“, das nach besonderen Vorschriften von PASTORE aufbewahrt wurde (die Vorschriften werden nicht angegeben).

Tabelle 3.

Kons.-Zeit des Bluts	Prothrombingehalt		
	Methode QUICK	Methode WARNER u. SMITH	
		„bank blood“	Eisschrankblut
1—5 Tage	35%	100%	93%
6—8 „	23%	84%	79%
9—12 „	27%	75%	48%
13—17 „	22%	69%	—
18—24 „	14%	61%	—

ZIEGLER, OSTERBERG und HOVIG bekamen mit der Methode von QUICK und von WARNER und SMITH ziemlich übereinstimmende Ergebnisse. Mit der Quickschen Methode fanden die Autoren eine Verlängerung der Gerinnungszeit um etwa 60% im 36 Tage alten Blut. Nach der von QUICK angegebenen Beziehung entspricht das ungefähr einem Prothrombingehalt von 25—30%. In demselben Blut und nach derselben Zeit ergab die Methode von WARNER und SMITH einen Prothrombingehalt von 39%.

Nach den bisherigen Untersuchungen nimmt der Prothrombingehalt im konservierten Blut also übereinstimmend ab. Nur nach BINDSLEV und THORDARSON fiel der Prothrombingehalt nach 30—40tägiger Lagerung nicht unter die Anfangswerte. Je nach Untersuchungsmethode zeigen sich Unterschiede in der Abnahme. Mit Ausnahme von BELK und Mitarbeitern sowie von REINHOLD und Mitarbeitern wird nach der Quickschen Methode ein bedeutend größerer Prothrombinverlust festgestellt als nach der Titrationsmethode von WARNER und SMITH (vgl. Tabelle 4). Die Verschiedenartigkeit der Resultate der beiden Methoden ist nach LORD und PASTORE nicht klar. In einer neuesten Mitteilung nimmt auch QUICK selber dazu Stellung. QUICK hat seine Methode von verschiedenen Gesichtspunkten aus nachgeprüft und findet keine Veränderung im Vergleich zu ihrer bisherigen Leistung. Er findet für das verschiedene Verhalten der beiden Methoden ebenfalls keine Erklärung, sagt aber nun mit Recht, daß beide Methoden noch auf unbewiesenen Voraussetzungen beruhen und infolgedessen noch nicht Anspruch auf absolute Gültigkeit haben können. Es ist deshalb notwendig, die Resultate der beiden Methoden an klinischen Fällen zu erproben (QUICK, WARNER, DE GOWIN und SEEGERS).

Tabelle 4.

Kons.-Zeit des Bluts	Autor	Prothrombingehalt	
		Methode QUICK	Methode WARNER u. SMITH
10 Tage	RHOADS u. PANZER	20%	—
10 „	BELK u. Mitarb.	50%	—
6—7 (39) „	REINHOLD u. Mitarb.	48—55%	—
36 „	ZIEGLER u. Mitarb.	25—30%	39%
9—12 „	LORH u. PASTORE	27%	48—75%
10 „	WARNER u. Mitarb.	—	90%

Die Untersuchungen der Prothrombinzeit im konservierten Blut setzen voraus, daß die Gerinnungsfähigkeit als solche erhalten ist. Das ist der Fall. Man kann das auf einfache Art zeigen. Wird konserviertem Blut im Überschuß Calcium zugefügt, mehr als durch das gerinnungshemmende Mittel gebunden wird, so beobachtet man in jedem Falle den Eintritt der natürlichen Gerinnung. Beim Blut, das nach unserer Methode konserviert wurde, haben wir auf diese Weise nach 3 Wochen immer noch rasche Gerinnung beobachtet.

Zu erwähnen ist noch die sogenannte „langsame Koagulation“ von BALACHOVSKIJ u. GINZBURG. Im Zusammenhang mit experimentellen Arbeiten über gerinnungshemmende Stoffe beobachteten die Autoren u. U. die Bildung kleiner Filamente und Flöckchen im Plasma, die sich allmählich zu größeren Koagula ausdehnten. Die Beobachtungen betrafen vor allem Blut mit zu niedriger Konzentration an gerinnungshemmendem Stoif. Ähnliche Phänomene ließen sich im Citrat- oder Oxalatblut bei Verdampfung im Vakuum unter niedriger Temperatur erzeugen. Namentlich aus diesen letzten Versuchen schlossen die Autoren, daß für eine dauerhafte Gerinnungshemmung eine gewisse Verdünnung des Bluts nötig sei. Spontane Gerinnung wird gelegentlich auch im Heparinblut beobachtet, nach SCHÖRCHER sogar auch dann, wenn Heparin in reichlichem Überschuß zugesetzt wurde.

II. Die Veränderungen der Formelemente im konservierten Blut.

1. Die roten Blutkörperchen.

Normalerweise sind die Erythrocyten bikonkave Scheiben ven 7,6 μ Durchmesser und 2 μ Dicke.

Werden rote Blutkörperchen außerhalb des Organismus aufbewahrt — als Aufschwemmung oder im konservierten Blut selber —, dann macht ihre normale Form fortschreitende Veränderungen durch, bis die Zellen schließlich untergehen. An Blutkörperchenaufschwemmungen sind diese Veränderungen schon lange bekannt. Beispielsweise berichten ACHARD und AYNAUD 1908 über beträchtliche morphologische Veränderungen an roten Blutkörperchen, die außerhalb des Organismus aufbewahrt werden (Stechapfelformen usw.).

Die morphologischen Veränderungen der Erythrocyten wurden beim konservierten Blut sehr häufig untersucht. Die Veränderungen betreffen ihre *Form* und *Größe*, ihre *Farbe*, die *Lagebeziehung* zueinander und ihre *Zahl*. Im Zusammenhang mit der Erythrocytenzählung wurden oft auch *Hämoglobin*bestimmungen durchgeführt, die an dieser Stelle ebenfalls kurz besprochen werden sollen.

a) Form, Größe und Farbe der roten Blutkörperchen.

JULLIEN-VIÉROZ unterscheidet an den konservierten Blutkörperchen 2 Kategorien von Veränderungen: gezähnelte Formen (dentelés) und Formen mit Volumverkleinerung (contractés). Die Beobachtungen betrafen Citratblut (siehe Stabilisator Nr. 8). Schon vom ersten Aufbewahrungstage an beobachtete JULLIEN-VIÉROZ einen raschen zahlenmäßigen Rückgang der Normalformen. An ihre Stelle trat zunächst eine stark lichtbrechende, gezähnelte Erythrocytenform, deren Zahl entsprechend dem Rückgang der Normalformen rasch anstieg und dann nach wenigen Tagen ebenfalls zunehmend sank. Mit dem Zurückgehen der gezähnelten Formen wurden wachsende Zahlen von geschrumpften roten Blutkörperchen beobachtet. Diese Verschiebung war relativ. Die absolute Ge-

Tabelle 5. Formveränderungen der Ec. in konserviertem Citratblut (auszugsweise nach JULLIEN-VIÉROZ).

	Aufbewahrungszeit			
	0 Tage	5 Tage	10 Tage	15 Tage
Anzahl der Normalformen . . .	5300000	1600000	300000	100000
Anzahl der gezähnelten Formen	0	3300000	1900000	800000
Anzahl der geschrumpften Formen	0	500000	2900000	4600000
Summe	5300000	5400000	5100000	5500000
Absolute Erythrocytenzahl . . .	5300000			5100000

samtzahl der Erythrocyten änderte dabei nur unbedeutend (siehe Tabelle 5). JULLIEN-VIÉROZ schloß daraus, daß die aufbewahrten roten Blutkörperchen über eine stärker lichtbrechende gezähnelte Form in Schrumpfform übergehen und sich schließlich ganz auflösen.

VLADOS und Mitarbeiter beobachteten im Blut, das mit Moskauer Lösung konserviert wurde, nur geringgradige Formveränderungen. Etwa nach 8—10 Tagen Aufbewahrung wurden spärliche Stechapfelformen, geringe Anisocytose und Poikilocytose festgestellt. Beachtenswert war dagegen die Abnahme des Durchmessers. Einzelne Durchmesser gingen schon 30 Minuten nach der Konservierung zurück. Im weiteren Verlauf nahm die Mikrocytose allmählich zu. Entsprechend verschob sich das Verhältnis der Höhe der Erythrocytenschicht zur Plasmaschicht zuungunsten der Erythrocytenschicht. Das Gesamtvolumen der Erythrocyten nahm allmählich ab. Ungefähr das gleiche Verhalten zeigte Blut, das in citrierter physiologischer Kochsalzlösung aufbewahrt wurde. Aufbewahrung bei Zimmertemperatur beschleunigte die morphologischen Veränderungen während einer Beobachtungszeit von 14 Tagen nur so weit, daß Anisocytose und Poikilocytose etwa 2 Tage früher beobachtet wurden.

BAGDASAROV hat Blut in Moskauer Lösung und in Dextrose-Citratlösung untersucht. In beiden Lösungen blieben Form, Farbe und Durchmesser zunächst erhalten. Dann traten in Moskauer Lösung nach 7 Tagen Mikrocyten auf, und nach 15 Tagen fanden sich überdies vergrößerte blasse Erythrocyten mit einem vergrößerten Durchmesser von 9—10 μ. Beim Blut in Dextrose-Citratlösung traten diese letzten Formen erst nach etwa 25 Tagen auf. In 6proz. Citratlösung und in hypotonischer Dextroselösung erhielten sich die roten Blutkörperchen weniger gut. Der Durchmesser veränderte sich frühzeitiger, Mikrocyten traten rascher auf. Mit der Abblassung der roten Blutkörperchen infolge Farbstoffverlust sollen neben hämoglobinarmen Erythrocytenschatten auch Vacuolenbildungen auftreten.

Eine gute Erhaltung der Erythrocytenform fand IVACHNENKO auch im IPK-Blut. Nach einer Aufbewahrung von 20—21 Tagen wurden nur selten Zerfallsformen und nur unbedeutende Anisocytose beobachtet.

GNOINSKI untersuchte die Erythrocytenveränderungen in Citratblut (1 Teil 6proz. Citratlösung + 5 Teile Blut). Bei einigen Erythrocyten traten schon wenige Stunden nach der Versetzung des Blutes mit Citratlösung Formveränderungen auf. Nach GNOINSKI durchläuft das Aussehen der Erythrocyten während der Aufbewahrung die folgenden Veränderungen: „aspects ondulés (gewellt), „crénelés“ (gezähnelt), „stelliformes“, „mûriformes“ (brombeerförmig). Je älter das Blut, desto mehr treten die „brombeerförmigen“ — im deutschen Sprachgebrauch die stechapfelförmigen — Erythrocyten in Erscheinung. Nach einer Aufbewahrungszeit von 70—90 Tagen zeigten etwa 40% der Erythrocyten Formveränderungen, 15% waren bereits untergegangen, die restlichen blieben noch unverändert. Es soll dabei ein Unterschied bestanden haben, ob die Ampullen nur teilweise oder vollständig mit Blut gefüllt waren. In den vollständig gefüllten Ampullen waren statt nur 40% in der gleichen Zeit 60—90% der Erythrocyten formverändert. Vergleichsweise untersuchtes Hundeblut zeigte gegenüber Menschenblut eine bedeutend schwächere Widerstandsfähigkeit bei der Konservierung.

KOLMER fand im Citratblut (Stabilisator Nr. 54) schon 48 Stunden nach der Konservierung bei einem Teil der Erythrocyten Anschwellung und Hämoglobinverlust. Nach 14 Tagen waren wenigstens 30% aller Erythrocyten morphologisch schwer verändert (Schattenformen, Schwellung, Schrumpfung).

Für Novotransblut fand CORELLI in Nativ- und Ausstrichpräparaten eine langdauernde Formerhaltung der Erythrocyten. CORELLI beobachtete noch nach

100 Tagen in stark hämolysiertem Blut zahlreiche gut erhaltene Erythrocyten. Die fortschreitende Verringerung der Erythrocytenwerte begann in den ersten 5—10 Tagen. Die Nachprüfungen des Novotransbluts durch SCHILLING ergaben dagegen schon bald nach der Konservierung ungünstige morphologische Veränderungen, fast wurde bei 100% der Erythrocyten stärkste Stechapfelbildung beobachtet. CORELLI ist aber mit den Untersuchungen von SCHILLING nicht einverstanden (Wiesbadener Kongreß 1940).

McDONALD und STEPHEN untersuchten Blut in einem citrierten Salzgemisch und beobachteten schon nach wenigen Tagen einzelne Poikilocyten und Stechapfelformen, die dann von Tag zu Tag zunahmen.

Im Heparinblut (5 ccm Blut + 5 mg Heparin) beobachteten DREW, EDSALL und SCUDDER nach 30 Tagen Aufbewahrung eine Verkleinerung des mittleren Erythrocytendurchmessers um nahezu 20%.

BENHAMOU und MERCIER stellten bereits am 3. bis 4. Tag Zackung der Erythrocyten, dann Volumverminderung und Annahme von Kugelgestalt fest, nach ihrer Meinung ein Bild, wie man es beim kongenitalen hämolytischen Ikterus sieht. Besonders wird von den Autoren die zunehmende Mikrocytose hervorgehoben (Price-Jonessche Kurven). Sie fanden eine Abnahme des mittleren Durchmessers von anfänglich etwa 7 μ auf etwa 5 μ nach 15 Tagen, die steilste Abnahme in den ersten 3 Tagen.

MEYER-WILDISEN bemerkte in Ausstrichen von Blut in Dextrose-Citratlösung (Winterthurer Lösung) schon nach wenigen Tagen Stechapfelformen, die mit der Zeit zunahmen. Vom 6. Tag an stellten sich Mikroanisocytose und Schrumpfungsformen ein. Der Färbungsgrad blieb während der ganzen für die Transfusion in Betracht kommenden Zeit günstig.

Bei vergleichenden Untersuchungen mit verschiedenen Konservierungsflüssigkeiten (Moskauer und Leningrader Lösung, reine Citratlösung, Dextrose-Citratlösung, Vetren, Novotrans, Vetren-Novotrans u. a.) fand SCHILLING, daß sich die Erythrocyten in Dextrose-Citratlösung (siehe Stabilisator Nr. 39) morphologisch am besten konservieren. Die scharfe runde Form der etwas kugelig gewordenen Erythrocyten war noch nach 6 Wochen erhalten. Im Gegensatz dazu beobachteten ZENKER und RIEVE in der gleichen Dextrose-Citratlösung, die SCHILLING verwendet (siehe Stabilisator Nr. 39), schon nach 48 Stunden eine erhebliche Erythrocytenschrumpfung.

Über eine langdauernde Erhaltung der Erythrocytenform berichtet auch NÜRNBERGER, der schon 1922 versuchsweise Blut konserviert und transfundiert hat. In dem von ihm verwendeten Citratblut (siehe Stabilisator Nr. 12) waren die Erythrocyten noch nach einem halben Jahr morphologisch recht gut erhalten, was durch die beigefügte mikroskopische Abbildung eines Nativpräparates belegt wird. Auch WILSON und JAMIESON wollen im Citratblut (Endkonzentration 0,38%) noch nach 5 Wochen langer Aufbewahrung keine nennenswerten Formveränderungen an den roten Blutkörperchen gesehen haben, nur in manchen Fällen Einkerbungen am Rande.

Über eine am konservierten Blut bis jetzt noch nicht nachgeprüfte morphologische Veränderung der roten Blutkörperchen berichtet WAITZ. WAITZ unterscheidet an den roten Blutkörperchen drei verschiedenartige Zerfallsprozesse: Hämolyse, Fragmentation, Hämatexodie. Fragmentation sei vorwiegend die Folge mechanischer Verletzung und Wärmeeinwirkung. Bei der *Hämatexodie* handle es sich um den Austritt einer vom Hämoglobin verschiedenen Substanz aus den roten Blutkörperchen, ohne daß dabei die roten Blutkörperchen zugrunde gehen. WAITZ will das bei verschiedenen Säugetieren und beim Menschen beobachtet haben. Kaninchenblut sei zur Untersuchung am geeignetsten. Da die

Originalarbeit nicht leicht zugänglich ist, halten wir eine etwas ausführlichere Beschreibung des *Waitzschen Phänomens* für berechtigt.

Technik: Verwendung von Blut in 10proz. Na-Citrat-Lösung (Endkonzentration 4 bis 10‰). Aufbewahrung bei Zimmertemperatur. Beobachtungszeit 4—8 Tage. Die Blutkörperchen werden aus der Erythrocytenschicht pipettiert und im überstehenden Plasma oder in physiologischer Kochsalzlösung zu 2% aufgeschwemmt. Untersuchung des Nativpräparates unter dem Ultramikroskop im Dunkelfeld. Die Untersuchung kann auch an gewöhnlich gefärbten Ausstrichen erfolgen, zeitigt aber weniger gute Resultate als im Nativpräparat.

In der Originalarbeit berichtet WAITZ ausführlich über die Ergebnisse beim Citratblut. Abgesehen von Verschiedenartigkeiten im Auftreten des Phänomens, in seiner Intensität und Dauer sind die Beobachtungen im nicht citrierten, verdünnten oder unverdünnten Blut dieselben. Das Beobachtungsoptimum liegt zwischen 24 und 48 Stunden nach der Blutentnahme. In den folgenden 4 bis 5 Tagen verstärken sich die Veränderungen.

Zunächst bilden sich an einzelnen roten Blutkörperchen mehr körnige oder mehr fadenförmige Ausstoßungen („prolongements granuleux et filamenteux"). Die körnigen Ausstoßungen können an einem kurzen Stiel haften, sind sehr wenig beweglich oder oszillieren um ihren Haftpunkt. Die fadenförmigen Auswüchse sind stark lichtbrechend, glatt, homogen, können bis über 30 μ lang werden und zeigen deutliche Eigenbewegungen. Sie kommen in Einzahl bis Vielzahl (Medusenhaupt) vor. Meist vor 24 Stunden lösen sich die Ausstoßungen ab und erscheinen dann als freie Granula (granules) oder freie Filamente (filaments). Freie Granula zeigen Braunsche Bewegung. Die freien Filamente zeigen spirillenartige Bewegungen. WAITZ spricht von Pseudospirillen. Granula und Filamente sind im polarisierten Licht reaktionslos, beide sind farblos. WAITZ glaubt, daß es sich dabei um eine aus den roten Blutkörperchen ausgestoßene Substanz handelt, deren chemische Natur noch unklar ist. WAITZ glaubt nicht an die Möglichkeit eines Kunstproduktes. Das Phänomen wurde in zahlreichen Untersuchungen am Menschen- und Tierblut unter physiologischen und pathologischen Verhältnissen konstant beobachtet. Nach Ausstoßung der Substanz nehmen die roten Blutkörperchen wieder annähernd normale Form an, sind aber deutlich kleiner geworden. — Ähnliche Bildungen sind als nekrobiotische Veränderungen der roten Blutkörperchen schon seit langem beschrieben worden (siehe ausführliche Literatur bei O. NAEGELI). Dahin gehören z. B. die genetisch ungeklärten (fragliche Erythrocytenabschnürungen) Pseudospirochäten, die gewundene und an den Enden kolbig verdickte Gebilde darstellen und in jedem Blut zu finden sind, besonders bei Ikterus (SCHILLING, O. NAEGELI und viele andere). Die von WAITZ als Hämatexodie beschriebenen Veränderungen scheinen damit teilweise übereinzustimmen. In diesem Sinne scheinen die Beobachtungen von WAITZ nicht etwas grundlegend Neues zu sein. WAITZ kommt lediglich das Verdienst zu, schon lange bekannte und ebenfalls ungeklärte nekrobiotische Erscheinungen im besonderen auch am konservierten Blut nachgewiesen und vielleicht in mancher Hinsicht noch genauer untersucht zu haben. Nach O. NAEGELI darf aus solchen Phänomenen der Nekrobiose (vielleicht auch nur von Artefakten) keinesfalls auf die Physiologie der roten Blutkörperchen geschlossen werden.

Außer den Formveränderungen kann man auch Änderungen im färberischen Verhalten der Erythrocyten beobachten. Am auffälligsten ist die Abblassung, die Hand in Hand mit zunehmendem Hämoglobinverlust der Zelle einhergeht. Sie läßt sich erst in gefärbten Ausstrichen richtig ermessen. In Nativpräparaten können höchstens grobe Farbenunterschiede einigermaßen erkannt werden. Daneben zeigen die Erythrocyten nicht selten Metachromasie und erhalten eine bläuliche bis bläulich-grünliche Tingierung.

b) Zusammenballung der roten Blutkörperchen.

BAGDASSAROV will öfters „Agglutination" roter Blutkörperchen beobachtet haben. Sie soll im Citratblut häufiger und frühzeitiger auftreten als beispielsweise im Moskauer Blut. JEANNENEY spricht von „Pseudoagglutination", die beim Durchmischen des Bluts meist verschwinden soll und somit für die Transfusion keine Bedeutung habe, besonders wenn etwa noch vorhandene Blutkörperchenklümpchen durch ein Filter aufgehalten werden.

Infolge der Senkung der Erythrocytenschicht kommen die Blutkörperchen so eng aneinander zu liegen, daß Pseudoagglutination oder Geldrollenbildung nichts Außergewöhnliches ist. Bei mikroskopischer Betrachtung vorsichtig angesaugter Blutkörperchen aus der Erythrocytenschicht fanden wir nicht selten, besonders in etwas länger aufbewahrtem Blut, größere Ansammlungen von roten Blutkörperchen zu Geldrollen. Diese lassen sich im allgemeinen leicht lösen. Echte Agglutination oder Verklumpung haben wir nie beobachtet. In sehr lange (Monate) konserviertem und nur wenig verdünntem Blut haben wir in einigen Fällen eine Umwandlung der roten Blutkörperchen zu einer stark viscösen und nur schwer aufschwemmbaren Masse beobachtet, die mikroskopisch der Koagulation ähnlich war.

c) Zahl der roten Blutkörperchen.

Erythrocytenzählungen im konservierten Blut sind von zahlreichen Autoren unternommen worden. Die Zahl der Erythrocyten sinkt der Hämolyse entsprechend ab (JULLIEN-VIÉROZ, VLADOS und Mitarbeiter, DURAN JORDA und ALEU, KIGUCHI, GNOINSKI, KNOLL, CORELLI, DREW, EDSALL und SCUDDER, MCDONALD und STEPHEN, HEINZE und WOLFF, BENHAMOU und MERCIER, SCHILLING). Nach den Mitteilungen der verschiedenen Autoren setzt das Absinken der Erythrocytenzahlen manchmal schon kurze Zeit nach der Konservierung oder erst nach einer gewissen Zeit merklich ein.

Über einen bald nach der Konservierung einsetzenden Rückgang berichten VLADOS und Mitarbeiter, DURAN JORDA und ALEU, BENHAMOU und MERCIER, MCDONALD und STEPHEN u. a. VLADOS und Mitarbeiter untersuchten die Verhältnisse beim Blut, das mit Moskauer Lösung konserviert wurde. Hier sanken die Werte meist vom 4. bis 6. Tag an deutlich ab. Die Erythrocytenzahl betrug beispielsweise im frisch angesetzten Blut 2850000 (Verdünnung des Bluts 1 : 1) und nach 14 Tagen noch 1800000. Die Zahlen verhielten sich bei Blut in Citratlösung und nach Aufbewahrung bei Zimmertemperatur ungefähr gleich.

In einem größeren Untersuchungsmaterial von DURAN JORDA und ALEU wurde nach 3 Tagen eine Abnahme der Erythrocyten um 200000—500000, nach 7 Tagen um 250000—750000, nach 15 Tagen um 800000—1500000 und nach 22—23 Tagen um 1100000—2250000 beobachtet. Die Autoren verglichen Citrat-Dextroselösung und Citratlösung miteinander. Die Unterschiede in der Abnahme waren unwesentlich.

MCDONALD und STEPHEN fanden schon in der ersten Zeit der Aufbewahrung (citriertes Salzgemisch) einen Rückgang der Erythrocyten, noch bevor Hämolyse im Plasma nachweisbar war.

Andere Autoren beobachteten erst nach Ablauf einer gewissen Aufbewahrungszeit einen merklichen Erythrocytenverlust (JULLIEN-VIÉROZ, KNOLL, DREW und Mitarbeiter, MCDONALD und STEPHEN, HEINZE und WOLFF, MEYER-WILDISEN, SCHILLING; BULL und DREW).

DREW, EDSALL und SCUDDER stellten im Heparinblut (5 ccm Blut + 5 mg Heparin) nach 30 Tagen keine oder nur eine geringe Abnahme fest. Die Ergebnisse eigener Untersuchungen (KNOLL) sind aus den Abb. 12a—e ersichtlich. Nach vergleichenden Untersuchungen von SCHILLING tritt bei guten Konserven

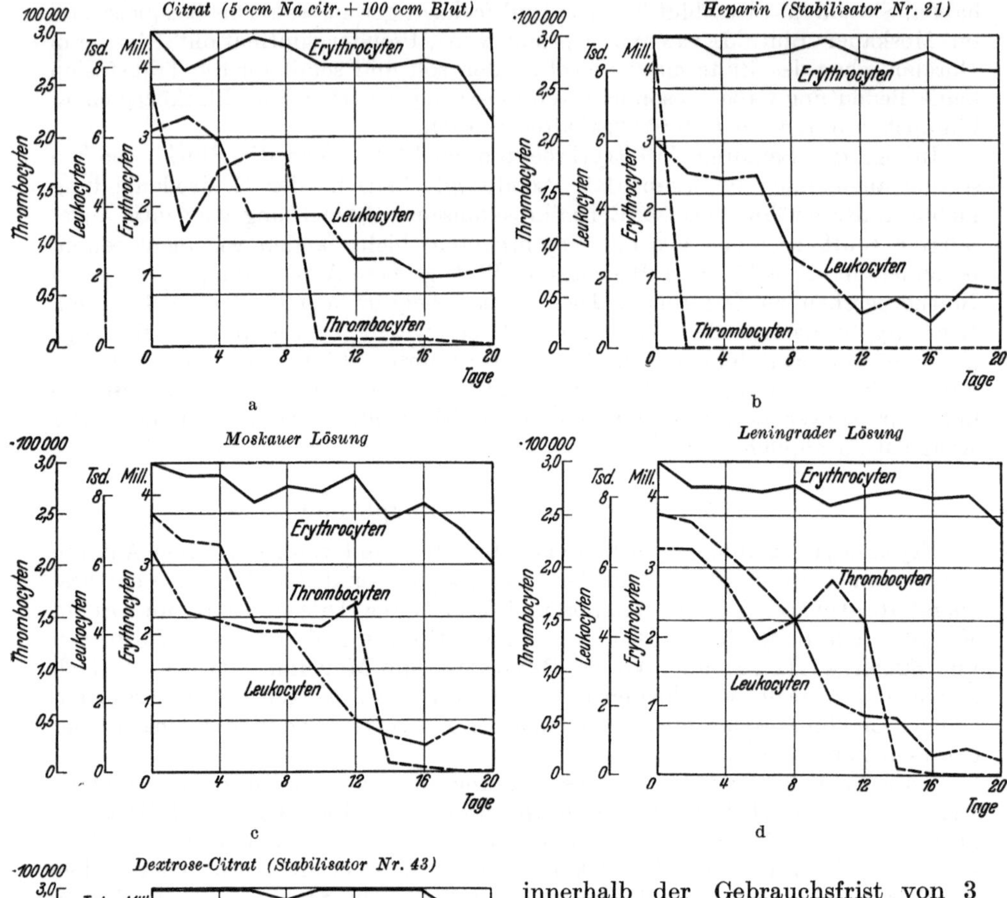

e

Dextrose-Citrat (Stabilisator Nr. 43)

Abb. 12a—e. Zahlenmäßige Abnahme der Erythrocyten, Leukocyten und Thrombocyten im konservierten Blut bei verschiedenen Stabilisatoren (nach KNOLL).

innerhalb der Gebrauchsfrist von 3 Wochen kein wesentlicher Verlust ein.

Nach HEINZE und WOLFF sanken die Erythrocytenwerte bei 37° C bedeutend rascher als bei einer Aufbewahrungstemperatur von 4° C. Nach DE NAVASQUEZ und WATERFIELD wurde die Erythrocytenzahl bei 3° C in 45 Tagen nicht wesentlich herabgesetzt, bei 22° C Aufbewahrung aber um 10—25% (1 Teil Na-Citrat 3,8% + 4 Teile Blut).

Von verschiedenen Autoren wurden zusammen mit den Blutkörperchenzählungen auch *Hämoglobinbestimmungen* ausgeführt. Dabei wurde ein Absinken der Hämoglobinwerte von VLADOS und Mitarbeitern, DURAN JORDA und ALEU, KNOLL, BENHAMOU und MERCIER beobachtet. Einen leichten Anstieg der Hämoglobinwerte fanden

HEINZE und WOLFF, schreiben das aber der Untersuchungsmethode zu. KIGUCHI fand in den ersten Tagen ein geringes Absinken der Werte, später eine leichte Zunahme, KIGUCHI vermutet den Grund dazu in einer möglichen Methämoglobinbildung. DREW, EDSALL und SCUDDER fanden in bezug auf das Gesamtblut konstante Hämoglobinwerte, wobei allerdings 15—25% bereits im Plasma gelöst sein konnten. Auch BELK, HENRY und ROSENSTEIN fanden während 20tägiger Beobachtung von Citratblut (0,4% Endkonzentration) konstante Hämoglobinwerte. MEYER-WILDISEN fand während 10tägiger Aufbewahrung von Blut in Dextrose-Citratlösung (Winterthurer Lösung) konstante Hämoglobin- und Erythrocytenwerte, folglich auch keine Veränderung des Färbeindex. MAIZELS und WHITTAKER beobachteten einen allmählichen, deutlichen Anstieg des Färbeindex, beispielsweise von 0,93 im frisch konservierten Citratblut auf 1,32 nach 33 Tagen Aufbewahrung. Anderseits zeigte der Färbeindex bei Dextrinzusatz lange Zeit keine Änderung entsprechend der durch Dextrin verzögerten Hämolyse.

Die verschiedenen Angaben widersprechen sich zum Teil. Abnahme der Hämoglobinwerte, Konstantbleiben, absolute (KIGUCHI) und relative (MAIZELS und WHITTAKER) Zunahme stehen sich gegenüber. Zum Teil spielen wohl die Untersuchungsmethoden selber eine Rolle (Fehlermöglichkeiten usw.). Anderseits muß aber auch mit chemischen Hämoglobinveränderungen, welche die Resultate der üblichen Bestimmungsmethoden beeinflussen könnten, gerechnet werden. Nach unseren eigenen Erfahrungen bleiben die Hämoglobinwerte so lange unverändert, als die Hämolyse unbedeutend ist. Beginnt verstärkte Hämolyse einzusetzen, dann beobachtet man, mit den üblichen Meßmethoden (Salzsäurezusatz) und am aufgeschüttelten Gesamtblut bestimmt, meist eine Abnahme der Hämoglobinwerte. Das stimmt mit der Mehrzahl der Beobachtungen der verschiedenen Autoren überein.

d) Die Reticulocyten.

BENHAMOU und MERCIER fanden während 15tägiger Beobachtung keine nennenswerte Abnahme der Reticulocyten. Jedoch schrumpfe die reticulofilamentöse Substanz zusammen und werde dichter ähnlich den Veränderungen bei der Kernpyknose. Nach den Beobachtungen von BAGDASAROV scheinen die jugendlichen Formen der Erythrocyten länger konserviert werden zu können. Zu derselben Vermutung gelangt auch der Physiologe (v. MURALT), der den Untergang aufbewahrter Erythrocyten vom Standpunkt des Zellstoffwechsels aus betrachtet (siehe Bedeutung des Stoffwechsels S. 52).

Nach dem Schrifttum und zusammen mit unseren eigenen Erfahrungen über ein großes vergleichendes Untersuchungsmaterial läßt sich über die *morphologischen Veränderungen der Erythrocyten im konservierten Blut zusammenfassend* das Folgende sagen:

Die auffälligste Veränderung ist die Schrumpfung der Erythrocyten. Die Verkleinerung (Mikrocytose) äußert sich in der Verkürzung des Durchmessers, in der Volumabnahme (BULL und DREW), in einer feinen Zähnelung des Randes und in der Entrundung (siehe Abb. 13—16). Gleichzeitig verlieren die Erythrocyten ihre Scheibenform und nehmen immer mehr kugelige Gestalt an. Man erkennt das daran, daß die zentrale Delle verschwindet und im Nativpräparat keine kantengestellten Erythrocyten mehr erscheinen. Die Schrumpfung der kugeligen Formen äußert sich dann nicht nur in einer Zähnelung des Randes. Vielmehr schrumpft die ganze Kugeloberfläche. Es entstehen so eigentliche Stechapfelformen, verkleinerte, kugelige Schrumpfgebilde mit sternförmig deformierter Oberfläche. In diesem Zustand werden die Erythrocyten immer kleiner und verschwinden schließlich ganz. Bei genauer Betrachtung findet man noch andere Veränderungen. Man beobachtet auch deutlich vergrößerte Erythrocyten. Diese sind meist glattrandig, deutlich kugelig und etwas abgeblaßt. Sie verfallen später ebenfalls der Schrumpfung. Da sie Kugelgestalt haben, bekommen sie sofort ein

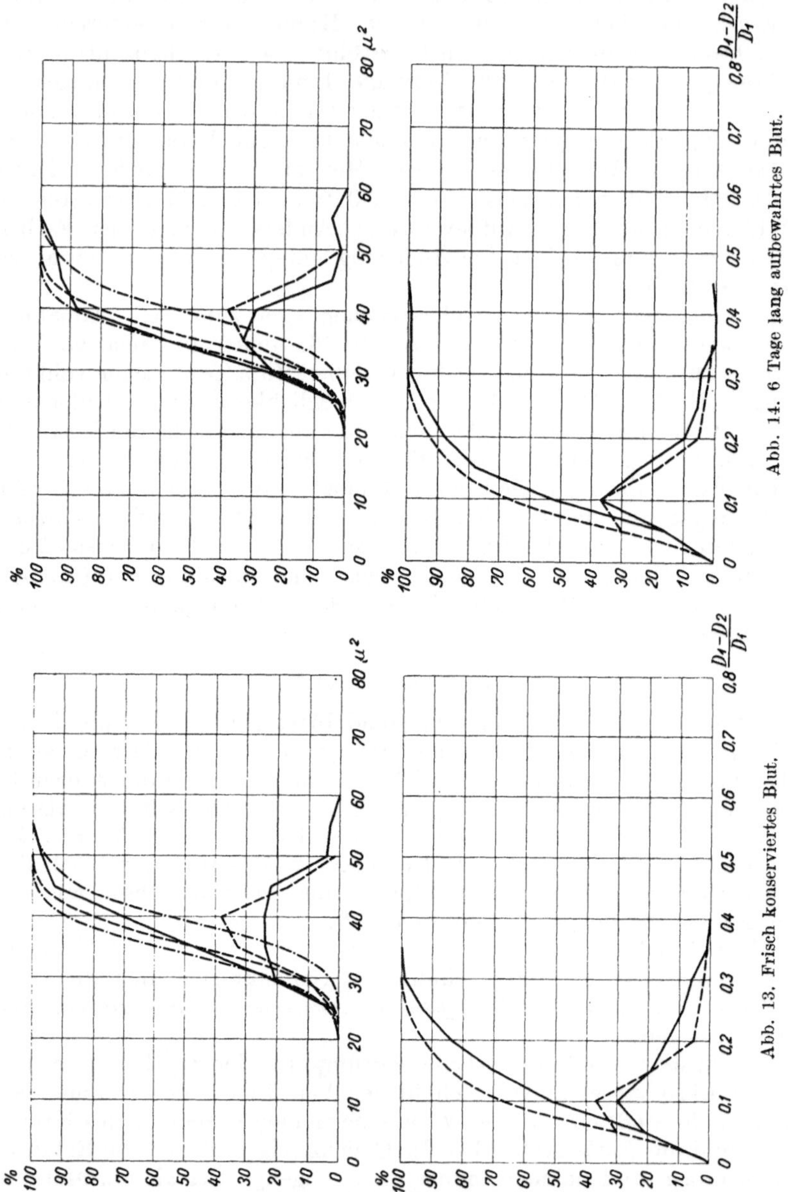

Abb. 13. Frisch konserviertes Blut.

Abb. 14. 6 Tage lang aufbewahrtes Blut.

stechapfelförmiges Aussehen. Dieses tritt infolge der kugeligen Zellvergrößerung und infolge der mit kleinen Zacken zierlich besetzten Oberfläche besonders deutlich in Erscheinung (siehe Abb. 51, 52, überlebende Zellen im Empfängerblut). Der weitere Schrumpfungsprozeß führt ebenfalls zur Microcytose und zum völligen Untergang der Zelle.

Alle diese Formveränderungen lassen sich nach unseren Erfahrungen in jedem beliebigen Stabilisator beobachten (Moskauer und Leningrader Lösung; Citratlösung; Citrat-Dextroselösung nach ROUS und TURNER, nach Winterthur; Heparin „Roche“, Heparin „Promonta“; Novotrans). Eine Ausnahme bildet nur „Sangostat“, worauf wir noch weiter unten eintreten werden. Je nach Stabilisator ist im allgemeinen nur das zeitliche Auftreten der Veränderungen verschieden. Solange keine nennenswerte Hämolyse auftritt, sind die Formveränderungen nur geringgradig. Man findet geringe Schrumpfung mit Randzähnelung, noch keine eigentlichen Stechapfelformen oder nur ganz vereinzelte, ferner mehr oder

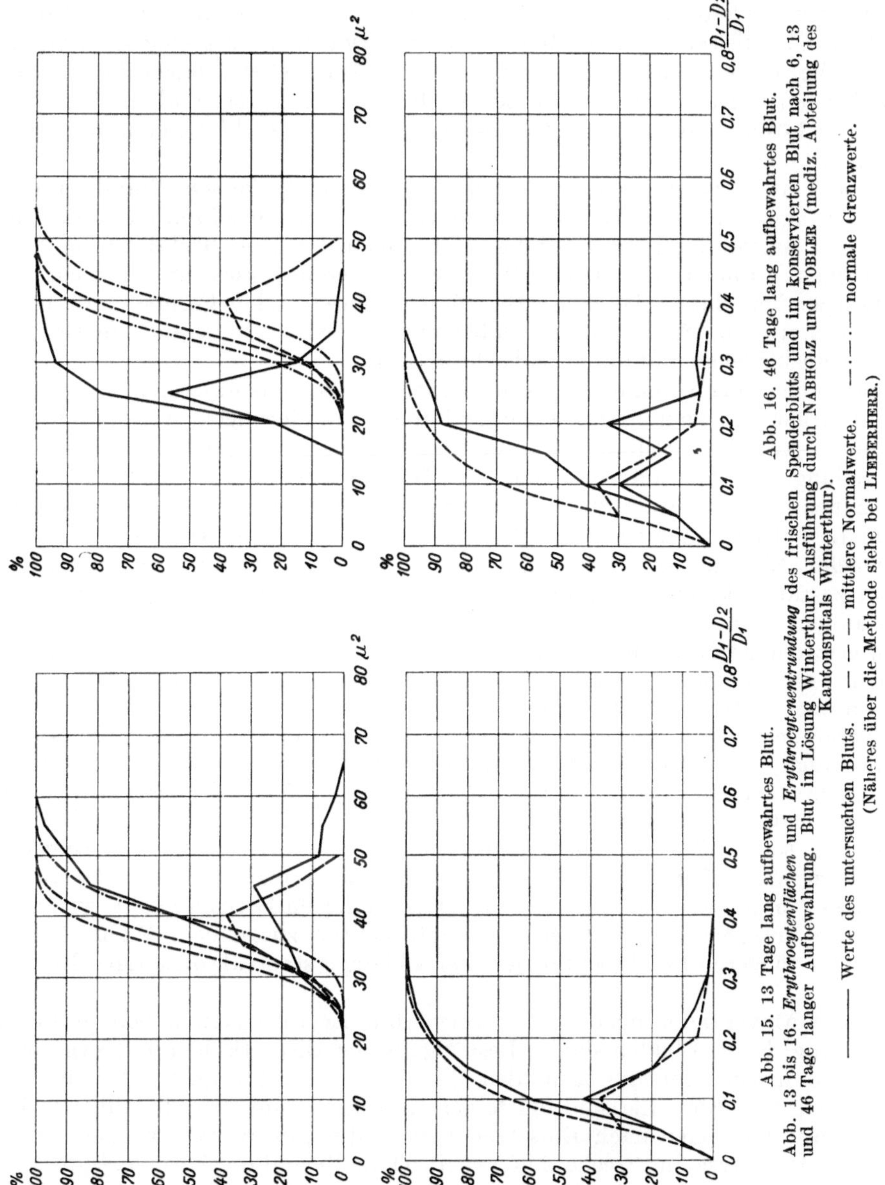

Abb. 15. 13 Tage lang aufbewahrtes Blut.

Abb. 16. 46 Tage lang aufbewahrtes Blut.

Abb. 13 bis 16. *Erythrocytenflächen* und *Erythrocytenentrundung* des frischen Spenderbluts und im konservierten Blut nach 6, 13 und 46 Tage langer Aufbewahrung. Blut in Lösung Winterthur. Ausführung durch NABHOLZ und TOBLER (mediz. Abteilung des Kantonspitals Winterthur).

——— Werte des untersuchten Bluts. — — — mittlere Normalwerte. —·—·— normale Grenzwerte.

(Näheres über die Methode siehe bei LIEBERHERR.)

weniger zahlreiche Zellen mit osmotischer Schwellung (Vergrößerung, Kugelgestalt). Verstärkte Schrumpfung mit immer kleiner werdenden Stechapfelformen treten erst bei zunehmender Hämolyse auf. So können in einem guten Stabilisator eigentliche Stechapfelformen 2—3 Wochen und länger auf sich warten lassen. Entsprechend der wesentlichen Hämolyseverzögerung in zuckerhaltigen Stabilisatoren bleibt in ihnen auch die Form der Erythrocyten länger und besser erhalten. Überdies sind höhere Zuckerkonzentrationen (1—2% Glucose) und eine gewisse Verdünnung des Blutes wirksamer. Beispielsweise bleiben die Erythrocytenformen in Rous-Turnerscher Lösung besser und länger erhalten als in Winterthurer Lösung, die weniger Glucose enthält und das Blut nur unbedeutend verdünnt.

Eine weitere Tatsache muß festgehalten werden. In keinem Stabilisator betrifft der Ablauf der verschiedenen Formveränderungen gleichzeitig alle Erythrocyten. Zu Beginn der Konservierung zeigt zunächst nur ein Teil der roten Blutkörperchen Formveränderungen. Mit der Zeit werden aber immer mehr rote Blutkörperchen davon befallen. Die einmal einsetzenden Formveränderungen nehmen stetig zu. So kommt es, daß man nebeneinander veränderte Erythrocyten verschiedenster Stadien beobachten kann.

Sämtliche Formveränderungen der Erythrocyten sind unserer Meinung nach ein Ausdruck der komplizierten Permeabilitätsveränderungen, welche den Salzaustausch zwischen Zellinnerem und umgebender Flüssigkeit, die osmotische Schwellung und Schrumpfung und den Hämoglobinaustritt zur Folge haben. Die zunehmende Schrumpfung und der schließliche Verlust der Zelle ist vor allem die Folge des Austrittes des Hämoglobins, das 80% des Trockenrückstandes ausmacht. Eine gewisse Schrumpfung kann aber auch durch den Kaliumaustritt allein zustande kommen, nämlich, solange als für den Salz- und Wassereintritt von außen, also für die Außenkationen, noch keine Permeabilität besteht. Das wird erwartungsgemäß zu Beginn der Konservierung der Fall sein. Bei der anfänglichen Zellverkleinerung ist auch an das Waitzsche Phänomen, das in seinem Wesen noch unbekannt ist, zu denken (Jeanneney, Benhamou und Mercier). Die vergrößerten und mehr kugeligen Erythrocyten sind die Folge von osmotischer Schwellung. Sie tritt dann ein, wenn die Zellen auch für Außenkationen durchlässig geworden sind. Wird bei den so vergrößerten Zellen die kritische Schwellung erreicht, dann setzt der Hämoglobinaustritt ein und damit die zum Untergang der Zelle führende zunehmende Schrumpfung. Das zeitlich verschiedene Auftreten der Zerfallserscheinungen in ein und demselben Blut, also das Nebeneinander von intakten, wenig und stärker veränderten Formen hängt vermutlich mit dem ontogenetischen Alter der Erythrocyten zusammen. Wahrscheinlich halten die jüngeren Erythrocyten dem Zerfall länger stand als die älteren Erythrocyten.

Die Formveränderungen der konservierten Erythrocyten haben praktische Bedeutung. Einmal bilden sie die Bestätigung der theoretischen und experimentell gewonnenen Anschauungen über die Permeabilitätsvorgänge bei der Aufbewahrung von Blut. Sie sind ein feiner Gradmesser für den allmählichen Zelluntergang und zeigen nach Einsetzen bestimmter Formveränderungen die eintretende Hämolyse an (Stechapfelformen). Deshalb sind die Formveränderungen der Erythrocyten als Indicator für die Brauchbarkeit des konservierten Blutes häufig herangezogen worden, meist zusammen mit der Hämolyse, seltener allein.

Benda, Depître und Iliovici beschreiben beispielsweise in einem 16 Tage lang konservierten Citratblut „viele deformierte stechapfelförmige Erythrocyten" ohne Angabe des Hämolysegrades. Es muß sich hier also bereits um stärkere Zellschrumpfung gehandelt haben, die zum mindesten auf eine nennenswerte Hämolyse hinweist und vermutlich auch zu dem beschriebenen Hämolyseunfall geführt hat (siehe S. 295).

Heute wird die Brauchbarkeit des konservierten Blutes im allgemeinen nach der Erhaltung der Erythrocyten (Form und Hämolyse) beurteilt. Wie wir später sehen werden, ist das für die meisten Stabilisatoren im ganzen zulässig, nicht aber für alle, z. B. nicht für Sangostat.

Durch die eiweißfixierende Wirkung des Urotropingehalts (Abspaltung von Formaldehyd) im Sangostat bleiben sämtliche Formelemente wochenlang erhalten, ähnlich einem formalinfixierten histologischen Präparate. Die Erythrocyten erscheinen im Ausstrich als homogene glatte Scheiben. Eine geringgradige Hämolyse tritt sofort nach der Konservierung ein und nimmt im weiteren Verlauf der Konservierung kaum nennenswert zu. Trotzdem ist Sangostat vom biologischen Standpunkt aus ein unbrauchbarer Stabilisator, wie wir z. B. bei der O_2-Kapazität und bei der Komplementaktivität gesehen haben.

Am Schluß noch einige Bemerkungen über das technische Vorgehen für die morphologische Untersuchung der Erythrocyten! Am besten eignen sich Nativpräparate einer kleinen Menge umgeschwenkten Blutes (vgl. Originalabbildungen bei Nürnberger, Duran Jorda, Heim, Corelli, Zenker und Rieve, Schilling). In ihnen kommen alle die beschriebenen Formveränderungen am deutlichsten und unverfälschtesten zum Ausdruck, namentlich die räumliche Ausdehnung (Scheibenform, Kugelform). Gefärbte Ausstrichpräparate erfordern viel Sorgfalt und Übung. Das Trocknenlassen und Färben ist geeignet, die Schrumpfung zu verstärken (Corelli, wir). Wir haben oft die Erfahrung gemacht, daß im gefärbten Ausstrichpräparat merklich zahlreichere Schrumpfformen zu sehen waren als im entsprechenden Nativpräparat. In dünn ausgezogenen Deckglaspräparaten bekommt man noch die zuverlässigsten Farbpräparate. Diese eignen sich dann auch für Durchmesserbestimmungen, wie wir das selbst ausgeführt haben (siehe Abb. 13—16). Zur Kontrolle pflegten wir die gefärbten Präparate mit den Nativpräparaten wenigstens schätzungsweise zu vergleichen. Die Untersuchung der Erythrocyten in physiologischen Kochsalzaufschwemmungen ist fehlerhaft. Die in ihrer osmotischen Resistenz herabgesetzten Erythrocyten verfallen durch den osmotischen Milieuwechsel sofort verstärkter Schrumpfung, besonders bei älterem Blut. Dadurch wird das wahre Bild verfälscht. Auch die zur Zählung der roten Blutkörperchen verwendeten Aufschwemmungslösungen (Hayemsche usw.) haben fast immer starke Deformationen (meistens Schrumpfung) zur Folge. Sind die Erythrocyten durch die Aufbewahrung schon stark in Mitleidenschaft gezogen, kann sich ein Teil bei der Aufschwemmung mit einer milieufremden Flüssigkeit sogar auflösen und zu einer unrichtigen Zählung führen. Für alle morphologischen Untersuchungen konservierter Erythrocyten ist das überstehende Plasma die geeignetste Aufschwemmungsflüssigkeit. Wir haben versucht, damit auch die Zählung vorzunehmen. Die gefundenen Werte waren aber ausnahmslos niedriger (ca. $^1/_6$) als die Kontrollwerte mit Aufschwemmungen in Hayemscher Lösung. Der Grund liegt vermutlich in der verschiedenen Viscosität. Im Plasma scheint wegen der höheren Viscosität die Verteilung weniger dicht zu sein als in Salzlösungen. Durch Verdünnung des Plasmas um die Hälfte wird die Differenz im Vergleich zur Salzlösung praktisch behoben.

2. Die weißen Blutzellen.

Auch *Zahl* und *Form* der weißen Blutzellen ändern sich während der Aufbewahrung des konservierten Blutes.

Die Untersuchungen über das *zahlenmäßige* Verhalten der weißen Blutzellen betreffen meistens die Gesamtleukocytenzahl, also myeloische und lymphatische Zellen zusammen. Nach allen Untersuchern nimmt die Gesamtleukocytenzahl im Vergleich zu den roten Blutkörperchen rasch ab (Karavanov, Kislova, Jullien-Viéroz, Cornesco, Vlados und Mitarbeiter, Bagdasarov, Duran Jorda und Aleu, Gnoinski, Tzanck und Dreyfuss, Knoll, Corelli, Drew,

Edsall und Scudder, Kolmer, McDonald und Stephen, Heinze und Wolff, Benhamou und Mercier, Meyer-Wildisen, Bull und Drew).

Vlados und Mitarbeiter fanden bei Blut in Moskauer Lösung und in citrierter Kochsalzlösung vom 4. bis 6. Tag an einen verstärkten Abfall, z. B. 3800 Leukocyten im frisch konservierten Blut, 3600 nach 4 Tagen, 1800 nach 6 Tagen, 600 nach 8 Tagen, 200 nach 14 Tagen. Bei Zimmertemperatur erfolgte der Abfall noch rascher.

Duran Jorda und Aleu fanden bei Blut in Citratlösung und Citrat-Dextroselösung nach 3 Tagen keine nennenswerte Abnahme, nach 7 Tagen Abnahme um 500—1500, nach 15 Tagen um 2500—3400, nach 22—23 Tagen um 3000—3800. Zwischen Citratlösung und Citrat-Dextroselösung bestand kein merklicher Unterschied.

Cornesco untersuchte Blut in Moskauer Lösung und in Ringerlösung mit Heparinzusatz (1 : 4000). In beiden Lösungen zeigte sich schon nach 1 bis 2 Tagen ein Rückgang der gezählten Leukocyten auf etwa die Hälfte des Anfangswertes, nach 20 Tagen auf 1000 und darunter.

Gnoinski untersuchte Citratblut (1 Teil 6proz. Citratlösung + 5 Teile Blut). Schon in den ersten Stunden nach der Konservierung wurde ein Leukocytensturz um 7—20% beobachtet. Dann erfolgte der Verlust langsamer und nach 72 Tagen verblieben noch 20—29% der Leukocyten. Diese zeigten starke Formveränderungen. Im Hundeblut stellte Gnoinski einen noch rascheren Rückgang der Leukocyten fest. Hier betrug die Verminderung in den ersten 3—5 Stunden 60—75% und erreichte nach 60 Tagen 90%.

Tzanck und Dreyfuss verglichen Blut in Moskauer Lösung und in Tyrode-Lösung mit Heparinzusatz (1 : 4000). In beiden Fällen erfolgte die Abnahme ungefähr gleich. Z. B. wurden nach 8 Stunden 5600 Leukocyten gezählt, nach 15 Stunden 2800—4100, nach 18 Stunden 1700—1000, nach 22 Stunden noch 600—200 Leukocyten.

Der eine von uns (Knoll) fand bei verschiedenen Stabilisatoren keine Unterschiede im Abfall der Leukocytenzahlen (Abb. 12a—e). In der ersten Woche der Aufbewahrung erfolgte der Abfall im allgemeinen am raschesten, später langsamer.

McDonald und Stephen untersuchten Blut in citriertem Salzgemisch. Der Leukocytenabfall war schon nach 24 Stunden bemerkbar und erreichte nach 14 Tagen noch 10% der Ausgangswerte.

Benhamou und Mercier beobachteten nach 3 Tagen einen Leukocytenrückgang von 6800 auf 6000, nach 7 Tagen auf 3200, nach 10 Tagen auf 1500, nach 15 Tagen auf 600. Der verwendete Stabilisator ist nicht angegeben.

Meyer-Wildisen fand in konzentriertem Citrat-Dextroseblut (Winterthurer Lösung) vor der Blutentnahme 8000 Leukocyten, 3 Tage später noch 4800, 6 Tage später noch 2200 und nach 10 Tagen noch 2100.

Am Rückgang der Gesamtleukocytenzahl sind vor allem die polymorphkernigen Leukocyten beteiligt. Die Zellen der lymphatischen Reihe erhalten sich länger (Karavanov, Ivachnenko, Duran Jorda und Aleu, Bagdasarov, Tzanck und Dreyfuss, Corelli, Knoll, Belk, Henry und Rosenstein, Drew, Edsall und Scudder, Pons, Kolmer, Jeanneney, McDonald und Stephen, Heinze und Wolff, Benhamou und Mercier, Schilling). Nur Vlados und Mitarbeiter weichen von dieser Auffassung etwas ab.

Vlados und Mitarbeiter fanden für Blut in Moskauer Lösung und in citrierter Kochsalzlösung, daß die Granulocyten der Aufbewahrung besser standhalten als die Lymphocyten. Die Autoren sagen wörtlich: „Parmi les leucocytes ce sont les neutrophiles qui sont les plus stables et les lymphocytes qui le sont le moins.“ Die Autoren rechnen im allgemeinen mit einem Untergang der weißen Blutzellen nach 6 Tagen.

Nach KARAVANOV nehmen die degenerativen Veränderungen der polymorphkernigen Leukocyten im Citratblut (1 Teil 6‰ Na-Citrat in physiologischer NaCl + 1 Teil Blut) vom 6. bis 7. Tage an stark zu.

Nach BAGDASAROV ist allgemein die Differenzierungsmöglichkeit der Leukocyten nach 5—7 Tagen wegen der fortgeschrittenen Degeneration der polymorphkernigen Leukocyten erloschen.

TZANCK und DREYFUSS untersuchten Blut in Moskauer Lösung und in Tyrode-Lösung + Heparin (1 : 4000). Die neutrophilen polymorphkernigen Leukocyten fielen darin von 65% auf 53% nach 1 Tag, auf 41% nach 2 Tagen. Nach einer Woche fanden die Autoren das Blut praktisch frei von Leukocyten. Die eosinophilen Leukocyten waren schon nach 2 Tagen nicht mehr nachweisbar.

JEANNENEY berichtet über seine Beobachtungen, daß die polymorphkernigen Leukocyten erst vom 7. bis 10. Tag an zu verschwinden beginnen.

Nach KOLMER beginnen die Degenerationserscheinungen an den polymorphkernigen Leukocyten schon nach 24 Stunden aufzutreten. KOLMER untersuchte wenig verdünntes Citratblut (Stabilisator Nr. 54).

DREW, EDSALL und SCUDDER fanden im Heparinblut (5 ccm Blut + 5 mg Heparin) nach 48 Stunden eine Verminderung der polymorphkernigen Leukocyten um die Hälfte und nach 15 Tagen nur mehr formlose Zellreste. Etwas besser erhielten sich die eosinophilen Leukocyten.

Nach BELK, HENRY und ROSENSTEIN waren im Citratblut (0,4% Endkonzentration) nach 5 Tagen nur mehr 900 und nach 10 Tagen 200 Granulocyten auszählbar.

HEINZE und WOLFF beobachteten innerhalb 14 Tagen völligen Zerfall der polymorphkernigen Leukocyten.

BENHAMOU und MERCIER geben einen Rückgang der neutrophilen polymorphkernigen Leukocyten von 68% auf 42% in 3 Tagen, auf 29% in 6 Tagen an; dann verschwinden sie ganz. Die eosinophilen Leukocyten verschwinden noch viel rascher.

In konzentriertem Citrat-Dextroseblut (Winterthurer Lösung) erfolgte nach MEYER-WILDISEN der Abfall der Neutrophilen von 70% auf 47%, auf 31% und auf 16% in 3, 6 und 10 Tagen.

Nach unseren eigenen Erfahrungen und nach SCHILLING sind die *polymorphkernigen Leukocyten* bei allen Konservierungsmethoden (Moskauer und Leningrader Lösung, Citratlösung, verschieden zusammengesetzte Citratlösungen mit geringer und stärkerer Blutverdünnung, Novotrans, Liquemin, Vetren, von SCHILLING überdies noch Vetren-Novotrans und Elsner-Algenstoff) *meist nach Ablauf einer Woche* bis auf Zellreste oder zum mindesten schwer degenerierte Formen *verschwunden.* Dabei pflegen Degenerationserscheinungen an den Zellen schon vom ersten Tag an aufzutreten. Nach unseren Erfahrungen erhielten sich die polymorphkernigen Leukocyten in Rous-Turnerscher Lösung am längsten. Ein Teil von ihnen war noch nach 2 Wochen deutlich erkennbar, wenn auch schon degeneriert. In Blut, das älter als 1 Tag war, haben wir nie mehr *eosinophile* Leukocyten beobachtet, *basophile* sahen wir gelegentlich noch in 2 bis 3 Tage altem Blut.

Besser als die polymorphkernigen Leukocyten sollen sich die *Monocyten* erhalten (DREW, EDSALL und SCUDDER, CORELLI, BENHAMOU und MERCIER). Nach TZANCK und DREYFUSS verschwinden sie aber schon nach 24 Stunden.

Am längsten bleiben die *Lymphocyten* erhalten. Nach einer gewissen Zeit sind sie die einzigen weißen Blutzellen, die auf den Ausstrichpräparaten noch zu sehen sind. Die Leukocyten fehlen völlig oder Zellschatten und Zelltrümmer erinnern noch an sie.

Der raschere Untergang der Leukocyten kann in der ersten Zeit der Konservierung sogar zu einer relativen Lymphocytose bei der Auszählung führen (DURAN JORDA, BENHAMOU und MERCIER, MEYER-WILDISEN). Nach MEYER-WILDISEN betrug beispielsweise im konzentrierten Citrat-Dextroseblut (Lösung Winterthur) die relative Lymphocytose 40%, 54% und 81% nach 3, 6 und 10 Tagen gegenüber 24% Lymphocyten im betreffenden Frischblut.

Nach TZANCK und DREYFUSS lassen sich die Lymphocyten beim Blut in Moskauer Lösung und in Tyrode-Lösung mit Heparinzusatz (1 : 4000) noch nach 30 Tagen färben und differenzieren, so auch nach CORELLI im Novotransblut.

Nach unseren eigenen Erfahrungen und nach SCHILLING bleiben die Lymphocyten (gleichgültig bei welcher Konservierungsflüssigkeit) oft wochenlang gut darstellbar, gehen aber in den meisten Fällen nach 2 Wochen zunehmend zugrunde.

Über die *morphologischen* Veränderungen der weißen Blutzellen findet man im Schrifttum nur wenige ausführliche Beschreibungen. Teils wird summarisch von „degenerativen Veränderungen" gesprochen. Meistens beschränkt man sich auf die Nennung typischer Degenerationszeichen, wie Schwund der Granula, Kernpyknose (Verdichtung, Verklumpung, Knospen am Kern), Austritt von Chromatin, Kernzerfall (Fragmentation), Verwischung der Struktur und der Zellgrenze, schlechtere Färbbarkeit, Auflösung der Zellen bis zu neutrophilen Zellschatten, Zelltrümmern oder Zellresten, die manchmal in schleimartigen unvollständigen Gerinnseln erhalten bleiben (vgl. KARAVANOV, BAGDASAROV, KNOLL, JEANNENEY, BENHAMOU und MERCIER, SCHILLING).

Eine ausführliche morphologische Beschreibung der degenerierenden weißen Blutzellen steht uns von TZANCK und DREYFUSS zur Verfügung. Die z. T. interessanten Ausführungen verdienen im wesentlichen festgehalten zu werden. Gute Farbenbilder müssen im Original nachgesehen werden. Die Autoren untersuchten Blut in Moskauer Lösung und in Tyrode-Lösung mit Heparinzusatz (1 : 4000).

Polymorphkernige Leukocyten: werden kleiner; Protoplasma wird acidophil, allmähliches Verschwinden der Granula; Kern verschrumpft, wird dunkel, gleichzeitig Rückbildung der Polymorphie, nach 48 Stunden findet man keine Formen mit zweigeteiltem Kern mehr. Nach erfolgter Kernverdichtung zu einer unregelmäßigen ovalären oder mehr nierenförmigen Masse platzt die Zelle, und der nun meist abgeblaßte, oft fragmentierte Kern liegt inmitten acidophiler Plasmaschollen. Dann verschwinden auch diese Merkmale.

Die eosinophilen Leukocyten degenerieren rascher. Die Veränderungen beginnen nach 18 Stunden. Die eosinophile *Granula* dunkelt, nimmt das Aussehen basophiler Granula an, nach 48 Stunden ist die Umänderung nahezu vollständig. Aus den eosinophilen Leukocyten entstehen gleichsam basophile. Nun platzt die Zelle ebenfalls, ist aber als Zellart noch an der Granula erkenntlich.

Die basophilen Leukocyten findet man sowohl im Frischblut als auch im soeben konservierten nur sehr spärlich, nach 24 Stunden jedoch oft 4—5%. Diese sind aber aus der Umwandlung der eosinophilen zu basophiler Granula entstanden.

Monocyten: Kern wird unregelmäßig rund, bekommt 4—5 scharf gezeichnete Nucleolen, deren Rand durch eine dunklere Chromatinfärbung stärker hervortritt; Verschwinden der Azurgranula, manchmal treten Vacuolen auf. Das Aussehen erinnert an Myeloblasten.

Lymphocyten: die kleinen Lymphocyten beginnen nach 24 Stunden zu degenerieren. Der Kern wird pyknotisch, das Plasma verschwindet. Vom 3. Tag an wird eine deutliche relative Vermehrung der kleinen Lymphocyten — degenerierte und intakte — beobachtet. Gleichzeitig tritt eine relative Verminderung der mittelgroßen Lymphocyten auf. Davon sollen die einen direkt degenerieren, die Mehrzahl soll sich aber erst in kleine Lymphocyten umwandeln und dann erst endgültig degenerieren. Die Umwandlung erfolgt unter Schrumpfung und Abrundung des Kerns, das Plasma zieht sich zusammen und wird stärker basophil; nach etwa einer Woche findet man nur mehr spärliche mittelgroße Lymphocyten, z. B. 1% gegenüber 13% anfänglich. Von den großen Lymphocyten findet man schon am ersten Aufbewahrungstag keine intakten mehr. Ein Teil davon degeneriert direkt, während sich der andere Teil erst zu mittelgroßen, dann zu kleinen Lymphocyten umwandelt.

Nach TZANCK und DREYFUSS degenerieren sämtliche weißen Blutzellen, Leukocyten und Lymphocyten, regelmäßig in der folgenden Reihenfolge: 1. Verkleinerung der Zelle, 2. Kernpyknose, 3. Platzen der Zelle.

Für die *Untersuchung* weißer Blutzellen eignen sich Nativpräparate nicht. Die Methode der Wahl bleibt der gefärbte Ausstrich, der sich in nichts vom Frischblut unterscheidet und aus dem umgeschwenkten konservierten Blut zu erfolgen hat. JEANNENEY kritisiert, daß bei der Untersuchung von konserviertem Blut ein Teil der Leukocyten infolge Bildung des sog. Leukocytenthrombus nicht erfaßt werde. JEANNENEY glaubt deshalb, daß die Leukocyten in Wirklichkeit weniger rasch untergehen, als den meisten Angaben im Schrifttum entspreche. Nach unseren Erfahrungen läßt sich die Bildung des Leukocytenthrombus durch wiederholtes Aufschütteln des Bluts vermeiden. Wenn die Leukocyten alle 1—2 Tage gezählt werden, wie das üblich ist, bildet sich in der obersten Schicht der gesenkten Erythrocyten wohl eine gewisse Anreicherung von Leukocyten, u. U. sogar ein oberflächliches zartes „Leukocytenhäutchen", das aber bei vorsichtigem Aufschütteln leicht zerteilt werden kann. Bei häufigen Leukocytenuntersuchungen aus ein und derselben Blutprobe spielt somit die Ansammlung der Leukocyten oben auf der Erythrocytenschicht praktisch kaum eine Rolle. Fehler entstehen nur dann, wenn die Leukocytenkontrolle nach Ausbildung eines nicht mehr aufschüttelbaren, zusammenhängenden Leukocytenthrombus vorgenommen wird. Solche Thromben bilden sich namentlich bei größeren Blutmengen. Zur Untersuchung sollen in den einzelnen Proben nur kleine Blutmengen, etwa 5—20 ccm konserviert werden. Wenn nicht alle 1—2 Tage untersucht wird, dann sollten die Proben jeweils kurz aufgeschüttelt werden.

Der sog. „Leukocytenthrombus".

Die weißen Blutkörperchen und Blutplättchen gelangen im ruhenden konservierten Blut allmählich an die Oberfläche der Erythrocytenschicht. Der Grund liegt in ihrem niedrigeren spezifischen Gewicht. Zuerst bildet sich in den obersten Schichten der Erythrocytensäule lediglich eine Anreicherung dieser Elemente, später ein feines Häutchen und schließlich eine recht dicke, graue, zusammenhängende Haut, die sich beim Aufschütteln des Bluts nicht mehr auflöst. Gelegentlich löst sie sich sogar von ihrem sonst üblichen Lageort zwischen Erythrocyten- und Plasmaschicht los und kommt zuoberst auf das Plasma zu schwimmen. Diese Beobachtungen sind nicht erst am konservierten Blut gemacht worden. Sie sind beispielsweise bei der Blutsenkungsreaktion schon lange bekannt. Namentlich bei hyperleukocytärem Blut läßt sich in den Westergreen-Pipetten schon nach Stunden die graue Schicht aus weißen Blutkörperchen und Blutplättchen deutlich erkennen. Nach der 24-Stunden-Ablesung kann man diese Schicht noch leicht aufschütteln. Im konservierten Blut dagegen, das viel länger ruht, wird diese Schicht nach einer gewissen Zeit zusammenhängend fest. Das hängt vermutlich mit der Konglomeration der degenerierten Zellen zusammen. In solchen zusammenhängenden grauen Schichten findet man mikroskopisch Reste degenerierter Leukocyten.

Zusammenfassend läßt sich von den *weißen Blutzellen* sagen, daß sie der Aufbewahrung weniger gut widerstehen als die roten Blutkörperchen. Weitaus am empfindlichsten sind die polymorphkernigen Leukocyten. Blut, das über 1 Woche lang aufbewahrt ist, enthält praktisch keine polymorphkernigen Leukocyten mehr, oder man findet höchstens noch schwer degenerierte Formen und Zellreste. Noch schneller als die neutrophilen degenerieren die eosinophilen Leukocyten, die sich nach TZANCK und DREYFUSS zu basophilen umwandeln. Im großen und ganzen stimmen die Angaben der verschiedenen Untersuchungen recht gut überein. Die Schwankungen betreffen nur Tage. Vermutlich liegt der Grund in der individuellen Auffassung darüber, bei welchem Zerfallsgrad die Zellen noch gezählt werden sollen oder nicht. Wir selber zählen noch so lange, als die Zellgrenzen erhalten sind. Geplatzte Zellen zählen wir nicht mehr. Der Untergang der polymorphkernigen Leukocyten erfolgt bei fast allen Stabilisatoren ungefähr gleich rasch, zeigt also ein ganz anderes Verhalten als die Rückbildung der Erythrocyten, deren Untergang (Formveränderung, Hämolyse) vom Stabilisator merklich abhängig ist. Nur in Rous-Turnerscher Lösung konservieren sich die polymorphkernigen Leukocyten etwas besser, entsprechend der Überlegenheit dieses Stabilisators auch in Bezug auf die Erhaltung der roten Blutkörperchen.

Im Sangostat bleiben die weißen Blutzellen infolge Formaldehydfixierung sehr lange Zeit erhalten, ähnlich wie in einem histologischen Präparat.

Durch geeignete Stabilisatoren läßt sich die Konservierungsfähigkeit der roten Blutkörperchen merklich verbessern, namentlich durch Zuckerzusätze, die durch Speisung des selbständigen glykolytischen Zellstoffwechsels das Überleben der roten Blutkörperchen fördern. Bei den Leukocyten scheinen die Verhältnisse anders zu liegen. Dieselben Stabilisatoren, welche die Konservierungsfähigkeit der Erythrocyten verbessern, sind auf die Leukocyten ohne nennenswerten Einfluß. Vermutlich hängt das damit zusammen, daß sich die Leukocyten funktionell selbst verbrauchen (SCHILLING). Mehr läßt sich heute darüber nicht sagen.

Die Lymphocyten lassen sich besser konservieren als die polymorphkernigen Leukocyten, aber immer noch schlechter als die roten Blutkörperchen. In alten Blutkonserven mit z. T. noch erhaltenen roten Blutkörperchen findet man kaum mehr Lymphocyten. Weiter erhalten sich die kleinen Lymphocyten weit besser als die mittelgroßen und großen. Diese verschwinden bereits in den ersten Tagen, indem sie nach TZANCK und DREYFUSS z. T. wenigstens zu kleinen Lymphocyten werden. Das Verhalten der Monocyten ist noch zu wenig untersucht.

3. Die Blutplättchen.

Der zahlenmäßige Abfall und der Untergang der Blutplättchen ist eine regelmäßige Erscheinung im konservierten Blut (KISLOVA, CORNESCO, KIGUCHI, TZANCK und DREYFUSS, MCDONALD und STEPHEN, KOLMER, DREW, EDSALL und SCUDDER, PONS, BELK, HENRY und ROSENSTEIN, KNOLL, BENHAMOU und MERCIER, MEYER-WILDISEN, SCHILLING, BULL und DREW).

Nach KISLOVA fallen die Leukocyten- und Thrombocytenzahlen parallel.

CORNESCO fand bei Blut in Moskauer Lösung und in Ringerlösung mit Heparinzusatz (1:4000) ungefähr den gleichen Thrombocytenschwund. In den ersten 24 Stunden fielen die Werte um das 5fache des Anfangswertes. Dann erfolgte die Abnahme langsamer, nach 10 Tagen auf etwa 10000.

Über eine sehr rasche Zerstörung der Blutplättchen berichten KIGUCHI, TZANCK und DREYFUSS, PONS, MCDONALD und STEPHEN, KOLMER. KIGUCHI stellte im Citratblut nach 24 Stunden einen Verlust von 60% fest und fand nach 5—7 Tagen keine Thrombocyten mehr. MCDONALD und STEPHEN untersuchten Blut in citriertem Salzgemisch. KOLMER fand im Citratblut schon nach 24 Stunden Verklumpungsvorgänge, nach 48 Stunden nur mehr spärliche Thrombocyten, und nach 5 Tagen waren nur noch blaugefärbte Chromatinmassen nachweisbar.

Nach DREW, EDSALL und SCUDDER gehen die Plättchen im Heparinblut (5 ccm Blut + 5 mg Heparin) an Zahl sehr schnell zurück und bleiben bei 30000 etwa 15 Tage lang konstant.

BELK, HENRY und ROSENSTEIN beobachteten bei den Thrombocyten eine etwas geringere Verminderung als bei den Leukocyten. Im Citratblut (0,4% Endkonzentration) waren nach 5 Tagen noch 60000, nach 10 Tagen 48000 und nach 20 Tagen immer noch 33000 Blutplättchen auszählbar. Ebenfalls nach BAGDASAROV erhalten sich die Thrombocyten besser als die Leukocyten. Noch nach 30 Tagen konnten gute Färbungen erzielt werden. SCHILLING beobachtete manchmal noch überraschend lange Zeit guterhaltene Plättchen, ohne bisher bekannten Grund. Nach JEANNENEY sollen die Plättchen wenigstens 15—18 Tage lang mit allen strukturellen Eigenschaften erhalten bleiben.

KNOLL hat das Verhalten der Thrombocyten bei verschiedenen Konservierungsmitteln überprüft. Mittlere Resultate sind in der Abb. 12a—e zusammengestellt. Ein auffallender und konstanter Befund war die rapide Zerstörung der Blutplättchen im Blut, das mit Heparin ungerinnbar gemacht wurde. Nach 2 Tagen wurden nicht einmal mehr Reste in Form von Verklumpungen gefunden. Dieser besondere Einfluß des Heparins auf die Thrombocyten bleibt noch unerklärlich. Bei den Lösungen ohne Dextrosezusatz wurde vom 10. bis 14. Tag an die Zählung infolge Verklumpung und Verschlechterung der Färbbarkeit immer schwieriger. Vom 16. bis 18. Tag an traten an ihre Stelle lediglich mehr dunklere und hellere Farbfleckchen, die noch an Thrombocyten erinnerten, jedoch nicht mehr gezählt werden konnten. Dextrosezusatz schien die Konservierungsfähigkeit zu Beginn der Aufbewahrung etwas zu verbessern. MEYER-WILDISEN beobachtete allerdings beim selben Stabilisator einen rascheren Thrombocytenabfall als KNOLL. Bei MEYER-WILDISEN fielen die Thrombocyten nach 3 Tagen von 282000 auf 110000, nach 6 Tagen auf 85000 und nach 10 Tagen auf 35000.

Bei einem nicht erwähnten Stabilisator betrug die Plättchenzahl nach BENHAMOU und MERCIER anfangs 350000, nach 2 Tagen 300000, nach 4 Tagen 250000, nach 8 Tagen 150000, nach 15 Tagen 30000. Gleichzeitig untersuchten die Autoren auch die *Motilität* der Plättchen. Diese nahm vom 4. bis 7. Tag an ab, und vom 10. Tag an waren die Plättchen unbeweglich. Gleichzeitig wurden sie matt, büßten ihre Färbbarkeit ein und verschwanden schließlich. Ein Aufenthalt des Blutes bei Zimmertemperatur während einiger Stunden beeinflußte die Abnahme der Motilität nicht. Stand dagegen das konservierte Blut länger (1 bis 2 Tage) außerhalb des Eisschrankes, gingen die Plättchen zahlenmäßig rasch zurück und verloren ihre Beweglichkeit schon vom 3. bis 4. Tage an.

TZANCK und DREYFUSS unterscheiden normalerweise panchromatische, acrochromatische und achromatische Plättchen, unter diesen wiederum apyknotische und pyknotische Formen. Alle diese Formen kommen ferner als Makro-, Normo- und Mikrothrombocyten vor. Nach der Meinung der Autoren gleichen die Veränderungen der Plättchen im großen und ganzen denjenigen der Leukocyten. Zunächst trete wie bei den Leukocyten eine Zellverkleinerung auf. Dann werde das Chromatin pyknotisch, blasse ab, die Plättchen passieren so von der Apyknose zur Pyknose, dann zur Achromasie. Ferner schrumpfe das Zellplasma, vacuolisiere, und schließlich löse sich die Zelle auf.

Über die Methodik der Plättchenuntersuchung wird wenig berichtet. KNOLL und MEYER-WILDISEN haben nach FONIO gezählt. CORNESCO hat die Plättchen im Verhältnis zu den weißen Blutkörperchen gezählt. BENHAMOU und MERCIER zählten nach GOISENHOVEN-VAN HERWERDEN (Zählung in Bürker-Kammer nach Auflösung der roten Blutkörperchen). BENHAMOU und MERCIER wollen durch Zusatz von Brillant-Cresylblau zum Stabilisator die Methode noch empfindlicher gemacht haben. Zur Färbung der Ausstriche bedienten sich die Autoren der Methode nach LESTOQUARD (Fixierung mit jodiertem Alkohol, dann May-Grünwald in saurer Lösung). Die Untersuchung der Motilität geschieht im Dunkelfeld (siehe Genaueres darüber bei FONIO).

III. Die Stoffwechselvorgänge und die chemischen Bestandteile des konservierten Blutes.

1. Die Stoffwechselvorgänge.

Stoffwechselvorgänge sind an die lebende Zelle gebunden. Im Blut kommen dafür die roten Blutkörperchen und die weißen Blutzellen in Frage.

Über selbständige Stoffwechselvorgänge der weißen Blutzellen weiß man heute noch nicht sehr viel. Man kann nur soviel sagen, daß die weißen Blutzellen eine Reihe wichtiger Fermente (Oxydase, Peroxydase, Katalase, Proteasen, Peptidasen, Amylasen, Phosphatasen, Nucleotidasen, Lipasen) enthalten und dadurch befähigt sind, einen wichtigen Anteil an verschiedenen Stoffwechselvorgängen zu nehmen.

Anders liegen die Verhältnisse bei den roten Blutkörperchen. Von ihnen weiß man, daß sie einen *selbständigen* Stoffwechsel besitzen. Von besonderer Bedeutung ist die *Glykolyse* und die damit verbundene Zellatmung. Bekannt, aber noch wenig untersucht ist ferner die *Hydrolyse phosphorhaltiger Substanzen.* Über andere Stoffwechselvorgänge weiß man noch nichts Genaues.

Die roten Blutkörperchen enthalten eine Reihe organischer und anorganischer Stoffe.

Anorganische Stoffe: Wasser 65—68% und eine Reihe von Mineralstoffen, unter denen das Fe und K die wichtigsten sind, daneben auch Ca, Mg, Cl, P und Cu. Der Na-Gehalt ist z. T. noch umstritten.

Organische Bestandteile: Eiweißkörper, Kohlehydrate, P-Säureverbindungen, S-Verbindungen, Fermente, Hormone, Vitamine.

Der wichtigste Eiweißkörper ist das Hämoglobin. Seine Aufgaben sind der Sauerstofftransport, Mitwirkung beim Kohlensäuretransport und die Mitregulierung der absoluten Reaktion des Blutes. Das Stroma besteht aus einem Protein-Lipoidkomplex.

Die Kohlehydrate bestehen zur Hauptsache aus Glucose. Der Zuckergehalt der roten Blutkörperchen entspricht ungefähr 80% des Serumwertes. Daneben findet sich noch ein nicht vergärbares Kohlehydrat, das etwa ¼ des Gesamtreduktionswertes der Erythrocyten ausmacht. Die roten Blutkörperchen enthalten überdies Glykogen. Vom Glykogengehalt des Gesamtblutes ist etwas mehr als die Hälfte an die Blutkörperchen gebunden.

Rest-N und Extraktivstoffe: Der Rest-N der roten Blutkörperchen ist etwa doppelt so hoch wie im Serum. Die bei der Verdauung von Eiweiß resorbierten Aminosäuren werden hauptsächlich durch die Erythrocyten zur Leber weitergegeben.

Phosphorsäureverbindungen sind in den lipoidhaltigen Gerüstsubstanzen (Stroma). Daneben finden sich im Blut noch 50 mg-% säurelöslicher Phosphor. Es handelt sich um geringe Mengen anorganischen Phosphors, im wesentlichen aber um Phosphorsäureester. Vom Gesamtblutgehalt dieser Ester entfallen 97% auf die Erythrocyten.

In den Erythrocyten sind ferner 190 mg-% S-Verbindungen. Es handelt sich um Eiweißschwefel, um organischen Nichteiweißschwefel (Glutathion) und um Sulfatschwefel. Das Glutathion findet sich ausschließlich in den roten Blutkörperchen. Es hat seine Bedeutung bei der Fermentaktivierung, bei der Entgiftung von Toxinen und als Bestandteil im Redoxsystem. Ebenso wie die weißen Blutkörperchen enthalten auch die roten Blutkörperchen eine Reihe von Fermenten, so Atmungskatalysatoren, ferner Lipase, Phosphatase, ein milchsäurebildendes Ferment, Kohlensäureanhydrase, Carboxylase. Das milchsäurebildende Ferment wird heute nicht mehr von allen Autoren anerkannt.

a) Die Zellatmung und die Glykolyse.

Claude Bernard beobachtete, daß der Blutzucker beim Stehenlassen des Blutes abnimmt. Dabei läßt sich ein gewisser Verbrauch an O_2 feststellen. Den ersten Vorgang nennt man Glykolyse, den Verbrauch an Sauerstoff Zellatmung.

Die Zellatmung ist von der sog. Atemfunktion der roten Blutkörperchen zu trennen. Diese letzte betrifft die O_2-Aufnahme und -Abgabe, einen an das Hb gebundenen physikalisch-chemischen Vorgang.

Bei der Glykolyse entsteht aus Glucose Milchsäure. Das wird aber heute in dieser Form nicht mehr allgemein anerkannt. Aus gewissen Beobachtungen scheint vielmehr hervorzugehen, daß die Glucose zunächst zu Glykogen aufgebaut und erst über eine reaktionsfähige Zwischenform abgebaut wird. Man spricht deshalb auch von Glykogenolyse. Weiter wird die Milchsäure oxydiert bzw. dehydriert, was den meisten O_2 verbraucht. Die kernlosen Erythrocyten der Säugetiere zeigen nur geringe Atmung, dagegen ist die Atmung der kernhaltigen Erythrocyten (Vögel) beträchtlich. Der Atmungsvorgang wird offenbar durch Fermente katalysiert (Atmungsfermentkomplex aus Fe-haltigen und Fe-freien Atmungshilfsstoffen, siehe Übersicht bei Lehnartz).

Im konservierten Blut wurde die Glykolyse meistens nur am Zuckerverbrauch untersucht und von einigen Autoren auch an der Milchsäurebildung. Erst neuerdings wurden auch *Stoffwechseluntersuchungen in der Warburg-Apparatur*, die vom biologischen Standpunkt aus am interessantesten sind, durchgeführt (Mahlo).

MAHLO untersuchte mit Citrat, Dextrose-Citrat und Vetren konserviertes Blut.

Technik: 1 ccm Blut + 30 mg Dextrose + 1 ccm Phosphatpuffer ($p_H = 7{,}2$). Messung der entwickelten Gasmenge.

Nach den Untersuchungen von MAHLO blieb die *Zellatmung* nur *wenige Stunden* lang unverändert, gleichgültig, mit welchem Stabilisator konserviert und ob das Blut im Kühlschrank oder bei Zimmertemperatur aufbewahrt wurde. MAHLO führt die Verminderung der Zellatmung im extravasal gehaltenen Blut auf eine Schädigung des Atmungsfermentkomplexes zurück, ebenso wie die Abnahme der Glykolyse auf eine Schädigung des glykolytischen Fermentsystemkomplexes. Eine von MAHLO beobachtete Erhöhung des Sauerstoffverbrauchs beim Hämolyseeintritt soll vermutungsweise auf der Methämoglobinbildung beruhen.

Über den *Zuckergehalt* im konservierten Blut liegen zahlreiche Untersuchungen vor. Übereinstimmend fanden alle Autoren, daß der Zuckergehalt in jedem Falle abnimmt und schließlich verschwindet (GINZBURG, BALACHOVSKIJ und GINZBURG, IVACHNENKO, DURAN JORDA und SOTERES DIEZ, BAGDASAROV, KNOLL, BELK, HENRY und ROSENSTEIN, ROTHFELD, MAIZELS und WHITTAKER, DE GOWIN, HARRIS und PLASS, BICK).

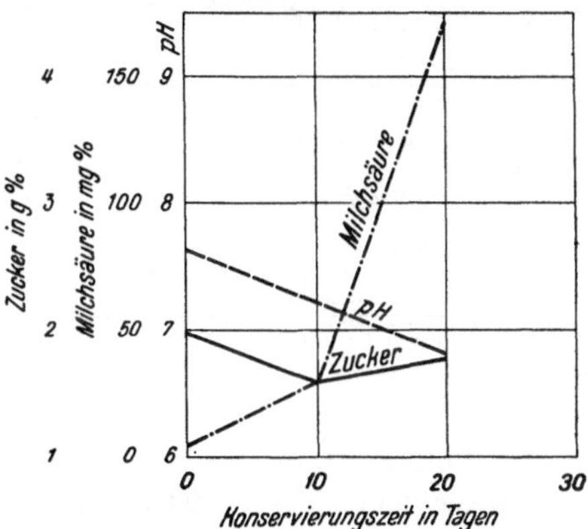

Abb. 17. *Glykolyse* im *Dextrose*-Citratblut. Durch Glucosezusatz wird die Glykolyse intensiviert. Bei unbedeutendem Zuckerverlust ist die Milchsäurebildung verstärkt; das p_H fällt rascher (nach BAGDASAROV).

Im Blut ohne Dextrosezusatz (Citratblut, Heparinblut, Moskauer und Leningrader Blut) fallen die Zuckerwerte regelmäßig rascher als im Blut mit Dextrosezusatz (DURAN JORDA und SOTERES DIEZ. BALACHOVSKIJ und GINZBURG, BAGDASAROV, DE GOWIN, HARRIS und PLASS, KNOLL).

In dextrosefreien Stabilisatoren ist die Zuckerabnahme im allgemeinen beträchtlich. Nach BICK sinkt der Zucker schon auf Null, bevor die Hämolyse sichtbar wird (14—17 Tage). DURAN JORDA und SOTORES DIEZ konnten nach 7 bis 10 Tagen keinen Zucker mehr nachweisen. Nach BELK, HENRY und ROSENSTEIN betrugen die Zuckerwerte im reinen Citratblut (0,4% Endkonzentration) nach 10—15 Tagen 13—10 mg-%, und nach 20 Tagen war kein Zucker mehr mit Sicherheit festzustellen. KNOLL fand bei einer Reihe zuckerfreier Konservierungsmittel (Citrat, Moskauer und Leningrader Lösung, Liquemin, Vetren) im Blut unregelmäßig abfallende Zuckerwerte. So enthielten Proben desselben Blutes und unter denselben Aufbewahrungsbedingungen schon nach 1 Woche keine Dextrose mehr, andere Proben erst nach 2 Wochen, wieder andere zeigten noch nach 3 Wochen einen geringen Gehalt. Nach den Untersuchungen von BALACHOVSKIJ und GINZBURG und von KNOLL scheint die Art des zuckerfreien Stabilisators (z. B. Moskauer Lösung oder Heparin) ohne Einfluß auf den Zuckerabfall zu sein.

Die bei der Glykolyse gebildete *Milchsäure* wurde im konservierten Blut weniger häufig untersucht. Normalerweise beträgt ihre Menge 10—20 mg-%.

BALACHOVSKIJ und GINZBURG untersuchten Moskauer Blut und fanden während der Aufbewahrung eine regelmäßige Erhöhung der Milchsäurewerte innerhalb gewisser Schwankungen. Die Vermehrung der Milchsäure war dabei nicht immer proportional der Zuckerverminderung. Die Autoren glaubten, daß zwischen Zuckerabfall und Milchsäurezunahme keine enge Beziehung bestehe. Sie lassen die

Möglichkeit offen, daß der Zucker auch ohne Milchsäurebildung verschwinden könnte und daß andrerseits die Milchsäure auch aus anderen Stoffen entstehen könnte.

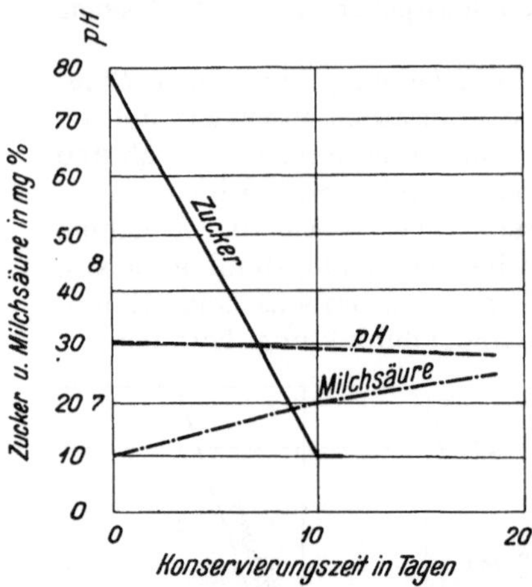

Abb. 18. *Glykolyse in glucosefreiem Blut.* — Die Glykolyse führt zu einem raschen Sinken des normalen Blutzuckergehalts. Der Prozeß verläuft trotzdem nicht sehr intensiv, die Milchsäurebildung ist recht gering, das p_H ändert nicht nennenswert (nach BAGDASAROV).

Nach IVACHNENKO sollen bei der Glykolyse des konservierten Blutes (Leningrader Blut) auch andere organische Säuren, wie Essigsäure und Ameisensäure gebildet werden.

BAGDASAROV untersuchte die Milchsäurebildung bei Blut in Moskauer Lösung, in Citratlösung und in Dextrose-Citratlösung. In den Blutproben ohne Dextrosezusatz erfolgte der Milchsäureanstieg viel weniger steil als im Dextrose-Citratblut (siehe Abb. 17 und 18). Das bedeutet nach BAGDASAROV, daß durch Dextrose die Glykolyse intensiviert wird. Gleichzeitig ändert sich auch das p_H stärker und bewegt sich nach der sauren Seite zu. Bei der allmählichen Glykolyse im dextrosefreien Blut dagegen ändert sich das p_H nicht nennenswert (siehe Abb. 19).

Das p_H wird im Organismus selbst unter pathologischen Verhältnissen nahezu konstant gehalten. Das wird durch die verschiedenen Puffersysteme ermöglicht. Die wichtigsten Puffersysteme sind das Hämoglobin und die Alkalireserve. Wenn sich das p_H stärker verändert, so ist das ein Zeichen dafür, daß die Pufferungskapazität des Blutes erschöpft ist. Es scheint nun, daß in ähnlicher Weise auch das konservierte Blut befähigt ist, trotz der Stoffwechselfunktion der Erythrocyten die Wasserstoffionenkonzentration nahezu aufrechtzuerhalten, daß das aber nicht mehr gelingt, wenn infolge gesteigerten Stoffwechsels das Puffervermögen aufgebraucht ist.

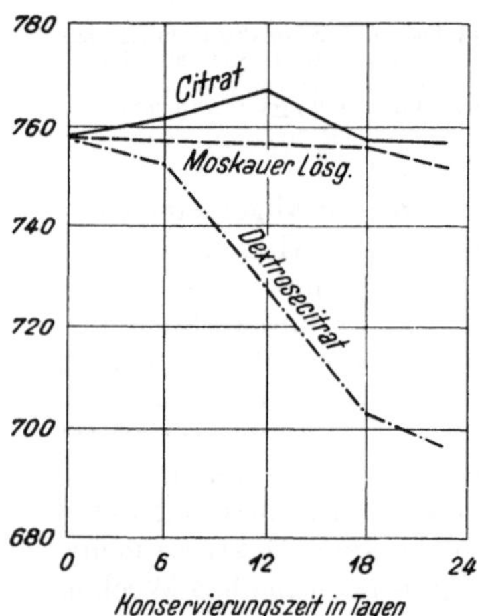

Abb. 19. *Abnahme des p_H* in Dextrose-Citratblut und in Blut ohne Glucosezusatz. Infolge der intensiveren Glykolyse im Dextrose-Citratblut kann die entstehende Milchsäuremenge nicht mehr genügend gepuffert werden. Das p_H bewegt sich nach der sauren Seite hin (nach BAGDASAROV).

b) Die Hydrolyse phosphorhaltiger Substanzen.

Zuerst haben BALACHOVSKIJ und GINZBURG beobachtet, daß mit der Konservierung der *anorganische Phosphor* im Plasma zunimmt (siehe Tabelle 5). Sie bezogen diese Vermehrung auf die Hydrolyse phosphorhaltiger Substanzen der Blutkörperchen. Eine Vermehrung des anorganischen Phosphors im Plasma wurde außerdem von MAISONNET und JEANNENEY, neuerdings auch von BICK, ROTHFELD, MAIZELS und WHITTAKER und von AYLWARD, MAINWARING und WILKINSON festgestellt. MAISONNET und JEANNENEY glauben, daß die Zunahme des Phosphors auf den Leukocytenzerfall zurückzuführen sei. Nach BICK ist die Zunahme des ionisierten anorganischen Phosphors auf das Gesamtblut bezogen größer als auf das Plasma bezogen. Das bedeutet, daß der ionisierte Phosphor in den roten Blutkörperchen entstehen muß und folglich

Tabelle 5. Zunahme des anorganischen P im Moskauer Blut (nach BALACHOVSKIJ und GINZBURG).

Blut	Anorganischer P (mg-%) in										
	0	3	6	9	12	15	18	21	24	27	30
	Tage lang aufbewahrtem Blut										
Blutprobe Nr. 15 . .	3,1	5,1	11,1	16,6	—	25	—	13,3	—	25	22,7
Nr. 16 . .	2,6	5,2	9,6	14,5	—	20	—	12,8	—	20,4	22,5

etwas mit dem Zellstoffwechsel zu tun hat.

Ausführlicher berichten MAIZELS und WHITTAKER über Phosphoruntersuchungen. Die Autoren fanden bei üblichen Aufbewahrungsbedingungen des Blutes erst nach 1 Woche eine nachweisbare Zunahme von ionisiertem P im Plasma und eine stärkere Zunahme erst nach 2 Wochen. In der Frage der Herkunft der Phosphorvermehrung stimmen MAIZELS und WHITTAKER mit BALACHOVSKIJ und GINZBURG und mit BICK überein. Einen wesentlichen Bestandteil der roten Blutkörperchen bilden die Phosphorsäureester. Durch den Zellstoffwechsel sollen diese in Glycerin und anorganischen Phosphor hydrolysiert werden und die Phosphate aus den Blutkörperchen ins Plasma diffundieren. An getrennten Bestimmungen des P in den Zellen und im Plasma konnten MAIZELS und WHITTAKER zeigen, daß mit der Aufbewahrungszeit immer mehr anorganischer P in den Zellen erscheint, daß dieser aber nicht sofort, sondern nur allmählich ins Plasma übertritt. So waren z. B. nach 6 Wochen Aufbewahrung 90% des Zellphosphors anorganisch geworden, davon aber nur 30% diffundiert. — Über Phosphoruntersuchungen berichten neuerdings auch AYLWARD, MAINWARING und WILKINSON. Die Ergebnisse stimmen im wesentlichen mit den bisherigen Befunden überein (siehe Abb. 20). Die Autoren heben im besonderen die konstante Menge des Lipoidphosphors hervor, als Zeichen dafür, daß die Quelle des anorganischen Phosphors nicht in den phosphorhaltigen Lipoiden, sondern in anderen phosphorhaltigen Substanzen zu suchen sei. Nach den von MAIZELS und WHITTAKER und von AYLWARD und Mitarbeitern gefundenen Werten ändert der normale anorganische Phosphorwert des Serums in der 1. Woche noch nicht sehr deutlich. Nach 3 Wochen sind die Werte etwa um das Doppelte bis Dreifache vermehrt. AYLWARD und Mitarbeiter fanden keine deutlichen Unterschiede je nach Stabilisator (Natriumcitrat, Heparin, Dextrosecitrat).

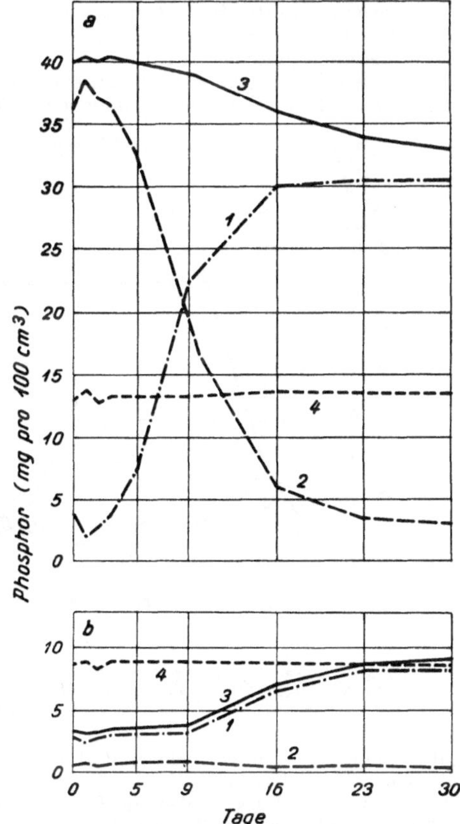

Abb. 20. Änderungen des Phosphors im konservierten Blut.
a Phosphorgehalt der Zellen, *b* Phosphorgehalt des Plasmas, *1* anorganischer Phosphor, *2* organischer säurelöslicher Phosphor, *3* Total des säurelöslichen Phosphors, *4* Lipoidphosphor.
(Nach AYLWARD, MAINWARING und WILKINSON.)

Ähnlich wie die Hämolyse ist auch der Zellstoffwechsel der roten Blutkörperchen von verschiedenen *physikalischen* und *chemischen Faktoren* abhängig.

Am wichtigsten ist die Beschleunigung des Zellstoffwechsels durch höhere *Temperatur*. BALACHOVSKIJ und GINZBURG konnten zeigen, daß die Geschwindigkeit der Glykolyse und der Hydrolyse der phosphorhaltigen Substanzen in den roten Blutkörperchen bei höheren Temperaturen, namentlich bei Körpertemperatur, ganz bedeutend rascher erfolgt als bei tiefer Temperatur. So betrug z. B. die Zuckerabnahme bei 5° C nach Tagen so viel, wie sie bei 37° C bloß nach Stunden betrug (nach Durchschnittskurven dargestellt). Das gleiche galt für die Zunahme des anorganischen Phosphors im Serum. — Ferner konnten MAIZELS und WHITTAKER zeigen, daß die Hydrolyse des Zellphosphors und die Diffusion des dabei gebildeten anorganischen Phosphors ins Plasma schon nach 1½ stündiger Temperatureinwirkung von 37° C merklich gesteigert wird.

Für den Zellstoffwechsel können auch *chemische Faktoren* von Bedeutung sein. Bekanntlich können die an die Zelle gebundenen Lebensvorgänge durch Zellgifte oder Stoffwechsel-

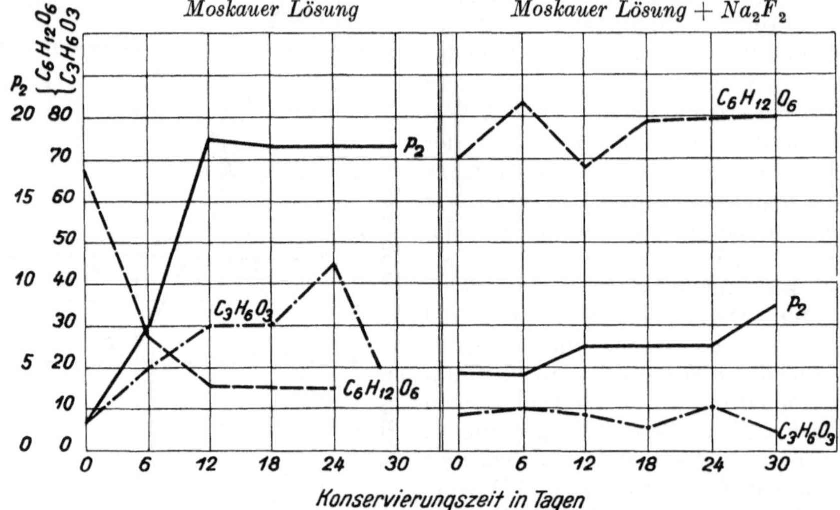

Abb. 21. Im Na-Fluorid-vergifteten Blut ist die Glykolyse und die Hydrolyse der phosphorhaltigen Substanzen aufgehoben, die Zuckerwerte fallen nicht. Milchsäure und anorganischer P steigen nicht an (nach BALACHOVSKIJ und GINZBURG).

gifte mehr oder weniger schwer beeinträchtigt werden (siehe Abb. 21). Das kann bei der Wahl eines Stabilisators u. U. eine Rolle spielen. Wir möchten z. B. daran erinnern, daß diese Frage bei der Diskussion über die Eignung des Citrats in der früheren Literatur nicht selten erörtert worden ist (z. B. Schädigung des glykolytischen Fermentsystems durch Citrat). Auch Zusätze zum Stabilisator müssen von diesem Standpunkt aus betrachtet werden, z. B. antibakterielle Zusätze. Ein Beispiel dafür ist der Urotropingehalt im „Sangostat". Der sich abspaltende Formaldehyd ist durch seine eiweißfixierende Wirkung ein bedeutendes Zellgift, und es verwundert nicht, wenn im Sangostatblut die Glykolyse (eigene Untersuchungen) und wichtige biologische Funktionen, wie die O_2-Kapazität aufs schwerste beeinträchtigt sind.

Druck (Aufbewahrung des Blutes unter Luftdruck von 2 atü) scheint den Ablauf der Stoffwechselvorgänge nach den Untersuchungen von KNOLL nicht merklich zu beeinflussen.

2. Die chemischen Bestandteile im konservierten Blut.

Außer dem Zucker, der Milchsäure und dem Phosphor sind im Plasma des konservierten Blutes noch eine ganze Reihe anderer Stoffe untersucht worden. Der Zweck ist mehrfach. Meist hat man sich um die quantitative Veränderung von Stoffen, die schon normalerweise im Blut vorhanden sind, interessiert. Aus ihren Mengenverschiebungen will man über den Stoffwechsel, über proteolytische Vorgänge und über Permeabilitätsveränderungen Aufschluß erhalten. Teils ist man auch qualitativen Veränderungen dieser Stoffe nachgegangen, z. B. der spektroskopischen Veränderung des Hämoglobins. Ferner wurden Fermentwirkungen und Stoffe mit Fermentwirkung im konservierten Blut untersucht.

a) Die Alkalireserve.

Nach IVACHNENKO steigt der Reservealkaligehalt des IPK-Bluts in den ersten 3 Tagen etwas an, beginnt dann vom 4. Tag an allmählich zu sinken. Es wurden aber auch Schwankungen beobachtet. Nach unseren eigenen Untersuchungen (KNOLL, ausgeführt von MÄRKI) geht die Alkalireserve fast regelmäßig zurück, und zwar am meisten im Dextrose-Citratblut, weniger im Blut, das ohne Dextrosezusatz konserviert wurde. Nach BELK, HENRY und ROSENSTEIN, welche Citratblut (0,4% Endkonzentration) untersuchten, sinkt die Alkalireserve ebenfalls allmählich, beispielsweise von 34 Vol.-% CO_2 nach 1 Tag auf 18Vol.-% nach 5 Tagen und auf 10 Vol.-% nach 20 Tagen. Diese Beobachtung berührt die Tatsache, daß im dextrosehaltigen Blut die Glykolyse lebhafter verläuft. Anscheinend hängt der Rückgang der Alkalireserve mit der Pufferung der glykolytischen Milchsäure zusammen.

Tabelle 6. Abnahme der Alkalireserve im konservierten Blut nach eigenen Untersuchungen.

Stabilisator des untersuchten Blutes	Alkalireserve in Vol.-% CO_2 (bezogen auf Vollblut) nach einer Aufbewahrung von		
	1 Woche	2 Wochen	3 Wochen
Citrat	42,3	42,9	19,1
Moskauer Lösung	42,3	33,8	—
Leningrader Lösung . . .	41,5	32,0	—
Heparin	42,3	43,8	31,6
Citrat-Dextrose (Lösung Winterthur)	35,3	26,9	—

b) Die Wasserstoffionenkonzentration.

Das p_H beträgt für frisches Blut 7,28—7,41, für die Blutkörperchen 6,95—7,47, für das Serum 7,26—7,70.

BAGDASAROV fand während einer Beobachtungszeit von 20—30 Tagen, daß das p_H im Citratblut und im Moskauer Blut nahezu unverändert blieb. Dagegen ging das p_H im Dextrose-Citratblut regelmäßig zurück und bewegte sich nach 20 Tagen bereits nach der sauren Seite hin (siehe Abb. 19). Nach JEANNENEY ändert sich das p_H ebenfalls wenig, verschiebt sich aber eher nach der alkalischen Seite hin. JEANNENEY sagt aber nicht, ob es sich um Blut mit oder ohne Dextrosezusatz gehandelt hat. BALACHOVSKIJ und GINZBURG fanden für Moskauer Blut ebenfalls ein nahezu unverändertes p_H und haben nur einmal ausnahmsweise einen Sturz auf 6,42 hinunter beobachtet. KIGUCHI stellte im Citratblut eine allmähliche Verschiebung nach der alkalischen Seite hin fest, nach 22 Tagen fand er beispielsweise einen Wert von 8,4. Nach DE GOWIN, HARRIS und PLASS bewegte sich das p_H sowohl im Dextrose-Citratblut wie auch im Citratblut und Heparinblut nach der neutralen Seite hin, nämlich von 8,0 gegen 7,0. Die Abhängigkeit des p_H vom glykolytischen Stoffwechsel haben wir besprochen.

c) Das Ammonium.

Im normalen Blut bestimmt man das sog. präformierte Ammonium und das Ammonium aus den sog. Ammoniakmuttersubstanzen.

In beiden Fällen wird mit Soda versetztes Blut mittels eines Luftstromes durchsaugt und der Ammoniak auf diese Weise entfernt, in Schwefelsäure geleitet und als Ammoniumsulfat bestimmt. Um den präformierten Ammoniak zu bestimmen, wird das Blut kurz nach der Entnahme durchsaugt. Die dabei gefundenen Ammoniakmengen betragen ungefähr

0,05 mg-%. Nach 24 Stunden langem Stehenlassen wird dann der Ammoniak, der inzwischen frei geworden ist, aus den Ammoniakmuttersubstanzen bestimmt (2 mg-%). Nach CONWAY stammt ein Teil dieses letzten Ammoniaks aus der Adenylsäure.

Ammoniakbestimmungen im konservierten Blut werden von MAIZELS und WHITTAKER mitgeteilt. In 3 untersuchten Fällen wurde erst nach mehreren Wochen eine leichte Erhöhung der Werte auf 4,8, 5,1 und 5,2 mg-% gefunden.

d) Der Reststickstoff.

Als Fraktion des Reststickstoffes bezeichnet man den organisch gebundenen Stickstoff, der nach völliger Enteiweißung des Serums im Filtrat zurückbleibt. Von seiner Untersuchung erwartete man Aufschluß über proteolytische Vorgänge im konservierten Blut. — BALACHOVSKIJ und GINZBURG fanden im konservierten Hunde- und Menschenblut nicht immer eine Vermehrung des Rest-N, und im Falle einer Zunahme war diese überdies gering und nach Ansicht der Autoren höchstens von theoretischer Bedeutung. — KREMERMAN beobachtete im konservierten Menschenblut zunächst ein etwas rascheres, dann ein langsameres Ansteigen und nach 12 Tagen Werte von 38 bis 60 mg-% Rest-N. Im Leichenblut betrugen die entsprechenden Werte etwa das Doppelte. — KNOLL (Untersuchungen von MÄRKI) beobachtete im allgemeinen auch einen leichten Anstieg, am deutlichsten im Dextrose-Citratblut. — BICK hat ein Ansteigen des Rest-N mit dem Eintreten der Hämolyse festgestellt. Bei Zusatz von 8% Zucker zum Stabilisator erfolgte eine geringere Zunahme als ohne Zuckerzusatz.

Tabelle 7. Leichte Zunahme des Rest-N im konservierten Blut nach eigenen Untersuchungen.

Stabilisator des untersuchten Blutes	Rest-N in mg-% (bezogen auf Vollblut) nach einer Aufbewahrung von		
	1 Woche	2 Wochen	3 Wochen
Citrat	36	38	44
Moskauer Lösung	37	37	—
Leningrader Lösung	38	39	—
Heparin	35	38	42
Citrat-Dextrose (Lösung Winterthur)	27	35	—

Von den einzelnen Trägern des Rest-N wurden die folgenden Stoffe untersucht:

der Harnstoff von DURAN JORDA und SOTERES DIEZ: während einer Aufbewahrungszeit zwischen 1 und 13—23 Tagen wurde keine Änderung im Gehalt festgestellt;

die Harnsäure von BALACHOVSKIJ und GINZBURG: im allgemeinen konnte während einer Beobachtungszeit von 18—30 Tagen ein regelmäßiger, aber leichter Anstieg beobachtet werden, der gewöhnlich die obere Grenze der Normalwerte nicht wesentlich überschritt, so von 1,0—5,5 auf 4,0—8,0 mg-%;

das Indican von KNOLL (untersucht von MÄRKI): die Normalwerte von 0,1 mg-% blieben erhalten, auch im Dextrose-Citratblut.

Die einzelnen Träger des Rest-N wurden neuerdings von BICK (Melbourne) bestimmt. In der allein zugänglichen Mitteilung sind die Ergebnisse nicht von allen Stoffen vermerkt.

e) Das Kalium.

In einem anderen Zusammenhang als mit der Frage der Blutkonservierung fand DULIÈRE im Serum von 10 Tage altem menschlichem Blut einen vermehrten Kaliumgehalt. CLOETTA, FISCHER und VAN DER LOEFF konnten diese Befunde im Tierexperiment bestätigen. Sie fanden bereits nach wenigen Minuten einen relativ raschen K-Anstieg im Plasma. Die Quelle dieser K-Vermehrung wurde in die Blutkörperchen versetzt. CLOETTA und Mitarbeiter kamen zum Schluß, daß der Kaliumaustritt aus den Blutkörperchen schon sehr rasch nach der Blutentnahme beginnen müsse. Ähnliche Beobachtungen sind auch von PONDER und ROBINSON, KERR, DAVSON und VON MAIZELS mitgeteilt.

Über die Normalwerte des Kaliumgehaltes im Blut sind die Akten noch nicht geschlossen. Als gesichert darf nur der Normalgehalt im Plasma gelten, der allgemein mit 16—20 mg-% in 100 ccm Blutplasma angegeben wird. Dagegen schwanken die Angaben über den Kaliumgehalt in den roten Blutkörperchen z. T. recht beträchtlich. Nach neueren Angaben soll der K-Gehalt der roten Blutkörperchen ungefähr das 10fache vom Plasmagehalt betragen. HALLMANN gibt 160 bis 220 mg-% an. H. FISCHER sowie MÜLLER geben 200—250 mg-% in 100 ccm Blutkörperchen an. H. FISCHER ist aber der Auffassung, daß diese Angabe noch keineswegs definitiv sei (persönliche Mitteilung). Denn die Kaliumbestimmung in den roten Blutkörperchen stößt auf methodische Schwierigkeiten, die heute noch nicht überwunden sind. Nach anderen neueren Angaben liegen die Werte höher. SCUDDER, DREW, CORCORAN und BULL bemessen den K-Gehalt der roten Blutkörperchen etwa auf das 20fache des Serumgehaltes, also auf rund 400 mg-% in 100 ccm Blutkörperchen. Im Lehrbuch der speziellen pathologischen Physiologie (FISCHER, Jena 1937) wird der K-Gehalt der roten Blutkörperchen mit 430 mg-% angegeben.

Von den Untersuchungsmethoden zur Kaliumbestimmung im Plasma des konservierten Blutes sind diejenigen nach KRAMER und TISDALL (H. FISCHER, SCUDDER und Mitarbeiter; wir) und die Methode nach TRUSZKOWSKI und ZWEMER (DE GOWIN, HARRIS und PLASS) benützt worden.

Die Bestimmung kann entweder aus dem sorgfältig abpipettierten Plasma oder aber aus dem Plasma des zunächst aufgeschüttelten und zentrifugierten Blutes vorgenommen werden. Die erste Art wurde von SCUDDER und Mitarbeitern geübt, die zweite Art von DE GOWIN und Mitarbeitern sowie auch von uns. DE GOWIN und Mitarbeiter kritisieren an der ersten Art, daß dabei eine gleichmäßige Diffusion ins überstehende Plasma vorausgesetzt werden müsse, ansonst die Resultate ungenau ausfallen.

An einem großen Untersuchungsmaterial haben wir (MÄRKI) die Erfahrung gemacht, daß die Resultate nach der Methode von KRAMER und TISDALL nur so lange verwertbar sind, als keine stärkere Hämolyse auftritt.

Das Prinzip der Methode von KRAMER und TISDALL beruht auf der Überführung des löslichen Natriumkobaltnitrits in unlösliches Kaliumkobaltnitrit (Niederschlag). Dann wird das K als Nitrit titriert. Es scheint nun, daß diese Reaktion bzw. die Titrierung durch stärker hämolysiertes Blut merklich gestört wird. Welche Stoffe dabei eine Rolle spielen, ist noch unklar. Auf Störungen der Kaliumbestimmung durch Hämolyse wird im Schrifttum über chemische Untersuchungsmethoden verschiedentlich aufmerksam gemacht (z. B. HINSBERG). RAPPAPORT führt die Störungen auf Ammoniakbildung zurück. Was für gewaltige, sicher auf methodische Fehler zurückführende Schwankungen sich ergeben können, haben wir an K-Bestimmungen von Blut, das durch Gefrieren hämolysiert wurde, erlebt. Wir haben Werte von vielen 100 bis über 3000 mg-% K bekommen.

Anderseits glauben wir, daß während der ersten Aufbewahrungszeit die Kaliumbestimmung im Plasma doch einigermaßen zuverlässige Werte liefert, wenigstens solange als noch keine nennenswerte Hämolyse eingetreten ist und solange mit geeigneten Plasmaverdünnungen gearbeitet wird. Völlig ungeeignet zur Kaliumbestimmung ist die Methode von KRAMER und TISDALL bei Sangostatblut. Der im Sangostat freiwerdende Formaldehyd führt zu störenden Niederschlägen, welche die Bestimmung viel zu hoch ausfallen lassen.

Kaliumbestimmungen im konservierten Blut sind erst in neuer Zeit Gegenstand näherer Untersuchung geworden. Bei den Russen, bei DURAN JORDA und auch bei KIGUCHI, welche umfangreichere Untersuchungen an konserviertem Blut unternommen haben, werden Kaliumbestimmungen noch vermißt. Aus der letzten

Zeit liegen nun eine ganze Reihe von K-Untersuchungen im konservierten Blut vor (JEANNENEY und SERVANTIE, KNOLL, DREW, EDSALL und SCUDDER, ROTHFELD, SCUDDER, DREW, CORCORAN, BULL, SERGENT und LIEBHOLT, WILLENEGGER, DE GOWIN, HARRIS und PLASS, AYLWARD, MAINWARING und WILKINSON, BINDSLEV und THORDARSON).

Die Ergebnisse dieser Untersuchungen stimmen im wesentlichen überein. Die Kaliumvermehrung im Plasma ist eine regelmäßige Erscheinung des konservierten Blutes. Die Zunahme erfolgt ebensosehr im geronnenen (MÄRKI) wie im flüssig gehaltenen Blut. Man erblickt in der Kaliumzunahme des Plasmas den Ausdruck von Ionenaustauschvorgängen zwischen Blutkörperchen und Plasma, bei denen der Kaliumübertritt aus den Blutkörperchen im Vordergrund steht. Von diesem Gesichtspunkt aus haben JEANNENEY und SERVANTIE K-Bestimmungen vorgenommen, später auch KNOLL und WILLENEGGER. Bei den umfangreichen Untersuchungen von SCUDDER und Mitarbeitern sowie von DE GOWIN und Mitarbeitern stand vor allem die Frage nach der Toxicität der freigewordenen K-Menge im Vordergrund.

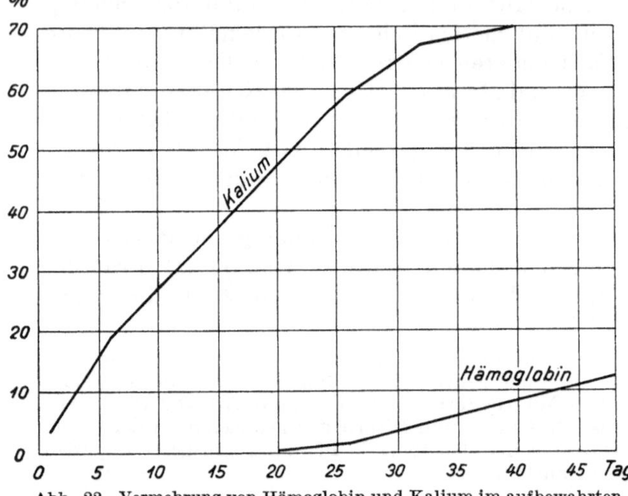

Abb. 22. Vermehrung von Hämoglobin und Kalium im aufbewahrten Blut bezogen auf den Hämoglobin- und Kaliumgehalt der roten Blutkörperchen (nach SCUDDER).

Im allgemeinen ist der Kaliumübertritt in der ersten Zeit etwas beschleunigt und erfolgt später langsamer (JEANNENEY und SERVANTIE, SCUDDER und Mitarbeiter, DE GOWIN und Mitarbeiter, WILLENEGGER, AYLWARD, MAINWARING und WILKINSON). DE GOWIN und Mitarbeiter fanden, daß nach 15 Tagen eine gewisse Höhe erreicht war, die im weiteren Verlauf nicht mehr nennenswert zunahm. Nach SCUDDER und Mitarbeitern steigt der Kaliumspiegel im Plasma bis zum 14. Tag relativ rasch, dann weniger rasch an.

Was die Menge des ausgetretenen K anbelangt, so finden SCUDDER und Mitarbeiter die folgenden Durchschnittswerte: der K-Wert im Plasma beträgt nach 10 Tagen etwa 25% des Gesamtkaliumgehalts im Blut (nach SCUDDER rund 420 mg-%) und nach 30 Tagen 50% und darüber. Dasselbe besagen die Angaben von DREW, EDSALL und SCUDDER, wonach der Kaliumgehalt im Plasma von Heparinblut (5 ccm Blut + 5 mg Heparin) nach 30 Tagen auf das 10fache des Normalwertes im Plasma ansteigt. Innerhalb einer Aufbewahrungszeit von 10 Tagen stimmen diese Angaben mit den von DE GOWIN und Mitarbeitern und von AYLWARD und Mitarbeitern gefundenen Werten recht gut überein. Nach BINDSLEV und THORDARSON steigt der Kaliumgehalt nach 17—20tägiger Lagerung des Blutes um das 6fache der normalen Serumwerte.

Der Beginn des Kaliumübertritts erfolgt nach den Untersuchungen von CLOETTA und Mitarbeitern, SCUDDER und Mitarbeitern, nach unseren eigenen Erfahrungen und nach den Angaben verschiedener anderer Autoren schon sehr bald nach der Blutentnahme. MÄRKI (Leiter der Kantonsapotheke und des chemischen Untersuchungslaboratoriums Winterthur) fand in geronnenen Blutproben schon nach wenigen Stunden stets merklich erhöhte Kaliumwerte. SCUDDER und Mitarbeiter äußern sich sogar dahin, daß der Übertritt in dem Augenblick beginne, in welchem das Blut die Blutbahn verläßt.

α) **Kaliumaustritt und Hämolyse.** Übereinstimmend sind alle Autoren der Meinung, daß der Kaliumaustritt mit der Hämolyse und mit anderen Veränderungen im konservierten Blut nicht in direkter Beziehung steht. So fand KNOLL schon erhebliche K-Anstiege, als noch die meisten andern untersuchten Stoffe im Blut kaum Abweichungen von der Norm zeigten. Nach SCUDDER und Mitarbeitern kann schon dann eine verhältnismäßig starke Vermehrung von Kalium gefunden werden, wenn noch keine merkliche Hämolyse besteht. Namentlich gilt das für Blut in Rous-Turnerscher Citrat-Dextrosemischung (SCUDDER und Mitarbeiter, WILLENEGGER und OTTENSOOSER). Auch von uns wurde regelmäßig beobachtet, daß die Hämolyse der Kaliumvermehrung im Plasma bedeutend nachhinkt (Aufbewahrung des Blutes bei 4—5° C). Im gleichen Sinne äußert sich auch H. FISCHER. Weiter fanden DE GOWIN und Mitarbeiter in Blutproben von ungefähr gleich starker Kaliumvermehrung im einen Fall beschleunigte, im andern Fall nur geringe Hämolyse (die Unterschiede des Hämolysegrades bewegten sich um das 10- bis 20fache).

β) **Kaliumaustritt und Konservierungsflüssigkeit.** Die Abhängigkeit des Kaliumaustritts von der Art des Stabilisators ist im allgemeinen nicht deutlich. Unterschiede werden von SCUDDER und Mitarbeitern mitgeteilt. SCUDDER und Mitarbeiter untersuchten Blut unter Öl, Citratblut, Heparinblut, Moskauer Blut und Blut in gepufferter Citratlösung nach GREY. Mit geringen Schwankungen war die K-Diffusion im Citratblut (0,3% Endkonzentration) am geringsten, etwas stärker in der Rous-Turnerschen Blutmischung (namentlich zu Beginn der Konservierung), am stärksten im Moskauer Blut. DE GOWIN und Mitarbeiter fanden bei den einzelnen Konservierungsflüssigkeiten keine Unterschiede. Sie untersuchten Blut in Citrat-, Citrat-Dextrose-, in citrierter Kochsalzlösung und in Heparin-Dextroselösung. Auch aus den Untersuchungen von KNOLL lassen sich keine durchgehenden Regelmäßigkeiten für das einzelne Konservierungsmittel ableiten. Der andere von uns (WILLENEGGER) fand aber insofern eine Regelmäßigkeit, als der K-Austritt im Rous-Turnerschen Blutgemisch in den ersten paar Tagen deutlich rascher anstieg als in den Vergleichsproben, die auf andere Art konserviert worden waren (Winterthurer Lösung, Heparin, Novotrans usw.).

γ) **Kaliumaustritt und physikalische Einflüsse.** Da die Permeabilitätsveränderungen in der *Wärme* im allgemeinen beschleunigt verlaufen (z. B. die Glucosepermeabilität und die Hämolyse), war es naheliegend, das gleiche auch für den K-Austritt anzunehmen. MILIUSHKEVICH fand aber für Menschenblutkörperchen bei 0° C einen rascheren K-Austritt als bei 20 oder 37° C. Er schloß daraus, daß das Blut nicht bei 0, sondern bei 4° C aufbewahrt werden müsse. DE GOWIN und Mitarbeiter fanden bei Zimmertemperatur keine nennenswerte Steigerung der K-Diffusion, wohl aber eine deutliche Beschleunigung der Hämolyse.

SCUDDER und Mitarbeiter haben auch den Einfluß mechanischer Faktoren untersucht. Ähnlich wie bei der Hämolyse fanden sie in *geschüttelten* Blutproben regelmäßig einen beschleunigten K-Anstieg. Nach einmaligem Schütteln erfolgte der K-Austritt für kurze Zeit etwas rascher.

KNOLL untersuchte Blut, das 2 Wochen lang unter einem *Druck* von 2 atü stand. In den untersuchten Proben wurde dadurch der K-Austritt nicht merklich beeinflußt.

DE GOWIN und Mitarbeiter untersuchten Blutproben, welche *luftdicht* verschlossen waren und solche, bei denen durch Wattebauschverschluß ein Kohlensäure- und Sauerstoff*austausch* mit dem Innern der Flasche möglich war. Ferner verglichen sie Flaschen, deren Luftraum mit Kohlendioxyd oder mit Stickstoff angefüllt wurde. Die verschiedenen Maßnahmen haben den K-Austritt nicht beeinflußt.

SCUDDER und Mitarbeiter haben auch noch den Einfluß der *Diffusionsfläche* untersucht. Es wurden gleichartige Blutproben in weiten Flaschen (Erlenmeyerkolben) und in schmalen Behältern (Hämatokritgläschen) untersucht. Bei Untersuchung des abpipettierten Plasmas fand sich in den weiten Flaschen, auf mg-% des Plasmas berechnet, regelmäßig eine deutliche

Vermehrung des K-Gehaltes gegenüber dem Blut, das infolge des Behälters nur eine kleine Diffusionsfläche zwischen Erythrocytenschicht und Plasma aufwies.

δ) Die Bedeutung der Kaliumvermehrung im Plasma. Die Kaliumvermehrung im Plasma des konservierten Blutes ist weniger von praktischer als vielmehr von wissenschaftlicher Bedeutung.

Von praktischer Bedeutung ist die Frage der Toxicität der freigewordenen Kaliummenge. Die Frage ist in neuer Zeit verschiedentlich erörtert worden. Wir werden darauf später eintreten (s. S. 306).

Bei den Permeabilitätsveränderungen aufbewahrter roter Blutkörperchen nimmt das Kalium eine wichtige Stellung ein (vgl. S. 67). Die Kaliumvermehrung im Plasma ist von allen Veränderungen des konservierten Blutes am frühzeitigsten nachweisbar. Nach den bisherigen Untersuchungen setzt die Kaliumvermehrung offenbar schon so frühzeitig ein, daß vermutlich sehr bald nach der Blutentnahme mit einer Änderung der Zellpermeabilität gerechnet werden muß. Solange die Zellen nur für Kalium, also für Innenkationen durchlässig sind, tritt noch keine Hämolyse ein. Diese tritt erst ein, wenn auch Permeabilität für Außensalze eingetreten ist, was zu einer Zellschwellung und zu einer Resistenzabnahme führt. Das erklärt, warum die Kaliumvermehrung der Hämolyse vorauseilt. Bei bestimmten Stabilisatoren ist das besonders ausgesprochen. Beispielsweise kann in der Rous-Turnerschen Blutmischung schon wochenlang eine Kaliumvermehrung im Plasma bestehen, bevor merkliche Hämolyse eintritt. In einem gewissen Sinne muß die Permeabilität für Kalium als ein Vorteil für die Konservierung angesehen werden, wenigstens solange als nur Permeabilität für Kalium bzw. für Innenkationen besteht; denn experimentelle Ergebnisse (siehe S. 67) sprechen dafür, daß Kaliumpermeabilität allein eine gewisse, mit Zellschrumpfung verbundene Resistenzvermehrung zur Folge hat. Demnach ist zu erwarten, daß sich eine Blutmischung mit vorwiegender Kaliumpermeabilität für die Konservierung besonders gut eignet, wie z. B. die Rous-Turnersche Blutmischung, bei welcher zu Beginn der Konservierung die Kaliumvermehrung verhältnismäßig groß ist.

Die heutigen Erfahrungen über die Kaliumvermehrung im Plasma entkräften die älteren Ansichten von Jeanneney und anderen Autoren, nach denen die K-Vermehrung als direkter Indicator für die Hämolyse und folglich für die Verwendbarkeit des konservierten Blutes gelten soll. In diesem Sinne haben Kaliumbestimmungen keine praktische Bedeutung. Besondere Bedeutung haben Kaliumuntersuchungen vor allem im Zusammenhang mit Permeabilitätsuntersuchungen. Sie geben Aufschluß über gewisse Vorgänge, welche für die veränderte Permeabilität der roten Blutkörperchen wichtig sind.

f) Das Natrium.

Natriumuntersuchungen im konservierten Blut wurden nur selten ausgeführt, obschon sie vom Standpunkt der Permeabilitätsvorgänge von Interesse wären. Jeanneney und Servantie fanden im Plasma eine Abnahme des Na, die in einer gewissen Beziehung zur gleichzeitigen Kaliumzunahme zu stehen schien.

Jeanneney und Servantie stellten einen K/Na-Quotienten auf, der eine bestimmte Abhängigkeit vom p_H zeigen soll. Es schien, daß ein saures p_H den K-Austritt verzögert. Die Autoren erblickten in diesem Quotienten einen Prüfungsmodus für die Zellpermeabilität. Sie schlugen ferner vor, zu Konservierungszwecken ein monobasisches Citrat mit einem $p_H = 4{,}6$ zu verwenden, da dadurch ein Quotient entstehe, der sich dem optimalen Aufbewahrungsmilieu für die roten Blutkörperchen am meisten nähere. Wir haben die Bedeutung des K für die Wahl des Stabilisators schon weiter oben besprochen. Das gleiche gilt mutatis mutandis natürlich auch für den von Jeanneney und Servantie aufgestellten Quotienten.

g) Das Calcium.

Wir (Knoll, Untersuchungen von Märki) haben nach 3 Wochen langer Aufbewahrung des konservierten Blutes keine Veränderungen des Calciumspiegels beobachtet (Blut in Citrat-, Dextrose-Citrat-, Moskauer und Leningrader Lösung, ferner Blut in Heparin „Roche" und „Promonta"). Nach Bull und Drew tritt ebenfalls keine Änderung des Ca-Spiegels auf (Beobachtung über 9 Tage), selbst dann nicht, wenn das konservierte Blut geschüttelt wurde.

h) Das Magnesium.

Über einen allmählichen Austritt von Magnesium aus den roten Blutkörperchen berichten Bull und Drew.

i) Die Anionen.

Nach unseren Untersuchungen (Knoll, Ausführung von Märki) zeigen die *Chloride* im Plasma des konservierten Blutes keine verwertbaren Veränderungen. Nach Bull und Drew soll der Gehalt an Chloriden und *Carbonaten* allmählich sinken.

k) Gallenfarbstoffe.

Nach unseren Untersuchungen (Knoll, Ausführung von Märki) scheinen die Bilirubinwerte nach einer gewissen Zeit etwas zuzunehmen.

Tabelle 8. Teilweise leichte Zunahme von Gallenfarbstoffen im konservierten Blut nach eigenen Untersuchungen.

Stabilisator des untersuchten Blutes	Direkte und indirekte Bilirubinuntersuchung (indirekte Werte in mg-% bezogen auf Vollblut) nach einer Aufbewahrung von					
	1 Woche		2 Wochen		3 Wochen	
	direkt	indirekt	direkt	indirekt	direkt	indirekt
Citrat	verzög.	0,64	verzög.	0,69	+++	1,44
Moskauer Lösung	verzög.	0,62	verzög.	0,96	—	—
Leningrader Lösung	verzög.	0,63	verzög.	0,86	—	—
Heparin	verzög.	0,64	+++	1,12	+++	1,56
Citrat-Dextrose (Lösung Winterthur)	+	0,4	+++	0,92	—	—

l) Die Eiweißkörper.

Die bisherigen Untersuchungen erstrecken sich einmal auf die natürlichen Eiweißstoffe im Blutplasma, ferner auf Eiweißstoffe, die im Plasma während der Aufbewahrung neu auftreten (Hämoglobin).

Über Veränderungen der *natürlichen Eiweißstoffe* im konservierten Blut (Blutkörperchen und Plasma) weiß man bis jetzt noch sehr wenig. Möglicherweise könnten sich die Eiweißkörper bei Verschiebung des p_H nach der sauren Seite hin verändern (Bagdasarov, Jeanneney). Es wäre dabei vor allem an Änderung der Löslichkeit zu denken (für Bluteiweiße liegt der isoelektrische Punkt ungefähr bei $p_H = 5$—6; sie fallen aus, wenn er erreicht ist). Jeanneney, Souterbicq und Darmaillacq machten Untersuchungen, aus denen hervorzugehen schien, daß sich der Stickstoffgehalt der Blutkörperchen gleichzeitig mit einer Vermehrung von Polypeptiden und Aminosäuren senkte. Verschiedentlich wird auch über Verschiebungen der Globulin-Albuminfraktion zugunsten der Globuline berichtet (Maisonnet und Jeanneney, Knoll). Wir glauben aber, daß man solchen Angaben mit Vorsicht begegnen muß, wenn die Berechnung aus Refraktometerwert und Viscosität erfolgt.

Es ist üblich, das Verhältnis der Albumin-Globulinfraktion aus dem Vergleich der Refraktometerwerte und der Viscosität zu berechnen. Für das normale Blut gilt, daß die Viscosität des Plasmas im wesentlichen vom Albumin-Globulinverhältnis abhängt. Anders liegen die Dinge beim konservierten Blut. Hier sind die Voraussetzungen, von denen die Methode beim Frischblut ausgeht, nach einer gewissen Aufbewahrungszeit wesentlich anders. Kalium- und Hämoglobinvermehrung beeinflussen den Refraktometerwert (siehe S. 56), und die Viscositätsvermehrung kann allein schon von der Hämoglobinvermehrung abhängig sein (siehe S. 55). Wenn man aus so gewonnenen Werten das Albumin-Globulinverhältnis bestimmt, so werden damit nicht die eigentlichen Veränderungen der Plasmaeiweiße allein ausgedrückt. Vielmehr erhält man ein Resultat, das durch Stoffe, die bei der Hämolyse frei werden, zum mindesten stark beeinflußt wird. Zur Bestimmung des Albumin-Globulinverhältnisses der Plasmaeiweiße eignet sich die übliche Methode nicht.

Neuerdings untersuchte SCUDDER die Eiweißveränderungen in konserviertem Plasma und Trockenserum mit elektrophoretischen Methoden der Eiweißanalyse (LONGSWORTH und Mitarbeiter, LUETSCHER). Demnach scheint im aufbewahrten Plasma und Trockenserum ein allmählicher Abfall der Albumine und eine Zunahme der Globuline tatsächlich stattzufinden. Nach den Untersuchungen von SCUDDER betrifft die Globulinzunahme im kühl aufbewahrten Plasma und Trockenserum mehr die γ-Fraktion, bei Zimmertemperatur mehr die β-Fraktion.

Besser untersucht sind die Veränderungen des *Hämoglobins.* Hämoglobin wird im aufbewahrten Blut allmählich in Methämoglobin umgewandelt. Untersuchungen darüber wurden im konservierten Blut von BAGDASAROV, WILLENEGGER und OTTENSOOSER, WILBRANDT, SCHILLING durchgeführt.

WILBRANDT hat Methämoglobinbestimmungen an Blut, das mit verschiedenen Konservierungsmitteln behandelt worden war, durchgeführt. Bei Konservierung mit Citratzusatz war die Methämoglobinbildung gering. Bei getrennter Sterilisierung von Citrat (Citratendkonzentrationen von 0,2—3%) und Dextrose wurden nach 40—74 Tagen Methämoglobinkonzentrationen von 0—6% gefunden. Frühere Untersuchungen ergaben höhere Methämoglobinwerte, vermutlich damit in Zusammenhang, daß Citrat und Dextrose nicht getrennt sterilisiert wurden. Im Gegensatz zum Citrat zeigte das mit Novotrans konservierte Blut eine relativ starke Methämoglobinbildung. Sie betrug nach

17 Tagen	1,5%	des	Gesamthämoglobins
40 „	12%	„	„
55 „	32%	„	„
74 „	38%	„	„

Am meisten Methämoglobin wurde im Sangostatblut gebildet. Hier waren nach 4 Wochen rund 50% des Gesamthämoglobins in Methämoglobin umgewandelt gegenüber einer Vergleichsprobe mit 4%, bei der es sich um Blut, das in Rous-Turnerscher Lösung konserviert wurde, handelte (WILLENEGGER und OTTENSOOSER). SCHILLING fand in dem von ihm angegebenen Citrat-Dextroseblut noch nach mehrwöchiger Aufbewahrung keine Methämoglobinbildung. Die vermehrte Methämoglobinbildung im Novotransblut beruht auf dem Mg-thiosulfat, und zwar, wie ein Vergleich mit Mg-thiosulfat und Mg-sulfat zeigte, nicht auf dem Mg, sondern auf dem Thiosulfat. Die enorme Methämoglobinbildung im Sangostatblut beruht wohl auf der Einwirkung des Urotropins bzw. auf dem davon abgespalteten Formaldehyd. SCHILLING konnte die Methämoglobinbildung im Novotransblut durch GROSSCURTH und HAVEMANN bestätigen lassen.

Überdies beobachtete SCHILLING im Novotransblut schon nach wenigen Tagen eine Braunverfärbung des Hämoglobins und Abspaltung von Schwefelwasserstoff (aus Mg-thiosulfat), eine Feststellung, die auch wir gemacht haben. Nach den Untersuchungen, die SCHILLING durch HAVEMANN ausführen ließ, führt die Abspaltung von Schwefelwasserstoff zu einer beträchtlichen Umwandlung des Blutfarbstoffs zu Sulfhämoglobin (Verdochromogen). Beispielsweise waren schon nach 4 Tagen 37% Hämoglobin zu Sulfhämoglobin verwandelt. Gleichzeitig trat der Schwefelwasserstoffgeruch zurück.

Von POPOVA wurde auch die sog. *Resistenzfähigkeit des Hämoglobins* im konservierten Blut untersucht. Das Wesen dieser Erscheinung ist noch unklar.

Unter der Bezeichnung Resistenzfähigkeit des Hämoglobins (R.H.) wird eine besondere Untersuchungsmethode des Hämoglobins angegeben (Lit. bei POPOVA). Als Resistenzfähigkeit des Hämoglobins bezeichnet man die Anzahl Sekunden, die abgewartet werden müssen, bis unter Einwirkung von NaOH das Spektrum des Oxyhämoglobins verschwindet. Für den Mann beträgt die R.H. 60 Sekunden, die des Rindes ist 2000mal größer. Bei jugendlichen Erythrocyten ist das Hämoglobin widerstandsfähiger, so z. B. bei Erkrankungen mit embryonalem Charakter des roten Blutbildes (Perniciosa). — Methodisch geht man so vor, daß das zu untersuchende Blut mit aqua dest. hämolysiert und bis zu einem ganz bestimmten Hämoglobingehalt verdünnt wird. Dann wird die Lösung mit ¼ oder $^1/_{10}$ n NaOH versetzt und nach der Zeit, in der das Oxyhämoglobinspektrum verschwindet, die R. H. bestimmt.

POPOVA (Untersuchungen aus dem hämatol. Labor. Leningrad) fand nun für das konservierte Blut etwa in 70% der Fälle eine *Zunahme* der R.H., ähnlich dem Blut Perniciosakranker. Diese erfolgte unabhängig von der Konservierungsdauer. POPOVA schließt daraus auf eine teilweise Veränderung der Hämoglobinsubstanz unter der Einwirkung der Konservierung. Nachprüfungen sind bis jetzt noch nicht mitgeteilt.

Von russischer Seite (HESSE, FILATOV) wird unter den Gefahren des konservierten Blutes für den Empfänger auch die *Denaturation der Bluteiweiße* genannt (siehe S. 307). Die russischen Autoren verbinden mit dieser Bezeichnung nicht näher definierte Vorstellungen über toxische Eiweißveränderungen. Unter „Eiweißdenaturation" versteht man aber nicht zwangsläufig die Bildung toxisch wirkender Eiweißprodukte.

Das Wesen der Eiweißdenaturierung ist noch nicht klar. Solange sich Eiweißkörper außerhalb des Organismus im gleichen Zustand wie im Gewebe befinden, spricht man von nativen Eiweißkörpern. Wird dieser Zustand verändert und ist er namentlich mit einer Verminderung oder sogar mit einem Verlust der biologischen Eiweißfunktionen (z. B. des Puffervermögens) verbunden, so spricht man von Denaturation. Das ist beispielsweise der Fall, wenn die Löslichkeit vermindert oder aufgehoben wird (durch verdünnte Säuren oder Alkalien, Hitze, Schütteln, Bestrahlen). Wahrscheinlich handelt es sich dabei im wesentlichen um eine Abspaltung von Hydrationswasser; möglicherweise findet außerdem noch eine geringgradige Hydrolyse statt (LEHNARTZ). Von MIRSKY und ANSON wird bei der Denaturation von Organeiweiß vor allem auf die Umwandlung der aktiven Sulfhydrylgruppe (S-H) zur inaktiven Disulfidgruppe (S-S) hingewiesen. Ob die Denaturation reversibel ist oder nicht, ist nicht geklärt. ANSON und MIRSKY bezeichnen die Koagulation des Hämoglobins als Denaturation und fanden, daß der Vorgang in Salicylaten reversibel sei. Als Denaturation des Hämoglobins wird auch die Methämoglobinbildung bezeichnet, also die Hämoglobinform, bei der der Sauerstoff inaktiv bzw. undissoziierbar gebunden wird. — Man spricht ferner von Denaturation des Fibrinogens, wenn dieses in das stabile Fibrin verwandelt wird.

m) Der Trockenrückstand.

Er wurde beim Moskauer Blut von BALACHOVSKIJ und GINZBURG nach einer eigenen Methode untersucht. Das Blut wurde auf Stanniolpapier ausgetrocknet und der Rückstand gewogen. Er soll mit der Konservierung eine geringe Zunahme erfahren.

n) Fermente und Stoffe mit Fermentwirkung.

Das *Glutathion* wurde von KIGUCHI, BECKER und neuerdings auch von BICK untersucht. KIGUCHI und BICK stellten während der Konservierung eine Abnahme des Reduktionsglutathiongehaltes fest. BECKER fand im Hundeblut bis zum 3. Tag keine Veränderung, vom 5. Tag an eine rasche Abnahme, so daß zwischen 11. und 13. Tag nur noch Spuren nachweisbar waren. Für das Verschwinden des Glutathiongehalts werden nach BECKER proteolytische Prozesse und der Erythrocytenzerfall verantwortlich gemacht.

Nach BALACHOVSKIJ und GINZBURG ändert die *Katalase* im konservierten Hundeblut nur wenig.

DURAN JORDA und SOTERES DIEZ untersuchten das Verhalten der *Diastase* (Amylase) anscheinend nach dem Prinzip von WOHLGEMUTH (Lugol-Nachweis). Die Autoren stellten ohne Unterschied zwischen Dextrose-Citratblut und Citratblut ein langsames Verschwinden der Diastase bzw. des stärkeabbauenden Vermögens fest.

Da in den Referaten (KIGUCHI) und Originalarbeiten (BALACHOVSKIJ und GINZBURG, DURAN JORDA und SOTERES DIEZ) genauere Untersuchungsprotokolle fehlen, müssen diese Angaben mit einer gewissen Zurückhaltung aufgenommen werden.

3. Die Bedeutung der biochemischen Veränderungen.

Die *biochemischen Veränderungen* im konservierten Blut wurden von den meisten Autoren mehr nach praktischen Gesichtspunkten beurteilt. So war z. B. JEANNENEY der Meinung, daß die Milchsäurezunahme eine vermeidbare, unangenehme chemische Veränderung des konservierten Blutes sei und er sprach sich infolgedessen gegen die Verwendung der Dextrose aus. — Einen ähnlichen Standpunkt nahmen auch BALACHOVSKIJ und GINZBURG ein, während SCHILLING dem Auftreten von Milchsäure keine praktische Bedeutung beimißt. Für einige Autoren ist die Vermehrung des Kaliums im Plasma praktisch sehr wichtig, da größere Kaliummengen toxisch wirken können (SCUDDER, H. FISCHER).

Außer dieser angedeuteten praktischen Bedeutung haben die biologischen Veränderungen des konservierten Blutes ein hohes *theoretisches* Interesse. Fast alle chemischen Veränderungen, die wir angeführt haben, gehen von den zelligen Elementen des Blutes aus. So werden durch den Stoffwechsel aus den Zellen Stoffe frei, die sich im Plasma auflösen (z. B. Milchsäure) und andererseits werden zur Unterhaltung des Stoffwechsels gewisse Substanzen verbraucht (z. B. Zucker). Stickstoffveränderungen sprechen für die proteolytischen Vorgänge, die Vermehrung von Gallenfarbstoffen deutet auf eine Hämoglobinumwandlung hin. Ein wichtiger Stoffaustausch kommt auch durch die Permeabilitätsvorgänge zustande. Am bekanntesten ist der Kaliumaustritt aus den roten Blutkörperchen. Die andern Kationen, die ebenfalls aus den Blutkörperchen austreten könnten, sind noch ungenügend untersucht. Ebenso ist der Kationenübertritt vom Plasma in die Blutkörperchen noch nicht geklärt, und ebensowenig weiß man noch über die Veränderungen der Anionen. Die Hämolyse ist das Ende dieser Austauschvorgänge. Neuere Untersuchungen deuten darauf hin, daß zwischen den Permeabilitätsveränderungen und dem Stoffwechsel gewisse Beziehungen bestehen, möglicherweise so, daß der Stoffwechsel einer sonst schnell eintretenden Denaturation der Membraneiweiße entgegentritt. Darin liegt vielleicht der Grund, warum die Hämolyse durch Zuckerzusatz, der den Stoffwechsel verstärkt, verzögert werden kann. Erwähnt sei noch, daß der Zellstoffwechsel des aufbewahrten Blutes wahrscheinlich schon nach wenigen Stunden von der *aëroben* Phase in die *anaërobe* Phase übergeht (vgl. MAHLO S. 39).

Schließlich weist der Zellstoffwechsel noch auf die Frage hin, wieweit das konservierte Blut als „*überlebendes Organ*" betrachtet werden kann. Nach Ansicht des Physiologen (persönliche Mitteilung von v. MURALT, Bern) darf konserviertes Blut so lange als „überlebendes Organ" betrachtet werden, als es überhaupt einen, wenn auch geringen Stoffwechsel aufweist. Von der Aufrechterhaltung des Zellstoffwechsels hängt das Bestehen der Zellen ab und mit ihnen die Fortdauer der biologischen Funktionen des Blutes, die direkt an die Zellen gebunden sind (z. B. die Phagocytose).

Der wichtigste Stoffwechselvorgang ist die Glykolyse (v. MURALT). Sie erzeugt hauptsächlich die Energie, die für das Leben der Zellen und der damit verbundenen Funktionen maßgebend ist. Der Zucker ist die Energiequelle. Das Blut stirbt z. B. im Brutkasten sehr rasch ab, weil durch die Beschleunigung der Stoffwechselvorgänge die Energiequelle bald erschöpft wird. Gekühltes Blut lebt dagegen länger, weil die Stoffwechselvorgänge langsam verlaufen und die Reserven lange anhalten, besonders wenn noch Zucker zugesetzt worden ist. Theoretisch ist es denkbar, daß durch Entfernung der Stoffwechselprodukte und durch entsprechende Zuckerzufuhr das Blut noch länger „überlebend" erhalten werden kann (v. MURALT). Demgegenüber steht aber die Tatsache, daß die Erythrocyten als kernlose Zellen an sich zum Absterben verurteilt sind, obschon sie den Stoffwechsel eine gewisse Zeit aufrechterhalten können. Sie werden deshalb auch unter den günstigsten Bedingungen das Stoffwechselvermögen verlieren und absterben (v. MURALT).

So betrachtet, gewinnen die Fragen des Stoffwechsels wieder *praktische* Bedeutung. Es zeigt sich z. B., daß der Zuckerzusatz für die Erhaltung des Stoffwechsels und für die Erhaltung des Blutes als „überlebendes Organ" sehr wichtig ist und daß dieser früher rein empirisch verwendete Zusatz einen biologischen Sinn hat. Diese Erkenntnisse über den Stoffwechsel deuten nach v. MURALT auf Möglichkeiten der besseren Konservierung des Blutes hin, z. B. auf die Möglichkeit des Auffindens des besten Milieus (Zuckerzufuhr, Unschädlichmachung von Stoffwechselprodukten). In diesem Zusammenhang stellt sich auch die Frage der Beschaffung eines Blutes mit Erythrocyten jugendlicher Herkunft (Konservierung von Höhenblut).

IV. Die physikalischen und physikalisch-chemischen Eigenschaften des konservierten Blutes.

Im Vergleich zum Normalblut sind auch im konservierten Blut eine Reihe physikalischer und physikalisch-chemischer Eigenschaften untersucht worden, um Aufschluß zu erhalten, wie sich das Blut bei seiner Aufbewahrung gegenüber dem Normalblut verändert.

1. Das *spezifische Gewicht* ist im Gesamtblut vor allem abhängig von der Zahl der Erythrocyten (im wesentlichen vom Hämoglobinmolekül) und von den Eiweißkolloiden im Plasma. Eine Rolle spielen natürlich auch die Mineralsalze, die aber mengenmäßig zurücktreten. Das spezifische Gewicht des Gesamtbluts beträgt beim Mann 1055—1060, bei der Frau 1050—1056. Das spezifische Gewicht des Serums allein beträgt 1027, der roten Blutkörperchen allein 1084. Eine Änderung des spezifischen Gewichts des Gesamtblutes ist infolge der selbständigen Stoffwechselvorgänge theoretisch möglich. Eine Änderung des spezifischen Gewichts der einzelnen Bestandteile, Blutkörperchen und Plasma, ist dagegen ohne weiteres anzunehmen. Durch die Permeabilitätsveränderungen der roten Blutkörperchen werden Stoffe frei und vermehren den Molekulargehalt des Plasmas u. U. wesentlich. Das trifft namentlich für das Hämoglobin und das Kalium zu. So hat denn auch JEANNENEY eine deutliche Zunahme des spezifischen Gewichts des Plasmas im aufbewahrten Blut gefunden. KIGUCHI hat in 3 Wochen lang aufbewahrtem Blut eine allmähliche Zunahme des spezifischen Gewichts von 1053 auf 1063 festgestellt (aus dem allein zugänglichen Referat geht nicht hervor, ob die Bestimmung das Gesamtblut oder nur das Plasma betrifft).

2. Der *osmotische Druck* des Blutes entspricht der Gefrierpunktserniedrigung. Er beträgt ungefähr 7—8 at. Die Gefrierpunktserniedrigung des Gesamtblutes beträgt $-0{,}56$ bis $-0{,}58°$ C, das Plasma hat eine solche von $-0{,}56°$ C. Den Haupt-

anteil daran trägt das NaCl, ungefähr 50%, da es bei der Gefrierpunktserniedrigung nicht auf die Molekülgröße, sondern auf die Zahl der dissoziierten Moleküle ankommt. Wenn man bedenkt, daß sich während der Konservierung der Gehalt an gelösten Salzen im Plasma verändert (K-Zunahme), ist mit einer Änderung der Gefrierpunktserniedrigung wohl zu rechnen. Auch könnte eine Zunahme der Kohlensäure (Stoffwechselendprodukt) etwas ausmachen. In beiden Fällen müßte man mit einer weiteren Erniedrigung des Gefrierpunktes rechnen. JEANNENEY hat tatsächlich eine Zunahme der Gefrierpunktserniedrigung festgestellt.

3. Der *kolloidosmotische Druck* ist vor allem durch die Albumine und Globuline bedingt und ist bedeutend geringer als der osmotische Druck. Er beträgt für Serum oder Plasma ungefähr 0,03—0,04 at. Die Albumine üben einen etwa 5mal größeren Kolloiddruck aus als die Globuline.

Der Kolloiddruck hat eine große praktische Bedeutung. Durch das fein abgewogene Gegenspiel von Kolloiddruck und Capillardruck wird anscheinend der Flüssigkeitsaustausch zwischen Blut und Gewebe beherrscht. Beim Überwiegen des Kolloiddrucks fließt Wasser aus dem Gewebe in die Blutbahn und beim Überwiegen des hydrodynamischen Drucks in den Capillaren fließt aus der Blutbahn Wasser ins Gewebe.

Untersuchungen über den kolloidosmotischen Druck im Plasma des konservierten Blutes sind bis jetzt noch nicht mitgeteilt. Es lassen sich nur indirekte Rückschlüsse ziehen. Wenn die beobachtete Verschiebung der Albumin-Globulinfraktion wirklich zutrifft, dann müßte mit einer geringen Abnahme des kolloidosmotischen Drucks gerechnet werden. Anderseits könnte das im Plasma gelöste Hämoglobin (hämolysiertes Blut) den kolloidosmotischen Druck vermutlich erhöhen. Nach den klinischen Erfahrungen zu schließen, bleibt der Kolloiddruck des konservierten Blutes, Plasmas und Trockenserums innerhalb der Gebrauchszeit genügend erhalten.

Tabelle 9. Abnahme der Blutkörperchensenkungsgeschwindigkeit (nach ITEY).

Blutkörperchensenkung nach 1 Stunde in 2 verschiedenen Proben konservierten Blutes (Methode WESTERGREEN)

Konserv.-Zeit in Tagen	Blut a mm	Blut b mm
0	16	2
3		1,75
4	14	
7		1,5
9	8	
14		1
15	6	
17		0,75
21		0,5
28		kaum sichtbar
35		kaum sichtbar

Im Hinblick auf die Verdünnung des konservierten Blutes mit dem Stabilisator scheinen uns genaue Untersuchungen über das Verhalten des Kolloiddruckes wichtig zu sein (siehe S. 174 und S. 201).

4. Die *Senkungsgeschwindigkeit* der roten Blutkörperchen nimmt im konservierten Blut allmählich ab. ITEY untersuchte die Änderungen beim konservierten Blut (25 ccm Blut + 2 ccm 5proz. Citratlösung) im Rahmen einer vergleichenden Untersuchung über die Senkungsgeschwindigkeit mit verschiedenen Methoden (LANGER und SCHMIDT, WESTERGREEN, Zentrifugiermethode). In den ersten Tagen der Aufbewahrung wurde eine leichte Verminderung festgestellt. Der Rückgang der Senkungsgeschwindigkeit erhöhte sich mit der Dauer der Konservierung. Nach ungefähr 20 Tagen war die Senkungsgeschwindigkeit sehr stark vermindert und in vielen Fällen kaum mehr meßbar (siehe Tabelle 9).

KIGUCHI, JEANNENEY, McDONALD und STEPHEN berichten ebenfalls über abnehmende Senkungsgeschwindigkeit. JEANNENEY erschien die Senkungsgeschwindigkeit im Transfusolblut langsamer als im Citratblut. Nach SCHILLING erfolgt die Abnahme der Senkungsgeschwindigkeit rasch und ist nach mehr als

8 Tagen aufgehoben. Für konzentriertes Dextrose-Citratblut (Lösung Winterthur) fand MEYER-WILDISEN bereits nach 2tägiger Aufbewahrung eine deutliche Herabsetzung der Senkungsgeschwindigkeit.

Eine Erklärung für die Abnahme der Senkungsgeschwindigkeit kann nicht ohne weiteres gegeben werden. Normalerweise wird die Senkungsgeschwindigkeit von verschiedenen Faktoren beeinflußt. Man nimmt an, daß die elektrische Ladung, die Viscosität sowie die absoluten und relativen Mengen an Eiweißstoffen eine Rolle spielen. Die negative Ladung der Blutkörperchen hängt von der Art und Menge der elektro-positiven Kolloide ab, besonders von den grob dispersen Eiweißen (Globulin und Fibrinogen). So wird durch eine Vermehrung dieser Stoffe gegenüber Albumin die Senkung erhöht. Man ist heute der Ansicht, daß die Senkungsgeschwindigkeit vorwiegend eine Eiweißreaktion des Blutes sei. Sie ändert ungefähr in einem proportionalen Verhältnis zum Fibrinogen- und Globulingehalt und verhält sich umgekehrt proportional zum Albumingehalt des Plasmas. Nach der gelegentlich beobachteten relativen Globulinzunahme im konservierten Blut zu schließen, würde man eher eine Beschleunigung der Senkung vermuten. Es tritt aber eine Verlangsamung ein. JEANNENEY glaubt, daß dafür die Verkleinerung der Erythrocyten und vor allem die Veränderung der elektrischen Ladung der verschiedenen Blutelemente verantwortlich sei. Am wahrscheinlichsten scheinen uns für die Abnahme der Senkungsgeschwindigkeit Viscositätsänderungen verantwortlich zu sein.

5. Mit der *elektrischen Ladung* im konservierten Blut haben sich bis jetzt nur JEANNENEY und Mitarbeiter (WANGERMEZ, RINGENBACH, DELOS) beschäftigt. Die Messung von Ladungsänderungen geschieht nach JEANNENEY an der Messung der Sedimentierungsgeschwindigkeit der Erythrocyten. Das Blut kommt dabei in ein elektrisches Feld, das durch eine Spannung von 4—50 V pro cm erzeugt wird. Die Sedimentierungsgeschwindigkeit sei je nach der elektrischen Ladung der verschiedenen Blutelemente und nach der Orientierung des elektrischen Feldes zur Lage des Blutbehälters beschleunigt oder verzögert. Nach JEANNENEY nimmt nun die elektrische Ladung während der Aufbewahrung im allgemeinen immer mehr ab, und man kann sogar eine Umkehr der Ladung beobachten. Nach einer Aufbewahrungszeit von 15—20 Tagen kann der Versuch infolge hochgradiger Verlangsamung der Senkungsgeschwindigkeit nicht mehr weiter geführt werden.

6. Die *Viscosität* oder innere Reibung des Blutes ist abhängig von der Zahl und Größe der Formbestandteile (Erythrocyten und Hämoglobin). Diese machen ⅔ der Gesamtviscosität aus. ⅓ der Gesamtviscosität leistet das Plasma. Eine relative Globulinzunahme führt zu einer Erhöhung der inneren Reibung. Im Vergleich zum Wasser (V = 1) beträgt die Viscosität des Gesamtbluts 4,40—4,74.

VLADOS und Mitarbeiter wollen in Moskauer Blut und in Blut, das mit citrierter physiologischer NaCl konserviert wurde, regelmäßig eine beträchtliche Verminderung der Viscosität beobachtet haben. Sie betrug beispielsweise im frischen Moskauer Blut 4,5 und nach 8 Tagen 1,2 gegenüber 6,5 im betreffenden Normalblut. Die anfängliche Differenz ist natürlich die Folge der Blutverdünnung durch den Stabilisator. Die Befunde von VLADOS und Mitarbeitern können, da alle näheren Angaben fehlen, nicht kritisch betrachtet werden.

KOBAYASHI untersuchte die Viscosität des Citratblutes von Mensch und Kaninchen. Er fand in allen Fällen eine regelmäßige Zunahme (siehe Tabelle 10).

Bei verschiedenen Konservierungsmitteln fanden KNOLL und MÄRKI eine regelmäßige Zunahme der Viscosität (siehe Tabelle 11).

Die von VLADOS und Mitarbeitern festgestellte Verminderung der Viscosität läßt sich nicht erklären. Eine Erhöhung der Viscosität stimmt jedenfalls mit den praktischen Erfahrungen überein (wir; SCHILLING). In stark überalterten Blutproben (Winterthurer Lösung) haben wir häufig beobachtet, daß das Durchmischen des Blutes stark erschwert und das Blut oft zu einer zähflüssigen Masse umgewandelt ist. Eine besonders hohe Viscosität zeigt Blut, das durch Gefrieren gänzlich hämolysiert wurde (siehe S. 80). Die starke Viscositätzunahme im

Plasma ist am wahrscheinlichsten durch die absolute Vermehrung des Eiweißgehaltes, also durch den zunehmenden Hämoglobingehalt zu erklären. Dafür spricht beispielsweise die nach SCHILLING während mehr als 4 Wochen fast gleichbleibende Viscosität im Dextrose-Citratblut (Blutverdünnung 1 : 1), das in dieser Zeit auch keine sichtbare Hämolyse zeigt. Natürlich könnte auch die relative Globulinzunahme des Plasmas selbst, sofern eine solche stattfindet, an der Viscositätserhöhung beteiligt sein.

Tabelle 10. Zunahme der Viscosität im konservierten Menschenblut (nach KOBAYASHI).

Blut	Viscosität im Gesamtblut	Viscosität im Plasma
Frisches Vollblut . . .	4,5	1,88
Citratblut, 5 Tage alt	4,16	—
20 Tage alt	5,84	—
40 Tage alt	7,75	2,42

7. Der *Lichtbrechung des Plasmas* bedient man sich auch beim konservierten Blut zur Bestimmung des Eiweiß- und Wassergehalts. Der Refraktometerwert einer Lösung entspricht ihrem Ionengehalt (Salz + Eiweiße). Bei der Anwendung der Refraktion zur Eiweißbestimmung muß demnach der sog. Salzfehler berücksichtigt werden. Beim konservierten Blut ändert sich dieser Salzfehler wegen des Stabilisators von Fall zu Fall. Deshalb werden im eben frisch konservierten Blut im allgemeinen niedrigere Werte gefunden (MÄRKI). Im Verlauf der Konservierung steigen dann aber die Werte fortlaufend an (JEANNENEY, KNOLL). Der Grund liegt wohl in der Vermehrung des Ionengehalts, vor allem durch Kalium und Hämoglobin. Nach JEANNENEY ändert der Refraktometerwert während der ersten 10 Tage sehr wenig, dann erst nehme er zu. Einige von uns (KNOLL, Ausführung von MÄRKI) gefundene Werte sind in Tabelle 11 zusammengestellt.

Tabelle 11.
Zunahme der Refraktion und Viscosität im konservierten Blut (eig. Unters.).

Stabilisator des untersuchten Blutes	Refraktion und Viscosität: im frischen Vollblut		im konservierten Blut nach Aufbewahrung von: 1 Woche		2 Wochen		3 Wochen	
	Refraktion	Viscosität	Refraktion	Viscosität	Refraktion	Viscosität	Refraktion	Viscosität
Citrat	60,6	1,73	54	1,64	59,4	1,74	86,2	2,82
Moskauer Lösung . .			54	1,68	55,3	1,7	—	—
Leningrader Lösung .			54,2	1,69	57,3	1,76	—	—
Dextrose-Citrat (Lösg. Winterthur)			59,6	1,76	64	1,96	—	—

8. Die *Oberflächenspannung* des konservierten Bluts wurde von KIGUCHI und JEANNENEY untersucht, in beiden Fällen nach der Methode von DU NOUY. KIGUCHI stellte nach 18 Tagen eine Abnahme von 81,9 dyn/cm auf 77,4 dyn/cm fest. JEANNENEY bestimmte die dynamische sowie die statische Spannung bei 20° C und die statische nach 1½ Stunden Stehenlassen. Die von JEANNENEY aufgestellten Kurven zeigen ein sehr unregelmäßiges Verhalten. Häufiger wurde eine Abnahme der Oberflächenspannung festgestellt, z. B. von 55,2 dyn/cm auf 52,4 dyn/cm nach 28 Tagen. Andere Blutproben wichen davon ab und zeigten im Gegenteil eine beträchtliche Zunahme der Oberflächenspannung. JEANNENEY führt das abweichende Verhalten auf die „mauvaises conditions", unter denen diese Blutproben konserviert worden seien, zurück.

9. Die *elektrische Leitfähigkeit* hängt im wesentlichen von den im Plasma ionisierten Salzen ab. Sie könnte dadurch, daß namentlich Kalium aus den Blutkörperchen ins Plasma übertritt, ebenfalls beeinflußt werden. Im konservierten Blut ist bis jetzt die elektrische Leitfähigkeit nicht verfolgt worden.

10. Das *Redoxpotential* (Reduktions-Oxydationspotential) ist eine zusammengesetzte Größe, die u. a. von Sulfhydrylverbindungen (Cystein, Glutathion), Fermenten (Katalasen, Peroxydasen), Vitaminen (Ascorbinsäure) und noch weiteren Systemen gebildet wird. Unter Öl aufgefangenes Menschenblut zeigt ein Potential von — 200 mV, bezogen auf die gesättigte Calomelelektrode. Beim konservierten Blut fehlen diesbezügliche Untersuchungen.

V. Die Hämolyse.

1. Allgemeines über die Hämolyse.

Hämolyse heißt Blutauflösung. Allgemein versteht man darunter die Auflösung der roten Blutkörperchen bzw. den Austritt des Blutfarbstoffes aus der Zelle.

Die Hämolyse ist die wichtigste Veränderung des konservierten Blutes. Sie ist es zunächst aus rein quantitativen Gründen; denn die roten Blutkörperchen machen ungefähr die Hälfte des Blutvolumens aus und bestehen zu $^4/_5$ aus Hämoglobin.

Wahrscheinlich steht die Hämolyse unter den Zerfallserscheinungen des aufbewahrten Blutes, die für den Empfänger eine Gefahr bedeuten, an erster Stelle. An der Hämolyse kann aber auch der biologische Wert des konservierten Blutes bis zu einem gewissen Grade beurteilt werden. Darin liegt die *praktische* Bedeutung der Hämolyse. *Ihr Maß gilt allgemein als das wichtigste Kriterium für die Gebrauchsfähigkeit des konservierten Blutes.* Aus diesem Grunde hat die Hämolyse bei allen Fragen der Blutkonservierung das größte Interesse auf sich vereinigt. Die ersten Untersuchungen über die Hämolyse gehen auf Rous und Turner zurück. Mit wenigen Ausnahmen verfolgten alle Untersuchungen über die Hämolyse einen rein praktischen Zweck. Man untersuchte die Abhängigkeit der Hämolyse von verschiedenen physikalischen und chemischen Einflüssen, um daraus die optimalen Aufbewahrungsbedingungen, welche die Hämolyse möglichst lange hinauszögern, abzuleiten. Der langdauernde Schutz des Blutes vor Hämolyse war immer das erste Ziel der Blutkonservierung. Methodisch beschränkte man sich bei diesen Untersuchungen meistens auf die Beurteilung der sichtbaren Hämolyse oder auf die Prüfung der osmotischen Resistenz. Genaue quantitative Hämolysebestimmungen wurden weniger häufig ausgeführt.

Die Hämolyse des konservierten Blutes ist außerdem von *wissenschaftlichem* Interesse. Das Besondere liegt darin, daß die Hämolyse des konservierten Blutes in einem mehr oder weniger isotonischen Milieu auftritt. Ihrem Wesen nach muß diese Art Hämolyse als Folge einer durch die Konservierung *veränderten Zellpermeabilität* der roten Blutkörperchen angesehen werden. Für die Blutkonservierung besteht das Problem in der Erforschung der Ursache und des Mechanismus dieser Permeabilitätsänderungen und im Auffinden eines Stabilisators, der diese Veränderungen so beeinflußt, daß die Hämolyse verzögert wird. Auffallenderweise haben sich die Autoren, die über Blutkonservierung gearbeitet haben, im allgemeinen nicht dafür interessiert.

Das liegt wohl daran, daß die Untersuchung der Zellpermeabilität auf praktische Schwierigkeiten stößt, daß ferner die Methoden teilweise unzulänglich gewesen sind (z. B. die Volumetrie) und daß man aus solchen Untersuchungen keinen großen Gewinn für die Blutkonservierung erwartet hat.

Erst neuerdings hat man sich dem Problem der Erythrocytenpermeabilität im besonderen Hinblick auf die Blutkonservierung zugewandt (Maizels und Whittaker, Untersuchungen am Berner physiologischen Institut durch Wilbrandt). Durch diese Untersuchungen konnte die Lösung des Problems in mancher Hinsicht theoretisch und praktisch gefördert werden, namentlich durch die verbesserte Untersuchungsmethodik von Wilbrandt. Permeabilitätsuntersuchungen haben für die Blutkonservierung den Vorteil, daß die Unterschiede, womit einzelne Stabilisatoren auf den Ablauf der Hämolyse einwirken, viel genauer untersucht werden können als mit der Bestimmung oder gar nur Schätzung des freigewordenen Hämoglobins. Vor allem können Unterschiede in der Zusammensetzung, Verdünnung und Konzentration der Stabilisatoren besser erfaßt werden. Wir glauben, daß es durch Permeabilitätsuntersuchungen möglich ist, noch bessere Konservierungsbedingungen zu finden.

2. Die sichtbare Hämolyse.

Für das Auge ist die Hämolyse die auffälligste Veränderung des ruhenden konservierten Blutes. Wird konserviertes Blut ohne Sauerstoffzusatz aufbewahrt, so hat die Erythrocytenschicht nach der Blutkörperchensenkung im auffallenden Licht eine rote Farbe. Mit der Zeit wird die Farbe dunkel. Bei bestimmten Konservierungsmitteln kann die Farbe anfangs mehr hellrot erscheinen (Novotrans). Das Dunkelwerden ist eine Folge der Hämolyse, die sich zunächst nur in der Erythrocytenschicht auswirkt (latente Hämolyse). Wartet man noch länger zu, dann diffundiert das freigewordene Hämoglobin im ruhenden Blut langsam in das überstehende Plasma. Es entsteht ein sogenannter *hämolytischer Saum*, der zuunterst am dichtesten ist. Nach oben nimmt die Intensität ab, bis die rote Farbe mehr oder weniger scharf abgegrenzt verschwindet.

Selbst geringste Mengen gelösten Hämoglobins werden erkannt. Nach unseren Erfahrungen ist im Plasma oder Serum gelöstes Hämoglobin schon von einer Menge von 0,015—0,030 g-% an deutlich erkennbar. Die Farbe des Plasmas oder Serums wird dabei mehr goldgelb bis orangefarben. Jede Rotfärbung fehlt noch. Diese beginnt erst von 0,06—0,07 g-% Hämoglobingehalt an deutlich zu werden. Diese Beobachtungen beziehen sich auf Plasma oder Serum mit normalen Gallenfarbstoffen. Nach De Gowin, Harris und Plass zeigt Plasma, worin 100 mg-% Hämoglobin gelöst sind, schon eine deutlich erkennbare Rötung.

Das *zeitliche Auftreten* der sichtbaren Hämolyse spielt praktisch eine große Rolle zur Beurteilung der Gebrauchsfähigkeit des konservierten Blutes. Man findet deshalb im Schrifttum zahlreiche Angaben über das Auftreten der ersten sichtbaren Hämolyse. Die Angaben schwanken je nach Konservierungsmethode und Autor. Sie sind auch von der Art Beurteilung abhängig. Es ist ein Unterschied, ob die sichtbare Hämolyse nach dem Hämolysesaum oder nach der hämolytischen Verfärbung des Plasmas im aufgeschüttelten Blut beurteilt wird und ob der Eintritt der Hämolyse von Auge abgelesen oder spektroskopisch bestimmt wird. In Tabelle 12 sind die Angaben je nach Autor und Konservierungsmethode zusammengestellt.

3. Die latente Hämolyse.

Das aus den Blutkörperchen ausgetretene Hämoglobin löst sich im umgebenden Plasma vollständig auf und lagert sich zunächst um die Blutkörperchen an. Erst wenn eine bestimmte Menge Hämoglobin ausgetreten ist, wird die Hämolyse in Form eines sichtbaren Diffusionssaumes über der Erythrocytenschicht erkenntlich. *Solange sich das gelöste Hämoglobin nur in der Erythrocytenschicht ansammelt und im ruhenden Blut der grob-sichtbaren Beurteilung entgeht, spricht man von latenter Hämolyse.* Nach den Erfahrungen mit unserer Konservierungsmethode besteht bis zu einem freien Hämoglobingehalt von etwa 0,3 g-% keine sichtbare Hämoglobindiffusion in das überstehende Plasma. Nach Diggs soll die überstehende Flüssigkeit schon bei einem Hämoglobingehalt von 100 mg-% verfärbt sein. Lindenbaum und Stroikova geben an, daß konserviertes Blut mit kaum angedeuteter Rotfärbung des Plasmas weniger als 1% freies Hämoglobin enthält.

Besondere Bedeutung hat die latente Hämolyse überall da, wo man über den Grad der wahren oder effektiven Hämolyse (latente + sichtbare Hämolyse) Aufschluß erhalten möchte. Zu diesem Zweck müssen zentrifugierte Blutproben aus dem umgeschwenkten Blut verwendet werden. War beispielsweise in einem konservierten Blut keine sichtbare, wohl aber latente Hämolyse vorhanden, so tritt diese nun im Plasma der zentrifugierten Probe deutlich zutage. Man kann sich dabei mit der bloßen Feststellung von Auge begnügen oder die latente Hämolyse durch Bestimmung des Hämoglobins auch quantitativ messen. Auf dieses Verfahren haben zuerst LINDENBAUM und STROIKOVA hingewiesen und es unter der Bezeichnung „Hempelsches Zentrifugierverfahren“ in die Literatur eingeführt. Namentlich quantitative Hämolysebestimmungen sollten immer mittels dieses Verfahrens gemacht werden (DE GOWIN und HARDIN, MAIZELS und WHITTAKER, SCUDDER und Mitarbeiter, AYLWARD und Mitarbeiter, DIGGS, wir).

4. Das mengenmäßige Verhalten der Hämolyse.

Über exakte Bestimmungen des Hämolysegrades wird wenig berichtet.

Hämolysemessungen werden aus verschiedenen Gründen gemacht. Wichtig sind die Hämolysebestimmungen, womit die Leistungen einzelner Konservierungsmethoden in bezug auf die Hämolyse geprüft werden. In dieser Absicht haben verschiedene Autoren genauere Hämolysebestimmungen durchgeführt (BAGDASAROV, DE GOWIN, HARRIS und PLASS, DIGGS, AYLWARD und Mitarbeiter, ZENKER und RIEVE, wir). Für die zuverlässige Beurteilung einer Konservierungsmethode halten wir exakte Hämolysebestimmungen für wichtig. Erst wenn die Leistung einer Konservierungsmethode in bezug auf die Hämolyse nachgeprüft ist, darf man sich für den praktischen Gebrauch mit einer bloßen Schätzung der Hämolyse begnügen. Wir haben es verschiedentlich erlebt, daß die Beurteilung einer Blutkonserve nach dem Hämolysesaum zu Irrtümern führen kann, wenn sich die Schätzung der Hämolyse nicht auf genaue Hämolysebestimmungen bezieht. — Hämolysemessungen werden auch ausgeführt, um Aufschluß zu erhalten, wieviel gelöstes Hämoglobin noch schadlos ertragen werden kann (KIGUCHI, DE GOWIN und HARDIN, wir). Hämolysemessungen dienten ferner zur Wahl des Stabilisators (DE GOWIN, HARRIS und PLASS), für den Vergleich der Hämolyse mit der Kaliumdiffusion (SCUDDER und Mitarbeiter, DE GOWIN, HARRIS und PLASS), für Permeabilitätsuntersuchungen (MAIZELS und WHITTAKER) und zur Untersuchung der Abhängigkeit der Hämolyse von physikalischen Einflüssen (DE GOWIN, HARRIS und PLASS).

a) Methodik der Hämolysebestimmung.

Ein Maß für den Hämolysegrad ist das Hämoglobin, das bei der Hämolyse frei geworden ist.

Beim konservierten Blut wurden zur Hämolysebestimmung folgende Methoden benützt:

1. Eisenbestimmung (AYLWARD, MAINWARING und WILKINSON, wir).

2. Colorimetrische Bestimmung (BAGDASAROV, wir), spektroskopische (wir) und spektrophotometrische Bestimmung (BAGDASAROV, SCUDDER und Mitarbeiter).

3. Photometrische Bestimmung (ZENKER und RIEVE).

4. Colorimetrische Anwendung der Benzidinprobe (DE GOWIN, HARRIS und PLASS).

5. Theoretisch kann der Grad der Hämolyse auch an der Zahl der roten Blutkörperchen bestimmt werden. Diese Methode ist aber ungenau; denn der Eintritt der Hämolyse erfolgt schon vor der Zerstörung der roten Blutkörperchen. Ferner hat jede Blutkörperchenzählmethode eine gewisse Fehlerbreite. Gerade beim konservierten Blut können diese Schwan-

Tabelle 12. Eintritt der Hämolyse bei verschiedenen Stabilisatoren.

Autor	Stabilisator Bezeichnung	Nr. in Tab.	Eintritt der Hämolyse	Gebrauchsfähigkeit
De Gowin, Harris u. Plass	Dextrose-Citrat	30	(siehe Tab. 14)	30 Tage
Tachella Costa	Dextrose-Citrat	37	—	mehrere Wochen
Wir	Dextrose-Citrat	37	sichtbare Hämolyse im ruhenden Blut nach 35 bis 40 Tagen	—
Wir	Dextrose-Citrat	39	sichtbare Hämolyse im ruhenden Blut nach 30 bis 35 Tagen	—
Wir	Dextrose-Citrat	43	sichtbare Hämolyse im ruhenden Blut nach durchschnittlich 12—14 Tagen	1—(2) Wochen
Aylward, Mainwaring u. Wilkinson	Dextrose-Citrat	Tab. 14	sichtbare Hämolyse im aufgeschüttelten u. zentrifugierten Blut nach 30 Tagen	—
Filatov und Doepp	Dextrose-Citrat	31	—	30 Tage
Bagdasarov	Dextrose-Citrat	—	keine sichtbare Hämolyse während 20 bis 34 Tagen	20—34 Tage
Schilling	Dextrose-Citrat	39	sichtbare Hämolyse nach 6 Wochen (ausnahmsweise früher) spektroskopische Hämolyse nach 14—29 Tagen	bis zu 3 Wochen gebrauchsfähig, bis zu 2 Wochen vollwertig
Zenker und Rieve	Dextrose-Citrat	39	Auftreten der Hämolyse nach 4—10 Tagen	—
Bagdasarov	Moskauer Lösung	57	keine sichtbare Hämolyse während 14 bis 21 Tagen	14—21 Tage
Kovtunovic	Moskauer Lösung	57	sichtbare Hämolyse nach 8 Tagen	—
Vlados und Mitarbeiter	Moskauer Lösung	57	Hämolyseeintritt nach 14—16 Tagen	2 Wochen
Stillmunkes	Moskauer Blut	57	Hämolyseeintritt nach 8—10 Tagen	—
Elliott, Mc Farlane u. Vaughan	Moskauer Blut	57	keine sichtbare Hämolyse während 10—12 (20) Tagen	10—15 Tage
Schilling	Moskauer Blut	57	sichtbare Hämolyse nach 10 Tagen, spektroskopische Hämolyse nach 10 Tagen	—
Zenker und Rieve	Moskauer Blut	57	Auftreten der Hämolyse nach 4—10 Tagen	—
Filatov und Doepp	Leningrader Lösung	56	—	10—12 Tage
Vlados und Mitarbeiter	Leningrader Lösung	56	beginnende Hämolyse nach 3—4 Tagen	—
Bagdasarov	Leningrader Lösung	56	keine sichtbare Hämolyse während 10 bis 12 Tagen	10—12 Tage
Schilling	Leningrader Lösung	56	sichtbare Hämolyse nach 10 Tagen, spektroskopische Hämolyse nach 10 Tagen	—

Tachella Costa	Citratlösung	—	—	1 Woche
Bagdasarov	6proz. Citratlösung	—	keine sichtbare Hämolyse während 13 bis 21 Tagen	13—21 Tage
Jeanneney	Citratlösung	6	sichtbare Hämolyse im ruhenden Blut je nach Behälter nach 2 Wochen („ballon“) oder nach 5 Wochen („ampoule“)	bis zu 10—12 Tagen vollwertig
Gnoinski	6proz. Citratlösung: a) luftleere Abfüllung b) unvollständige Füllung der Ampullen	4	 sichtbare Hämolyse nach 90 Tagen, sichtbare Hämolyse nach 18—30 Tagen	 60—70 Tage (in einigen Fällen)
Stillmunkes	6proz. Citratlösung	—	Hämolyseeintritt nach 5 Tagen	—
De Gowin, Harris u. Plass	Citratlösung (Blut wenig und stärker verdünnt)	Tab. 14	(siehe Tab. 14)	10 Tage
Schilling	Citratlösung	—	sichtbare Hämolyse nach 14 Tagen, spektroskopische Hämolyse nach 7 Tagen	—
Aylward, Mainwaring u. Wilkinson	Citratlösung	Tab. 14	sichtbare Hämolyse im aufgeschüttelten u. zentrifugierten Blut nach 3 Tagen	—
Wir	Heparin (Liquemin)	21	sichtbare Hämolyse im ruhenden Blut nach durchschnittlich 1 Woche	—
Aylward, Mainwaring u. Wilkinson	Heparin (Liquemin)	Tab. 14	sichtbare Hämolyse im aufgeschüttelten u. zentrifugierten Blut nach 3 Tagen	—
Schilling	Heparin (Vetren)	—	sichtbare Hämolyse nach 7 Tagen, spektroskopische Hämolyse nach 4 Tagen	—
Zenker und Rieve	Heparin (Vetren)	50	Auftreten der Hämolyse nach 4—10 Tagen	—
Corelli	Novotrans	47	sichtbare Hämolyse nach 10—15 Tagen, manchmal etwas früher	in der Regel 1 Woche
Schilling	Novotrans	47	spektroskopische Hämolyse nach 1 Tag	—
Schilling	Novotrans-Vetren	—	sichtbare Hämolyse nach 5 Tagen, spektroskopische Hämolyse nach 5 Tagen	—
Zenker und Rieve	Neodym	51	Auftreten der Hämolyse nach 4—10 Tagen	—
Schilling	Elsnerscher Algenstoff	—	sichtbare Hämolyse nach 2 Tagen	—
Stillmunkes	geronnenes Blut	—	Hämolyseeintritt nach 9 Tagen	—
Scudder, Bishop und Drew	„bank blood“	—	—	1 Woche
Strumia, Wagner und Monaghan	„bank blood“	—	—	5 Tage
Bull und Drew	„bank blood“	—	—	1 Woche

kungen beträchtlich sein, da die geschädigten Blutkörperchen in der Zähllösung teilweise aufgelöst werden können.

Wir bestimmen die Hämolyse auf die folgende Art:

Für die Hämoglobinbestimmung im Plasma des *konservierten Blutes* entnehmen wir am Schluß der Transfusion eine Blutprobe aus dem Überleitungsschlauch. Das Blut wird sofort zentrifugiert, das Plasma abgehoben und anschließend das darin gelöste Hämoglobin bestimmt. Für die Hämoglobinbestimmung im *Spenderplasma* benützen wir meistens Citratblut (1 Teil 5proz. Citratlösung zu 20 Teilen Blut). Die Bestimmung selber erfolgt

1. colorimetrisch,
2. spektroskopisch.

In beiden Fällen benützen wir eine Standard-Hb-Lösung, die für jede Untersuchungsserie frisch hergestellt wird. Wir hämolysieren üblicherweise 0,05 ccm Fingerbeerenblut in 5 ccm aqua dest. Das ergibt eine Verdünnung des Bluts von 1 : 100. Gleichzeitig wird beim Spender dieser kleinen Blutmenge das Hämoglobin bestimmt. Wir benützen dazu das Zeiss-Ikon-Hämometer. Der Hämoglobingehalt der Standardlösung errechnet sich aus dem Hämometerwert des aufgelösten Blutes. Wir nehmen dabei eine mittlere Hämoglobinmenge von 15 g Hb in 100 ccm Blut an. Wenn z. B. der Hämometerwert 100% ausmacht, so entspricht die Standardlösung einer 0,15proz. Hämoglobinlösung, bei 90% einer 0,135proz. Hämoglobinlösung. Nun wird der Hämoglobingehalt des zu untersuchenden Plasmas oder Serums im Vergleich mit der Standard-Hb-Lösung entweder colorimetrisch oder spektroskopisch bestimmt. Für die *colorimetrische* (Dubosq-Colorimeter) Bestimmung eignen sich Hämoglobinlösungen, die mindestens ebenso stark oder stärker als unsere Standardlösung sind. Wenn der Hämoglobingehalt geringer ist, kann bei der Colorimetrie das Bilirubin störend in Erscheinung treten. Deshalb ist bei niedrigem Hämoglobingehalt, niedriger als der Hämoglobingehalt in unserer Standardlösung, die *spektroskopische* Bestimmung angezeigt. Prinzipiell geht man dabei so vor, daß die Standard-Hb-Lösung so lange verdünnt wird, bis ihr Spektrum mit demjenigen der zu untersuchenden Lösung übereinstimmt. Der errechnete Hämoglobingehalt der verdünnten Standardlösung entspricht dann dem Hämoglobingehalt der zu untersuchenden Lösung. Nach den vorläufigen Erfahrungen von Märki (Leiter der Kantonsapotheke und des chemischen Untersuchungslaboratoriums Winterthur) erzielt man auf diese Weise noch zu wenig genaue Resultate. Es ist besser, wenn der spektroskopische Vergleich mit der Standardlösung im eben noch sichtbaren Bereich des Spektrums durchgeführt wird, nach unseren Erfahrungen mit einer Standard-Hb-Lösung von 0,0015% Hämoglobin an aufwärts. Auf diese Weise erhält man hinreichend zuverlässige Schätzungswerte, wie Kontrollen mit Fe-Bestimmungen ergeben haben. Die exakteste Hämoglobinmessung bleibt namentlich für kleine Mengen Hämoglobin die Fe-Bestimmung. Sie ist aber für größere Serienuntersuchungen zu kompliziert.

b) Zahlenangaben über die Hämolyse.

In Tabelle 13 haben wir einzelne Hämolysebestimmungen von Blut, das nach unserer Methode (wenig verdünntes Dextrose-Citratblut) konserviert wurde, zusammengestellt. Die Werte zeigen bei gleichen Aufbewahrungszeiten des Blutes teilweise erhebliche Schwankungen, eine Beobachtung, die auch aus den Zahlenangaben anderer Autoren hervorgeht (De Gowin, Harris und Plass). Die durchschnittliche Hämolyse pro Konservierungstag beträgt bei unserer Konservierungsmethode in den ersten 6 Tagen durchschnittlich 10 mg-%, später 20 mg-%.

Die Berechnung der durchschnittlichen Tageshämolyse erfolgt aus der Tabelle. Wenn beispielsweise in einem 10 Tage alten Blut die Hämolyse rund 0,25 g-% Hämoglobin beträgt (vgl. Tabelle 13), dann beträgt die durchschnittliche, täglich frei werdende Hämoglobinmenge 0,025 g-% oder 25 mg-%. Zeigt das 10 Tage alte Blut nur einen Hämoglobingehalt von 0,06g-% (vgl. Tabelle 13), dann beträgt die durchschnittliche Hämolyse pro Tag nur 6 mg-%. Aus der Tabelle läßt sich ferner berechnen, welcher Menge Vollblut ein bestimmter Hämolysegrad entspricht. Im erwähnten Beispiel (0,25 g-% Hämoglobin nach 10 Tagen) entsprechen 0,25 g-% Hb 1,7 ccm (0,25 g : x = 15 g : 100 ccm) aufgelöstem Vollblut.

Diggs gibt für Citratblut eine durchschnittliche tägliche Hämolyse von 10 mg-% Hb an.

Die entsprechenden Durchschnittszahlen anderer Autoren (De Gowin, Harris und Plass, Aylward und Mitarbeiter) sind in Tabelle 14 zusammengestellt. Die Werte sind in dieser Form von uns berechnet worden.

Tabelle 13. Quantitative Bestimmung der Hämolyse (gemessen in g-% Hb) in Dextrose-Citratblut (Lösung Winterthur) nach verschieden langer Aufbewahrung. Vergleich mit dem makroskopisch sichtbaren Hämolysesaum und mit der Hämolyse im eben frisch konservierten Blut (WILLENEGGER u. MÄRKI).

g-% Hb im				*g-% Hb* im			
frisch angesetzten Blut	*aufbewahrten Blut* (bei 4° C)			*frisch angesetzten Blut*	*aufbewahrten Blut* (bei 4° C)		
Hb	Alter in Tagen	Hämolyse-saum	Hb	Hb	Alter in Tagen	Hämolyse-saum	Hb
—	1	0	0,005	0,0027	12	0	0,130
0,0017		0	0,016				
				—	13	0	0,100
—	2	0	0,004				
—		0	0,008	0,0024	14	0	0,148
< 0,0015		0	0,010	< 0,0015		Spur	0,290
0,0020		0	0,010	0,0029		< ½ cm	0,324
< 0,0015		0	0,012				
0,0022		0	0,012	0,0020	16	< ½ cm	0,324
0,0028		0	0,013	—		½ cm	0,650
0,0027	3	0	0,010	0,0	17	0	0,175
—		0	0,012	< 0,0015		Spur	0,300
0,0042		0	00,13				
0,0020		0	0,015	0,0022	19	½ cm	0,634
—		0	0,016				
0,0018		0	0,040	0,0035	20	0	0,210
—		0	0,076	0,0022		< ½ cm	0,351
				0,0		—	0,400
< 0,0015	4	0	0,021				
—		0	0,024	—	22	—	0,243
0,0028		0	0,027	—		1 cm	0,729
0,0030		0	0,132				
				—	24	0	0,200
0,0027	5	0	0,015	—		—	0,310
0,0015		0	0,019				
0,0021		0	0,027	—	27	0	0,240
—		0	0,037	—		Spur	0,290
0,0040		0	0,10	—		½ cm	0,380
0,0020		0	0,148				
				—	30	0	0,260
0,0027	6	0	0,055	< 0,0015		½ cm	0,513
< 0,0015		0	0,189	—		1 cm	0,742
—	7	0	0,032	—		1 cm	0,770
—		0	0,040	0,0027	33	—	0,330
0,0021		0	0,120	0,0020		½ cm	0,432
—		0	0,168				
0,0018		0	0,170	0,0015	35	1 cm	0,688
—		0	0,180				
0,0020		0	0,216	0,0018	46	4 cm	1,012
0,0015	8	0	0,072	0,0	58	diffuse Rötung des Plasmas	10,800
< 0,0015		0	0,162				
0,0045		Spur	0,297				
0,0027		< ½ cm	0,360				
0,0019	10	0	0,054				
—		0	0,060				
—		0	0,070				
< 0,0015		0	0,243				
0,0048		0	0,256				

ZENKER und RIEVE untersuchten den Hämolysegrad in 1 : 1 verdünnten Blutmischungen mit Dextrose-Citratlösung (Stabilisator Nr. 39), citrierter Blutsalzlösung (mit 0,5% Citrat), Vetren- und Neodymlösung (Stabilisator Nr. 50 und Stabilisator Nr. 51). Bei allen Ver-

Tabelle 14.

Autor	Stabilisator (Aufbewahrung des Blutes im Kühlschrank)	Durchschnittliche Tageshämolyse des konservierten Blutes nach einer Aufbewahrung von	
		5—10 Tagen	15—35 Tagen
De Gowin, Harris u. Plass	Dextrose-Citratlösung verdünnt, stark zuckerhaltig (7% Z) (Stabilisator Nr. 30)	1—4 mg-% Hb	
	Dextrose-Citratlösung weniger verdünnt, weniger zuckerhaltig (33 Teile Blut + 4 Teile 5,4proz. Dextroselösung + 3 Teile 3,2proz. Na-Citratlösung) (0,65% Z)	4—10 mg-% Hb	13—35 mg-% Hb
	Citratblut verdünnt (Stabilisator Nr. 53)	8—14 mg-% Hb	20—140 mg-% Hb
	Citratblut wenig verdünnt (23 Teile Blut + 2 Teile 3,2proz. Na-Citratlösung)	6—12 mg-%	11—70 (100) mg-% Hb
		0—3 Wochen	
Aylward u. Mitarbeiter	Dextrose-Citratlösung (600 ccm Blut zu 25 ccm Lösung von 6,25 g Glucose + 2,18 g Na-Citrat)	12—15 mg-% Hb	
	Heparin (600 ccm Blut zu 9 ccm Lösung von 45 mg Heparin)	200—600 mg-% Hb	
	Citrat (600 ccm Blut zu 25 ccm Lösung von 2,18 g Na-Citr.)	60—120 mg-% Hb	

fahren wurde in den ersten 3 Wochen ein verhältnismäßig langsamer Hämoglobinanstieg beobachtet, dann erfolgte eine Beschleunigung. Am wenigsten Hämolyse zeigte das Vetrenblut, etwas mehr Citrat- und Neodymblut. Ganz im Gegensatz zu allen anderen Autoren (De Gowin und Mitarbeiter, Schilling, wir u. a.) fanden Zenker und Rieve im Citrat-Dextroseblut am meisten Hämolyse. Vetren-, Citrat- und Neodymblut zeigten nach 3 Wochen freies Hämoglobin in Werten um 20% herum, Dextrose-Citratblut etwa das Doppelte.

Beachtenswert ist die Tatsache, daß man schon im frisch konservierten Blut meßbare Spuren von freiem Hämoglobin feststellen kann (siehe Tabelle 13). Mit einigen Ausnahmen haben wir solche Spuren regelmäßig gefunden. Über Spuren von Hämolyse im frisch konservierten Blut berichten auch Vlados und Mitarbeiter und De Gowin, Harris und Plass. Vermutlich sind sie auf eine gewisse Schädigung des Blutes bei der Entnahme, bei der Mischung mit dem Stabilisator und bei der Auffüllung zurückzuführen.

Bei einer Reihe von Spendern haben wir auch das frisch gewonnene Venenblut auf freies Hämoglobin untersucht. Ein Teil dieser Proben zeigte ebenfalls Spuren von Hämoglobin. Es ist nicht sicher zu entscheiden, ob diese Spuren den natürlichen Verhältnissen des Blutes entsprechen, oder ob sie mit der geringen mechanischen Schädigung bei der Entnahme etwas zu tun haben. Bei dem andern Teil der Blutproben konnte kein freies Hämoglobin nachgewiesen werden. Das spricht dafür, daß die Hämoglobinspuren, welche im frisch konservierten Blut nahezu immer gefunden werden, wahrscheinlich auf einer Schädigung des Blutes bei der Vermischung mit dem Stabilisator beruhen. Vielleicht ist die Schädigung nicht nur mechanischer, sondern auch osmotischer Art (siehe S. 87, Nachhämolyse).

5. Das Wesen der Hämolyse.

Man nimmt an, daß der Abbau der roten Blutkörperchen im Organismus im RES (Milz, Sternzellen der Leber, bei Bedarf auch im Knochenmark und in den Lymphknoten) vor sich geht. Der erste Schritt dazu ist die Hämolyse, die

Trennung des Blutfarbstoffes (Hämoglobin) von den Gerüsteiweißstoffen (Stroma). Soweit es sich dabei um ein Geschehen innerhalb der normalen Lebensfunktion handelt, muß der Vorgang als physiologisch bezeichnet werden.

Im Blut, das sich außerhalb des Organismus befindet, vollzieht sich der allmähliche Untergang der roten Blutkörperchen ebenfalls unter dem Bild der Hämolyse. Blut, das in irgendeiner Form in vitro aufbewahrt wird, hämolysiert mit der Zeit. Es ist dabei gleichgültig, ob das Blut ohne gerinnungshemmenden Zusatz (geronnenes Blut) oder mit einem solchen Zusatz aufbewahrt wird, oder ob es sich um defibriniertes Blut handelt. In jedem Falle tritt mit der Zeit eine hämolytische Verfärbung des Serums oder des Plasmas auf. Von praktischer Bedeutung ist für uns das flüssig gehaltene Blut, also das Blut mit gerinnungshemmendem Zusatz und das defibrinierte Blut.

Tabelle 15. Chemische Veränderungen im Plasma nach Hämolyse des gesamten Blutes. Von konserviertem Frischblut derselben Person wurde eine nicht hämolysierte und eine durch Gefrieren hämolysierte Probe untersucht (WILLENEGGER u. MÄRKI).

Chemische Stoffe	Menge (mg-%) im Plasma von Frischblut, das mit Winterthurer Lösung konserviert wurde	
	nicht hämolysiert	durch Gefrieren hämolysiert
Gesamt-N	1047	2702
Rest-N	34	76
Zucker	106 redukt. Cu	88 redukt. Cu
Milchsäure	11,5	17,5
Bilirubin, direkt	verzögert	verzögert
Bilirubin, indirekt	0,16	0,72
Alkalireserve	40,2	45,3
Chloride	320	270
Na	374	196
K	19,5	*
Ca	11,1	13,1
P (anorg.)	2,3	5,1

* Bei wiederholten Untersuchungen erhielten wir inkonstante Werte von 1000 bis 3000. Anscheinend ist die Methode nach KRAMER und TISDALL in hämolysiertem Blut nicht anwendbar (siehe S. 45).

Wenn man das Wesen der spontanen Hämolyse von flüssig gehaltenem Blut untersuchen will, so muß man zweierlei unterscheiden: als Vorgang ist die Hämolyse ein *physikalisch-chemisches* (osmotisches) Problem. Die Folgen der Hämolyse sind stoffliche Veränderungen der normalen Blutzusammensetzung. Diese Veränderungen müssen *chemisch* untersucht werden (siehe Tabelle 15). Sie spielen praktisch eine Rolle, weil sie die Frage der Wirkungsweise und der Gefahr der Transfusion mit konserviertem Blut berühren.

Außer der osmotischen Hämolyse gibt es auch *nichtosmotische Hämolysearten*, z. B. die Hämolyse durch physikalische Einwirkungen (Pressen, Bestrahlen, Gefrieren, Wärmeeinwirkung über 50° C), ferner durch chemische Stoffe (oberflächenaktive und lipoidlösliche siehe S. 81), schließlich durch die gruppenspezifischen Hämolysine.

Die Hämolyse als physikalisch-chemischer Vorgang.

Werden Blut oder rote Blutkörperchen mit einem genügenden Überschuß an Wasser versetzt, dann erfolgt die Hämolyse sehr rasch und erfaßt alle roten Blutkörperchen. Man spricht von *Auflösung der roten Blutkörperchen.* Der Vorgang ist ein rein osmotischer. Die Blutkörperchen saugen aus der Umgebung reichlich Wasser an. Allgemein nimmt man an, daß die Zellmembran der rasch erfolgenden Volumzunahme nicht mehr standhalten könne und platzt. Das Hämoglobin geht in Lösung und die unlöslichen Gerüststoffe sinken als Stroma zu Boden.

Werden die Blutkörperchen in ein weniger stark hypotonisches Milieu gebracht, so erfolgt die Hämolyse langsamer, und es wird nur ein Teil der roten

Blutkörperchen aufgelöst. Ein Platzen der Membran kommt dabei nicht zustande, wie sich aus elektrischen Messungen ergibt (Fricke und Curtis), sondern nur eine hochgradige Permeabilitätssteigerung, bei der die Zellen für Hämoglobin durchlässig werden.

Werden Blut oder rote Blutkörperchen mit isotonischen Salzlösungen versetzt, dann tritt zunächst, wie zu erwarten ist, keine Hämolyse ein. Wird aber die Mischung aufbewahrt, dann tritt mit der Zeit regelmäßig eine langsam zunehmende Hämolyse auf. In diesen Fällen kann die Hämolyse nicht einfach durch osmotische Druckunterschiede erklärt werden, sondern hier muß eine Änderung der Permeabilität angenommen werden. Die Hämolyse roter Blutkörperchen in isotonischen und hypertonischen, ebenso in Nichtleiterlösungen und Leiterlösungen ist ein sehr kompliziertes, physikalisch-chemisches Problem. Eine zusammenfassende Arbeit darüber besteht nicht. Deshalb möchten wir das Problem soweit kurz erörtern, als es für den Kliniker von Interesse ist.

In hypotonischen Salzlösungen, z. B. bei der Bestimmung der osmotischen Resistenz, nehmen frische rote Blutkörperchen Wasser auf, schwellen bis zu einem kritischen Volumen an und lassen infolge Permeabilitätssteigerung Hämoglobin austreten. In isotonischen und leicht hypertonischen Salzlösungen beobachtet man nun ebenfalls ein Anschwellen der roten Blutkörperchen und schließlich Farbstoffaustritt (Maizels und Whittaker, Wilbrandt). Maizels und Whittaker haben das beim konservierten Blut an der Volumzunahme der Erythrocytensäule direkt nachgewiesen (Hämatokritmethode).

Dazu wird das Blut in Hämatokritröhrchen bis zu konstantem Volumen zentrifugiert. Infolge vermeintlicher Schädigung der Erythrocyten durch das Zentrifugieren wird die wissenschaftliche Zuverlässigkeit der Methode von vielen Autoren in Frage gestellt (O. Naegeli, Ponder, Fleischmann und Kaunitz, u. a.). Nach der Meinung von Maizels und Whittaker ist aber diese Schädigung so gering, daß bei gleichbleibender Technik dennoch vergleichbare Resultate erzielt werden können.

Maizels und Whittaker benützten als Stabilisator eine leicht hypertonische Salzlösung (2 Teile Blut + 1 Teil Lösung aus 1,05% Na citr. + 0,85% NaCl). In dem so aufbewahrten Blut beobachteten Maizels und Whittaker zunächst eine Schrumpfung der Zellen, aber schon nach wenigen Stunden eine stetige Volumzunahme. Mit zunehmender Schwellung nahm andrerseits die osmotische Resistenz stetig ab (geprüft an der frei werdenden Hämoglobinmenge nach Aufschwemmung der Blutkörperchen in 0,8 proz. NaCl-Lösung). Das zeigt, wie allein schon eine Zellschwellung eine Resistenzabnahme bedeutet. Dadurch wird die Volumzunahme der roten Blutkörperchen zu einem Maß für die Resistenzabnahme und umgekehrt. Das hat methodische Bedeutung. Eine viel weniger enge Beziehung besteht zwischen Zellschwellung und Hämolyse. Die Durchlässigkeit für Hämoglobin setzt erst dann ein, wenn das Zellvolumen bereits eine gewisse Zunahme erfahren hat (= kritisches Zellvolumen). Auf diese Weise hinkt die Hämolyse der Resistenzverminderung nach.

Warum kommt es nun in isotonischen und hypertonischen Salzlösungen zu einer Zellschwellung bzw. zu einer Resistenzabnahme? Auf Grund der osmotischen Gesetze kann nur dann Wasser in die Zelle einfließen, wenn im Zellinnern ein höherer osmotischer Druck entsteht. Starke Änderungen des osmotisch wirksamen Inhalts der Zellen sind im wesentlichen in Änderungen ihres Salzgehalts zu suchen. Dazu müssen aber die Zellen für Kationen (Salze) durchlässig werden. Frische menschliche rote Blutkörperchen gelten für Kationen undurchlässig. Solange das der Fall ist, ändert sich der osmotisch wirksame Inhalt der Zelle nicht nennenswert. Es tritt folglich keine Zellschwellung oder Resistenzabnahme ein.

Die biologische Permeabilität ist eines der zentralsten Probleme der Biologie. Sie ist für den lebenswichtigen Stoffaustausch zwischen Zelle und Körpersäften maßgebend. Normalerweise zeigen die roten Blutkörperchen eine gewisse Permeabilität für undissoziierte Moleküle organischer Verbindungen (Lit. bei Höber). Man kennt z. B. die Permeabilität für Zucker und für Harnstoff. Nach Jacobs, Parpart, Wilbrandt können ferner OH-Ionen aus der umgebenden Flüssigkeit mit Cl-Ionen aus dem Innern der Zellen reversibel ausgetauscht werden. Durch das Eindringen undissoziierter Moleküle und durch den Anionenaustausch treten aber nur unbedeutende Verschiebungen des osmotisch wirksamen Zellinhalts ein. Solche Änderungen allein ergeben jedenfalls nur geringfügige Resistenzverschiebungen (Wilbrandt), die eine Hämolyse nicht erklären könnten.

Man muß annehmen, daß bei den roten Blutkörperchen während der Aufbewahrung Permeabilitätsveränderungen eintreten und daß sie für Kationen durchlässig werden. Wahrscheinlich werden die roten Blutkörperchen zuerst für Kalium durchlässig. Das in den Blutkörperchen reichlich vorhandene Kalium diffundiert als KCl allmählich ins Plasma über, wo eine Kaliumvermehrung auftritt. Nach den Kaliumbestimmungen (siehe S. 46) zu schließen, werden die roten Blutkörperchen offenbar schon sehr bald nach der Blutentnahme für Kalium durchlässig. Solange nur Permeabilität für K (Innensalz) besteht, nicht aber für Na (Außensalz)[1], so hat das eine osmotische Schrumpfung zur Folge; denn dadurch entsteht eine Verminderung des osmotisch wirksamen Zellinhalts. Die Resistenz nimmt folglich zu. Kaliumpermeabilität und gleichzeitige Zellschrumpfung lassen vermuten, daß die Permeabilität für Innensalz (K) zunächst höher ist als für Außensalz (Na). Werden die Zellen dann aber auch für Natrium durchlässig, so kommt nur noch der kolloidosmotische Druck der Zelle zur Auswirkung. Es kommt infolgedessen zu Eintritt von Salz (Na) und durch nachfolgenden Wassereintritt zu osmotischer Schwellung (nach dem Donnan-Gleichgewicht). Die zunehmende Schwellung führt schließlich zu osmotischer Hämolyse und damit zu endgültiger Zellschrumpfung.

Dadurch, daß nur die Kationenpermeabilität zu starken Änderungen der Resistenz führt, wird die osmotische Resistenz zu einem Maß für die Ionenpermeabilität der roten Blutkörperchen. Man kann somit die Ionenpermeabilität einfacher und zuverlässiger am Verhalten der osmotischen Resistenz untersuchen (photoelektrische Methode nach Wilbrandt siehe S. 69).

Das besondere Verhalten der Kaliumpermeabilität hat Wilbrandt bei Blut in Nichtleiterlösung und bei Vergiftung des glykolytischen Fermentsystems (Blut in NaCl + m/25NaF bei 37° C 3 Stunden) experimentell zeigen können. Kaliumpermeabilität führte zu osmotischer Schrumpfung bzw. Resistenzvermehrung. In ähnlicher Weise konnte Wilbrandt auch zeigen, daß Salzeintritt zu osmotischer Schwellung führt. Ferner konnte Wilbrandt die osmotische Natur der Hämolyse experimentell veranschaulichen, im Gegensatz zur nichtosmotischen Hämolyse, z. B. durch Saponine.

Zusammenfassend kann gesagt werden, daß die Ursache der allmählichen Hämolyse im konservierten Blut in Permeabilitätsänderungen der roten Blutkörperchen liegt. Dadurch werden die roten Blutkörperchen für Kationen durchlässig. Das führt zu Salz- und Wassereintritt, zu osmotischer Schwellung und schließlich zu osmotischer Hämolyse. Im einzelnen handelt es sich um äußerst komplizierte osmotische Vorgänge, die nur zum Teil bekannt sind.

Über die tieferen Ursachen, warum die roten Blutkörperchen nach Aufbewahrung für gewisse Kationen durchlässig werden, wissen wir noch nichts Sicheres.

Balachovskij und Ginzburg vermuteten, daß die Blutkörperchenresistenz bzw. die Hämolyse von der Hydrolyse der phosphorhaltigen Stoffe in den roten Blutkörperchen abhängig sei. Durch Versuche, bei denen der Stoffwechsel durch Natriumfluorid vergiftet wurde (siehe Abb. 21), konnte aber keine nennenswerte Verzögerung der Resistenzabnahme erzielt werden. Demgegenüber sei erwähnt, daß nach neusten Untersuchungen von Wilbrandt eine bestimmte Abhängigkeit der Kationenpermeabilität vom glykolytischen Stoffwechsel gefunden werden konnte. Direkt hängen die Permeabilitätsänderungen vielleicht mit einer Denaturation des Membraneiweißes zusammen (Wilbrandt).

[1] Die roten Blutkörperchen enthalten wahrscheinlich kein Na; die Frage ist aber noch umstritten.

6. Die osmotische Resistenz.

Die Hämolyse steht in enger Beziehung zur osmotischen Resistenz. Sie ist die Folge einer Resistenzabnahme. Die Ursache der Resistenzänderungen liegt in den erwähnten Permeabilitätsänderungen der Erythrocyten.

Osmotische Resistenz heißt Widerstandskraft der roten Blutkörperchen gegen Unterschiede im osmotischen Druck, also gegen hypotonische und hypertonische Umgebung. Praktisch ist es üblich, die osmotische Resistenz der roten Blutkörperchen in hypotonischen Salzlösungen zu untersuchen. Diese Art der Resistenzbestimmung ist auch für das konservierte Blut ausnahmslos angewandt worden.

Die Bestimmung der osmotischen Resistenz erfolgt in Gläschen mit einer absteigenden arithmetischen Verdünnungsreihe von Salzlösungen. Die Minimumresistenz wird mit demjenigen Gläschen bezeichnet, bei dem die erste Spur einer von Auge nachweisbaren Hämolyse eintritt. Das Gläschen, worin eben noch nicht alle roten Blutkörperchen gelöst sind, gibt die Maximumresistenz an. Unter Resistenzbreite versteht man den zahlenmäßigen Ausdruck der Differenz zwischen Maximum- und Minimumresistenz.

Normalwerte:

Minimumresistenz (od. obere Grenze) bei 0,45proz. NaCl-Lösung,
Maximumresistenz (od. untere Grenze) bei 0,24proz. NaCl-Lösung,
Resistenzbreite: 0,45 — 0,24 = 0,21 (absolute Zahl).

Das Vorhandensein einer gewissen Resistenzbreite deutet darauf hin, daß nicht alle Blutkörperchen dieselbe Empfindlichkeit gegen hypotonische Kochsalzlösung aufweisen. Man nimmt an, daß die jungen Erythrocyten widerstandsfähiger sind, da sie weniger Plasmalipoide enthalten als die älteren.

Für die Prüfung der osmotischen Resistenz des konservierten Blutes sind bis jetzt folgende Bestimmungsmethoden angewandt worden:

α) **Makroskopische Methode.** Sie ist am gebräuchlichsten. Man stellt sich in einer Reihe Reagensgläser eine arithmetische abgestufte Verdünnungsreihe von Kochsalzlösung her mit Stufen von 0,02% Konzentrationsunterschied. In jedes Gläschen bringt man einen Tropfen des zu untersuchenden Blutes. Das Blut kann in frischem Zustand mit oder ohne gerinnungshemmenden Zusatz verwendet werden.

Vielfach werden die Blutkörperchen erst nach Waschung in physiologischer NaCl-Lösung verwendet, um den Einfluß des Plasmas auszuschalten. Beim konservierten Blut wird damit vor allem bezweckt, die störende Spontanhämolyse zu entfernen. Eine Probe konservierten Bluts wird zentrifugiert, das Plasma abgesogen und durch physiologische NaCl-Lösung (0,85%, wir, Belk, Henry und Rosenstein) ersetzt. Dann werden die Blutkörperchen aufgeschüttelt, das Ganze wiederum zentrifugiert und die Kochsalzlösung abgesogen. Diese Waschprozedur wird üblicherweise 2—3mal durchgeführt. Nach Absaugen der letzten Waschflüssigkeit bleibt ein dicker Blutkörperchenbrei zurück, von dem Aufschwemmungen mit Kochsalzlösung hergestellt werden. Davon wird in die verschiedenen Gläschen mit absteigenden Kochsalzkonzentrationen je 1 Tropfen zugefügt. Über die dabei verwendeten Konzentrationen der Blutkörperchenaufschwemmungen beim konservierten Blut findet man keine Angaben. In den neueren Büchern der klinischen Untersuchungsmethoden werden für Frischblutuntersuchungen Aufschwemmungen von 20—50% empfohlen. Für unsere eigenen Versuche mit konserviertem Blut haben wir 10proz. Blutkörperchenaufschwemmungen hergestellt. Die vergleichende Prüfung von verschieden starken Aufschwemmungen hat gezeigt, daß man mit weniger starken Konzentrationen eindeutigere Resultate bekommt. Wir haben jeweils 2mal gewaschen. Wir verwendeten ferner absteigende Kochsalzkonzentrationen von 0,84% bis 0,16% mit Stufen von 0,04%. Die Ablesung erfolgte nach leichtem Aufschütteln und Aufbewahrung von 1½ Stunden bei Zimmertemperatur. Eine zweite Ablesung wurde jeweils noch am folgenden Morgen nach Aufbewahrung im Kühlschrank vorgenommen. Es fanden sich im allgemeinen keine Unterschiede gegenüber der Ablesung vom Vortag. Nur bei älteren Blutproben zeigte sich eine weitere Resistenzabnahme.

β) **Zählmethode.** Der Unterschied zur *makroskopischen* Methode besteht darin, daß als Maß für die Hämolyse die noch erhaltenen roten Blutkörperchen gezählt werden. Die Methode erfordert viel Arbeit und gibt nach unserer Erfahrung keineswegs bessere Resultate.

Auf dem Prinzip der Resistenzprüfung mit hypotonischen Salzlösungen wurden für Frischblut ziemlich zahlreiche Modifikationen angegeben (Zusammenstellung bei O. Naegeli). So empfielt Hamburger an Stelle der Kochsalzlösung eine Lösung von Natriumsulfat, Simmeleine zusammengesetzte Salzlösung. Zur sicheren Erkennung der Hämolysegrenzwerte werden spektroskopische und kolorimetrische Ablesung und chemische Prüfung auf Hämoglobin empfohlen. Ferner sind verschiedene Waschflüssigkeiten gebräuchlich. Auch empfehlen manche Autoren, das Blut vor dem Auswaschen zu defibrinieren.

γ) **Photoelektrische Methode nach Wilbrandt.** Bei dieser Methode werden Blutsuspensionen, ebenfalls in absteigender Verdünnung einer Kochsalzlösung, zwischen eine Lichtquelle und eine lichtelektrische Zelle gebracht, und ihre Durchsichtigkeit wird durch den Photostrom der Lichtzelle gemessen. Die Durchsichtigkeit nimmt mit zunehmender Hämolyse aber auch schon beim bloßen Schwellen der Zellen zu.

Über die Eignung der Methode zur direkten Volumbestimmung, zur indirekten Volumbestimmung durch Bestimmung des osmotisch wirksamen Zellinhalts usw. sei auf die Originalarbeit verwiesen.

Die älteste Angabe über Resistenzbestimmungen am konservierten Blut haben wir bei OPITZ (1925) gefunden. OPITZ fand, daß die osmotische Resistenz der Erythrocyten im Citratblut nach 10 Stunden langer Aufbewahrung erhalten war und stellte nach 3 Tagen eine geringe Abnahme fest.

Resistenzuntersuchungen wurden allerdings schon von LANDOIS (1875) am defibrinierten Blut ausgeführt und später in aufbewahrten Blutkörperchen-Aufschwemmungen von ROUS und TURNER (1916).

Seit der häufigen Anwendung der Transfusion von konserviertem Blut in den Jahren 1933—1935 gehört die Resistenzprüfung der Erythrocyten zu den meist geübten Untersuchungen; denn die osmotische Resistenz ist ein Maß für die Permeabilitätsvorgänge, die sich an aufbewahrten roten Blutkörperchen abspielen.

Mit wenigen Ausnahmen haben fast alle Autoren mit der makroskopischen Methode in der einen oder andern Ausführung gearbeitet. KNOLL hat sich der Zählmethode bedient. Eine Anzahl Autoren hat ausdrücklich gewaschene Blutkörperchen geprüft. DOEPP verwendete Blutkörperchen nach 3facher Waschung, STILLMUNKES nach 2maliger Waschung, der eine von uns (WILLENEGGER und OTTENSOOSER) ebenfalls nach 2maliger Waschung. Die im folgenden Abschnitt erwähnten Untersuchungen beziehen sich auf Blut, das unter den üblichen Bedingungen aufbewahrt wurde.

Die einzelnen Versuchsergebnisse seien kurz zusammengestellt: BEREZOV stellte eine Abnahme der Minimumresistenz vom 2. Tag an fest. — JULLIEN-VIÉROZ (20 ccm Citratlösung zu 250 ccm Blut) fand in 18 Tagen eine Abnahme der Minimumresistenz von 0,45 auf 0,9% NaCl und eine Abnahme der Maximumresistenz von 0,3 auf 0,6% NaCl. — Über die Abnahme der Blutkörperchenresistenz berichten in jener Zeit auch KIGUCHI, GALUŠKO und EMELJANČIK, LAPTSCHINSKY. — DOEPP verglich die Resistenz von Blut in Moskauer Lösung, in Leningrader Lösung und in Citrat-Dextroselösung (Blutverdünnung überall 1:1). In den Lösungen ohne Dextrosezusatz ging die minimale Resistenzfähigkeit vom 2. Tag an allmählich zurück und sank nach 11 Tagen von 0,4 auf 0,9% NaCl. An diesem Tage traten die ersten sichtbaren Zeichen der Hämolyse auf. Die maximale Resistenz veränderte sich nur ganz unbedeutend. Das unter denselben Bedingungen aufbewahrte Blut mit Dextrosezusatz (Stabilisator Nr. 31) zeigte eine auffallend geringere Resistenzabnahme. Es dauerte 35 Tage, bis die minimale Resistenz auf 0,9% NaCl zurückgegangen war. DOEPP untersuchte ferner die Wirkung eines fremden Plasmas der gleichnamigen Blutgruppe auf den Verlauf der Resistenzabnahme. Zu diesem Zwecke wurde den Erythrocyten von Blut in Citratlösung (10 ccm 4proz. Na-Citratlösung zu 100 ccm Blut) das Plasma eines anderen Blutes zugesetzt. Diese Erythrocyten zeigten aber im Vergleich zu den Kontrollerythrocyten, die nicht von ihrem Plasma getrennt wurden, keinen Unterschied im Verhalten der Resistenzabnahme. — Auch BALACHOVSKIJ und GINZBURG stellten zur Hauptsache eine Veränderung der Minimumresistenz fest, die sich von

Tag zu Tag verminderte, bis sichtbare Hämolyse eintrat (Moskauer Blut). — Duran Jorda und Sarda Roca machten Resistenzuntersuchungen bei Blut in Citrat-Dextroselösung und in Citratlösung. Aus den verschiedenen Kurven geht hervor, daß die Minimumresistenz im allgemeinen eine ziemlich regelmäßige Abnahme von 0,4—0,5% auf 0,85% NaCl in 10—12 Tagen durchmachte. — Die Kurven der Maximumresistenz verlaufen unregelmäßig und schwanken z. T. um 2—3 Verdünnungsstufen ohne deutliche Zunahme oder Abnahme nach dieser Zeit. Im allgemeinen nahm die Minimumresistenz bei Citrat-Dextroselösung etwas langsamer ab. — Bagdasarov untersuchte Blut in 6proz. Citratlösung, in Moskauer Lösung und in Citrat-Dextroselösung. Die Minimalresistenz nahm bei Citrat- und Moskauer Lösung vom 2. bis 3. Tag an ungefähr gleich stark ab. Dagegen trat im Dextrose-Citratblut schon zu Beginn der Aufbewahrung eine gewisse Abnahme ein; aber im weiteren Verlauf sank die Minimumresistenz weniger stark als im dextrosefreien Blut. Die Maximalresistenz nahm in den Beobachtungen, die über 180 Fälle betrafen, eher etwas zu. — Die Untersuchungen wurden von Elliott, McFarlane und Vaughan nachgeprüft. Sie fanden für Moskauer Blut am 5. bis 6. Tag eine beginnende Resistenzverminderung. — Stillmunkes verglich Moskauer Blut mit Blut in 6proz. Citratlösung und in citrierter physiologischer Kochsalzlösung (es sind dieselben Lösungen, die von Bagdasarov untersucht worden sind). Die Minimumresistenz erreichte am 7. Tag 0,8% NaCl. Die Maximumresistenz ging nach 12 Tagen auf 0,7% NaCl zurück. Vom 7. Tag an verstärkte sich die Resistenzabnahme, gleichgültig welche Konservierungsflüssigkeit verwendet wurde. Mit dem 7. bis 8. Aufbewahrungstag setzte die sichtbare Hämolyse ein. — Nach den Untersuchungen von Rothfeld nahm die Minimumresistenz vom 2. Tag an kontinuierlich ab, so daß am 9. oder 10. Tag die einer 0,9proz. NaCl-Lösung entsprechenden Werte erreicht wurden. Die maximale Resistenz änderte nur wenig. — Vinograd-Finkel fand für Moskauer Lösung oder für Citratlösung allein eine Minimalresistenz von 0,85 bis 0,88% NaCl am 13. bis 14. Tag, worauf sichtbare Hämolyse eintrat. — Nach Belk, Henry und Rosenstein nahm die Minimalresistenz im Citratblut (0,4% Endkonzentration) ebenfalls vom 1. bis 2. Tag an allmählich ab. Sie sank von 0,44% NaCl am Entnahmetag auf 0,75% am 10. und auf 0,85% NaCl am 20. Tag. — McDonald und Stephen fanden im allgemeinen eine rasche Abnahme der Resistenz (Blut in citriertem Salzgemisch). Nach dem 13. Tag entsprach die Minimumresistenz nur noch 0,8% NaCl. — Meyer-Wildisen fand im konzentrierten Dextrose-Citratblut (Lösung Winterthur) bereits nach 2 Tagen eine eben merkliche Verminderung der Minimalresistenz. Dann erfolgte eine ungefähr parallele Abnahme der Minimal- und Maximalresistenz, die nach 15 Tagen 0,68% NaCl bzw. 0,50% NaCl erreichte. — Mit der Zählmethode bekam der eine von uns (Knoll) zwischen den einzelnen Stabilisatoren keine deutlichen Unterschiede (Citrat-, Winterthurer-, Moskauer-, Leningrader-Lösung, Heparin). Im allgemeinen ging die Resistenz vom 2. Tag an zurück. Die Minimalresistenz veränderte sich stärker als die Maximalresistenz. — Der andere von uns (Willenegger und Ottensooser) hat die Resistenz teilweise bei den gleichen Stabilisatoren, jedoch mit der makroskopischen Methode und an gewaschenen Blutkörperchen geprüft. Die Resultate, die deutliche Unterschiede zwischen den einzelnen Stabilisatoren erkennen lassen, sind in Abb. 23 und 24 zusammengestellt.

Bei unseren Untersuchungen fällt besonders das abweichende Verhalten des Blutes in Rous-Turnerscher Lösung und in Sangostat auf.

Im Blut, das mit Rous-Turnerscher Lösung konserviert wurde, zeigte sich nach 36 Tagen immer noch keine Abnahme der minimalen und maximalen Resistenz. Im Gegenteil, man fand eher eine geringe Resistenzzunahme, die während mehrerer Wochen konstant anhielt. Das weist auf ein besonderes Verhalten der Blutkörperchenpermeabilität bei der Rous-Turnerschen Blutmischung hin. Nach den besprochenen Anschauungen über die Permeabilitätsveränderungen ist anzunehmen, daß die roten Blutkörperchen in Rous-Turnerscher Lösung offenbar lange Zeit vorwiegend für Kalium durchlässig sind, was zum mindesten eine lange Aufrechterhaltung, ja sogar eine gewisse Resistenzzunahme zur Folge hat. Denn ausschließliche Kaliumpermeabilität führt zu osmotischer Schrumpfung, und erst wenn die Zellen auch für Natrium durchlässig werden, kann osmotische Schwellung bzw. Resistenzabnahme eintreten. Damit im Zusammenhang steht vielleicht auch die Beobachtung, daß die Rous-Turnersche Blutmischung in der ersten Zeit eine etwas stärkere Kaliumdiffusion ins Plasma aufweist als z. B. reines Citratblut (vgl. auch S. 47).

Auffällig ist ferner das besondere Verhalten des Sangostatbluts. Wir beobachteten bei diesem Blut schon am Entnahmetag eine starke Abnahme der minimalen und maximalen

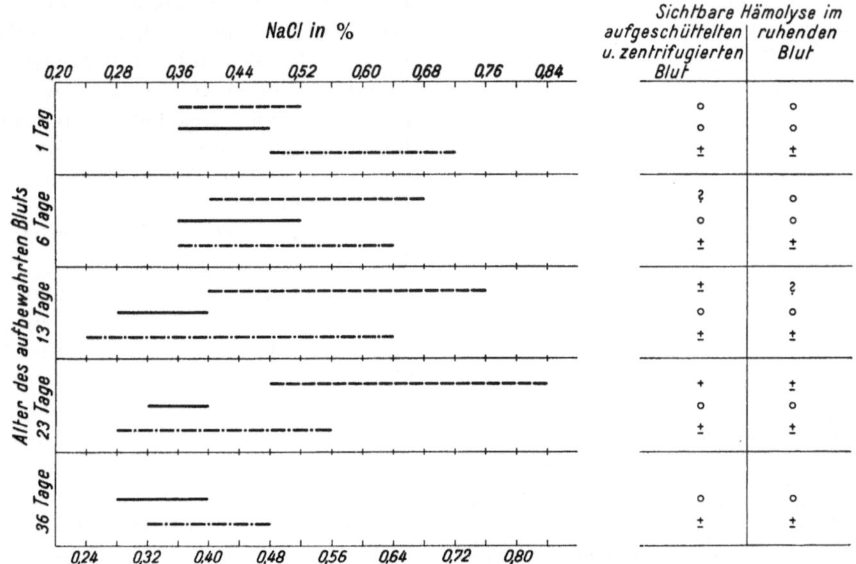

Abb. 23. *Osmotische Resistenz* und *sichtbare Hämolyse* desselben Blutes in 3 verschiedenen Stabilisatoren. Rechter Endpunkt der Linien bedeutet beginnende Hämolyse, linker Endpunkt bedeutet völlige Hämolyse. Die Linie gibt die Resistenzbreite an. Eine regelmäßige Resistenzabnahme zeigt das Blut in Winterthurer Lösung. Das besondere Verhalten der osmotischen Resistenz der Rous-Turnerschen Blutmischung (Resistenzzunahme) und des Sangostatblutes (anfängliche Abnahme, dann Zunahme) wird im Text erläutert. — — — Dextrose-Citratblut (Winterthurer Lösung). ——— Dextrose-Citratblut (Rous-Turnersche Lösung). —·—·— Sangostatblut (Stabilisator Nr. 61).

Resistenz. Die Resistenzbreite verschiebt sich in unseren Kurven nach rechts. Parallel dazu beobachtet man auch eine in der allerersten Zeit auftretende geringgradige Hämolyse. Mit der Aufbewahrungszeit nimmt nun die Resistenz immer mehr zu. Die Kurve der Resistenzbreite verschiebt sich nach links. Dieses besondere Verhalten liegt unserer Meinung nach im Urotropingehalt des Sangostats, das selbst unter besten Aufbewahrungsbedingungen Formaldehyd abspaltet. Offenbar führt der Urotropingehalt zunächst zu einer Zellschädigung, die sich in einer erhöhten Permeabilität äußert. Mit der Aufbewahrungszeit tritt dann aber immer mehr die eiweißfixierende Wirkung des Formaldehyds zutage, so daß anscheinend die Resistenz gegen hypotonische Kochsalzlösung in zunehmendem Maße gefestigt wird. Leider ließen sich nach der Methode von Kramer und Tisdall wegen des Urotropingehalts im Sangostatblut keine K-Bestimmungen ausführen.

Die *Ergebnisse der Resistenzprüfung* lassen sich folgendermaßen *zusammenfassen*:

Nach der Mehrzahl der Autoren nimmt die Minimumresistenz stärker ab als die Maximumresistenz. Das hängt damit zusammen, daß die Verminderung der osmotischen Widerstandsfähigkeit nicht alle Erythrocyten gleichmäßig befällt. Bei dem einem Teil der Erythrocyten — vermutlich bei dem ontogenetisch älteren — wird die osmotische Resistenz viel rascher beeinträchtigt. Diese Erythrocyten lösen sich schon bei geringer Hypotonie auf, so daß die *Minimum*resistenz abnimmt (Rechtsverschiebung nach unserer Darstellungsweise). Nach BAGDASAROV sollen namentlich die Erythrocyten mit Vacuolenbildung und die Schattenformen an der Abnahme der Minimumresistenz beteiligt sein. Der andere Teil der Erythrocyten — vermutlich der ontogenetisch jüngere — bewahrt die osmotische Widerstandsfähigkeit für längere Zeit. Diese Erythrocyten widerstehen selbst einer stärkeren Hypotonie, so daß die *Maximum*resistenz während einer gewissen Aufbewahrungszeit nahezu stabil bleibt.

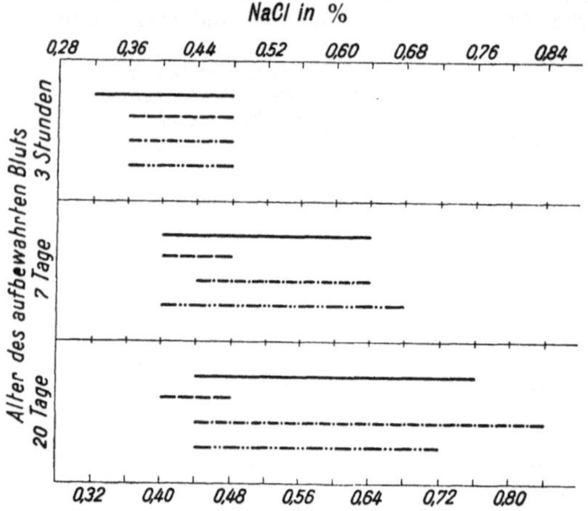

Abb. 24. *Osmotische Resistenz* desselben Blutes in 4 verschiedenen Stabilisatoren. Rechter Endpunkt der Linien bedeutet beginnende Hämolyse, linker Endpunkt bedeutet völlige Hämolyse. Die Linie gibt die Resistenzbreite an. Blut, das mit Winterthurer Lösung, Heparin und Novotrans konserviert wurde, zeigt eine regelmäßige Resistenzabnahme. Dagegen bleibt die osmotische Resistenz des Dextrose-Citratblutes, das eine weit höhere Zuckerkonzentration als Winterthurer Blut enthält (siehe Stabilisator Nr. 39), während längerer Zeit erhalten.

——— Dextrose-Citratblut (Winterthurer Lösung).
— — — Dextrose-Citratblut (Stabilisator Nr. 39).
— · — · Heparinblut (Stabilisator Nr. 21).
— · · — Novotransblut (Stabilisator Nr. 47).

Zwischen den verschiedenen Stabilisatoren besteht ein Unterschied, ob die Konservierungsflüssigkeit Dextrose enthält oder nicht. Nach allgemeinem Urteil erfolgt die Resistenzabnahme bei Dextrosezusatz wesentlich langsamer. Das betrifft namentlich die Lösungen mit höheren Zuckerkonzentrationen. Die Lösungen ohne Dextrosezusatz, einschließlich der Lösung Winterthur mit niedrigem Dextrosegehalt, zeigen unter sich keine großen Schwankungen. Gewisse Schwankungen in den Angaben der einzelnen Autoren dürfen für den Vergleich der verschiedenen Stabilisatoren nicht herangezogen werden; denn die Schwankungen sind bis zu einem gewissen Grade von der Methodik abhängig (wir, SCHILLING).

Im allgemeinen tritt im ruhenden konservierten Blut erst dann sichtbare Hämolyse auf, wenn sich die minimale Resistenz einer Kochsalzkonzentration von 0,8—0,9% nähert. Darin stimmen die Ergebnisse der meisten Autoren recht gut überein. Die osmotische Resistenzabnahme geht also der sichtbaren Hämolyse voraus. Das kommt daher, daß dem Hämoglobinaustritt zunächst eine osmotische Schwellung der roten Blutkörperchen mit Resistenzabnahme vorangeht. Erst wenn eine bestimmte kritische Volumzunahme erreicht ist, tritt Durchlässigkeit für Hämoglobin ein.

Mit den besprochenen Beispielen an der Rous-Turnerschen Blutmischung und am Sangostatblut möchten wir zeigen, daß selbst einfache Methoden der Resistenzprüfung über die Permeabilitätsveränderungen von aufbewahrten roten Blutkörperchen u. U. etwas Bestimmtes aussagen können. Wichtig ist hauptsächlich das Verhalten der Minimalresistenz. Es ist aber besser, wenn auch die Maximalresistenz geprüft wird. Man erhält so die Resistenzbreite. Wird die Resistenzbreite in der von uns angegebenen Weise aufgezeichnet, so lassen sich die Resistenzveränderungen auf anschauliche Weise darstellen und können sogar in mancher Hinsicht mit den Problemen der Permeabilitätsveränderungen in Beziehung gebracht werden, besonders wenn dazu noch Kationenbestimmungen im Plasma ausgeführt werden.

7. Die Abhängigkeit der Hämolyse und der osmotischen Resistenz von verschiedenen Faktoren.

Hämolyse und osmotische Resistenz sind beide verbunden und hängen weitgehend von physikalischen und chemischen Einflüssen ab. Die Beeinflussung von Hämolyse und osmotischer Resistenz ist besonders für die Technik der Blutkonservierung und für die Transfusion von Bedeutung. Je nachdem diese Einflüsse die Hämolyse beschleunigen oder verzögern, werden sie für die Konservierung ausgenützt (Kälte) oder vom Blut ferngehalten (mechanische Schädigung).

a) Physikalische Faktoren.

I. Mechanische Faktoren.

Zusammenhängende experimentelle Arbeiten findet man im älteren Schrifttum bei Rous und Turner, später bei Lindenbaum und Stroikova, bei Doepp und neuerdings bei De Gowin, Harris und Plass.

Es müssen im wesentlichen zwei Arten mechanischer Beeinflussung unterschieden werden, *das Schütteln* und *das Zentrifugieren.*

Das Schütteln ist mechanisch dadurch charakterisiert, daß die Massenteilchen einem rasch hintereinander folgenden Beschleunigungswechsel ausgesetzt sind. Je nachdem dieser Wechsel rascher oder langsamer erfolgt, muß die mechanische Einwirkung als mild (bloßes Umschwenken) oder als sehr stark (Schüttelmaschine) bezeichnet werden. Beim Zentrifugieren findet ein Beschleunigungswechsel lediglich so lange statt, bis die gewünschte Tourenzahl erreicht ist. Dann sind die Massenteilchen praktisch nur noch der konstant bleibenden Zentripetalkraft unterworfen.

α) **Schütteln.** Alle Beobachter, die mit konserviertem Blut gearbeitet haben, sind sich darüber einig, daß Schütteln zu einer merklichen Zunahme der Hämolyse führt.

Zuerst haben Rous und Turner die Wirkung des Schüttelns (10 Min. Schüttelmaschine) an zweimal gewaschenen (Lockesche Lösung) menschlichen und tierischen Blutkörperchen untersucht. Die Einwirkung wurde alsdann an der Resistenz gegen hypotonische Kochsalzlösung geprüft.

Die Autoren fanden, daß menschliche rote Blutkörperchen im Gegensatz zu tierischen eine hohe Widerstandsfähigkeit gegen Schütteln zeigten. Sie fanden ferner — allerdings für Tierblutkörperchen — daß die natürliche osmotische Resistenz des Frischbluts zur mechanischen Widerstandsfähigkeit (fragility) keine Beziehung habe. Denn gewaschene Blutkörperchen mit einer geringen osmotischen Minimalresistenz erwiesen sich gegen Schütteln recht widerstandsfähig und umgekehrt. Weiter wurden in Ringerlösung gewaschene und aufgehobene Blutkörperchen 15 Min. geschüttelt. Gleichzeitig wurden Proben von ungewaschenem Vollblut in Citrat-Ringerlösung (1 Teil Blut auf 4 Teile Lösung) aufgefangen. Beide Proben zeigten vor dem Schütteln keine Hämolyse. Nach dem Schütteln wurden die Proben zentrifugiert und die Hämolyse geschätzt. Die in Ringerlösung gewaschenen und geschüttelten Blutkörperchen zeigten bei allen Proben Hämolyse, am meisten die Tierblutkörperchen, am wenigsten die menschlichen. Im ungewaschenen und in Citrat-Ringerlösung aufgefangenem Blut zeigte sich dagegen nirgends Hämolyse. Die Autoren schlossen daraus, daß die Anwesenheit von Plasma (Vollblut in Citrat-Ringerlösung) die Blutkörperchen vor mechanischer Schädigung schützt.

In einem weiteren Versuch wuschen die Autoren rote Blutkörperchen von Blut, das in citrierter Lockeschen Lösung frisch aufgefangen worden war, mit verschiedenen Lösungen, nämlich mit Lockescher Lösung allein, in Lockescher Lösung mit Dextrinzusatz, mit Dextrosezusatz und mit Gelatinezusatz. Dann wurden die Blutkörperchen in den Waschflüssigkeiten aufgefangen, 15 Min. geschüttelt und zentrifugiert. Bei der einen Probe wurden die Blutkörperchen wieder in das mit citrierter Lockescher Lösung versetzte Plasma zurückgebracht, ebenfalls geschüttelt und zentrifugiert. Alsdann fehlte die Hämolyse allein in dieser Probe und in der Probe mit Gelatinezusatz. Die Proben mit Kohlehydratzusatz zeigten alle Hämolyse.

Gelatine schützt also die Blutkörperchen vor der die Hämolyse fördernden Einwirkung des Waschens und Schüttelns, verzögert aber, wie andere Versuche zeigten, das Auftreten der Hämolyse während der Aufbewahrung nicht. Plasma schützt die Blutkörperchen vor mechanischen Einflüssen ebenfalls und ist gleichzeitig ein gutes Aufbewahrungsmittel (Aufbewahrungsversuche siehe S. 86). Umgekehrt verzögern Kohlehydrate das Auftreten der Hämolyse während der Aufbewahrung, schützen aber die Blutkörperchen nicht beim Waschen und Schütteln. Die Autoren unterscheiden ausdrücklich zwischen *Schutzmittel* gegen mechanische Einflüsse (protective) und *Konservierungsmittel* (preservative).

In Rußland scheinen Timofejew und Fedorov zuerst auf die Hämolysebeschleunigung durch Schütteln hingewiesen zu haben.

Lindenbaum und Stroikova haben im Modellversuch für die Vorbereitung des Blutes zur Transfusion die gleichzeitige Einwirkung des Schüttelns und Erwärmens auf 45° C untersucht (Blut in Dextrose-Citrat-, Moskauer und citrierter Kochsalzlösung). Sie fanden, daß einmaliges Durchschütteln in den ersten 3 Tagen der Konservierung die sonst übliche Hämolyse nicht frühzeitiger auftreten ließ. Doch beschleunigte diese Maßnahme im 5—7 Tage alten Blut ohne Zuckerzusatz das erste sichtbare Auftreten der Hämolyse um 1—2 Tage. Bei noch älterem Blut trat schon am folgenden Tag sichtbare Hämolyse auf. Das in Glucose-Citratlösung konservierte Blut war wesentlich widerstandsfähiger. Erst Schütteln und Erwärmen von länger konserviertem Glucose-Citratblut (3 Wochen) führte zu beschleunigter Hämolyse, also erst dann, wann der sog. „Endtermin" der Konservierungsdauer beinahe erreicht war.

Auch Balachovskij und Ginzburg berichten, daß die Widerstandsfähigkeit konservierter roter Blutkörperchen gegen Schütteln durch Glucose erhöht werden kann.

De Gowin, Harris und Plass verglichen die Einwirkung des Schüttelns auf Blut, das mit den folgenden Flüssigkeiten konserviert wurde: Citratlösung allein, citrierte Kochsalzlösung, die von den Autoren modifizierte Rous-Turnersche Dextrose-Citratmischung (siehe Stabilisator S. 19 u. Nr. 30, 53). Blutproben davon wurden alle 5 Tage in einer Schüttelmaschine bei 260 Hin- und Herbewegungen pro Minute 30 Min. lang geschüttelt. Dann wurde die Hämolyse im zentrifugierten Blut spektroskopisch bestimmt. Das Hauptergebnis der Versuche lag darin, daß das in Citrat-Dextrose aufbewahrte Blut während 35 Tagen Beobachtung gegen Schütteln wesentlich widerstandsfähiger war. Es muß dabei berücksichtigt werden, daß das Citrat-Dextroseblut im Verhältnis 15 : 10 Teilen Blut verdünnt war. Diese Verdünnung schien aber keinen Einfluß gehabt zu haben. Ein Vergleich von Blut in citrierter NaCl-Lösung (ebenfalls 15 : 10 verdünnt) mit nur 2 : 10 verdünntem Citratblut zeigte keinen merklichen Unterschied in der Widerstandsfähigkeit gegen das Schütteln. Wie Lindenbaum und Stroikova nehmen auch De Gowin und Mitarbeiter an, daß der Grund für die erhöhte Widerstandsfähigkeit der Erythrocyten dem Dextrosezusatz zuzuschreiben sei.

Doepp hat den Einfluß des Schüttelns auf die *Resistenzverminderung* untersucht, also nicht auf die Folge der Resistenzverminderung, die Hämolyse. Er hat Moskauer Lösung, Leningrader Lösung und Dextrose-Citratlösung (Stabilisator Nr. 31) miteinander verglichen.

Bei allen Lösungen wurde das Blut 1 : 1 mit der Konservierungsflüssigkeit versetzt. Das Blut wurde in verschiedenen Zeitabständen während der Konservierung im Schüttelapparat bei 100—120 Seitenbewegungen pro Minute 1—2 Stunden lang geschüttelt. Die Resistenzprüfung erfolgte an 3mal gewaschenen Blutkörperchen in der gewohnten Weise mittels absteigender Konzentrationen von physiologischer Kochsalzlösung.

Sofort nach dem Schütteln ließ sich keine Resistenzveränderung feststellen, doch sank die Resistenz im Laufe der weiteren Konservierung im geschüttelten Blut bedeutend rascher als im ungeschüttelten.

Wir selber haben ebenfalls den Einfluß des Schüttelns auf die osmotische

Resistenz der roten Blutkörperchen untersucht und eine Reihe verschiedener Konservierungsflüssigkeiten miteinander verglichen.

Das Blut wurde in der Schüttelmaschine bei einer Minutenfrequenz von 134 Hin- und 134 Herbewegungen 2 Stunden und 4 Stunden lang geschüttelt und die Resistenz der zweimal gewaschenen roten Blutkörperchen untersucht.

Die Resultate sind in Abb. 25 zusammengestellt.

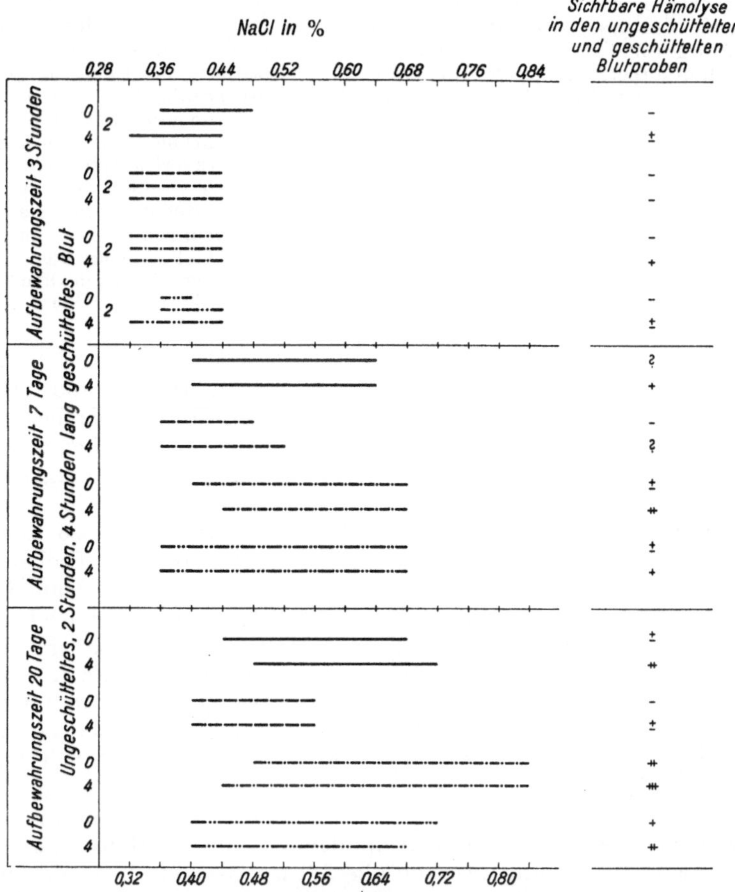

Abb. 25. *Osmotische Resistenz* und *sichtbare Hämolyse* desselben Bluts in ungeschüttelten, 2 und 4 Stunden lang geschüttelten Proben nach verschiedener Aufbewahrungsdauer und bei verschiedenen Stabilisatoren. Die osmotische Resistenz wurde an 2mal gewaschenen Blutkörperchen bestimmt.

——— Dextrose-Citratblut (Winterthurer Lösung). – – – – Dextrose-Citratblut (Stabilisator Nr. 39).
–·–·–· Heparinblut (Stabilisator Nr. 21). –··–·· Novotransblut (Stabilisator Nr. 47).

Es ergab sich in Übereinstimmung mit Doepp, daß bei allen untersuchten Blutproben, selbst nach 4stündigem Schütteln die osmotische Resistenz im Vergleich zu den ungeschüttelten Proben kaum merklich beeinträchtigt wurde. Die für die verschiedenen Konservierungsflüssigkeiten individuelle Resistenzbreite blieb trotz des Schüttelns erhalten. Dagegen trat je nach Stabilisator und je nach Aufbewahrungsdauer unter dem unmittelbaren Einfluß des Schüttelns sichtbare Hämolyse auf. Das Dextrose-Citratblut, das eine weit höhere Zuckerkonzentration als Winterthurer Blut aufweist (Stabilisator Nr. 43), war gegen Schütteln am widerstandsfähigsten. Selbst nach 20 Tage langer Aufbewahrung bewirkte Schütteln nur geringe Hämolyse. Bei den übrigen Stabilisatoren dagegen hatte das Schütteln der 20 Tage alten Blutproben bereits merkliche Hämolyse zur Folge, bei Heparin schon das Schütteln der 7 Tage alten Blutproben.

Da die Hämolyse eine Folge der Resistenzabnahme ist, steckt in diesen Ergebnissen ein scheinbarer Widerspruch. Der Grund liegt darin, daß die durch das Schütteln geschädigten Blutkörperchen zum Teil durch die mechanische Einwirkung des Waschens, zum Teil aber auch im veränderten osmotischen Milieu der Waschflüssigkeit weiterhin geschädigt werden und hämolysieren (siehe S. 87). Dieser Teil der roten Blutkörperchen zeigt also eine durch das Schütteln herabgesetzte osmotische Resistenz. Dagegen zeigt der nach dem Waschen zurückbleibende Teil praktisch keine Resistenzeinbuße. Dieser Teil ist offenbar durch das Schütteln nicht geschädigt worden. — Aus diesem Grunde eignen sich Resistenzproben mit gewaschenen Blutkörperchen zur Prüfung der Schütteleinwirkung nicht gut, da unmittelbar nach der mechanischen Einwirkung keine merkliche Resistenzabnahme eintritt, sondern erst im weiteren Verlauf der Aufbewahrung. Die Prüfung erfolgt am zuverlässigsten an der Hämolyse selber. Am genauesten sind quantitative Hämolysebestimmungen. Aber auch schon die bloße Schätzung des Hämolysegrades nach dem Schütteln ergibt brauchbare Vergleiche (siehe Abb. 25).

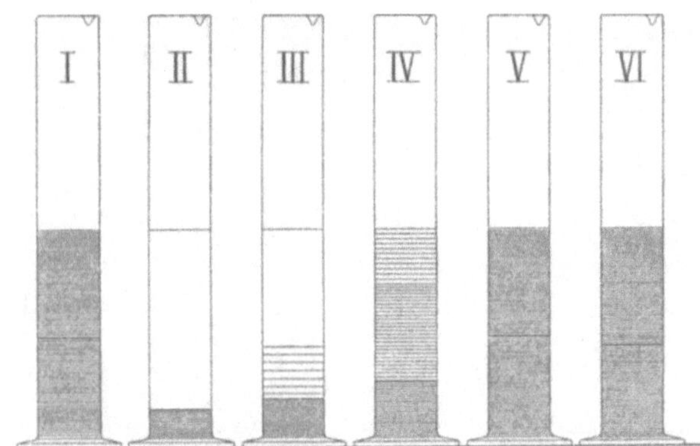

Abb. 26. *Hämolyse* von konservierten Blutproben, die während 46 Tage langer Aufbewahrung 2- bis 4mal wöchentlich zu Untersuchungszwecken aufgeschüttelt wurden. Die Schraffierung entspricht der Intensität der Blutfarbe (nach einer Photographie gezeichnet). Die Trennungslinie zwischen Erythrocyten- und Plasmaschicht ist dick ausgezogen.

I = Winterthurer Blut. *V* = Heparinblut (Stabilisator Nr. 21). *VI* = Novotransblut. In allen 3 Blutproben war die Hämolyse so stark, daß zwischen Plasma- und Erythrocytenschicht kein Intensitätsunterschied mehr bestand. — *II*, *III* = Dextrose-Citratblut nach ROUS und TURNER. Die eine Blutprobe ließ keine Hämolyse erkennen. Bei der anderen bestand ein wenig dichter Hämolysesaum. — *IV* = Dextrose-Citratblut (Stabilisator Nr. 39). In dieser Blutprobe war die gesamte Plasmaschicht hämolytisch verfärbt; die Verfärbung zeigte aber noch einen deutlichen Intensitätsunterschied zur Erythrocytenschicht.

Wenn wir einen Teil der geschüttelten und gewaschenen Blutkörperchen wieder mit der ursprünglichen Konservierungsflüssigkeit vermischten und im Eisschrank aufbewahrten, so zeigte die Mehrzahl der Proben später eine stärkere Hämolyse als die nicht geschüttelten Kontrollproben. Bei der verwendeten Technik zeigte sich also wie bei DOEPP, daß die Beeinträchtigung der osmotischen Resistenz nach Schütteln erst im weiteren Verlauf der Aufbewahrung deutlich wird.

An Übersichtsexperimenten mit Ampullen zu 50 ccm Blut (Winterthurer Lösung), die zu Untersuchungszwecken alle 2 Tage geschüttelt werden mußten, trat die Hämolyse mit der Zeit stärker in Erscheinung als in unberührten Kontrollgläsern. Weitaus am widerstandsfähigsten gegen wiederholtes Aufschütteln war das Blut in Rous-Turnerscher Lösung. Von zwei in Standflaschen aufbewahrten Blutproben dieser Art zeigte die eine nach 46 Tagen keine, die andere nur schwach sichtbare Hämolyse, obschon die Flaschen wöchentlich 2—4mal zur Blutentnahme aufgeschüttelt werden mußten (siehe Abb. 26).

Gegen Aufschütteln war auch Sangostatblut recht widerstandsfähig, zeigte aber gegen Waschen eine ausgesprochen schlechte Resistenz.

DE NAVASQUEZ und WATERFIELD fanden Schütteln (während 10 Tagen täglich 3 Stunden lang) bei einer Aufbewahrungstemperatur von 3° C wenig wirksam, dagegen deutlich wirksam bei gleichzeitiger Erwärmung auf 22° C. So waren in der Kälte nach 45 Tagen nur 6—20% der Erythrocyten aufgelöst, erwärmt jedoch 40—65%.

Nach der Meinung von SCHILLING scheinen die Angaben über die Schüttelwirkung im allgemeinen eher übertrieben zu sein. SCHILLING hat eine 14 Tage alte Konserve von Dextrose-Citratblut (Stabilisator Nr. 39) in einem besonders stark schüttelnden Apparat 17 Stunden lang bei niedriger Zimmertemperatur geschüttelt. Bei weiterer Aufbewahrung zeigte die Konserve keine verstärkte Hämolyse.

Wenn wir die Resultate der verschiedenen Untersuchungen miteinander vergleichen, so können wir daraus im wesentlichen dieselben Ergebnisse ableiten.

1. Schütteln des aufbewahrten Blutes führt in jedem Falle zu Resistenzverminderung und zu Hämolyse. Es besteht aber ein Unterschied, ob das Blut mit Konservierungsflüssigkeiten mit oder ohne Dextrosezusatz versetzt wird. Die allgemeine Auffassung geht dahin, daß Dextrosezusatz die Resistenz der Blutkörperchen gegen Schütteln merklich verstärkt. Welche Dextrosekonzentration dabei die beste ist, weiß man bis jetzt noch nicht sicher. Die praktischen Erfahrungen und experimentelle Untersuchungen (siehe Beeinflussung der Hämolyse durch chemische Faktoren) sprechen dafür, daß höhere Konzentrationen gegen mechanische Einflüsse besser schützen. Manche Beobachtungen sprechen ferner dafür, daß auch das Verdünnungsverhältnis von Blut zu Konservierungsflüssigkeit nicht ganz gleichgültig ist. Systematische Untersuchungen darüber fehlen. Wir haben den Eindruck gewonnen, daß stark verdünntes Blut vor mechanischen Einflüssen eher weniger gut bewahrt wird als konzentriertes Blut. Vielleicht mag dabei der Viscositätsunterschied mitspielen.

2. Die Einwirkung des Schüttelns auf Blut wird am besten an der Hämolyse geprüft. Die Prüfung an der osmotischen Resistenz eignet sich nicht gut, namentlich nicht an gewaschenen Blutkörperchen.

3. Der Einfluß des Schüttelns ist auch vom Alter des Blutes abhängig. Je älter das Blut ist, desto mehr werden die Blutkörperchen durch Schütteln geschädigt.

4. Einmalige geringe mechanische Einwirkungen wie z. B. kurzes Schütteln oder Umschwenken haben im allgemeinen keine merkliche Verstärkung der Hämolyse zur Folge, wenn die Erythrocyten in ihrer Resistenz nicht oder nicht nennenswert herabgesetzt sind. Solange die Resistenz erhalten ist, bleibt sogar häufig wiederholtes Umschwenken des Blutes ohne Einfluß auf die Hämolyse, z. B. beim Blut in Rous-Turnerscher Lösung (siehe Abb. 26). Ist dagegen die Resistenz nach längerer Aufbewahrung deutlich vermindert und tritt sogar sichtbare Hämolyse auf, dann können schon geringe mechanische Einwirkungen die Hämolyse verstärken. Praktisch spielt dies bei überaltertem Blut eine Rolle. Infolge der erhöhten Viscosität muß überaltertes Blut zur Durchmischung stärker aufgeschüttelt werden als jüngeres Blut. Nach unseren Erfahrungen ist dieses Vorgehen fast immer mit einer merklichen Verstärkung der Hämolyse verbunden.

5. Die Stärke der mechanischen Einwirkung beim Schütteln hängt nicht nur von der Frequenz und von der Dauer der ausgeführten Seitenbewegungen ab. Es spielt auch die Größe der Blutmasse, also auch der Massendruck auf die Blutkörperchen eine Rolle. Wenn man konserviertes Blut nebeneinander in einem Wassermann-Röhrchen und in einem größeren Meßzylinder eine Zeitlang schüttelt, so kann man nachher feststellen, daß zum Nachteil der größeren Blutmenge ein deutlicher Hämolyseunterschied besteht (Versuche mit Blut in Winterthurer Lösung).

β) Zentrifugieren. Systematische Untersuchungen über den Einfluß des Zentrifugierens auf die Hämolyse liegen nicht vor. Nach unseren Erfahrungen kann namentlich bei älteren Blutproben eine gewisse Verstärkung der Hämolyse durch bloßes Zentrifugieren beobachtet werden. Wenn man eine etwa 3 bis

4 Wochen alte Blutprobe (Blut in Winterthurer Lösung) sedimentieren läßt, die Höhe des hämolytischen Saumes bestimmt und zentrifugiert, dann ist der hämolytische Saum nach einer Zentrifugierungsdauer von 15—20 Minuten bei 2000 Touren breiter geworden, und zwar mehr als dem Sinken der Erythrocytenschicht infolge des Zentrifugierens entspricht. Für frischere Blutproben ist das Zentrifugieren praktisch gleichgültig. Auch MAIZELS und WHITTAKER halten den Einfluß des Zentrifugierens für sehr gering. Das Zentrifugieren steht jedenfalls in bezug auf Schädigung der roten Blutkörperchen jeder andern mechanischen Beeinflussung weit nach.

Überdruck. Die Frage, wie sich ein unter Überdruck aufbewahrtes Blut hinsichtlich Hämolyse verhält, wurde zuerst von DURAN JORDA gestellt. DURAN JORDA konservierte Blut in Luft bei Überdruck. Er berichtet über keine systematischen experimentellen Untersuchungen, sondern bemerkt nur, daß die Hämolyse in einem solchen Blute langsamer erfolge. Der eine von uns (KNOLL) konnte aber für Blut in Winterthurer Lösung feststellen, daß das unter Druck (sterile Luft von 2 atü) stehende Blut mit der Zeit rascher hämolysiert.

II. Thermische und andere Faktoren.

Die *Temperatur* ist der wichtigste Faktor, der die Hämolyse beeinflußt. Es wurde auch noch Anderes erwogen, so die *Einwirkung des Lichts, die Größe der Diffusionsfläche zwischen Flüssigkeit und Plasma, der Luftraum im Aufbewahrungsgefäß* und *die Sauerstoffsättigung des Blutes ohne Überdruck.*

a) **Wärme.** Der beschleunigende Einfluß höherer Temperatur auf die Hämolyse steht fest. Experimentelle Untersuchungen darüber liegen von verschiedenen Autoren vor.

LINDENBAUM und STROIKOVA haben im Modellversuch zur Transfusions- vorbereitung des Blutes den gleichzeitigen Einfluß des Schüttelns und Erwärmens auf 45° C untersucht (die Resultate sind im Abschnitt „Schütteln" erwähnt). Die Autoren untersuchten ferner den Einfluß der Temperatur der Außenluft während der Aufbewahrungszeit und auch die Frage der Temperatur der zugesetzten Konservierungsflüssigkeit.

Um den Einfluß, den die Temperatur der Außenluft auf die Konservierung ausübt, festzustellen, wurde Blut bei 37° C, bei Zimmertemperatur von 14—16° C und bei Eisschranktemperatur von 6° C aufbewahrt. Die Hämolyse trat im Brutschrank 8 Tage früher auf als im Eisschrank und 2 Tage früher als bei Zimmertemperatur. — Die Temperatur der zugesetzten Konservierungsflüssigkeit war von geringer Bedeutung. Es wurde Blut, das 1 : 1 mit der Konservierungsflüssigkeit verdünnt war, untersucht. Bei einer Konservierungsflüssigkeit von 0° C trat die Hämolyse am 12. Tag auf, bei 20° C am 10. Tag und bei 40° C am 8. Tag. Die von den Autoren verwendeten Konservierungsflüssigkeiten sind dieselben wie bei der Untersuchung des Schüttelns (siehe S. 74).

Über ähnliche Versuche berichten auch GALUŠKO und EMELJANČIK.

Wird das Blut über 37° C erwärmt, dann tritt die Hämolyse viel rascher ein.

LINDENBAUM und STROIKOVA beobachteten bei Erwärmung des konservierten Blutes auf 47—49° C sofortigen Eintritt der Hämolyse. Nach PETROV, FILATOV und BOGOMOLOVA kann bereits eine Erwärmung des Blutes auf 42—44° C infolge Hämolyse gefährlich werden. Die Gefahr der Hämolyse steigt mit der Konservierungsdauer. Je länger die Konservierungsfrist ist, desto niedriger sind die Temperaturgrade, welche zur Hämolyse führen. Nach Untersuchungen von LÜTZELER tritt beim Frischblut die Hämolyse bei 51—52° C ein.

DOEPP untersuchte die Erwärmung des konservierten Blutes auf 37° C in ihrer Wirkung auf die osmotische Resistenz der gewaschenen Erythrocyten. Wie beim Schütteln änderte sich die Resistenz gleich nach der Erwärmung nicht. Wurde aber das Blut nach der Erwärmung unter gewöhnlichen Bedingungen weiter aufbewahrt, dann kam es zu einer rascheren Abnahme der Resistenz als in den nicht erwärmten Kontrollen. Die Einwirkung des Erwärmens machte sich am 3. Tag bemerkbar. DOEPP hat eine andere Versuchsreihe auch bei Zimmertemperatur untersucht. Auch unter diesen Bedingungen sank die Resistenz rascher als im Kontrollblut. Der Unterschied im Auftreten der Resistenzabnahme betrug 2 Tage. Wurde in Citrat-Dextroselösung aufgefangenes Blut erwärmt, so zeigte sich kein merklicher Einfluß auf die Resistenzabnahme, verglichen mit derjenigen des nicht erwärmten Citrat-Dextrosebluts. DOEPP schloß daraus, daß Dextrosezusatz das Blut gleich wie gegen Durchmischen und Schütteln auch gegen Wärme schützen kann.

HEINZE und WOLFF verglichen das Auftreten der Hämolyse und die osmotische Resistenz bei verschiedenen Temperaturen. Der Beginn der Hämolyse wurde bei 4° C am 10. bis 14., bei 18° C am 6. und bei 37° C am 3. Tag festgestellt. Die osmotische Resistenz verminderte sich bei 4° C am wenigsten, bei 37° C am meisten.

DE GOWIN, HARRIS und PLASS untersuchten Blutproben, die mit der von ihnen modifizierten Rous-Turnerschen Lösung angesetzt wurden. Das Blut wurde bei 5° C oder bei 20° C in einem dunklen Raum mit einer gewissen Luftfeuchtigkeit aufbewahrt. Als Maß der Hämolyse dienten Hämoglobinbestimmungen. Summarisch ausgesprochen ergab sich, daß bei 20° C aufbewahrtes Blut schon nach 2 Tagen ebensoviel Hämolyse aufwies wie Blut, das 30 Tage lang bei 5° C aufbewahrt wurde.

Noch eine andere Beobachtung dieser Autoren verdient Erwähnung und zeigt den hämolysierenden Einfluß der Wärme. Wurden wie üblich 500 ccm Blut mit 750 ccm Aufbewahrungsflüssigkeit (Stabilisator Nr. 30) versetzt und alsdann im Eisschrank aufbewahrt, dann trat die Hämolyse merklich früher ein, wenn das Blut mit einer zimmerwarmen Aufbewahrungsflüssigkeit versetzt wurde als mit einer vorgekühlten Lösung. Die Abkühlung einer größeren Flüssigkeitsmenge, namentlich bis zur gleichmäßigen Abkühlung des ganzen Inhalts, braucht eine gewisse Zeit. Besonders in den inneren Schichten vollzieht sich der Temperaturausgleich verzögert. Hier kann sich die Wärme anscheinend noch eine Zeitlang nachteilig für die Hämolyse auswirken. Das geht aus einem weiteren Versuch hervor. Wurde nur eine Blutprobe von wenigen ccm aus einer Flasche mit anfänglich zimmerwarmer Auffangflüssigkeit entnommen und in den Kühlschrank gestellt, so trat keine verstärkte Hämolyse auf. Anscheinend erfolgt die Abkühlung einer so kleinen Blutprobe rasch genug, so daß sich die anfängliche Wärme auf die Hämolyse praktisch überhaupt nicht mehr nachteilig auswirken kann. Die Autoren haben aus diesen Beobachtungen mit Erfolg die Notwendigkeit abgeleitet, das Blut nur in bereits vorgekühlte Auffanggefäße und Auffangflüssigkeiten einzufüllen (5° C).

Der Einfluß der Wärme auf die beschleunigte Hämolyse kann auch am rascheren Rückgang der Erythrocytenzahlen festgestellt werden (siehe S. 26).

Wir haben ebenfalls Blut vergleichsweise bei 4° C und bei Zimmertemperatur 20—22° C aufbewahrt (Blut in Winterthurer Lösung). Bei Zimmertemperatur wurde die Hämolyse während einer Beobachtungszeit von 3 Wochen durchschnittlich um 1 Woche beschleunigt. Wurden die Blutkonserven nach einer gewissen Aufbewahrung im Kühlschrank weiterhin bei Zimmertemperatur aufbewahrt, so trat nach 2—4 Tagen ebenfalls beschleunigte Hämolyse auf (an sichtbarer Hämolyse beurteilt). Zu ähnlichen Ergebnissen gelangte auch SCHILLING. SCHILLING konnte ferner zeigen, daß das nach seiner Methode konservierte Dextrose-Citratblut bei 10° C Dauertemperatur schon nach 23 Tagen Hämolyse aufwies, während bei 4° C im allgemeinen erst nach 6 Wochen Hämolyse auftrat.

Eine besonders kräftige hämolysefördernde Wirkung hat u. U. *wiederholte* Erwärmung (VOŽENILEK, eigene Beobachtungen).

β) Kälte. Kälte verzögert die Hämolyse. Die Frage, ob dabei Unterschiede je nach Kältegrad bestehen, ist noch sehr wenig untersucht. Die Frage spielt für die optimale Aufbewahrungstemperatur des konservierten Bluts eine gewisse Rolle. Im allgemeinen wird die beste Aufbewahrungstemperatur mit 4—6° C angegeben. Temperaturen unter 4° C werden weniger häufig benützt. Permeabilitätsuntersuchungen von WILBRANDT weisen darauf hin, daß die optimale Temperatur in Bezug auf die Verzögerung der Hämolyse möglicherweise etwas höher liegt als allgemein angenommen wird, nämlich um 8° C herum.

Anders wirkt sich die Kälte aus, wenn der Gefrierpunkt erreicht wird. Wir haben mehrere Blutproben in zugeschmolzenen 20 ccm-Ampullen unter protrahierter Abkühlung auf —6° C gefroren. Im gefrorenen Blut bleibt die scharfe Trennung zwischen Plasma- und Blutzellschicht völlig erhalten. Im Plasma zeigt sich nicht die geringste hämolytische Verfärbung. Das Blut wurde dann während 2 Tagen sehr vorsichtig aufgetaut. Mit dem Übergang in flüssigen Zustand tritt schlagartig Hämolyse ein, die vollständig verläuft. Dieser Ausgang konnte in keinem einzigen der Fälle verhindert werden. Auch ELLIOTT, MCFARLANE und VAUGHAN erwähnen, daß gefrorenes Blut vollständig hämolysiert.

Die Untersuchungsergebnisse und die Erfahrungen über den Temperatureinfluß auf die Hämolyse des konservierten Blutes lassen sich folgendermaßen *zusammenfassen*: Wärme fördert die Hämolyse in jedem Falle, je höher die Wärme, desto mehr. Wärme bis zu 20—25° C wirkt sich praktisch erst nach einer gewissen Zeit aus. Blutschrankwärme wirkt viel rascher, und Temperaturen über 40° C führen zu unmittelbar eintretender Hämolyse.

Beim Frischblut tritt die Hämolyse bei Temperaturen über 50—51° C ein. In diesem Falle ist die Hämolyse nichts anderes als eine Erscheinung der Cytolyse, die bei diesem Wärmegrad für die meisten lebenden Zellen eintritt.

Nach einigen Autoren soll Dextrosezusatz vor Wärmeeinfluß schützen. In Bezug auf die Hämolyse zeigen mechanische Einwirkungen (Schütteln) und zunehmende Temperatur weitgehende Übereinstimmung. Beide fördern die Hämolyse.

Über den Einfluß der Kälte läßt sich vorläufig sagen, daß tiefe Temperaturen oberhalb des Gefrierpunktes die Hämolyse verzögern. Von besonderem Einfluß ist der Gefrierpunkt. Es ist einerseits möglich, das Blut vom flüssigen in den festen Zustand überzuführen, ohne daß Hämolyse auftritt. Aber beim Übergang von dem festen in den flüssigen Zustand tritt stets vollständige Hämolyse ein.

Manche Beobachtungen sprechen dafür, daß die Wärme auch andere Permeabilitätsvorgänge der Zellen beschleunigt. WILBRANDT konnte beispielsweise zeigen, daß Dextrose bei 37° C verhältnismäßig rasch in die menschlichen Blutkörperchen eindringt, bei niedriger Temperatur viel langsamer. Die Abhängigkeit des K-Austrittes von der Wärme ist nach den bisherigen Untersuchungen noch umstritten. Der Grund, warum bei kühler Temperatur die Hämolyse stark verzögert wird, liegt offenbar in einer Hemmung der Permeabilitätsvorgänge. Was in den Permeabilitätsversuchen bei 37° C im Verlauf von Stunden geschieht, spielt sich in der Kälte erst im Laufe von Wochen ab.

γ) Lichteinfluß. Die Frage, ob Licht einen Einfluß auf die Hämolyse habe, wurde für das konservierte Blut nur vereinzelt aufgeworfen. LINDENBAUM und STROIKOVA zeigten, daß die Belichtung während der Aufbewahrungszeit das Auftreten der Hämolyse geringgradig zu beschleunigen scheint. Im Dunklen setzte die Hämolyse einen Tag später ein als bei Belichtung. Verschiedentlich wird auf die Notwendigkeit hingewiesen, konserviertes Blut vor Licht sorgsam zu schützen (ELJAŠEVIČ, GNOINSKI u. a.). GNOINSKI glaubt, daß besonders die direkte Einwirkung von Sonnenlicht die Hämolyse beschleunige. Weitere Untersuchungen und Äußerungen zu dieser Frage fehlen. Das kommt wohl daher, daß sich die Frage vom praktischen Standpunkt aus von vornherein erübrigt, da ja das Blut in den Kühlräumen ohnehin im Dunkeln steht.

δ) Einfluß der Gefäßweite. Für die Kaliumdiffusion aus den Blutkörperchen in das überstehende Plasma haben SCUDDER und Mitarbeiter zeigen können, daß sie, auf g-% im Plasma bezogen, mit der Vergrößerung der Diffusionsfläche, der Grenzfläche zwischen Erythrocyten- und Plasmaschicht, zunimmt. Möglicherweise liegen bei der Hämoglobindiffusion ähnliche Verhältnisse vor. Ist die Diffusionsgeschwindigkeit des Hämoglobins tatsächlich vergrößert, dann müßte in weiten Gefäßen mit einer verstärkten Hämolyse gerechnet werden. Objektive Untersuchungen darüber fehlen.

ε) Einfluß der Blutmenge. Manchmal hat man den Eindruck, daß kleine Blutproben in Ampullen zu wenigen ccm langsamer hämolysieren als größere Blutmengen, aus denen die kleinen Proben entnommen wurden. Es ist denkbar, daß bei größeren Blutmengen der Gewichtsdruck zuunterst in der Erythrocytenschicht die Hämolyse u. U. nachteilig beeinflussen könnte. Experimentell ist die Frage noch nicht untersucht.

ζ) Einfluß von Luft und Luftbestandteilen. Diese Frage wurde im Zusammenhang mit technischen Problemen und im Zusammenhang mit der Frage, ob sich mit Sauerstoff angereichertes Blut besser konservieren lasse, untersucht.

Gnoinski mißt der luftleeren oder wenigstens nahezu luftleeren Abfüllung wesentliche Bedeutung für den Hämolyseablauf bei.

Wurde Citratblut (6proz. Citratlösung 1 Teil + 5 Teile Blut) luftleer abgefüllt oder zeigte sich in den 2-gestielten Ampullen (vgl. Abb. 49) nur mehr eine kleine Luftblase, dann wurde die Hämolyse erst nach 90 Tagen sichtbar, währenddem sie in kleinen, unvollständig abgefüllten Ampullen mehr als um die Hälfte früher eintrat.

Die Frage des Luftzutrittes haben De Gowin, Harris und Plass experimentell untersucht. Werden unvollständig gefüllte Blutkonserven mit den in der Bacteriologie üblichen Gaze- oder Wattebäuschen verschlossen, so kann ein Luftaustausch zwischen dem Flascheninnern und der Umgebung stattfinden (O_2 und CO_2). Die Autoren fragten sich nun, ob dieser Luftaustausch für die Hämolyse von Bedeutung sei oder nicht. Bei der Versuchsanordnung wurden ferner Kolben mit konserviertem Blut luftleer abgefüllt und mit einem Gummistöpsel verschlossen. Gegenüber lufthaltigen Kontrollflaschen trat wie bei Gnoinski die Hämolyse in den luftleeren langsamer ein. Weiter zeigte ein Vergleich von lufthaltigen Proben, die mit Gummistöpseln verschlossen waren, mit solchen, die mit Watte verschlossen waren, keine Differenz hinsichtlich Hämolyse. Auch wenn der Luftraum in der Flasche mit N_2 angefüllt wurde, zeigte sich kein Unterschied.

Lindenbaum und Stroikova untersuchten, ob die Haltbarkeit des konservierten Blutes, das mit Sauerstoff versetzt wird, verlängert werden kann. Die Autoren vermuteten, daß die Sauerstoffarmut des konservierten Blutes die Hämolyse beschleunigen könnte. Als Sauerstoffquelle diente ein Zusatz von Wasserstoffsuperoxyd. Es wurde angenommen, daß unter dem Einfluß der Katalase aktiver molekulärer Sauerstoff frei werde, der sich z. T. mit den Erythrocyten physikalisch verbindet. Das so mit Sauerstoff bereicherte Blut behält seine hellrote Farbe während der ganzen Konservierungsdauer. Der gebildete Schaum verschwindet nach wenigen Minuten. Die Ergebnisse von Reihenuntersuchungen schienen zu zeigen, daß die Konservierungsfrist durch Wasserstoffsuperoxyd um 3 Tage verlängert werden konnte. Ohne nähere Angaben über experimentelle Untersuchungen sind auch Duran Jorda, Drbohlav, Sazavsky, Benhamou und Mercier der Meinung, daß Sauerstoffanreicherung die Konservierung von Blut hinsichtlich Hämolyse verbessere. Aber im Gegensatz dazu trat nach den Untersuchungen von Schilling im sauerstoffangereicherten Blut beschleunigte Hämolyse auf. Wir selber haben ebenfalls keinen Vorteil des Sauerstoffzusatzes für den Hämolyseablauf gefunden.

b) Chemische Zusätze.

Es gibt eine Reihe von bekannten Stoffen, die selbst in kleinen Dosen dem Blut zugesetzt zur Hämolyse führen. Es sind Stoffe, die stark oberflächenaktiv oder lipoidlöslich sind, z. B. Äther, Chloroform, Gallensäuren, Saponine, gewisse Tier- und Pflanzengifte. Die eiweißfällenden Stoffe, namentlich die Schwermetallsalze, führen zu Agglutination.

Beim konservierten Blut interessiert besonders, ob es Stoffe gibt, die die Hämolyse verzögern. Diese Stoffe könnten ihre Aufgabe auf zwei Wegen erfüllen. Entweder halten sie als Zusatz zu einer gerinnungshemmenden Flüssigkeit die Hämolyse hintan, oder sie verbinden gleichzeitig gerinnungshemmende und hämolyseverzögernde Eigenschaften miteinander. Sie spielen bei der Wahl des Stabilisators eine große Rolle. Von einem Stabilisator muß verlangt werden, daß er die Gerinnung hemmt, das Blut möglichst lange überlebend erhält und Veränderungen, die für den Empfänger gefährlich sind, verhindert. Wir haben erwähnt, daß die Hämolyse eine Hauptgefahr für den Empfänger ist. Gerade aus diesem praktischen Grunde ist es wichtig, einen Stabilisator zu finden, der dem Eintritt der Hämolyse entgegen wirkt. Die ganze Stabilisatorfrage wird im Zusammenhang behandelt. An dieser Stelle beschäftigen wir uns mit diesen Stoffen, soweit dafür theoretisch experimentelle Gesichtspunkte in Betracht kommen.

Zuckerzusätze gelten auch heute noch als das geeignetste Mittel, um beim konservierten Blut die Hämolyse zu verzögern. Das gilt sowohl für das ruhende Blut, wie für Blut, das verschiedenen physikalischen Einwirkungen ausgesetzt wird.

Die grundlegenden experimentellen Untersuchungen darüber gehen auf Rous und Turner, welche die Frage an Tier- und Menschenblutkörperchen untersuchten, zurück. Rous und Turner versuchten zunächst, zweimal gewaschene Blutkörperchen in chemisch reinen Salzlösungen (Ringer-, Tyrode-, Lockesche Lösung) aufzubewahren. In allen Lösungen begannen die im Eisschrank aufbewahrten Blutkörperchen schon nach wenigen Tagen zu hämolysieren. Es war schon damals bekannt, daß isotonische Salzlösungen zur Aufschwemmung von roten Blutkörperchen nicht idealen natürlichen Bedingungen entsprechen und häufig zu Formveränderung der Blutkörperchen führen (Weidenreich, Hamburger). Weidenreich führte dies auf das Fehlen der Kolloide zurück. So suchte man die verschiedenen Salzlösungen durch Kolloidzusätze zu verbessern. Zuerst wurde Gelatine verwendet. Weidenreich fand, daß die Form der Erythrocyten in Salzlösungen mit Gelatinezusatz besser erhalten werden konnte. Aber andrerseits beobachteten Rous und Turner, daß Gelatinezusatz die Hämolyse nicht nennenswert verzögert. Es wurden ferner Agar, Stärke und Dextrin versucht, alles ohne Erfolg. Ausgehend von der damaligen Anschauung, daß die roten Blutkörperchen für Zucker meistens undurchlässig seien, haben Rous und Turner erstmalig Zucker für die Konservierung von roten Blutkörperchen verwendet. Sie erzielten die besten Resultate mit isotonischen Zuckerlösungen, für Saccharose eine 10,3proz. Lösung, für Dextrose eine 5,4proz. Lösung. Gegenüber der Aufbewahrung von Blut in citrierter Lockescher Lösung oder Citrat allein konnten Blutkörperchen in Saccharose-Citrat- oder in Dextrose-Citratlösung mehrere Wochen ohne sichtbare Hämolyse aufbewahrt werden. Zwischen den beiden Zuckerarten fanden die Autoren keine merklichen Unterschiede. Sie verglichen die Wirkung beider Zuckerarten mit derjenigen der Kolloide. Gleichzeitig wurde auch die Frage untersucht, bei welchem Mischungsverhältnis von Blut, Citrat- und Zuckerlösung die besten Konservierungsbedingungen bestanden. Das Resultat aller dieser Untersuchungen war schließlich die bekannte Rous-Turnersche Konservierungsflüssigkeit zur Aufbewahrung von gewaschenen oder ungewaschenen roten Blutkörperchen (3 Teile Blut + 2 Teile 3,8proz. Citratlösung + 5 Teile 5,4proz. Dextroselösung).

Rous und Turner haben mit dieser Aufschwemmung erstmals experimentelle Transfusionen am Kaninchen erfolgreich durchgeführt. Das Verfahren wurde dann im Weltkrieg von ROBERTSON auch am Mensch erfolgreich angewandt. In neuerer Zeit sind u. a. auch DE GOWIN und Mitarbeiter für die Zusammenstellung eines Stabilisators von der Rous-Turnerschen Lösung ausgegangen.

Die späteren experimentellen Untersuchungen mit Zuckerzusätzen gingen dann in den Jahren 1930—1933 hauptsächlich von den beiden Transfusionsinstituten in Moskau und Leningrad (BAGDASAROV, LINDENBAUM und STROIKOVA, DOEPP) aus. Diese Untersuchungen ergaben, daß Dextrosezusatz den Eintritt der Hämolyse in allen Fällen merklich verzögert. Dieser günstige Einfluß des Zuckers ist bis heute von zahlreichen Autoren bestätigt worden (DURAN JORDA, BELENKIJ, MSTIBOVSKI, KOVTUNOVICH, TENCONI und PALAZZO, SAMMARTINO, KNOLL, BICK, GRIMBERG, DE GOWIN, HARRIS und PLASS, HAMILTON-PATERSON, DOMANIG, WILLENEGGER und OTTENSOOSER, AYLWARD, MAINWARING und WILKINSON, SCHILLING, SCHMID, HEIM). Nur die Untersuchungen von ZENKER und RIEVE weichen davon ab (siehe S. 63). — Mit stärkeren Zuckerkonzentrationen werden im allgemeinen günstigere Erfahrungen gemacht (vgl. z. B. DE GOWIN, HARRIS und PLASS Tab. 14). Nach eigenen Vergleichsuntersuchungen trat die Hämolyse im konzentrierten Winterthurer Blut (0,4% Dextrose) viel rascher ein als im 1 : 1 verdünnten Dextrose-Citratblut (4% Dextrose, Stabilisator Nr. 39) und in dieser Mischung wiederum rascher als in der noch stärker verdünnten Rous-Turnerschen Blutmischung (9,2% Dextrose). Wieweit vielleicht auch die Verdünnung des Blutes als solche etwas ausmacht, kann nicht sicher beantwortet werden, da darüber nur selten berichtet wird (vgl. z. B. DE GOWIN, HARRIS und PLASS Tabelle 14).

Neuerdings sind experimentelle Untersuchungen besonderer Art über den Einfluß der Dextrose von MAIZELS und WHITTAKER und von WILBRANDT durchgeführt worden. An Hand von Hämatokrit-Untersuchungen konnten MAIZELS und WHITTAKER zeigen, daß Zuckerzusätze eine deutliche Steigerung der osmotischen Resistenz bewirken. Beim untersuchten Blut war das kritische Zellvolumen, bei dem eben gerade noch keine Hämolyse eintritt, in 0,49proz. Kochsalzlösung erreicht. Die kritische Volumzunahme der roten Blutkörperchen betrug dabei 60% des Normalvolumens. Wenn nun 1% Dextrose zugesetzt wurde, war das kritische Zellvolumen erst in 0,4proz. NaCl-Lösung erreicht und erfuhr eine Steigerung um 183% des Normalvolumens. Bei Dextrinzusatz (3%) betrug die kritische subhämolytische Volumzunahme nur 68%. Dementsprechend zeigte Blut mit Dextrinzusatz auch eine weit geringere Spontanhämolyse als Blut ohne Dextrinzusatz. Beispielsweise betrug die Spontanhämolyse bei Dextrinzusatz nach 33 Tagen 1,7 gegenüber 38,0 im Blut ohne Dextrinzusatz (Tabelle 16).

Bei Dextrin handelt es sich um Dextrosewirkung. Dextrin enthält etwa 5,5% Dextrose, die fortwährend ins Blut abgegeben wird. In dieser Depoteigenschaft erblicken MAIZELS und WHITTAKER einen Vorteil des Dextrins.

Die Autoren untersuchten ferner die Wirkung von Rohrzucker, also einem Disaccharid, und fanden, daß die subhämolytische Schwellung nur um 72% gesteigert werden konnte. Die höchste subhämolytische Volumsteigerung konnte also mit Dextrose erreicht werden. Praktisch verminderte Dextrosezusatz den Grad der Hämolyse um das 10fache. Bei der gleichen Beobachtungszeit wurde in Blut, das in einfachen Salzlösungen konserviert war, 10mal mehr freies Hämoglobin bestimmt als im Blut mit Dextrosezusatz.

Nach MAIZELS und WHITTAKER handelt es sich dabei vor allem um eine Oberflächenwirkung. Die Dextrosemoleküle sollen in die Membran eindringen und diese gegen die Kationendurchlässigkeit festigen. Die Autoren glauben ferner, daß die Verkoppelung von Monosaccharidmolekülen zu Disacchariden und Polysacchariden den Oberflächeneffekt vermindert. Sie geben deshalb Dextrosezusätzen den Vorzug. Sie denken außerdem noch an andere Wirkungsmöglichkeiten. Durch Zucker soll das Gegengewicht zum kolloid-osmotischen Druck des Hämoglobins im Zellinnern hergestellt werden. Sie denken also an eine den Kolloiden ähnliche Wirkung wie ROUS und TURNER. Ferner glauben die Autoren, daß die Permeabilitätsänderungen durch Unterhaltung des Zellstoffwechsels mit Zucker verzögert werden können. Daß namentlich diese letzte Möglichkeit in Frage kommt, zeigen Versuche von WILBRANDT, der eine Abhängigkeit der Zellpermeabilität vom glykolytischen Stoffwechsel beobachten konnte. WILBRANDT konnte u. a. zeigen, daß „Vergiftung" der Glykolyse mit Fermentgiften ausgesprochene Kationenpermeabilität und entsprechend u. U. bis zur Hämolyse führende Änderung der osmotischen Resistenz zur Folge hat.

Die noch von ROUS und TURNER vertretene Anschauung der Undurchlässigkeit der Zellmembran für Zucker wurde später verschiedentlich angefochten. Da die roten Blutkörperchen natürlicherweise Dextrose enthalten, nimmt man an, daß sie für diese Zuckerart durchlässig sind. Neuerdings konnte WILBRANDT zeigen, daß einfache Zucker normalerweise in die Zelle eindringen können, während für Disaccharide (Saccharose) keine Permeabilität besteht. WILBRANDT stellt sich vor, daß für die zu Hämolyse führende Resistenzverminderung weniger der Kationenverlust der Zelle maßgebend sei, als vielmehr die osmotische Konzentration der umgebenden Flüssigkeit. Denn diese ist vor allem dafür maßgebend, daß die osmotische Zellschwellung nach Schrumpfung durch Kationenverlust verhindert wird. Diese Wirkung kann aber nur dann voll erzielt werden, wenn der Nichtleiter, der diesen Zweck erfüllen soll, für die Zellmembran nicht permeabel ist. Diese Vermutung hat sich im Experiment in überraschender Weise bestätigt. WILBRANDT konnte zeigen, daß Saccharose in isotonischer Konzentration (10,3%) die Zellen vor Hämolyse weit besser schützt als Dextrose, für welche die Zellen permeabel sind. Es war dabei gleichgültig, ob das Blut mit Citrat oder mit Magnesiumthiosulfat ungerinnbar gemacht wurde. Am besten bewährte sich folgende Mischung: 8 Teile Blut + 1 Teil 10proz. Citratlösung + 6 Teile 10,3proz. Saccharoselösung. — Aber auch schon ein bloßer Dextrosezusatz war nach den Untersuchungen von WILBRANDT von günstiger Wirkung. In den Versuchsreihen waren die Resistenzkurven bei Dextrosezusatz alle besser. Die verschiedenen Dextrosekonzentrationen zeigten untereinander keine sehr großen Unterschiede. Die beste Konzentration schien zwischen 1—2% zu liegen. Aus den Untersuchungen ging weiter hervor, daß Dextrose die roten Blutkörperchen auch vor hypertonischen Salzlösungen zu schützen vermag. Über gleichartige Beobachtungen berichtet auch SCHILLING.

Tabelle 16. Spontanhämolyse von Blut, das mit und ohne Dextrinzusatz konserviert wurde, und Hämolyse nach Aufschwemmung der Blutkörperchen in physiologischer und nahezu physiologischer NaCl-Lösung (auszugsweise nach MAIZELS und WHITTAKER).

Aufbewahrungsdauer	Hämolyse von konserviertem Blut		
	spontan	nach Aufschwemmung in 0,9proz. NaCl-Lösung	nach Aufschwemmung in 0,8proz. NaCl-Lösung
	ohne Dextrinzusatz		
3 Tage	0	0	0
4 „	0	0	1
6 „	0	0	2
7 „	1	1,5	3
9 „	2,8	12	30
11 „	3	15	88
33 „	38	80	90
34 „	40	80	95
	mit 3% Dextrinzusatz		
33 „	1,7	30	85
34 „	1,8	40	85

Außer der Zuckerwirkung hat WILBRANDT mit der von ihm ausgearbeiteten photoelektrischen Prüfungsmethode auch noch andere Stabilisatoren nachgeprüft und teilweise von neuen Gesichtspunkten aus untersucht. Es handelt sich dabei vorläufig um rein experimentelle Ergebnisse, die erst teilweise in der Praxis versucht werden. So wurde gefunden, daß die kleinste für die Gerinnungshemmung erforderliche Citratkonzentration nicht optimal für die Konservierung ist, sondern in höheren Konzentrationen hält sich das Blut etwas besser (etwa 1% Citrat im Endgemisch). In höheren Konzentrationen (1,5—3%) tritt zunächst vorwiegende Kaliumpermeabilität mit entsprechendem Kaliumaustritt ein, an den sich dann eine osmotische Hämolyse anschließt. Häufig, aber nicht regelmäßig, wurde beobachtet, daß sich Suspensionen mit anfänglichem Kaliumaustritt besser gehalten haben als andere. Das hängt damit zusammen, daß die vorwiegende Permeabilität für Kalium eine geringfügigere Permeabilitätsänderung bedeutet als die Durchlässigkeit für Kalium *und* Natrium. Erfolgt ausschließlich Kaliumpermeabilität, so kann sogar eine geringe Resistenzvermehrung auftreten, wie das beispielsweise nach dem Verhalten der osmotischen Resistenz beim Blut in Rous-Turnerscher Lösung der Fall zu sein scheint (siehe S. 71). Bei noch höheren Citratkonzentrationen (3—4%) haben Balachovskij und Ginzburg in älteren Versuchen eine Beschleunigung des Hämolyseeintritts festgestellt. Bezüglich der Konservierung des Blutes mit Magnesiumthiosulfat (Corelli) konnte Wilbrandt zeigen, daß die Verwendung von Magnesiumsulfat mindestens gleich gut ist.

Untersucht wurde eine Lösung von Magnesiumthiosulfat mit Dextrose, die im Gegensatz zu den Angaben von Corelli mehr Magnesiumthiosulfat enthielt (statt 0,9% Endkonzentration 1,4%). Dies war nötig, da sonst Blutgerinnung eintrat, eine Beobachtung, die auch wir wiederholt gemacht haben.

Nach Wilbrandt wird durch Magnesiumsalze für kurzfristige Versuche eine hervorragende Konservierung vorgetäuscht. Nach einer gewissen Zeit nimmt dann aber die osmotische Schwellung überhand, so daß die osmotische Resistenz stark abnimmt und beschleunigte Hämolyse auftritt. Diese experimentellen Ergebnisse stimmen mit unseren praktischen Erfahrungen überein. Wir fanden, daß das mit Novotrans versetzte Blut eine gewisse Zeit lang ebenso wie Citrat-Dextroseblut (Winterthurer Lösung, Citrat-Dextroselösung Stabilisator Nr. 39) keine sichtbare Hämolyse zeigt, dann aber plötzlich viel stärker hämolysiert als das Vergleichsblut. Weiter zeigten orientierende Versuche von Wilbrandt mit anderen gerinnungshemmenden Mitteln (Heparin, Oxalat) und mit defibriniertem Blut, daß bezüglich Geschwindigkeit der Resistenzänderung schlechtere Resultate erzielt wurden als mit Citrat oder Magnesium. Zusätze verschiedener Neutralsalze hatten auf die Resistenz keinen merklichen Einfluß, wenn die Salze nicht in hypertonischen Konzentrationen verwendet wurden. Zusatz alkalischen oder sauren Phosphats zeigten auch keine deutliche Wirkung. Maizels und Whittaker teilen dagegen mit, daß die Hämolyse durch leichtes Ansäuern der Konservierungsflüssigkeit bis zu einem $p_{\mathrm{H}} = 6{,}6$ verzögert werde, wahrscheinlich deshalb, weil der Austritt der Kationen bei niedrigerem p_{H} abnimmt. In ähnlichem Sinne äußern sich Jeanneney und Servantie. Sie schlagen vor, zu Konservierungszwecken ein monobasisches Citrat mit einem $p_{\mathrm{H}} = 4{,}6$ zu verwenden.

Die erwähnten experimentellen Untersuchungen zeigen, daß viele Fragen, die die Permeabilität und folglich die Hämolyse betreffen, nur durch besonders empfindliche Meßmethoden, wie z. B. durch Verwendung der photoelektrischen Zelle genau untersucht werden können.

Beispielsweise konnten Rous und Turner bei ihrer Versuchsanordnung den Unterschied in der hämolysehemmenden Wirkung von Mono- und Disacchariden (Glucose und Saccharose) nicht feststellen. Das war erst mit einer genaueren Methode wie der photoelektrischen Permeabilitätsmessung möglich. Werden aber die einfacheren an ausführlichen Methoden nachgeprüft, dann können schon einfache Methoden recht viel leisten. Wir erinnern an die besprochenen Beispiele am Sangostatblut und am Blut in Rous-Turnerscher Lösung. Die nach gewöhnlicher Methode geprüfte Resistenz war allein schon aufschlußreich für das besondere Verhalten der Permeabilität bei diesen beiden Blutsorten (siehe S. 71).

c) Physikalisch-chemische Faktoren.

Besondere Aufmerksamkeit verdient die Beobachtung, daß ein Teil der konservierten Blutkörperchen *beim Waschen* in physiologischer Kochsalzlösung häufig *hämolysiert.* Wir haben über derartige Beobachtungen schon bei den Resistenzprüfungen kurz berichtet (siehe S. 76). Da dieses Verhalten vermutlich nicht nur rein mechanisch bedingt ist, sondern vor allem auch mit einem Wechsel des osmotischen Milieus, worin sich die Erythrocyten aufhalten, verbunden ist, hat die Frage praktische Bedeutung.

Die ersten Waschungsversuche mit konservierten roten Blutkörperchen gehen auf Rous und Turner zurück. Rous und Turner wuschen frische menschliche und tierische Blutkörperchen zweimal in Ringerlösung und verglichen die darin aufbewahrten Blutkörperchenproben mit ungewaschenem Citratblut. Anfänglich zeigte sich bei keinen Proben Hämolyse; aber nach 2 Tage langer Aufbewahrung im Eisschrank zeigten die in Ringerlösung gewaschenen und aufbewahrten Blutkörperchen bereits deutliche Hämolyse, während das ungewaschene Citratblut noch frei von Hämolyse war. Waschen schädigte demnach die Resistenz, und die Autoren glaubten, daß die Beeinträchtigung rein mechanischer Art sei. Weiter wurde gefunden, daß ein Zusatz von $^1/_4$—$^1/_8$% Gelatine zur Waschflüssigkeit die Blutkörperchen vor der Einwirkung des Waschens bis zu einem gewissen Grade schützt. Mit Gelatinezusatz gewaschene Blutkörperchen zeigten nach 4 Tagen weniger Hämolyse als ohne Gelatinezusatz gewaschene. In beiden Fällen trat aber die Hämolyse immer noch frühzeitiger auf als in ungewaschenen Proben, wenn zur Aufbewahrung nur Lockesche Lösung benutzt wurde. Dagegen konnten in einer Lockeschen Lösung mit Plasma- und Citratzusatz sowohl die mit wie ohne Gelatinezusatz gewaschenen Blutkörperchen viel länger ohne Hämolyse aufbewahrt werden. Die Autoren schlossen daraus, daß sich Plasma zur Aufbewahrung von Blutkörperchen viel besser eignet als Lockesche Lösung allein.

Weitere Beobachtungen über die Einwirkung des Waschens wurden von Stillmunkes gemacht (Blut in 6proz. Citratlösung, in citrierter Kochsalzlösung und in Moskauer Lösung). Stillmunkes beobachtete, daß nach 2maliger Waschung von 7 Tage altem Blut die überstehende Flüssigkeit frei von Hämoglobin war. Aber später (gegen den 12. Tag) wurde dann bei jeder Waschung, waren es selbst 8—10 Waschungen, Blutfarbstoff frei. Es gelang auf diese Weise überhaupt nicht mehr, die Blutkörperchen hämoglobinfrei zu waschen.

Eine ähnliche Beobachtung machte Bick. Gewaschene Blutkörperchen aus konservierten Blutproben hämolysierten bei Weiteraufbewahrung in physiologischer Kochsalzlösung viel rascher als bei Weiteraufbewahrung im eigenen Plasma.

Wir haben die gleichen Beobachtungen gemacht. Je älter das aufbewahrte Blut war, desto stärker trat die durch das Waschen bedingte Hämolyse in Erscheinung. Blut, das schon in ruhendem Zustand relativ schnell hämolysiert, ist auch gegen Waschung empfindlicher. So zeigte z. B. Blut in Rous-Turnerscher Lösung, das noch nach 36 Tagen keine sichtbare Hämolyse aufwies, dementsprechend auch eine hohe Resistenz gegen Waschung. Schon weniger resistent war Glucose-Citratblut im Verhältnis 1 : 1 verdünnt (Stabilisator Nr. 39). Blut in Winterthurer Lösung verhielt sich wechselnd. Schon nach 1 Woche, aber auch erst nach 2 Wochen trat in der Waschflüssigkeit vermehrter Blutfarbstoff auf. Novotransblut zeigte meist schon nach 1 Woche Aufbewahrung verstärkte Hämolyse beim Waschen, Heparin meist noch früher, im allgemeinen schon nach wenigen Tagen. Weitaus am schlechtesten verhielt sich Sangostatblut. Schon nach 1—2 Tagen Aufbewahrung und mit der Zeit in zunehmendem Maße zeigte sich beim Waschen immer starke Hämolyse. Ältere Blutproben konnten überhaupt nicht mehr hämoglobinfrei gewaschen werden. Die Waschflüssigkeit war schon nach wenigen Tagen bräunlich und später schwarz-braun verfärbt (Methämoglobinbildung). Wir haben üblicherweise mit physiologischer Kochsalzlösung gewaschen. Aber auch bei Waschung mit Plasma oder Serum trat in ähnlicher Weise, wenn auch im allgemeinen weniger, Hämolyse auf.

Zum Teil ist diese Hämolyse wohl *mechanischer Art* (Aufschütteln, Zentrifugieren). Zum Teil glauben wir aber mit Wilbrandt, daß auch der *Wechsel des osmotischen Milieus*, dem die Blutkörperchen bei der Versetzung mit Waschflüssigkeit ausgesetzt werden, eine Rolle spielt. Wir haben erwähnt, daß Sangostatblut gegen mechanische Einwirkung recht resistent ist, dagegen beim Waschen schon nach sehr kurzer Aufbewahrungszeit stark hämolysiert. Wenn die Hämolyse beim Waschen nur auf mechanischer Schädigung der roten Blutkörperchen beruhen würde, so müßte man erwarten, daß Sangostatblut auch gegen Waschen entsprechend resistent wäre. Gerade das Gegenteil ist aber der Fall. Wir glauben deshalb, daß der im allgemeinen vorhandene Unterschied des osmotischen Milieus zwischen Aufbewahrungsflüssigkeit und Waschflüssigkeit zu Hämolyse führen kann. Z. B. hat ein rotes Blutkörperchen, das in Dextrose-Citratlösung aufbewahrt wird, einen gewissen Salzgehalt und enthält zudem Dextrose, da die roten Blutkörperchen für einfache Zucker durchlässig sind. Es stellt sich ein osmotisches Gleichgewicht zur umgebenden Flüssigkeit ein, die ebenfalls Salz und Dextrose enthält. Wenn nun ein solches Blutkörperchen in physiologische Kochsalzlösung gebracht wird, so wird das vorher eingestellte osmotische Gleichgewicht im neuen Milieu gestört. Es kann zu einem neuen osmotischen Stoffaustausch kommen, der die Resistenz herabsetzen und zu verstärkter Hämolyse führen kann. Wir schlagen vor, diese Erscheinung als *osmotische Nachhämolyse* zu bezeichnen. Einen experimentellen Hinweis für die Bedeutung des osmotischen Milieuwechsels geben uns die in einem andern Zusammenhang erfolgten Untersuchungen von Maizels und Whittaker. Die Untersuchungen zeigen, wie empfindlich rote Blutkörperchen, die sich an ein bestimmtes osmotisches Milieu angepaßt haben, gegen den Wechsel in eine andere osmotische Umgebung sind. Wurden Blutkörperchen aus konservierten Blutproben (1 Teil 1,05proz. Na-Citrat in 0,85proz. NaCl-Lösung mit und ohne 3% Dextrinzusatz + 2 Teile Blut) in 0,9proz. und 0,8proz. Kochsalzlösung aufgeschwemmt, so trat nach einer gewissen Aufbewahrungszeit des untersuchten Blutes beträchtliche Nachhämolyse ein. Dagegen erfolgte geringere Nachhämolyse, wenn die 0,9- und 0,8proz. Kochsalzlösung durch Dextrinzusatz dem Stabilisator osmotisch angeglichen wurde (siehe Tabelle 16).

Bei lange aufbewahrtem Blut kann der Wechsel des osmotischen Milieus u. U. eine große Rolle spielen. Je mehr die osmotische Resistenz des Blutes herabgesetzt ist, desto größer ist die Möglichkeit der Nachhämolyse. Wenn die osmotische Resistenz stark herabgesetzt ist, kann auch ein geringer Unterschied des osmotischen Drucks im neuen Aufbewahrungsmilieu zu Nachhämolyse führen. Alte Proben von Winterthurer Blut zeigten z. B. auch dann Nachhämolyse, wenn an Stelle von Kochsalzlösung Normalserum oder Normalplasma zur Aufschwemmung benützt wurde. Noch deutlicher war die Nachhämolyse von lange aufbewahrtem Sangostatblut.

Die Frage der Nachhämolyse hat u. U. praktische Bedeutung. Wird älteres Blut transfundiert, dann stoßen die transfundierten Blutkörperchen im Empfängerblut auf ein gegenüber dem Stabilisator verändertes osmotisches Milieu. Es ist denkbar, daß Blutkörperchen, deren Resistenz durch längere Aufbewahrungsdauer bereits stärker in Mitleidenschaft gezogen ist, dadurch eine weitere Resistenzabnahme erfahren und im Empfängerblut teilweise hämolysieren. Überdies muß berücksichtigt werden, daß die Bewegung im Kreislauf dieses Bestreben aus mechanischen Gründen noch verstärken könnte. Auf diese Weise käme für den Empfänger neben der Eigenhämolyse des aufbewahrten Blutes und neben der Hämolyse, die durch die Vorbereitungen des Blutes zur Transfusion hervorgerufen wird, auch noch die osmotische Nachhämolyse in Betracht. Es wäre denkbar, daß älteres Blut mit deutlich herabgesetzter osmotischer Resistenz im Empfängerblut u. U. so stark nachhämolysieren könnte, daß die Hämolyse für den Empfänger nicht mehr gleichgültig ist. Bei Blut von kurzer Aufbewahrungsdauer spielen diese Vorgänge wahrscheinlich nur eine untergeordnete Rolle, wenn die osmotische Resistenz nicht nennenswert herabgesetzt ist. Nach unseren Erfahrungen überstehen Blutkörperchen mit genügender osmotischer Resistenz einen Wechsel des osmotischen Milieus, z. B. vom Stabilisator in physiologische Kochsalzlösung ohne nennenswerte Nachhämolyse. Für den Eintritt einer Nachhämolyse sprechen auch unsere klinisch-experimentellen Erfahrungen (siehe S. 168, das Schicksal des konservierten Bluts im Empfänger).

d) Andere Faktoren, die auf die Hämolyse einwirken.

Vereinzelt wird im Schrifttum neben den physikalischen und chemischen Faktoren auch über einige andere Faktoren, die mit der Hämolyse zu tun haben sollen, berichtet. Es handelt sich lediglich um kurze Angaben, die nicht näher begründet werden. So soll nach Freuchen das Blut von menstruierenden Frauen rascher hämolysieren. Nach Balachovskij und Ginzburg sei das Carotin ein antihämolytischer Faktor.

8. Hämolyse und Beurteilung des konservierten Blutes.

Alle Autoren pflegen an der Hämolyse zu beurteilen, ob das konservierte Blut zur Transfusion geeignet ist oder nicht. Im Laboratorium benützt man die Hämolyse, um die Leistungen von Stabilisatoren hinsichtlich Konservierungsdauer zu prüfen und miteinander zu vergleichen. Die Benützung der Hämolyse als Indicator hat vor allem praktische Gründe. Die Hämolyse ist schon bei sehr geringen Blutfarbstoffmengen von bloßem Auge erkennbar. Sie kann auch mit verhältnismäßig einfachen Mitteln quantitativ bestimmt werden. So kann die Beurteilung des konservierten Blutes äußerst einfach, rasch und sogar vor jeder Transfusion ohne besondere Hilfsmaßnahmen erfolgen. Obschon dies allgemein üblich ist, so ist doch die Beurteilung des konservierten Blutes an der Hämolyse einer kurzen kritischen Betrachtung zu unterziehen.

Die Hämolyse ist die Folge von Permeabilitätsveränderungen der roten Blutkörperchen. Die Permeabilitätsveränderungen ihrerseits stehen wahrscheinlich mit dem Verlust des Zellstoffwechsels in Beziehung, so daß man die Hämolyse als ein Zeichen des Zelltodes auffassen darf. Die Beurteilung des konservierten Blutes nach der Hämolyse bezieht sich also nur auf den Untergang der roten Blutkörperchen. Die Hämolyse bedeutet aber nicht, daß auch Stoffe und Eigenschaften wie Antikörper, Komplemente, Gerinnungsstoffe usw., die für die Behandlung vielleicht eine Rolle spielen, durch die Aufbewahrung des Blutes gelitten haben. Wir kennen die zeitlichen Beziehungen zwischen dem Auftreten der Hämolyse und dem Verlust dieser Stoffe und Eigenschaften zum großen Teil nicht, und

z. T. bestehen überhaupt keine Beziehungen. Beispielsweise erlischt die Komplementaktivität in langsam hämolysierendem Dextrose-Citratblut ebenso rasch wie im Heparinblut, dessen Blutkörperchen viel früher zerfallen. Aus diesem Grunde muß man in der Beurteilung des *therapeutischen Wertes* nur auf Grund der Hämolyse zurückhaltend sein. — Dagegen ist die Hämolyse ein Maß für die *Gefahr*, die dem Empfänger von den Veränderungen des konservierten Blutes droht. Denn es ist sehr wahrscheinlich, daß die toxische Wirkung, die konserviertes Blut haben kann, zur Hauptsache vom Zerfall der roten Blutkörperchen ausgeht. Das ist denn auch im wesentlichen der Grund, warum die Schätzung oder die quantitative Bestimmung der Hämolyse die beste Art ist, das konservierte Blut für praktische Zwecke zu beurteilen. — Anders ist es aber, wenn man *die Leistungen verschiedener Konservierungsmethoden* bewerten will. Der Zweck einer solchen Bewertung besteht darin, zu untersuchen, wie diese oder jene Konservierungsmethode auf die biologische Qualität des aufbewahrten Blutes einwirkt. Dazu genügt es nicht, das Blut nur an der Hämolyse zu beurteilen. Denn die Hämolyse steht nicht mit allen Veränderungen des konservierten Blutes in Beziehung (siehe oben). Ferner kann das Fehlen einer stärkeren Hämolyse sogar irreführen. Das zeigt sich beispielsweise beim Sangostatblut.

Dadurch, daß im Sangostat kleine Mengen Formaldehyd abgespalten werden, wird wohl die Form der Blutkörperchen ausgezeichnet erhalten, aber die Zellen sterben ab. Außerdem werden eine Reihe biologischer Eigenschaften beeinträchtigt (z. B. die Komplemente und die agglutinablen Substanzen). Das Ausbleiben der Hämolyse ist eine Folge der Zellfixierung und nicht ein Zeichen für die optimale Konservierung der roten Blutkörperchen.

Daraus geht hervor, daß der Wert eines Stabilisators für die Blutkonservierung nur richtig zu erfassen ist, wenn außer der Hämolyse eine Reihe anderer Veränderungen mituntersucht wird. Das scheint uns grundsätzlich wichtig zu sein. Wenn man über die Leistung einer bestimmten Konservierungsmethode eine möglichst klare Vorstellung bekommen will, dann muß die Untersuchung des betreffenden Blutes möglichst ausführlich sein. Zum mindesten sollte sie unserer Meinung nach die folgenden Untersuchungen umfassen:

1. Die Hämolyse, namentlich die latente.
2. Die osmotische Resistenz.
3. Die Morphologie der roten und weißen Blutkörperchen (siehe auch SCHILLING).
4. Die Gruppenmerkmale.

Nützlich sind ferner:

1. Untersuchungen über das O_2-Bindungsvermögen.
2. Methämoglobinbestimmungen.
3. Bestimmungen der Komplementaktivität.
4. Untersuchungen über die Nachhämolyse.
5. Stoffwechselversuche mit der Warburgschen Apparatur.

Erst wenn die Leistungen einer Konservierungsmethode einmal bekannt sind, genügt es dann für praktische Zwecke, sich über die Eignung des Blutes nur mehr an die Hämolyse zu halten.

B. Die Durchführung der Blutkonservierung.

I. Die Stabilisatoren.

1. Geschichtliche Entwicklung.

Wenn man Blut aus seiner physiologischen Umgebung der Gefäßbahn des Körpers entnimmt, so treten in ihm schon wenige Minuten nach der Entnahme auffallende Veränderungen ein. Aus einer makroskopisch homogenen flüssigen Masse scheidet es sich in den gallertartigen Blutkuchen und in das flüssige Blutserum. Mikroskopisch findet man im Blutkuchen die zelligen Elemente, die von netzartigen Fibrinfäden eingeschlossen sind. Das Serum ist eine durchsichtige Flüssigkeit ohne Formelemente. Das Blut gerinnt.

Das Auftreten der Blutgerinnung verhindert den Gebrauch des Blutes zur Transfusion. Die Blutgerinnung muß, damit Transfusionen überhaupt ausgeführt werden können, für eine gewisse Zeit verhindert werden.

Die Tatsache, daß die Gerinnung dann eintritt, wenn das Blut mit der Außenluftin Berührung kommt, war schon lange bekannt. 1642 gibt SINIBALDUS als Gründe für die Gerinnung die Abkühlung des Blutes und die Entfernung aus seiner natürlichen Umgebung an.

Es wurde deshalb versucht, das Blut aus dem Gefäßsystem des Spenders in dasjenige des Empfängers zu transfundieren, ohne daß es während der Transfusion mit der Außenluft in Berührung kam. Es entstanden aus diesen Versuchen die Methoden der *Transfusion durch Gefäßanastomose* (CARRELL-CRILE, SAUERBRUCH u. a.). Die Arterie des Spenders wurde zu diesem Zweck mit der Vene des Empfängers vernäht. Durch die Pulsation der Spenderarterie wird das Einfließen des Blutes in die Empfängervene befördert.

Die Methode der Transfusion durch Gefäßanastomose erforderte eine ziemlich schwierige Operation, und es wurden deshalb Mittel und Wege gesucht, um die Transfusion zu vereinfachen. Man verband die Spenderarterie und die Empfängervene mit einem röhrenförmigen Zwischenstück, wodurch das Blut übertreten konnte (Methoden von PAYR, FRANCK).

Mit diesen Methoden war eine gewisse Gefahr für den Empfänger und besonders für den Spender verbunden. Ganz abgesehen von der Freilegung der benutzten Gefäße, die gleichbedeutend mit ihrer Zerstörung ist, kann die genaue Menge des übertragenen Blutes nicht gemessen werden. Dies bedeutet für den Empfänger das Fehlen einer Kontrolle über die transfundierte Blutmenge. Für den Spender fehlt jede Sicherung, um allzu große Blutverluste zu vermeiden.

Einen größeren Aufschwung konnte die Bluttransfusion erst dann nehmen, als Methoden ausgearbeitet wurden, die Gefahren und Unannehmlichkeiten für Spender und Empfänger möglichst ausschalteten. Auf die Freilegung der Gefäße wurde verzichtet. Das Blut wurde durch einfache Venenpunktion entnommen und infundiert. Durch Zwischenschalten von Apparaten wurde die Möglichkeit geschaffen, die übertragene Blutmenge genau zu messen. Der Aufenthalt des Blutes in der fremden Umgebung der zwischengeschalteten Apparatur wurde möglichst verkürzt, so daß eine Gerinnung während der Übertragung nicht eintrat. Es entstanden die Methoden der sogenannten *direkten Transfusion.* Die bekanntesten Apparate zur direkten Transfusion wurden von OEHLECKER, BECK, HENRY und JOUVELET, TZANCK konstruiert.

Die Einteilung der Transfusionsmethoden in „direkte“ und „indirekte“ ist nicht vollkommen eindeutig. OEHLECKER will z. B. bei der direkten Methode das Blut durch eine Pumpvorrichtung vom Spender zum Empfänger schaffen, wobei Spender und Empfänger durch das Transfusionsgerät aneinander gekoppelt sind. Er bezeichnet eine Methode auch dann als „direkt“, wenn diese Pumpvorrichtung gelegentlich mit Kochsalz oder sogar mit Natriumcitrat durchgespült wird. Auf der andern Seite bezeichnet er die Methode, Blut mit einer auswechselbaren Injektionsspritze von Vene zu Vene zu transfundieren, ebenfalls als „direkt", obwohl dabei die Koppelung von Spender und Empfänger fehlt. Es wurde auch vorgeschlagen, den Ausdruck „Transfusion von Vollblut und von verändertem Blut" einzuführen, wobei „verändertes Blut" einen gerinnungshemmenden Zusatz enthält. FILATOV will die Bezeichnungen „mittelbare" und „unmittelbare" Transfusion anwenden.

Es liegt uns ferne, eine Diskussion über Bezeichnung von Methoden durchzuführen. Bei der direkten Methode erscheint es uns wichtig, daß sich durch die kurze Verbindung zwischen Spender- und Empfängergefäß und durch den ununterbrochenen Blutstrom die Beifügung eines gerinnungshemmenden Mittels zum Blut erübrigt und Entnahme und Infusion zeitlich und örtlich keine Trennung erleiden.

Trotz der technisch sehr gut durchkonstruierten Apparate wird die Gefahr der Blutgerinnung bei den direkten Transfusionsmethoden nicht vollkommen ausgeschaltet. Durch Gerinnung während der Transfusion treten Störungen in der Übertragung auf. Diese Störungen sind nicht zu befürchten, wenn man das Blut für die Zeit, die man zur Transfusion braucht, am Gerinnen verhindern kann. Versuche, die Gerinnung des Blutes zu hemmen, sind fast so alt, wie die Idee der Transfusion selbst.

MAYOR (1664) fügte dem Blut, das er zur Transfusion brauchte, etwas Hirschhornsalz oder Salmiakgeist bei. BRAXTON HICKS WRIGHT, LESPINASSE benutzten Ammonium, Natriumphosphat, Hirudin, Pepton (zit. nach RIDDELL). Neben diesen chemischen Zusätzen wurden auch gerinnungshemmende Maßnahmen mechanischer Art angewendet. 1821 empfahlen PREVOST und DUMAS das Schlagen des Blutes mit Holzstäbchen, wodurch eine Defibrinierung eintrat. Diese Methode, das Blut flüssig zu halten, fand weite Verbreitung. Sie wurde noch bis in die neueste Zeit empfohlen (PLEHN 1914, WEDERHAKE 1917, SCHOENE, WOLF 1919, neuerdings FILATOV).

Einen riesigen Aufschwung nahm die Methode, ungerinnbar gemachtes Blut zu übertragen dann, als zum erstenmal das Natriumcitrat zur Bluttransfusion verwendet wurde (FREUD, AGOTE, HUSTIN, LEWISOHN). Damit war ein Stoff gefunden, der die Gefahr der Gerinnung auch bei geringerer Dosierung ausschloß und gleichzeitig ohne toxische Wirkungen auf den Empfänger blieb.

Der Methode der *indirekten Transfusion*, der Transfusion von verändertem Blut, waren die Wege geebnet.

Natriumcitrat blieb nicht die einzige Substanz, mit der es gelang, Blut flüssig zu erhalten. LENGGENHAGER empfiehlt 1933 eine Mischung von Natriumcarbonat und Natriumphosphat zur indirekten Transfusion. In den letzten Jahren wird von vielen Seiten das Heparin als blutgerinnungshemmendes Mittel verwendet (HEDENIUS und WILANDER, SKOELD, CLEMENS, HEIM, SCHÜRCH, KNOLL). Für die indirekte Transfusion von Frischblut ist das Heparin ein vollwertiger Ersatz des Natriumcitrates.

Man hatte die Erfahrung gemacht, daß die Blutgerinnung rascher vor sich geht, wenn das Blut mit benetzbaren Oberflächen in Berührung gebracht wird. Es wurden deshalb Transfusionsgefäße geschaffen, deren Inneres mit einem unbenetzbaren Stoff ausgekleidet war, wodurch die Blutgerinnung für kurze Zeit verzögert wird. KIMPTON, BROWN und PERCY gossen das Innere der von ihnen benutzten Transfusionsgefäße mit Paraffin aus. NEUBAUER und LAMPERT, CLEMENS u. a. benutzten Gefäße aus bernsteinähnlichem Athrombit, das dieselbe Wirkung ausübt.

Das Vorgehen bei allen diesen Methoden kennzeichnet sich gegenüber den direkten Methoden, um bei diesem Ausdruck zu bleiben, dadurch, daß hier vorerst die gesamte zu transfundierende Blutmenge in ein Gefäß entnommen wird. Von diesem Gefäß aus wird das Blut in einem zweiten Akt dem Empfänger infundiert. Man nennt diese Methode deshalb *indirekte oder mittelbare.*

Sofort mit der Einführung gerinnungshemmender, chemischer Substanzen erhob sich die Frage, ob dieses Blut dem unveränderten Vollblut gleichwertig sei. Sie ist auch heute noch nicht im einen oder andern Sinne gelöst.

Die Anhänger der direkten Methode betonen, daß die Übertragung von unverändertem Vollblut bei bestimmten Erkrankungen sehr wichtig sei. Die Apparate zur direkten Übertragung seien einfach zu handhaben, eine Unterbrechung der Transfusion habe nicht deren Abbruch zur Folge, Nachreaktionen seien selten. Sie werfen der indirekten Methode vor, daß sie in physiologischer Hinsicht Nachteile aufweise.

Auf der andern Seite heben die Anhänger der indirekten Methoden unter Zusatz von gerinnungshemmenden Mitteln hervor, daß die Apparaturen viel leichter zu handhaben seien, ein Vorteil, der besonders im Krieg von Bedeutung sei. In der Tat wird heute in vielen Armeen der indirekten Methode der Vorzug gegeben (Kaefer, Franz, Ireland u. a.). Aus psychologischen Gründen sei die vollkommene Trennung von Spender und Empfänger wichtig. Man könne sich für die Ausführung der Transfusion genügend Zeit nehmen, da ein Gerinnen des Blutes nicht zu befürchten sei. Auch die Tropftransfusion, auf die amerikanische Autoren besonderen Wert legen, könne ausgeführt werden. Die anfangs häufigen Reaktionen konnten durch genügende Reinigung und Sterilisation der Gefäße und Lösungen reduziert werden (Rosenthal, Levine und Katzin, Bates, Torraca). Die Wirkung der indirekten Transfusion unter Zusatz gerinnungshemmender Mittel stehe derjenigen der direkten nicht nach.

Es fällt nicht in den Rahmen dieser Arbeit, die Vor- und Nachteile der verschiedenen Methoden kritisch zu würdigen und eine Entscheidung zugunsten einer Methode zu treffen. Es wurden sicher mit beiden Methoden Erfolge erzielt. In praktischer Hinsicht ist die Methode die beste, die unter gegebenen Verhältnissen und im gegebenen Augenblick am besten beherrscht wird (Oehlecker).

Hingegen ist es für die Blutkonservierung von außerordentlicher Wichtigkeit, daß sich die Transfusion in der Richtung der indirekten Methoden unter Zusatz von gerinnungshemmenden Mitteln entwickelte. Nur auf Grund der Erfahrungen, die man mit gerinnungshemmenden Substanzen bei der Frischbluttransfusion sammeln konnte, war es später möglich, Schlüsse auf die Wirksamkeit dieser Substanzen in bezug auf die Gerinnungshemmung zu ziehen. Auch die Verträglichkeit dieser Stoffe durch den Empfänger konnte auf Grund derselben Erfahrungen beurteilt werden. Die Transfusion mit Blut, das für beschränkte Zeit ungerinnbar gemacht wurde, bildete die Vorstufe zur Konservierung von Blut und zur Transfusion mit konserviertem Blut.

Zur Konservierung des Blutes wurden zum Teil dieselben gerinnungshemmenden Mittel wie zur indirekten Transfusion angewendet. Ein Unterschied zeigte sich vorerst in der verwendeten Menge dieser Mittel. Das Blut muß zur indirekten Frischbluttransfusion nur für die Dauer der Transfusion flüssig gehalten werden, also für Zeiten, die sich innerhalb von Stunden bewegen. Um Blut zu konservieren, muß die Gerinnung für unbeschränkte Zeit verhindert werden. Dieses Ziel wird erreicht durch Zufügung einer größeren Menge von gerinnungshemmender Substanz.

2. Definition des Stabilisators.

Bei der Blutkonservierung stellt sich neben dem einfachen Problem der dauernden Gerinnungsverhinderung noch dasjenige der Erhaltung der physikalischen, chemischen, morphologischen und biologischen Eigenschaften des Blutes. Das Blut soll „stabilisiert" werden, d. h., es sollen alle Eigenschaften des Blutes auch außerhalb des Körpers möglichst lange unverändert erhalten werden. *Man bezeichnet Substanzen, die die Gerinnung des Blutes dauernd verhindern und gleichzeitig das „Überleben des Blutes" nach Möglichkeit nicht beeinträchtigen, als Stabilisatoren. Praktisch kommen heute zu diesem Zweck wässerige Lösungen von anorganischen oder organischen Salzen und Körpern in bestimmter Konzentration in Frage.*

Dabei kann der Stabilisator aus der wässerigen Lösung einer einzigen Substanz bestehen. Diese muß dann gerinnungshemmende Eigenschaften aufweisen. So sind Natriumcitrat- oder Heparinlösung in geeigneter Konzentration als Stabilisatoren zu bezeichnen, da sie die Blutgerinnung verhindern und gleichzeitig das Überleben des Blutes für eine gewisse Zeit zulassen. Andere Stabilisatoren wieder sind aus den wässerigen Lösungen verschiedener Substanzen zusammengesetzt. Eine dieser Substanzen muß gerinnnungshemmende Wirkung aufweisen, ist also an sich schon ein Stabilisator. Andere Substanzen, die zugesetzt werden, sind ohne Einwirkung auf die Gerinnung. Sie haben nur Einfluß auf die Dauer des „Überlebens“ des Blutes. Dazu gehören die Zuckerlösungen, die Blutsalzlösungen.

3. Allgemeine Eigenschaften der Stabilisatoren.

Damit ein Stabilisator zur Konservierung von transfusionsfähigem Blut gebraucht werden kann, muß er eine Anzahl von Grundbedingungen erfüllen. Diese Bedingungen ergeben sich aus der Wirkung, die er auf das zu konservierende Blut und die er auf den Empfänger ausübt.

Im Vordergrund steht die antikoagulierende Wirkung, die vorhanden sein muß. Daneben darf der Stabilisator keine Substanzen enthalten, die das „Überleben“ des Blutes von vornherein verhindern oder in Frage stellen, also vor allen Dingen keine eiweißfällenden Stoffe und keine Stoffe, die durch Eingehen chemischer Verbindungen mit Blutbestandteilen diese in gewissen Funktionen hemmen (z. B. Bildung von Methämoglobin).

Im Hinblick auf den Empfänger sollen schädigende Wirkungen, die durch den Stabilisator als Pharmakon bedingt sind, ausbleiben. Die verwendeten Mengen der im Stabilisator enthaltenen Substanzen müssen sich unterhalb ihrer toxischen Dosen bewegen. Dies ist besonders dann von Wichtigkeit, wenn die Stabilisatoren körperfremde Substanzen enthalten.

Selbstverständliche Forderungen sind chemische Reinheit der benutzten Stoffe und Sterilität des Stabilisators.

Die Grundforderungen, die wir an einen Stabilisator stellen müssen, sind demnach die folgenden:

1. Sichere Einwirkung auf die Gerinnung des Blutes, wobei möglichst kleine Dosen eine große, gerinnungshemmende Wirkung erreichen sollen.
2. Abwesenheit von Stoffen im Stabilisator, die Blutbestandteile zerstören oder notwendige Funktionen derselben völlig verunmöglichen.
3. Fehlen von toxischen Wirkungen auf den Empfänger bei den verwendeten Mengen.
4. Chemische Reinheit, gute Löslichkeit mit einem p_H, das demjenigen des Blutes möglichst gleich ist.
5. Ausreichende Sterilisierbarkeit.

Wenn ein Stabilisator diesen Forderungen in vollem Maße nachkommt, eignet er sich zur Blutkonservierung.

Über seine Eigenschaft, das Blut möglichst lange lebensfähig zu erhalten, ist damit noch nichts ausgesagt. Eine Bewertung des Stabilisators kann erst dann erfolgen, wenn man seinen Einfluß auf das Überleben des Blutes außerhalb des Körpers kennt. Allgemein kann gesagt werden, daß ein Stabilisator um so wertvoller ist, je länger er das Überleben des Blutes außerhalb des Körpers gewährleistet. Als Indicator für das Überleben des Blutes dient heute gewöhnlich die Hämolyse. Es müssen dazu aber auch noch andere Prüfungen des Blutes herangezogen werden (siehe S. 88).

ad 1. Die Wirkungsweise der einzelnen Stabilisatoren auf die Blutgerinnung wird, soweit sie bekannt ist, bei der Beschreibung der gerinnungshemmenden Mittel besprochen. Hier sei nur der Gerinnungsvorgang, wie er nach den heute herrschenden Anschauungen vor sich geht, kurz zusammengefaßt.

Der Vorgang der Gerinnung läßt sich in 2 Abschnitte gliedern. Als erste Phase erfolgt die Bildung eines Gerinnungsenzyms des Thrombins. Das Thrombin als solches findet sich im fließenden Blute nicht vor, sondern wird aus einer unwirksamen Vorstufe, dem Prothrombin, gebildet. Dieses wird im Plasma und Serum gefunden. Die Umwandlung des Prothrombins in Thrombin geht unter der Einwirkung der Thrombokinase vor sich. Die Thrombokinase findet sich in den meisten Zellen vor, sie soll auch in den Thrombocyten vorhanden sein. Der Vorgang der Überführung von Prothrombin in Thrombin kommt unter dem Einfluß der Thrombokinase dann zustande, wenn gleichzeitig Calciumsalze vorhanden sind. Wie die 3 genannten Körper: Prothrombin, Thrombokinase und ionisierte Calciumsalze bei der Thrombinbildung aufeinander einwirken, ist nicht bekannt. Als zweite Phase erfolgt unter der Einwirkung des Thrombins die Umwandlung von Fibrinogen, einem Eiweißstoff des Plasmas, in gelartiges Fibrin. Es entstehen Fibrinfäden, welche die Blutkörperchen einschließen und mit ihnen das Gerinnsel bilden. Nach einiger Zeit retrahiert sich dieses Gerinnsel und preßt klargelbes Serum aus.

Die Gerinnung wird beschleunigt durch gewisse äußere Faktoren. Sie tritt rascher ein, wenn das Blut mit benetzbaren Oberflächen in Berührung kommt. Es wird angenommen, daß dabei der Zerfall der Blutplättchen, wodurch im Übermaß Thrombokinase frei werde, eine Rolle spiele. Die Gerinnung des Blutes wird als irreversibler Vorgang aufgefaßt.

Die einzelnen Stabilisatoren können an irgendeinem Stoff des Gerinnungssystems angreifen und diesen in seiner Wirkung auf die Gerinnung hemmen oder seine Wirkung ganz aufheben. Meist betrifft dies die Stoffe der ersten Phase.

Je nach der Art des gewählten gerinnungshemmenden Mittels braucht es größere oder kleinere Mengen, um die Gerinnung zu hemmen. Die Menge gerinnungshemmender Substanz in Gramm, die bei den verschiedenen Konservierungsmethoden gebraucht wird, wird von vielen Autoren auf 100 ccm Blut bezogen. Man bezeichnet die Menge gerinnungshemmender Substanz, die in 100 ccm Blut vorhanden ist, als Endkonzentration derselben. Sie wird in Prozenten ausgedrückt. Der Ausdruck „Endkonzentration von 1%" bedeutet also, daß bei der Mischung von Blut mit einer stabilisierenden Lösung ein Gramm der verwendeten Substanz in 100 ccm Blut vorhanden ist.

Die Endkonzentration eines Stoffes im konservierten Blut kann selbstverständlich auch für Substanzen, die keinen Einfluß auf die Gerinnung haben, wie z. B. Zucker, berechnet werden.

Um eine bestimmte Menge Blut flüssig zu halten, braucht es ein ganz bestimmtes Minimum eines gerinnungshemmenden Stoffes. Es besteht also für jede gerinnungshemmende Substanz eine minimal notwendige Endkonzentration, durch die das Blut dauernd flüssig gehalten wird. Die *notwendige minimale* Endkonzentration ist diejenige Menge der gerinnungshemmenden Substanz in Gramm, die gerade genügt, um 100 ccm Blut dauernd flüssig zu halten.

Aus diesen Angaben kann berechnet werden, wieviel Kubikzentimeter eines bestimmten Stabilisators es mindestens braucht, um eine bestimmte Menge Blut an der Gerinnung dauernd zu verhindern. Die Menge an Stabilisator, die dazu gebraucht wird, hängt von der Art des gerinnungshemmenden Mittels und von der Konzentration, in der es gelöst ist, ab.

ad 2. Die heute benutzten Stabilisatoren weisen mit wenigen Ausnahmen keine Substanzen auf, die eiweißfällend wirken. Es werden meist auch keine Substanzen verwendet, die chemische Verbindungen mit Blutbestandteilen eingehen, wodurch diese in wichtigen Funktionen behindert werden (siehe Sangostat, Novotrans).

ad 3. Mit dem konservierten Blut wird im allgemeinen auch der Stabilisator dem Empfänger infundiert. Eine Ausnahme hiervon macht ROBERTSON, der nur die frisch suspendierten Erythrocyten, nachdem er Plasma und Stabilisator entfernt hat, transfundiert. Wenn der Stabilisator mittransfundiert wird, ist darauf zu achten, daß die toxische Dosis der Bestandteile des Stabilisators nicht erreicht ist. Es muß also für jeden Stoff, der im Stabilisator enthalten ist, die toxische Menge bestimmt werden. Aus ihr und der Endkonzentration kann dann berechnet werden, wieviel konserviertes Blut auf einmal übertragen werden darf, bevor die toxische Dosis des Stabilisators erreicht ist. Grundsätzlich sollen keine Mengen verwendet werden, die toxisch wirken. Immerhin ist zu sagen, daß der Abbau der Substanzen, die in den Stabilisatoren vorhanden sind, im allgemeinen im Körper sehr rasch vor sich geht. Dadurch kann bei sehr langsamer Transfusion die toxische Dosis, ohne daß sich beim Empfänger eine Wirkung zeigt, überschritten werden.

ad 4. und ad 5. Chemische Reinheit, Löslichkeit, Sterilisierbarkeit werden bei der Besprechung der einzelnen Stabilisatoren erörtert.

4. Die einzelnen Stabilisatoren.

Jeder Stabilisator enthält als wichtigsten Anteil ein gerinnungshemmendes Mittel. Es gibt nun eine Anzahl gerinnungshemmender Mittel, die ohne weiteren Zusatz zur Konservierung von Blut benutzt werden können. Das gerinnungshemmende Mittel *allein* kann, wenn man es in geeigneter Menge und Konzentration benutzt, das Blut stabilisieren. Es wird zum Stabilisator. Wenn wir zur Konservierung von Blut ein gerinnungshemmendes Mittel ohne weiteren Zusatz gebrauchen, so sprechen wir von „einfachen Stabilisatoren".

Um das Überleben des Blutes zu verlängern, kann man dem gerinnungshemmenden Mittel noch andere Substanzen zugeben. Es entstehen die „zusammengesetzten Stabilisatoren". Bei ihnen ist der wichtigste Bestandteil, der nie fehlen darf, wieder das gerinnungshemmende Mittel. Die übrigen Zusätze haben meist keinen Einfluß auf die Blutgerinnung, sie sind also an sich keine Stabilisatoren.

Es wurde versucht, das Überleben des Blutes auch durch andere Maßnahmen zu verlängern, so z. B. durch Verdünnung oder durch Sauerstoffzusatz.

Zusätze ohne gerinnungshemmenden Einfluß werden dem Stabilisator auch zur Infektionsbekämpfung beigegeben.

a) Einfache Stabilisatoren.

Natriumcitrat (Natrium citricum tribasicum) wurde 1914 zum erstenmal gleichzeitig von Hustin, Lewisohn und Agote zur indirekten Frischbluttransfusion benützt. Im Tierexperiment waren es Rous und Turner, die Natriumcitrat auch zur Aufbewahrung von Blut gebrauchten. Robertson konservierte als erster Menschenblut ebenfalls in einer Lösung, die Natriumcitrat enthielt, zu Transfusionszwecken. Es war lange Jahre das gerinnungshemmende Mittel der Wahl.

Chemische Eigenschaften. Natrium citricum bildet entweder farblose Krystalle oder weißes krystallines Pulver von der Formel:

$$\begin{array}{c} CH_2\text{—}COONa \\ | \\ HO\text{—}C\text{—}COONa + 5\tfrac{1}{2}\,H_2O \\ | \\ CH_2\text{—}COONa \end{array}$$

Es handelt sich somit um das tertiäre Natriumsalz der Citronensäure. Einzig Jeanneney empfiehlt das monobasische Natriumcitrat, das etwas sauer ist.

Das tertiäre Natriumcitrat ist leicht alkalisch (p_H ca. 7,4 in 5proz. Lösung). Es ist von salzig-laugigem Geschmack. Ein Teil löst sich in 1,3 Teilen kaltem und in 0,6 Teilen siedendem Wasser.

Die Herstellung des Natriumcitrates kann auf synthetischem Wege erfolgen, häufiger wird es aus Citronen gewonnen. Dabei ist besonders darauf zu achten, daß ihm nach dem Gewinnungsprozeß keine pflanzlichen Proteine mehr anhaften. Besonders im Anfang der Verwendung des Citrates wurde diesem häufig vorgeworfen, daß es eine große Anzahl von Nachreaktionen bei der Bluttransfusion hervorrufe. Lewisohn und Rosenthal fanden dann, daß diese Nachreaktionen auf chemisch nicht ganz reines Citrat, dem noch Proteine beigemengt waren, zurückzuführen war. Erst als bei der Herstellung aus Citronen alle diese pflanzlichen Proteine entfernt werden konnten, sank die Zahl der Nachreaktionen. Ähnliche Erfahrungen machten TORRACA, FANTUS u. a. Es muß aus diesen Gründen auf die chemische Reinheit des benutzten Citrates größter Wert gelegt werden. Wir selber benutzen nur Natriumcitrat, das nach den Vorschriften der Pharmacopoea helvetica editio V. geprüft ist. Es werden dort die folgenden Methoden zur Prüfung des Natriumcitrates angegeben:

Farblose Kristalle oder weißes kristallinisches Pulver von sehr schwach laugig-salzigem Geschmack. Tertiäres Natriumcitrat gibt die Identitätsreaktion auf Na.

Versetzt man 1 ccm einer Lösung von 3,5 g tertiärem Na-Citrat in 13 ccm Wasser (Stammlösung ca. 0,6 mol) mit 1 ccm Ca-Chlorid, so bleibt die Mischung in der Kälte klar. Beim Erhitzen während einiger Minuten im Wasserbad scheidet sich ein weißer, krystallinischer Niederschlag ab.

Tertiäres Natriumcitrat muß geruchlos sein.

In der Stammlösung dürfen Arsen, K, Chlorid und Sulfat nicht nachweisbar sein.

Man vermischt 2 ccm Stammlösung mit 2 ccm Wasser. In dieser Mischung darf Ca nicht nachweisbar sein, ferner dürfen 2 ccm der Mischung + 1 ccm Ca-Chlorid binnen 2 Minuten weder eine Fällung noch eine Trübung geben (Oxalsäure, Traubensäure).

2 g tertiäres Na-Citrat müssen sich in 3 ccm Wasser klar und farblos völlig lösen. In dieser Lösung dürfen Schwermetalle nicht nachweisbar sein.

Eine Mischung von 5 dg tertiärem Na-Citrat + 5 ccm konzentrierter Schwefelsäure darf beim Erhitzen im Wasserbad während 15 Minuten eine höchstens schwachgelbe, nicht aber eine tiefgelbe, braune oder schwarze Lösung ergeben (Weinsäure, Zucker).

1 g wird in 3 ccm Wasser gelöst und die Lösung mit 1 Tropfen Phenolphthalein versetzt. Die Lösung muß dabei farblos bleiben oder darf höchstens eine schwache Rotfärbung zeigen. Eine farblose Lösung muß durch 1 Tropfen 0,1 n-Natronlauge deutlich rot gefärbt werden, eine rote Lösung muß durch 1 Tropfen 0,1 n-Salzsäure entfärbt werden (Alkali- oder Säureüberschuß).

Ca. 1 g tertiäres Na-Citrat (genau gewogen) wird in einem Platintiegel über nicht zu großer Flamme verascht. Es ist vorteilhaft, vor neuem Erhitzen die Probe jeweils mit Wasser anzufeuchten. Die fast weiße Asche wird nach dem Erkalten in 50 ccm Wasser gelöst und mit n-Salzsäure unter Verwendung von 4 Tropfen Methylorange bis zur Gelblichrosafärbung titriert (Mikrobürette). Nun erhitzt man vorsichtig zum Sieden, um die Kohlensäure zu vertreiben, kühlt durch Einstellen der Schale in kaltes Wasser ab und titriert die wieder gelb gewordene Lösung weiter bis zur Gelblichrosafärbung.

Tertiäres Natriumcitrat muß mindestens 98% $C_6H_5O_7Na_3 + 5\frac{1}{2}\ H_2O$ enthalten.

Die Citronensäure ist eine weitverbreitete pflanzliche Säure, die aber auch im tierischen und menschlichen Organismus nachgewiesen werden kann. Ihr Abbau im Organismus erfolgt mittels eines Fermentes, der Citronensäuredehydrase. Die Dehydrierung der Citronensäure scheint im Rahmen natürlicher Abbauvorgänge eine wichtige Stellung einzunehmen, insofern, als ihre weiteren Abbauprodukte, so die Alpha-Ketoglutarsäure, ein Bindeglied zwischen Kohlehydraten und Eiweißen bilden soll (WAGNER-JAUREGG und RAUEN). Man hat dem Natriumcitrat im Gegensatz zu gewissen anderen gerinnungshemmenden Substanzen vorgeworfen, es sei ein körperfremder Stoff. Diese Ansicht scheint demnach nicht zuzutreffen.

Wirkung auf die Blutgerinnung. Das Natriumcitrat wirkt auf die erste Phase des Gerinnungsvorganges. *Es entionisiert die Ca-Ionen, so daß diese das Prothrombin nicht mehr aktivieren können.* Eine Thrombinbildung kann nicht mehr eintreten. Andere Neutralsalze, wie Oxalate und Fluoride, fällen im Gegensatz dazu die Ca-Ionen aus (JORPES). Um die Ca-Ionen genügend zu binden, so daß eine Koagulation nicht mehr eintritt, muß eine bestimmte Endkonzentration des Natriumcitrats erreicht werden. Diese minimale Endkonzentration beträgt nach HARRINGTON und MILES, RIDDELL u. a. 0,3%. Nach unseren eigenen Erfahrungen ist eine Endkonzentration von 0,25% zur Konservierung genügend, vorausgesetzt, daß eine sehr intime Mischung von Blut und Stabilisator besteht. Diese kann durch Gebrauch von nicht zu kleinen Mengen Stabilisator erreicht werden.

Konzentration des Citrats im Stabilisator. Um die minimale Endkonzentration von 0,25—0,3% zu erreichen, muß bei Stabilisatoren, die dem Blut in kleiner Menge zugegeben werden, die Konzentration des Citrats im Stabilisator erhöht werden. Es werden in der Tat Lösungen verwendet, die bis zu 30% Citrat enthalten (MSTIBOVSKI). Andere Autoren verwenden 10proz. Natriumcitratlösungen (IONESCO, JEANNENEY), meist werden aber 3—6proz. Lösungen verwendet (EDWARDS und DAVIE, DE GOWIN, BIDDLE und LANGLEY, WINTERTHUR, GNOINSKI und viele andere). Je größer die Konzentration des Natriumcitrats im Stabilisator ist, um so geringere Mengen erfordert es, um das Blut dauernd an der Gerinnung zu verhindern. So braucht MSTIBOVSKI nur 2 ccm, wir selber brauchen 5 ccm Citratlösung auf 100 ccm konserviertes Blut.

Als ideale Konzentration gilt bei vielen Autoren die blutisotonische Citratlösung. ROUS und TURNER fanden beim Vergleich von 0,95proz., also blutisotonischer Kochsalzlösung und Natriumcitratlösung, daß eine 3,8proz. Lösung der letzteren Substanz die gleiche Gefrierpunktserniedrigung wie isotonische Kochsalzlösung aufweist. Sie schlossen daraus, daß die 3,8proz. Citratlösung blutisoton sei. MEULENGRACHT und GRAM erklären eine 2,6proz. Citratlösung, die aus Natriumcitratsalz mit 5,5% Kristallwassergehalt besteht, als blutisoton. HIRSCHLAFF untersuchte Lösungen von tribasischem Natriumcitrat mit 2 Molekülen Kristallwasser. Bei einer Konzentration des Natriumcitrats von 2,95 bis 3,05% fand die Autorin einen Gefrierpunkt von $-0{,}54^0$ bis $-0{,}56^0$, der demjenigen des Blutes entspricht. DE GOWIN bezeichnet eine Konzentration von 3,2%, SABRAZÈS (zit. nach JEANNENEY) von 2,85% als blutisoton. Die isotonische Citratlösung scheint demnach eine niedrigere Salzkonzentration zu besitzen als bisher angenommen worden war. Trotzdem wird heute noch von vielen Autoren die 3,8proz. Lösung als blutisoton angesprochen.

Wirkungen auf den Empfänger. Die toxische und tödliche Dosis für Natriumcitrat wurde im Tierexperiment festgestellt. Aus dessen Resultaten wurden Folgerungen auf die toxische Dosis beim Menschen gezogen. BATTAGLIA fand, daß bei Hunden nach Injektion von 16 cg Natriumcitrat pro kg Körpergewicht tonische, klonische und tetanische Krämpfe auftreten. Die Hunde fallen beim Gehen um, sie leiden unter Atemnot. Bei Injektion von 32 cg pro kg Körpergewicht tritt der Tod ein. Nach JOANNIDES und CAMERON beträgt die Sicherheitsdosis für 9—18 kg schwere Hunde 1 g. Dies entspricht 4—8 g bei einem 70 kg schweren Menschen. LEWISOHN gibt die ungefährliche Maximaldosis für einen Erwachsenen mit 5 g an. NEUHOF und HIRSCHFELD injizierten in einer großen Anzahl von Fällen 6—8 g intravenös, ohne daß toxische Symptome auftraten. Nach BAGDASAROV (zit. bei JEANNENEY) soll die toxische Dosis für einen Menschen von 70 kg sogar 15—20 g Citrat betragen. Im Gegensatz dazu konnte BATTAGLIA beim Menschen schon nach Injektion von 2—10 g Zuckungen, Angstgefühl, Blutdruckveränderungen und Hyperthermie beobachten. Calciumchlorid und -gluconat wirken diesen toxischen Erscheinungen entgegen.

Aus diesen Resultaten ergibt sich, daß eine toxische Höchstdosis für den Menschen nicht genau bestimmt ist und daß anscheinend individuelle Schwankungen auftreten. Immerhin sollten Dosen von 6—8 g bei intravenöser Injektion nicht überschritten werden.

Es ergibt sich daraus weiter, daß wir bei einer Transfusion mit einem der meist angewendeten Citrat enthaltenden Stabilisatoren weit unter dieser toxischen Dosis bleiben, wenn wir nicht allzu große Mengen von Blut transfundieren. Wir selber benutzen eine 5proz. Citratlösung, von der wir 5 ccm auf 95 ccm Blut zufügen. Um eine Dosis von 6—8 g, die noch ungefährlich sein soll, zu erreichen, können wir eine Transfusion von 2—3 l ausführen.

Als weitere, für das Citrat sehr wichtige Tatsache kommt hinzu, daß die erwähnten toxischen Symptome nur bei rascher Injektion des Citrats auftreten. Bei langsamer Injektion, wie sie die Transfusion darstellt, konnten diese Symptome nie beobachtet werden. Das kommt daher, daß das Citrat im Körper rasch abgebaut und ausgeschieden wird. Nach RIDDELL soll im Organismus rasche Oxydation des Citrates stattfinden. Es werde teils durch die Lungen als CO_2, teils durch die Nieren als Natriumbicarbonat ausgeschieden, wobei der Urin alkalisch werde. Infolgedessen wird, besonders bei der langsamen Transfusion, z. B. bei der Tropftransfusion, Citrat fortwährend und anscheinend in solcher Menge ausgeschieden, daß durch die Zufuhr die toxische Dosis gar nie erreicht wird. Infolgedessen riefen auch Transfusionen großer Mengen von Citratblut keine toxischen Erscheinungen hervor.

Dem mit Natriumcitrat versetzten Blut wird gegenüber dem Vollblut gelegentlich das Fehlen einer hämostyptischen Wirkung vorgeworfen. Untersuchungen von BATTAGLIA, DERVILLÉE, NEUHOF und HIRSCHFELD ergaben aber, daß das Citrat, wenn es in hochkonzentrierten Lösungen rasch injiziert wird, sogar die Gerinnbarkeit des strömenden Blutes steigert. Solche Steigerungen der Gerinnbarkeit treten bei rasch injizierten Dosen von 2—8 g auf. Untersuchungen von BATES u. a. ergaben, daß bei Citratbluttransfusionen keine Veränderung der Gerinnungszeit im Sinne einer Verlängerung derselben auftritt.

Das Natriumcitrat soll nach DERVILLÉE außerdem noch einen stimulierenden Effekt auf die Hämatopoese und eine antiinfektiöse Wirkung beim Empfänger ausüben können.

Nach FREUND soll das Citratblut eine adrenalinähnliche Wirkung aufweisen. Sie wird erklärt durch den Zerfall der Thrombocyten.

Einfluß des Natriumcitrates auf das Überleben des Blutes und Bewertung des Natriumcitrates als Stabilisator. Das Natriumcitrat erfüllt die Grundbedingungen, die an einen Stabilisator gestellt werden müssen, in vollem Umfang. Es ist schon in kleinen Dosen ein geeignetes gerinnungshemmendes Mittel. Es wirkt nur in hohen Dosen toxisch, es kann heute chemisch rein hergestellt werden. Es ist gut löslich und sterilisierbar. Infolgedessen ist es zur Aufbewahrung von Blut grundsätzlich geeignet.

Um das Natriumcitrat mit anderen Stabilisatoren vergleichen zu können, ist es außerordentlich wichtig, zu untersuchen, wie sich Blut in bezug auf seine chemischen, morphologischen und biologischen Eigenschaften verändert, wenn es längere Zeit mit Natriumcitrat allein flüssig gehalten wird. Weiter ist es wichtig, festzustellen, nach welcher Zeit solche Veränderungen auftreten.

Es liegen eine Reihe von Untersuchungen vor, die das Natriumcitrat in dieser Hinsicht prüften, so von DOEPP, LINDENBAUM und STROIKOVA, SELJCOVSKIJ, ROTHFELD, DE GOWIN und Mitarbeitern, KNOLL u. a.

Leider sind die Resultate der einzelnen Autoren wegen der verschiedenen verwendeten Konservierungs- und Untersuchungsmethoden untereinander nicht immer vergleichbar.

Die Untersuchungen ergeben zusammengefaßt, daß beim reinen Citratblut häufig schon nach einer Woche die ersten makroskopischen Anzeichen von Hämolyse auftreten. Diesen Anzeichen voraus geht die Verminderung der Erythrocytenresistenz. Die Zahl der Erythrocyten, Leukocyten und Thrombocyten sinkt im Laufe der Konservierung ab, ebenso das Sauerstoffbindungsvermögen der Erythrocyten. An wichtigen chemischen Veränderungen findet man einen raschen Kaliumanstieg, der sich schon innerhalb weniger Tage auswirkt, und innerhalb einer Woche ein häufig vollkommenes Verschwinden des Blutzuckers (Einzelheiten siehe im biologischen Teil). Veränderungen, die für das Citratblut spezifisch sind, werden nicht beschrieben.

Die Konzentration der Citratlösung scheint keinen wesentlichen Einfluß auf die Hämolyse zu haben, wenn die Lösung nur in kleinen Mengen beigegeben wird. Selbst stark hypertonische Lösungen (5—10—30%) lassen die Hämolyse nicht wesentlich rascher auftreten. Hingegen spielt die Endkonzentration des Citrates im Blut eine gewisse Rolle, wobei die minimale Endkonzentration von 0,25 bis 0,3% anscheinend nicht die beste konservierende Wirkung hat, sondern diejenige von 0,5—1%.

Es ergibt sich aus diesen Untersuchungen, daß das reine Natriumcitrat auch in seiner Wirkung auf die Veränderungen des Blutes während der Konservierung als Stabilisator durchaus brauchbar ist und daß das Blut mit ihm während wenigstens einer Woche konserviert werden kann.

Cotter und McNeal konservierten Blut mit einer Lösung, die neben Natriumcitrat noch Citronensäure enthielt. Diese Lösung ist im Gegensatz zum leicht alkalischen tertiären Natriumcitrat ungefähr neutral.

Der Versuch Baženovs, Blut mit Citronensaft zu konservieren, scheint uns wegen mangelnder Sterilität und mangelnder chemischer Reinheit der verwendeten Substanz nicht nachahmenswert.

Heparin. 1916 fanden Howell und McLean in der Leber und im Herzen eine Substanz, die die Blutgerinnung verzögerte. 1928 wurde von Howell auf die praktische Anwendung dieses Stoffes zur Blutübertragung und zur Thromboseprophylaxe hingewiesen. Der Stoff wurde nach seinem Vorkommen in der Leber „Heparin" genannt.

Chemische Eigenschaften, Herstellung, Präparate. Um die konstitutionelle Aufklärung des neuen Stoffes bemühten sich Charles und Scott, Jorpes, Fischer und Schmitz und fanden, daß es sich beim Heparin um eine Mucoitin-polyschwefelsäure handelt. Außerdem enthält es noch Aminostickstoff (Jores und Detzel). Der Schwefelgehalt beträgt bei den reinsten Präparaten 12—13%. Freies Heparin ist infolge des hohen Schwefelsäuregehaltes eine starke Säure. Sein p_H liegt nach Jores und Detzel unter 1,5. Verwendet wird meist das Natriumsalz des Heparins. Die Heparinsalze sind wasserlöslich und hitzebeständig. Sie lassen sich längere Zeit bei p_H bis 6 und 8 kochen, ohne ihre Wirksamkeit zu verlieren. Die Lösungen sind von gelbbrauner Farbe. Das von Skoeld verwendete Heparinpräparat ist in physiologischer Kochsalzlösung gelöst. Untersuchungen des „Liquemin Roche" ergaben ganz geringe Hypotonie gegenüber Blut. Die Gewinnung des Heparins erfolgt nach Jores und Detzel aus frischer oder getrockneter Säugetierleber oder -lunge. Dabei muß besonders darauf geachtet werden, daß Proteine entfernt werden. Bei Verwendung unreiner Heparinpräparate wurden toxische Wirkungen, die in Kopfschmerzen, Erbrechen, Frösteln und Temperatursteigerungen bestanden, beobachtet (Clemens, Howell, Jores und Detzel). Auch wir sahen im Anfang unserer Versuche gelegentlich schockartige Symptome nach Injektion von Heparin auftreten. Nach Verwendung reiner Präparate konnten solche Erscheinungen von allen Autoren nicht mehr festgestellt werden. Es zeigt sich hier eine deutliche Parallele zum Natriumcitrat, dort werden Reaktionen auf pflanzliche, beim Heparin auf Beimengung tierischer Proteine zurückgeführt. Bei den heute verwendeten Präparaten dürften solche Wirkungen wohl nicht mehr auftreten.

In Deutschland wird vorwiegend das „Vetren", ein Heparinpräparat der Promonta, benutzt. Die Amerikaner verwenden häufig das Heparin „Connaught". Jorpes benutzt ein eigenes, sehr wirksames Heparinpräparat. In Schweden wird ein Heparin „Vitrum" hergestellt. Wir haben mit dem „Liquemin Roche" sehr gute Erfahrungen gemacht.

Die Wertigkeit eines Heparinpräparates muß durch seine gerinnungsverzögernde Wirkung auf Blut bestimmt werden. Jores und Detzel verwenden dazu

Ziegenblut, das ähnlich wie Menschenblut auf Heparin reagiere. In den Laboratorien der Firma Hoffmann-La Roche wurde eine sog. Hemmungseinheit für das Heparin geschaffen. *Eine Hemmungseinheit (H.E.) ist diejenige Menge Heparin, die 1 ccm recalcifiziertes Citratplasma des Rindes bei 37° C während 4 Stunden flüssig halten kann.* SAPPINGTON nimmt als Einheit diejenige Menge Heparin an, die 1 ccm Katzenblut *an der Gerinnung in der Kälte* verhindert.

Eine allgemein gültige internationale Standardisierung des Heparins fehlt noch. Die Schaffung eines internationalen Standards wäre aber sehr zu begrüßen und würde den Vergleich verschiedener Heparinpräparate erleichtern.

Vorkommen, Abbau, Nachweis. Das Heparin ist eine körpervertraute Substanz, die im Organismus vorkommt. Es handelt sich bei ihm um ein natürliches, gerinnungshemmendes Mittel, das das Blut im Körper flüssig erhält. Es kann hauptsächlich in der Leber und in der Lunge, dann aber auch in den Wandungen der großen Gefäße nachgewiesen werden.

Mit Toluidinblau gibt Heparin eine metachromatische Reaktion, die auf die Anwesenheit von Schwefelsäureestern zurückzuführen ist. Dieselbe Metachromasie mit Toluidinblau zeigen nach HOLMGREN auch die Ehrlichschen Mastzellen. Es gelang HOLMGREN nachzuweisen, daß sich Heparin mit Vorzug an denjenigen Stellen des Körpers aufhält, wo auch die Ehrlichschen Mastzellen gefunden werden, so in der Leberkapsel und in den großen Gefäßen.

Bei subcutaner Injektion kann das Heparin in den Gewebszellen niedergeschlagen werden. Bei intravenöser Injektion wird es in Leber und Milz gespeichert (HOLMGREN).

Nach HOWELL, REINERT und WINTERSTEIN wird das im Überschuß zugeführte Heparin im Harn wieder ausgeschieden, und zwar handelt es sich dabei um 20—30% der injizierten Dosis.

Der quantitative Nachweis physiologischer Mengen von Heparin im Blut kann auf chemischem Wege noch nicht geführt werden. Auch spektroskopische Methoden versagen. Hingegen können sehr geringe Mengen Heparin im Blut qualitativ nachgewiesen werden. Durch Zusatz von Toluidinblau tritt eine deutliche Beschleunigung der Gerinnung des Heparinblutes auf (GRUNKE).

Wirkung des Heparins auf die Blutgerinnung außerhalb des Körpers. Nach HOWELL, JORPES, MELLANBY verhindert das Heparin die Wirkung der Thrombokinase auf das Prothrombin, so daß die Thrombinbildung nicht zustande kommt. WALDSCHMIDT und LEITZ glauben an eine Verbindung des Heparins mit der Thrombokinase. Nach QUICK ist der Vorgang wesentlich komplizierter: Bei der Gerinnung bindet sich das Thrombin vorübergehend an Fibrinogen. Es wird aus dieser Verbindung wieder frei, wenn das Fibrinogen in Fibrin übergegangen ist. Sobald dieser Vorgang vollzogen ist, bindet sich das Thrombin an Albumin. Heparin geht ebenfalls eine Verbindung mit Albumin ein. Die Affinität des Thrombins zu Fibrinogen übersteigt diejenige zu Albumin bedeutend. Noch größer ist aber die Affinität des Thrombins zu einer Heparin-Albumin-Verbindung. Wenn diese vorhanden ist, wird sich das Thrombin an sie anlagern und wird so daran verhindert, die zur Gerinnung notwendige Vorstufe Fibrinogen-Thrombin einzugehen.

Jedenfalls ist die Wirkung des Heparins im Gerinnungssystem nicht vollkommen geklärt. Durch die Entdeckung des Heparins scheint aber die Erforschung des Gerinnungsmechanismus in neue Bahnen gelenkt zu werden.

Für die Konservierung von Blut ist es wichtig, diejenige Menge Heparin zu kennen, die das Blut dauernd an der Gerinnung verhindert. Diese Menge wurde aus den Erfahrungen, die man bei der indirekten Frischbluttransfusion sammeln konnte, bestimmt.

SKOELD stellte fest, daß 2 mg des von JORPES angegebenen Heparins genügen, um 100 ccm Blut während 105—120 Minuten flüssig zu halten. Bei der praktischen Ausführung der indirekten Frischbluttransfusion wurde allerdings aus Sicherheitsgründen etwas mehr, nämlich 4—5 mg, zugesetzt. Diese geringen

Heparinmengen waren dann genügend, wenn sie sehr gut mit dem Blut gemischt wurden. Um eine bessere Mischung zu erzielen, wurde die benutzte Menge Heparin von SKOELD noch mit etwas Kochsalzlösung verdünnt.

HEIM und CLEMENS untersuchten die Wirkung des „Vetren Promonta". Für die beschränkte Gerinnungshemmung, wie sie zur indirekten Transfusion gebraucht wird (ca. 2 Stunden), genügen 3 Ampullen Vetren = 5 ccm = 8,3 mg auf 500 ccm Blut. CLEMENS brauchte wesentlich weniger Vetren, wenn er Entnahmegefäße aus Prohämit benutzte. JORES und DETZEL führen dies auf die geringere Thrombokinasewirkung bei Verwendung unbenetzbarer Gefäße zurück.

Für das Liquemin Roche fanden wir, daß bei Zugabe von 1000 Hemmungseinheiten = 0,5 ccm = 2 mg zu 100 ccm Blut, eine Gerinnungshemmung eintritt, die zur Ausführung der indirekten Transfusion bei weitem genügend ist. Im Minimum blieb dieses Blut während 45 Minuten, meist zwischen 75 und 100 Minuten, flüssig. Obwohl ziemliche Schwankungen in der Dauer der Gerinnungsaufhebung bei Verwendung gleicher Mengen Liquemin auftreten, genügen doch 1000 Hemmungseinheiten stets, um 100 ccm Blut für 45 Minuten flüssig zu halten.

Zur Konservierung von Blut mußte die Heparinmenge entsprechend vermehrt werden. HEIM versuchte Blut mit Vetren flüssig zu halten. Dabei fand er, daß durch geeignete Dosen Vetren das Blut länger als 4 Wochen ungerinnbar gehalten werden kann, wobei aber genaue Zahlen nicht angegeben werden. Wir selber benutzten zur Konservierung mit Vetrenzusatz eine Dosis, die fünfmal so groß war, wie diejenige, die nach Vorschrift notwendig ist, um das Blut für 2 Stunden flüssig zu halten, also 3 Ampullen Vetren auf 100 ccm Blut. Mit dieser Dosis trat eine Gerinnung nicht mehr ein. ZENKER und RIEVE gaben zu 100 ccm Blut 20 mg Heparin (Vetren), wodurch das Blut ungerinnbar gemacht wurde.

SAPPINGTON hielt mit 20 mg = 0,4 ccm seiner 5% Heparinlösung 500 ccm Blut für viele Stunden, einmal sogar während 9 Tagen flüssig.

Nach unseren Untersuchungen war eine Menge von 2000 Hemmungseinheiten „Roche" für 100 ccm Blut notwendig, um dieses unbeschränkt lange an der Gerinnung zu verhindern. Dies entspricht einem ccm des Präparates „Liquemin Roche".

Es ist gerade bei diesen Untersuchungen sehr bedauerlich, daß eine einheitliche Standardisierung der verschiedenen Heparinpräparate fehlt. Die Präparate können deshalb nicht untereinander verglichen werden. Es kann auch nicht für jedes Präparat die notwendige Minimaldosis, die zur vollkommenen Aufhebung der Gerinnung notwendig ist, zum vornherein berechnet werden, sondern sie muß für jedes einzelne Präparat wieder experimentell bestimmt werden. Bei der von uns benutzten Handelslösung braucht es außerordentlich kleine Mengen, um das Blut flüssig zu halten, nämlich 1 ccm auf 100 ccm Blut. Um trotzdem eine genügende Mischung mit dem Blut zu erzielen, verdünnen wir die Lösung wie SKOELD mit einer gewissen Menge physiologischer Kochsalzlösung.

Wirkung des Heparins auf die Blutgerinnung im strömenden Blut: Neben der Fähigkeit, die Gerinnung in vitro zu verhindern, übt das Heparin bei der parenteralen Zufuhr eine gerinnungsverzögernde Wirkung im strömenden Blut aus. HEDENIUS und WILANDER konnten durch einmalige intravenöse Injektion von 50—150 mg des Heparinpräparates von JORPES die Gerinnungszeit beim Menschen während 3 Stunden von 5—7,5 Minuten auf 37—38 Minuten verlängern. Dabei wirkten kleine Dosen (20 mg) relativ kräftiger als große.

Mehrfache Injektionen kleinerer Dosen, die nacheinander ausgeführt wurden, verlängerten die Wirkung. Vielleicht hängt dies mit einer gewissen Erschöpfung des Organismus, Heparin abzubauen, zusammen (JORES und DETZEL). CHARGAFF und Olson konnten im Tierversuch mit 5000 Hemmungseinheiten eines „Roche“-Präparates pro kg Körpergewicht ebenfalls eine deutliche Verlängerung der Gerinnungszeit feststellen. Dabei zeigte sich, daß die Blutgerinnungszeit auf Heparin sensibler ist als die Plasmagerinnungszeit. Protamininjektionen konnten diese Heparinwirkung aufheben.

Wir selber haben ebenfalls die Wirkung des Heparins auf die Gerinnungszeit des Menschen bei intravenöser Injektion geprüft. Unsere Resultate sind in Abb. 27 zusammengestellt.

Aus der Kurve ersieht man, daß erst mit ziemlich hohen Dosen (20000 Hemmungseinheiten „Roche“) eine wesentliche Verlängerung der Gerinnungszeit ein-

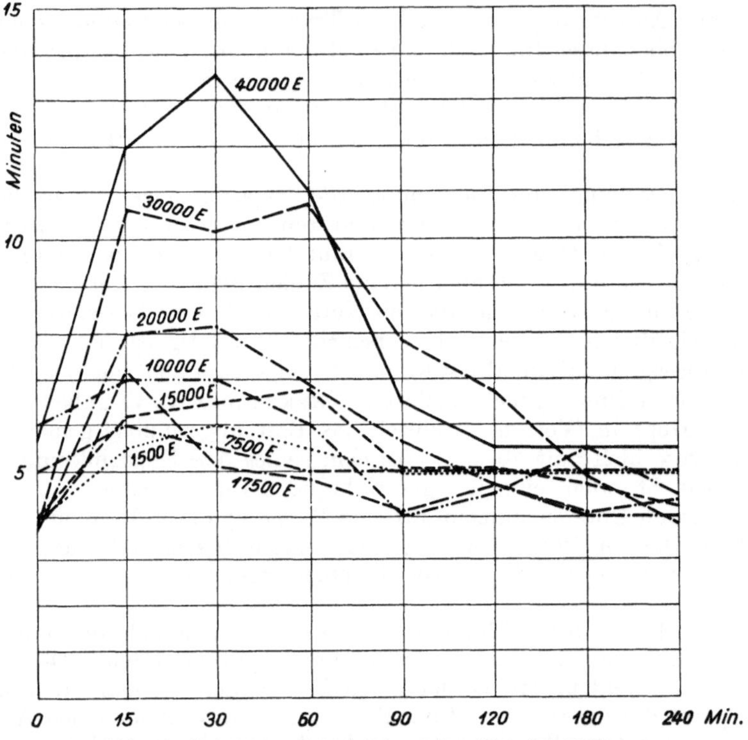

Abb. 27. Gerinnungszeit nach intravenöser Heparininjektion.
Auf der Abszisse sind die Zeiten eingetragen, nach denen beim mit Heparin behandelten Patienten die Gerinnungszeit untersucht wurde. Auf der Ordinate ist die Gerinnungsgeschwindigkeit in Minutenabständen aufgezeichnet. Jede Kurve stellt eine bestimmte injizierte Heparinmenge dar.

tritt. Diese steigt vorerst stark an, erreicht nach 15—20 Minuten ein Maximum und sinkt dann im Laufe der folgenden 2 Stunden zur Norm ab. Die Prüfung der Gerinnungszeiten nahmen wir nach der Methode von Bürker vor.

Jores und Detzel prüften die Veränderungen der Gerinnungszeit beim Hund. Bei intravenöser Injektion von 5 mg Heparin beim 10 kg schweren Hund stieg die Gerinnungszeit innerhalb von 10 Minuten von Werten um 5 bis auf solche von 45 Minuten. Das Absinken zur Norm erfolgte innerhalb einer Stunde, also rascher als bei unseren Versuchen. Bei subcutaner Injektion mußte zur Auslösung derselben Wirkung eine 8mal stärkere Dosis verwendet werden. Das Maximum der Gerinnungshemmung trat dann erst nach ca. 1 Stunde auf. Nach 140 Minuten war die Gerinnungszeit zur Norm zurückgekehrt. Einmalige subcutane Injektion ergab eine kräftigere Wirkung als 2malige Injektion der halben

Dosis an verschiedenen Körperstellen. Daraus schließen JORES und DETZEL, daß das Heparin vorerst im Körper gebunden wird und erst der Überschuß von Heparin, der nicht mehr gebunden werden kann, zur gerinnungshemmenden Wirkung kommt.

Nach REINERT und WINTERSTEIN soll bei intramuskulärer Injektion der Wirkungseintritt gegenüber der subcutanen noch mehr verzögert werden. Die Wirkungsdauer sei aber verlängert.

Die Blutungszeit veränderte sich nach JORES und DETZEL bei Versuchstieren erst dann, wenn die Gerinnungszeit ganz wesentlich verlängert war. Bei geringerer Verzögerung (bis 85 Minuten bei der Katze) trat keine Verlängerung der Blutungszeit auf. Beim Kaninchen wurde sie überhaupt nicht beobachtet. Auch SAPPINGTON fand erst beim Gebrauch hoher Dosen Heparin eine Verlängerung der Blutungszeit.

Die praktischen Folgerungen aus diesen Versuchen liegen in der Richtung der Empfängerschädigung nach Transfusion mit Heparin. Es scheint vorerst, daß durch Transfusion heparinisierten Blutes die Gerinnungszeit des Empfängers verlängert werde. In der Tat fanden HEIM und CLEMENS Verlängerung der Gerinnungszeit beim Empfänger. Sie betrug nach der Transfusion 2—3 Minuten und blieb ca. 2 Stunden bestehen. CLEMENS will deshalb die Transfusion von heparinisiertem Blut bei bestehender Blutung nicht anwenden. HEDENIUS berichtet nur über einen Fall, bei dem die Gerinnungszeit nach Transfusion mit heparinisiertem Blut verlängert war. In weiteren Fällen war sie immer verkürzt. SKOELD fand einmal eine Verkürzung, während sie bei 16 Fällen konstant blieb.

Wir selber fanden bei der Injektion von Heparindosen, die denjenigen bei der Transfusion entsprachen, wohl eine Verlängerung der Gerinnungszeit um 2—3 Minuten, die während 1½ Stunden bestehen blieb. Nach der Transfusion von heparinisiertem Blut konnten wir aber nie eine sichere Verlängerung feststellen. Dies scheint darauf hinzudeuten, daß der Abbau des Heparins im Körper sehr rasch vor sich geht und infolgedessen eine gerinnungshemmende Wirkung des Heparins bei der langsamen Transfusion gar nicht zum Ausdruck kommt. Auch JORES und DETZEL nehmen einen raschen Heparinabbau im Organismus an. Die Befunde von HEDENIUS und SKOELD werden durch diese Untersuchungen bestätigt. Es geht aus ihnen hervor, daß eine gerinnungshemmende Nebenwirkung beim Empfänger durch die Transfusion von Heparinblut nicht eintritt und das heparinisierte Blut auch bei noch bestehenden Blutungen gegeben werden kann. HEIM selber berichtet sogar über Fälle, bei denen heparinisiertes Blut eine hämostyptische Wirkung hervorrief.

Ausgehend von denselben Versuchen schlug HEDENIUS eine andere Methode der Frischbluttransfusion vor. Er injizierte einem Spender Heparin in Mengen von 5 mg pro kg Körpergewicht. Sofort nach Erreichung des Maximums der Gerinnungshemmung wurde das Blut entnommen und ohne weiteren Zusatz transfundiert. Es blieb während der Transfusion flüssig. Wir wendeten dieses Verfahren für die Frischbluttransfusion ebenfalls mit Erfolg an. Der Nachteil besteht in einer möglichen Spenderschädigung infolge der 2 Stunden andauernden Gerinnungshemmung.

Wir versuchten auch, mit diesem Vorgehen Blut zu konservieren. Obwohl wir dem Spender sehr hohe Dosen injizierten (bis 80000 Hemmungseinheiten „Liquemin Roche"), konnte eine länger als 24—48 Stunden dauernde Gerinnungshemmung des entnommenen Blutes nicht erzielt werden. Dies ist bei den verwendeten Dosen einleuchtend. Wir brauchen ca. 2000 Hemmungseinheiten, um 100 ccm Blut außerhalb des Kreislaufs dauernd an der Gerinnung zu verhindern. Wenn wir beim Menschen 5 Liter Blut annehmen, müssen wir, um dieses Resultat zu erreichen, mindestens 100000 Hemmungseinheiten injizieren. Diese Menge gilt außerdem nur, wenn wir vom Abbau des Heparins im Körper vollkommen absehen. Auf die Injektion noch höherer Dosen haben wir dann verzichtet.

Toxische Heparindosis. Die toxische Heparindosis ist für den Menschen nicht bestimmt. Wir selber haben sehr große Mengen Heparin injiziert und sahen einzig einmal eine Urticaria nach intravenöser Injektion von 30000 Hemmungseinheiten „Liquemin Roche“ beim Erwachsenen. Im Tierversuch konnte E. A. Müller bei 22,2 mg pro kg Körpergewicht einen erheblichen Pulsabfall feststellen. Bei Dosen über 20 mg pro kg Körpergewicht trat leichte Hämaturie auf.

Chargaff und Olson stellten im Tierexperiment nach Injektion von 10000 Hemmungseinheiten Roche pro kg Körpergewicht Erbrechen, Defäcation und Urinabgang fest. Diese Symptome verschwanden nach 30 Minuten. Durch die Injektion wurde das Blutbild nicht verändert, im besonderen fanden sie keinen Thrombocytenabfall.

Nach Sappington wirken 100 mg pro kg Körpergewicht beim Kaninchen noch nicht toxisch.

Reinert und Winterstein konnten bei mehrtägiger Behandlung von Tieren mit großen Dosen Heparin einen Zustand, ähnlich demjenigen des Bluters, hervorrufen (Jores und Detzel). Bei Stoßverletzungen traten bei den behandelten Tieren Blutungen in Körperhöhlen auf. Bei Vermeidung derartiger Schädigungen war dem betreffenden Tier nichts anzumerken.

Wir selber versuchten ebenfalls, mit intravenösen Injektionen von Heparin eine toxische Wirkung auf Kaninchen zu erreichen. Wir konnten durch Injektion von 10000—50000 Hemmungseinheiten „Liquemin Roche“ beim 3—4 kg schweren Kaninchen Pulsbeschleunigungen erzielen. Die Kaninchen wiesen daneben einen sehr guten Allgemeinzustand auf, sie hüpften herum und fraßen mit Appetit. Zweimal beobachteten wir nach Injektion von 45000 Hemmungseinheiten eine vollkommene Aufhebung der Gerinnung. Aus der punktierten Ohrvene trat eine ununterbrochene Blutung auf, so daß die Vene unterbunden werden mußte. Wir hatten hier anscheinend einen ähnlichen hämophilen Zustand, wie ihn Reinert und Winterstein beschreiben. Die Kaninchen erholten sich vollständig. Nach 12 Stunden war die Gerinnungszeit nicht mehr verändert. Wir fanden nie Veränderungen der Erythrocyten und Leukocyten nach Injektion großer Heparindosen, hingegen konnte gelegentlich ein Thrombocytenabfall festgestellt werden, der aber mit der Verlängerung der Gerinnungszeit nicht immer parallel ging und der auch nicht regelmäßig auftrat.

E. A. Müller sah nach Injektion großer Heparindosen eine Blutdrucksenkung. Die Wirkungsschwelle dafür liege oberhalb 3,3 mg pro kg Körpergewicht. Bei Versuchstieren können nach Reinert und Winterstein auch Temperatursteigerungen auftreten.

Wir selber fanden bei Injektion bis zu 50000 Hemmungseinheiten Roche beim Erwachsenen nie Veränderungen von Puls, Blutdruck und Temperatur. 50000 Hemmungseinheiten entsprechen 100 mg unseres Heparins. Bei Injektion dieser Menge beim ca. 70 kg schweren Menschen, wird die von E. A. Müller angegebene Wirkungsschwelle längst nicht erreicht.

Aus all diesen Beobachtungen dürfen wir sicher mit Recht schließen, daß die toxische Dosis des Heparins bei der Transfusion von heparinisiertem Blut nicht erreicht wird. Eine Schädigung des Empfängers ist, selbst bei Verwendung größerer Heparindosen, wie wir sie zur Konservierung brauchen, mit Sicherheit auszuschließen.

Besondere Wirkungen des Heparins. Kuczarow zeigte, daß Heparin das Absorptionsvermögen der Erythrocyten gegenüber Adrenalin vermindert.

ZAKRZEWSKI fand eine Wachstumshemmung in Gewebskulturen durch Heparin. Dies sei eine Eigenschaft aller antiprothrombotischen Substanzen. FISCHER und NYSTROEM machten dieselbe Beobachtung.

Nach HOLMGREN sollen Kaulquappen durch Injektion von Heparin eine Beschleunigung ihres Wachstums erfahren.

Besondere Verwendungen des Heparins. Das Heparin wird wegen seiner gerinnungshemmenden Wirkung von vielen Autoren zur Therapie und Prophylaxe der Thrombose empfohlen (CRAFOORD, LENGGENHAGER, BEST).

MELLANBY, DOXIADES und LEMKE empfehlen das Heparin zur Therapie des anaphylaktischen Schocks. ENOCKSSON und Mitarbeiter brauchen das Heparin zur Ausführung diagnostischer Blutuntersuchungen (Senkung). V. KAULLA lehnt diese Verwendung ab.

Einfluß des Heparins auf das Überleben des Blutes bei dessen Konservierung. Aus den beschriebenen Befunden ergibt sich, daß das Heparin sich als Stabilisator eignet. Es hat eine große gerinnungshemmende Wirkung, seine toxische Dosis wird bei der Transfusion niemals erreicht, seine chemische Reinheit ist durch die heutige Herstellung gesichert, es ist löslich und es ist leicht sterilisierbar.

Wir müssen aber auch beim Heparin wieder untersuchen, inwieweit es einen Einfluß auf das Überleben des Blutes ausüben kann. Es zeigten sich beim Heparin ähnliche Erscheinungen wie bei der Verwendung von Natriumcitrat, also Auftreten von Hämolyse, Veränderungen der morphologischen, chemischen und biologischen Eigenschaften des konservierten Blutes. Die Hämolyse tritt nach unseren Untersuchungen beim Heparinblut schon in der ersten Woche der Konservierung sichtbar auf. Entsprechend früh und entsprechend stark setzt die Resistenzverminderung der Erythrocyten ein.

ZENKER und RIEVE fanden beim Heparinblut am 4. bis 10. Tage Auftreten von Hämolyse. Diese war aber wesentlich schwächer als beim Citratblut. Auch HEIM fand spätes Auftreten der Hämolyse bei Vetrenzusatz. SCHILLING konnte im Gegensatz dazu unsere Befunde bestätigen. Er fand eine starke Neigung zur Hämolyse schon nach 4 Tagen Konservierungsdauer. Auch AYLWARD und Mitarbeiter sahen beim Heparinblut frühzeitige Hämolyse. Neuerdings gibt auch HEIM ein früheres Auftreten der Hämolyse beim Vetrenblut zu (SCHILLING).

Die Erythrocyten wie auch die Leukocyten fallen im Laufe der Konservierung ab, die Erythrocyten auf ca. ¾ ihres Ausgangswertes, die Leukocyten auf ca. $^1/_6$. Auch beim Heparin werden davon in erster Linie die Neutrophilen betroffen. Unsere Untersuchungen ergaben ferner, daß die Thrombocyten im Gegensatz zum Citratblut sofort nach der Konservierung vollkommen verschwinden. Nach dem zweiten Tag der Konservierung konnten nie mehr Thrombocyten nachgewiesen werden (siehe biologischer Teil).

Von den chemischen Werten fällt der Zucker im Plasma innerhalb einer Woche aus. Auch der rasche Kaliumanstieg kann beobachtet werden.

Die O_2-Kapazität hält sich während 7—8 Wochen nahezu auf gleicher Höhe (FISCHER und SCHÜRCH).

Die Phagocytose wird durch Heparin nicht beeinträchtigt (s. S. 9).

Aus dem frühzeitigen Auftreten der Hämolyse ergibt sich, daß das Überleben des Blutes bei Zusatz von Heparin im Vergleich mit Natriumcitrat verkürzt wird. Aus diesem Grunde verkürzt sich auch die Konservierungsdauer für heparinisiertes Blut. Eine Konservierungsdauer von 30 Tagen, wie sie HEIM für Vetrenblut angab, ist zweifellos zu lang bemessen. Heparinblut sollte nach der ersten Woche, nach der sich makroskopisch Hämolyse zeigt, nicht mehr übertragen werden.

Möglicherweise kann aber durch Zusatz geeigneter Stoffe die Konservierungsdauer des Heparins verlängert werden. Darauf scheinen die Versuche von ZENKER und RIEVE hinzudeuten, die bei einer Mischung des Vetrens mit Blutsalzen, deren Zusammensetzung nicht angegeben wird, auf wesentlich bessere Resultate kamen.

Transfusol. Eingeführt von PIERONI und FORTI wird hauptsächlich von italienischen Autoren, so von LATTES und RETTANNI, MINGAZZINI u. a. ein „Transfusol" genannter Stabilisator gebraucht. Es handelt sich bei diesem Stoff um polyacetylendioxysulfonsaures Natrium. Die Lösung des Salzes erfolgt in physiologischer Kochsalzlösung.

Nach MARGARIA soll das Transfusol ein Antithrombin darstellen.

Es werden 5 ccm der Lösung auf 100 ccm Blut gebraucht, wobei die Konzentration der Lösung nicht angegeben ist. Die Konservierungsdauer beträgt 1 bis 12 Tage.

SCHILLING fand bei Nachprüfungen des Transfusols, daß wegen der schlechten Mischbarkeit des Stoffes gelegentlich massive Koagulabildung eintrat, weswegen er von der Konservierung mit Transfusol absah.

JEANNENEY und Mitarbeiter lehnen das Transfusol als Stabilisator ab, da die Erythrocyten im Transfusolblut rasch hämolysieren, so daß das Blut nicht länger als 7 Tage konserviert werden könne.

Auch THROWER sah vom Gebrauch des Transfusols keine Vorteile (RIDDELL).

Der Gebrauch des Transfusols hat keine weitere Verbreitung gefunden. Wir selber besitzen keine praktischen Erfahrungen mit diesem Stabilisator.

Hirudin. Hirudin ist die gerinnungshemmende Substanz des Blutegels.

Auf der Suche nach einem gerinnungshemmenden Mittel für die Frischbluttransfusion prüfte schon LEWISOHN die Toxicität des Hirudins. Injektionen von 0,1 g Hirudin intravenös wurden von mittelgroßen Hunden außer in einem Fall gut ertragen. Auf diese Resultate hin injizierte LEWISOHN 0,1 g Hirudin, das in 500 ccm NaCl verdünnt war, einer Patientin. Unmittelbar nach der Injektion stellte sich eine schwere Reaktion ein, bestehend in Cyanose, Herzschmerzen, Schüttelfrost, kaum fühlbarem Puls. Die Erholung aus diesem Zustand erfolgte erst nach über 36 Stunden. LEWISOHN verzichtete auf Grund dieser Erfahrung auf die weitere Anwendung des Hirudins zur indirekten Frischbluttransfusion.

Neuerdings wurde durch RATNER und GUILBERT das Hirudin zur Blutkonservierung herangezogen. Die verwendete Dosis betrug 1 mg auf 20 ccm Blut, es wurde also eine Endkonzentration 0,005% hergestellt. Nach diesen Autoren weist das Hirudin mehrere Vorteile auf. Es braucht nur sehr geringe Mengen, um das Blut flüssig zu erhalten, was auf die morphologischen, chemischen und biologischen Eigenschaften des Blutes einen günstigen Einfluß habe. Die Toxicität sei sehr klein, ein Befund, der im Gegensatz zu dem LEWISOHNS steht. Allerdings injizierten die russischen Autoren wesentlich geringere Mengen Hirudin als LEWISOHN. Eine Transfusion von 200 ccm mit Hirudin stabilisiertem Blut wurde anstandslos ertragen.

Ausgedehntere Versuche über Wirkung und Verträglichkeit des Hirudins fehlen. Immerhin deuten die Versuche LEWISOHNS darauf hin, daß das Hirudin bei intravenöser Injektion offenbar doch eine ziemlich starke Toxicität aufweist.

Liquoid Roche. ALEKSANDROWICZ verfügt, wenigstens in Laboratoriumsversuchen, über Erfahrungen in der Verwendung von Liquoid „Roche" als Stabilisator.

Es handelt sich beim Liquoid um das Natriumsalz von Polyanaetholsulfonat. Die gerinnungshemmende Wirkung zeigt sich sowohl in vitro wie im strömenden Blut.

Benutzt wird das Liquoid „Roche" in erster Linie für Laboratoriumsuntersuchungen (Blutkulturen, analytische Untersuchungen, die flüssiges Blut erfordern).

In vitro kann eine Endkonzentration von 0,03—0,05% die Gerinnung des

Blutes um 12 Stunden verzögern. Entsprechende Versuche wurden am Schwein, am Hund und am Ochsen durchgeführt (JEANNENEY).

Bei Injektion von 0,01 g pro kg Körpergewicht wird die Gerinnungszeit beim Kaninchen bis auf 24 Stunden verlängert. Dosen von 20—45 mg seien für Kaninchen, Katzen und Hunde tödlich. Auch beim Menschen sollen Dosen von nur 1 bis 8 mg schon Albuminurie, Brustbeschwerden und Nausea herbeiführen (JEANNENEY).

Nach ALEKSANDROWICZ konnte Blut mit Liquoid „Roche" während 60 Tagen ohne eine Spur von Hämolyse konserviert werden. Infolge der starken Toxicität der Substanz kommt sie aber zur Konservierung von Blut zu Transfusionszwecken nicht in Frage.

Andere einfache Stabilisatoren. Von russischen Autoren wird auf die Synanthrinpräparate zur Blutkonservierung aufmerksam gemacht (FRIEDMAN und ODŠVILI, BRJUCHONENKO und Mitarbeiter, BOGDANOV, KOLESNIKOV).

Das Synanthrin sei ein synthetisches Antithrombin, dessen chemische Zusammensetzung aus dem Referat nicht ersichtlich ist. 1,5 ccm Synanthrin 27 machen 1 Liter Blut für 10—13 Tage ungerinnbar (BOGDANOV). Nach FRIEDMAN und ODŠVILI bewahre das Synanthrin B 27 die osmotische Resistenz der Erythrocyten besser als andere untersuchte Stabilisatoren. Die Hämolysebestimmung werde allerdings durch eine auftretende rötliche Färbung behindert.

Aus dem Synanthrin Nr. 33 wurde von BRJUCHONENKO ein Synanthrin Nr. 47 gewonnen. 1 g dieses Produktes stabilisiere 5000 ccm Blut bei Zimmertemperatur für 24 Stunden.

Bei Injektion von 0,02 g dieses Präparates pro kg Körpergewicht wird die Gerinnung des Kaninchenblutes bis 8 Stunden aufgehalten. Über 0,04 g pro kg rufe hämolytische Erscheinungen beim Empfängertier hervor.

Die angegebenen toxischen Mengen und die zur Gerinnungshemmung notwendigen Mengen lassen berechnen, daß eine Giftwirkung des Synanthrin 47 auf den Empfänger kaum eintreten wird, wenn die üblichen Mengen Blut transfundiert werden.

Trotzdem hat das Synanthrin als Konservierungsmittel keine weitere Ausbreitung gefunden.

TZANCK und FLANDIN verwendeten „Sulfarsenol" als Stabilisator, besonders wegen seiner antiinfektiösen Wirkung. JEANNENEY lehnt diesen Stoff zur Gerinnungshemmung für die Transfusion wegen der möglichen Giftwirkung ab.

Einzelne Autoren verwenden ein Präparat *Bayer 205* (SCHILLING).

Auch *Neodym* wird zur Blutkonservierung verwendet. Nach ZENKER und RIEVE tritt bei Anwendung von Neodym sehr rasch Hämolyse auf.

Algenstoffzusatz aus Delessaria sanguinea und lanceolata hat nach SCHILLING rasche Hämolyse zur Folge. Eine Anzahl von gerinnungshemmenden Mitteln, die zur indirekten Frischbluttransfusion gebraucht werden, sind für die Konservierung von Blut nur wenig erprobt, so Germanin (BRJUKONENKO und STEPPUHN), oder sind dazu ungeeignet. So scheinen Sulpharsphenamin (RIDDELL) und Natrium salicylicum (DULCIN) keine genügende gerinnungshemmende Wirkung auszuüben. Von russischen Autoren wird ein Stabilisator „Pneumin" angegeben, der nicht näher beschrieben ist. Im Tierexperiment wurde von ABRAMSON das schwefelsaure Magnesium verwendet.

b) Zusammengesetzte Stabilisatoren.

Obwohl die gerinnungshemmenden Mittel fähig sind, Blut allein zu stabilisieren, wurde doch nach Zusätzen gesucht, die das Überleben des Blutes verlängern sollten. Durch Beifügung solcher Zusätze zu den gerinnungshemmenden Mitteln, entstanden die *zusammengesetzten Stabilisatoren.*

Zuckerlösungen. Ein von sehr vielen Autoren verwendeter Zusatz zum gerinnungshemmenden Mittel ist Zucker. Besonders häufig werden Zuckerlösungen in Verbindung mit Natriumcitrat gebraucht und die meisten experimentellen Untersuchungen über die Wirkung der Zucker wurden mit Dextrosecitratgemischen angestellt.

Schon Rous und Turner suchten in ihren ersten Experimenten nach Stoffen, die ein Überleben des Blutes nach Möglichkeit verlängern sollten. Sie kamen nach Versuchen mit verschiedenen andern Stoffen (physiologische Salzlösungen, Gelatinezusatz) schließlich auf Zuckerlösungen und fanden, daß durch Beifügen von Zucker zum konservierten Blut die Konservierungsdauer ganz beträchtlich verlängert werden konnte. Diese Untersuchungen wurden später durch eine große Anzahl von Autoren bestätigt (siehe S. 83). Experimentelle Untersuchungen über die Wirkungsweise der Zuckerlösungen wurden in neuester Zeit von Maizels und Whittaker und von Wilbrandt vorgenommen (siehe S. 83).

Nur von ganz wenigen Autoren wurde der günstige Einfluß der Zucker auf die Konservierungsdauer abgelehnt, so von Balachovski und Mitarbeitern, Barinstein und Mitarbeitern, neuerdings von Zenker und Rieve. Zum Teil erfolgte diese Ablehnung aus gewissen praktischen Gründen. Es wurde angenommen, daß durch Beigabe von Zucker das Bakterienwachstum im konservierten Blut gefördert werde, da der Zucker einen guten Nährboden für Bakterien bildet. Es wurde darauf hingewiesen, daß die Sterilisation der Zuckerlösungen ohne Caramelisierung nur unter Schwierigkeiten möglich sei.

Im Gegensatz zu anderen Autoren sahen Zenker und Rieve bei Dextrosezusatz zum konservierten Blut eine kürzere Konservierungsdauer als für Stabilisatoren ohne diesen Zusatz.

Bei den angewendeten Zuckern handelt es sich zum Teil um Monosaccharide. Zu diesen gehört die Dextrose, der Traubenzucker, Glykosum. Es werden aber auch Disaccharide verwendet, so die Saccharose. Schließlich werden Kohlehydratgemische wie das Dextrin benutzt.

Wirkung der Zucker. Es war seit Rous und Turner bekannt, daß Zuckerzusatz eine hämolysehemmende Wirkung auf das konservierte Blut ausübt. Durch Dextrosezusatz wird die osmotische Resistenz der roten Blutkörperchen wesentlich gesteigert. Dadurch wird die Hämolyse verzögert und die Konservierungsdauer des Blutes verlängert.

Untersuchungen von Maizels und Whittaker zeigten, daß sich besonders die Dextrose an diesen Vorgängen beteiligt (siehe S. 83).

Wilbrandt zeigte neuerdings, daß Saccharose die Hämolyse noch stärker hemmt als Dextrose (siehe S. 84).

Endkonzentration des Zuckers. Zusammenhängende vergleichende Untersuchungen über die günstigste Endkonzentration des Zuckers wurden namentlich von De Gowin und Mitarbeitern durchgeführt. De Gowin veränderte auf Grund seiner Versuche die Rous-Turnersche Lösung in dem Sinne, daß er auf 10 Volumen Blut 13 Volumen einer 5,4proz. Dextroselösung und 2 Volumen einer 3,2proz. Citratlösung zugab. Er kommt damit auf eine Zuckerendkonzentration von rund 7%.

Wilbrandt gibt die günstigste Endkonzentration von Saccharose mit 15% an.

Viele Autoren, besonders diejenigen, die das Blut mit dem Stabilisator nur wenig verdünnen, kommen auf bedeutend niedrigere Zuckerendkonzentrationen. So Mstibovski auf 1%, wir selber auf nur 0,4%. Corelli erreicht mit Novotrans eine Zuckerendkonzentration von 1,5%. Diese Zuckerendkonzentrationen erreichen nach den neuesten Untersuchungen die optimale Endkonzentration nicht.

Konzentration der Zuckerlösungen. Von sehr vielen Autoren (Rous und Turner, Doepp, Lindenbaum und Stroikova, Robertson, Tenconi und Palazzo) wird isotonische Zuckerlösung verwendet. Sie wird besonders dann bevorzugt, wenn dem Blut große Mengen von Zuckerlösung beigegeben werden und es so stark verdünnt wird. Wenn bei starker Verdünnung keine blutisotonische Lösung verwendet wird, kann durch Störung des osmotischen Gleichgewichts im Blutstabilisatorgemisch eine Schädigung der Erythrocyten auftreten.

Blutisotonie wird durch eine 5,4proz. Dextroselösung erreicht. Für Saccharoselösung besteht Blutisotonie bei einer Konzentration von 10,3%.

Bei Verwendung von Stabilisatoren, die das Blut nur wenig verdünnen, wird häufig die Konzentration der Zuckerlösungen vergrößert. Infolgedessen müssen dann kleinere Mengen der Lösung beigegeben werden, um eine gleiche Zuckerendkonzentration zu erreichen. Mstibovski benutzt eine 10proz., wir selber eine 20proz. Dextroselösung. Mstibovski benutzt von dieser Lösung 10 ccm auf 100 ccm Blut, wir brauchen von unserer Lösung 2 ccm auf 100 ccm Blut.

Nach den Untersuchungen von Wilbrandt scheint von der isotonischen Zuckerlösung die beste Wirkung auszugehen.

Sterilität, toxische Wirkung, chemische Reinheit. Bei der Sterilisation der Zuckerlösungen ist darauf zu achten, daß keine Caramelisierung eintritt. Dies ist hauptsächlich dann der Fall, wenn die Sterilisation in alkalischem Milieu erfolgt. Bogdanov verspricht sich allerdings gerade von der Verwendung caramelisierten Zuckers eine Zunahme der Erythrocytenresistenz.

Eine toxische Wirkung des Zuckers auf den Empfänger besteht auch in hohen Dosen nicht.

Die chemische Reinheit des Zuckers wird durch die Herstellung gesichert.

Dextrose-Citratlösung ist heute neben reinem Citrat der am häufigsten verwendete Stabilisator. Eine sehr große Anzahl von vergleichenden Untersuchungen der verschiedensten Autoren ergaben, daß die Hämolyse bei Verwendung von Dextrosecitrat als Stabilisator wesentlich später auftritt als bei der Verwendung anderer zusammengesetzter oder einfacher Stabilisatoren. Dadurch verlängert sich die Gebrauchsfähigkeit des konservierten Blutes. Bagdasarov fand für Dextrose-Citratblut eine Gebrauchsfähigkeit von 20—34 Tagen, Filatov und Doepp von 30 Tagen, De Gowin und Hardin von 30 Tagen, Tachella Costa von mehreren Wochen. Wir selber schätzen die Gebrauchsfähigkeit des Blutes, das mit Dextrosecitrat stabilisiert ist, allerdings kürzer ein. Ganz besonders wichtig ist aber nach unserer Ansicht, daß Dextrose-Citratblut im Vergleich mit Blut, dem andere Stabilisatoren beigegeben sind, eine um 1 bis 2 Wochen längere Gebrauchsfähigkeit besitzt. Dies ist der Fall bei sehr verschiedener Konzentration der stabilisierenden Lösung und bei sehr verschiedener Endkonzentration des Zuckers und des Citrats im Blut. Nach dem heutigen Stande der Forschung ist trotz vereinzelter ablehnender Stimmen (Zenker und Rieve) die Dextrose-Citratlösung als zur Zeit bester Stabilisator anerkannt.

Novotrans. Zuckerlösungen werden nicht allein in Kombination mit Citratlösungen zur Blutkonservierung verwendet.

Von Corelli wird ein Stabilisator „Novotrans“ empfohlen. Er besteht aus Magnesiumthiosulfat und Glucose. Beide Substanzen sind in physiologischer Kochsalzlösung gelöst.

Sein gerinnungshemmender Faktor ist das Magnesiumthiosulfat. Corelli beobachtete, daß die Thiosulfate neben ihrer „desensibilisierenden“ Wirkung auch noch einen gerinnungshemmenden Einfluß auf das Blut außerhalb des Kreislaufes ausüben. Da Corelli eine Anzahl von Transfusionszwischenfällen auf Sensibilisierungserscheinungen durch allergische Phänomene zurückführte, erschien das Thiosulfat als ideales gerinnungshemmendes Mittel.

Vorerst wurde das Natriumthiosulfat benutzt. Es konnte aber nachgewiesen werden, daß sich das Magnesiumthiosulfat wesentlich besser zur Konservierung von Blut eignet, schon deshalb, weil von ihm nur halb so große Dosen verwendet werden müssen, um die gleiche Menge Blut an der Gerinnung zu verhindern.

Das Magnesium hyposolfurosum zeigt die folgende chemische Zusammensetzung:

$$\begin{matrix} O & & S & & \\ & S & & Mg & + 6\,H_2O\,. \\ O & & O & & \end{matrix}$$

Wo das Magnesiumthiosulfat beim Gerinnungsablauf hemmend eingreift, wird nicht mitgeteilt. Jedenfalls sei es nach CORELLI ein außerordentlich wirksames gerinnungshemmendes Mittel. Es brauche nur sehr geringe Mengen, um das Blut an der Gerinnung dauernd zu verhindern. Durch Zusatz von Dextrose könne die Thiosulfatmenge sogar noch verringert werden. CORELLI gibt die folgende Zusammensetzung des Stabilisators Novotrans an (1938):

Magnes. hyposulfuros.	1,0 g
Glykosum	2,0 g
Sol. Natr. chlorat. physiolog.	10,0 ccm

CORELLI gibt an, daß 7,5 ccm Novotrans erforderlich seien, um 100 ccm Blut flüssig zu halten. Dies entspricht einer Endkonzentration von 0,75% Magnesiumthiosulfat. Nach unseren eigenen Erfahrungen, die wir mit Novotrans vornahmen, konnten mit der angegebenen Menge häufig größere Coagula nicht vermieden werden. Es trat anscheinend keine genügende Mischung von Novotrans und Blut auf. Erst durch Vergrößerung der Dosis konnte das Blut vollkommen flüssig erhalten werden. So brauchte auch WILBRANDT eine Endkonzentration des Magnesiumthiosulfates von 1,4%.

Das Magnesiumthiosulfat wird bei intravenöser Injektion in sehr großen Mengen gut ertragen. Diese Mengen sind wesentlich größer als diejenigen, die zur Konservierung von Blut gebraucht werden, so daß irgendeine toxische Wirkung von ihnen nicht zu erwarten ist.

CORELLI hebt als Vorteile des Novotrans gegenüber anderen Stabilisatoren hervor:

die Toleranz des Empfängers für Thiosulfat auch in hohen Dosen,
die gute antikoagulierende Wirkung,
seine „desensibilisierenden“ und „antitoxischen“ Eigenschaften.

CORELLI gibt an, daß eine Hämolyse leichter Art am 10. bis 15. Tag auftritt. Die Form der Erythrocyten bleibe gut erhalten. Die Leukocyten zeigen vom 5. bis 7. Tag an Verminderung. Derselbe Autor führte Transfusionen nach 1 bis 2 Wochen Konservierungsdauer aus, aber auch solche, bei denen über 1 Monat altes Blut verwendet wurde.

Wir konnten diese Erfahrungen von CORELLI nicht durchwegs bestätigen, besonders schien uns die gerinnungshemmende Wirkung, wie schon erwähnt, nicht so gut wie diejenige des Citrates oder des Heparins.

Dann zeigte sich aber bei der Verwendung von Novotrans noch ein weiterer wesentlicher Nachteil. Bei der Konservierung mit Novotrans wurde eine starke Methämoglobinbildung beobachtet (siehe biologischer Teil). Dieser Befund wird von SCHILLING bestätigt. Infolgedessen nimmt auch die O_2-Kapazität des mit Novotrans versetzten Blutes im Laufe von 4 Wochen wesentlich ab (FISCHER und SCHÜRCH).

Neben diesem Auftreten von Methämoglobin bildet sich nach SCHILLING auch Sulfhämoglobin und schließlich Schwefelwasserstoff, der sich schon am fauligen Geruch zu erkennen gibt.

Die Hämolyse soll nach SCHILLING ebenfalls rasch eintreten. Nach WILBRANDT soll allerdings vorerst das Magnesiumthiosulfat die Hämolyse ebensogut wie das Citrat verhindern können. Nach einiger Zeit tritt dann aber doch beschleunigte Hämolyse auf. Wir konnten diese Befunde bestätigen (WILLENEGGER).

Aus diesen Beobachtungen geht hervor, daß sich das Magnesiumthiosulfat und somit das Novotrans nur zu einer kurzfristigen Konservierung von Blut eignet. Die Veränderungen, die das Blut, das mit Novotrans stabilisiert ist, in kurzer Zeit durchmacht, setzen den Wert des Novotrans als Stabilisator entschieden stark herab.

Thiovetren. HEIM beobachtete bei Verwendung von reinem Vetren ein frühzeitiges Auftreten der Hämolyse. Um die Hämolyse länger zu verzögern, setzt er dem Vetren noch Novotrans (CORELLI) zu. Der Vorteil des Thiovetrens bestehe darin, daß der Stabilisator an verschiedenen Stoffen des Gerinnungssystems angreift. Gleichzeitig verhindere das Magnesiumthiosulfat, welches im Novotrans vorhanden ist, auftretende Zwischenfälle, wie Wärmesteigerung, Kopfdruck und leichte Übelkeit.

Gleichzeitig wird durch die Zugabe von Magnesiumthiosulfat die gebrauchte Vetrenmenge vermindert, wodurch sich die Kosten für die Transfusion verkleinern. Der Dextrosezusatz, der im Novotrans vorhanden ist, verlängere das Überleben des Blutes. Über die genauen Mengen Vetren, Novotrans und Dextrose, die im Thiovetren vorhanden sind, werden keine Angaben gemacht. Der Verfasser braucht zur Konservierung von 100 ccm Blut 12 ccm Thiovetren. Blut, das mit Thiovetren stabilisiert ist, läßt sich nach HEIM unverändert 14 Tage und länger konservieren. Nach 4 Wochen trete eine geringe Sulfhämoglobinbildung auf, die aber keine ungünstige Wirkung auf das aufbewahrte Blut und auf den Empfänger haben soll.

Lithiumcitrat und Dextrose. PERRY kombiniert eine 1,8proz. Lithiumcitratlösung als gerinnungshemmendes Mittel mit einer 10proz. Dextroselösung. Das Blut wird im Verhältnis von 1 : 2 mit diesem Stabilisator gemischt. Vor der Infusion wird die überstehende Flüssigkeit abgesaugt und durch 5proz. Dextroselösung ersetzt. Im Princip handelt es sich also um die gleiche Methode, wie sie ROBERTSON mit Natriumcitrat und Dextrose ausführt. Über die Konservierungsdauer mit diesem Stabilisator werden keine näheren Angaben gemacht.

Blutsalzlösungen. Um durch Herstellung einer möglichst natürlichen Umgebung eine Verlängerung der Lebensdauer der Erythrocyten zu bewirken, wurden besonders von russischer Seite Salzlösungen, die der Salzzusammensetzung des Blutes möglichst entsprechen sollen, zur Konservierung angegeben. Die einfachste dieser Blutsalzlösungen ist die physiologische (0,95%) Kochsalzlösung. Die physiologische Kochsalzlösung ist aber nur „physiologisch" in bezug auf ihre Konzentration. Wegen des Fehlens anderer Salze kann sie zu schweren Zellschädigungen führen (LEHNARTZ). Es werden deshalb häufig Lösungen verwendet, die noch andere Neutralsalze enthalten und die sich in ihrer Zusammensetzung eher der Ringer- oder Tyrodelösung nähern. Auf die Beifügung von Pufferstoffen wird bei ihnen durchwegs verzichtet.

Im allgemeinen wird bei ihnen das Natriumcitrat als gerinnungshemmender Faktor benutzt. Neuerdings wird auch Heparin als gerinnungshemmender Zusatz zur Blutsalzlösung empfohlen (ZENKER und RIEVE).

Ebenfalls in Verbindung mit Blutsalzen verwendet MANTROV *Magnesiumsulfat* als gerinnungshemmendes Mittel. Er benutzt eine Lösung von folgender Zusammensetzung:

Magnesium sulf. . . .	28,0	Kalium chlor.	0,2
Natr. chlor.	7,0	Aqua bidest. . .	ad 1000

Diese Lösung wird dem Blute im Verhältnis von 1 : 1 zugesetzt und kann es 8—9 Tage lang flüssig erhalten. Der Autor verspricht sich neben der gerinnungshemmenden Wirkung des Magnesiumsulfates eine analgetische Wirkung auf den Empfänger, die durch größere Mengen von Magnesiumsulfat noch gesteigert werden können. Sie empfehlen Blut, das mit Magnesiumsulfat stabilisiert ist, besonders zur Therapie des Schocks.

Vom Leningrader Bluttransfusionsinstitut wurde die isotonische Kochsalzlösung mit Zusatz von Natriumcitrat empfohlen. Sie wird im Verhältnis 1 : 1 mit dem Blut vermischt (Zusammensetzung siehe Stabilisator Nr. 56).

BALACHOVSKIJ und GINZBURG beobachteten, daß bei Verwendung von citrierter physiologischer Kochsalzlösung zur Konservierung von Blut bei Schwerkranken gelegentlich posttransfusionelle Reaktionen auftraten. Dies veranlaßte die Verfasser, das Konservierungsmittel abzuändern. Die Nachreaktionen konnten beträchtlich herabgesetzt werden, wenn der citrierten physiologischen Kochsalzlösung noch andere Salze beigegeben wurden. Auf Grund dieser Beobachtungen wurde der Stabilisator des Moskauer Transfusionsinstitutes geschaffen. Er wird in der folgenden Zusammensetzung verwendet:

Natrium citricum tribasicum	5,0
Natrium chloratum	7,0
Kalium chloratum	0,2
Magnesiumsulfat	0,04
Aqua bidest.	ad 1000,0

Diese Lösung wird von einigen Autoren (LINDENBAUM und STROIKOVA) als IPK-Lösung bezeichnet, von andern (BALACHOVSKIJ und GINZBURG) als Moskauer Lösung. Nach LINDENBAUM und STROIKOVA handle es sich bei diesen Buchstaben um eine Abkürzung des Namens des Moskauer Bluttransfusionsinstitutes. Von den meisten Autoren wird heute der Ausdruck Moskauer Lösung verwendet. Um Verwechslungen sicher zu vermeiden, ziehen wir die Bezeichnung „Moskauer Lösung" vor. Für die citrierte physiologische Kochsalzlösung, wie sie vom Leningrader Bluttransfusionsinstitut angewendet wird, gebrauchen wir die Bezeichnung „Leningrader Lösung".

Es liegen vergleichende Untersuchungen über den Einfluß der beiden Lösungen auf die Konservierungsdauer vor. LINDENBAUM und STROIKOVA geben der Moskauer Lösung den Vorzug, da sie das Blut damit einen Tag länger konservieren können, als mit der citrierten physiologischen Kochsalzlösung.

ROTHFELD fand, daß die osmotische Resistenz der Erythrocyten bei Verwendung der Moskauer Lösung langsamer absank. Von DOEPP wird der einfacheren Leningrader Lösung der Vorzug gegeben, während BAGDASAROV wie auch BALACHOVSKIJ und GINZBURG die Moskauer Lösung vorziehen.

Jedenfalls ist der Einfluß der Blutsalzlösung auf die Verlängerung der Konservierungsdauer demjenigen des Zuckerzusatzes wesentlich unterlegen. Die Gebrauchsfähigkeit dieses Blutes wird um 1—2 Wochen kürzer eingeschätzt als bei Verwendung der Dextrose-Citratlösung (LINDENBAUM und STROIKOVA, DOEPP, SCHILLING, BAGDASAROV, KNOLL).

Neuerdings sahen ZENKER und RIEVE allerdings von einer Citratblutsalzlösung bessere Resultate als von einer Dextrose-Citratlösung.

Bei der Herstellung der Blutsalzlösungen ist darauf zu achten, daß ihre Konzentration genau blutisoton ist. Sie werden im Verhältnis von 1 : 1 dem Blute beigegeben und können deshalb, wenn nicht genaue Blutisotonie vorhanden ist, die Erythrocyten schädigen.

Verdünnung des Blutes. Bei der Verwendung der Blutsalzlösungen zur Konservierung ist die Verdünnung, die die Gebrauchsfähigkeit des Blutes verlängern soll, von Bedeutung. Das Blut kann natürlich auch durch Verwendung anderer Lösungen, so z. B. der Dextrose-Citratlösung verdünnt werden. Schon Rous und Turner konservierten Blutkörperchen in einer großen Menge zugesetzter Flüssigkeit. Eine Anzahl Autoren übernahm diese Art der Konservierung (Leningrader und Moskauer Bluttransfusionsinstitute, De Gowin, Harrington und Miles, Tenconi und Palazzo, Domanig, Schilling, Schörcher u. a.).

Nach gewissen Autoren soll starke Verdünnung des Blutes die Hämolyse hemmen (s. Tab. 14).

Solche Beobachtungen waren mit ein Grund für die Schaffung der Moskauer und Leningrader Lösung, der Dextrose-Citratlösung nach Rous und Turner und ihrer Modifikationen. Neuerdings wird auch Heparin in Mischung mit Blutsalzen in stark verdünnender Lösung gebraucht.

Besonders wichtig ist die Verdünnung des Blutes bei Dextrose-Citratlösung, da es erst bei Verwendung großer Mengen von Zuckerlösung möglich ist, die optimale Zuckerendkonzentration zu erreichen.

Es steht aber diesem Vorteil ein ganz wesentlicher Nachteil gegenüber. Es ist nicht unsere Absicht, durch die Bluttransfusion eine möglichst große Flüssigkeitsmenge in den Körper zu bringen, sondern wir wollen den Empfänger mit Blut versorgen, das die Funktionen des Blutes noch ausüben kann. Beigaben großer Stabilisatormengen, die mit dem Blut übertragen werden müssen, setzen den Wert desselben möglicherweise herab.

Durch die großen, in den Empfängerkreislauf gebrachten Mengen von Stabilisator kann unter Umständen die toxische Dosis gewisser, im Stabilisator sich befindender Substanzen überschritten werden. Es muß dann, wie dies Robertson tat, vor der Transfusion die über den Erythrocyten stehende Flüssigkeit, die sich aus Plasma und Stabilisator zusammensetzt, abgesaugt werden. Es werden dann nur noch die Erythrocyten übertragen.

Nach Riddell und anderen dürfen auch bei gewissen Erkrankungen (Herzleiden) keine großen Flüssigkeitsmengen übertragen werden.

Nach Schilling ist die Übertragung des stark verdünnten Blutes bei gewissen Erkrankungen angezeigt. So bei Verbrennungen, bei Ruhr und Cholera, bei Kohlenoxydvergiftung. Um große Flüssigkeitsmengen dem Körper des Empfängers zuzuführen, brauchen wir nicht auf die Bluttransfusion zurückzugreifen, sondern es genügen dazu nach unserer Ansicht Infusionen von Salz- oder Zuckerlösungen.

Es scheint uns, daß der Zweck der Transfusion durch die starke Verdünnung des Blutes nicht in genügendem Maße erreicht wird (siehe S. 201). Wir sehen deshalb von der Konservierung mit stark verdünnenden Stabilisatoren, auch wenn diese die Hämolyse vielleicht um wenige Tage verzögern, ab.

Citrovetren. Clemens stellte einen Stabilisator zusammen, der aus 2 gerinnungshemmenden Mitteln, dem Natriumcitrat und dem Vetren, besteht. Durch die Zufügung von Natriumcitrat wird die Menge Vetren, die zur Konservierung notwendig ist, vermindert. Dadurch vermindern sich auch die Kosten der Transfusion, die für Vetren ziemlich hoch sind. Auf der andern Seite werde durch das Vetren die giftige Thrombokinase, die bei Stabilisierung des Blutes mit Citrat frei werde, abgeschwächt.

Sangostat. R. Fischer empfiehlt einen „Sangostat" genannten Stabilisator.

Sangostat ist ein zusammengesetzter Stabilisator und besteht aus Aldonsäure, Hexamethylentetramin und Camphersäure. Der gerinnungshemmende Bestandteil scheint die Aldonsäure zu sein, die das Calcium zu Calciumgluconat bindet. Sangostat wird in einem Verhältnis von einem Teil zu vier Teilen Blut neuerdings auch von einem Teil zu 3 Teilen Blut zugegeben.

Die genaue Zusammensetzung des „Sangostates" ist von FISCHER wahrscheinlich verschiedentlich geändert worden. Die genaue Zusammensetzung wurde nie veröffentlicht, auch gelang es uns nicht, trotz wiederholten Anfragen, dieselbe zu erhalten. Unsere Befunde stützen sich auf das „Sangostat", das uns im Herbst 1939 von der herstellenden Firma zur Verfügung gestellt wurde.

R. FISCHER zeigte, daß durch Sangostat die Blutkörperchen im Laufe der Konservierung mikroskopisch kaum verändert werden. Noch nach 20 Tagen zeigten sie schöne runde Formen, selbst noch nach 72 Tagen waren die meisten Erythrocyten erhalten. Eine Hämolyse trat kaum ein. Aus diesen Versuchen schloß R. FISCHER, daß Sangostat zur Konservierung von Blut sehr geeignet sei.

Wir erhielten im Sommer 1939 den Auftrag, das Sangostat auf seine Eignung zur Blutkonservierung zu untersuchen. Wir konnten wohl die geringen mikroskopischen Veränderungen, die die Erythrocyten des Sangostatblutes im Laufe der Konservierung durchmachten, bestätigen. Nach den Untersuchungen von MÄRKI, WILLENEGGER, FISCHER und SCHÜRCH ist dieses gute mikroskopische Erhaltenbleiben aber nicht gleichbedeutend mit dem Fehlen einer Erythrocytenschädigung.

Der konservierende Einfluß des Sangostatas liegt in erster Linie in seinem Urotropingehalt. Nach MÄRKI enthalten 25 ccm Sangostat 4 g Urotropin. Das Hexamethylentetramin ist im sauren Milieu des Sangostats geeignet, Formalin abzuspalten. Durch das Formalin werden die Blutkörperchen zwar über lange Zeit konserviert. Die Konservierung geschieht aber durch Eiweißfixierung in der Art eines Dauerpräparates. Die Zellen werden dabei abgetötet.

Eine der Grundbedingungen, die wir an den Stabilisator stellen müssen, nämlich die Abwesenheit von Stoffen, die Blutbestandteile zerstören, wird durch das Sangostat also nicht erfüllt.

Abgesehen davon, verwandelt sich im Sangostatblut ein hoher Prozentsatz des Hämoglobins zu Methämoglobin. Das konservierte Blut bekommt eine braune Farbe, die Sauerstoffkapazität der Erythrocyten sinkt rasch ab (siehe Sauerstoffkapazität).

Das Hexamethylentetramin kann außerdem toxische Erscheinungen beim Empfänger auslösen, wenn es in größeren Dosen, so wie sie im Sangostatblut vorhanden sind, injiziert wird. Der Empfänger kann also durch größere Transfusionen mit Sangostatblut gefährdet werden. Schon eine Transfusion von 300 ccm Blut enthält nach den Untersuchungen von MÄRKI 9—12 g einer Urotropincamphersäureverbindung.

Auch aus diesem Grunde ist Sangostat zur Konservierung von Blut zu Transfusionszwecken ungeeignet.

Zusatz von Sauerstoff zum Blut. Durch Sauerstoffzusatz kann nach LINDENBAUM und STROIKOVA und nach BENHAMOU und MERCIER die Brauchbarkeit des konservierten Blutes ebenfalls verlängert werden. Der Gedanke ist nicht neu, denn schon 1922 konservierte NÜRNBERGER Blut unter Citratzusatz mit Einleitung von Sauerstoff. Die Sauerstoffzufuhr kann auf verschiedene Weise vorgenommen werden. Der Sauerstoff kann bei der Entnahme des Blutes als Gas zugeführt werden (BENHAMOU und MERCIER). Dieses Verfahren ist ziemlich kompliziert und kann leicht eine Infektion des Blutes nach sich ziehen. DURAN JORDA sättigt sein Blut mit Sauerstoff, indem er es unter erhöhtem Luftdruck konserviert, wobei durch die Affinität des Sauerstoffes an das Hämoglobin eine Sauerstoffsättigung der Erythrocyten stattfindet.

LINDENBAUM und STROIKOVA sättigten ihr Blut mit Sauerstoff, indem sie ihm Wasserstoffsuperoxyd beifügten. Unter dem Einfluß einer Katalase zerfällt diese Substanz in Wasser und molekularen Sauerstoff. Dieser verbindet sich

z. T. mit den Erythrocyten, z. T. bleibt er frei und bringt das Blut zum Schäumen. Nach wenigen Minuten verschwindet dieser Schaum.

LINDENBAUM und STROIKOVA fanden, daß die Konservierungsdauer durch Wasserstoffsuperoxydzusatz um 3 Tage verlängert werden konnte. Als Dosierung wurden 2 Tropfen Wasserstoffsuperoxyd auf 5 ccm Blut verwendet, was 1,2 ccm auf 100 ccm Blut entspricht.

Wir selber haben uns experimentell mit dem Verfahren von DURAN JORDA zur Sauerstoffsättigung des Blutes befaßt. Untersuchungen dieses Blutes ergaben, daß bei Konservierung unter Druck die Hämolyse rascher eintritt, als wenn das Blut im Atmosphärendruck konserviert wurde (KNOLL). Die Verfahren von LINDENBAUM und BENHAMOU scheinen uns besonders in technischer Hinsicht gewisse Schwierigkeiten zu bieten. Auch die starke Schaumentwicklung, die durch den Abbau des Wasserstoffsuperoxyds entsteht, ist nicht erwünscht.

Stabilisatoren mit antiinfektiösen Zusätzen. Um eine Infektion des Blutes, die hin und wieder auch bei sorgsamster Spenderauswahl und bei ausgefeilter Technik vorkommen kann, sicher zu verhindern, wird von einer Reihe von Autoren der Zusatz antibakterieller Mittel zum Stabilisator empfohlen.

ALEKSANDROWICZ versuchte Vucin- und Acridinfarbstoffe zur Konservierung des Blutes in aseptischem Zustand.

BAGDASAROV und Mitarbeiter wendeten Urotropin, Natrium salicylicum und Wasserstoffsuperoxyd an. Letzterer wurde auch von LINDENBAUM und STROIKOVA benutzt.

Nach ACKERMANN und PROTASOV tötet Zusatz von Neosalvarsan im Verhältnis von 1 : 1000 die sonst überlebenden Spirochäten des Rückfalltyphus innerhalb 4 Tagen in 50% der Fälle. Chininzusatz 1 : 1000 erreichte das gleiche Ziel in 3 Tagen.

SPIVAK und PELISHENKO wiesen die sterilisierende Wirkung des Methylenblaus im Citratblut auf Kokken, Bact. coli und Bact. subtilis nach. Ein Zusatz von 0,04 g auf 100 ccm Blut genügte dazu. Die Hämolyse werde durch das Methylenblau nicht beschleunigt. Die desinfizierende Wirkung des Methylenblaus konnte durch Bestrahlung mit Ultraviolettlicht und Kurzwellen nicht erhöht werden.

NOVAK empfiehlt neuerdings das Sulfanilamid als Desinfiziens. In 10—15 Tagen werde Blut mit Sulfanilamid-Zusatz keimfrei. Als Dosis werden 0,1 g auf 500 ccm gebraucht. HARRINGTON und MILES fanden im Blut, das mit 0,05 bis 0,06 g Sulfanilamid auf 100 ccm versetzt war, bei Aufbewahrung in der Temperatur von 2° C vollkommene Bakteriostase. Bei Erwärmung auf 37° C werden aber innerhalb 2 Tagen 1000 Bakterien pro ccm getötet. Die angegebenen Dosen seien bei späterer Infusion des Blutes vollkommen verträglich.

Zu der Anwendung antibakterieller Mittel im Stabilisator ist zu bemerken, daß es sich wohl bei den meisten angegebenen Stoffen um eiweißfällende Substanzen handelt. Die antibakteriellen Mittel wirken infolgedessen nicht selektiv auf die Bakterien, sondern sie schädigen auch die Eiweißstoffe des Blutes. BAGDASAROV und Mitarbeiter weisen darauf hin, daß durch Zusatz hoher Dosen antibakterieller Mittel das Blut schwer geschädigt werden kann. Bei Anwendung geringerer Dosen trete keine Wirkung auf. Auch JEANNENEY neigt zu dieser Ansicht. Wir selber verzichten aus denselben Gründen auf die Anwendung von desinfizierenden Mitteln. *Die Verhütung der Infektion ist in erster Linie eine Frage der Technik und nicht eine solche des Stabilisators.*

Tabelle 17. Zusammenstellung gebräuchlicher Stabilisatoren.

Name des Stabilisators	Zusammensetzung	Autor	Gerinnungshemmendes Mittel	Konzentration der Lösung
1. Natriumcitrat	Natrium citricum	BIDDLE u. LANGLEY	Citrat	Citrat 5%
2. Natriumcitrat	Natrium citricum	COOKSEY	Citrat	Citrat 2,5%
3. Natriumcitrat	Natrium citricum	DE GOWIN	Citrat	Citrat 3,2%
4. Natriumcitrat	Natrium citricum	GNOINSKI	Citrat	Citrat 6%
5. Natriumcitrat	Natrium citricum	HUSTIN u. DUMONT	Citrat	Citrat 5%
6. Natriumcitrat	Natrium citricum	IONESCO	Citrat	Citrat 10%
7. Natriumcitrat	Natrium citricum	JEANNENEY	Citrat	Citrat 10%
8. Natriumcitrat	Natrium citricum	JULLIEN-VIÉROZ, JEANNENEY	Citrat	Citrat 5%
9. Natriumcitrat	Natrium citricum	LEEDHAM-GREEN	Citrat	Citrat 3,8%
10. Natriumcitrat	Natrium citricum	MSTIBOVSKI	Citrat	Citrat 4%
11. Natriumcitrat	Natrium citricum	MSTIBOVSKI	Citrat	Citrat 30%
12. Natriumcitrat	Natrium citricum	NÜRNBERGER	Citrat	Citrat 1%
13. Natriumcitrat	Natruim citricum	POPIELSKI	Citrat	Citrat 4%
14. Natriumcitrat	Natrium citricum	RZEPECKI-WITT	Citrat	Citrat 3,8%
15. Natriumcitrat	Natrium citricum	SAMMARTINO	Citrat	Citrat 3,8%
16. Natriumcitrat	Natrium citricum	SELJCOVSKIJ	Citrat	Citrat 6%
17. Natriumcitrat	Natrium citricum	EDWARDS u. DAVIE, VAUGHAN	Citrat	Citrat 3,8%
18. Citrovetren	Vetren, Citrat	CLEMENS	Citrat, Heparin	Natriumcitrat 3,5—4% Vetren
19. Vetren	Heparin	HEIM	Heparin	—
20. Vetren	Heparin	KNOLL	Heparin	?
21. Liquemin	Heparin	KNOLL	Heparin	Heparin
22. Transfusol	—	PIERONI u. FORTI, LATTES u. RETTANNI u. a.	—	?
23. Hirudin	Hirudin	RATNER u. GUILBERT	Hirudin	—
24. Liquoid Roche	Polyanetolsulfonsaures Natrium 0,1 Natr. chlor. phys. 0,85 Aq. ad 1000	ALEKSANDROWICZ	Polyanetolsulfonsaures Natrium	0,01% Natr. chlor. 0,085%
25. SynanthrinNr. 27	—	BOGDANOV, FRIEDMAN, ODŠVILI LINDENBAUM	—	—
26. Synanthrin Nr.47	—	BRJUCHONENKO	—	—
27. Germanin	Germanin	BRJUCHONENKO STEPPUHN	—	—
28. Natrium salicylicum	Natrium salicylicum	DULCIN	—	Natrium salicylic.
29. Schwefelsaures Magnesium (im Tierexperiment)	Magnesium sulfuricum	ABRAMSON	Magnesium sulfuricum	8%

Gebrauchte Menge auf 100 ccm Blut	Endkonzentration g in 100 ccm Blut g-%	Minimal notwendige Menge Stabilisator auf 100 ccm Blut	Toxische Menge des Stabilisators	Menge des Blutes, in der die toxische Dosis des Stabilisators erreicht ist
ca. 8,8 ccm	0,44	ca. 6 ccm	120—160 ccm	1300—1600 ccm
20 ccm	0,5	ca. 12 ccm	240—320 ccm	1200—1600 ccm
10—20 ccm	0,32—0,64	ca. 9 ccm	180—250 ccm	1800—2500 ccm 900—1250 ccm
20 ccm	1,2	ca. 5 ccm	100—130 ccm	500— 650 ccm
50 ccm	2,5	ca. 5 ccm	120—160 ccm	250— 300 ccm
4 ccm	0,4	ca. 3 ccm	60— 80 ccm	1500—2000 ccm
4,16 ccm	0,42	ca. 3 ccm	60— 80 ccm	1500—2000 ccm
ca. 8 ccm	0,4	ca. 6 ccm	120—160 ccm	1500—2000 ccm
ca. 17 ccm	0,65	ca. 7—8 ccm	160—220 ccm	950—1300 ccm
10 ccm	0,4	7—8 ccm	150—200 ccm	1500—2000 ccm
2 ccm	0,6	ca. 1 ccm	20— 25 ccm	1000—1200 ccm
50 ccm	0,5	ca. 25 ccm	600—800 ccm	1200—1600 ccm
10 ccm	0,4	ca. 8 ccm	150—200 ccm	1500—2000 ccm
?	—	—	—	—
ca. 10 ccm	0,38	7—8 ccm	160—220 ccm	1600—2200 ccm
10 ccm	0,6	4—5 ccm	100—130 ccm	1000—1300 ccm
ca. 11 ccm	0,42	ca. 8 ccm	160—220 ccm	1400—2000 ccm
10 ccm Citrat, Vetren 1—3 ccm	Natriumcitrat 0,4 Vetren	—	150—200 ccm	1500—2000 ccm
—	—	—	—	—
5 ccm = 8,3 mg	0,0083	5 ccm	unbeschränkt	prakt. unbeschränkt
2000 H.E. = 1 ccm = 4 mg	0,004	1 ccm	praktisch unbeschränkt	
—	—	—	—	—
—	0,005	—	—	—
100 ccm	Liq. 0,01 Natr. chlor. 0,085	0,03—0,05 g f. 12 Std.	—	—
—	—	0,15 ccm (10—13 Tage)	—	—
—	—	0,02 g	0,04 g pro kg Körpergewicht	
—	—	—	—	—
10% 15—20 ccm	Natr. salicyl. 1,5—2	—	—	
10 ccm	0,8 Magnesium sulfur.	—	—	—

Tabelle 17 (Fortsetzung).

Name des Stabilisators	Zusammensetzung	Autor	Gerinnungshemmendes Mittel	Konzentration der Lösung
30. Dextrosecitrat	Natr. citr. 3,2%, 100 ccm Dextrose 5,4% 650 ccm auf 500 Blut	DE GOWIN u. Mitarbeiter	Citrat	Natriumcitrat 0,42% Dextrose 4,7%
31. Dextrosecitrat	Natr. citr. 5,0 Dextrose 30,0 Aq. ad 1000	DOEPP	Citrat	Citrat 0,5% Dextrose 3%
32. Dextrosecitrat	Natr. citr. 4%, 10 ccm Dextrose 1,0 g auf 100 Blut	DURAN JORDA	Citrat	Citrat 4%
33. Dextrosecitrat	Natr. citr. 3,8%, 90 ccm Dextrose 50%, 20 ccm auf 450 Blut	HAMILTON-PATERSON	Citrat	Citrat 3,1% Dextrose 9%
34. Dextrosecitrat	Natr. citr. 0,4 Dextrose 4,0 Aq. ad 100,0	KOVTUNOVICH	Citrat	Citrat 0,4% Dextrose 4%
35. Dextrosecitrat	Natr. citr. 0,4 Dextrose 4,0 Aq. ad 100,0	LINDENBAUM, STROIKOVA	Citrat	Citrat 0,4% Dextrose 4%
36. Dextrosecitrat	Natr. citr. 5%, 10 ccm Dextrose 10%, 10 ccm	MSTIBOVSKI	Citrat	Citrat 2,5% Dextrose 5%
37. Dextrosecitrat	Natr. citr. 3,8%, 350 ccm Dextrose 5,4%, 850 ccm auf 500 Blut	ROBERTSON, ROUS u. TURNER, TENCONI u. PALAZZO	Citrat	Citrat 1,1% Dextrose 3,8%
38. Dextrosecitrat	Natr. citr. 3,8%, 1 T. Dextrose 5,4%, 1 T.	SAMMARTINO	Citrat	Citrat 1,9% Dextrose 2,7
39. Dextrosecitrat	Natr. citr. 5,0 Dextrose 40,0 Aq. ad 1000,0	SCHILLING, SCHÖRCHER, HEUSSER	Citrat	Citrat 0,5% Dextrose 4%
40. Dextrosecitrat	Natr. citr. 15,0 Dextrose 22,5 Aq. dest. ad 100,0	SCHMID	Citrat	Citrat 15% Dextrose 22,5%
41. Dextrosecitrat	Natr. citr. 5%, 1 T. Dextrose 20%, 1 T.	SELJCOVSKIJ	Citrat	Citrat 2,5% Dextrose 10%
42. Saccharosecitrat	Natr. citr. 3,8%, 90 ccm Saccharose 10% 150 ccm	VOROBIEV	Citrat	Citrat 1,4% Saccharose 6,2%
43. Dextrosecitrat	Natr. citr. 5%, 5 ccm Dextrose 20%, 2 ccm	WINTERTHUR	Citrat	Citrat 3,6% Dextrose 5,7%
44. Dextrose, Natr. chlor., Citrat	Natr. citr. 1,05 Dextrose 3,0 Natr. chlor. 0,85 Aq. ad 100,0	BREWER u. Mitarbeiter	Citrat	Natr. citr. 1,05% Dextrose 3% Natr. chlor. 0,85%

Gebrauchte Menge auf 100 ccm Blut	Endkonzentration g in 100 ccm Blut g-%	Minimal notwendige Menge Stabilisator auf 100 ccm Blut	Toxische Menge des Stabilisators	Menge des Blutes, in der die toxische Dosis des Stabilisators erreicht ist
150 ccm	Natr. citr. 0,64 Dextrose 7	ca. 70 ccm	1350—1900 ccm	900—1250 ccm
100 ccm	Natr. citr. 0,5 Dextrose 3	ca. 60 ccm	1200—1600 ccm	1200—1600 ccm
10 ccm + Dextrose	Natr. cit. 0,4 Dextrose 1,0	ca 7,5 ccm	150—200 ccm	1500—2000 ccm
24,4 ccm	Natr. citr. 0,7 Dextrose 2,2	ca. 9 ccm	200—260 ccm	800—1100 ccm
200 ccm	Natr. citr. 0,8 Dextrose 8	ca. 75 ccm	1500—2000 ccm	750—1000 ccm
100 ccm	Natr. citr. 0,4 Dextrose 4	ca. 75 ccm	1500—2000 ccm	1500—2000 ccm
20 ccm	Natr. citr. 0,5 Dextrose 1	12 ccm	240—320 ccm	1200—1600 ccm
240 ccm	Natr. citr. 2,6 Dextrose 9,2	ca. 27 ccm	550—750 ccm	230—320 ccm
20 ccm	Natr. citr. 0,38 Dextrose 0,54	ca. 16 ccm	320—440 ccm	1600—2200 ccm
100 ccm	Natr. citr. 0,5 Dextrose 4	ca. 60 ccm	1200—1600 ccm	1200—1600 ccm
6,6 ccm	Natr. citr. 1 Dextrose 1,5	ca. 2 ccm	40— 55 ccm	600—800 ccm
20 ccm	Natr. citr. 0,5 Dextrose 2	ca. 12 ccm	240—320 ccm	1200—1600 ccm
400 ccm	Natr. citr. 5,6 Sacharose 25	ca. 20 ccm	430—570 ccm	110—140 ccm
7,5 ccm	Natr. citr. 0,27 Dextrose 0,4	7,5 ccm	160—220 ccm	2100—2900 ccm
50 ccm	Natr. citr. 0,52 Dextrose 1,5 Natr. chlor. 0,42	ca. 30 ccm	570—760 ccm	1100—1500 ccm

Tabelle 17 (Fortsetzung).

Name des Stabilisators	Zusammensetzung	Autor	Gerinnungs-hemmendes Mittel	Konzentration der Lösung
45. Citrat, Dextrose, Natr. chlor.	Natr. citr. 2,0 Glycos. puriss. 4,0 Natr. chlor. 0,4 Aq. ad 200,0	DOMANIG	Citrat	Natr. citr. 1% Dextrose 2% Natr. chlor. 0,2%
46. Dextrose + Moskauer Lösung	Dextrose 4% + Moskauer Lösung	ALEKSANDROWICZ	Citrat	
47. Novotrans	Magnes. hyposulf. 1,0 Glycos. puriss. 2,0 Natr. chlor. physiol. 10,0	CORELLI	Magnesium hyposulf.	Magn. hyp. 10% Glykos. 20% Natr. chlor. 0,95%
48. Thiovetren	Vetren Magnes. thiosulf. Dextrose Natr. chlor.	HEIM	Vetren Magnes. thiosulf.	—
49. Lithiumcitrat Glucose	Lith. citr. 1,8%, 5 T. Dextrose 10%, 3 T.	PERRY	Lith. citr.	Lith. citr. 1,1% Dextrose 3,75%
50. Vetrenblutsalzlösung	Vetren 20 mg Blutsalzlösung ad 100,0	ZENKER u. RIEVE	Vetren	—
51. Neodymblutsalzlösung	Neodym 30 mg Blutsalzlösung ad 100,0	ZENKER u. RIEVE	Neodym	—
52. Schwefelsaures Magnesium + Blutsalz	Schwefels. Magn. 28,0 Natr. chlor. 7,0 Kalium chlor. 0,2 Aq. ad 1000,0	MANTROV	Schwefelsaures Magnesium	Schwefels. Magnes. 2,8% Natr. chlor. 0,7% Kal. chlor. 0,02%
53. Natr. chlor., Citrat	Natr. citr. 3,2%, 2 Teile Physiol. Kochsalzlösung, 13 Teile	DE GOWIN	Citrat	Citr. 0,42% Natr. chlor. 0,82%
54. Natr. chlor., Citrat	Natr. citr. 2,5 Natr. chlor. phys. 100,0	FANTUS, KOLMER	Citrat	Natr. citr. 2,5% Natr. chlor. 0,93%
55. Natr. chlor., Citrat	Natr. citr. 0,6 g Natr. chlor. physiol. 100,0	KARAVANOV	Citrat	Natr. citr. 0,6% Natr. chlor. 0,95%
56. Leningrader Lösung	Natr. citr. 5,0 Natr. chlor. 9,0 Aq. ad 1000,0	DOEPP u. a.	Citrat	Natr. citr. 0,5% Natr. chlor. 0,9%
57. Moskauer Lösung	Natr. citr. 5,0 Natr. chlor. 7,0 Kalium chlor. 0,2 Magnes. sulf. 0,04 Aq. ad 1000,0	BALACHOVSKIJ, GINZBURG, BAGDASAROV u. a.	Citrat	Natr. citr. 0,5% Natr. chlor. 0,7% Kal. chlor. 0,02% Magnes. sulf. 0,004%
58. MoskauerLösung + Karotin		GINZBURG	Citrat	—
59. Natr. citr. + Citr.-Säure + Natr. chlor.	Natr. citr. 2,5%, 5 ccm Citr.-Säure 2,5%, 0,04 ccm in 0,6% Natr. chlor.	COTTER, MC NEAL	Citrat, Citr.-Säure	—

Gebrauchte Menge auf 100 ccm Blut	Endkonzentration g in 100 ccm Blut g-%	Minimal notwendige Menge Stabilisator auf 100 ccm Blut	Toxische Menge des Stabilisators	Menge des Blutes, in der die toxische Dosis des Stabilisators erreicht ist
66⅔ ccm	Natr. citr. 0,66 Dextrose 1,3 Natr. chlor. 0,13	ca. 25 ccm	600—800 ccm	900—1200 ccm
—	—	—	—	—
ca. 7,5 ccm	Magnes. hyp. 0,75 Dextrose 1,5 Natr. chlor. 0,07	—	—	—
12 ccm	—	—	—	—
200 ccm	Lithiumcitrat 2,2 Dextrose 7,5	—	—	—
100 ccm	Vetren 0,02	—	—	für Vetren unbeschränkt
400 ccm	Neodym 0,03	—	—	—
100 ccm	Magnesium 2,8 Natr. chlor. 0,7 Kalium chlor. 0,02	—	—	—
150 ccm	Natr. citr. 0,63 Natr. chlor. 1,23	ca. 25 ccm	460—620 ccm	300—400 ccm
14 ccm	Natr. citr. 0,35 Natr. chlor. 0,1	ca. 12 ccm	240—320 ccm	1700—2300 ccm
100 ccm	Natr. citr. 0,6 Natr. chlor. 0,9	ca. 50 ccm	1000—1300 ccm	1000—1300 ccm
100 ccm	Natr. citr. 0,5 Natr. chlor. 0,9	ca. 60 ccm	1200—1600 ccm	1200—1600 ccm
100 ccm	Natr. citr. 0,5 Natr. chlor. 0,7 Kalium chlor. 0,02 Magnesium 0,004	ca. 60 ccm	1200—1600 ccm	1200—1600 ccm
—	—	—	—	—
—	—	—	—	—

Tabelle 17 (Fortsetzung).

Name des Stabilisators	Zusammensetzung	Autor	Gerinnungs-hemmendes Mittel	Konzentration der Lösung
60. Citronensaft	Citronensaft, 10 Tr. Natr. chlor. physiol.	BAŽENOV	Citronensaft	—
61. Sangostat	Aldonsäure Camphersäure, Hexamethylentetramin	R. FISCHER	Aldonsäure	Hexamethylentetramin 12 bis 16%
62. Stabilisator mit 1% Neosalvarsan 1% Chinin	—	ACKERMANN u. PROTASOV	—	—
63. Stabilisator mit Methylenblau	—	SPIVAK u. PELISHENKO	—	—
64. Stabilisator mit Sulfanilamid	Natr. citr. 2,5 Natr. chlor. phys. 100,0 + 143 mg Sufanilamid	NOVAK	Citrat	Natr. citr. 2,5% Natr. chlor. 0,93% Sulfanilamid 0,143%
65. Stabilisator mit Sulfanilamid	Natr. citr. 1,05 Glykosum 0,3 Sulfanilamid 0,15 Aq. ad 100,0	HARRINGTON u. MILES	Citrat	Natr. citr. 1,05% Dextrose 0,3% Sulfanilamid 0,15 %

II. Die Technik der Blutkonservierung.

1. Aufgabe der Technik.

Wenn man das Blut aus seiner physiologischen Umgebung, der Gefäßbahn, herausnimmt, wird es äußeren Schädigungen ausgesetzt.

Zur Vermeidung solcher Schädigungen ist zweifellos die Technik der Bluttransfusion durch Gefäßnaht die beste, so wie sie in den Anfängen der Transfusion von Mensch zu Mensch geübt wurde.

Auch diejenigen Methoden, die das Blutgefäß des Spenders durch ein einfaches Glas- oder Gummirohr oder durch das präparierte Gefäß eines Tieres mit demjenigen des Empfängers verbinden, schädigen das Blut während der Übertragung nur wenig.

Bedeutend größer wird diese Schädigung bei der Übertragung durch die noch heute häufig gebrauchten, sogenannten direkten Methoden (ÖHLECKER, BECK, HENRY und JOUVELET u. a.). Dabei tritt schon eine mechanische Schädigung der Blutkörperchen ein, weil die Übertragung durch pumpende oder saugende Apparaturen vollzogen wird.

Bei den indirekten Methoden unter Zusatz eines gerinnungshemmenden Mittels tritt dazu die Möglichkeit einer chemischen Schädigung durch das gerinnungshemmende Mittel.

Zweifellos wird die Schädigung noch größer, wenn das Blut längere Zeit aufbewahrt wird, bevor seine Transfusion erfolgt. Es kommt zu den erwähnten mechanischen und chemischen Faktoren noch der Einfluß des lange dauernden Aufenthaltes in einer körperfremden Umgebung. Thermische Einflüsse können eine Wirkung auf das konservierte Blut ausüben. Eine Infektion kann sich während der lange dauernden Konservierung ausbreiten und das Blut zerstören.

Die Möglichkeit der Schädigung beginnt mit der Venenpunktion und endet mit der Infusion des Blutes.

Gebrauchte Menge auf 100 ccm Blut	Endkonzentration g in 100 ccm Blut g-%	Minimal notwendige Menge Stabilisator auf 100 ccm Blut	Toxische Menge des Stabilisators	Menge des Blutes, in der die toxische Dosis des Stabilisators erreicht ist
—	—	—	—	—
33 ccm	Hexamethylentetramin 4—5	—	—	—
—	—	—	—	—
—	Methylenblau 0,04	—	—	—
14 ccm	Natr. citr. 0,35 Natr. chlor. 0,1 Sulfanilamid 0,02	ca. 12 ccm	240—320 ccm	1700—2300 ccm
50 ccm	Natr. citr. 0,5 Dextrose 0,15 Sulfanilamid 0,08	ca. 30 ccm	570—760 ccm	1100—1500 ccm

Die praktisch wichtigsten und zugleich die am leichtesten kontrollierbaren Blutveränderungen, die durch Schädigung von außen zum Teil hervorgerufen, zum Teil beschleunigt werden können, sind:

die Koagulation des Blutes,

die Hämolyse,

die Infektion des Blutes.

Teilweise und ganz koaguliertes Blut ist zur Transfusion ungeeignet, da es einerseits den Ablauf der Transfusion durch Verstopfung der Leitungen unterbrechen kann, andererseits aber auch Schädigungen des Empfängers hervorrufen kann.

Diese Schädigungen können hervorgerufen werden durch Embolien (siehe Filtrierung des Blutes) oder durch toxische Stoffe, die sich bei der teilweisen Gerinnung bilden.

Die Verhinderung der Koagulation ist weitgehend abhängig von der Konservierungstechnik.

Die Hämolyse zeigt sich während der Aufbewahrung. Sie wird beschleunigt durch mechanische, chemische und thermische Einflüsse während der Konservierung (siehe S. 73).

Auch infiziertes Blut ist zur Transfusion ungeeignet. Die Infektion kann weitgehend verhindert werden durch geeignete Technik und Apparatur.

Aufgabe der Konservierungstechnik ist es also, die Koagulation und Infektion des Blutes vollkommen zu vermeiden, die Hämolyse möglichst zu verzögern.

Die Schädigung, die das Blut durch die technische Behandlung erleidet, ist ein Problem, das alle Autoren, die sich mit der Blutkonservierung befaßt haben, schon von jeher beschäftigte. Man erkannte früh, daß die Möglichkeit einer Schädigung besonders während der Blutentnahme besteht. Es wurden deshalb eine Anzahl von Entnahmemethoden ausgearbeitet, die sich vom einfachen Einfließenlassen des Blutes in das Aufbewahrungsgefäß bis zu den kompliziertesten Apparaturen erstreckten. Trotz der Fülle der angegebenen Apparaturen ist eine technisch vollkommene Methode zur Blutentnahme und Konservierung noch nicht gefunden. Es gilt auch hier die Erfahrung, daß eine sehr große Zahl von Methoden immer auf die Unvollkommenheit einer Technik hinweist. Zweifellos kann die Konservierungstechnik noch viel weitergehend ausgebaut werden, wenn durch die Ärzte und Biologen noch mehr Erfahrungen in Konservierungsfragen gesammelt worden sind.

Eine enge Zusammenarbeit mit Ingenieuren, die sich mit der Konservierungstechnik im allgemeinen befassen, wäre sehr erstrebenswert und würde sich sicherlich lohnen.

Wenn wir auch zugeben müssen, daß eine vollkommene Konservierungstechnik noch nicht gefunden ist, so entspricht doch ein großer Teil der angegebenen Apparaturen den heutigen Anforderungen. Allerdings ist hier erste Voraussetzung, daß das Personal, das die Blutentnahmen durchführt, auf eine ganz bestimmte Apparatur fehlerlos eingearbeitet ist.

Während man heute von jedem technischen Arbeiter eine exakte Schulung verlangt, sieht man bei der Blutkonservierung immer wieder Dilettanten, die, von jeder Erfahrung unbeschwert, sich mit der Konservierungstechnik beschäftigen. Sie glauben, daß man die Technik der Blutkonservierung schon dann beherrsche, wenn man eine Methode nur einmal gesehen oder gelesen habe. Wenn dann schwere Veränderungen des Blutes oder Zwischenfälle beim Empfänger auftreten, wird der Grund bei der Apparatur gesucht, statt beim Mann, der sie bedient. Aus theoretischen Erwägungen bringen sie an bewährten Apparaturen Veränderungen an, die längst versucht und verworfen worden sind. Dieser Dilettantismus kann nicht scharf genug zurückgewiesen werden und die Ausbildung des Blutkonservierungspersonals in einer bestimmten Technik kann nicht weit genug getrieben werden.

Der technische Vorgang der Blutentnahme und Konservierung kann in verschiedene Etappen eingeteilt werden. Wir unterscheiden:

Wahl und Vorbereitung der Apparatur,
Blutentnahme und Konservierung,
Lagerung des konservierten Blutes.

2. Wahl der Apparatur.

Entnahmegefäße. Es wurden Versuche gemacht, schon durch die Art des gewählten Materials die Möglichkeit der Blutgerinnung zu vermindern. Man kann dazu Athrombitgefäße benutzen (Neubauer und Lampert, Clemens). Da sie aus einem unbenetzbaren Material bestehen, wird die Blutgerinnung, wenn man das Blut in sie entnimmt, für kurze Zeit verzögert. Sie wird aber nicht so stark zurückgehalten, daß sich der Zusatz einer stabilisierenden Flüssigkeit zur länger dauernden Konservierung erübrigt. Die Athrombitgefäße sind außerdem ziemlich teuer, sie eignen sich deshalb nicht, wenn Blut in großen Mengen konserviert werden muß.

Als Material zur Herstellung der Entnahme- und Konservierungsgefäße wird heute Glas vorgezogen. Es soll nur Neutralglas benutzt werden (Jeanneney, Märki). Eine Paraffinierung der Gefäße, wie sie Percy bei der Frischbluttransfusion vornimmt, ist unnötig.

Über den Inhalt der Entnahme- und Konservierungsgefäße findet man die verschiedensten Angaben und Forderungen. Fischer benutzt Ampullen von 150 ccm Inhalt, Jeanneney solche von 250 ccm, Duran Jorda, Winterthur u. a. von 300 ccm, Schilling von 500 ccm Fassungsvermögen. Nach Höst wurden während des Weltkrieges 1914—1918 sogar Gefäße benutzt, die bis zu 10 Liter Blut faßten.

Bei der Festsetzung des Inhalts ist die Menge Blut zu berücksichtigen, die man im allgemeinen für eine Transfusion braucht. Weiter ist die Verdünnung des Blutes wichtig. Nach unserer Auffassung werden bei einer Transfusion für chirurgische Zwecke im allgemeinen 300—600 ccm Blut verwendet. Besonders bei der Verwendung im Feld soll bei einem Ausgebluteten eine erste, meist entscheidende Transfusion mit *einer* Ampulle Blut ausgeführt werden können. Nach unserer Meinung ist deshalb ein Gefäß, das nur 150 ccm konserviertes Blut enthält, in sehr vielen Fällen zu klein, besonders dann, wenn das Blut durch den Stabilisator noch stark verdünnt ist. Wenn man Gefäße von dieser geringen Größe verwendet, bedarf man bei einer schweren Blutung von vornherein zweier bis dreier Ampullen Blut. Durch das Auswechseln der leeren und Wiederanschließen einer vollen Ampulle entsteht ein Zeitverlust und die Infusion des Blutes kompliziert sich. Die Vorteile der raschen Infusion und der Vereinfachung der Technik, die beide zu den wesentlichen Vorzügen der Transfusion mit konserviertem Blut gehören, gehen dadurch verloren.

Konservierungsgefäße, die 500 ccm Blut enthalten, sind etwas groß, vorausgesetzt, daß das Blut durch den Stabilisator nicht zu stark verdünnt ist. Gelegentlich werden 500 ccm Flüssigkeit für eine Transfusion zuviel sein. Es wird uns dann eben ein Teil des Blutes verlorengehen. Trotzdem würden wir ein Konservierungsgefäß, das einen Inhalt von 500 ccm hat, einem kleinen Gefäß von 150 ccm vorziehen.

Gefäße, die mehr als 500 ccm Blut enthalten, sind nicht notwendig. Besonders ist vor Gefäßen, in denen mehrere Liter Blut konserviert werden, zu warnen. Diese großen Mengen können nicht zu einer einzigen Transfusion gebraucht werden. Bei der Entnahme einer kleineren Menge aus der großen Flasche entsteht die Gefahr der Infektion, wodurch der große Rest von Blut, der sich noch in der Flasche befindet, unbrauchbar wird.

Wir selber haben ein Gefäß von 300 ccm Inhalt gewählt. Diese Blutmenge schien uns für eine Transfusion im allgemeinen genügend, besonders da der von uns verwendete Stabilisator das Blut nur in geringem Maße verdünnt. Sowohl für die Aufbewahrung wie für den Transport ist eine Ampulle von 300 ccm Inhalt handlicher als eine solche von 500 ccm.

Es werden verschiedene Gefäßformen zur Blutentnahme und Konservierung verwendet. Ein Großteil der Autoren benutzt flaschenähnliche Gefäße. Sie sind nach der Art eines Erlenmeyerkolbens, eines kugeligen Glaskolbens oder einer eigentlichen Flasche konstruiert (Modelle von Schmid, Hustin, Elliott, Aleksandrowicz, Balachovskij, Robertson, siehe Abb. 32, 35, 38, 39). Die verhältnismäßig weite obere Öffnung wird mit einem Zapfen verschlossen. Die Methode, Blut in Flaschen aufzubewahren, zeigt dann einige nicht zu unterschätzende Vorteile, wenn das Blut nicht transportiert werden muß. Der Verschluß der Flasche kann einfach durch Aufsetzen eines Zapfens erfolgen und ist, wenn ein Gummizapfen dazu gewählt wird, trotzdem luftdicht. Nach der Infusion ist die Flasche sofort wieder gebrauchsfähig. Das Reinigen der Flasche läßt sich infolge ihrer weiten Öffnung leicht ausführen.

Dies ist mit ein Grund, daß Flaschen bei der Improvisation von Konservierungsapparaten sehr gern verwendet werden, z. B. in der finnischen Armee (siehe Organisation im Krieg).

Es liegt aber gerade im einfachen Verschluß der Flasche durch einen Zapfen auch ein gewisser Nachteil. Zur Blutinfusion muß der Verschluß meist gewechselt werden, wodurch Staub, der sich zwischen Zapfen und Flaschenhals angesammelt hat, in das Blut gelangen kann (Riddell). Es wurde deshalb eine Reihe von Flaschenverschlüssen, die diese Infektionsgefahr vermindern sollen, angegeben (siehe Verschluß der Ampulle).

Ein weiterer Nachteil besteht darin, daß durch die große Luftfläche über dem Blut die Erythrocyten durch starke Kaliumdiffusion geschädigt werden können (Scudder und Mitarbeiter).

Wesentliche Nachteile bietet die Konservierungsflasche, wenn das Blut transportiert werden soll. Durch die große Schüttelfläche über dem Blut wirkt sich ein Transport schädigend auf die Erythrocyten aus. Die Flaschen, die unten sehr weit sind, erfordern mehr Platz als enge Gefäße. Dadurch wird der Transport einer großen Anzahl solcher Konservierungsgefäße erschwert.

Schilling und Jeanneney, wie auch wir selber, ziehen längliche Ampullen zur Aufbewahrung des Blutes vor (siehe Abb. 45—49). Sie gewährleisten dadurch, daß sie sich zuschmelzen lassen, eine vollständig sterile, luftdichte Aufbewahrung. Das Einbringen eines besonderen Verschlusses zur Infusion, wie bei der Flasche, fällt weg. Die Ampullen werden bis dort gefüllt, wo ihr schmaler Hals ansetzt. Dadurch entsteht nur ein kleiner Luftraum über dem Blut; die Schütteloberfläche, die sich hauptsächlich beim Transport auswirkt, ist gering.

Der wesentlichste Nachteil der Ampulle ist der, daß sie nach Gebrauch nicht sofort wieder verwendungsfähig ist. Der Hals der Ampulle, der beim Eröffnen verkürzt wird, muß wieder neu geblasen werden. Auch die Abfüllung der Ampulle ist schwieriger als diejenige der Flasche, da sie bei gewissen Methoden durch Umschütten des Blutes erfolgen muß. Blut und Stabilisator können bei geringer Stabilisatormenge in der Ampulle selbst nicht genügend gemischt werden. Die Mischung muß in einem Zwischengefäß (Zylinder, Flasche) vorgenommen werden, aus welchem dann die Ampulle abgefüllt wird (Winterthur). — Die Aufbewahrung und der Transport der Ampullen erfordert Spezialgestelle. Die Vorteile, die die Aufbewahrung in Ampullen bietet (luftdichter Abschluß, leichte Transportmöglichkeit, Einfachheit der Infusion) überwiegen aber nach unserer Auffassung die Nachteile.

Eine besondere Ampullenform verwendet Duran Jorda. Sie stellt ein Mittelding zwischen Flasche und Ampulle dar. Ihr oberes, halsförmig auslaufendes Ende ist zugeschmolzen. Die Schüttelfläche wird durch Abteilung der Ampulle in zwei Hälften und Führung eines engen Steigrohres in den oberen leeren Ampullenteil, sehr stark verkleinert.

Entnahmeleitungen. Für die sogenannten geschlossenen Methoden, bei denen das Blut auf dem Weg von der Nadel zum Konservierungsgefäß nie mit der Außenluft in Berührung kommt, braucht es ein Leitungssystem. Als Material für diese Leitungen wird durchwegs Gummi gewählt. Nicht jeder Gummischlauch eignet sich für diese Zwischenleitungen. Seine Innenfläche muß vollkommen glatt sein, damit nicht durch Unebenheiten der Blutstrom behindert wird und Koagula entstehen. Zur Verhinderung der Koagulabildung kann das Innere des Schlauches paraffiniert werden. Dies ist ein Vorgehen, das technisch nicht ganz einfach ist. Außerdem können sich bei der Entnahme Paraffinteilchen lösen und in das konservierte Blut gelangen. Nach Grimberg und Krauss können Gummileitungen mit 1% Heparinlösung gespült und dann getrocknet werden. Es bleibe dann genügend Heparin im Schlauch zurück, um eine Koagulation zu verhindern.

Viel wichtiger ist es, daß die Gummileitungen zwischen den Entnahmen sehr gut gereinigt werden. Sämtliche Blutreste müssen aus ihnen entfernt werden, da sich sonst an den Stellen, wo sich noch solche Blutreste befinden, bei einer frischen Entnahme leicht wieder Blutkoagula festsetzen. Riddell benutzt aus diesem Grunde die Gummischläuche nur einmal.

Die Weite des Schlauches muß so sein, daß ein unbehinderter Blutstrom gewährleistet ist. Bei Zwischenschaltung von Glasröhren zwischen ein System von Gummischläuchen soll der Schlauchdurchmesser so gewählt werden, daß eine festsitzende Verbindung zwischen Glas und Gummi besteht. Benutzt werden im allgemeinen Gummischläuche von ca. ½ cm lichter Weite.

Die Schlauchleitung soll nicht zu lang gewählt werden. Wenn das Blut längere

Zeit mit der Gummileitung in Berührung bleibt, besteht ebenfalls eine erhöhte Koagulationsgefahr. FANTUS benutzt für die Entnahme Schläuche von rund 40 cm, JEANNENEY von nur 15 cm Länge.

Die Wanddicke des Schlauches soll kräftig sein. Am besten wird Druckschlauch benutzt. Zu dünne Schlauchwände bedingen Knickungen und bei Anwendung von Vakuum Verschluß des Schlauchlumens.

Neuerdings werden Leitungen aus durchsichtigem Material benutzt. Bei ihnen kann der Blutstrom kontrolliert werden und auch Unsauberkeiten wie Koagula werden vor der Benutzung gesehen. Solche Leitungen aus durchsichtigem Material (amber rubber tubing) benutzt FANTUS.

Nadeln. Die zur Blutentnahme verwendeten Nadeln müssen zwei Eigenschaften aufweisen: Sie müssen spitz sein und eine große lichte Weite besitzen. Die gut geschliffene Nadel ermöglicht die Venenpunktion ohne Inzision der Haut. Ganz besonders wichtig ist der weite Durchmesser. Bei engem Nadeldurchmesser fließt das Blut langsam, oft nur tropfenweise ab. Dadurch können Gerinnsel in der Nadel entstehen und sie verstopfen. Bei weiter Nadel ist der Blutstrom so kräftig, daß Gerinnsel gar nicht zustande kommen können. Die weite Nadel kann außerdem besser gereinigt werden.

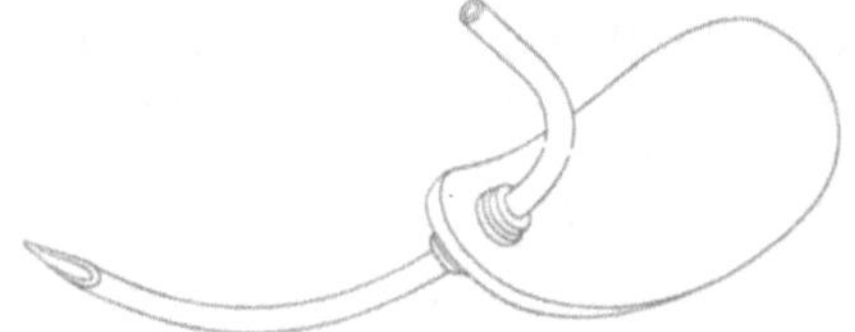

Abb. 28. Massininadel mit starker Krümmung und Metallflügel (Zeichnung Schmid).

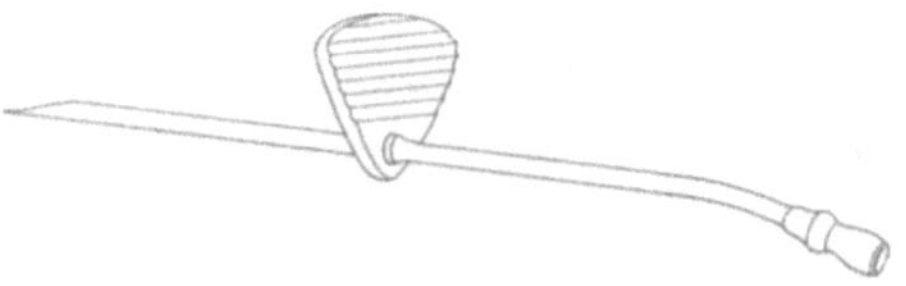

Abb. 29. Sahlinadel (Zeichnung Schmid).

DE KLEINE allerdings warnt vor der Anwendung allzu weiter Nadeln, weil ihr Einstich einer Spenderschädigung gleichkomme. Wir können uns dieser Ansicht nicht anschließen. Wir haben nie einen Spenderschaden gesehen, der durch eine zu dicke Nadel hervorgerufen worden wäre. Im besonderen entstand durch den Gebrauch dicker Nadeln nie eine Venenschädigung, die eine wiederholte Blutentnahme verhindert hätte. Wir machen vor jeder Blutentnahme eine oberflächliche Hautanästhesie. Der Spender spürt dann trotz des großen Durchmessers nie einen Einstichschmerz.

Wir benutzen Nadeln von mindestens 1½ mm, häufiger aber von 2—2½ mm Durchmesser. Selbstverständlich muß das Kaliber der Nadel der gewählten Vene angemessen sein.

Als Material zur Nadelherstellung wird wohl meist rostfreier Stahl verwendet. SCHILLING u. a. benutzen Ainitnadeln.

Von untergeordneter Bedeutung ist die Form der Nadel. Es werden die verschiedensten Nadeltypen zur Blutentnahme gebraucht. RIDDELL braucht eine gerade Punktionsnadel, ebenso JEANNENEY. SCHMID zieht die lange, etwas gebogene Sahli-Nadel vor (Abb. 29). Wir selber verwenden die Massini-Nadel, eine stark gebogene Nadel (Abb. 28). Im allgemeinen wird man mit derjenigen Nadel, die man gewöhnlich zur Venenpunktion benutzt, am besten arbeiten.

Von großem Vorteil ist das Anbringen eines „Flügels". Mit ihm kann die Nadel sehr leicht gehandhabt werden, ohne daß sie selbst berührt wird. Von einer Anzahl von Autoren, so von SCHILLING und HUSTIN, wird eine Zweiwegnadel gebraucht (Abb. 30). Der eine Weg gelangt zur Spendervene, durch den zweiten Weg wird der Stabilisator zum Blut gebracht. Dadurch kommt eine frühzeitige Mischung von Blut und Stabilisator zustande.

Pumpen und Spritzen. Es ist außerordentlich wichtig, daß bei der Entnahme ein kontinuierlicher kräftiger Blutstrom entsteht, durch den die Koagulationsgefahr von vornherein vermindert wird.

Dieser Blutstrom kann dadurch unterhalten werden, daß zwischen Spender und Auffanggefäß ein Pumpen- oder Spritzensystem, welches das Blut aus der Vene aspiriert und in das Auffanggefäß weiterleitet, eingeschaltet wird.

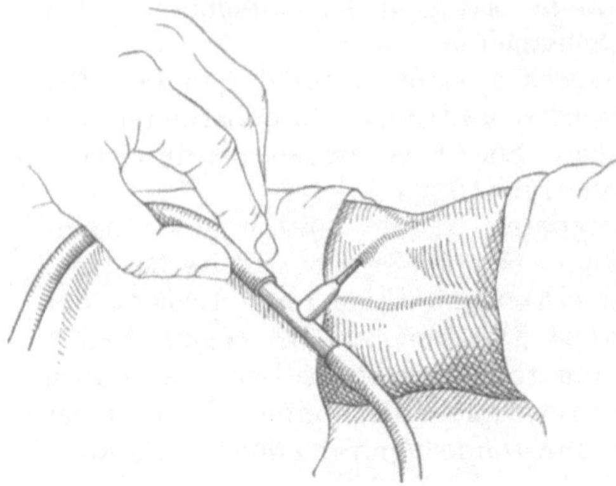

Abb. 30. Zweiwegnadel zur Blutentnahme und Mischung des Blutes mit Stabilisator nach SCHILLING (Zeichnung Schmid).

Zu diesem Zweck werden eine Anzahl von Pumpsystemen benutzt, die auch bei der Frischbluttransfusion Verwendung finden. Dazu gehören die Apparaturen von TZANCK, von HENRY und JOUVELET (Abb. 31). Spezialspritzen konstruierten PALAZZO und TENCONI, LANDSBERG und KARTAŠEVSKIJ, SOKOLOV u. a. Sie sind durchwegs auf dem Prinzip der Zwei- oder Dreiwegspritze aufgebaut. Man kann den Blutstrom auch durch Herstellung eines Vakuums im Auffanggefäß kräftiger gestalten. Die einfachste Art, ein solches Vakuum herzustellen, ist das Absaugen der Luft mit dem Mund von einer zweiten Öffnung im Auffanggefäß aus. Das Absaugen der Luft geschieht während der Blutentnahme selber. Selbstverständlich muß dann ein Filter zwischen Gefäß und Mund geschaltet werden. Diese einfache Methode empfehlen JEANNENEY und RINGENBACH, DURAN JORDA, IRELAND. Nach SCHILLING hat dieses Vorgehen den Nachteil, daß beim Abfüllen einer größeren Anzahl von Flaschen, durch das

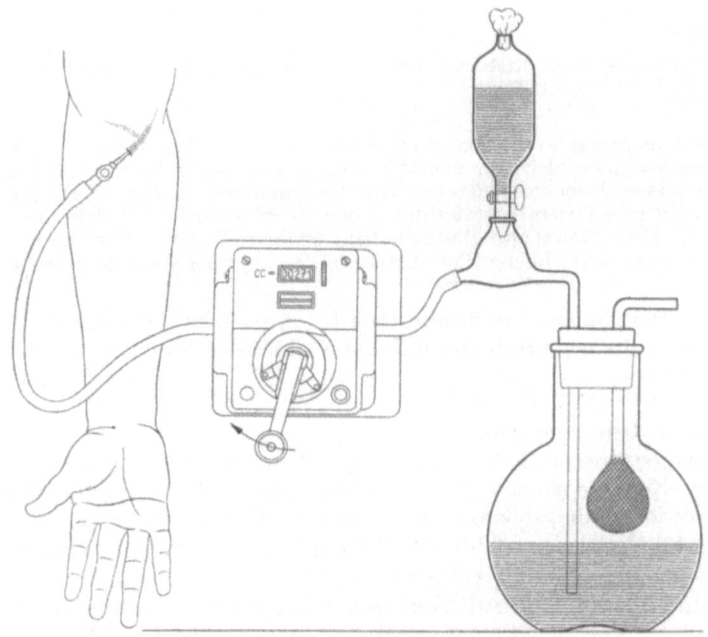

Abb. 31. Blutentnahme mit dem Jouvelet-Apparat (Zeichnung Schmid).

dauernde Absaugen Ermüdung eintritt. Wesentlicher noch scheint uns die Tatsache, daß ein vollkommen steriles Arbeiten bei dieser Methode kaum gewährleistet ist. Das Vakuum in der Entnahmeflasche kann auch durch Absaugen der Luft mittels einer Saugpumpe hergestellt werden. Solche Saugpumpen gebrauchen ROBERTSON, COOKSEY, ALEKSANDROWICZ, BALACHOVSKIJ und GINZBURG (Abb. 32). Dadurch wird das Absaugen erleichtert und die Sterilität ist wesentlich besser gewährleistet. SAMMARTINO benutzt eine Zweiweghahnspritze zum Absaugen der Luft. SCHILLING und Mitarbeiter haben eine Entnahmeapparatur konstruiert, die in der Art eines Pneumothoraxapparates arbeitet. DURAN JORDA stellt in seinen Ampullen ein Vakuum durch Absaugen der Luft mit einer Spezialpumpe, die nicht näher beschrieben ist, her. Durch JAMES, JAULMES und GRIMBERG wurden Apparate gebaut, bei denen das Auffanggerät durch die Saugwirkung von abfließendem Wasser evakuiert wird. Durch eine Öffnung führt ein Schlauch in die Luft des Auffanggerätes. Das andere Ende dieses Schlauches gelangt in eine luftdicht verschlossene Flasche, die Wasser enthält. Aus dieser läßt man das Wasser durch eine Öffnung in ihrem unteren Umfange ablaufen. Dadurch wird die Luft im Auffanggefäß aspiriert und dieses evakuiert (Abb. 33).

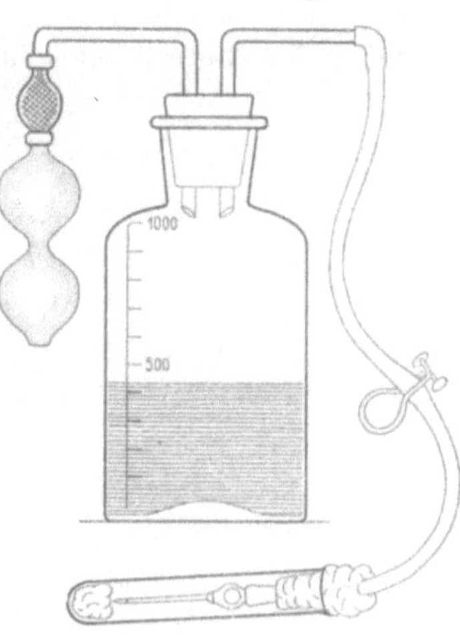

Abb. 32. Entnahmeapparatur nach BALACHOVSKIJ und GINZBURG. Herstellung von Vakuum in der Flasche mittels einer Saugpumpe (Zeichnung Schmid).

BOLAND und Mitarbeiter erhitzen ihre Entnahmeflaschen im Autoklaven, wobei gleichzeitig die Sterilisation stattfindet. Unmittelbar nach Eröffnung des Autoklaven wird, solange die Flasche noch warm ist, ein Schraubverschluß auf sie aufgesetzt. Dieser schließt die Flasche luftdicht ab. Bei der Erkaltung bildet sich in der Flasche ein Vakuum, das genügt, um die Flasche mit Flüssigkeit zu füllen (Abbild. 62).

LASZCZOWER arbeitet mit einem ampullenförmigen Entnahmegefäß, das vor der Entnahme mit der Wasserstrahlpumpe evakuiert wird (Abb. 34).

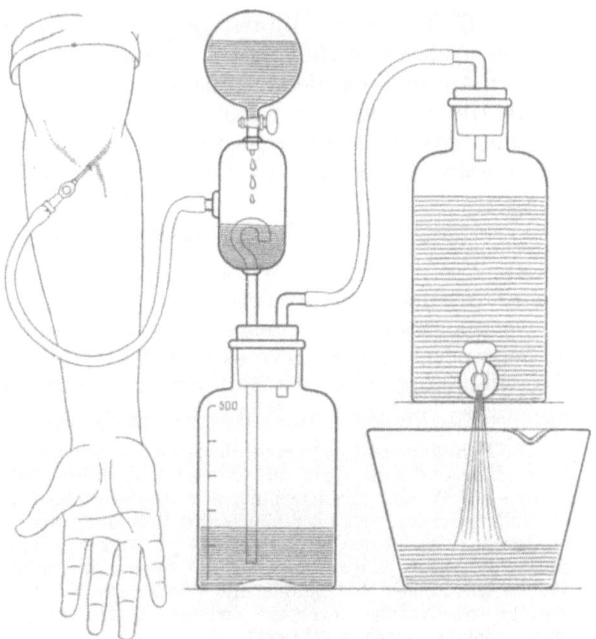

Abb. 33. Entnahmeapparatur nach JAULMES, GRIMBERG und JAME. Evakuation des Auffanggefäßes durch Abfließenlassen von Wasser aus einer zweiten Flasche, die mit der Entnahmeflasche luftdicht verbunden ist (Zeichnung Schmid).

Alle diese Konstruktionen haben nur einen bedingten Wert. Wenn der Spender über dicke Venen verfügt, wenn die Staubinde während der Entnahme gut sitzt und wenn eine weite Nadel genommen wird, kann das Blut ohne weiteres im dicken Strahl abfließen. Dies ist besonders dann der Fall, wenn es nicht durch eine Leitung zum Auffanggefäß fließt, sondern wenn es dieses im freien Strahl erreicht. Wenn das freie Fließen des Blutes aber gehemmt wird, muß es, um die Koagulation zu verhindern, durch Zwischenschalten von Pumpen und Spritzen oder durch Evakuation des Auffanggefäßes beschleunigt werden.

Durch die Anwendung von Spritzen und Pumpen, durch die das Blut gesogen oder gepreßt wird, werden die corpusculären Elemente des Blutes geschädigt. Durch eine solche Schädigung wird aber die frühzeitige Hämolyse vorbereitet. Aus diesen Gründen rät JEANNENEY von der Anwendung dieser Apparate ab.

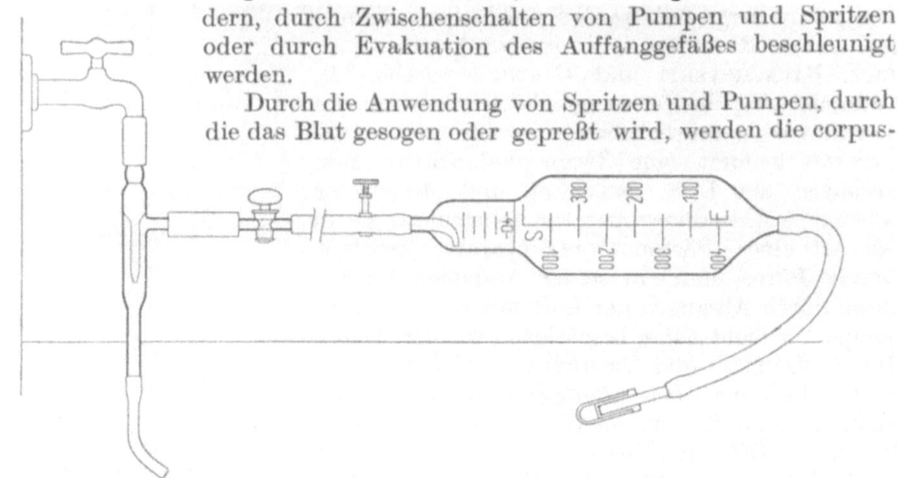

Abb. 34. Entnahme- und Infusionsapparatur nach LASZCZOWER. Evakuation mit der Wasserstrahlpumpe (Zeichnung Schmid).

Die Herstellung eines Vakuums, die vor oder während der Entnahme erfolgen kann, in der Entnahmeflasche selbst, ist weniger schädlich für die Blutkörperchen. Sie kompliziert aber die Technik doch wesentlich.

3. Vorbereitung des Materials.

Die Vorbereitung des Materials besteht in erster Linie im Reinigen und Sterilisieren der gesamten Apparatur.

Gefäße, Nadeln, Leitungen werden gewaschen, wobei im besonderen darauf zu achten ist, daß eingetrocknete Blutreste entfernt werden. Je rascher man diese Reinigung nach der Blutentnahme vornimmt, um so leichter läßt sich die Apparatur von solchen Blutresten befreien.

Die Reinigung soll vorerst mechanisch vorgenommen werden. Dies geschieht durch Spülen der Gefäße und Leitungen mit Wasser und durch Ausbürsten derselben. Auch die Nadeln werden mit Wasser durchgespült, ihre mechanische Reinigung erfolgt mit dem Mandrin.

Sollten nach dieser oberflächlichen Reinigung noch Blutreste vorhanden sein, so werden sie durch Einlegen der Apparaturteile in Wasserstoffsuperoxyd entfernt. In seltenen Fällen wird eine 5proz. Natronlaugenlösung dazu notwendig. Bei Anwendung dieser Lösung ist nachheriges langes Nachspülen mit Wasser zur Wiederherstellung des neutralen Milieus unbedingt erforderlich. Herrschen Zweifel, ob Neutralität besteht, kann eine Phenolphthaleinprobe gemacht werden (MÄRKI).

FANTUS kocht seine Gummileitung in 0,1proz. Natronlaugenlösung während 5 Minuten. Auch BALACHOVSKIJ wäscht Gummileitungen in leicht alkalischer Lösung. Sie müssen dann mehrere Stunden in fließendem Wasser nachgewaschen werden.

JEANNENEY gibt an, daß die Gefäße durch Ausspülen in fließendem Wasser, durch Nachspülen mit absolutem Alkohol und bidestilliertem Wasser gereinigt werden können. Dann werden sie im bidestillierten Wasser während 10 Minuten ausgekocht und getrocknet. Nach dem Trocknen werden sie nochmals mit der stabilisierenden Flüssigkeit ausgespült. BALACHOVSKIJ und GINZBURG waschen die Glaswaren in einem „mélange sulfochromique"

Es folgt das Trocknen der Apparatur an der Luft oder im Trockensterilisator. Anschließend wird die ganze Apparatur bei 120—125° C während 2—3 Stunden trocken sterilisiert. Wir gehen so vor, daß wir die Glasgefäße mit Gazewattepfropfen verschließen und mit Pergament umhüllen. Dabei ist darauf zu achten, daß nicht bei einer Temperatur von über 125° sterilisiert wird, sonst tritt eine Verkohlung des Pergamentpapieres ein. Auch die Feuchtsterilisation im Autoklaven ist bei 1—1,5 atü während 30 Minuten bei 120° C genügend. Man soll dabei nicht über 120° C gehen. Gummileitungen sollen, wenn möglich, in kochendem Wasser sterilisiert werden. Im Autoklaven besteht die Gefahr zu hoher Temperatur, die den Gummi zerstört. Bei Sterilisation im Autoklaven soll man deshalb für die Gummileitungen nicht über 0,6 atü und 110° C gehen. Wenn die Gummischläuche heiß aus dem Wasser gezogen werden, so trocknen sie an der Luft, ohne daß sie nochmals in eine heiße Umgebung gebracht werden müssen. Selbstverständlich müssen sie schon während des Trocknens in einer sterilen Umhüllung eingepackt sein.

Nadeln und Spritzen müssen 10 Minuten in siedendem Wasser ausgekocht werden. Die Spritzen können im Autoklaven sterilisiert werden. Allerdings zerbrechen sie dabei gelegentlich, und zwar besonders dann, wenn sie abwechslungsweise durch Auskochen und im Autoklaven sterilisiert werden. Wir sieden sie deshalb ausschließlich in kochendem Wasser. Das Wasser, in dem sie ausgekocht werden, soll destilliert sein, sonst treten leicht Störungen in der Funktion der Spritzen ein. Nach erfolgter Sterilisation werden die Spritzen getrocknet.

Die Stabilisatoren werden nach den bestehenden Vorschriften der einzelnen Länder sterilisiert. In der Schweiz erfolgt die Sterilisation der Lösungen nach den Vorschriften der Pharmacopoea helvetica, editio V. Die Sterilisation von Traubenzuckerlösung und Citratlösung soll getrennt erfolgen, besonders wenn es sich um hochkonzentrierte Traubenzuckerlösungen (Winterthurer Methode 20%) handelt. Da eine tertiäre Natriumcitratlösung leicht alkalisch reagiert, tritt bei Sterilisation zusammen mit Traubenzuckerlösung eine Caramelisierung der letzteren ein. Nach den Vorschriften der Pharmacopoea helvetica, editio V, soll eine 20proz. Traubenzuckerlösung nur an 2 aufeinanderfolgenden Tagen im freien strömenden Dampf von 100° C sterilisiert werden.

4. Blutentnahme.

Die Blutentnahme ist ein operativer Eingriff. Sie erfordert also gewisse Voraussetzungen, deren erste die Asepsis ist. Das aseptische Arbeiten ist nicht nur wichtig, um eine Infektion des Blutes zu vermeiden, sondern auch notwendig, um den Spender nicht zu infizieren und so zu schädigen. Es ist zweifellos richtig, wenn amerikanische und russische Autoren eine sorgfältige Vorbereitung des Arztes, der die Blutentnahme vornimmt, verlangen. Es ist verständlich, wenn sie vom Arzt fordern, daß er sich vor der Entnahme durch 10 Minuten langes Waschen und vollständig sterile Kleidung, wie zu einer Operation, vorbereitet (Conrad, Irger und Mitarbeiter). Auf jeden Fall sind Blutentnahmen, bei denen der Arzt die Venenpunktion ohne Händereinigung ausführt und ungenügend sterilisiertes Material verwendet, streng zu verwerfen. Infektionen des Spenders, die durch ein solches Vorgehen entstehen, sind zweifellos die Folgen dieses Kunstfehlers.

Die Blutentnahme erfolgt am besten durch Punktion einer Cubitalvene. Es soll eine möglichst dicke, gut auffindbare Vene, bei der mit einem guten Blutstrahl zu rechnen ist, verwendet werden. *Die Einstichstelle soll vor der Blutentnahme anästhesiert werden.* Dies ist eine Maßnahme, die auch von Riddell, Conrad und anderen Autoren empfohlen wird. Wenn man Nadeln von großem Kaliber verwendet, ist die Venenpunktion ohne Anästhesie, selbst dann, wenn die Vene sofort aufgefunden wird, recht unangenehm. Anästhesiert man die Haut auch nur mit einer kleinen Quaddel, so ist die Blutentnahme für den Spender fast vollständig schmerzlos. Er wird sich infolgedessen jederzeit zu einer weiteren Entnahme wieder einfinden. Die Gefahr, daß der Spender während der Entnahme kollabiert, wird durch die Anästhesie verringert. Die intrakutane Quaddel über der Vene, die punktiert werden soll, ist eine technisch leicht durchführbare Maßnahme und gleichzeitig eine sehr große Erleichterung für den Spender.

Leichter Schmerz kann trotz der Hautanästhesie noch hervorgerufen werden, wenn die Nadel zu weit in die Vene eingestochen wird. Durch Berührung der Venenintima können krampfartige Schmerzen in der Venenwand auftreten.

Zur Blutentnahme wird der Arm des Spenders mit einem Gummischlauch oder besser mit einem Blutdruckapparat proximal von der gewählten Vene gestaut. Der Blutdruckapparat erlaubt ein Ausgleichen von Druckschwankungen. Der optimale Druck der Staubinde wird von Schmid mit 10—20 mm Hg über dem minimalen Blutdruck angegeben. Nach Robertson soll der Druck 50—60 mm Hg betragen. Öhlecker empfiehlt statt des Stauschlauches eine weiche Staubinde.

Wir machten die Erfahrung, daß beim Einstechen der Nadel entgegen der Richtung des Blutstromes ein kräftiger Blutstrahl entsteht und Unterbrechungen des Strahls weniger wahrscheinlich sind. Die gebogene Massini-Nadel, die wir zur Punktion gebrauchen, eignet sich ganz besonders gut zum Einstich gegen den Strom. Das Blut fließt aus ihr in einer Richtung ab, in der es leicht aufgefangen werden kann. Fantus punktiert die Vene in der Richtung des Blutstromes.

Von der Mehrzahl der Autoren wird die Venenfreilegung abgelehnt. Selbstverständlich soll die Venenfreilegung zur Blutentnahme immer unterbleiben, wenn es sich um einen gesunden Spender, ganz besonders aber, wenn es sich um einen Dauerspender handelt. Wenn wir aber Blut von einem Kranken aus therapeutischen Gründen entnehmen, werden wir die Venenfreilegung nicht immer entbehren können.

5. Konservierungstechnik.

Die Methoden der eigentlichen Entnahme und Konservierungstechnik sind außerordentlich mannigfaltig. Im Schrifttum sind schon an die 50 verschiedene Apparate und Methoden zur Blutentnahme zu übersehen. Diese Apparate weisen zum Teil grundsätzliche Verschiedenheiten auf; zum Teil handelt es sich um mehr oder minder wichtige Abänderungen schon bekannter Methoden.

Es kann sich deshalb hier nicht darum handeln, alle bekannten Methoden in Wort und Bild genau zu beschreiben, dies würde zu weit führen, und die übersichtliche Darstellung würde darunter leiden. Wir beschränken uns darauf, die wesentlichen Eigenschaften der angegebenen Apparate hervorzuheben und nur auf die Grundsätze ihres Baus und ihrer Funktion einzutreten.

Bei allen Konservierungsmethoden wird der Vermeidung der Koagulation und Infektion des Blutes größte Aufmerksamkeit geschenkt. Ob dabei die Vermeidung der Infektion oder der Gerinnung wichtiger ist, wird verschieden beurteilt. Eine große Anzahl von Autoren stellen bei ihren Konservierungsmethoden die Bekämpfung der Blutinfektion absolut in den Vordergrund (Riddell, Jeanneney, Fantus, Balachovskij u. a.). Es wird nicht nur streng aseptisches Arbeiten im chirurgischen Sinne verlangt, sondern das Blut soll auch unter vollkommener Verhinderung von Luftzutritt in das Konservierungsgefäß gelangen. Es wird deshalb eine gegen die Außenwelt abgeschlossene Apparatur zur Abfüllung der Gefäße verwendet. Dies kann dadurch erreicht werden, daß die Punktionsnadel mit dem Konservierungsgefäß durch eine sterile Schlauchleitung verbunden ist (JEANNENEY, FANTUS und die meisten Autoren) oder aber dadurch, daß die Nadel durch einen Zapfen unmittelbar in das Gefäß einmündet (ELOSEQUI).

Der Stabilisator befindet sich bei diesen Methoden schon zu Beginn der Entnahme in genügender Menge im Auffanggefäß oder aber er wird an irgendeiner Stelle der Leitung zum Blut zugetropft. Das Blut muß bei den meisten dieser Apparaturen einen Teil der Leitung passieren, bevor es mit dem Stabilisator gut vermischt wird oder mit ihm überhaupt in Berührung kommt. Der Stabilisator wird bei einer Anzahl von Methoden deshalb möglichst venennahe mit dem Blut in Berührung gebracht und so die frühzeitige Durchmischung angestrebt. Aber dabei tritt wohl häufig keine sehr gründliche Mischung ein (Abb. 35, 36, 37).

Es besteht infolgedessen bei den geschlossenen Methoden eine vermehrte Koagulationsgefahr. Wir selber haben eine Anzahl eigener Konstruktionen, die sich zum Teil an schon bekannte anglichen, zum Teil Neues aufwiesen, versuchsweise verwendet. Wir konnten aber eine teilweise Gerinnung des Blutes nie mit vollkommener Sicherheit vermeiden, wenn wir mit einer ganz geschlossenen Methode arbeiteten.

Nebenbei ist zu bemerken, daß alle Autoren, die mit geschlossenen Systemen arbeiten, mehr oder weniger strikte eine Filtration des Blutes vor der Infusion verlangen, ein Beweis dafür, daß Gerinnsel bei dieser Methode anscheinend recht häufig sind.

Mit der offenen Methode ist es viel besser möglich, Koagula zu vermeiden. Das Blut fließt bei ihr im freien Strahl direkt in ein Gefäß, das den Stabilisator enthält. Dieser kann außerdem noch zugetropft werden. Durch leichtes Bewegen des Auffanggefäßes während der Entnahme kann die Mischung von Blut und stabilisierender Flüssigkeit noch enger gestaltet werden. Dadurch werden selbst kleinste Gerinnsel mit großer Sicherheit vermieden, eine Filtration des Blutes erübrigt sich. Ein weiterer Vorteil dieser offenen Methode besteht darin, daß die corpusculären Elemente nicht durch ihr Verweilen in der Leitung mechanisch geschädigt werden.

Es ist allerdings zuzugeben, daß das Blut über eine ganz kurze Strecke mit der Außenluft in Berührung kommt, was eine gewisse Infektionsgefahr bedeutet.

Man muß sich nun entscheiden, welche der beiden Gefahren man als größer betrachtet, die Koagulation oder die Infektion des Blutes. Die Ansichten der Autoren sind verschieden. Während JEANNENEY, RIDDELL, ELLIOTT, DURAN JORDA und andere die Gefahr der Infektion sehr hoch einschätzen, geben BALACHOVSKIJ und GINZBURG zu, daß sich bei einer Aufbewahrungstemperatur von 4° C einige akzidentell ins Blut gekommene Keime kaum vermehren können. Die Einverleibung dieser wenigen Keime in den Empfänger habe nicht viel zu sagen. Erst wenn sich diese Keime im konservierten Blut sehr stark vermehren, können ihre Stoffwechselprodukte für den Empfänger giftig wirken.

Die praktischen Erfahrungen von CORELLI und unsere eigenen Beobachtungen ergeben, daß bei aseptischem Vorgehen, beim Arbeiten im sauberen Raum und bei vollkommener Beherrschung der Technik eine Infektion des Blutes auch bei Anwendung der offenen Methode kaum je eintritt. Kontrollen des bei uns hergestellten konservierten Blutes ergaben jedenfalls nie eine Infektion. Wenn eine Infektion ohne unser Wissen doch vielleicht einmal eingetreten ist, so war sie nie so schwer, daß durch sie eine Empfängerschädigung eingetreten wäre.

Als ein Hauptgrund wird von den Anhängern der geschlossenen Methode ins Feld geführt, daß das konservierte Blut keine bactericide und phagocytäre Kraft habe. Neuere Untersuchungen (KOLMER, HUTTON) scheinen diese Annahme, wenigstens für die ersten Tage der Konservierung, zu widerlegen. Es scheint nach diesen Autoren, daß das konservierte Blut mit einer geringen akzidentellen Infektion fertig werden kann (siehe S. 11).

Untersuchungen russischer Autoren ergaben auf der anderen Seite, daß selbst teilweise Koagulation des Blutes nach der Übertragung beim Empfänger ziemlich schwere toxische Erscheinungen hervorrufen kann, und zwar auch dann, wenn die Koagula vorher abfiltriert wurden (siehe Filtrierung).

Aus diesen Überlegungen und auf Grund unserer eigenen praktischen Versuche mit verschiedenen Methoden kamen wir immer wieder auf die offene Methode der Blutkonservierung zurück. Wir haben mit der von uns verwendeten offenen Methode sehr gute Erfahrungen gemacht.

a) Geschlossene Methoden.

Zu den ersten beschriebenen Methoden der Blutkonservierung gehört diejenige von ROBERTSON. Sie vereinigt Einfachheit mit der Forderung der absoluten Asepsis.

Eine Winchester-Flasche wird mit einem Gummizapfen verschlossen. Durch diesen Gummizapfen gelangen ein kurzes und ein längeres Glasrohr in die Flasche. Am längeren Glasrohr ist ein ca. 8 cm langer, weicher Gummischlauch befestigt, der an seinem distalen Ende eine Nadel trägt. Sie dient zur Venenpunktion. Am zweiten kurzen Glasrohr befindet sich ein längerer Gummischlauch, der zu einer Saugpumpe führt. Mit ihr kann in der Flasche ein Vakuum erzeugt werden. Die Flasche enthält schon vor der Entnahme 850 ccm Isodextroselösung und 350 ccm Isocitratlösung. Eine Marke an der Flasche zeigt die Höhe an, die durch 500 ccm Blut erreicht wird. Nach der Venenpunktion wird durch die Saugpumpe ein leichtes Vakuum in der Flasche hergestellt, wodurch das Blut rasch in die Flasche einfließt.

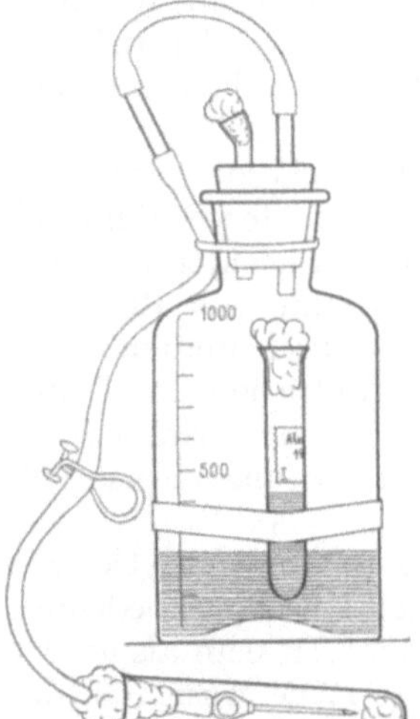

Abb. 35. Entnahmeflasche nach ELLIOTT und Mitarbeiter. Das Blut im Reagensglas, welches an der Flasche befestigt ist, dient zur Anstellung des Kreuztestes (Zeichnung Schmid).

Diese Methode war auf den Erfahrungen von ROUS und TURNER, die auf noch einfachere Art Tierblut konservierten, aufgebaut. Die Apparatur wurde 1914 bis 1918 von verschiedenen amerikanischen Lazaretten angewendet (IRELAND). Eine ganz ähnliche Konstruktion wird von BALACHOVSKIJ und GINZBURG gebraucht (Abb. 32).

ELLIOTT und Mitarbeiter verwenden eine ähnliche Apparatur. Sie weicht darin von derjenigen ROBERTSONS ab, daß kein Vakuum in der Flasche erzeugt wird, sondern daß das Blut ohne eine Saugwirkung in die Flasche abfließt.

Das blutzuführende Glasrohr ist bei ELLIOTT sehr kurz gehalten. Er verspricht sich davon selteneres Auftreten von Gerinnseln im Glasrohr. Die Entnahmeflasche nach ELLIOTT ist graduiert, sie enthält schon vor der Entnahme 350 ccm sterile Moskauer Lösung, zu der 350 ccm Blut entnommen werden. An der Flasche ist mittels eines Gummibandes ein kleines Reagensglas befestigt, das etwas citriertes Blut desselben Spenders enthält. Dieses Blut dient zur Ausführung des Kreuztestes vor der Transfusion (Abb. 35).

FANTUS benutzt eine im Prinzip gleiche Methode.

COOKSEY entnimmt Blut in eine genormte Literflasche. In dieser Flasche wird ein Vakuum mittels einer Gummipumpe hergestellt. Vor der eigentlichen Blutentnahme wird eine bestimmte Menge Citratlösung durch die Spendernadel angesogen. Dann erfolgt die Venenpunktion, wobei der Blutstrom durch das Vakuum in der Flasche befördert wird. Nach der Blutentnahme erfolgt der Verschluß der Flasche mittels eines besonders konstruierten Zapfens (siehe Verschluß). COOKSEY nennt sein Entnahmegerät Vakoliterflasche.

Boland, Craig und Jacobs stellen ein Vakuum in ihrer Entnahmeflasche her, indem sie nach der Sterilisation die Flasche noch warm verschließen und geschlossen abkühlen lassen.

Diese Autoren benutzen Flaschen von 600 oder 1200 ccm Inhalt, die schon vor der Entnahme 200 bzw. 400 ccm Stabilisator enthalten. Außerdem werden 40 ccm Glaskugeln, von denen jede einen Durchmesser von 2—3 mm hat, in sie hereingebracht. Sie dienen zur späteren Filtrierung des Blutes. Die Flasche wird mit einem aufgeschraubten Metalldeckel, der an seiner Innenseite einen Gummiüberzug hat, verschlossen. Im Metalldeckel ist eine Öffnung, die einen Zugang zum Gummi herstellt. Die Entnahme erfolgt mit einer Nadel, die durch einen Gummischlauch mit einer zweiten Nadel in Verbindung steht. Diese zweite Nadel wird durch die Öffnung im Metalldeckel und durch den Kautschuküberzug desselben in die Flasche vorgestoßen. Das Vakuum in der Flasche saugt das Blut aus der Vene durch die Schlauchleitung ab. Wenn die gewünschte Menge Blut entnommen ist, wird die Nadel, die den Gummiverschluß perforiert, aus der Flasche herausgezogen. Durch die Elastizität des Gummis verschließt sich die Flasche wieder luftdicht (Abb. 62).

Jeanneney schließt an das eine Ende einer beidseits offenen Ampulle eine Schlauchleitung mit Punktionsnadel an. Durch Saugen mit dem Mund am andern Ende bringt er vorerst die nötige Menge Stabilisator in die Ampulle. Dann wird die Spendervene punktiert und die Ampulle wird durch weiteres Ansaugen mit der gewünschten Menge Blut gefüllt (Abb. 36).

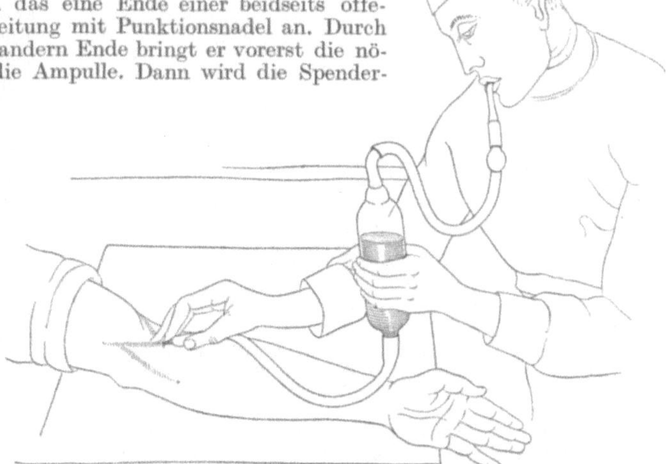

Abb. 36. Abfüllen einer Ampulle nach Jeanneney. Evakuation der Ampulle durch Saugen (Zeichnung Schmid).

Auch Duran Jorda entnimmt Blut in einem Glasballon, der durch Absaugen der Luft mit dem Mund evakuiert wird (Abb. 41).

Laszczower und Meng benutzen eine Apparatur, in der Vakuum durch eine Wasserstrahlpumpe erzeugt wird. Nach Punktion der Spendervene wird das Blut durch das Vakuum in die Ampulle angesogen. Die Konstruktion ist sehr kompliziert (Abb. 34).

Bei allen diesen Methoden befindet sich der Stabilisator schon vor der Entnahme im Konservierungsgefäß. Das Blut läuft durch eine längere oder kürzere Schlauchleitung in den Stabilisator. Während es die Schlauchleitung passiert, ist es mit der stabilisierenden Flüssigkeit noch nicht in Berührung gekommen. Die Mischung von Stabilisator und Blut erfolgt also verhältnismäßig spät.

Um diesem Nachteil zu begegnen, wird von Elosequi eine Entnahmeapparatur angegeben, bei der die Nadel durch einen Gummiverschluß direkt in die Flasche eingeführt wird. Eine zweite dünne, durch den Gummiverschluß eingestochene Nadel dient zum Entweichen der Luft, während sich die Entnahmeflasche mit Blut füllt. Der Nachteil dieser Methode dürfte darin bestehen, daß die ganze Apparatur unhandlich ist.

Benda und Leclerc versuchen, die Mischung von Blut und Stabilisator dadurch zu verbessern, daß sie Glasperlen in die Entnahmeflasche bringen und diese im Blutstabilisatorgemisch schütteln.

Von einer Anzahl von Autoren wurde nun versucht, die Mischung von Blut und Stabilisator schon möglichst frühzeitig vorzunehmen. Die Mischung sollte erfolgen, während das Blut durch die Schlauchleitung in das Entnahmegefäß fließt oder sogar noch früher, unmittelbar nachdem es die Blutbahn des Spenders verlassen hat. Um dies zu erreichen, wird der Stabilisator in die Schlauchleitung, und zwar möglichst dicht hinter der Punktionsnadel zugetropft.

Ein typisches Beispiel dieser Art stellt die Apparatur von JEANNENEY dar. Das Blut wird in einen Glasbehälter von 300 ccm Inhalt entnommen. Der Hals dieser Flasche ist durch einen Gummizapfen verschlossen, der von 2 Glasrohren durchstoßen wird. An das eine Glasrohr wird ein Gummischlauch angeschlossen, der durch ein Gazefilter unterbrochen ist. Durch Absaugen der Luft mit dem Mund von diesem Gummischlauch aus, wird ein Vakuum in der Flasche hergestellt. Das zweite Glasrohr verläuft Y-förmig. An dem einen kurzen Schenkel des Y wird ebenfalls ein Gummischlauch angeschlossen, der zu einer Punktionsnadel und zur Spendervene führt. Der andere Schenkel wird mittels eines kurzen dicken Gummischlauches, der abgeklemmt werden kann, mit einem ampullenförmigen Gefäß, das Citrat enthält, verbunden. Das Citrat wird durch stärkeres oder schwächeres Abklemmen des dicken Gummiverbindungsstückes in der gewünschten Geschwindigkeit zugetropft (Abb. 37).

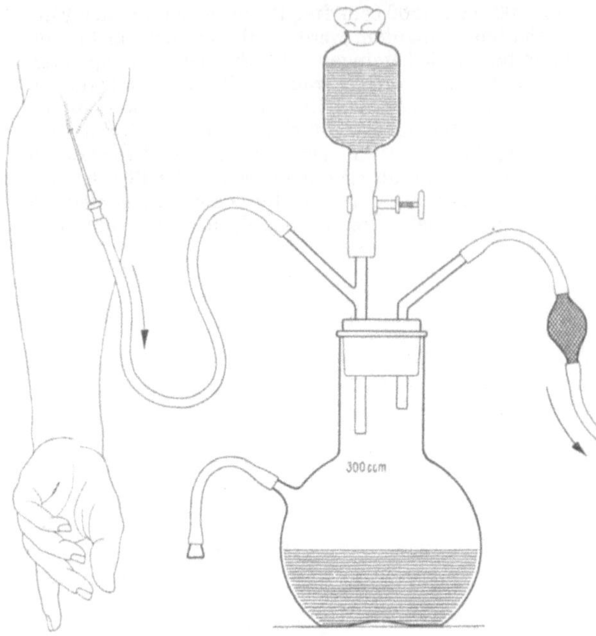

Abb. 37. Entnahme- und Infusionsapparatur nach JEANNENEY. Die Infusion erfolgt durch den seitlichen Ansatz der Flasche (Zeichnung Schmid).

TENCONI und PALAZZO tropfen das Citrat ebenfalls zur Schlauchleitung, wobei sie aber vorher das ganze System mit Citrat durchspülen.

Auch FONIO bringt das Citrat während der Entnahme in der Schlauchleitung mit dem Blut in Berührung. Durch leichtes Schütteln des Entnahmegefäßes wird Citrat und Stabilisator besser gemischt, unmittelbar nach dieser Mischung wird das stabilisierte Blut durch eine Öffnung des Entnahmegefäßes in eine Ampulle abgefüllt.

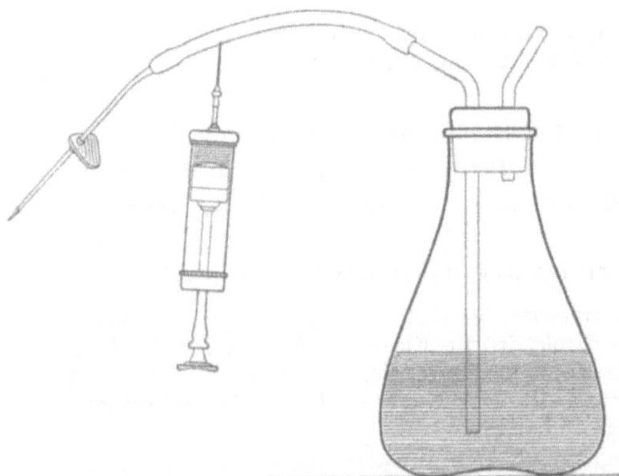

Abb. 38. Entnahmeflasche nach SCHMID. Zutropfen des Stabilisators unmittelbar hinter der Punktionsnadel aus einer Recordspritze (Zeichnung Schmid).

SCHMID hat die Methode von JEANNENEY insofern verbessert, als er den Weg, den das Blut bis zur Mischung mit dem Stabilisator zurücklegen muß, verkürzt hat. Er punktiert den Entnahmeschlauch unmittelbar hinter der Nadel und tropft das Citrat aus einer Recordspritze zu (Abb. 38).

HUSTIN hat ein in sich geschlossenes System ausgearbeitet. Er punktiert die Spendervene mit einer Zweiwegnadel. Vom einen Weg aus gelangt ein Gummischlauch zu einem Jouvelet-Apparat und von dort an ein kurzes Glasrohr, welches durch einen Gummizapfen in die Entnahme- und Mischflasche führt. Ein zweites langes Glasrohr gelangt von dort durch eine zweite Öffnung nach außen. Auch an dieses Rohr ist ein Gummischlauch, der an den anderen Schenkel der Zweiwegnadel führt, angeschlossen. Bei Beginn der Entnahme befindet sich die notwendige Menge Stabilisator in der Entnahmeflasche. Vorerst wird das ganze System mit Citrat durchgespült, dann wird der Schlauch, der von der Flasche zurück zum Zweiweghahn führt, abgeklemmt. Die Spendervene wird punktiert. Durch Drehen des Jouveletapparates wird das Blut aus der Spendervene in die Entnahmeflasche gebracht. Es mischt sich dort mit Stabilisator. Nach 20—30 Umdrehungen wird die Abklemmung des rückführenden Schlauches geöffnet. Das mit Stabilisator gemischte Blut fließt aus der Flasche zum Zweiweghahn zurück und mischt sich dort mit dem nichtstabilisierten Blut aus der Vene. Dadurch tritt, unmittelbar nachdem das Blut die Vene verlassen hat, eine Mischung von stabilisiertem Blut und Vollblut ein. Es wird nun durch zeitweises Abklemmen des rücklaufenden Schlauches abwechslungsweise Vollblut und gemischtes Blut in die Entnahmeflasche gebracht. Durch eine dritte Öffnung, die unter Wasser geleitet wird, entweicht die Luft aus der Flasche (Abb. 39).

Benhamou und Mercier lassen ebenfalls Citrat in die Schlauchleitung zutropfen. Die Apparatur wird dadurch noch kompliziert, daß schon während der Entnahme gereinigter und filtrierter Sauerstoff in die Schlauchleitung gebracht wird.

Durch das Zutropfen und Zuspritzen des Stabilisators kann nicht immer das gewünschte Mischverhältnis zwischen Blut und Stabilisator hergestellt werden. Aus diesem Grunde entnehmen eine Anzahl von Autoren das Blut mit einer Mehrwegspritze, wobei die Mischung von Blut und Stabilisator in der Spritze erfolgt.

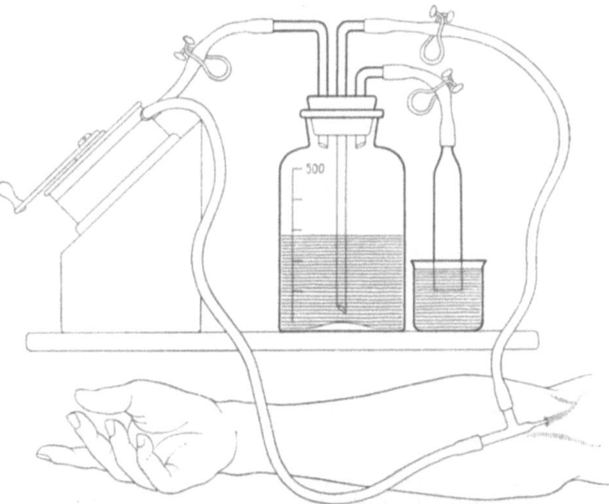

Abb. 39. Entnahmeapparatur nach Hustin. Aus der Zweiwegnadel gelangt das Blut durch den Jouvelet-Apparat in die Entnahmeflasche, wo es mit Stabilisator gemischt wird. Das Blut-Stabilisatorgemisch gelangt durch eine zweite Leitung zurück zur Zweiwegnadel. Durch eine dritte Öffnung im Zapfen entweicht die Luft (Zeichnung Schmid).

Domanig benutzt dazu die Spritze nach Tzanck, die 3 Wege hat. Der eine Seitenschlauch des Apparates führt zur Vene, der Mittelschlauch zur Blutampulle, der zweite Seitenschlauch zu einem Gefäß mit Paraffin. Es werden vorerst 10 ccm Paraffin in die Spritze angesogen und durch Drehen der Spritze in die Ampulle gebracht. Dann wird der zweite Seitenschlauch in ein Gefäß, das den Stabilisator enthält, gelegt. Nach der Venenpunktion werden vorerst ca. 4 ccm des Stabilisators in die Spritze aufgesogen. Dann wird die Spritze gedreht und 8 ccm Blut aspiriert. Die Mischung von Blut und Stabilisator erfolgt in der Spritze, das Blut-Stabilisatorgemisch wird bei Mittelstellung der Spritze in die Ampulle gepreßt. Dieser Vorgang wiederholt sich, bis die gewünschte Menge Blut entnommen ist.

Eine im Prinzip gleiche Methode wird auch von Jeanneney angegeben (Abb. 40). Bei ihr wird das Blut-Stabilisatorgemisch mit der Tzanckschen Spritze in einen Glasballon gebracht. Zur Infusion oder zur Abfüllung in Ampullen wird dieser Glasballon umgedreht und das Blut fließt durch eine zweite Öffnung, die von einem Filter bedeckt ist, ab.

Die Abfülltechnik wird erschwert, wenn das Blut aus dem Entnahmegefäß nachträglich in Ampullen abgefüllt wird. Besonders komplizierte Apparate entstehen dann, wenn aus einem Entnahmegefäß mehrere Ampullen abgefüllt werden. Duran Jorda und Fischer mischen das Blut mehrerer Spender in einem Mischkolben und füllen es von dort mittels eines Verteilers in mehrere Ampullen ab.

Duran Jorda entnimmt Blut, wie beschrieben, von einem Spender mit geschlossenem System in ein Entnahmegefäß. Diese Entnahmegefäße werden 24 Stunden im Eisschrank aufbewahrt und während dieser Zeit wird beobachtet, ob sich im Blut Gerinnsel bilden oder ob eine Hämolyse eintritt. Aus 6 solchen Standgefäßen wird das Blut wieder mittels eines geschlossenen Schlauchsystems in einen großen Mischballon verbracht, wo es vor seinem Eintritt filtriert wird. Der Mischballon wird während der Blutüberleitung durch Aspiration an einer zweiten Öffnung evakuiert. Vom Mischballon aus gelangt das Blut durch einen Verteiler in 6 Ampullen, die durch eine zwischen Mischballon und Ampullen eingeschaltete Luftpumpe luftleer gemacht worden sind. Die Konstruktion der Pumpe wird nicht näher beschrieben. Die flaschenförmigen Ampullen werden bis zur Hälfte gefüllt. In den über dem Blut

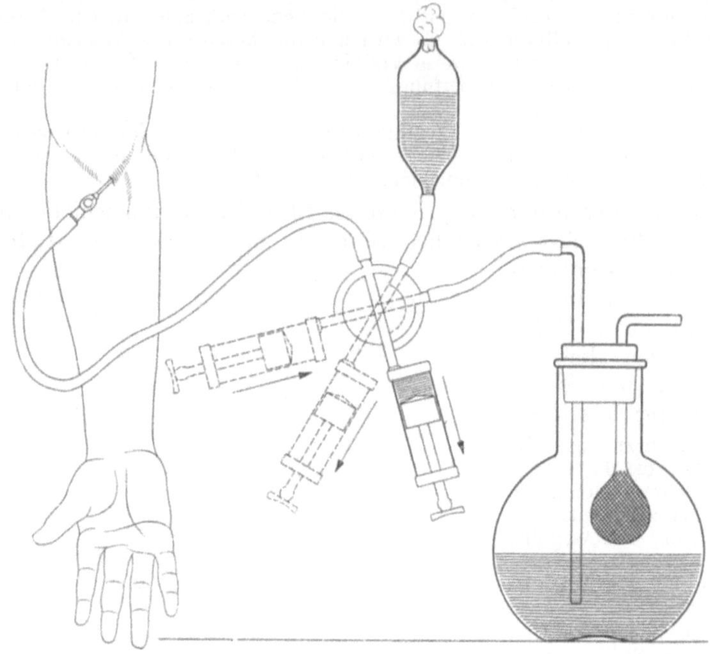

Abb. 40. **Blutentnahme mit der Tzanckschen Spritze. Die Vermischung mit dem Stabilisator erfolgt in der Spritze (Zeichnung Schmid).**

liegenden Luftraum wird filtrierte Luft eingepreßt bis zu einem Druck von 2 at. Die Ampullen werden an ihrem oberen Ende zugeschmolzen (Abb. 41).

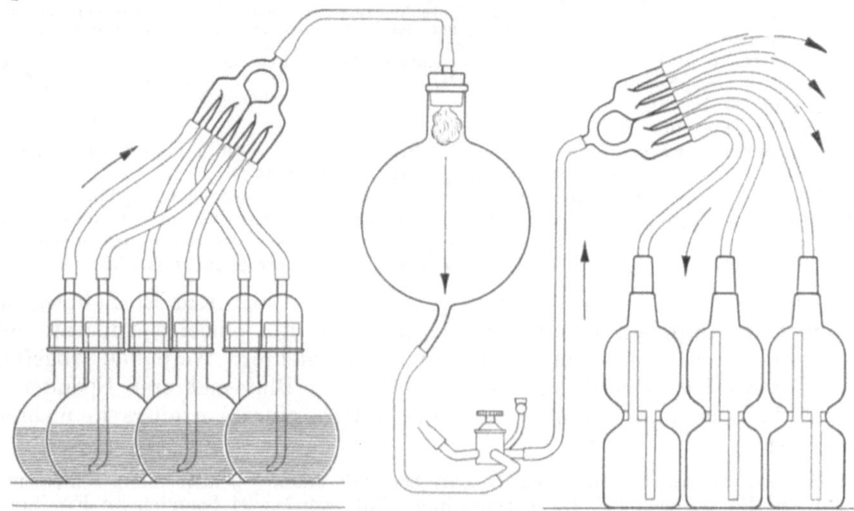

Abb. 41. **Entnahmeapparatur nach Duran Jorda. Mischung des Blutes, das 6 Spendern entnommen wurde, in einem Mischkolben, Abfüllung von 6 Spezialflaschen nach Filtrierung (Zeichnung Schmid).**

Jordas Technik wird kompliziert durch die Mischung von Blut verschiedener Spender und durch Erhöhung des Druckes in der Ampulle.

Auch DRBOHLAV hat eine Konservierungstechnik angegeben, bei der das Blut unter erhöhtem Luftdruck aufbewahrt wird. Eine Konservierungsflasche wird mit einem Gummizapfen, der durch eine Metallklammer an der Flasche fixiert ist, verschlossen. Durch eine Delle in der Mitte des Zapfens wird eine Nadel in das Innere der Flasche vorgestoßen. Durch diese Nadel wird filtrierte Luft in die Flasche gebracht, bis dort ein Überdruck von 1 atü entsteht. Die Nadel wird nun herausgezogen und der elastische Gummi schließt die entstandene Öffnung. Zur Sicherung des luftdichten Abschlusses wird der Zapfen mit einem Gelatineüberzug abgedichtet.

FISCHER entnimmt das Blut mehrerer Spender mit einem abgeänderten Jouvelet-Apparat in ein Mischgefäß unter Zutropfen des Stabilisators. Von dort aus erfolgt die Verteilung in

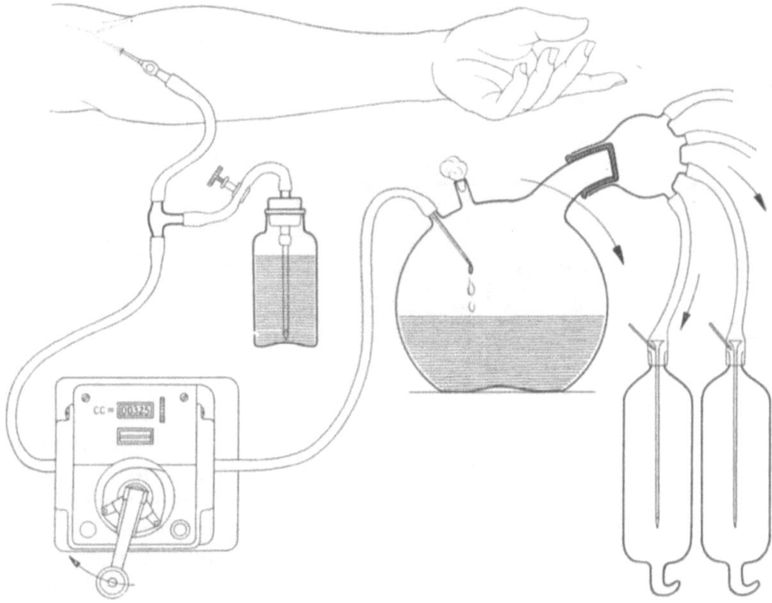

Abb. 42. Entnahmeapparatur nach FISCHER. Entnahme mit dem Jouvelet-Apparat, Mischung des Blutes mehrerer Spender. Luftdichte Abfüllung mehrerer Ampullen aus demselben Mischkolben (Zeichnung Schmid).

die Ampullen durch die Schwerkraft. Die Ampullen werden durch Aufsetzen des Gummischlauches, in welchem eine lange Nadel befestigt ist, verschlossen. Eine zweite dünne Nadel wird während der Abfüllung durch den Gummischlauch gestoßen. Durch sie entweicht die Luft. Nach der Abfüllung werden die Nadeln entfernt (Abb. 42).

STEINMANN entnimmt Blut in einen Jeanneney-Ballon. Von dort wird es durch einen Spezialtrichter in ein Sammelgefäß gebracht. Am unteren Umfang des Sammelgefäßes befindet sich ein Ausflußrohr, das von einem Filter bedeckt ist. Durch das Ausflußrohr wird die Ampulle abgefüllt.

b) Offene Methoden.

Wenn auch eine Großzahl der Autoren heute ein geschlossenes Leitungssystem zur Entnahme und Abfüllung verlangt, so sind doch auch neuere Methoden bekannt, die auf das geschlossene System verzichten. So entnimmt CORELLI das Blut ohne Schlauchleitung unmittelbar in Glaskolben.

Wir selber haben uns zu einer offenen Methode entschlossen, weil sie uns gegenüber dem geschlossenen System zahlreiche Vorteile zu haben schien.

Der Hauptvorteil ist die sehr gute Durchmischung von Blut und Stabilisator. Außerdem ist die Sterilisation und die Handhabung unserer Apparatur sehr einfach. Sie enthält keine Gummiteile, keine Pumpen oder Spritzen. Der Abfluß aus der Vene erfolgt ohne Saugen oder Pumpen in zwanglosem Strahl. Die mechanische Schädigung des Blutes während der Entnahme ist auf ein Minimum reduziert. Die Entnahme ist außerordentlich einfach, sie kann von jedem Arzt, der die Technik der Venenpunktion beherrscht, ohne weiteres durchgeführt werden. Selbstverständlich sind wir uns darüber klar, daß bei der Anwendung dieser offenen Methode eine gewisse Infektionsgefahr für das Blut besteht. Wenn aber in einem sauberen Raum gearbeitet wird und wenn sonst alle Forderungen der chirurgischen Asepsis erfüllt sind, ist die Gefahr der Infektion des Blutes sehr klein, besonders da das Blut nur während ganz kurzer Zeit mit der Außenluft in Berührung kommt. Wir schätzen die Bedeutung einer Infektion, die wegen dieses nicht vollkommenen aseptischen Vorgehens zweifellos möglich ist, geringer ein als diejenige der Koagulation und der Schädigung des Blutes durch mechanische Einflüsse, wie sie bei den geschlossenen Systemen wohl immer zustande kommen.

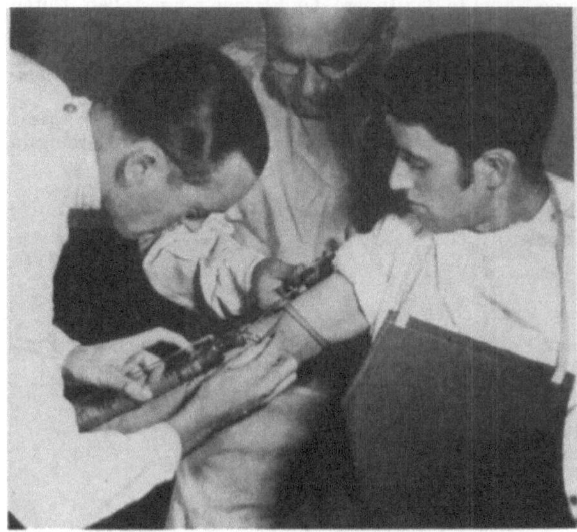

Abb. 43.

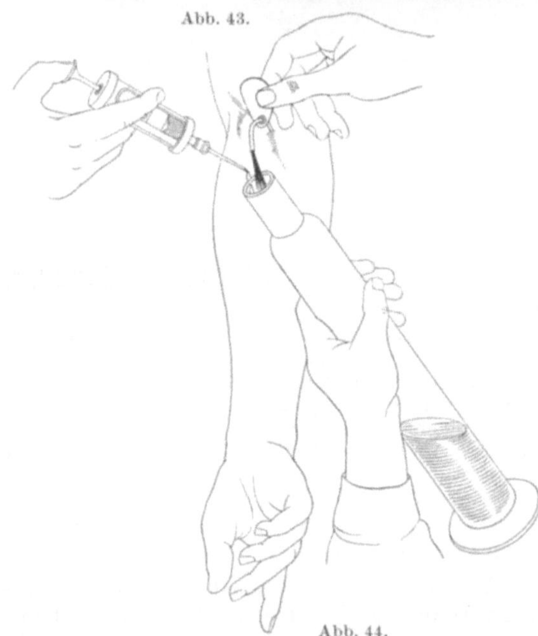

Abb. 44.

Abb. 43 und 44. Offene Entnahme in einen Meßzylinder unter Zutropfen von Stabilisator und Mischung durch leichtes Schütteln des Entnahmegefäßes (WINTERTHUR). (Zeichnung Schmid).

Wir betonen nochmals, daß diese Überlegungen nicht nur theoretischer Art sind, sondern daß wir eine Anzahl geschlossener Entnahmeapparaturen selbst konstruiert und verwendet haben. Wir konnten uns bei diesen Versuchen nie vom Vorteil der geschlossenen Entnahmemethode überzeugen.

Technische Verbesserungen würden sich bei der von uns beschriebenen Entnahmemethode hauptsächlich in der Richtung der besseren Infektionsverhütung bewegen müssen.

Die Technik der Blutentnahme und die Abfüllung des Blutes in Ampullen, so wie wir sie seit langer Zeit durchführen, sei kurz beschrieben:

Zum Auffangen des Blutes benutzen wir Enghalsrundkolben mit kurzem Hals (Halsdurchmesser 3—4 cm) oder aber graduierte, 300 ccm fassende Meßzylinder mit Glaszapfen.

Die benutzten Glasampullen fassen 300 ccm, ihr unterer Hals ist schon vor der Abfüllung zugeschmolzen, ihr oberer Hals lang ausgezogen.

Zur Überleitung des Blutes aus dem Entnahmegefäß in die Ampulle benutzen wir Glastrichter. Diese Glastrichter haben oben eine lichte Weite von 5 cm. Der Trichter selbst ist 4 cm, das Glasrohr unterhalb des Trichters 24 cm lang. In einer Höhe von 20 cm von unten her gemessen sind 3 kleine Glasvorsprünge angebracht, die beim Einbringen des Trichters in die Ampulle diesen am Ampullenhals arretieren. Die lichte Weite des Glasrohres beträgt 2 mm.

Für die Glaswaren kommt nur Jenaer Geräteglas 20 oder sonstiges Neutralglas in Betracht.

Material und Spender werden in der angegebenen Weise vorbereitet. Schon vor dem Beginn der Entnahme wird ein Drittel des benötigten Stabilisators mittels einer Recordspritze in das Entnahmegefäß gebracht und durch Umschwenken die Gefäßwand mit ihm benetzt. Die übrigen zwei Drittel des benötigten Stabilisators bleiben in der Recordspritze, die mit einer langen dünnen Nadel versehen wird.

Die Punktion der Vene erfolgt mit einer gebogenen Massini-Nadel, entgegen der Richtung des Blutstromes. Das Blut wird beim Ausströmen aus der Punktionsnadel in das Entnahmegefäß aufgefangen. Die restlichen zwei Drittel des Stabilisators, die sich noch in der Recordspritze befinden, werden während der Entnahme gleichmäßig zum Blutstrom zugetropft (Abb. 43 und 44).

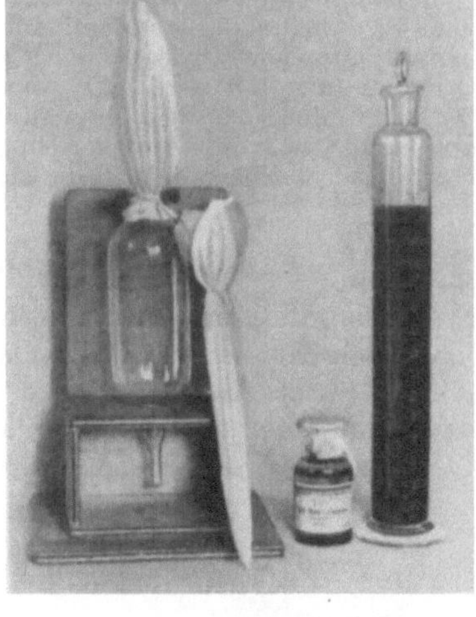

Abb. 45. Steril verschlossene Ampulle und steril eingepackter Trichter. Meßzylinder mit 300 ccm entnommenem, stabilisiertem Blut (WINTERTHUR).

Wenn die gewünschte Menge entnommen ist, wird der Meßzylinder verschlossen und 2 Minuten lang vorsichtig umgeschwenkt. Dadurch wird eine intime Mischung von Stabilisator und Blut hergestellt.

Es erfolgt nun die Abfüllung der Ampulle. Ein von sterilem Pergamentpapier umhüllter Trichter wird ausgepackt und in den offenenen Hals der Ampulle eingeführt. Sein Glasrohr

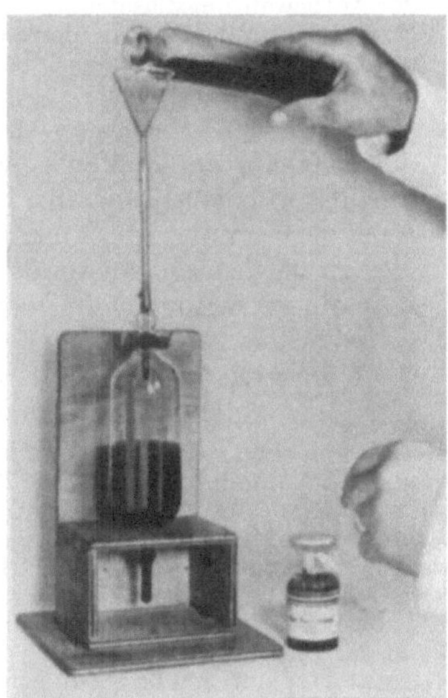

Abb. 46. Umfüllen des Blutes durch einen Trichter in die Ampulle (WINTERTHUR).

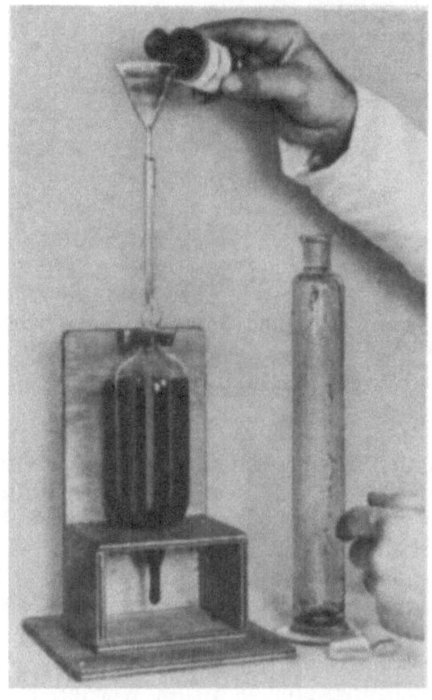

Abb. 47. Auffüllen der Ampulle mit physiologischer Kochsalzlösung bis zum Hals (WINTERTHUR).

reicht ca. 3—4 cm in den eigentlichen Ampullenraum hinein. Aus dem gefüllten Meßzylinder wird das Blut in einem ununterbrochenen Strom in den Trichter und damit in die Ampulle gegossen. Durch das lange Rohr des Trichters und durch den kontinuierlichen Blutstrom wird Schaumbildung, die eine vollkommene Füllung der Ampulle erschwert, vermieden. Während das Blut in die Ampulle gegossen wird, kann das sterile Pergamentpapier, das während der Sterilisation den offenen Hals der Ampulle schützte, schirmförmig über den Trichter gehalten werden; dadurch wird das Hereinfallen von Staub in den Trichter vermieden.

Es ist unbedingt erforderlich, daß die Ampulle bis zur Halsolive gefüllt wird. Die Schüttelfläche wird dadurch auf ein Minimum reduziert. Wenn nicht genügend Blut zur Füllung der Ampulle entnommen wurde, können die letzten fehlenden ccm noch mit isotonischer Kochsalzlösung aufgefüllt werden (s. Abb. 45 bis 47).

Nach Füllung der Ampulle wird der Trichter vorsichtig herausgezogen, so daß der Hals der Ampulle nicht mit Blut verschmiert wird. Der offene Hals der Ampulle wird ca. 4 cm oberhalb seines Überganges in die eigentliche Ampulle abgeschmolzen und so verschlossen.

c) Verschluß der Konservierungsgefäße.

Gefäße, die konserviertes Blut enthalten, sollen während der Lagerung luftdicht abgeschlossen sein. Flaschen und kolbenförmige Gefäße werden am einfachsten durch Aufsetzen eines Zapfens verschlossen. Es werden meist Zapfen aus Gummi oder Gaze benutzt, wobei Gummizapfen einen luftdichten Abschluß mit Sicherheit gewährleisten (De Gowin, Robertson, Fantus u. a.).

Elliott verschließt seine Entnahmeflasche mit einem von 2 Glasröhren durchbrochenen Gummizapfen, die Glasröhren wieder verschließt er mit kleinen Gazetupfern. Der Nachteil der Zapfenverschlüsse besteht nach Riddell darin, daß sich zwischen Flaschenhals und Zapfen Staub ansammeln kann, der bei einem notwendigen Zapfenwechsel vor der Infusion in die Flasche fallen und das Blut infizieren kann.

McCartney brachte deshalb am Hals der Aufbewahrungsflasche ein Schraubengewinde an. Mit einem in dieses Gewinde passenden Metalldeckel verschließt er die Flasche.

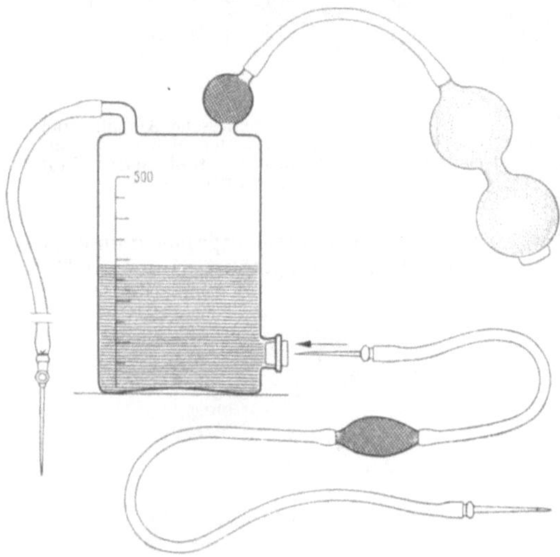

Abb. 48. Entnahme- und Infusionsflasche nach Aleksandrowicz. Zur Infusion wird die mit einem Gummizapfen verschlossene Öffnung am untern Umfang der Flasche punktiert.

Bei vielen Methoden muß vor der Infusion der Zapfen gewechselt werden, wobei das Blut infiziert oder sonst verunreinigt werden kann. Um dies zu vermeiden, verwendet Cooksey einen mehrteiligen Verschluß, wobei er das gewöhnliche Verfahren des Gummiverschlusses mit demjenigen von McCartney kombiniert. Auf den Flaschenhals wird ein dünner, doppelt durchlochter Gummizapfen aufgesetzt. Darüber befindet sich ein dünner, steriler Korken und eine Aluminiumplatte. Die drei Verschlüsse werden mit einem Schraubdeckel am Hals der Flasche befestigt. Zur Infusion werden der Korken und die Aluminiumplatte entfernt, während der durchlochte Gummizapfen auf der Flasche bleibt und wieder mit dem Schraubverschluß befestigt wird. Durch die Öffnungen im Gummi kann die Infusionsleitung eingeführt werden.

Jeanneney und Aleksandrowicz helfen sich dadurch, daß sie am unteren Umfang der Flasche eine Ausflußöffnung anbringen. Aus ihr kann das Blut infundiert werden, ohne daß der Verschlußzapfen geöffnet werden muß. Aleksandrowicz durchstößt zu diesem Zwecke den Gummizapfen, der die Ausflußöffnung abschließt, mit einer Nadel (Abb. 48).

Auch Boland infundiert das Blut, indem er durch den Gummiverschluß den Flascheninhalt punktiert (Abb. 62).

Schmid verschließt das Konservierungsgefäß mit einem Gummizapfen, der von 2 Glasröhren durchstoßen ist. Die Glasröhren werden an der Flamme abgeschmolzen. Der Übergang vom Gummizapfen zum Hals der Flasche wird mit flüssigem Paraffin verkittet. Zur Infusion werden die zugeschmolzenen Glasröhrchen durchfeilt und der Infusionsschlauch an sie angeschlossen (Abb. 57).

Der Verschluß von Ampullen geschieht auf andere Art. JEANNENEY versieht sie beidseits mit einer festsitzenden Gummikappe. DOMANIG bringt an beiden Enden einen Schraubverschluß an.

Das Abschmelzen der Ampullenhälse gewährleistet einen vollkommen luftdichten Verschluß. Zum Zuschmelzen der Ampullen benötigt man Temperaturen von 1200—1400° C. Diese können durch einen Lötkolben, durch eine Wasserstoffflamme oder durch eine Gebläselampe erzeugt werden.

Das Zuschmelzen geschieht in folgender Art und Weise: Der Ampullenhals wird ca. 5 cm oberhalb des Blutspiegels unter stetem Drehen bis zur Glut erhitzt. Sobald das Glas weich ist, wird der obere Teil des Halses langsam abgezogen. Die Ampulle ist jetzt verschlossen, ihr Ende spitz ausgezogen. Das spitze Ende wird erneut erhitzt, das überschüssige Glasmaterial mit einer Pinzette entfernt und das Ampullenende abgerundet. Dann wird von Auge und mit der Lupe kontrolliert, ob keine Öffnung mehr vorhanden ist. Nach Abkühlung des Halses wird die Ampulle umgedreht, so daß das Blut in den zugeschmolzenen Hals einströmt. Kleinste Undichtigkeiten zeigen sich durch Blutaustritt an. — Beim Zuschmelzen können Schwierigkeiten eintreten, wenn der Ampullenhals mit Blut benetzt ist.

Wir selber benutzen ziemlich dickes Glas für unsere Ampullen und haben deshalb, um das Öffnen zu erleichtern, am Ampullenhals einen Schleifring anbringen lassen, in dessen Verlauf der Hals durchgesägt werden kann. Die Festigkeit der Ampulle leidet durch diesen Schleifring nicht.

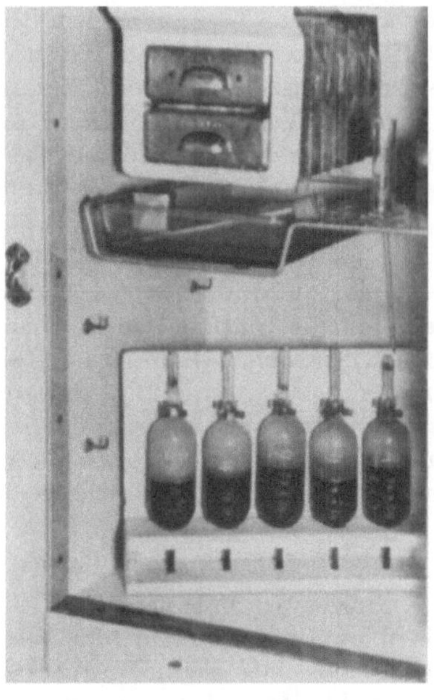

Abb. 49. Inneres eines elektrischen Eisschrankes mit Blutampullen (WINTERTHUR).

d) Lagerung des konservierten Blutes.

Während der Lagerung darf das Blut weder mechanisch noch thermisch geschädigt werden.

Mechanische Schädigung läßt sich ohne weiteres vermeiden, wenn man das Blut während der Lagerung ruhig stehen läßt und nicht bei jeder Kontrolle die Erythrocyten aufschüttelt oder sie sogar vollkommen mit dem Plasma vermischt.

Elektrische Eisschränke können durch starke Fibrationen das Blut mechanisch schädigen. Sie sind aber doch wegen der sicher konstanten Temperatur vorzuziehen.

Durch Aufbewahrung in ungeeigneter Temperatur tritt eine rasche Hämolyse des Blutes ein. Als beste Aufbewahrungstemperatur wird heute wohl allgemein diejenige zwischen 2 und 4° angenommen. Temperaturen unter 0° C bringen das Blut zum Gefrieren (Gefrierpunkt —0,57°), wobei beim Auftauen eine vollkommene Hämolyse eintritt, auch Temperaturerhöhung befördert die Hämolyse (siehe S. 78).

Das Blut soll möglichst rasch in die gewünschte Aufbewahrungstemperatur gebracht werden. Eine Anzahl von Autoren kühlen es schon während der Entnahme ab. So stellt FISCHER sein Entnahmegefäß auf Eis. DE GOWIN mischt Blut mit gekühltem Stabilisator.

Das Blut soll während der ganzen Aufbewahrungsdauer möglichst in der gleichen Temperatur gehalten werden. Nach SCHILLING kann das Blut mehrere Male während der Aufbewahrung für kurze Zeit in Zimmertemperatur gebracht werden, ohne daß eine vorzeitige Hämolyse eintritt.

Wenn es sich um große Mengen handelt, erfolgt die Aufbewahrung am besten in Kühlräumen. Bei kleineren Mengen genügt der einfache Kühlschrank. Die Temperatur des Aufbewahrungsortes soll reguliert werden können. Wenn dies nicht möglich ist, genügen gewöhnliche Eisschränke, deren Temperatur fortlaufend kontrolliert werden muß (Abb. 49).

III. Die Konservierung von defibriniertem Blut.

a) Geschichtliches.

Die Defibrinierung des Blutes zum Zwecke der Gerinnungsverhinderung wurde erstmals von DUMAS und PRÉVOST durchgeführt (1821). Sie fand weite Verbreitung, besonders zu der Zeit, da die gerinnungshemmenden Mittel noch nicht bekannt waren, d. h. zu Beginn des 20. Jahrhunderts. Von einigen Autoren wurde defibriniertes Blut auch später, während und nach dem Weltkrieg, sowohl zur eigentlichen Transfusion wie auch zur intramuskulären Injektion verwendet (PLEHN, WOLF, BEHR). Mit dem Aufkommen der Stabilisatoren trat die Defibrinierung des Blutes wieder etwas in den Hintergrund. Sie wurde erst neuerdings wieder von FILATOV zur Blutkonservierung empfohlen.

b) Gerinnungsverhindernde Wirkung der Defibrinierung.

Die Defibrinierung wirkt auf die zweite Phase des Gerinnungsvorganges, also auf die Bildung des Fibrins aus Fibrinogen. Durch Schlagen des Blutes mit einem Stäbchen werden die Fibrinfäden schon während ihrer Bildung daran verhindert, sich um die Blutkörperchen zu legen. Ein Fibringerinnsel sammelt sich statt dessen am schlagenden Stäbchen und kann nach erfolgter Defibrinierung aus dem jetzt flüssig bleibenden Blute entfernt werden. Dieses Fibringerinnsel macht 10—15% des Gewichts des Vollblutes aus (FILATOV).

c) Technik der Defibrinierung.

FILATOV defibriniert das Blut in einem paraffinierten Gefäß, indem er es 5—6 Minuten mit einem gewundenen Glasstab schlägt. Sobald das Fibringerinnsel die Größe eines Hühnereis erreicht hat, wird es mit dem Glasstab entfernt. Das flüssig bleibende Blut wird in ein Aufbewahrungsgefäß abgegossen und dieses verschlossen. Das Blut wird im Eisschrank aufbewahrt.

d) Eigenschaften des defibrinierten Blutes.

Das defibrinierte Blut besitzt oft toxische Eigenschaften. Diese Toxicität ist eine Ursache, warum die Methode nicht weiter Eingang gefunden hat. Wie ÖHLECKER bemerkt, mag es Fälle geben, bei denen infolge mangelnder Gruppenkenntnis Blut einer ungeeigneten Gruppe zur Transfusion verwendet wurde. Besonders bei der Einführung des defibrinierten Blutes zur Transfusion war die Lehre von den Blutgruppen noch nicht bekannt. Häufig werden aber Zwischenfälle durch toxische Substanzen, die im Blut durch die Defibrinierung entstehen, hervorgerufen. Woher diese toxischen Stoffe stammen, ist nach den Angaben, die man im Schrifttum findet, noch nicht vollkommen abgeklärt. Es wird der Ausfall des Fibrinogens für die toxische Wirkung verantwortlich gemacht (MAGENDIE). Das Fibrinferment könne eine toxische Wirkung ausüben (KOEHLER, BIRCA). Teilweise defibriniertes Blut soll diese toxische Wirkung in weniger hohem Maße besitzen, da dabei Fibrinferment durch die teilweise Gerinnung gebunden werde (BLAIZOT). FREUND glaubt, daß durch den Plättchenzerfall bei der Defibrinierung Giftstoffe entstehen.

Die toxischen Eigenschaften des defibrinierten Blutes wirken sich nur während einer bestimmten Zeitspanne aus. Nach FREUND werden Früh- und Spätgifte unterschieden. Die Frühgifte sind besonders gefährlich. Sie treten während der ersten Stunden nach der Defibrinierung auf. Nachher verschwinden sie. Im Vordergrund steht dabei eine zentralnervös-lähmende Wirkung. Versuchstiere gingen an zentraler Blutdrucksenkung, Atemlähmung und peripherer Herzschädigung ein.

Die schwächer wirkenden Spätgifte sind im Laufe von 24 Stunden nach der Defibrinierung ebenfalls aus dem Blut verschwunden. Bei Injektion von defibriniertem Blut, das noch Spätgifte enthält, zeigen sich in erster Linie Fieberreaktionen. Daneben wird aber auch eine peripher erregende adrenalinähnliche Wirkung beobachtet.

FILATOV zog aus dem Auftreten dieser Früh- und Spätgifte die entsprechenden praktischen Folgerungen für die Verwendung von defibriniertem Blut zur Transfusion. Mit der Giftigkeit des defibrinierten Blutes ist bei längerer Aufbewahrung nicht zu rechnen. Es darf aber nur Blut benutzt werden, das nach der Defibrinierung länger als 1 Stunde gestanden hat. Es soll nur teilweise defibriniertes Blut verwendet werden, da dann ein Teil des toxischen Fibrinfermentes nicht zur Wirkung kommen könne. Auch FISCHER defibriniert aus diesem Grunde das Blut nur teilweise und setzt ihm zur vollkommenen Gerinnungsverhinderung noch einen Stabilisator zu. Die Defibrinierung soll vorsichtig geschehen, um die Plättchen nicht zu schädigen.

e) Veränderungen des defibrinierten Blutes während der Aufbewahrung.

Die Anzahl der Zellen und ihr morphologisches Aussehen entfernt sich während der Konservierung nicht wesentlich von der Norm.

Die Resistenz der Erythrocyten sinkt während der Aufbewahrung beim defibrinierten Blut etwas rascher ab als beim Citratblut, die Hämolyse tritt infolgedessen früher auf. Die Konservierungsdauer wird gegenüber dem Citratblut etwas verkürzt. Nach FILATOV kann das Blut im Eisschrank bis zu 15 Tagen aufbewahrt werden.

f) Transfusion von konserviertem defibriniertem Blut; Wirkung und Zwischenfälle.

Vor der Überleitung wird das defibrinierte Blut erwärmt. Die Infusion kann mit irgendeiner der bekannten Methoden vorgenommen werden.

FILATOV publizierte 1936 53 Fälle, die er mit Transfusion von defibriniertem, konserviertem Blut behandelt hat. Besonders interessierte die Verwendung von defibriniertem Blut zur Blutstillung. FILATOV glaubt auf Grund seiner Resultate, daß das defibrinierte Blut imstande ist, Blutungen beim Empfänger zum Stillstand zu bringen. Die Gerinnungsfähigkeit des Empfängerblutes erhöhe sich nach der Transfusion.

Die Nachreaktionen nach der Überleitung von defibriniertem konserviertem Blut seien seltener als diejenigen bei Verwendung von Citratblut. Immerhin rechnet FILATOV mit 5,18% Nachreaktionen. Einmal unter 53 Fällen trat bei einem Empfänger schwere Atemnot auf. FILATOV führt diesen Zwischenfall, der sich schon nach einer Menge von 20 ccm übertragenen Blutes ereignete, darauf zurück, daß das defibrinierte Blut vor der Transfusion mehrmals erwärmt worden war.

Wir verfügen selber über keine Erfahrung mit der Transfusion von defibriniertem Blut.

Das defibrinierte Blut scheint aber gegenüber dem mit Stabilisatoren konservierten Blut doch ganz wesentliche Nachteile zu besitzen. In erster Linie gehören dazu die toxischen Eigenschaften, die mindestens während der ersten 24 Stunden bestehen. Die Technik der Defibrinierung ist nicht ganz einfach. Die Infektionsgefahr während der Defibrinierung scheint ziemlich groß zu sein, besonders wenn in einem offenen Gefäß defibriniert wird. Bei nur teilweiser Defibrinierung muß trotzdem noch ein Stabilisator zugesetzt werden.

Ein weiterer, sehr ins Gewicht fallender Nachteil des defibrinierten Blutes ist die verminderte Haltbarkeit gegenüber dem mit chemischen Mitteln stabilisierten Blut. Dies ist nicht weiter verwunderlich, da die Erythrocyten durch das Schlagen bei der Defibrinierung sicher geschädigt werden.

Endlich werden dem Blut Stoffe wie das Fibrinogen entzogen, das für eine gewisse Wirkung des konservierten Blutes auf den Empfänger vielleicht nicht ganz gleichgültig ist.

Die Verwendung von defibriniertem konserviertem Blut hat keine größere Ausbreitung gefunden.

IV. Konservierung von Leichenblut.

a) Entwicklung der Leichenbluttransfusion.

Ausgehend von der Tatsache, daß viele Gewebe nach dem Tode des Individuums ihre Funktionstüchtigkeit vorerst nicht verlieren (z. B. Muskeln, die contractibel bleiben), versuchten 1928 Šamov und Kostiukov als erste, Blut von Leichen zu konservieren und auf lebende Wesen zu übertragen.

Die Konservierung von Leichenblut scheint gewisse Vorteile zu bieten, da es sich dabei um die Ausnutzung einer unversieglichen Blutquelle handelt. Beim Leichenblut handelt es sich um ein Material, das, wenn es nicht konserviert wird, dem Verderb anheimfällt.

Bevor Transfusionen mit Leichenblut ausgeführt werden konnten, mußten vorerst 2 Hauptprobleme experimentell gelöst werden. Es mußte die Gefährlichkeit des Leichenblutes ausgeschlossen werden und seine positive Wirkung auf den Empfänger bewiesen werden.

Die wichtigste Frage, die sich stellte, war diejenige nach der Infektion des Blutes durch die Fäulnisvorgänge an der Leiche. Die zweite Frage war, ob sich beim Leichenblut nicht nach dem Tode Veränderungen einstellen, die eine günstige Wirkung auf den Empfänger nicht mehr erwarten lassen. Es war zu beweisen, daß die Transfusion mit Leichenblut dieselben Erfolge ergab, wie die Transfusion mit Frischblut.

Šamov fand experimentell, daß eine Infektion der Gewebe nach dem Tode um so weniger wahrscheinlich ist, je weiter das betreffende Gewebe vom natürlichen Infektionsherd der Leiche, dem Magen-Darmkanal, entfernt ist. Für das Blut beginnt diese Infektion im Portasystem und breitet sich erst nach vielen Stunden in das Cavasystem aus. Je tiefer die Temperatur ist, in der die Leiche aufbewahrt wird, um so langsamer geht diese natürliche Infektion des Leichenblutes vor sich.

Durch Tierexperimente wurde vom selben Autor bewiesen, daß Leichenblut nicht nur keine schädigende Wirkung hat, sondern bei vollkommen ausgebluteten Hunden auch die Funktion des verlorenen Blutes übernehmen kann. Bestätigt wurden diese Befunde 1939 durch Donati.

Barenboim und Skundina fanden, daß Hundeerythrocyten, die noch 6 bis 10 Stunden nach dem Tode des Individuums entnommen waren, Sauerstoff in vollem Maße aufnehmen konnten. KARAVANOV beobachtete, daß die Leukocyten ihre phagocytäre Funktion noch bis zu 11 Stunden nach dem Tode besaßen.

Aus diesen Beobachtungen wurde der Schluß gezogen, daß Blut, das selbst Stunden nach dem Tode entnommen wird, als vollwertig einem lebenden Individuum übertragen werden kann.

Nach Abschluß dieser ersten tierexperimentellen Phase der Leichenbluttransfusion, machte JUDIN die erste Transfusion von Leichenblut am Menschen. Die Erfahrungen JUDINS mit der Transfusion von Leichenblut waren günstig. Bis 1937 verfügte er bereits über ein Material von über 1000 Leichenbluttransfusionen.

b) Die Gerinnung des Leichenbluts.

ŠAMOV stellte fest, daß Blut, das 4 Stunden nach Chloroformtod entnommen wird, wie Blut vom Lebenden gerinnt. Hingegen trat eine Gerinnung während mehr als 10 Stunden nicht ein, wenn die Versuchstiere erwürgt worden waren. SKUNDINA machte 1935 auf die Tatsache aufmerksam, daß Blut, das einige Stunden nach raschem Tode entnommen wird, flüssig bleibe. SKUNDINA glaubt, dieses Flüssigbleiben auf eine Fibrinogenolyse des Blutes im Körper zurückführen zu können. Sie unterscheidet daneben eine eigentliche Fibrinolyse, die sich in vitro zeigte. Beim Blut, das innerhalb 4 Stunden nach dem Tode entnommen wird, lösen sich schon gebildete Fibringerinnsel wieder auf. Die Fibrinolyse und Fibrinogenolyse trete nur dann auf, wenn die Leiche eines plötzlichen Todes gestorben sei, zeige sich also nicht bei Leichen, bei denen der Tod nach langer Krankheit und nach langer Agonie aufgetreten sei. Auch SAXTON konnte diese Fibrinolyse in vitro beobachten. BOGOMOLOVA und KARTAVOVA bestätigten diese Befunde, wobei sie allerdings feststellten, daß eine eigentliche Fibrinolyse in vitro nur sehr selten auftritt. Nach JUDIN steht dieses Flüssigbleiben des Blutes im Zusammenhang mit dem Schock. LENGGENHAGER führt nach ausgedehnten experimentellen Studien das Flüssigbleiben von Leichenblut bei gewissen Todesarten (Erstickung, Tetanus, Kohlenmonoxydvergiftung) auf eine autolytische Fibrinogenzersetzung, die infolge von Übersäuerung eintrete, zurück. Das Blut bleibe beim plötzlichen Tod dann flüssig, wenn die Herzaktion bei der Leiche die Atmung zeitlich überdauere.

Die praktische Folge aus den Beobachtungen, daß das Blut von Leichen nach gewissen Todesarten flüssig bleibt, ist die, daß der Zusatz eines Stabilisators zur Gerinnungsverhinderung dieses Blutes überflüssig wird.

c) Technik der Konservierung von Leichenblut.

Auf Grund dieser Feststellungen arbeitete JUDIN eine Technik aus, um das Blut vollkommen unverändert und unter möglichst geringer Infektionsgefahr von innen und außen zu entnehmen.

Zur Blutentnahme kommen frische Leichen in Frage, bei denen der Tod plötzlich eingetreten ist, also Fälle von plötzlichem Herztod, Unfälle. Wenn große Wunden bestehen, soll die Leiche nicht gebraucht werden, da von diesen Wunden aus das Blut sehr rasch infiziert werden kann. Das Blut soll frühestens ¼ bis ½ Stunde nach dem Tode entnommen werden. 6—8 Stunden nach dem Tode soll das Blut nicht mehr entnommen werden, da dann die Gefahr der Infektion von innen besteht. Wenn eine sofortige Blutentnahme nicht möglich ist, muß die Leiche auf Eis aufbewahrt werden, wodurch die Infektion des Blutes zeitlich hinausgeschoben werden kann.

Zur Entnahme wird die Leiche in Trendelenburg-Lage gebracht. Das Operationsfeld am Hals wird mit Jod und Alkohol desinfiziert. Die Vena jugularis wird freigelegt. Sie wird vorübergehend abgeklemmt, incidiert und eine weite, U-förmige Kanüle kranialwärts in sie eingestoßen. Das distale Ende der Kanüle ist mit einem Gummischlauch verbunden, der das ausfließende Blut zum Konservierungsgefäß leitet.

Das Blut soll nur entnommen werden, solange es frei fließt. Das Gefäßsystem darf nicht mit Kochsalzlösung ausgespült werden, da dadurch leicht auch Blut aus dem Portasystem zum Cavablut beigemischt wird, was eine Infektion sehr stark begünstigt. Von einer Leiche können im allgemeinen 1½—4 l entnommen werden.

Die Aufbewahrung des Blutes erfolgt in steril verschlossenen Gefäßen im Eisschrank.

d) Zusammensetzung des Leichenblutes.

Nach dem Tode des Individuums macht das Blut im Körper eine Anzahl von Veränderungen durch. Diese Veränderungen sind um so weiter fortgeschritten, je länger die Zeit ist, die seit dem Tode vergangen ist.

Untersuchungen darüber wurden von KOBAYASHI und NAMIKAWA im Tierexperiment angestellt. Sie fanden, daß die Zahl der Erythrocyten während der ersten 10 Stunden nach dem Tode um ca. ¼ abnimmt, dann ist ein Tiefstwert erreicht. Spätere Entnahmen zeigen wieder höhere Werte. Dieser letztere Befund sei mit allem Vorbehalt wiedergegeben. Bei einer Temperatur von 0° C ist die Abnahme etwas größer als bei 20° C. Die Form der Erythrocyten verändert sich innerhalb von 2 Stunden nach dem Tode kaum. Auch nach 10 Stunden weist die Mehrzahl der Erythrocyten noch normale Form auf. Die Erythrocytenresistenz ist mit der Zeit fortschreitend vermindert. Diese Beobachtungen werden durch BOCAROV, BOGOMOLOVA und KARTAVOVA bestätigt. Das Hämoglobin verringert sich entsprechend den Schwankungen der Erythrocytenzahl. Noch 6—10 Stunden nach dem Tode können die Erythrocyten Sauerstoff in vollem Umfang aufnehmen (BARENBOIM und SKUNDINA).

Die Leukocyten machen nach dem Tode Veränderungen ihrer Form durch, von denen besonders die Neutrophilen betroffen sind. Ihre Zahl nimmt progressiv ab, bei 20° C stärker als bei 0° C. Das Absinken der Leukocytenzahl geht, unterbrochen von Remissionen, langsam vor sich. Die Phagocytose der Leukocyten ist noch bis zu 11 Stunden nach dem Tode erhalten (KOBAYASHI und NAMIKAWA).

1—2 Stunden nach dem Tode beginnt sich die Hämolyse langsam auszubilden. Sie nimmt bei höheren Temperaturen (20° C) schneller zu als bei tieferen Temperaturen (0° C) (KOBAYASHI und NAMIKAWA).

Die Gerinnungszeit des Blutes verlängert sich innerhalb von 10 Stunden nach dem Tode von 1½ auf über 6 Minuten, und zwar besonders bei 0° C. Die Todesart ist bei diesen Untersuchungen nicht angegeben. Offenbar handelt es sich aber nicht um Individuen, die einen plötzlichen Tod erlitten, da dabei das Blut nach SKUNDINA u. a. überhaupt flüssig bleibt.

Der Blutzuckergehalt ist nach SKUNDINA und Mitarbeitern erhöht. Die Alkalireserve sinkt. Auch der Kaliumgehalt ist erhöht, während sich der Calciumspiegel nicht verändert.

Aus diesen Untersuchungen läßt sich schließen, daß das Leichenblut, wenn man es in der Zeit, wie sie JUDIN u. a. vorschreiben, also innerhalb von 6—8 Stunden nach dem Tode entnimmt, wesentliche Veränderungen der Form, der Zahl und der Funktion der Blutzellen, wie auch grobe Veränderungen des Chemismus im Plasma nicht aufweist.

e) Veränderungen des Leichenblutes während der Konservierung.

Während der eigentlichen Konservierung macht das Leichenblut weitere Veränderungen durch. Wie beim Blut von lebenden Spendern tritt als wichtigstes

Ereignis die Hämolyse auf. Nach BOGOMOLOVA und KARTAVOVA ist die umgebende Temperatur wesentlich für das zeitliche Auftreten der Hämolyse. Bei Zimmertemperatur tritt sie schon nach Ablauf von 12—20 Tagen in Erscheinung. Bei Aufbewahrung des Blutes im Eisschrank (0° C) konnte Hämolyse erst nach Ablauf von 16—40 Tagen beobachtet werden. Durchschütteln befördert die Hämolyse um 2—3 Tage, wenn 3 Tage altes Blut untersucht wird. Bei einem 7—10 Tage alten Blut tritt die Hämolyse nach Durchschütteln schon sehr rasch auf.

Die osmotische Resistenzfähigkeit der Erythrocyten sinkt ab. Die minimale Resistenz sinkt bei unverdünntem, flüssigem Leichenblut vom 6., die maximale vom 11. Tag an ab. Wenn dem Blut ein Stabilisator zugesetzt wird, sinkt die Resistenzfähigkeit wesentlich rascher (BOGOMOLOVA und KARTAVOVA). Nach BOCAROV soll auch Luftzutritt das Absinken der Resistenz beschleunigen. Aus diesen Befunden schließen die Autoren, daß Leichenblut ohne Zusatz im Eisschrank 16—40 Tage lang verwendungsfähig aufbewahrt werden kann.

f) Transfusion von Leichenblut; Zwischenfälle.

Vor der Infusion wird das Blut genau wie das konservierte Blut vom Lebenden erwärmt und filtriert.

Die Infusion kann entweder durch Schwerkraft, unter Verwendung eines Transfusionsapparates, oder aber als Tropfinfusion vor sich gehen. JUDIN zieht die letztere Art vor, da er auf diese Weise viel größere Mengen von Blut transfundieren kann, ohne den Kreislauf zu überlasten. Er geht bis auf 2—3 Liter. In jedem Falle muß die biologische Probe gemacht werden.

Schon im Tierexperiment werden verschiedene Zwischenfälle beschrieben. JULLIEN-VIÉROZ hatte einen Todesfall beim Hund, während bei 2 Hunden, denen Leichenblut transfundiert worden war, eine gutartige Hämoglobinurie auftrat.

TROJANIELLO beobachtete bei einem Empfängerkaninchen klonische Krämpfe im Anschluß an die Leichenbluttransfusion. Einmal trat der Tod des Empfängerkaninchens ein. Er weist darauf hin, daß es sich beide Male um ausgeblutete Tiere handelte.

Über die größte Erfahrung in der Transfusion von Leichenblut am Menschen verfügt JUDIN. Bei den ersten 200 Transfusionen, die er mit Leichenblut ausführte, beobachtete er 20% mittelschwere Nachreaktionen. Er führte diese Reaktionen z. T. darauf zurück, daß er im Anfang seiner Versuche zur Gerinnungsverhinderung das Blut noch mit Citrat versetzte. Später wurde dieser Citratzusatz weggelassen, da er sich als unnötig erwies. Bei den 800 Transfusionen, die JUDIN bis 1937 mit unverdünntem Leichenblut ausführte, beobachtete er nur noch 5% Nachreaktionen.

Im ganzen werden von JUDIN 5 schwere Nachreaktionen beschrieben, die als Folge der Transfusion auftraten und die den Tod des Patienten nach sich zogen.

2 Todesfälle traten ein infolge Infusion von gruppenungleichem Blut.

Einmal erfolgte der Tod, als die Transfusion in einer allgemeinen Narkose stattfand, wobei die biologische Probe nicht ausgeführt werden konnte.

In einem weiteren Fall sei es nicht möglich gewesen, schon im Beginn der Transfusion die Unverträglichkeit des Blutes zu beobachten. Der Patient starb unter den Zeichen des Hämolyseunfalls, trotzdem die Dekapsulation beider Nieren ausgeführt wurde. Blut von derselben Leiche wurde von einem zweiten Patienten mit derselben Erkrankung (*Blutungen* im Darmtractus) glatt ertragen. JUDIN schließt daraus, daß der Tod des ersten Patienten nicht eine Folge des Leichenblutes als solchem gewesen sei.

Eine 5. Patientin, deren Hämoglobingehalt im Blut infolge Uterushämorrhagien noch 21% betrug, starb unter den Zeichen des Hämolyseunfalls, und zwar, wie JUDIN annimmt, wahrscheinlich infolge umgekehrter Agglutination. Die Empfängerin selbst hatte Blutgruppe A und erhielt 1100 ccm Blut eines Universalspenders. 2 Tage nach der Transfusion trat Ikterus auf, und die Patientin starb am 5. Tag ohne Zeichen von Nierenschädigung. Die Autopsie ergab keinen Anhalt für die Todesursache.

2 weitere Empfänger starben infolge technischer Fehler. Bei dem einen handelte es sich um eine Luftembolie, beim andern um eine anaerobe Infektion, die ausgehend von der Venenfreilegung aufstieg.

Die Anzahl der Todesfälle (7‰) erscheint selbst dann noch sehr hoch, wenn man die 2 letztgenannten, die sich ausschließlich aus rein technischen Fehlern erklären lassen, abzieht.

Aus der Beschreibung der Krankheitsbilder ist aber nicht mit Sicherheit festzustellen, ob die übrigen 5 Todesfälle durch das Leichenblut bedingt waren oder ob noch andere Faktoren, wie die Grundkrankheit des Empfängers, mitspielten. Einzig die 2 ersterwähnten Fälle, wo eine Transfusion mit unverträglicher Blutgruppe ausgeführt wurde, scheinen geklärt. Die übrigen Fälle sind nicht genügend durchuntersucht, es fehlen vor allem Hämolysebestimmungen im Spender- und Empfängerblut. Man kann deshalb aus ihnen keine sicheren Schlüsse auf die Ursache der Zwischenfälle ziehen. Es läßt sich aus ihnen aber auch nicht mit Sicherheit die Unverträglichkeit des Leichenblutes ausschließen.

Weitere schwerere Zwischenfälle bestanden zweimal in Icterus, der abheilte, dreimal in Störungen des Allgemeinbefindens mit Diarrhöen, die innert wenigen Stunden verschwanden. Die 3 letzterwähnten Zwischenfälle wurden jedenfalls bei der Übertragung von konserviertem Blut lebender Spender noch kaum beobachtet.

g) Wirkung und Anzeigestellung.

Im Tierexperiment wurde die Wirkung des Leichenblutes neuerdings von TROJANIELLO untersucht. Dieser Autor fand beim Kaninchen nach der Transfusion eine Vermehrung der Erythrocyten des Empfängers bis zum 12. Tag. Nach vorübergehendem Absinken der Erythrocytenzahl trat später noch einmal eine Vermehrung auf. Der Färbeindex sank vorerst ab, stieg aber vom 15. Tag an wieder an. TROJANIELLO schließt daraus, daß die Wirkung des Leichenblutes auf den Empfänger ungefähr derjenigen des Frischblutes vom lebenden Spender entspricht. Diese Versuche stellen eine Bestätigung der Experimente von ŠAMOV dar, der schon 1928 gezeigt hatte, daß vollkommen (bis 90%) ausgeblutete Hunde mit Leichenblut wieder zum Leben gebracht werden können.

JUDIN hatte mit der Leichenbluttransfusion auf den Menschen bei 3 Gruppen von Erkrankungen schöne Erfolge. Diese Erfolge standen nach seinen Angaben in keiner Weise denjenigen nach, bei denen Blut lebender Spender benutzt wurde.

Ganz besonders ermutigend waren die Resultate der Leichenbluttransfusion bei schweren gastrointestinalen Blutungen. In 6 Jahren wurden 400 Leichenbluttransfusionen allein bei Patienten mit Magen-Darmblutungen ausgeführt. Nach diesen Transfusionen zeigte sich häufig eine wesentliche Besserung des Allgemeinzustandes mit Erythrocyten- und Hämoglobinanstieg. In vielen Fällen konnte durch die Leichenbluttransfusion die Operationsfähigkeit des Patienten, die vor der Transfusion nicht bestand, hergestellt werden.

Die zweite große Gruppe, bei der die Leichenbluttransfusion schöne Erfolge erzielte, bestand aus Empfängern, die sich Operationen infolge Carcinomen unterziehen mußten. Die Transfusionen wurden bei diesen Patienten sowohl vor wie nach der Operation ausgeführt.

Als dritte Hauptanzeige, bei der auch mit Leichenblut gute Resultate erzielt werden können, kommt nach JUDIN der traumatische Schock in Betracht.

Bei allen drei Gruppen führt JUDIN einen Teil seiner Erfolge darauf zurück, daß es ihm mit der Tropfinfusionsmethode, die er fast ausschließlich anwendet, möglich war, dem einzelnen Empfänger sehr große Mengen von Blut zu übertragen.

Bei Systemerkrankungen des Blutes, bei Sepsis und bei schweren Peritonitiden sah JUDIN kaum je Erfolge mit der Leichenbluttransfusion. Allerdings wendete er sie bei diesen Erkrankungen nur selten an.

Sakajan, Popielski und Saxton setzen den Wert des Leichenblutes demjenigen des Blutes vom lebenden Spender weitgehend gleich.

h) Vor- und Nachteile des Leichenblutes.

Die Konservierung von Leichenblut zu Transfusionszwecken kommt von vornherein nur in großen Städten in Betracht. Aber auch dort ist die Konservierung von Leichenblut nur dann lohnend, wenn durch eine gute Organisation alle geeigneten Leichen sofort in ein zentrales Institut geschafft werden, wo die Blutentnahmen durch geübte Leute ausgeführt werden können.

Wenn eine solche Organisation tatsächlich besteht, weist das Leichenblut einige Vorteile gegenüber dem Blut vom Lebenden auf. Man kann von einem Spender auf einmal viel mehr Blut entnehmen. Eine Bezahlung des Spenders erübrigt sich. Die Untersuchung der Leiche kann außerordentlich genau erfolgen, da man nach der Entnahme die Autopsie vornehmen kann.

Der Hauptnachteil ist unseres Erachtens psychologisch bedingt. Es wird auf der einen Seite schwer halten, Leichen unmittelbar nach dem Tode in ein Zentrum zu schaffen und dort sofort Blut zu entnehmen. Die Notwendigkeit dieser Maßnahme würde in den meisten Fällen von den Angehörigen wohl nicht eingesehen werden. In einzelnen Ländern, so z. B. in Frankreich, ist dies auch gesetzlich ausgeschlossen, da dort an einer Leiche erst 24 Stunden nach dem eingetretenen Tode eine Operation ausgeführt werden darf.

Er würden sich aber sicher auch eine größere Anzahl von Empfängern weigern, eine Übertragung von Leichenblut an sich vornehmen zu lassen.

Es sprechen aber auch andere Gründe gegen die Anwendung des Leichenblutes zur Transfusion. In erster Linie ist es die große Anzahl von Zwischenfällen schwerer Natur, die von Judin nach Leichenbluttransfusionen beschrieben werden. Bei mehreren von diesen beschriebenen Zwischenfällen fehlt der eindeutige Beweis, daß sie nicht durch die Verwendung von Leichenblut als solchem zustande gekommen sind.

Ein weiterer Nachteil, der allerdings gegenüber den erwähnten nur von untergeordneter Wichtigkeit ist, besteht darin, daß eine Anamnese vom Spender nicht mit Sicherheit aufgenommen werden kann, so daß aus ihr keine Schlüsse auf durchgemachte Krankheiten (Lues, Malaria) gezogen werden können; zum Teil wird dieser Nachteil durch die autoptische Untersuchung des Spenders aufgehoben.

Auch Judin hatte besonders am Anfang seiner Versuche mit Schwierigkeiten psychologischer Art zu kämpfen.

Die Transfusion mit Leichenblut hat sich in der Folge keine große Beliebtheit erworben. In den mittel- und westeuropäischen Ländern, wie auch in Amerika, hat sie sich gar nicht ausgebreitet. Sie blieb auf Rußland beschränkt und auch dort hat nur Judin größere Erfahrungen gesammelt.

Wir selber sehen von der Konservierung von Leichenblut ab, weil wir gegenüber dem Blut von lebenden Spendern die Vorzüge des Leichenblutes nicht einsehen können.

Theoretisch besteht im Krieg die Möglichkeit, die Transfusion mit Leichenblut in größerem Maßstab zu betreiben. Im Felde wird es häufig schwierig sein, geeignete Spender zu finden, während sich anderseits das Blut des im Kriege Gefallenen wegen des akuten Todes zur Konservierung eignen würde. Apostoleanu empfahl deshalb die Verwendung von Leichenblut im Kriege (siehe organisatorischen Teil). In den meisten Fällen wird die Transfusion mit Leichenblut im Kriege an den organisatorischen und Transportschwierigkeiten scheitern müssen. Aus dem spanischen Bürgerkrieg, wo doch die Bluttransfusion mit konserviertem Blut in großem Maßstab durchorganisiert war, berichtet nur SAXTON über ganz vereinzelte Leichenbluttransfusionen.

V. Die Konservierung von Placentarblut.

Die Entwicklung der Bluttransfusion brachte es mit sich, daß alle möglichen Blutquellen ausgenützt wurden. Neben dem Leichenblut und dem Blut, das aus therapeutischen Gründen entnommen wurde, zog man auch das Placentarblut zur Transfusion zu.

BRUSKIN und FARBEROVA machten 1936 auf diese unerschöpfliche Blutquelle aufmerksam. Sie gingen schon damals so weit, die Menge Blutes, die auf diese Art während eines Jahres in Moskau gewonnen werden könne, zu berechnen.

Bei jährlich 60000 Geburten könne man von 40000 das Placentarblut zur Konservierung entnehmen. Dies entspricht einer Menge Blut, die für 6000—8000 Transfusionen ausreichen würde. Tatsächlich konnten die Autoren in 4 Monaten aus 2 Entbindungsanstalten 500 Kolben mit insgesamt 30 Litern Blut beziehen. Es wäre also möglich, einen großen, wenn nicht den ganzen Bedarf aus dieser Blutquelle zu decken.

Selbstverständlich wurden diese Überlegungen erst möglich, nachdem es gelungen war, Blut zu konservieren. Das Placentarblut wird nicht immer gerade dann gewonnen werden können, wenn eine Bluttransfusion notwendig ist. Es muß vielmehr mit ihm ein Vorrat angelegt werden können, der bei Bedarf verfügbar ist. Also kommt nur die Konservierung des Placentarblutes in Frage.

Die Idee, das sonst verlorene Placentarblut zu Transfusionszwecken zu benutzen, wurde von einer Anzahl anderer Autoren aufgenommen. In Rußland waren es STAVSKAJA, FILIPPOV u. a., die Placentarblut konservierten, in Amerika GOODALL und Mitarbeiter, GWYNN und ALSEVER, in England BREWER und HOWKINS, PAGE und Mitarbeiter u. a. Ein großer Teil dieser Autoren äußert sich sehr positiv zur Frage der Benutzung von Placentarblut zu Transfusionszwecken. HALBRECHT z. B. deckt fast seinen ganzen Blutbedarf für Transfusionen aus dieser Quelle. Andere wieder, wie BREWER und HOWKINS, sind eher zurückhaltend.

Ein weiterer wichtiger Grund, warum Placentarblut zur Transfusion benutzt wird, ist, daß diesem Blut gewisse Eigenschaften zugesprochen werden, über die das Blut normaler erwachsener Menschen nicht verfügt.

Infolge dieser Eigenschaften soll es eine besonders gute Wirkung bei gewissen Krankheitszuständen aufweisen.

a) Technik der Gewinnung von Placentarblut.

Die Hauptnachteile des Placentarblutes sind:

die Gefahr der Infektion des Blutes während der Entnahme,

die Schwierigkeit, genügende Mengen von Blut aus der einzelnen Placenta zu entnehmen.

Beide Nachteile lassen sich durch eine gut ausgearbeitete Technik weitgehend verringern.

Die Gewinnung des Placentarblutes bietet aber in technischer Beziehung Schwierigkeiten, die von einzelnen Autoren so hoch eingeschätzt werden, daß sie den Gebrauch von Placentarblut zu Transfusionszwecken nicht empfehlen, besonders dann nicht, wenn genügend Spender vorhanden sind (BREWER und HOWKINS).

Die detaillierte Technik der Blutentnahme und Konservierung aus dem Nabelstrang wurde von GOODALL und Mitarbeitern angegeben. Sie wird mit Abänderungen auch von anderen Autoren benutzt (PAGE, BREWER und HOWKINS).

Nach Geburt des Kindes wird die Nabelschnur an 2 Stellen mit je einer Klemme unterbunden. Zwischen den Klemmen wird sie durchschnitten. Das freie proximale Ende wird vorsichtig mit Jodtinktur und Alkohol gereinigt. Nach Anziehen frischer steriler Handschuhe wird die Nabelschnur durch den Arzt noch weiter proximal mit zwei Fingern komprimiert und die distalsten wenigen cm abgeschnitten. Das Ende der Nabelschnur wird durch ein steriles Schlitztuch geführt, das Anus und Vulva vollkommen abdeckt. Dabei bleibt die Nabelschnur stets abgeklemmt. Erst jetzt läßt man das Blut durch einen Trichter in das Entnahmegefäß, das schon den Stabilisator in genügender Menge enthält, einfließen. Der Fundus uteri wird massiert und an der Nabelschnur werden melkende Bewegungen ausgeführt, so daß sich auch der letzte Rest des in der Placenta vorhandenen Blutes in das Gefäß entleert. Die Entnahmeflasche wird jetzt verschlossen, in den Eisschrank gebracht und dort bis zu ihrer Verwendung aufbewahrt.

Page und Mitarbeiter verzichten auf einen Trichter, da sich in ihm häufig Koagula bilden sollen. Sie lassen das Blut direkt aus den Gefäßen der Nabelschnur in die Entnahmeflasche abfließen, wobei die Nabelschnur das Gefäß nie berühren soll. Der Abfluß des Blutes soll während der Contraction des Uterus durch eine Wehe geschehen. Zwischen den Wehen wird die Schnur abgeklemmt. Auch HALBRECHT verzichtet auf einen Trichter.

Eine besondere Technik der Entnahme haben BOLAND, CRAIG und JACOBS angegeben. Sie entspricht derjenigen, die sie zur Blutentnahme beim Erwachsenen verwenden. Die Nabelschnur wird punktiert und das Blut aus ihr durch das vorher hergestellte Vakuum in die Entnahmeflasche abgesaugt (siehe Entnahmetechnik). Es ist dabei darauf zu achten, daß keine Undichtigkeit zwischen der Nadel und dem lockeren Nabelschnurgewebe entsteht. Dies kann durch leichten Druck auf die Punktionsstelle während der Entnahme verhindert werden.

JEANNENEY zieht die Entnahme durch Punktion mit dem Trokar vor.

Zur Gerinnungshemmung wurde beim Placentarblut bis heute meist Citrat verwendet. Nach BREWER und HOWKINS liegt die Endkonzentration, die zur Verhinderung der Gerinnung des Placentarblutes notwendig ist, bei 0,3%.

GOODALL und Mitarbeiter benutzten die Lösung des Moskauer Institutes für Bluttransfusion. Dieser Stabilisator wurde auch von anderen Autoren übernommen (BOLAND, BREWER und HOWKINS, PAGE).

GOODALL stellt die Moskauer Lösung nach Vorschrift her. Sie wird in Ampullen von 25 ccm aufbewahrt. Diese Menge von 25 ccm werde dann mit 100 ccm destilliertem Wasser verdünnt und diese verdünnte Lösung dem Blut zu gleichen Teilen beigemischt. Infolge dieser Verdünnung kommen GOODALL und Mitarbeiter nur auf eine Endkonzentration von 0,1%. Da nach BREWER und HOWKINS eine Endkonzentration von 0,3% Citrat notwendig ist, um das Blut flüssig zu halten, ist die von GOODALL angegebene Endkonzentration zu klein. Die Folge ist, daß das Blut koaguliert. Versuche von BREWER und HOWKINS ergaben, daß die Anwendung der von GOODALL abgeänderten Moskauer Lösung eine Gerinnung des Blutes häufig nicht verhindern konnte. Auch BOLAND und Mitarbeiter machen auf die irreführende Angabe GOODALLS aufmerksam. In der richtigen Konzentration könne die Moskauer Lösung ohne weiteres verwendet werden.

PAGE und Mitarbeiter benutzen eine Lösung von 1 g Citrat in 80 ccm Wasser. Diese Lösung wird ebenfalls zu gleichen Teilen dem Blut beigemischt. Es entsteht eine Endkonzentration von ca. 1,2%, die bei weitem genügt. Neuerdings löst PAGE 1 g Citrat in 80 ccm physiologischer Kochsalzlösung, wobei er die Lösung erst unmittelbar vor der Entnahme herstellt. Die toxische Dosis des Citrats wird allerdings bei dieser hohen Endkonzentration schon bei einer verhältnismäßig kleinen Transfusion (500—650 ccm Blut) erreicht.

HOWKINS und BREWER ziehen einen Stabilisator vor, der das Blut weniger verdünnt. Sie lösen 0,3 g Citrat in 10 ccm Wasser auf und benutzen diese Menge zu einer Blutentnahme. Da sie im Durchschnitt ungefähr 50 ccm Blut entnehmen, entsteht eine Endkonzentration von rund 0,6%. Auch BRUSKIN und FARBEROVA und JEANNENEY benutzen eine konzentrierte Citratlösung, von der sie geringere Mengen zusetzen müssen, so daß das Blut weniger verdünnt wird. HEIM verwendet als Stabilisator für das Placentarblut Thiovetren.

SPIRITO beobachtete, daß Placentarblut, das bei liegender Placenta aus den Nabelgefäßen entnommen wird, nur schwer gerinnt. Gelegentlich trete gar keine Gerinnung auf. Wenn eine solche doch eintrete, so genüge kurzes Schütteln, um das Blut wieder flüssig zu machen. Es bleibe nur ein kleines Koagulum, das ca. 1% der Gesamtmenge ausmache und entfernt werden könne. Diese Tatsache wurde schon von ZANGEMEISTER und MEISSL (1903) und FUHRMANN und KISCH (1920) beschrieben. SPIRITO läßt infolgedessen bei der Konservierung von Placentarblut einen Stabilisator überhaupt weg. Er benutzt das Placentarblut ohne Zusatz sogar zur Gerinnungsverhinderung des Erwachsenenblutes. Nach seinen Angaben bleibt Blut des Erwachsenen flüssig, wenn es in einem Verhältnis von 10 Teilen mit 1 Teil Placentarblut gemischt wird.

Untersuchungen verschiedener Autoren ergaben, daß sich trotz ausgefeilter Technik immer wieder *Infektionen* des Blutes einstellten.

HALBRECHT berichtet, daß in 4 von 48 Kulturen Staphylococcus aureus gefunden wurde. PAGE und Mitarbeiter fanden bei 15 bakteriellen Kontrollen 1mal Staphylococcus albus. BREWER und HOWKINS konnten in 22% ihrer untersuchten Fälle eine Infektion nachweisen, FILIPPOV in 17%. Einzig GRODBERG und CAREY fanden bei 26 Proben untersuchten Blutes nie eine Infektion.

BOLAND und Mitarbeiter wiesen bei Benutzung der Technik von GOODALL in 30% der Fälle eine Infektion nach. Erst als sie ihre eigene Technik ausarbeiteten, fanden sie auf 24 untersuchte nur noch ein infiziertes Blut.

Die Gefährlichkeit des anscheinend sehr häufig infizierten Placentarblutes wird verschieden eingeschätzt. HALBRECHT nimmt an, daß eine geringe Infektion sich bei der Aufbewahrungstemperatur von 4° C nicht ausbreiten kann. Er habe bis 1939 116 Transfusionen mit Placentarblut ausgeführt, wovon 4 eine Nachreaktion beim Empfänger zeigten. Diese Nachreaktionen aber seien nicht auf Grund von Infektionen eingetreten.

GRODBERG und CARREY verzichten sogar auf eine fortlaufende bakteriologische Kontrolle.

Im Gegensatz dazu stellen sich BREWER und HOWKINS. Sie bestehen auf der genauen Untersuchung jedes Placentarblutes auf Bakterien, und zwar nicht unmittelbar nach der Entnahme, sondern erst nachdem das Blut schon einige Zeit gelagert ist. Nur so habe man die Sicherheit, neben der Injektion ungefährlicher Saprophyten, auch die Infusion schwerer infizierten Blutes zu vermeiden.

Es besteht natürlich kein Zweifel darüber, daß eine Infektion des Blutes viel leichter als bei der Entnahme vom gewöhnlichen Spender eintreten kann, da man in einem schon von vornherein infizierten Gebiet arbeitet. Immerhin kann wahrscheinlich durch große Übung in der Entnahmetechnik die Infektion weitgehend verhindert werden. So hatten PAGE und Mitarbeiter bei eingearbeitetem Entnahmepersonal *eine* Infektion auf 15 Kontrollen. Nach Ersatz dieses Personals durch neue Leute traten plötzlich in $^3/_5$ der Fälle Infektionen auf.

Der einzelnen Placenta kann verhältnismäßig *wenig* Blut entnommen werden.

BREWER und HOWKINS kommen im Durchschnitt auf 47 ccm bei einem Maximum von 90 ccm. Sie suchten sich absichtlich keine besonders großen Placenten heraus, sondern machten ihre Entnahmen bei einer fortlaufenden Serie, wobei sie größere und kleinere Placenten benützten.

Auf bedeutend höhere Werte kommen andere Autoren. HALBRECHT erhält 50—60 ccm bei einem Maximum von 160 ccm, FILIPPOV 60—80 ccm, JEANNENEY 60—90 ccm, in seltenen Fällen über 100 ccm. BRUSKIN und FARBEROVA entnehmen noch höhere Mengen, nämlich 50—120 ccm. PAGE entnimmt im Durchschnitt 80 ccm. BOLAND und Mitarbeiter kamen selten über 100 ccm. GOODALL allerdings gelangt auf einen Durchschnitt von 125 ccm, HEIM auf 100—120 ccm. GREBENTSCHIKOVA und SCHREIBER konnten eine Maximalmenge von 200 ccm entnehmen.

Möglicherweise hängen diese verschiedenen Mengenangaben mit der verschiedenen Entnahmetechnik zusammen. Aber selbst 200 ccm sind für eine Transfusion häufig zu wenig, so daß das Blut einer Placenta allein nicht genügt.

Von vielen Autoren wird darauf hingewiesen, daß der Gehalt des Foetalblutes an Zellen denjenigen des Erwachsenen wesentlich übertrifft, daß also wenigstens in bezug auf die Zellanzahl eine weit geringere Menge Placentarblut die gleiche Wirkung ausüben müsse wie eine größere Menge Erwachsenenblut. So berechnen PAGE und Mitarbeiter für eine Menge von 80 ccm Placentarblut, das mit 80 ccm Stabilisator versetzt ist, 3,75 Millionen Erythrocyten pro cmm. Dies entspreche der Anzahl Erythrocyten der gleichen Menge unverdünnten konservierten Blutes beim Erwachsenen, also würden 80 ccm Placentarblut + 80 ccm Stabilisator einer Transfusionsmenge von ca. 150 ccm Erwachsenenblut gleichkommen. Diese Berechnung trifft aber nach unserer Ansicht den Kern des Problems nicht ganz, weil man nach den heutigen Erfahrungen die Erythrocyten nicht als den einzig wichtigen Bestandteil des Blutes für die Transfusion bewerten darf. Außerdem muß eine Transfusion von 150 ccm Erwachsenenblut als klein bezeichnet werden.

Um genügend große Mengen transfundieren zu können, wird von den meisten Autoren das Blut verschiedener Placenten gemischt. So benutzte HALBRECHT bei einer Transfusion Blut aus 13 verschiedenen Placenten, ohne daß Nachreaktionen eingetreten wären. PAGE und Mitarbeiter mischten Foetalblut auch mit gewöhnlichem konserviertem Blut. BOLAND und Mitarbeiter konnten bei diesem Vorgehen gelegentlich Reaktionen beim Empfänger beobachten, BREWER und HOWKINS warnen vor Mischungen, da dabei doch einmal Untergruppenreaktionen auftreten könnten. Selbstverständlich muß beim Mischen von Blut aus verschiedenen Placenten auf Gruppengleichheit geachtet werden.

b) Eigenschaften des Placentarblutes.

Das Placentarblut weist, da es sich um Blut des foetalen Kreislaufes handelt, wesentliche Unterschiede gegenüber dem Blut des Erwachsenen auf. Die Unterschiede beziehen sich auf die Morphologie, die chemischen und gewisse serologische und biologische Eigenschaften. Sie entsprechen den Bluteigenschaften des Neugeborenen. Neuerdings (1940) wurden durch RUETTIMANN in einer größeren Anzahl von Fällen die Blutbefunde Neugeborener nachkontrolliert.

Die Erythrocyten sind weit zahlreicher als im Blut des Erwachsenen. Im Kubikmillimeter finden sich ca. 5 Millionen rote Blutkörperchen (RUETTIMANN u. a.).

Die Resistenz der Erythrocyten ist gegen hypertonische Kochsalzlösung vermindert (DIETRICH). Der Hämoglobingehalt ist hoch, er beträgt 90—120% (SADŽAJA, BRUSKIN und FARBEROVA), nach RÜTTIMANN im Durchschnitt 111%. Der Färbeindex ist erhöht (DIETRICH).

Auch die Anzahl der Leukocyten ist wesentlich größer als beim Normalblut. Es finden sich 10000—16000 Leukocyten im cmm bei einem Mittelwert von rund 13000 (RÜTTIMANN). Darunter befinden sich ca. 57% Neutrophile und im Mittel 29,8% Lymphocyten (RÜTTIMANN).

Es werden 11—30‰, nach RÜTTIMANN im Mittel 27‰ Reticulocyten gefunden.

Das spezifische Gewicht des Blutes ist kleiner als dasjenige des Erwachsenen (DIETRICH). Die Blutsenkungsgeschwindigkeit beträgt 1—2 mm in der ersten Stunde (SADŽAJA, BRUSKIN und FARBEROVA, MALINOVSKIJ und Mitarbeiter).

Der Eiweißgehalt des kindlichen Blutes ist erniedrigt, es finden sich vorwiegend Albumine (DIETRICH, MALINOVSKIJ, STAVSKAJA).

Der Bilirubinspiegel zeigt Werte von 0,6—0,8 mg-%. Der Zuckergehalt ist gegenüber dem Erwachsenenblut vermehrt (MALINOVSKIJ, STAVSKAJA).

Kalium und Calcium, wie auch anorganischer Phosphor und Eisen sollen in größerer Menge als im Erwachsenenblut vorhanden sein (STAVSKAJA, DIETRICH, JEANNENEY).

Beim Neugeborenen sind die Blutkörpercheneigenschaften qualitativ schon völlig ausgeprägt. Die Ausbildung der Gruppendifferenzierung fällt in die Fötalzeit. Die frühesten Angaben beziehen sich auf den 3. Fötalmonat. Einzig bei der Untergruppe A 2 scheint sich die volle Entwicklung der Receptoreigenschaft langsam zu vollziehen (SCHIFF). *Für die praktische Ausführung der Blutgruppenbestimmung beim Säugling und somit beim Placentarblut ergibt sich demnach der Hinweis, mit möglichst starken Testseren zu arbeiten.*

Anders steht es mit den Serumeigenschaften, den Agglutininen. Beim Neugeborenen fehlen sie noch, sie bilden sich erst später aus, sind also auch im Placentarblut nicht nachweisbar.

Daraus folgt für das Placentarblut, daß die Gruppenbestimmung nur mittels der Blutkörperchen möglich ist. Aus den Seren kann die Blutgruppe nicht bestimmt werden. Der Verzicht auf die Gruppenbestimmung des Placentarblutes zu Transfusionszwecken ist ein Fehler. Die Gruppeneigenschaften A und B sind ausgebildet, und unpassende Blutkörperchen des Placentarblutes können vom Empfängerserum genau wie Blutkörperchen des Erwachsenenblutes agglutiniert oder aufgelöst werden. Dies hätte dann einen Hämolyseunfall zur Folge.

Ob sich die Agglutinabilität der Placentarblutkörperchen ebensogut konservieren läßt, wie bei den Erwachsenenblutkörperchen, ist unseres Wissens noch nicht untersucht, jedoch zu erwarten.

Im Placentarblut sollen sich Bestandteile nachweisen lassen, die im Normalblut fehlen. STAVSKAJA nimmt an, daß sich Nebennierensubstanz, Ovarial- und andere Hormone darin befinden, BRUSKIN und FARBEROVA vermuten antiblastische Stoffe im Placentarblut. GREBENTSCHIKOVA und SCHREIBER konnten im Gegensatz dazu besondere hormonale und fermentative Eigenschaften nicht nachweisen.

Die geringe Gerinnungstendenz, wie sie von SPIRITO beobachtet wurde, wurde bereits erwähnt.

JEANNENEY nimmt eine hohe bactericide Kraft des Placentarblutes an.

c) Veränderungen der Eigenschaften des Placentarblutes durch die Konservierung und die Konservierungsdauer.

Das Placentarblut wird, wie das konservierte Blut des Erwachsenen, im Eisschrank bei einer Temperatur von 4—5° C aufbewahrt (HALBRECHT). (Diese Temperatur entspricht derjenigen von 38° F der englischen und amerikanischen Autoren.) Bei Verwendung höherer Temperaturen verkürzt sich die Konservierungszeit.

Über die Veränderungen des Placentarblutes während der Konservierung werden nur sehr wenige Angaben gemacht.

HALBRECHT fand, daß zu Beginn der 2. Woche der Aufbewahrung die Erythrocyten Stechapfelformen aufweisen, während GWYNN und ALSEVER noch nach 3 Monaten der Konservierung die Erythrocyten mikroskopisch als normal bezeichnen.

Die Maximalresistenz der Erythrocyten erleidet nach ROTHFELD während der Konservierung keine Veränderung, während die Minimalresistenz kontinuierlich absinkt.

Die Hämolyse ist nach HALBRECHT bis zum 10. Tag unbedeutend, sie übersteigt nie 1% (170 mg auf 100 ccm Blut). Ab 15. Tag konnte aber zuweilen bis 15% freies Hämoglobin nachgewiesen werden. Nach GWYNN und ALSEVER ist die Hämolyse nach einem Monat Konservierungsdauer leicht, nach 2 Monaten mäßig und nach 3 Monaten beträchtlich ausgeprägt.

Die Leukocyten nehmen während der ersten 10 Tage ab. Nachher bleibt ihre Zahl konstant. Diese Abnahme bezieht sich in erster Linie auf die Granulocyten, die nach 7 Tagen fast völlig verschwunden sind (GWYNN und ALSEVER).

Kalium- und Phosphorgehalt des Serums steigen kontinuierlich an, der Anstieg sei aber geringer als beim gewöhnlichen konservierten Blut (ROTHFELD).

Ob sich der angebliche Hormongehalt und der Gehalt an immun-biologischen Substanzen während der Konservierung verändert, ist nicht bekannt.

Im allgemeinen entsprechen also die Veränderungen, die das Placentarblut während der Aufbewahrung durchmacht, denjenigen des Erwachsenenblutes bei seiner Konservierung.

Die Angaben über die erlaubte Konservierungsdauer des Placentarblutes schwanken sehr stark. BRUSKIN und FARBEROVA benutzen ihr Blut nach 6—10tägiger Konservierung, in Einzelfällen gehen sie höher. Andere Autoren gehen bis und über 30 Tage (GWYNN und ALSEVER, BALAGUER, BREWER und HOWKINS). GOODALL und Mitarbeiter bezeichnen die mögliche Konservierungsdauer als fast unbeschränkt.

d) Transfusion mit konserviertem Placentarblut.

Die Anzahl der beschriebenen Transfusionen mit Placentarblut ist recht klein. BRUSKIN und FARBEROVA verfügten 1936 über ein Material von 174 Transfusionen, SADŽAJA im gleichen Jahr nur über wenige Fälle, NOVIKOVA und FARBEROVA über 100 Transfusionen. Weitere Veröffentlichungen über Transfusionen mit konserviertem Placentarblut stammen hauptsächlich aus englischen und amerikanischen Kreisen. BOLAND und Mitarbeiter berichten über 38, GRODBERG und CARREY über 46, PAGE und Mitarbeiter über 25, GWYNN und ALSEVER über 18 Transfusionen. Größere Erfahrung haben HALBRECHT (220 Transfusionen), BALAGUER (150 Transfusionen), FILIPPOV (über 200 Transfusionen).

Die Infusion von Placentarblut wird wie diejenige mit gewöhnlichem konserviertem Blut durchgeführt. HALBRECHT verzichtet auf die Erwärmung und auch PAGE sah nach Erwärmung von konserviertem Placentarblut häufiger Nachreaktionen. Die meisten Autoren ziehen die Tropfinfusion vor und filtrieren das Blut.

Es wurde bereits darauf hingewiesen, daß zur Erzielung genügender Transfusionsmengen Blut verschiedener Placenten gemischt werden muß.

Trotzdem werden von manchen Autoren nur geringe Mengen übertragen. BRUSKIN und FARBEROVA übertrugen in 15 Fällen 250 ccm, in 23 Fällen 200 ccm, in 20 Fällen 150 ccm und in 18 Fällen nur 100 ccm. Dabei wird allerdings die Anzeigestellung zu diesen Transfusionen nicht angegeben.

HALBRECHT rechnet mit Transfusionsmengen von 10—15 g pro kg Körpergewicht bei Kindern und 5—10 g bei Erwachsenen. Dies entspricht 300—350 ccm beim Erwachsenen. GWYNN und ALSEVER gingen bis auf 400—500 ccm. PAGE und Mitarbeiter konnten durch Mischung des Placentarblutes mit Erwachsenenblut auf noch größere Mengen kommen. Auch bei diesem Vorgehen ist natürlich wieder auf Gruppengleichheit zu achten.

e) Gefahren des Placentarblutes.

Durch die Entnahme und Transfusion von Placentarblut können Gefahren für den Spender oder den Empfänger entstehen.

α) Gefahren für den Spender. Bei der Gewinnung von Placentarblut müssen Schädigungen von Mutter und Kind vermieden werden. Die Mutter, deren Kreislauf nicht in direkter Verbindung mit dem Foetalkreislauf steht, ist durch die Blutentnahme aus der Placenta nicht wesentlich gefährdet. Es besteht einzig die Möglichkeit der verzögerten Placentarlösung nach der Blutentnahme. PAGE und Mitarbeiter und GOODALL beobachteten bei vielen Fällen, daß sich die Geburt der Placenta durch die Blutentnahme nie verzögerte. Eine Gefahr für die Mutter besteht also nicht. Selbstverständlich soll eine Blutentnahme dann nicht erfolgen, wenn Störungen während der dritten Geburtsphase, die einen Eingriff bei der Mutter notwendig machen, auftreten.

Beim Kind liegt die Sache anders. Das Kind ist in direktem Zusammenhang mit dem Placentarkreislauf. Wir können es also dadurch, daß wir der Placenta Blut entziehen, gefährden, da sich eine solche Blutentnahme auf den Kreislauf des Kindes auswirken könnte. Um dem zu begegnen, will JEANNENEY die Entnahme erst dann vornehmen, wenn die Pulsationen in der Nabelschnur aufgehört haben. Eine Entnahme für das Kind sei dann gefahrlos. PAGE und Mitarbeiter klemmen die Nabelschnur aber schon vor dem Aufhören der Pulsation ab. Die Menge, die sie dabei aus der Placenta entnehmen können, entspricht trotzdem ungefähr derjenigen, die JEANNENEY entnimmt, so daß dem Kind bei diesem Vorgehen nicht mehr Blut entzogen wird, als wenn man das Aufhören der Pulsation abwartet. Dabei konnte von PAGE auch nie eine Schädigung des Kindes nachgewiesen werden. Es wurde in Reihenuntersuchungen die Zahl der Erythrocyten und der Hämoglobingehalt des Blutes bei Kindern, deren Placentarblut zur Konservierung entnommen worden war und bei solchen, wo dies nicht der Fall war, festgestellt. Bei beiden waren die Werte im Durchschnitt während der ersten 17 Lebenstage gleich, d. h. sie sanken in physiologischer Weise. Ikterus konnte bei denjenigen Kindern, deren Placentarblut entnommen worden war, nicht in vermehrtem Maße festgestellt werden. Daraus schließen die Autoren, daß eine Gefährdung des Kindes durch die Blutentnahme nicht entsteht.

Bei Asphyxie des Kindes sollen keine Entnahmen aus der Placenta gemacht werden (PAGE).

β) Gefahren für den Empfänger und Zwischenfälle. Die Hauptgefahr für den Empfänger liegt zweifellos darin, daß das Placentarblut sehr häufig von außen infiziert ist. Es wurde darauf schon eingegangen.

Der Empfänger kann aber auch gefährdet werden durch Infektion oder sonstige Veränderungen des Placentarblutes, die durch eine Erkrankung der Mutter bedingt sind. Banale Infektionen werden durch genaue Untersuchung der Mutter ausgeschaltet. Jeder Verdacht auf Infektion der Mutter schließt das Placentarblut von der Konservierung aus.

Es muß hierbei besonders auf das Aufsteigen von Keimen bei einem verzögerten Geburtsverlauf, wobei sich vielleicht das Nabelschnurvenenblut mitinfizieren kann, Rücksicht genommen werden. GOODALL, BREWER und HOWKINS verwenden deshalb Placentarblut nicht mehr, wenn der Blasensprung 48 Stunden vor der Geburt stattgefunden hat. PAGE schließt auch Placentarblut, das von Frühgeburten und von Zwillingsgeburten herstammt, aus.

Die Eklampsie ist keine Gegenanzeige zur Konservierung von Placentarblut (GOODALL).

Blutentnahmen bei spezifischer Infektion der Mutter werden im allgemeinen abgelehnt. Einzig für die Malariagegenden empfiehlt HALBRECHT geradezu die Verwendung von Placentarblut an Stelle von Blut erwachsener Spender. Nach ihm ist es den Malariaplasmodien meist nicht möglich, das Placentarfilter zwischen Mutter und Kind zu durchwandern, so daß man bei Verwendung von Placentarblut zu Transfusionen vor der Übertragung einer Malaria auf den Empfänger einigermaßen geschützt wäre. Er gibt allerdings an, daß Plasmodien durch die Konservierung abgetötet werden. Anscheinend baut er also doch nicht auf eine absolut sichere Ausschaltung der Plasmodien durch das Placentarfilter.

Selbstverständlich darf das Placentarblut beim syphilitischen Neugeborenen nicht zur Transfusion verwendet werden. Um eine Lues mit Sicherheit auszuschließen, genügt aber die Anstellung der Wassermannreaktion aus dem Fötalblut allein nicht (JEANNENEY, PAGE). Nach KILDUFFE müssen auch noch Vater und Mutter durchuntersucht werden (vgl. auch S. 216 „Die Übertragung der Lues und ihre Verhütung").

Zwischenfälle. Schwere Nachreaktionen beim Empfänger, die nach Transfusion von Placentarblut auftraten, werden nicht beschrieben.

HALBRECHT berichtet 1939 über 4 Reaktionen, nämlich 3 Schüttelfröste und 1mal Tachykardie mit Dyspnoe. Er führt diese Reaktionen auf technische Fehler und eine davon auf Gruppenungleichheit zurück. In einer weiteren Veröffentlichung beschreibt er auf 220 Transfusionen 12mal Fieber und 11mal Schüttelfrost.

BOLAND und Mitarbeiter hatten auf 38 Transfusionen, die teils mit gemischtem Placentarblut, teils mit Mischungen aus Placentar- und Erwachsenenblut ausgeführt wurden, 4 Reaktionen. Eine davon war so schwer, daß die Transfusion unterbrochen werden mußte. Zweimal trat während der Transfusion Schüttelfrost auf, einmal zeigte sich 2 Tage nach der Transfusion eine Urticaria.

GWYNN und ALSEVER beobachteten in einem Fall auf 18 Transfusionen einen Fieberanstieg.

PAGE und Mitarbeiter sahen eine schwere Reaktion, deren klinische Erscheinungen nicht beschrieben werden, auf 25 Transfusionen. Die Reaktion wird in der Entwicklung von Isoagglutininen zu den Zellen des Spenders, der der eigene Sohn der Patientin war, gesucht. Gelegentlich beobachteten auch sie geringe Temperatursteigerungen, die auf Erwärmung des Blutes vor der Transfusion zurückgeführt wurden.

BALAGUER gibt an, daß Nebenerscheinungen nicht anders als bei der Transfusion von konserviertem Erwachsenenblut auftreten.

SADŽAJA und BRUSKIN und FARBEROVA beobachteten keine Nachreaktionen.

Leider wurden die schwereren beschriebenen Zwischenfälle nicht so durchuntersucht, daß man aus ihnen Schlußfolgerungen auf ihre Ursachen ziehen könnte. Auffallend ist der hohe Prozentsatz von Temperatursteigerungen und Schüttelfrösten, der von den Autoren angegeben wird. Hier handelt es sich möglicherweise doch gelegentlich um Transfusionen, die mit infiziertem Blut ausgeführt worden waren.

f) Wirkung und Anzeigestellung des Placentarblutes.

Die Wirkung des konservierten Placentarblutes ist in vieler Beziehung gleich derjenigen des Erwachsenenblutes (GOODALL und Mitarbeiter, HALBRECHT). Nach SADŽAJA zeigt sich kein Unterschied des Blutbildes des Empfängers nach Infusion von Erwachsenen- oder von Placentarblut.

Neben den Indikationen, die denjenigen für Frischblut entsprechen, wird noch eine Anzahl von Anzeigen angegeben, bei denen Placentarblut besonders wirksam sein soll.

MALINOVSKIJ und Mitarbeiter sahen besonders gute Wirkung bei Schockzuständen. STAVSKAJA will zur Prophylaxe und Bekämpfung der puerperalen Sepsis Placentarblut verwenden. Auch JEANNENEY spricht sich für diese Verwendung des Placentarblutes aus. SADŽAJA erwähnt 3 Fälle von akuter und chronischer Sepsis, bei denen er mit Transfusionen von Placentarblut gute Erfolge sah. Nach STAVSKAJA bilden die gynäkologischen Blutungen infolge Metropathie und infolge hormonaler Störungen eine Indikation für das Placentarblut. Von BRUSKIN wird es zur Therapie des Röntgenkaters empfohlen. BRUSKIN und FARBEROVA versprechen sich auch wegen seiner „antiblastischen Eigenschaften" einen günstigen Effekt auf maligne Geschwülste.

Besonders hervorgehoben wird die hämostyptische Wirkung des Placentarblutes. Sie soll größer sein als diejenige des Erwachsenenblutes (STAVSKAJA, MALINOVSKIJ, PAGE). Diese Wirkung tritt ein, trotzdem nach Spirito die Gerinnungszeit des Placentarblutes selbst verzögert sei.

Die Verwendung von Placentarblut zu Transfusionszwecken ist ein Problem, das heute weder im empfehlenden, noch im ablehnenden Sinne beurteilt werden kann. Zweifellos ist durch die Verwendung des Placentarblutes eine neue, stets fließende Blutquelle eröffnet worden. Die Gefahr, besonders diejenige der Infektion des Blutes, ist aber außerordentlich groß. Die Mengen, die der einzelnen Placenta entnommen werden können, sind so klein, daß sich die Organisation und die Ausbildung besonderen Entnahmepersonals, das mit der Technik vertraut ist, kaum lohnt. Wir kommen deshalb, besonders da wir stets über eine genügende Anzahl von Blutspendern verfügen, eher zu einem ablehnenden Standpunkt.

Es liegen aber eine Anzahl Probleme, die noch nicht abgeklärt sind, in der Verwendung von Placentarblut. Hierzu gehört in erster Linie die Verwendung von Placentarbluttransfusionen mit besonderer umschriebener Anzeigestellung. Sehr interessant erscheint der Vorschlag, das Placentarblut wegen seiner hormonalen und jugendlichen Eigenschaften zur Transfusion zu gebrauchen. Aber auch die Anwendung von Placentarblut zur Gerinnungsverhinderung beim normalen Blut bietet vielleicht Aussichten, die in der Richtung des Gebrauchs eines physiologischen Stabilisators liegen.

Heute sind allerdings diese Probleme noch zu wenig abgeklärt, als daß man schon mit Sicherheit Folgerungen auf die praktische Verwendung des Placentarblutes ziehen könnte.

g) Das Retroplacentarblut.

„Selbst das Retroplacentarblut ist heute vor seiner Verwendung zur Bluttransfusion nicht mehr sicher.“ Es wurde von Stavskaja empfohlen, auch dieses Retroplacentarblut zur Transfusion zu verwenden. Es habe eine geringe Gerinnungstendenz und lasse sich 8—10 Tage ohne Stabilisator aufbewahren. Das Retroplacentarblut hat in jeder Beziehung die Eigenschaften des Mutterblutes, da es sich bei ihm um mütterliches Blut handelt. Es befindet sich in einer Menge von bis zu 1500 ccm hinter der Placenta. Blut von Placenten, die erst 4 Stunden nach der Geburt ausgestoßen werden, dürfe nicht mehr gebraucht werden.

Zazkin und Blinov, Žvanija, Levitan benutzen das Retroplacentarblut zur Anfertigung von Testseren. Sofort nach der Geburt wird die Wöchnerin auf ein steriles Steckbecken gelegt. Nach Abschluß der Nachgeburtsperiode wird die Placenta aus dem Steckbecken mit einer sterilen Kornzange hochgehoben und von anhaftenden Blutgerinnseln befreit. Aus diesen Gerinnseln und dem flüssigen Blut wird das Serum hergestellt. Der Titer belaufe sich im allgemeinen auf 1 : 32 bis 1 : 64. Fruchtwasserbeimengungen setzen den Titer stark herab. Durch Schleimbeimengungen kann Pseudo-Agglutination erfolgen. Deshalb muß das Serum vor Gebrauch 2—3 Wochen ruhig gestellt werden, so daß der Schleim absinkt. Verunreinigung durch Kokkenstämme beeinträchtige die Agglutinationsreaktion nicht. Fäulnisprozessen wird durch Zusatz von 3 g Borsäure auf 100 ccm Serum begegnet.

Uns scheint eine Verwendung des Retroplacentarblutes zu Transfusionszwecken vollkommen abwegig, schon allein aus dem Grunde, weil das Blut mit allergrößter Sicherheit während der Entnahme infiziert wird. Auch Koukel und Dymowitsch lehnen die Transfusion mit Retroplacentarblut aus demselben Grunde ab. Zur Anstellung der Blutgruppenuntersuchung kann es natürlich verwendet werden. Meist wird aber auch dazu anderes Testserum zur Verfügung stehen.

Die Transfusion von konserviertem Blut.

A. Geschichtliche Entwicklung.

Die Blutkonservierung hat sich in logischer Folge aus der Bluttransfusionslehre herausentwickelt.

Die Bluttransfusionslehre beginnt, abgesehen von der Mythologie des Altertums (z. B. bei OVID), mit der Entdeckung des Kreislaufs durch HARVEY in England 1616. Die erste Bluttransfusion erfolgte aber erst 1666 durch den Engländer RICHARD LOWER am Tier. Andere Engländer und der Franzose DENIS versuchten weitere Tierexperimente. Vielfach lag in diesen Tierversuchen das Bestreben, einen möglichst weitgehenden Blutwechsel durch „wechselseitiges Einzapfen und Auslassen" des Blutes zu erzielen (LOWER). Ein Jahr später glückte dem französischen Philosophen und Mathematiker JEAN DENIS mit Hilfe des Wundarztes EMMEREZ die erste Tierblutübertragung am Mensch, dasselbe kurz darauf den Engländern LOWER und KING. Bald fand das Beispiel in Italien (MASSINI u. a.), in Deutschland (MAYOR u. a.) und in Holland (DE GRAAF VAN HORNE u. a.) Nachahmung. — Die Vorstellung, die der damaligen Anwendung der Bluttransfusion zugrunde lag, war die Verbesserung des kranken Blutes und die Wiederbelebung sinkender Lebenskräfte, verbunden mit allen möglichen mystischen Vorstellungen (Verjüngungsabsichten, Austreibung böser Geister usw.). Das Lamm, das damals auch aus praktischen Gründen als Spender diente, war zudem ein geeignetes Objekt, in den Kreis dieser mystischen Vorstellungen einbezogen zu werden. Heute haben wir für die damaligen Vorstellungen in den im Blute kreisenden Hormonen, Vitaminen, Immunstoffen und in der Kenntnis der Reizwirkung eine reale Grundlage kennengelernt. Als Voraussetzung zur Transfusion galt der depletorische Aderlaß, da man ohne diesen eine Überlastung des Kreislaufes befürchtete. Zwischenfälle, persönliche Intrigen, religiöse Bedenken und nicht zuletzt staatliche Verbote (Paris 1668) haben dieser Frühentwicklung nur ein sehr kurzes Leben ermöglicht. Dann versank die Transfusion bis zu Beginn des 19. Jahrhunderts fast ganz in Vergessenheit. Aus dieser ersten Epoche stammt eine Fülle von Schriften. TRENDELENBURG (nach WILDEGANS) weist darauf hin, daß diese Fülle keineswegs der Zahl der am Menschen wirklich vorgenommenen Transfusionen entspreche. Nach TRENDELENBURG sind bis 1700 nur 16 wirklich ausgeführte Transfusionen an Menschen bekannt. Diese erste Periode hat aber trotz ihrer Kurzlebigkeit Wichtiges hinterlassen. Sie hat gezeigt, daß die technische Lösung der Bluttransfusion möglich war, und die Tierversuche der englischen Physiologen haben bewiesen, daß ein ausgeblutetes Tier durch Bluttransfusion gerettet werden kann.

Zu Beginn des 19. Jahrhunderts sind Transfusionsversuche am Tier bei erstmaliger Verwendung von defibriniertem Blut von PRÉVOST und DUMAS in Paris wieder aufgenommen worden. Aus diesen Versuchen ging die Überlegenheit des Blutes gegenüber Salzinfusionen hervor. In jene Zeit fällt auch die erste, sicher bekannte artgleiche Transfusion am Mensch, die 1825 von dem englischen Physiologen und Arzt BLUNDELL an einer ausgebluteten Wöchnerin mit schlagartigem Erfolg ausgeführt wurde. Zum Teil erfolgreiche Nachahmungen erfolgten in England und Deutschland namentlich durch Frauenärzte. MARTIN (zit. nach PANUM) stellte damals 57 Transfusionsfälle bei Neuentbundenen zusammen, unter denen 45 mit vollständiger Heilung endigten. Nach PANUM wurde in jener Zeit Vollblut viel häufiger verwendet als defibriniertes Blut. Hauptindikation war der Blutverlust. Man bezeichnet diese Entwicklungsperiode als die erste „Scheinblüte der Bluttransfusion".

Etwa 50 Jahre später erlebte die Bluttransfusion ihre zweite Scheinblüte. Dieser Periode entsprangen zahlreiche experimentelle Untersuchungen, neue klinische Versuche und Forschungen auf dem Gebiet der Physiologie und Serologie, die für die Bluttransfusion von großer Bedeutung waren. — Die Physiologen (JOHANNES MÜLLER, BROWN-SÉQUARD u. a.) haben die Bedeutung der roten Blutkörperchen für den O_2-Transport erkannt. Darin erblickte man die lebensrettende Wirkung der Blutübertragung. Grundlegend dazu waren u. a. die Untersuchungen von BROWN-SÉQUARD, der an Tierexperimenten die wiederbelebende Wirkung O_2-gesättigten Bluts auf das Gehirn zeigen konnte, während Serum wirkungslos war.

Wurden dagegen dem Serum steigende Mengen Bluts zugeführt, dann nahm die wiederbelebende Wirkung entsprechend der Blutmenge zu. — Mit der Entdeckung der Elastizität des Gefäßsystems entwickelte sich die Physiologie des Kreislaufes. Die Bedeutung des depletorischen Aderlasses wurde entkräftigt. An seine Stelle trat der entgiftende Aderlaß mit nachfolgender Bluttransfusion, was für die Anwendung der Bluttransfusion neue Wege eröffnete. — Die Forschungen auf dem Gebiet der Artspezifität des Bluts haben die Gefährlichkeit der Tierblutübertragung auf den Mensch erwiesen. Trotzdem gab es noch Eiferer, die sich erneut für die Lammblutübertragung einsetzten (Gesellius u. a.). Der Grund lag z. T. darin, daß das später meist verwendete defibrinierte Menschenblut vor ernsten Zwischenfällen doch nicht zu schützen vermochte. Die Lammblutübertragung fand namentlich bei der Lungenschwindsucht viele Anhänger. Dabei auftretende Fieber und hämolytische Symptome wurden als Zeichen für eine günstige Wirkung aufgefaßt. Dadurch wurde das Indikationsgebiet gewissermaßen auf den allgemein-stimulierenden Effekt der Bluttransfusion ausgedehnt, wenn auch die Tierbluttransfusion aus wissenschaftlichen Gründen durchaus verwerflich war. Am defibrinierten Blut wurde ferner die blutstillende Wirkung erkannt. In jene Zeit fallen auch die ersten Harnstoffuntersuchungen, die damals die Frage nach dem Schicksal des transfundierten Blutes berührten. — Wenn auch manche wissenschaftliche Forschungen und Fortschritte in die zweite Scheinblüte der Bluttransfusion fielen, so ist das Interesse an der Bluttransfusion doch bald wieder erlahmt, da trotz der Aufdeckung der Artspezifität hinter ernsthaften Zwischenfällen immer noch das Rätsel der Gruppenspezifität steckte.

Erst die Entdeckung der Blutgruppen um die letzte Jahrhundertwende brachte den endgültigen Aufschwung der Bluttransfusion. Dieser Aufschwung erfolgte aber aus verschiedenen Gründen verzögert (Gefäßnaht, Notwendigkeit des operativen Eingriffs, Verlust der Spenderarterie, Gerinnung, Blutgruppenbestimmung). Einen raschen Aufschwung brachte hauptsächlich die Einführung des Na-Citrats zu Beginn des Weltkrieges und die damit verbundene Einführung der indirekten Transfusion. Im Weltkrieg hat die Bluttransfusion in großem Ausmaß ihre Bewährungsprobe bestanden, namentlich auf seiten der Entente. Im Weltkrieg standen als Indikationen der Blutverlust und der Schock im Vordergrund. Im damaligen Schrifttum liest man oft begeisternde Worte über die schlagartige, absolut lebensrettende Wirkung bei Moribunden (Coenen, Wederhake). Eine interalliierte Konferenz von Chirurgen erklärte 1918: „pour certains blessés la transfusion est une nécessité absolue et constitue l'unique chance de salut" (nach Merke). Es wurde aber auch der allgemein stimulierende und umstimmende Effekt gerühmt. So berichtet beispielsweise Haberland aus einem Kriegslazarett, daß selbst heftige Fieberreaktionen nach Bluttransfusion nicht ungern gesehen wurden, da sie meist eine auffallend günstige Beeinflussung infizierter Wundheilungen einzuleiten pflegten. Haberland suchte deshalb stimulierende Transfusionen am Nachmittag vorzunehmen. Unerwünscht waren dagegen Fieberreaktionen bei reinem Blutersatz.

Nach dem Weltkrieg hat sich dann die Bluttransfusion mit der allgemeinen Einführung der Blutgruppenbestimmung zu einem unentbehrlichen Hilfsmittel im therapeutischen Rüstzeug des Arztes entwickelt. Während die Transfusion noch wenige Jahre früher ein wohl überlegter operativer Eingriff war, ist sie bald zu einem Mittel geworden, das bei jedem nur erdenklichen Krankheitszustand versucht wurde. Die wahllose Indikationsstellung ließ die Bluttransfusion nicht selten zu einer Modeangelegenheit werden, gegen die sich immer wieder warnende Stimmen in Wort und Schrift erheben mußten (Hesse, Bock u. a.).

Die Blutkonservierung stellt eine Weiterentwicklung der indirekten Transfusionsmethode dar und entspringt dem Wunsche, das flüssig gehaltene Blut längere Zeit aufzubewahren, nach Belieben zu verwenden und zu transportieren. Voraussetzung dazu ist die Möglichkeit, das Blut über längere Zeit flüssig halten zu können, länger als dies für die indirekte Transfusion unbedingt nötig ist. Diese Möglichkeit war durch die erstmalige Verwendung von defibriniertem Blut zu Beginn des letzten Jahrhunderts gegeben. In jene Zeit fallen denn auch der Gedanke und die ersten Versuche über Blutkonservierung.

Die älteste Aufzeichnung über aufbewahrtes Blut findet sich bei Polli aus Mailand. Polli stellte in einer 1849 erschienenen Arbeit fest, daß Kälte den Zerfall der Erythrocyten im aufbewahrten defibrinierten Blut verzögert.

Über die Aufbewahrungszeit von defibriniertem Blut berichten weiter Panum 1863, der umfassende Studien über das defibrinierte Blut machte, ferner Sutugin 1867, Taburè 1874 und Landois 1875 in seiner lesenswerten Monographie „Die Transfusion des Blutes". Panum benützte im Rahmen von Tierexperimenten am Hund über das Schicksal des transfundierten Blutes auch 24 Stunden lang gelagertes defibriniertes Blut. PANUM schrieb darüber zusammenfassend: „Auch durch Eis gleich nach der Entleerung abgekühltes und kalt gehaltenes, gequirltes Blut, das unmittelbar vor der Anwendung wieder zur Körpertemperatur erwärmt wurde, erwies sich zur Transfusion vollkommen brauchbar. Es könnte daher z. B. in der Militärchirurgie vielleicht in Frage kommen, ob diese Konservationsmethode nicht in Betracht kommen könnte, obgleich man natürlich ganz frisch entleertem, gequirltem Blute den Vorzug geben würde." Die Arbeiten von SUTUGIN und TABURÈ bewiesen, daß bis wenige Tage altes Hundeblut anderen Tieren ohne Schädigung infundiert werden kann (zit. nach SCHÖRCHER).

1873 erschien in Greifswald eine Dissertation von LANDOIS und DU CORNU: „Über die Wiederübertragbarkeit des längere Zeit aus dem Körper entfernten Blutes." Es wurde darin berichtet, daß sich mit defibriniertem und 4—5 Tage lang im Eiskeller aufbewahrtem Blut erfolgreiche Transfusionen an entbluteten Kaninchen ausführen ließen. Bei 12—15° C konnte das Blut aber nur noch 35—36 Stunden lang aufbewahrt werden, ohne daß die roten Blutkörperchen im Tierversuch ihre Vitalität einbüßten.

Auch später erstreckte sich das Interesse an der Blutkonservierung vorwiegend auf konservierte Blutkörperchenaufschwemmungen. Die Versuche gingen von der damals herrschenden Ansicht der Physiologen aus, daß für den Blutersatz die roten Blutkörperchen am wichtigsten seien, eine Ansicht, die neben der Goltzschen Lehre vom Leerschlagen des Herzens bis in den Weltkrieg und noch darüber hinaus Anhänger gefunden hat. — Die ersten Versuche dieser Art sind 1902 von HÉDON an Kaninchen durchgeführt worden. HÉDON verwendete Blutkörperchenaufschwemmungen in physiologischer Kochsalzlösung, die bei Zimmertemperatur aufbewahrt wurden. Die Blutkörperchen stammten aus sorgfältig gequirltem Blut. Die Rettung ausgebluteter Tiere war für HÉDON ein Zeichen dafür, daß die Erythrocyten ihre fundamentale physiologische Eigenschaft, die O_2-Übertragung, trotz der Aufbewahrung nicht verloren hatten. — FLEIG, ein Schüler HÉDONS, hat die Versuche 1908—09 aufgenommen und berichtet ferner über einen Urämiker, der mit Aderlaß und nachfolgender Übertragung einer Blutkörperchenaufschwemmung behandelt wurde. Über einen gleichen Fall berichtet HÉDON 1917. FLEIG hielt bei niedriger Temperatur eine Aufbewahrung von 11—12 Tagen für möglich. — YOUREVITCH und ROSENBERG stellten 1914 fest, daß gewaschene, in citrierter Kochsalzlösung aufbewahrte Blutkörperchen ihre Lebenseigenschaften mehrere Tage beibehalten. Die Vergiftungsversuche von BURMEISTER (1916) wurden früher erwähnt. — 1916 folgten die grundlegenden Untersuchungen von ROUS und TURNER über die Konservierungsmöglichkeit roter Blutkörperchen und über die Überlegenheit zuckerhaltiger Stabilisatoren. ROUS und TURNER prüften den biologischen Wert ihrer Blutkörperchenaufschwemmungen ebenfalls an Kaninchen. In Anlehnung daran hat dann O. ROBERTSON (casualty clearing station der 3. Armee B.E.F., 1917—1918) die Rous-Turnersche Blutkörperchenaufschwemmung auch an Menschen erfolgreich versucht und über 22 Fälle berichtet. O. ROBERTSON hat die Blutkörperchen vor der Transfusion in Abänderung zu ROUS und TURNER, die nur Lockesche Lösung verwendeten, in Gelatinelösung aufgeschwemmt. O. ROBERTSON wollte damit die Blutkörperchenaufschwemmung der normalen Blutkonsistenz nähern, um eine möglichst dauerhafte Auffüllung des Kreislaufes zu erhalten. Bei Mengen von 500—1000 ccm Flüssigkeit erzielte ROBERTSON auf diese Weise Erfolge bei Blutverlust, Schock und Wundsepsis. Der Erfolg zeigte sich in einer dauerhaften Erhöhung des Blutdrucks und darin, daß die Verwundeten in einen operationsfähigen Zustand gebracht werden konnten. Der Hämoglobinanstieg zeigte nach der Transfusion die gleichen Schwankungen wie beim Frischblut. Die Urinkontrollen blieben hämoglobin- und urobilinfrei und wiesen somit auf keinen beschleunigten Untergang der transfundierten Blutkörperchen hin. Die Aufbewahrungsdauer der transfundierten Aufschwemmungen bewegte sich zur Hauptsache zwischen 10 und 14 Tagen, die längste betrug 26 Tage.

Als erster, der aufbewahrtes Citratvollblut verwendet hat, muß WEIL 1915 bezeichnet werden. WEIL konservierte 10 Teile Blut mit 1 Teil 10proz. Na-Citratlösung und benützte 3—4 Tage altes Blut für Transfusionen am Mensch. — In Anlehnung daran hat HÉDON 1917 seine früheren Kaninchenversuche wieder aufgenommen, nun aber im Gegensatz zu früher aufbewahrtes Citratblut verwendet. HÉDON fand, daß 14 Tage altes Blut seine lebensrettenden Eigenschaften verloren hatte, obschon sich äußerlich noch keine sichtbaren Veränderungen zeigten.

Im Weltkrieg, wo die Bluttransfusion einen großen Aufschwung erlebte, ist auch die Spenderfrage zu einem besonderen Problem geworden (siehe S. 334). Es ist deshalb nicht verwunderlich, wenn die Blutkonservierung in jener Zeit aus dem Bedürfnis heraus, jederzeit Blut zur Verfügung zu haben, erstmals eine größere praktische Bedeutung erfahren hat.

Mit dem Weltkrieg ist die Fülle an Gelegenheiten zu Notfalltransfusionen und der Mangel an Spendern bei Massenbedarf wieder erloschen und damit ist auch die Frage der Blutkonservierung wieder stark in den Hintergrund gedrängt worden. Bis zum Beginn der jetzigen Entwicklungsperiode der Blutkonservierung wurde nur vereinzelt über tierexperimentelle und klinische Versuche berichtet.— 1922 ist der Gedanke der Blutkonservierung von NÜRNBERGER (Heynemann-Klinik in Hamburg) wieder aufgenommen worden. Er entsprang dem Mangel an Empfängern für Aderlaßblut. NÜRNBERGER machte gute Erfahrungen mit mehreren Übertragungen von Citratblut (50 ccm 1proz. Citratlösung + 125 ccm Blut), das unter Sauerstoffsättigung im Eisschrank aufbewahrt worden war. Die längste Konservierungsdauer betrug 4 Wochen. — 1925 hat YOUREVITCH mit TELEGUINA die früheren Versuche wieder aufgenommen, verwendete nun aber Blutkörperchenaufschwemmungen, die aus dekantiertem, aufbewahrtem Citratblut hergestellt wurden. Zur Aufschwemmung diente physiologische Kochsalzlösung. Auf diese Weise schienen die Blutkörperchen wenigstens 6 Tage lang die Funktion der Sauerstoffübertragung bewahren zu können. Über ähnliche Aufschwemmungen berichten GILBERT und TZANCK (1925). Im gleichen Jahr hat OPITZ wenige Tage lang aufbewahrtes Blut zu Transfusionszwecken bei Kindern verwendet. — In Anlehnung an ROUS und TURNER befaßte sich die Amerikanerin MARGARET PERRY (1926) wiederum mit der Blutkonservierung in Dextrose-Citratlösung (Lithiumcitrat). Die Autorin empfahl ebenfalls Blutkörperchenaufschwemmungen zur Transfusion. — Im Zusammenhang mit der Frage nach der Lebensdauer transfundierter Erythrocyten hat WILDEGANS 1926 einige Tierversuche an Kaninchen gemacht. Den Tieren wurde bis 8 Tage altes Citratblut übertragen und aus dem gesteigerten Sauerstoffbindungsvermögen des Empfängerbluts geschlossen, daß die übertragenen Blutkörperchen noch optimal Sauerstoff binden und abgeben können. — In jenen Jahren wurde in Amerika mehrfach die Verwendung von 12—24 Stunden lang gekühltem Citratblut empfohlen, da man darin einen Vorteil für die Nachreaktionen erblickte (nach STERN).

Unrichtigerweise wird gelegentlich A. H. BAKER (1925) unter den Autoren genannt, die sich mit Blutkonservierung beschäftigt haben. BAKER suchte lediglich eingesandte Blutproben für serologische Untersuchungen durch Borsäurezusatz keimfrei zu halten.

Im allgemeinen Bestreben nach Rationalisierung des wirtschaftlichen und sozialen Lebens wurde in Rußland erstmals das Leichenblut als neuartige Quelle für Spenderblut verwendet. Die Ära der Leichenbluttransfusion begann

1928 mit einem Bericht von Šamov am 3. ukrainischen Chirurgenkongreß über die Möglichkeit der Leichenbluttransfusion am Hund. Obschon sich die Leichenbluttransfusion abgesehen von der übrigen Welt nicht einmal in Rußland durchgehend eingebürgert hat, so besteht ihr Verdienst wenigstens darin, daß sie die Frage der Blutkonservierung neu belebt und die jetzige Entwicklung eingeleitet hat. — Das Problem der Blutkonservierung aus lebender Quelle wurde namentlich durch eine Reihe experimenteller und praktischer Untersuchungen an den beiden Transfusionsinstituten in Moskau und Leningrad gefördert. 1934 sind darüber die ersten größeren Arbeiten von Balachovskij und Ginzburg und von Vlados und Mitarbeitern erschienen. Gleichzeitig hat sich auch Jeanneney in Bordeaux mit der Blutkonservierung beschäftigt. Die Ergebnisse sind in der Dissertationsarbeit von Jullien-Viéroz 1934 zusammengefaßt. Weiter haben in Südamerika Tenconi und Palazzo 1934 und in Japan Kiguchi 1935 das Problem der Blutkonservierung in die Hand genommen und darüber berichtet. Angeregt durch die Erfahrungen in Rußland ist bald darauf im spanischen Bürgerkrieg auf beiden Fronten konserviertes Blut geradezu in riesenhaftem Ausmaß verwendet worden. Ungefähr gleichzeitig hat sich auch in Amerika die Anwendung von konserviertem Blut rasch verbreitet und zu neuartigen Organisationserscheinungen (blood bank) geführt. Heute gehört das konservierte Blut in Amerika in den meisten großen Kliniken zum ständigen therapeutischen Rüstzeug. In Europa hat die Anwendung von konserviertem Blut mit der rapiden Entwicklung in Amerika nicht Schritt gehalten. Die Anwendung blieb hier im allgemeinen auf Einzelstellen beschränkt und ist, abgesehen von Rußland, eigentlich nur von Corelli in Rom in größerem Maßstab praktisch geübt worden, ferner auch in Bordeaux (Jeanneney) und in Paris (Tzanck). In den übrigen Ländern verhielt man sich bis vor kurzem noch zurückhaltend, so namentlich in Deutschland. Erst zu Beginn des jetzigen Krieges hat dort Schilling in staatlichem Auftrag das Problem theoretisch-experimentell an die Hand genommen und neulich darüber berichtet. Gemeinsam mit Heim werden an der Gohrbandtschen Klinik nun auch praktische Erfahrungen darüber gesammelt. Im Gegensatz zum spanischen Bürgerkrieg scheint in den jetzigen Feldzügen die Verwendung von konserviertem Blut stark zurückzutreten. Nur in stabilen Kriegsverhältnissen (Luftschutzorganisation in London) wird das konservierte Blut anscheinend häufiger benützt.

B. Wirkungsweise und Indikation der Transfusion mit konserviertem Blut.

Über die klinische Anwendung der Bluttransfusion und die damit zusammenhängenden Fragen besteht heute ein Schrifttum von kaum mehr übersehbarem Ausmaß. In einer von Hesse (Forschungsinstitut für Bluttransfusion in Leningrad) herausgegebenen Bibliographie hat König aus dem Weltschrifttum bis 1933 und teilweise bis 1934 über 4400 Arbeiten, welche die Bluttransfusion betreffen, zusammengestellt.

Es gibt fast kein Gebiet ärztlicher Hilfeleistung mehr, bei dem nicht auch Transfusionen versucht worden wären. Selbst der Psychiater erhofft wenigstens auf indirekte Weise eine günstige Beeinflussung von Psychosen, wenn durch Bluttransfusion die Begleitanämie gebessert wird, z. B. bei seniler und debiler Melancholie (Capgras und Taquet). Die Fülle von Krankheitsgebieten und Krankheiten, bei denen Transfusionen ausgeführt werden, müssen im Schrifttum nachgelesen werden (neueres Schrifttum siehe u. a. Dogliotti, Jeanneney, Riddell, Oehlecker, Toussaint, Schilling).

Die Anzeigestellung für die Bluttransfusion ist *wissenschaftlich* in der Kenntnis ihrer Wirkungsweise begründet. Grundsätzlich gilt das für jedes Mittel, das dem Organismus einverleibt wird. Die Auffassung des transfundierten Blutes als Pharmakon wurde besonders von FREUND ausgesprochen. In der Regel erfolgt die therapeutische Anwendung eines Pharmakons erst auf dem Umweg über die experimentelle Prüfung seiner Wirkungsweise auf den tierischen Organismus. Die geschichtliche Entwicklung lehrt, daß dieser Weg auch bei der Bluttransfusion innegehalten wurde und in Form von Transfusionsversuchen am Tier der Anwendung am Menschen vielfach vorangegangen ist. Diese Tatsache wird durch vorgekommene Verirrungen nicht eingeschränkt, wie z. B. die Anwendung der Tierbluttransfusion noch zu einer Zeit, als ihr die Wissenschaft bereits jede Berechtigung abgesprochen hatte. Später, als die Blutgruppenlehre der Transfusion die Gefahr des Hämolyseunfalles genommen hatte, stand außerdem der klinisch-experimentelle Prüfungsweg offen. Dieser Weg bleibt heute keineswegs auf die Bluttransfusion beschränkt, sondern dient auch zur Untersuchung anderer therapeutischer Mittel (klinische Pharmakologie).

Einen ähnlichen Entwicklungsgang hat auch die *Transfusion von aufbewahrtem Blut* durchgemacht. Häufig ging bei erstmaligen Transfusionen am Mensch der Tierversuch voran, so bei HÉDON, FLEIG, O. ROBERTSON (Tierversuche von ROUS und TURNER), später bei OPITZ, JULLIEN-VIÉROZ, KIGUCHI, GNOINSKI. Diese grob-biologischen Experimente haben hauptsächlich historische Bedeutung, da heute verbesserte biologische Methoden und neben anderen tierexperimentellen Möglichkeiten namentlich auch der klinisch-experimentelle Weg für die Prüfung der Transfusionswirkung zur Verfügung stehen. Gerade dieser letzte Weg sollte für das konservierte Blut noch mehr ausgenützt werden als bisher. Nur so kann die Anzeigestellung für das konservierte Blut noch klarer werden. Das muß unbedingt angestrebt werden, besonders im Hinblick auf die praktische Entwicklung, die das konservierte Blut heute vielerorts durchmacht. Man muß davor warnen, aus rein organisatorischer Bequemlichkeit heraus fast nur noch konserviertes Blut zu verwenden und die Frischbluttransfusion auch da zu verdrängen, wo diese nachgewiesenermaßen besser wirkt. Das gilt besonders für die Wahltransfusion. Anders ist es bei der Notfalltransfusion. Hier bedeutet u. U. die Vorwegnahme aller Vorbereitungen, welche die indirekte Transfusion belasten, einen so großen Vorteil des konservierten Blutes, daß eine möglicherweise kleine Beeinträchtigung der biologischen Wirksamkeit in Kauf genommen werden darf.

In der Absicht, zu weiteren Untersuchungen über die Wirkungsweise des konservierten Blutes anzuregen, versuchen wir, das Bisherige darüber in enger Anlehnung an die Erfahrungen beim Frischblut zu besprechen. Wir behandeln die Frage über die Wirkungsweise des konservierten Blutes so weit, als dafür theoretische Überlegungen, Tierexperimente und klinisch-experimentelle Untersuchungen in Betracht kommen. Die klinischen Erfahrungen, denen keine besonderen Untersuchungen zugrunde liegen, werden zusammen mit der praktischen Anwendung besprochen.

I. Das Schicksal des konservierten Blutes im Empfängerkreislauf.

Im Zusammenhang mit der Wirkungsweise einer Bluttransfusion wurde vielfach die Frage aufgeworfen, *wie lange das Blut im Organismus des Empfängers verbleibt* und ob es dort seine physiologischen Eigenschaften ausüben kann. Die Untersuchungen darüber erstrecken sich meistens auf die roten Blutkörperchen, die wegen bestimmter physiologischer Funktionen (O_2-Übertragung) und Eigenschaften (gruppenspezifische) besonders gut dazu geeignet sind.

Für den Nachweis, wie lange die *roten Blutkörperchen* überleben, gibt es verschiedene Methoden: funktionelle (grob-biologische Entblutungs- und Vergiftungsexperimente, Prüfung der veränderten O_2-Kapazität im Empfängerblut, siehe S. 4 u. 5), morphologische (Nachweis von Heteroblutkörperchen, Unterscheidung zwischen Polycytämiker- und Anämikererythrocyten, Unterscheidung der Empfänger- und Spenderblutkörperchen durch die Gruppenmerkmale, Verfolgung der Erythrocytenzahlen und Hämoglobinwerte nach Transfusion), Untersuchung von Abbauprodukten (Bilirubin und Urobilin), Prüfung der osmotischen Resistenz des Empfängerbluts. Wir können auf das umfangreiche Schrifttum, das darüber besteht, nicht näher eintreten und verweisen auf eine ältere monographische Bearbeitung durch WILDEGANS. Über die Methoden, die sich der Gruppenmerkmale bedienen, findet man eine Zusammenstellung bei DEKKERS. MARTINET berichtet eingehend über die Methode mit den M- und N-Faktoren und über Verbesserungsmöglichkeiten dieser Methode. Verbesserte biologische Methoden benützten GOHRBANDT und SCHÖRCHER.

Nach der Methode von ASHBY wird einem A-Empfänger O-Blut transfundiert. Die Empfängerblutkörperchen (A) werden dann mit einem Anti-A-Serum agglutiniert. Die übrigbleibenden Blutkörperchen entsprechen z. T. den Spenderblutkörperchen (O). Da die Agglutination nicht zu Ende verläuft, hat die Methode eine sehr große Fehlerbreite. Genauere Resultate lassen sich mit den M- und N-Faktoren erzielen, wenn die gespendeten Blutkörperchen, z. B. M, mit einem entsprechenden Anti-Serum (Anti-M) durch Agglutination direkt nachgewiesen werden.

Je nach Methode und Autor bestehen in den Angaben über die Erhaltung von Spenderblutkörperchen im Empfängerblut starke Schwankungen. Nach der Methode von ASHBY findet man Angaben von 4—126 (160) Tagen, mit den M- und N-Faktoren am häufigsten Werte zwischen 57 und 80 Tagen, alles für Frischblut. Nach allen Autoren verschwinden die roten Blutkörperchen allmählich.

Das Schicksal des *Plasmas* ist schwierig zu untersuchen. Die früher in dieser Hinsicht verwerteten Untersuchungen über die N-Ausscheidung nach Bluttransfusion haben nur mehr historische Bedeutung. Nach den klinischen und experimentellen Erfahrungen bei der Kreislaufauffüllung nimmt man an, daß das mittransfundierte Plasma wenigstens eine gewisse Zeit als solches im Kreislauf erhalten bleibt.

Beim konservierten Blut hat man sich die Frage nach dem Schicksal der roten Blutkörperchen bereits verschiedentlich vorgelegt (VLADOS und Mitarbeiter, SCHÄFER und WIENER, wir, LEVINE, SCHILLING). Meistens wurden die serologischen Methoden bzw. die Gruppenmerkmale zur Prüfung benützt.

VLADOS und Mitarbeiter machten Untersuchungen nach Transfusion von Moskauer Blut. Sie konnten nach der Methode von ASHBY noch nach 5 Wochen übertragene Blutkörperchen nachweisen. Ferner wurde die osmotische Resistenz des Empfängerblutes zum Nachweis der übertragenen Blutkörperchen herangezogen. Die Untersuchungen verliefen aber ergebnislos.

Die Prüfung der osmotischen Resistenz geht vom Gedanken aus, daß der Untergang der übertragenen Blutkörperchen mit einer Resistenzabnahme, die im Empfängerblut zutage treten müsse, verbunden sei.

SCHÄFER und WIENER bedienten sich der Methode von ASHBY. Bei Übertragung von 5—8 Tage altem Blut ließen sich die Spenderblutkörperchen im Empfänger ungefähr 3 Monate lang nachweisen, jedoch bei 10—20 Tage altem Blut nur noch 1—3 Wochen lang. In diesen letzten Fällen soll gleichzeitig Bilirubinämie bestanden haben.

WIENER prüfte mit den M- und N-Faktoren. Die Blutkörperchen von 20 und 21 Tage altem Citratblut waren damit schon 24 Stunden nach der Transfusion nicht mehr nachweisbar. WIENER zieht daraus den Schluß, daß Citratblut, das über 7—10 Tage alt ist, nicht verwendet werden soll.

SCHILLING ließ durch KRÜPE die transfundierten Blutkörperchen ebenfalls mit den Agglutinationsmethoden nachweisen, was damit bis über 1 Monat gelang (geprüftes Blut bis zu 20 Tagen alt). In Anlehnung an MARTINET suchte KRÜPE die Agglutinationsmethode durch Abfiltrierung der agglutinierten Empfängerblutkörperchen quantitativ zu verbessern.

LEVINE konnte die roten Blutkörperchen von 3, 10 und 14 Tage altem Blut

80, 60 und 20 Tage lang mittels der M- und N-Faktoren nachweisen, frische Blutkörperchen im Vergleich dazu 95 Tage lang.

Den biologisch-experimentellen Weg, den SCHÖRCHER und SCHILLING, wie auch ältere Autoren eingeschlagen haben, um auch die funktionelle Erhaltung der roten Blutkörperchen zu prüfen, haben wir an anderer Stelle besprochen.

Der eine von uns (WILLENEGGER) hat die Methode von ASHBY dahin abgeändert, daß an Stelle der Agglutinine normale Isohämolysine zur Auflösung der Empfängererythrocyten verwendet werden. Im Gegensatz zur Agglutination verläuft die serologische Hämolyse restlos. Die Spenderblutkörperchen bleiben rein zurück. Man erhält dadurch brauchbare quantitative Resultate. — Die bisherigen Untersuchungen ergaben im wesentlichen das Folgende: Je nach Alter des transfundierten Blutes konnten die Spenderblutkörperchen 80—120 Tage lang nachgewiesen werden. Den höchsten Wert erreichten wir mit 125 Tagen nach Übertragung von wenigen Stunden altem Blut auf einen völlig gesunden Empfänger. Die Unterschiede je nach Alter des Blutes machten sich aber hauptsächlich im unmittelbaren Anschluß an die Transfusion geltend. Nach Übertragung von altem Blut wurden regelmäßig bedeutend weniger Spenderblutkörperchen im Empfängerblut ausgezählt als nach Übertragung von jüngerem Blut. Offenbar gehen die überalterten und beschädigten Blutkörperchen sehr rasch zugrunde, vielleicht durch osmotische Nachhämolyse. Die resistenteren Blutkörperchen, die zurückbleiben, verschwinden allmählich und können verhältnismäßig lange beobachtet werden (siehe Abb. 50). Interessant ist ferner, daß die durch die Konservierung eingetretenen Formveränderungen der Spenderblutkörperchen im Empfängerkreislauf erhalten bleiben (siehe Abb. 51 u. 52). Die geschädigten stechapfelförmigen Zellen verschwinden zuerst, die resistenten mit gut erhaltener Form zuletzt. — Wenn übertragene Blutkörperchen ein Maßstab für die Lebensdauer der körpereigenen Erythrocyten sind, so darf man nach unseren Untersuchungen vermuten, daß kurze Zeit konservierte Blutkörperchen fast ebenso lang im Kreislauf des Empfängers erhalten bleiben wie körpereigene.

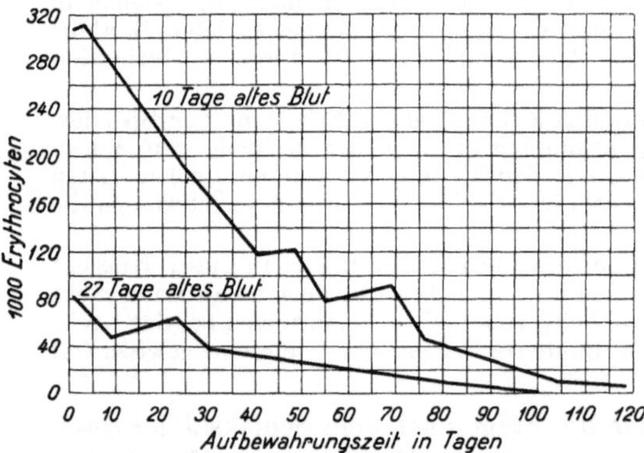

Abb. 50. *Untergang konservierter Spenderblutkörperchen im Empfängerblut.* 10 und 27 Tage altes O-Blut wurde einem Empfänger der Blutgruppe A übertragen. Nach gewissen Zeitabständen wurde dem Empfänger etwas Blut entnommen. Darin wurden die Empfängerblutkörperchen mit Anti-A-Hämolysin aufgelöst und die übrigbleibenden Spenderblutkörperchen ausgezählt.

Gelegentlich wird nach Transfusion von konserviertem Blut über eine Vermehrung des Bilirubins im Blut oder seiner Abbauprodukte im Urin (Urobilin) berichtet (VLADOS und Mitarbeiter, CVETKOV und Mitarbeiter, GNOINSKI, SCHÄFER und WIENER), ja sogar über Ikterus (VLADOS und Mitarbeiter, BULL und DREW). Diese Erscheinungen werden mit einem gesteigerten Abbau der transfundierten Blutkörperchen in Zusammenhang gebracht (VLADOS und Mitarbeiter u. a.), namentlich bei der Verwendung von älterem Blut (BULL und DREW). Unsere eigenen Untersuchungen darüber sind noch nicht abgeschlossen. Parallelen zwischen Blutzerfall, Gallenfarbstoffbildung und -ausscheidung können nicht ohne weiteres gezogen werden, besonders nicht bei allmählichem Blutzerfall. Das ganze Problem ist viel zu komplex. Bei Gesunden mit allmählichem Verschwinden der transfundierten Blutkörperchen (siehe 10 Tage altes Blut Abb. 50) haben wir keine Veränderungen des Bilirubins und des Urobilins beobachtet. Bei der Auflösung eines größeren Anteils der transfundierten Blutkörperchen unmittelbar nach der Transfusion (siehe 27 Tage altes Blut Abb. 50) haben wir bei Gesunden ebenfalls keine deutlichen Änderungen des Bilirubinspiegels gefunden. Wahrscheinlich spielt neben der Größe des Blutzerfalls auch der Zustand des Organismus (Leber, RES) eine entscheidende Rolle (Cvetkov und Mitarbeiter, wir).

Die Beobachtung, daß übertragene Blutkörperchen im Empfängerblut längere Zeit morphologisch nachweisbar sind, fordert zu einem Vergleich der Bluttransfusion mit einer *homoioplastischen Gewebsverpflanzung* auf. Das ist vielfach geschehen

Es kann nur flüssig gehaltenes Blut verglichen werden. Koaguliertes Blut ist denaturiert, da es in einen biologisch unwirksamen Zustand übergeführt wurde. Für den Vergleich sind die Zellen, an die das Leben eines Gewebes gebunden ist, maßgebend. Blut ist ein flüssiges Gewebe mit selbständigen Einzelzellen. Gewebstransplantate bilden einen zusammenhängenden Zellverband.

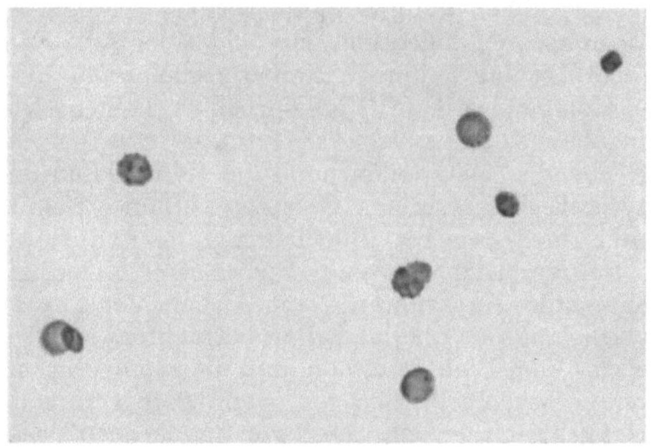

Abb. 51.

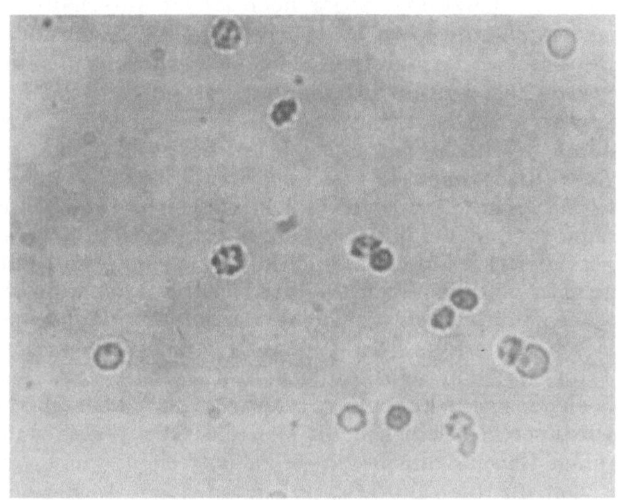

Abb. 52.

Abb. 51 und 52. *Konservierte Spenderblutkörperchen im Empfängerblut.* Einem Empfänger der Blutgruppe A wurde 10 Tage altes O-Blut transfundiert. Nach 22 Tagen wurde dem Empfänger eine Blutprobe entnommen. Darin wurden die Empfängerblutkörperchen mit einem Anti-A-Hämolysin aufgelöst und die übrigbleibenden Spenderblutkörperchen photographiert. Abb. 52 zeigt das natürliche Lichtbild, Abb. 51 ist retuschiert.

In manchem stimmt die Blutübertragung mit der Gewebstransplantation grundsätzlich überein. Ein Unterschied besteht allerdings darin, daß das extravasale Blut in vivo (nach Übertragung auf den Empfänger) und in vitro (konserviertes Blut) biologisch besser untersucht werden kann als ein Gewebstransplantat. In dieser Hinsicht nimmt das extravasale Blut gegenüber den Gewebstransplantaten eine gewisse Sonderstellung ein. Möglicherweise bestehen aber auch im biologischen Verhalten gewisse Abweichungen.

Homoioplastische Transplantate überleben in der Regel nicht als funktionelle Organe, da sie nach Abschneidung der Blutzufuhr mehr oder weniger rasch der Nekrose verfallen und rasch abgebaut werden. Wenn die Gewebstransplantation trotzdem mit einer gewissen Wirkung verbunden ist, so geschieht das entweder auf dem Wege des Gewebsabbaues, indem die in den Zellen vorhandenen Stoffe resorbiert werden (Hormone), oder auf dem Wege des Umbaues (Knochen). Das übertragene Blut verhält sich ähnlich. Die transfundierten Gewebselemente des Blutes werden mit der Zeit ebenfalls abgebaut und verschwinden aus dem Kreislauf. Dieser Abbau kann beim Blut morphologisch und funktionell einigermaßen festgestellt werden, wenigstens für die roten Blutkörperchen. Die weißen Blutkörperchen können nicht verfolgt werden. Dadurch, daß die roten Blutkörperchen befähigt sind, ihre physiologische Funktion der O_2-Übertragung im Empfängerblut weiter auszuüben, scheint das übertragene Blut mit den Regeln der Homoioplastik in Widerspruch zu stehen. Dieser Widerspruch ist aber nur scheinbar (JULLIEN-VIÉROZ, GOHRBANDT u. a.), da die O_2-Übertragung nicht an die lebende Zelle, sondern an die Hämoglobinfunktion gebunden ist und nach physikalisch-chemischen Gesetzen verläuft. Somit besteht kein grundsätzlicher Unterschied zwischen Blutübertragung und Gewebstransplantation.

Der Vergleich läßt sich nach unserer Meinung noch von einem weiteren Gesichtspunkt durchführen. Nach Ansicht der Physiologen (v. MURALT) ist ein Gewebe solange als überlebend zu betrachten, als die Zellen einen Stoffwechsel aufweisen. Vom Blut weiß man, daß die roten Blutkörperchen auch im extravasalen Zustand einen selbständigen, wenn auch geringen Stoffwechsel besitzen. Extravasal geht er allerdings rasch von der aeroben Phase in eine anaerobe Phase über, die bei geeigneten Stabilisatoren eine Zeitlang anhält und sehr wahrscheinlich durch Zuckerzusätze sogar noch länger unterhalten werden kann. Das läßt vermuten, daß die roten Blutkörperchen auch nach ihrer Übertragung nicht einfach als tote farbstofführende Elemente weiterzirkulieren, sondern als wirklich *überlebende* Zellen zu integrierenden Bestandteilen des Empfängerbluts werden. Beim konservierten Blut würde das um so weniger der Fall sein, je mehr der Stoffwechsel durch die Aufbewahrung gelitten hat. Die einmal geschädigten Blutkörperchen gehen im Empfänger rasch zugrunde, und es ist nicht anzunehmen, daß sie sich irgendwie erholen. Dafür spricht die von uns gemachte Beobachtung, daß die morphologischen Veränderungen der Spenderblutkörperchen im Empfängerblut unverändert wiederkehren und daß die veränderten Blutkörperchen zuerst zugrunde gehen. — Über einen analogen selbständigen Stoffwechsel bei reifen Gewebstransplantaten weiß man nichts Bestimmtes, da sich diese in vitro nicht aufbewahren lassen. Anderseits spricht die in vivo mehr oder weniger rasch einsetzende Nekrose dafür, daß ein selbständiger Stoffwechsel nach Abschneidung der Blutzufuhr höchstens ganz kurze Zeit, wahrscheinlich aber überhaupt nicht in Frage kommt. In dieser Hinsicht scheint sich das extravasale und übertragene Blut von den reifen Gewebstransplantaten zu entfernen, wenigstens was den Hauptanteil der Zellen, die roten Blutkörperchen anbelangt. In Bezug auf die übrigen Blutbestandteile besteht eine engere Übereinstimmung, da die weißen Blutzellen und die Blutplättchen im extravasalen Blut rasch absterben, namentlich die polymorphkernigen Leukocyten und die Plättchen und da bei ihnen ein selbständiger Stoffwechsel auch nicht näher bekannt ist.

Der extravasal beobachtete Stoffwechsel der roten Blutkörperchen bietet ferner eine gewisse Vergleichsmöglichkeit mit den Gewebskulturen, deren selbständiger Stoffwechsel bis zum Wachstum entwickelt ist. Auf diese Weise scheint sich die Stellung des extravasalen bzw. konservierten Blutes zwischen den reifen Gewebstransplantaten und den selbständigen Gewebskulturen zu bewegen, jedoch näher an den reifen Gewebstransplantaten, da das wirkliche Überleben der allein vergleichbaren Erythrocyten zeitlich doch ziemlich beschränkt ist und niemals die hohe Entwicklung der Gewebskulturen erreicht.

II. Die Wirkung des konservierten Blutes auf den Empfänger.

In wechselseitiger Forschung von Klinik, Physiologie und Biochemie konnte die Wirkung der Bluttransfusion in mancher Hinsicht recht klar herausgearbeitet werden. Aus dem neueren Schrifttum bildet das Buch von Introzzi einen guten Ausgangspunkt.

Die Untersuchung der Wirkungsweise geschieht klinisch und experimentell. Der klinische und klinisch-experimentelle Weg umfaßt die genaue Nachuntersuchung der Kranken, die eine Transfusion bekommen haben (subjektives und objektives Befinden, Zirkulation, Blutuntersuchung, Urinuntersuchung, Stoffwechseluntersuchung usw.). Der experimentelle Weg erstreckt sich auf Tierexperimente, die eine bestimmte Frage beantworten sollen (Wirkung auf den Kreislauf, auf die blutbildenden Organe, auf den Stoffwechsel usw.).

Im allgemeinen wird die Wirkungsweise der Bluttransfusion pharmakologisch aufgefaßt. Man unterscheidet demnach:

1. Vorwiegend Substitutionswirkung durch Ersatz von Gesamtblut oder von einzelnen Blutbestandteilen.

Es ist unserer Meinung nach besser, von „vorwiegend“ zu sprechen, weil die Wirkung in vielen Fällen nicht ausschließlich substitutioneller Art ist. Wenn beispielsweise durch eine Bluttransfusion auch Blutreserven in Zirkulation gebracht werden, dann verbindet sich mit der Substitutionswirkung auch eine funktionelle Wirkung.

2. Vorwiegend Reiz- oder Funktionswirkung auf die Lebensfunktion im allgemeinen oder auf einzelne Funktionen im besonderen (Stoffwechsel, Blutbildung).

3. Wirkungen, die in ihrem Mechanismus noch unklar sind und eine allgemein gültige Zuteilung zu 1. oder 2. noch nicht zulassen (blutstillende Wirkung).

Daraus ergeben sich die verschiedenen Indikationsgebiete für die Bluttransfusion. Es werden *absolute*, *relative* und *experimentelle* Indikationen unterschieden (Dogliotti, Tzanck). *Absolute Indikationen* sind die, welche von jedermann anerkannt werden und wobei die Bluttransfusion im allgemeinen von guter Wirkung ist (akute Blutverluste). *Relative Indikationen* sind die, bei denen die Nützlichkeit umstritten, die Wirkung ungleich und der Mechanismus noch unklar ist. *Experimentelle Indikationen* bestehen bei Mensch und Tier zur Untersuchung der Wirkungsweise und der Gefahren der Bluttransfusion.

Für das *konservierte Blut* stellt sich die Aufgabe, seine *Wirkung auf den Empfänger mit den Erfahrungen beim Frischblut zu vergleichen.* Um diesen Vergleich erfolgreich durchzuführen, genügt nicht nur die Beurteilung des allgemeinen klinischen Eindrucks. Dazu sind ebensosehr objektive klinische Nachkontrollen erforderlich. Neben dem einfachen Vergleich mit der Frischbluttransfusion stellen sich beim konservierten Blut noch besondere Aufgaben. Man muß in Erfahrung bringen, wieweit die sekundären Veränderungen die biologische Wirksamkeit des konservierten Blutes beeinträchtigen, nach welcher Aufbewahrungszeit das Blut noch als vollwertiger Ersatz für die indirekte Transfusion in Frage kommt, und ob vielleicht bestimmte Veränderungen des Blutes die Wirkung verstärken können, z. B. teilweise Hämolyse die Blutbildung.

Es ist heute noch nicht möglich, über die Wirkungsweise der Transfusion mit konserviertem Blut ein abschließendes Urteil zu fällen, obschon z. B. die Wirkungsmöglichkeit von kürzer oder länger aufbewahrtem Blut in mancher Hinsicht unterschieden werden kann und obschon sich das konservierte Blut für gewisse Krankheitszustände (Kreislaufauffüllung) bereits bewährt hat. Namentlich ist die Reizwirkung allgemeiner Art und auf die blutbildenden Organe noch wenig abgeklärt, eine beim konservierten Blut vielleicht besonders ausgeprägte Eigenschaft. Auch ist die Frage, wieweit die Verdünnung des Blutes durch den Stabilisator die Wirkung beeinträchtigt, klinisch noch keineswegs beantwortet.

Der Grund, warum noch kein klares Bild von der Wirkungsweise des konservierten Blutes entworfen werden kann, liegt in der verhältnismäßig geringen Zahl von Mitteilungen über genaue klinische Nachuntersuchungen der Empfänger. Zum großen Teil sind die Mitteilungen knapp und umfassen mehr allgemeine Eindrücke und Erfahrungen. Nicht selten beschränkt man sich auch nur darauf, die Wirkung vermutungsweise aus den sekundären Veränderungen des konservierten Blutes abzuleiten. Mehr Mitteilungen liegen von russischen Autoren vor, besonders eine ausführliche klinische Studie von VLADOS und Mitarbeitern. Noch wenig scheint bis jetzt von der experimentellen Untersuchungsweise am Tier Gebrauch gemacht worden zu sein. Schließlich betreffen die wenigen genauen Untersuchungen meist nur ein kleines Beobachtungsmaterial. Es ist aber zu betonen, daß nicht die Anzahl der Untersuchungen am wichtigsten ist, sondern die genaue klinische Durchführung.

Die bisherigen Untersuchungen über die Wirkungsweise des konservierten Blutes betreffen im allgemeinen nur Einzeluntersuchungen innerhalb eines mehr oder weniger großen Beobachtungsmaterials. Die verschiedenen Untersuchungen erstrecken sich hauptsächlich auf Blutdruck, Puls, Temperatur, auf die Kontrolle von Erythrocyten und Hämoglobin (VLADOS und Mitarbeiter, KIGUCHI, JULLIEN-VIÉROZ, CVETKOV und Mitarbeiter, FEDOROV und Mitarbeiter, SAMMARTINO und AGUIAR, GNOINSKI, R. FISCHER, CORELLI, wir) und auf die Kontrolle der Leukocyten (VLADOS und Mitarbeiter, CVETKOV und Mitarbeiter, KIGUCHI, TACHELLA COSTA, CORELLI, wir). Weniger häufig wurde die Wirkung auf die Blutgerinnung, d. h. auf die Gerinnungszeit (VLADOS und Mitarbeiter, BONDARENKO und ŠVEDSKIJ, wir), auf die Retraktion des Blutkuchens (VLADOS und Mitarbeiter, BONDARENKO und ŠVEDSKIJ) und auf die Blutplättchen (CVETKOV und Mitarbeiter) untersucht. Nur vereinzelt wurde das Verhalten einzelner Blutbestandteile wie Plasmaeiweiße, Kalium, Chloride, Trockenrückstand (VLADOS und Mitarbeiter, FEDOROV und Mitarbeiter) und bestimmte Bluteigenschaften wie die Viscosität (VLADOS und Mitarbeiter) im Empfängerblut überprüft. Über die Kontrolle der Gallenfarbstoffe und ihrer Ausscheidung siehe S. 168. Stoffwechseluntersuchungen wurden von FEDOROV und Mitarbeitern gemacht. MAJANČ bestimmte das Methämoglobin bei Vergiftungsfällen, um den Transfusionserfolg zu verfolgen. — Erwähnenswert ist schließlich auch O. ROBERTSON, der schon bei seinen Transfusionen mit Blutkörperchenaufschwemmungen im letzten Weltkrieg eine genauere klinische Nachkontrolle angestrebt hat (siehe S. 163). — Die Zahl der Fälle, die nutzbringend untersucht werden konnten, ist meistens nicht groß. Das hängt oft damit zusammen, daß bei Notfällen oder aus andern Gründen die Patienten nicht immer in systematischer Weise vor und nach der Transfusion untersucht werden können. Wir haben z. B. von über 200 Transfusionen nur etwa die Hälfte der Fälle lückenlos untersuchen können, SAMMARTINO und AGUIAR von 295 Transfusionen nur 60 Fälle. VLADOS und Mitarbeiter haben bei 16 von 190 Beobachtungen genaue Einzelstudien durchgeführt.

Tierexperimente mit konserviertem Blut betreffen fast ausschließlich grobbiologische Entblutungs- und Transfusionsversuche, unter denen die verbesserten Blutwechselversuche von SCHÖRCHER und verbesserte biologische Versuche von SCHILLING hervorzuheben sind. BURMEISTER machte Vergiftungsexperimente.

1. Die Wirkung auf den Kreislauf.

Eine der wichtigsten therapeutischen Eigenschaften des übertragenen Blutes ist seine Wirkung auf den Kreislauf. Von allen therapeutischen Eigenschaften ist sie auch am besten klinisch und experimentell untersucht.

Die Wirkung erklärt sich weitgehend aus der Physiologie und Pathologie der *Blutspeicher*. Ein komplizierter, nervös-geleiteter Regulationsmechanismus sorgt für die Konstanz der

Blutzusammensetzung und des Blutdrucks und betätigt die dazu nötigen Austauschvorgänge zwischen zirkulierendem Blut und Depotblut. Nach den neueren Forschungen von BARCROFT, REIN, EPPINGER, WOLLHEIM, STEINMANN (siehe Literaturangaben) zeigt dieses Geschehen etwa die folgenden Grundzüge:

Von der Gesamtblutmenge zirkuliert anscheinend nur etwa die Hälfte. Physiologischerweise wird die andere Hälfte (46% nach BARCROFT) teils in echten Depots, teils in Organen oder Kreislaufgebieten, die durch Kapazitätsänderung ihres Strombettes (Stromverlangsamung) speichern können, zurückbehalten. Echte Depots sind Hohlorgane mit divertikelartigen Räumen, die contractionsfähig sind (Milz). Die andern Speicher gehören entweder zum nebengeschalteten Strombett oder Nebenschluß (Leber, Pfortadereinzugsgebiet oder Splanchnicusgebiet, subpapillärer Hautplexus) oder gehören zum Hauptkreislauf oder Hauptschluß (die großen peripheren Venengebiete). In den echten Depots ist das Blut vom Kreislauf ausgeschaltet. Die häufigste Form der Blutspeicherung ist sowohl unter physiologischen, wie unter pathologischen Bedingungen die Stromverlangsamung im nebengeschalteten Strombett. Nach STEINMANN ist eine scharfe Trennung der Speicher bei physiologischen und pathologischen Verhältnissen zweckmäßig. Die *physiologischen Speicher* fassen das Blut, das z. B. bei Grundumsatzbedingungen nicht zirkuliert. Ihre Kapazität deckt bei Arbeit usw. den Mehrbedarf an zirkulierender Blutmenge bei einer durchschnittlichen Ausschüttung von 1,2 Liter Blut. Physiologische Depots sind die Milz, die Leber und das Pfortadereinzugs- (Splanchnicus-) Gebiet. Noch umstrittene physiologische Speicher sind die großen peripheren Venengebiete und der subpapilläre Venenplexus der Haut. Nach EPPINGER ist die Milz nicht ein einfacher Blutspeicher, sondern vorwiegend ein Erythrocytenspeicher. Das Blut wird hier anscheinend durch Flüssigkeitsabgabe verdickt, eine Möglichkeit, mit der nach EPPINGER überhaupt bei den Blutspeichern gerechnet werden muß (Leber nach D. ROBERTSON). Außerdem nimmt man auch *Plasmadepots* an, die das rückresorbierbare Gewebswasser enthalten. Unter *pathologischen Verhältnissen*, z. B. beim Versagen der zentralen (Herzdekompensation) oder der peripheren (Gefäßkollaps) Zirkulation, kann es außer in den physiologischen Speichern auch in anderen Organen zu Blutanhäufungen kommen (z. B. im subpapillären Hautplexus). Wichtig ist, daß unter pathologischen Bedingungen die physiologische Bedeutung der Blutspeicher verloren geht. Diese spielen als Speicherorgane nur mehr eine passive Rolle und vermögen vor allem das deponierte Blut nicht mehr auszutreiben.

Das *transfundierte Blut* gelangt zunächst in den Kreislauf. Je nach dem Füllungsgrad der zirkulierenden Blutmenge wird der Regulationsmechanismus in Bewegung gesetzt, und ein mehr oder weniger großer Teil des transfundierten Blutes bleibt in Zirkulation oder gelangt in die Depots. In jedem Falle zeigt der Kreislauf das Bestreben, den normalen Blutdruck und die normale Blutzusammensetzung wiederherzustellen. Die Bluttransfusion hat aber auch gewissermaßen eine funktionelle Wirkung auf den Kreislauf. Durch sie kann Depotblut mobilisiert und dem Kreislauf zugeführt werden, so daß die zirkulierende Blutmenge bedeutend größer werden kann, als der zugeführten Blutmenge entspricht (KÜHL, TH. NÄGELI; neuerdings D. ROBERTSON, sowie WETZEL). Die regulierende Ausschüttung der Blutreserven (Plasma und Erythrocyten) hängt von der Geschwindigkeit und vom Grad der Blutung, vom Zustand der flüssigen Reserven und vom Schockzustand (gestörte Regulation, siehe S. 188) ab. Der Mechanismus dieser Reizwirkung ist nicht klar. Einige Autoren denken an hormonale Reizstoffe (MAHLO).

Beim *Normalen* führen infolge dieser Regulation selbst größere Blutübertragungen zu keiner peripheren Druckerhöhung und zu keiner nennenswerten Änderung der Hämoglobinwerte und der Erythrocytenzahlen (Aufnahme der Erythrocyten in der Milz).

Bei *chronischer Anämie* mit normalem Blutdruck beobachtet man dagegen nach einer Transfusion häufig eine deutliche Zunahme der Hämoglobin- und Erythrocytenwerte, ohne daß sich der Blutdruck verändert. Das deutet besonders auf eine Vermehrung der zirkulierenden roten Blutzellen, die dem transfundierten Blut wie auch mobilisierten Depotblutkörperchen entstammen können. Ein größerer Teil des transfundierten Plasmas scheint dagegen in die Depots abzuwandern. — Eigene Untersuchungen (WILLENEGGER) an überlebenden Spenderblutkörperchen weisen darauf hin, daß um so mehr übertragene Blutkörperchen in Zirkulation bleiben, je stärker und je älter die Anämie ist. Für die Untersuchungen wurde 1—2 Tage lang konserviertes Blut benützt.

Beim *akuten Blutverlust* wird zunächst die zirkulierende Blutmenge verringert. Das trifft offenbar schon für mäßige Verluste zu (ROOME). Bei intaktem Regulationsmechanismus wird eine verhältnismäßig rasche Auffüllung aus den Blutspeichern angenommen. Bei größeren Blutverlusten erfolgt die Auffüllung auch aus den Plasmadepots. Dieser Plasmarückfluß erfolgt wahrscheinlich verzögert. Dafür spricht wenigstens die bekannte Beobachtung über die allmähliche Verdünnung des Capillarblutes (langsames Sinken der Erythrocyten- und Hämoglobinwerte nach Blutverlust). — Sobald der akute Blutverlust einen bestimmten Grad erreicht hat, ist der Organismus nicht mehr imstande, die ungenügende zirkulierende Blutmenge aus den Blutspeichern zu ersetzen und den für die Zirkulation notwendigen Blutdruck herzustellen. Für die mangelhafte Kompensation der Kreislaufleere kommen verschiedene Ursachen in Frage. Entweder ist der Füllungsgrad der Blutspeicher ungenügend (z. B. durch vorangehenden chronischen Blutverlust) oder der nervös-reflektorische Regulationsmechanismus ist auf irgendeine Weise gestört, so daß das Blut der physiologischen und pathologischen Speicher (z. B. das bei Vasomotorenkollaps angesammelte Blut im subpapillären Hautplexus) nicht mehr in Zirkulation gelangt. Diese Regulationsstörung spielt wahrscheinlich für die mangelhafte Kompensation der zirkulierenden Blutmenge die Hauptrolle. Das Versagen der Regulation kennzeichnet überdies den schockartigen Zustand, von dem schwere, akute Blutverluste in der Regel begleitet sind (hämorrhagischer Schock).

Ursprünglich erklärte man den *Verblutungstod* mit der ungenügenden Sauerstoffversorgung infolge Blutkörperchenmangel (siehe S. 188). Diese Auffassung wurde Ausgangspunkt für zahlreiche Transfusionsversuche, in deren Rahmen auch die Wiederbelebungsversuche mit konservierten Blutkörperchenaufschwemmungen gehörten. Im Zusammenhang damit stehen auch die Versuche über intravasale O_2-Injektionen und Übertragung von O_2-gesättigtem Blut (Zeller). Diese letzte Methode wurde neuerdings wieder von Henschen (Literaturübersicht) empfohlen. Dann trat die Goltzsche Lehre vom Leerschlagen des Herzens in Wetteifer mit der Lehre vom Sauerstoffmangel. Die weitere Entwicklung der Frage des Verblutungstodes wurde durch die experimentelle Plasma- und Serumtransfusion und durch die experimentelle und die klinische Schockforschung gefördert. Demnach muß man den Verblutungstod im wesentlichen als Folge einer ungenügenden Sauerstoffversorgung der Organe, namentlich der empfindlichen Ganglienzellen des Hirnstammes und der Herzmuskelfasern auffassen (primärer Atemtod, Konrich). Aber im Gegensatz zur ursprünglichen Auffassung erklärt man die mangelhafte Sauerstoffversorgung nicht mit einem Blutkörperchenmangel. Die Ursache für die mangelhafte Sauerstoffversorgung muß anders erklärt werden. Die Verminderung der zirkulierenden Blutmenge hat eine Herabsetzung des hydrodynamischen Druckes im Hauptkreislauf (Blutdruck) zur Folge. Wenn die Senkung des Blutdruckes einen bestimmten Grad erreicht hat, kann das Blut aus hydrodynamischen Gründen nicht mehr genügend in Zirkulation gesetzt werden, selbst wenn das Herz noch leistungsfähig ist. Dadurch bekommen die lebenswichtigen Organe zu wenig Sauerstoff, obgleich man annehmen muß, daß für die Sauerstoffübertragung eine kleine Blutmenge genügt. Wahrscheinlich braucht es dazu weniger rote Blutkörperchen, als selbst bei schweren Blutverlusten noch im Kreislauf zurückbleiben. Beim Kaninchen z. B. kann für die Aufrechterhaltung der Atmung noch ein Eigenblutrest von 15% genügen, wenn der Kreislauf mit einer entsprechenden Plasma- oder Serummenge, welche die Zirkulation ermöglicht, aufgefüllt wird (Schörcher). Die wesentliche Ursache des Verblutungstodes liegt demnach im Flüssigkeitsverlust des Hauptkreislaufes, wodurch die noch vorhandene Blutmenge nicht mehr genügend in Zirkulation gesetzt werden kann.

Die lebensrettende *Wirkung* der Bluttransfusion liegt zunächst in der Auffüllung des Hauptkreislaufes mit Flüssigkeit. Dadurch entsteht wieder ein genügend großer hydrodynamischer Druck, der dem noch leistungsfähigen Herzen ermöglicht, das Blut an die lebenswichtigen Organe zu befördern. Weiter hat die Vermehrung der zirkulierenden Blutmenge eine günstige Rückwirkung auf den Ablauf der Regulationsvorgänge, die sich durch Ausschüttung von Depotblut auch ihrerseits an der Wiederherstellung des Kreislaufes beteiligen können. In solchen Fällen können die im Anschluß an die Transfusion bestimmten Erythrocyten- und Hämoglobinwerte, die dem zugeführten Blut entsprechenden Werte oft weit übersteigen. Die Mobilisierung von Depotblut erklärt auch, warum bei akuten Blutverlusten meist nicht die gesamte verlorene Blutmenge für eine dauerhafte Wirkung ersetzt zu werden braucht.

Eine dauerhafte Wiederherstellung der Zirkulation bzw. des Blutdrucks ist nur möglich, wenn die transfundierte Flüssigkeit wenigstens eine gewisse Zeitlang im Kreislauf zurückbehalten wird. Maßgebend dafür ist zur Hauptsache der Kolloiddruck in den Capillaren (siehe S. 54). Wenn er durch Verdünnung des Empfängerbluts herabgesetzt wird, verläßt die transfundierte Flüssigkeit den Kreislauf in kurzer Zeit (Salzinfusion). Dagegen wird die Aufrechterhaltung des Kolloiddruckes durch das Blutplasma in idealer Weise gewährleistet. Das Plasma bildet den entscheidenden Anteil an der Kreislaufauffüllung. Außerdem zeigt das transfundierte Blut eine optimale Viscosität, die anscheinend auch nicht gleichgültig ist. Dadurch können die zelligen Bestandteile des Depotblutes im Kreislauf besser haften und wandern nicht so rasch ab wie beim Ersatz durch Salzlösungen (Mahlo u. a.).

Ein besonderes Indikationsgebiet für die Bluttransfusion sind Zustände, bei denen der Kolloiddruck infolge Eiweißverlust so stark sinkt, daß Flüssigkeit aus der Blutbahn gepreßt wird und zu Ödemen führt (Hungerödeme, Lipoidnephrose). Die Wirkung der Bluttransfusion wirkt bei diesen Fällen vornehmlich in einer Verbesserung des Kolloiddruckes.

Nach dem Gesagten wird die günstige Wirkung des konservierten Blutes im wesentlichen vom Kolloiddruck und von der Viscosität abhängig sein. Man darf annehmen, daß sich diese beiden physikalischen Eigenschaften innerhalb einer gewissen Aufbewahrungszeit nicht nennenswert verändern. Eine stärkere Änderung tritt anscheinend erst mit zunehmender Hämolyse auf, und zwar werden Kolloiddruck und Viscosität durch das Auftreten der Hämoglobinmoleküle im Plasma erhöht. Das müßte im Hinblick auf die Kreislaufauffüllung eher günstig eingeschätzt werden. Deshalb kann vom theoretischen Standpunkt aus das konservierte Blut als Auffüllmittel des Kreislaufs dem Frischblut ebenbürtig zur Seite gestellt werden. Theoretisch dürfte das aber nur dann der Fall sein, wenn das Blut durch den Stabilisator möglichst wenig verdünnt wird. Wieweit die praktische Erfahrung dieser Vermutung recht gibt, läßt sich noch nicht entscheiden, abgesehen von einem klinischen (Vlados und Mitarbeiter) und einem experimentellen (Schörcher) Hinweis.

Sowohl die Russen, die meistens 1 : 1 verdünntes Blut verwenden, als auch Jullien-Viéroz, Duran Jorda, Corelli u. a., die nur wenig verdünntes Blut benützten, rühmen die kreislaufauffüllende Wirkung in gleicher Weise. Das sagt aber an sich noch nicht viel, da damit nur der subjektive Allgemeineindruck verschiedener Autoren verglichen wird. Über die *gleichzeitig* beobachtete Wirkung von verschieden stark verdünntem Blut wird nicht berichtet.

In klinischen Untersuchungen haben Vlados und Mitarbeiter nach Transfusion von 1 : 1 verdünntem Moskauer Blut bei einigen Fällen eine Abnahme der Viscosität und des Trockenrückstandes im Empfängerblut beobachtet. Das spricht für eine gewisse Verdünnung des Empfängerblutes (Andeutung von Hydrämie) und weiter dafür, daß die Transfusion von 1 : 1 verdünntem Blut einer Vollbluttransfusion nicht ganz ebenbürtig zu sein scheint.

Nach den Untersuchungen von Vlados und Mitarbeitern führen Salzinfusionen regelmäßig zu einer ausgesprochenen Hydrämie, die sich gleichmäßig auf sämtliche untersuchten Blutbestandteile (Blutkörperchen, Hämoglobin, Trockenrückstand) und Eigenschaften (Viscosität) erstreckt. Überdies fiel bei den gleichen Untersuchungen eine Vermehrung des Bilirubins, des Kaliums und eine leichte Zunahme der Minimumresistenz im Empfängerblut auf.

Einen experimentellen Hinweis für die Verschlechterung der Gesamtwirkung von verdünntem Blut geben uns die Blutwechselversuche von Schörcher, der mit 1 : 1 verdünntem Dextrose-Citratblut keinen so großen Blutwechsel vornehmen konnte wie mit nur wenig verdünntem Heparin- und Citratblut (siehe weiter unten).

Wohl vermag die praktische Erfahrung noch keine Antwort zu geben, ob in der Wirkung von mehr oder weniger verdünntem Blut auf den Kreislauf ein Unterschied besteht. Um so mehr sprechen aber theoretisch begründete Überlegungen, gewisse klinische und experimentelle Hinweise doch dafür, daß vom Standpunkt der Kreislaufauffüllung aus eine Verringerung der Stabilisatormenge anzustreben ist, wie das Perelmann schon an der 1. Konferenz für Bluttransfusion in Leningrad 1933 ausgesprochen hat.

Theoretisch nähert sich das Blut bei zunehmender Verdünnung immer mehr den Blutsalzlösungen. Das Ende der überhaupt möglichen Verdünnung haben wir gewissermaßen in der Blutkörperchenaufschwemmung. Die wenigen praktischen Erfahrungen, die mit diesen Aufschwemmungen bekannt sind, weisen darauf hin, daß sich diese Lösungen zur Kreislaufauffüllung lange nicht in dem Maße bewährt haben wie Vollblut. O. Robertson z. B. versuchte mit Gelatinezusatz, die Viscosität der Aufschwemmungen nach Möglichkeit dem Frischblut anzugleichen. Nur so konnte eine einigermaßen dauerhafte Kreislaufwirkung erzielt werden (siehe S. 163).

Das Problem der Blutverdünnung berührt noch andere Gesichtspunkte, auf die wir später noch kurz eintreten werden (siehe S. 201).

Die Frage nach der Kreislaufwirkung des konservierten Blutes erschöpft sich nicht nur in der Untersuchung, wieweit konserviertes Blut einen günstigen Einfluß auf den Kreislauf ausübt. Infolge der sekundären Veränderungen könnte nämlich das konservierte Blut auch einen schädigenden Einfluß auf den Kreislauf haben. Das scheint auch tatsächlich der Fall zu sein. Gewisse experimentelle Erfahrungen weisen darauf hin, daß hämolysiertes Blut einen depressorischen Einfluß auf das Gefäßsystem ausübt. Der Mechanismus dieser Schädigung ist noch unklar. Man weiß noch nicht sicher, ob dafür der ausgetretene Blutfarbstoff, die Blutkörperchenreste oder andere mit der Hämolyse einhergehende Veränderungen maßgebend sind. Es ist jedenfalls nicht von der Hand zu weisen, daß auch beim Menschen stärker hämolysiertes Blut eine ähnliche Wirkung haben könnte. Dafür sprechen einige praktische Erfahrungen (siehe S. 190). In den betreffenden Fällen hat die Transfusion von stärker hämolysiertem Blut den den Schockzustand begleitenden Vasomotorenkollaps noch vertieft. Vermutlich hängt der Grad der schädigenden Wirkung vom Allgemeinzustand des Empfängers ab (Leber, Nieren, Kreislauf).

Ebenso wie beim Frischblut hat man auch beim konservierten Blut versucht, die Behandlungsmöglichkeit von Blutverlusten an *grob-biologischen Tierexperimenten* zu untersuchen. Über die älteren Experimente darüber wurde im geschichtlichen Teil (siehe S. 163) berichtet (LANDOIS und DU CORNU, PANUM, HÉDON, FLEIG, YOUREVITCH und Mitarbeiter, ROUS und TURNER). Abgesehen von LANDOIS und DU CORNU, die defibriniertes Blut verwendeten, haben die übrigen Autoren Blutkörperchenaufschwemmungen benützt. Diesen Untersuchungen lag die Ansicht zugrunde, daß beim Blutverlust die Zufuhr von O_2-übertragbaren Blutkörperchen wesentlich sei. Deshalb galten die Versuche als geeignet, neben der wiederbelebenden Wirkung der Transfusion gleichzeitig auch die biologische Funktionstüchtigkeit der aufbewahrten Blutkörperchen zu untersuchen. Als Versuchstiere dienten entblutete Kaninchen. Maßgebende methodische Angaben finden sich bei ROUS und TURNER. Wir treten auf die für die Entwicklung der Blutkonservierung grundlegend gewordenen Arbeiten kurz ein.

In den Versuchen von ROUS und TURNER betrug die Entblutungsmenge durchschnittlich ⅓ der errechneten Gesamtblutmenge (55 ccm pro 1 kg Körpergewicht). Das entspricht ungefähr einer Blutmenge von 3% des Körpergewichts. Diese Menge wurde jeweils durch eine Blutkörperchenaufschwemmung von gleichem Volumen und gleichem Hämoglobingehalt mittels Transfusion ersetzt. Dazu wurden die in Rous-Turnerscher Lösung konservierten Blutkörperchen in einer entsprechenden Menge Lockescher Lösung aufgeschwemmt. Der Transfusionserfolg wurde eine gewisse Zeit lang objektiv kontrolliert (Hämoglobinwerte, Erythrocyten- und Reticulocytenzahlen, Gewicht, Urin, Körpertemperatur).

Die Ergebnisse dieser Transfusionsversuche ergaben kurz zusammengefaßt das Folgende: in Dextrose-Citratlösung vermochten die Erythrocyten noch nach 14tägiger Aufbewahrung das normale Blut zu ersetzen, in Zirkulation zu bleiben und die Atemfunktion im Empfängerblut zu übernehmen. Die Autoren zogen die Berechtigung dazu aus der Tatsache, daß die Erythrocyten-, Hämoglobin- und Reticulocytenwerte nach der Transfusion unverändert blieben und die Tiere klinisch keine Störung zeigten. Bei älteren Blutkörperchen wurden in der Regel wenige Tage nach der Transfusion rasch sinkende Hämoglobin- und Erythrocyten werte gefunden, ein Zeichen dafür, daß die übertragenen Blutkörperchen offenbar nicht lange lebensfähig waren. Gleichzeitig wies eine starke Vermehrung der Reticulocyten auf eine gesteigerte Tätigkeit der blutbildenden Organe hin.

Später berichten OPITZ und KIGUCHI (beide an Kaninchen) und JULLIEN-VIÉROZ (am Hund) über einige Entblutungs- und Transfusionsversuche. Zweck dieser Versuche war die experimentelle Bewährungsprobe des konservierten Blutes vor der Anwendung am Mensch.

Aus neuerer Zeit liegen nur wenige Versuche vor, so von GNOINSKI, R. FISCHER und Versuche auf verbesserter Grundlage von SCHÖRCHER.

GNOINSKI hat narkotisierte Hunde entblutet (50—52 ccm pro 1 kg Körpergewicht) und das Blut durch 50—96 Tage altes Citratblut (1 Teil 6proz. Citratlösung + 5 Teile Blut) in Mengen von 20—30 ccm pro 1 kg Körpergewicht ersetzt. Der Blutersatz bewirkte meist eine sofortige Verbesserung der Herzaktion. Während der ersten Tage zeigten sich im Urin Urobilinogenvermehrung und oft auch Spuren von Hämoglobin. Die Hämoglobin- und Erythrocytenwerte gingen anfänglich zurück und erreichten wieder ansteigend nach 18—25 Tagen die Norm. Auffällig war die rapide Vermehrung der Reticulocyten von 4—13‰ auf 90 bis 100‰ nach der Transfusion. Sie erreichten ebenfalls nach 18—20 Tagen wieder Normalwerte.

R. FISCHER arbeitete mit Kaninchen. Er konnte zeigen, daß ein ausgeblutetes Tier durch Citrat- und Heparinblut, nicht älter als 8 Tage, und mit Sangostatblut, nicht älter als 15 Tage, gerettet werden konnte. Die besten Erfolge glaubte R. FISCHER mit Sangostatblut gehabt zu haben, eine Tatsache, die zum Widerspruch herausfordert, an sich aber bedeutungslos ist, da die damals verwendete Zusammensetzung des Sangostats ohnehin für die Blutkonservierung ungeeignet ist.

SCHÖRCHER hat für Entblutungs- und Transfusionsversuche eine verbesserte biologische Technik eingeführt.

Im einzelnen gestalteten sich die Versuche so, daß einem 3000 g schweren Kaninchen in Urethannarkose durch Punktion der Arteria carotis communis 50 ccm Blut entzogen wurden. Hierauf wurden 500 ccm der Ersatzflüssigkeit im Verlauf von 10—12 Minuten durch die Vena jugularis externa infundiert. Es erfolgte eine abermalige Blutentziehung von 50 ccm und eine abermalige Infusion derselben Menge. Auf diese Weise wurde fortgefahren, bis das Tier nur noch die gewünschte Menge Eigenblut besaß. Für die Berechnung der restlichen Eigenblutmenge wurde die Gesamtblutmenge des Versuchstieres mit 5% des Körpergewichts angenommen. Auf diese Weise soll nach SCHÖRCHER das Eigenblut des Tieres bis auf einen Rest von wenigen Prozenten der Gesamtblutmenge ersetzt werden können.

Wir halten eine so weitgehende rechnerische Schlußfolgerung für fraglich; denn der Kreislauf entspricht nicht einem starren Röhrensystem, das sich nach rechnerischen Regeln entleeren und füllen läßt. In erster Linie bezieht sich ein Blutwechsel auf die kreisende Blutmenge. Wieweit auch das Depotblut ausgewechselt werden kann, ist eine Frage des regulierenden Wechselspiels zwischen Speicher und Hauptkreislauf und kann nur schwer untersucht werden. Abgesehen von diesen Überlegungen bedeutet die Schörchersche Versuchsanordnung anscheinend aber doch einen Fortschritt gegenüber gewöhnlichen Entblutungsexperimenten.

SCHÖRCHER verglich in seinen Versuchen frisches Vollblut, frisches und konserviertes, wenig verdünntes Heparin- und Citratblut (7—8 ccm 10proz. Citratlösung + 100 ccm Blut), stärker verdünntes Dextrose-Citratblut (Stabilisator Nr. 39), Serum, Traubenzucker- und Ringerlösung und Tutofusin.

Es gelang SCHÖRCHER, mit frischem Vollblut, Heparin- und Citratblut fast das gesamte Empfängertierblut (rechnerisch 98% des Gesamtblutes) zu ersetzen. Mit Traubenzucker- und Salzlösung konnten etwa 60% Eigenblut ersetzt werden, mit Serum oder Plasma 80—85%. Wurde der Blutwechsel mit Serum oder Plasma noch weiter fortgesetzt, so zeigten die Tiere Atemnot. Nach SCHÖRCHER scheint demnach für die Aufrechterhaltung der Atmung eine Eigenblutmenge von 15% gerade noch zu genügen. — Das 1—6 Tage lang aufbewahrte Heparin- und Citratblut war dem Frischblut an Güte fast gleichwertig. Dagegen konnte mit 1 : 1 verdünntem Dextrose-Citratblut selbst im frischen Zustand kein so weitgehender Blutwechsel mehr gemacht werden. Mit diesem Blut gelang nur ein Blutwechsel von etwa 75% Eigenblut. Das gleiche war auch noch mit 3—4 Wochen altem Dextrose-Citratblut möglich, während mit über 10 Tage altem Heparin- und Citratblut (hämolysiertes Blut) nur mehr ein kleiner Blutwechsel gelang und überdies die meisten Tiere eingingen. — SCHÖRCHER schließt aus diesen Versuchen, daß durch kurz konserviertes Heparin- und Citratblut ein nahezu vollwertiger Blutersatz mit Übernahme der Atemtätigkeit gelinge. Die Verträglichkeit des verdünnten Dextrose-Citratbluts stehe hinter Heparin- und Citratblut. Die Atemtätigkeit dieses Blutes im Empfängertier sei fraglich.

Die Versuche von SCHÖRCHER geben uns Gelegenheit, auf einige grundsätzliche Punkte, die die Transfusion mit konserviertem Blut betreffen, einzutreten. Die Mißerfolge mit dem länger konservierten Heparin- und Citratblut fallen anscheinend mit dem Einsetzen verstärkter Hämolyse zusammen, wenigstens für das Heparinblut, wie Schörcher selber sagt. Hinsichtlich Beständigkeit der Hämoglobinfunktion sind Heparin und Citrat geeignete Stabilisatoren. Das Blut sollte demnach imstande sein, die Atemfunktion trotz der Hämolyse übernehmen zu können, da es bei der Sauerstoffübertragung auf die Hämoglobinfunktion und nicht auf die Integrität der Zellen ankommt. Es ist aber möglich, daß dazu das gelöste Hämoglobin im Empfängerblut schlechter geeignet ist als bei der experimentellen Prüfung, z. B. im van-Slyke-Apparat, wahrscheinlich schon deshalb, weil es verhältnismäßig rasch aus der Blutbahn verschwindet. Würde durch hämolysiertes Blut nur die Übernahme der Atemfunktion beeinträchtigt, so müßte wenigstens noch ein Blutwechsel wie mit Plasma und Serum gelingen, da nicht anzunehmen ist, daß der Kolloiddruck durch die geringe Blutverdünnung und durch die verhältnismäßig kurze Aufbewahrungszeit eine nennenswerte Veränderung erfährt. Ein solcher Blutwechsel gelang aber keineswegs mehr und fast alle Tiere gingen ein. Das spricht dafür, daß konserviertes Blut nach einer gewissen Zeit toxisch wirkt. Die hauptsächlichsten Veränderungen im konservierten Blut gehen von den roten Blutkörperchen aus (Stoffwechsel, Permeabilität). Welche Veränderung die biologische Wertigkeit am empfindlichsten stört, ist noch völlig unklar. Experimentelle Erfahrungen weisen vorläufig darauf hin, daß hämolysiertes Blut eine depressive Wirkung hat, ähnlich artfremdem oder gruppengleichem Blut, das im Empfänger hämolysiert wird (siehe S. 302).

SCHÖRCHER sagt, daß die Atemtätigkeit der aufbewahrten Blutkörperchen des 1 : 1 verdünnten Dextrose-Citratbluts im Empfänger fraglich sei. Diese Ausdrucksweise erscheint uns ungenau; denn man denkt dabei sofort an eine Beeinträchtigung der Hämoglobinfunktion. Nicht die Atemfunktion (O_2-Übertragung) der roten *Blutkörperchen* ist in diesem Blut vermindert, sondern die Übernahme der Atemfunktion der *gesamten Blutmischung als solcher*. Das verwundert auch nicht, wenn man bedenkt, daß das Blut zu gleichen Teilen verdünnt ist. Für das Mißlingen eines größeren Blutwechsels könnte aber auch der durch die Verdünnung herabgesetzte Kolloiddruck eine Rolle spielen. Interessant ist ferner die Beobachtung, daß das verdünnte Dextrose-Citratblut selbst noch nach wochenlanger Aufbewahrung zu einem gleich großen Blutwechsel benützt werden konnte wie das frisch konservierte. Das mag damit zusammenhängen, daß das von SCHÖRCHER verwendete Dextrose-Citratblut viel langsamer hämolysiert bzw. länger erhalten bleibt als Heparin- und Citratblut. Dies ist bekannt (SCHILLING, wir u. a.).

2. Die Wirkung einzelner Blutbestandteile.

a) Die Wirkung der roten Blutkörperchen.

Die wichtigste physiologische Eigenschaft ist der *O_2-Transport*. Mit der Möglichkeit, daß die übertragenen roten Blutkörperchen diese physiologische Aufgabe auch im Empfängerblut ausüben können, wurde schon früher auf Grund klinischer Erfahrungen (Bluttransfusion bei Methämoglobinvergiftung) und experimenteller Erfahrungen (Entblutungsversuche) gerechnet. Durch verbesserte biologisch-experimentelle Methoden (WILDEGANS, GOHRBANDT, SCHÖRCHER) scheint das heute erwiesen zu sein.

Auch die roten Blutkörperchen des konservierten Blutes sind dazu befähigt. Das zeigen indirekt die neuen biologischen Versuche von SCHÖRCHER, direkt die

Erhaltung der O_2-Kapazität im konservierten Blut, und der morphologische Nachweis der konservierten Spenderblutkörperchen im Empfängerkreislauf läßt es wenigstens vermuten.

Nach den heutigen Kenntnissen spielt aber bei akuten Blutverlusten der Blutkörperchenersatz praktisch keine so große Rolle. Viel wichtiger ist die Auffüllung der zirkulierenden Flüssigkeitsmenge. Hingegen kann die Ausübung der Atemfunktion der transfundierten Blutkörperchen beim Ersatz von vergiftetem Blut bedeutungsvoll werden. Die erfolgreiche Anwendung der Bluttransfusion bei Vergiftungen, die mit Schädigungen des Blutfarbstoffs verbunden sind (CO usw.), ist ja längst bekannt.

In diesem Zusammenhang verdienen die experimentellen Versuche von BURMEISTER (1916) Beachtung. In der Absicht, Aufschluß über das funktionelle Überleben konservierter Blutkörperchen zu erhalten, konnte BURMEISTER Hunde und Katzen mit sicher tödlicher CO-Vergiftung durch 3—17 Tage lang konserviertes Blut retten. Über klinische Erfolge bei Blutfarbstoffvergiftungen berichten JULLIEN-VIÉROZ und MAJANZ.

Auch andere physiologische Eigenschaften der roten Blutkörperchen können vielleicht für die Transfusionswirkung in Betracht fallen. So sollen nach neueren Untersuchungen die Erythrocyten befähigt sein, Harnstoff (MUSSGNUG) und Diphtherietoxine (DUJARRIC DE LA RIVIÈRE und KOSSOVITCH) zu binden. Darin liegt vielleicht ein Mitgrund für die antitoxische Wirkung der Bluttransfusion. Ferner spielen die roten Blutkörperchen als Hormon- und Vitaminträger eine Rolle. — Von den Hormonen weiß man, daß 85—95% des Adrenalins im kreisenden Blut an die roten Blutkörperchen gebunden sind. Man bezeichnet die Blutkörperchen als sog. periphere Adrenalinspeicher. KUCZAROV konnte experimentell zeigen, daß Heparin das Absorptionsvermögen der roten Blutkörperchen für Adrenalin vermindert, oder daß unter dem Einfluß des Heparins das Adrenalin verändert wird. — Von den Vitaminen ist fast der ganze Pellagraschutzstoff an die Erythrocyten gebunden.

Untersuchungen und Erfahrungen darüber sind mit konserviertem Blut nicht mitgeteilt.

Schließlich sei noch erwähnt, daß im konservierten Blut auch der *gelöste* Blutfarbstoff u. U. eine gewisse Wirkung haben könnte.

Nach KÄMMERER (siehe S. 13) wirken die Derivate des Hämoglobins (Hämatin, Mesohämatin) z. T. noch in sehr hohen Verdünnungen hemmend auf das Bakterienwachstum.

Wieweit aber diese Farbstoffderivate im konservierten Blut auftreten, ist noch nicht näher untersucht. Die Frage ist vorläufig von theoretischem Interesse. Die praktische Anwendung würde davon abhängen, ob der Hämolysegrad, der mit einer optimalen Verdünnung dieser Derivate verbunden wäre, für den Empfänger noch ungefährlich ist oder nicht.

b) Die Wirkung der weißen Blutkörperchen.

Die Hauptwirkung der weißen Blutkörperchen, die man kennt, ist die *Phagocytose*. Ob die Phagocytose übertragener Leukocyten von praktischer Bedeutung ist, wird heute allgemein bezweifelt, da die Leukocyten mengenmäßig zurücktreten. Aus diesem Grunde hat man auch verschiedentlich zum Ersatz (Agranulocytose) und zur Unterstützung des Empfängerblutes die Transfusion von Leukämikerblut empfohlen. HANAUSEK versucht neuerdings, isolierte und sogar aufbewahrte Leukocyten zu übertragen. Wir werden darauf bei der „Transfusion einzelner Bestandteile" (siehe S. 215) näher eintreten.

Wenn vom konservierten Blut eine Leukocytenwirkung erwartet werden will, dann muß das Blut möglichst bald nach der Konservierung verwendet werden, da die Leukocyten meist schon nach 24—48 Stunden zu degenerieren beginnen und an phagocytärem Vermögen einbüßen. Aus diesem Grunde halten BELK, HENRY und ROSENSTEIN die Anwendung von konserviertem Blut bei Agranulocytose für unzweckmäßig, ebenso KARAVANOV und KOLMER die Anwendung zur ohnehin problematischen Unterstützung des bactericiden Vermögens des Krankenblutes, es sei denn, das Blut werde nicht länger als 2—3 Tage verwendet. Nach JEANNENEY sollen die durch den Leukocytenzerfall frei werdenden Stoffe („lysats leucocytaires") im Empfänger Abwehrstoffe anregen.

c) Die Wirkung anderer Blutbestandteile.

Das Blut ist Träger für den gesamten Stoffaustausch im Organismus und enthält als solcher Stoffe, die vielleicht auch an der Wirkungsweise der Bluttransfusion beteiligt sein können, wie *Hormone* (Behandlung mit Schwangerenserum; hormonale Reizstoffe, welche Depotblut mobilisieren), natürliche oder gesteigerte *Antikörper* [Übertragung von Rekonvaleszentenblut, Immunotransfusion, Fieberbluttransfusion von Spendern, die z. B. mit Milchinjektionen vorbehandelt wurden (Lainer)] und *Komplement.*

Über das Verhalten dieser Stoffe im konservierten Blut ist schon einiges bekannt.

Von den natürlichen Antikörpern sind allerdings nur die gruppenspezifischen untersucht. Die Agglutinine bleiben recht lange erhalten, die Hämolysine verschwinden viel rascher. — Nach Mstibovski sollen die gesteigerten Antikörper bzw. die immunbiologischen Eigenschaften des konservierten Bluts einige Tage erhalten bleiben. — Die Komplementaktivität verschwindet im allgemeinen nach 3 Wochen. — Für die Immunotransfusion bietet vielleicht die Transfusion von gelöstem Trockenserum eine brauchbare therapeutische Möglichkeit, da die Antikörper in bestimmten Trockensera erhalten bleiben (siehe S. 213).

d) Die Wirkung des Stabilisators.

Es ist sehr unwahrscheinlich, daß die anorganischen und organischen Stoffe der verschiedenen Stabilisatoren die Wirkung des konservierten Blutes in irgendeiner Weise direkt unterstützen. Die Frage ist im Zusammenhang mit der bactericiden Wirkung aufgeworfen worden (siehe S. 10). Außerdem schreibt Corelli dem Novotrans antitoxische Wirkung zu.

3. Die Reizwirkung der Bluttransfusion.

Die Reizwirkung auf den Organismus ist neben der Kreislaufwirkung die wichtigste Eigenschaft der Bluttransfusion.

Bis zu einem gewisen Grade kann man bei der Bluttransfusion klinisch 2 Arten von Reizwirkungen unterscheiden. Man beobachtet eine mehr allgemeine Reizwirkung auf die Lebensfunktion im Gesamten und eine besondere Reizwirkung auf die blutbildenden Organe. Die allgemeine Reizwirkung führt zu einer allgemeinen Besserung des Krankheitszustandes und wird auch meistens daran beurteilt. Genauer kann die Reizwirkung auf die blutbildenden Organe am roten Blutbild nachkontrolliert werden. — Das Wesen der Reizwirkung ist in vielem noch unklar. Man kann nicht sicher sagen, welche Blutbestandteile im einzelnen für die Reizwirkung maßgebend sind. Am wahrscheinlichsten sind es Eiweißkörper. Für die Blutbildung spielen vermutlich die Zerfallsprodukte der roten Blutkörperchen eine besondere Rolle. Unklar ist auch der Mechanismus der Reizwirkung. Die Anhänger der kolloidklastischen Theorie erblicken in der Kolloidklasie die gemeinsame Grundlage für jede Art Reizwirkung.

a) Die Wirkung auf die blutbildenden Organe.

Die Wirkungsweise der Bluttransfusion auf die Blutregeneration wird an tierexperimentellen und klinischen Untersuchungen beurteilt.

Die Wirkung ist abhängig von der Reaktionsfähigkeit des Knochenmarks. Einen Einfluß kann auch der Umstand haben, ob die Transfusion mit oder ohne Störung verlaufen ist. Nachreaktionen scheinen die Wirkung vermindern zu können (Sibley und Lundy, siehe unten). Anderseits kann ein Transfusionszwischenfall (infolge Gruppenfeler) auf dem Umweg über die Umstimmung des Organismus von besonders starker Reizwirkung auf die Blutregeneration sein (Kämmerer). Nach experimentellen Untersuchungen von Fontès und Thivolle ist die erste Bluttransfusion viel wirkungsvoller als spätere Transfusionen.

Der Erfolg wird meistens am roten Blutbild kontrolliert. Bei guter Reaktionsfähigkeit der blutbildenden Organe übersteigen im allgemeinen die Hämoglobin- und Erythrocytenwerte im weiteren Verlauf die unmittelbar nach der Transfusion gefundenen Zahlen. Neuerdings stellten z. B. Sibley und Lundy bei einem größeren Untersuchungsmaterial am Mensch (Transfusionsmenge 500 ccm) einen durchschnittlichen Hämoglobinanstieg von etwa 9% am Ende des 2. Tages und gegen den 10. Tag wiederum einen Rückgang der Werte fest. Bei

Nachreaktionen (Fieber, Schüttelfrost) betrug die Zunahme nur etwa die Hälfte. Als Maß für die erfolgreiche Reizwirkung gilt auch die Reticulocytenzunahme (FONTÈS und THIVOLLE, INTROZZI, BOGDANOV und Mitarbeiter).

Meistens versetzt man den Neubildungsreiz in die roten Blutkörperchen. Die Hauptwirkung soll aber erst nach ihrem Zerfall eintreten. Vermutungsweise kommen dafür der Blutfarbstoff oder seine Derivate und die Globine in Betracht. Nach PRIBRAM kommt noch hinzu, daß das aus dem Hämoglobin frei werdende Eisen in Gegenwart von Lecithin, das ebenfalls aus den Blutkörperchen frei wird, die Gewebsatmung als mächtiger Katalysator steigert. Nach neueren Untersuchungen von PAPA wird das mit dem transfundierten Blut zugeführte Fe im Organismus teilweise zurückbehalten. SAI und ITIZYO konnten beide durch Cu-Zusatz den Blutbildungsreiz des transfundierten Blutes verstärken. Nach gewissen Beobachtungen scheint auch durch eiweißhaltige Körperflüssigkeit, die keine roten Blutkörperchen enthält, ein Reiz auf die blutbildenden Organe ausgeübt zu werden, z. B. durch Transfusion von Ascitesflüssigkeit (MEERSON). Man muß ferner annehmen, daß sich die Reizwirkung nicht nur auf eine reine Neubildung, sondern vor allem auch auf eine Ausschüttung von Blutkörperchen aus den Depots und Bildungsstätten bezieht. Manchmal ist die Mobilisierung der Blutreserven aus der sofortigen Reticulocytenvermehrung zu erkennen (INTROZZI).

Der Einfluß auf die weißen Blutzellen scheint mehr indirekter Art zu sein (Besserung des Krankheitszustandes durch die allgemein stimulierende Wirkung der Transfusion).

Beim konservierten Blut ist der Blutbildungsreiz bis jetzt nur selten tierexperimentell untersucht worden. ROUS und TURNER haben bei ihren Entblutungs- und Transfusionsversuchen mit Blutkörperchenaufschwemmungen im allgemeinen keine besondere Reizwirkung auf die hämatopoetischen Organe beobachtet, nur ausnahmsweise eine deutliche Reticulocytenvermehrung. Dagegen stellte GNOINSKI bei Hundeversuchen regelmäßig eine beträchtliche Vermehrung der Reticulocyten fest.

Wenn für den Blutbildungsreiz der Untergang der roten Blutkörperchen maßgebend ist, dann dürfte beim konservierten Blut eigentlich mit einem verstärkten Blutbildungsreiz gerechnet werden, vorausgesetzt, daß bereits eine gewisse Hämolyse besteht. Die Meinung wurde schon verschiedentlich ausgesprochen (JULLIEN-VIÉROZ, ZMAKIN u. a.). Die blutbildende Wirkung würde sich damit dem artfremden Blut nähern, das nach MIKI in *kleinen* Mengen eine Funktionssteigerung der hämatopoetischen Organe zur Folge hat.

Größere Mengen artfremden Blutes führen meistens zu hämolytischem Schock, der u. U. zu einem mächtigen Umstimmungsreiz führen kann, dessen Wirkung aber auf die blutbildenden Organe anderer Art ist (pathologisches weißes Blutbild mit Linksverschiebung, nach BOGDANOV).

Die klinischen Erfahrungen über die blutregenerierende Wirkung des konservierten Blutes lassen noch kein abschließendes Urteil zu. Über die Erfolge der Anämiebehandlung mit konserviertem Blut, die am Verhalten des Blutfarbstoffes und an den Erythrocyten untersucht werden kann, treten wir im klinischen Abschnitt ein. An dieser Stelle möchten wir nur R. FISCHER erwähnen, der den besonders kräftigen Reiz des Sangostatblutes zur Blutbildung rühmt.

Möglicherweise könnte das mit der Besonderheit des Sangostats zusammenhängen, insofern als durch fixierte bzw. formolisierte Erythrocyten im Tierversuch die Blutregeneration stark angeregt wird (GIROTTO, VALERI, CARDIN und TORRESINI).

Über Reticulocytenanstiege bei posthämorrhagischen Anämien berichten VLADOS und Mitarbeiter (Moskauer Blut). Wir haben in 12 Fällen (bei Frakturen, sekundärer Anämie, bei Ca und bei chronischer Infektion) keine deutliche Beeinflussung der Reticulocytenwerte durch die Transfusion von konserviertem Blut festgestellt (Beobachtungszeit bis 3 Wochen).

Die Wirkung des konservierten Blutes auf das weiße Blutbild scheint sich ähnlich wie beim Frischblut zu verhalten. CVETKOV fand eine sehr verschiedenartige Beeinflussung des Blutbildes und glaubt, daß das hauptsächlich mit dem Krankheitszustand zusammenhängt. Auch KIGUCHI fand in 15 näher untersuchten

Fällen (bis zu 1 Woche altes Blut) keine regelmäßigen Veränderungen des weißen Blutbildes, in einigen Fällen dagegen Linksverschiebung. In 16 genau untersuchten Fällen fanden VLADOS und Mitarbeiter meist eine leichte vorübergehende Leukocytenvermehrung nach Übertragung von Moskauer und Leningrader Blut. Wir selber haben in über 100 Fällen von chirurgischen Krankheiten das weiße Blutbild vor und nach der Transfusion und bei verschieden lang konserviertem Blut verfolgt. Es ergaben sich keine durchgehenden Regelmäßigkeiten. Im Vordergrund stand immer der Krankheitszustand. Wenn die Transfusion einen günstigen Einfluß auf den Allgemeinzustand hatte, dann verbesserte sich dementsprechend das entzündliche Blutbild. Normale weiße Blutbilder wurden durch leicht hämolysiertes Blut nicht merklich beeinflußt. Eine besondere Reizwirkung wie Linksverschiebung oder Leukocytose konnten wir nie mit Sicherheit der Transfusion allein zuschreiben. Einzig stellten wir bei einigen Osteomyelitisfällen von Kindern nach der Transfusion jeweils eine mehr oder weniger ausgesprochene Vermehrung der eosinophilen Leukocyten (um 3—6 Zellen), die nach der Transfusion allmählich wieder verschwand, fest. Bei dem einen Fall trat dieser Zustand bei 8 Transfusionen (Alter des Blutes bis zu 1 Woche) 5mal auf.

b) Die allgemeine Reizwirkung.

Die günstige Allgemeinwirkung der Bluttransfusion auf den Organismus ist bei allen möglichen Schwächezuständen (Tumorkachexie, Rekonvaleszenz, Blutkrankheiten) und bei Infektionszuständen das Behandlungsziel. Dieses Ziel bildet aber auch die Ursache für manche übertriebene und abwegige Verwendung der Bluttransfusion.

Für die guten Erfolge machen die meisten Autoren die allgemeine Reizwirkung der Bluttransfusion verantwortlich. Der direkten Wirkung von substituierenden Stoffen (Hormonen usw.) mißt man weniger Bedeutung bei. Im allgemeinen verspricht man sich von der Transfusion nur dann Erfolg, wenn der Organismus noch reaktionsfähig ist. Andrerseits versucht man, den Organismus durch Bluttransfusion erst wieder in einen reaktionsfähigen Zustand zu bringen. z. B. für die Lebertherapie bei Perniciosa (BÜRGER und HUFSCHMID).

Besonders häufig wurde die antiinfektiöse Wirkung der Bluttransfusion besprochen. In dieser Frage bestehen immer noch Meinungsverschiedenheiten. Namentlich bei schweren Infektionszuständen (Sepsis) ist die Wirkung umstritten. Erfahrene Autoren wie ÖHLECKER fordern für die richtige Beurteilung die bakteriologische Kontrolle des Empfängerblutes. Die überwiegende Zahl der Autoren neigt zur Ansicht, daß die Wirkung der Bluttransfusion bei Infektionszuständen zur Hauptsache der allgemein stimulierenden Wirkung zuzuschreiben sei. Abgesehen von bestimmtem Rekonvaleszentenblut scheinen übertragene Antistoffe (natürliche und künstlich gesteigerte), Komplement und Leukocyten an der Wirkung nicht wesentlich beteiligt zu sein, obschon an einer gewissen bactericiden Wirkung des Blutes wenigstens experimentell nicht zu zweifeln ist. Auch die Untersuchungen über die Steigerung von Antikörpern im Empfängerblut haben bis jetzt noch zu keinen schlüssigen Resultaten geführt. Gelegentlich wurde festgestellt, daß durch homologe Bluttransfusion die Normalagglutinine und -hämolysine experimentell gesteigert werden können (OKAMOTO, VORONOFF, KAMAGOTA). ZEBRIN will durch Transfusion allerdings auch eine Steigerung von Bakterienagglutininen beobachtet haben, MEDVEDEVA eine Steigerung der Phagocytose.

Im übrigen ist der Mechanismus der allgemein stimulierenden Wirkung der Bluttransfusion noch völlig unklar. Vielfach wird zur Erklärung die Kolloidklasie WIDALS (besonders durch BOGOMOLEC und seine Schule) herangezogen. Kolloidklasie bedeutet „Brechung" des normalen Zustandes der Kolloide und äußert sich in Eiweißveränderungen des Blutes (Hämoklasie) und der Gewebe. Neuere Untersuchungen unter BOGOMOLEC (MEDVEDEVA) zeigen, daß sich die Kolloidklasie der Organe (vor allem in der Leber) in Verminderung der Eiweißlöslichkeit, Labilisierung der Eiweiße und Lockerung der H_2O-Bindung äußert. Am stärksten sollen die Veränderungen nach homologen Bluttransfusionen in Erscheinung treten.

Vielfach versuchte man die Reizwirkung der Bluttransfusion an einzelnen Lebensfunktionen zu verfolgen, so am Stoffwechsel. In diesem Zusammenhang wurde nach Transfusionen die chemische Zusammensetzung des Empfängerblutes untersucht (DELL'ACQUA, BAGDASAROV und Mitarbeiter, KRAINER und BUMILLER, BANAITIS und LUKJANOV, TAKESHITA, BOLLER, CORINALDESI, CODOUNIS, SCIMONE). Im allgemeinen bleiben Cl, K, Ca unverändert. Mitunter zeigen sich aber vorübergehende Veränderungen des Zuckerspiegels (Insulinwirkung), des Fettgehalts, der Eiweißfraktionen, des Rest-N, der Alkalireserve, des Wassergehalts. Eigentliche Stoffwechseluntersuchungen betreffen die N-Bilanz (neuere Untersuchungen darüber beim

Mensch von FEDOROV und Mitarbeitern und beim Hund von LOMBROSO und ZUMMO, ROTSCHILD und CERA). Die Untersuchungen bestätigen die älteren Befunde von BÜRGER, der nach ungestörter Bluttransfusion eine Verminderung der N-Ausscheidung im Harn beobachtete, was für die eiweißretinierende Wirkung der Bluttransfusion spricht. Interessant ist die Beobachtung BÜRGERS, der im Falle einer stärkeren Nachreaktion eine länger anhaltende Veränderung des Eiweißumsatzes im Sinne eines gesteigerten Abbaues fand. Eine Steigerung des Grundumsatzes nach Bluttransfusion wurde von BÜRGER und HUFSCHMID beobachtet. — Eine gewisse Reizwirkung scheint die Bluttransfusion auch auf den Darm zu haben (Bluttransfusion bei Darmlähmung). COSTANTINI zeigte am Bauchfenster, daß Vollblut keinen Einfluß auf die Peristaltik und Gefäßversorgung des Darmes hat. Dagegen verursachten Citrat- und Transfusolblut Vasokonstriktion und vermehrte Peristaltik, die durch defibriniertes Blut sogar bis zum Spasmus gesteigert werden konnte.

Im Rahmen der allgemeinen Reizwirkung muß die Bluttransfusion im Vergleich zur parenteralen Eiweißtherapie und zur Transfusion kleiner Heteroblutmengen (BIER), die heute immer noch empfohlen werden (HALPERN, BOGDANOV und Mitarbeiter), als verhältnismäßig milder, vielleicht aber auch als um so geeigneterer Reiz aufgefaßt werden.

Über Untersuchungen, die im Rahmen der allgemeinen Reizwirkung der Transfusion mit konserviertem Blut durchgeführt wurden, berichten FEDOROV, BARULIN und NAMIATICHEV, ferner VLADOS und Mitarbeiter.

FEDOROV und Mitarbeiter untersuchten das Verhalten der Stickstoffbilanz. Nach Übertragung von konserviertem Blut (Moskauer Lösung) fanden sie in der Regel eine länger anhaltende Steigerung der N-Ausscheidung im Urin und in den Fäces, also eine aktivierende Wirkung auf den Eiweißumsatz ähnlich der „spezifisch-dynamischen Eiweißwirkung". Zu den gleichen Ergebnissen gelangte auch BOGOMOLEC (zit. nach BAGDASAROV). FEDOROV und Mitarbeiter sind der Meinung, daß sich das konservierte Blut in dieser Hinsicht gewissermaßen dem heterogenen und gruppenungleichen Blut nähert und auch an die Erfahrungen bei der Proteinkörpertherapie erinnert.

VLADOS und Mitarbeiter verfolgten bei einer kleinen genau untersuchten Versuchsreihe (meistens sekundäre Anämien) nach Transfusion von Moskauer Blut das Verhalten der Eiweißstoffe im Empfängerplasma. Die Globulinfraktion schien auf Kosten der Albumine zuzunehmen (Refraktometerwert). Die gleichen Autoren fanden mitunter auch Kaliumanstiege im Empfängerblut.

Das könnte mit der Transfusion von konserviertem Blut direkt zusammenhängen, da konserviertes Blut immer eine Vermehrung des Kaliums im Plasma aufweist und durch die Nachhämolyse u. U. weitere K-Mengen frei werden könnten. Vielleicht spielt auch eine in ihrer Art noch unbekannte Reizwirkung mit. Nach den experimentellen Erfahrungen über den hämolytischen Schock übersteigt die Kaliumzunahme den durch die Hämolyse frei gewordenen Wert im Empfängertier (ILJIN, Untersuchungen unter HESSE).

Grundsätzlich wäre beim konservierten Blut daran zu denken, daß die sekundären Veränderungen nicht nur die Blutbildung besonders stark anregen, sondern auch eine verstärkte allgemeine Reizwirkung entfalten könnten. Man müßte dabei vielleicht an chemische und kolloid-chemische Veränderungen der verschiedenen Eiweißkörper denken (Denaturations- und Abbauformen). Die näheren Untersuchungen der Eiweißkörper im konservierten Blut und Blutplasma befinden sich erst im Anfangsstadium. Vorläufig scheinen sie zu zeigen, daß die Veränderungen nicht sehr bedeutend sind und offenbar sehr langsam erfolgen. Man müßte deshalb möglichst lange aufbewahrtes Blut verwenden, das aber anderseits wegen der Hämolyse für viele Fälle eine große Gefahr bilden würde. Wir versuchten deshalb, in Fällen, bei denen eine allgemeine Reizwirkung erwünscht war, möglichst lange konserviertes Blut und auch lange gelagertes Blutplasma zu benützen. Die klinischen Erfahrungen lassen aber darüber noch kein Urteil zu.

Wieweit beim konservierten Blut substituierende Stoffe (Antikörper, Komplement, Leukocyten) und das bactericide Vermögen zur Behandlung von Infektionszuständen mitwirken mögen, darüber weiß man ebensowenig wie beim

Frischblut. Theoretisch wäre schon nach verhältnismäßig kurzer Aufbewahrungszeit mit einer stark verminderten Wirkung zu rechnen, da die genannten Stoffe und Formelemente im konservierten Blut unbeständig sind.

4. Die blutstillende Wirkung.

Bekanntlich kann die blutstillende Wirkung der Bluttransfusion oft ebensogut durch kleine wie durch größere Blutmengen erzielt werden, ja selbst schon durch kleinere Plasma- oder Serumgaben. Die ältere Auffassung, wonach die Zufuhr von Blutplättchen und Gerinnungsstoffen (Thrombokinase, Thrombin) für den Erfolg verantwortlich sei, tritt heute eher zurück, und man denkt mindestens ebensosehr an eine Reizwirkung. Dafür sprechen namentlich neuere Untersuchungen über das Prothrombin. So konnte QUICK zeigen, daß nach Bluttransfusion der Prothrombingehalt um viel mehr ansteigt als dem Prothrombingehalt des transfundierten Blutes entspricht, z. B. von 8% auf 20% nach 500 ccm Blutübertragung. Im Falle QUICK genügte diese Steigerung für einen vorübergehenden klinischen Erfolg. Auf Grund klinischer Untersuchungen denkt auch COTTI an eine Aktivierung der Profermente. Im Gegensatz dazu beobachteten LORD, ANDRUS und MORE am Hund, daß der Prothrombingehalt im Empfängerblut der Summe von Spenderprothrombin + Empfängerprothrombin entspreche. Eine Reizwirkung auf die Thrombocytenbildung soll gelegentlich bei thrombopenischen Krankheitszuständen beobachtet werden (CANUYT und HORBER).

Mehrfach suchte man die blutstillende Wirkung am Verhalten der Gerinnungszeit des Empfängerblutes zu untersuchen. Man findet aber nicht in allen Fällen, auch nicht immer in Fällen mit positiver klinischer Wirkung, eine Verkürzung (ENOMOTO, CODOUNIS, COTTI, INTROZZI u. a.). Außer der direkten Wirkung auf den Gerinnungsvorgang kommt für die Blutstillung vielleicht auch eine vasokonstriktiv wirkende Substanz in Betracht (ENOMOTO). Bekannt ist jedenfalls die starke vasokonstriktorische Wirkung des frisch defibrinierten Blutes (FREUND), das auch in neuerer Zeit für verzweifelte Fälle empfohlen wird (BÜRKLE DE LA CAMP).

Genauere Untersuchungen über die blutstillende Wirkung des konservierten Blutes sind selten gemacht worden. VLADOS und Mitarbeiter (16 Fälle) wollen nach Transfusion von Moskauer Blut eine Herabsetzung der Gerinnungszeit beobachtet haben. Auch BONDARENKO und SVEDSKIJ (13 Fälle) wollen fast immer eine Beschleunigung der Gerinnung beobachtet haben, und zwar 30 Minuten nach der Transfusion von Blut, das mit Pneumin stabilisiert wurde. Dementsprechend fanden die Autoren auch eine Steigerung der Retraktion des Blutkuchens (fehlende Retraktion deutet auf Thrombopenie, siehe O. NAEGELI). Andrerseits scheinen VLADOS und Mitarbeiter keine besondere Veränderung dieses Phänomens gefunden zu haben. Wir selber haben in mehreren Fällen nie eine Beeinflussung der Gerinnungszeit durch die Transfusion von konserviertem Blut feststellen können (mehrmalige Untersuchung direkt im Anschluß an die Transfusion), gleichgültig, ob es sich um wenig oder länger konserviertes Blut handelte. Es muß allerdings gesagt werden, daß die Gerinnungszeit der untersuchten Patienten nicht pathologisch verändert war. CVETKOV und Mitarbeiter haben die Blutplättchen des Empfängers nach Transfusion von konserviertem Blut in allen Fällen (60) erhöht gefunden.

Nach TZANCK ist das konservierte Blut zur Hämostase besonders gut geeignet, da durch den verhältnismäßig raschen Zerfall der Thrombocyten in größerer Menge Gerinnungsstoffe (Thrombokinase) frei werden sollen. Ähnlich äußerte sich KISLOVA. Andere Autoren erblicken im Untergang der Thrombocyten einen Nachteil für die hämostatische Wirkung (BELENKIJ, KOLMER, BELK, HENRY und ROSENSTEIN, MEYER-WILDISEN). Wenn die Hämostase von den gerinnungshemmenden Stoffen des transfundierten Blutes abhängig ist, dann wäre für das konservierte Blut die Beständigkeit dieser Stoffe wichtig. In diesem Zusammenhang haben amerikanische Autoren neuerdings die Prothrombinwirkung untersucht. Diese verschwindet je nach Prüfungsmethode mehr oder weniger schnell, und je nachdem wird dem konservierten Blut die hämostatische Wirkung abgesprochen oder nicht. Ähnlich wie Frischblut scheint auch das konservierte

Blut eine gewisse Reizwirkung ausüben zu können. REINHOLD, VALENTINE und FERGUSON konnten mit 500 ccm 3 Tage lang konserviertem Blut (75% Prothrombingehalt) den Prothrombingehalt des Empfängers von 15% auf 19% steigern. QUICK glaubt, daß die Steigerungsmöglichkeit durch konserviertes Blut entsprechend seinem verminderten Prothrombingehalt geringer sei als durch Frischblut. Die mitgeteilten praktischen Erfahrungen lassen noch keine endgültige Beurteilung zu.

Wenn wir die Untersuchungen über die Wirkung des konservierten Blutes noch einmal überblicken, so müssen wir feststellen, daß noch viele Lücken bestehen. Wir wollen die Ergebnisse kurz *zusammenfassen*:

Unter den Wirkungen, die das konservierte Blut auf den Organismus ausübt, ist diejenige auf den *Kreislauf* am besten untersucht. Es werden darüber verschiedene Tierexperimente, die mit konservierten Blutkörperchen und mit konserviertem Vollblut ausgeführt wurden, mitgeteilt. Die Versuche mit *Blutkörperchen* gehören der Geschichte an, weil heute der Standpunkt, wonach die zelligen Elemente zur Auffüllung des Kreislaufes am wichtigsten seien, überholt ist.

Die Experimente mit *Vollblut* erstreckten sich, abgesehen von SCHÖRCHER, nur auf ein kleines Versuchsmaterial im Sinne von Tastversuchen und wurden nicht im Rahmen von Vergleichsuntersuchungen durchgeführt.

Die bisherigen experimentellen Untersuchungen und theoretische Überlegungen erlauben den Schluß, daß vom konservierten Blut eine dem frischen Blut ebenbürtige Wirkung bei der Kreislaufauffüllung erwartet werden darf, wenn das Blut nur wenig verdünnt ist und wenn noch keine nennenswerte Hämolyse besteht.

Bei allen anderen Wirkungsmöglichkeiten des konservierten Blutes werden mit Ausnahme der Atmungsversuche von BURMEISTER tierexperimentelle Untersuchungen vermißt. Auch über klinische Studien ist noch verhältnismäßig sehr wenig mitgeteilt. Nur die Reizwirkung auf die blutbildenden Organe und allgemeiner Art wurde von einigen Autoren näher untersucht. In Bezug auf die blutbildenden Organe ist zu vermuten, daß mit konserviertem Blut eine deutliche Reizwirkung erzielt werden kann. Die weitere Frage, ob diese Reizwirkung infolge des teilweise hämolysierten Blutes vielleicht sogar noch stärker als beim Frischblut ausfällt, steht noch offen. In bezug auf die Reizwirkung allgemeiner Art weicht das konservierte Blut vielleicht in mancher Hinsicht vom Frischblut ab. Vielleicht nähert sich die Reizwirkung allgemeiner Art der des heterogenen Blutes.

Über die Wirkungsmöglichkeiten, die von einzelnen Bestandteilen ausgehen, wissen wir für das konservierte Blut noch nichts Sicheres. Die einzelnen Bestandteile, die dafür in Betracht kommen, sind die roten (Entgiftungsfunktion) und die weißen (antibakterielle Wirkung) Blutkörperchen, die Blutplättchen, natürliche oder gesteigerte Antistoffe, Komplemente, Hormone und Vitamine. Zum Teil hängt dies damit zusammen, daß die Wirkungsweise dieser Elemente und Stoffe auch beim Frischblut nicht klar ist, zum Teil auch damit, daß diese Stoffe im konservierten Blut noch gar nicht (Vitamine, Hormone) oder nur andeutungsweise (Antikörper) untersucht sind.

III. Anzeige und praktischer Erfolg der Transfusion mit konserviertem Blut.

Mitteilungen über die praktische Anwendung des konservierten Blutes sind zahlreicher als Mitteilungen über die Wirkungsweise. Sie erreichen aber noch lange nicht die große Zahl der Arbeiten, die sich mit der Frage der Blutkonservierung

(Technik, Stabilisatoren usw.) und mit den Veränderungen im konservierten Blut beschäftigen.

Über die praktische Anwendung des konservierten Blutes wird selten ausführlicher berichtet (CORELLI, SCHÜRCH und WILLENEGGER). Die meisten Mitteilungen betreffen meist nur ein kleineres Beobachtungsmaterial, das sich im allgemeinen zwischen einem Dutzend bis über hundert Fällen, selten mehr, bewegt. Über die klinischen Erfahrungen bei einem größeren Beobachtungsmaterial berichten FILATOV und DOEPP (1500 Fälle), SAMMARTINO und AGUIAR (295 Fälle), CORELLI (1000 Fälle), HOHENWALLNER (120 Fälle). Wir selber haben über 200 Fälle klinisch genauer untersuchen können. Viele Autoren beschränken sich auf eine zusammenfassende Wiedergabe der Beobachtungen, vielfach nur in wenigen Sätzen. Das gilt namentlich auch für die Angaben aus dem riesigen Erfahrungsmaterial des spanischen Bürgerkriegs und für die Angaben der meisten amerikanischen Autoren. Einzelfälle sind von JULLIEN-VIÉROZ, WILSON DURAN JORDA, und JAMIESON, ELLIOTT und Mitarbeitern, SCHÜRCH und WILLENEGGER und von einer Anzahl russischer Autoren, die meistens aber nur im Referat zugänglich sind, zusammengestellt. Besondere Einzelfälle werden von DE GOWIN, SERVANTIE und JULLIEN-VIÉROZ, MAJANC und einigen andern Autoren erwähnt. Wieder andere Autoren berichten im Rahmen einer gemischten Anzahl Transfusionen mit frischem und konserviertem Blut über ihre Erfahrungen, gehen aber im besonderen auf das konservierte Blut nicht ein (DULCIN und Mitarbeiter, GUSEV und Mitarbeiter, FILATOV und Mitarbeiter).

Dem Grundgedanken der Blutkonservierung liegt die Vorwegnahme aller Vorbereitungen, welche die direkte und indirekte Frischbluttransfusion belasten, zugrunde (SCHILLING). Demnach sind alle Notfälle, die eine dringende Transfusion verlangen, das wichtigste Indikationsgebiet für konserviertes Blut. Verschiedene organisatorische Bequemlichkeiten (Unabhängigkeit vom Spender, Vorrat, „blood bank" usw.) sowie die Gefahrlosigkeit bei strenger Einhaltung gewisser Bedingungen haben dann erst in zweiter Linie das Indikationsgebiet ausgeweitet und dem der Frischbluttransfusion genähert. Ein weiterer Grund, warum konserviertes Blut nicht allein für Notfälle aufgespart wurde, liegt auch darin, daß im Friedensbetrieb meist zu wenig Notfälle vorkommen, um daran das konservierte Blut zu erproben. Zunächst wurde diese Lücke durch Verwendung des konservierten Blutes bei chirurgischen Fällen ausgefüllt (JULLIEN-VIÉROZ, VLADOS und Mitarbeiter); denn man findet unter den chirurgischen Kranken häufiger Patienten mit normalem Allgemeinzustand, namentlich der blutbildenden Organe, als unter den internen Kranken. Mit der Anwendung des konservierten Blutes bei internen Kranken war man anfangs noch zurückhaltend. So wurde das Indikationsgebiet zuerst auf alle möglichen chirurgischen Krankheitszustände ausgedehnt, vor allem auf die Operationsvorbereitung Kachektischer und Anämischer, auf chirurgische Infektionszustände und wegen der guten Erfahrungen beim akuten Blutverlust auch auf die Bekämpfung von Schockzuständen. Die im ganzen günstigen Erfahrungen bei der Behandlung von chirurgischen Fällen, namentlich im Hinblick auf ernste Zwischenfälle, haben schließlich dazu ermuntert, konserviertes Blut auch bei den verschiedensten internistischen Leiden zu erproben.

Die soziale Anzeigestellung von SAMMARTINO und AGUIAR, die konserviertes Blut u. a. für unbemittelte Kranke mangels Bezahlung eines Spenders empfohlen haben, sei nur der Merkwürdigkeit halber erwähnt.

Die einzelnen Anwendungsgebiete des konservierten Blutes.

a) Akuter Blutverlust und Schockzustände.

Schwere *Blutverluste* bilden eine vitale Anzeige für die Bluttransfusion. Die Anzeige erfolgt aus der Beurteilung des klinischen Bildes. Sobald der Organismus nicht mehr imstande ist, die verminderte zirkulierende Blutmenge aus den Depots zu ersetzen, ist die vitale Anzeige gegeben.

Der akute Blutverlust gilt als die wichtigste Anzeige, bei der das konservierte Blut seine Aufgabe als Notfalltransfusion erfüllen kann. Aus diesem Grunde wird der akute Blutverlust unter den praktischen Anwendungsgebieten des konservierten Blutes auch weitaus am häufigsten genannt. Die Erfahrungen lauten alle günstig (VLADOS und Mitarbeiter, verschiedene Mitteilungen aus den bei den Transfusionsinstituten in Leningrad und Moskau, FILATOV und DOEPP, SAMOV und KARAVANOV, LINDENBAUM und DOEPP, IRGER und Mitarbeiter, DULCIN und Mitarbeiter, GUSEV, BELENKIJ, DURAN JORDA, SAXTON, andere Mitteilungen aus dem spanischen Bürgerkrieg, SAMMARTINO und AGUIAR, TZANCK, JEANNENEY, R. FISCHER, CORELLI, WILSON und JAMIESON, ELLIOTT und Mitarbeiter, HOHENWALLNER, FANTUS und andere amerikanische Autoren).

VLADOS und Mitarbeiter berichten über günstige Erfahrungen bei akuten Blutverlusten mit 350—400 ccm 3—6 Tage altem Moskauer Blut. In den untersuchten Fällen erfolgte im Anschluß an die Transfusion nicht immer ein Hämoglobin- und Erythrocytenanstieg.

JULLIEN-VIÉROZ berichtet an Einzelfällen über günstige Erfolge (1—2 Trf. von 250 ccm) bei akuten Blutungszuständen wie Purpura haemorrhagica, Milzruptur, Ulcusblutung, Tubenruptur, Hämothorax mit Leber- und Nierenruptur. Erwähnenswert ist bei diesem letzten Fall die schadlose Übertragung von 18 Tage altem Blut, das in ruhendem Zustand bereits sichtbare Hämolyse zeigte.

CORELLI behandelte mit Erfolg akute Ulcusblutungen, akute Blutungen bei Hämophilie, Placenta praevia, in der Geburtshilfe, bei Verletzungen, Tonsillektomie, Zahnextraktion usw.

ELLIOTT und Mitarbeiter erzielten in einigen Fällen von akutem Blutverlust mit 2—3maliger Transfusion von 6—20 Tage altem Moskauer Blut, das teilweise schon hämolysiert war, gute Erfolge. In allen Fällen wurde ein kräftiger Anstieg der Hämoglobin- und Erythrocytenwerte beobachtet. Dagegen versagte dieser Erfolg in einem Fall von Hämatemesis, bei dem 400 ccm 4 Tage altes, nicht hämolysiertes Moskauer Blut übertragen wurde.

Nach unseren eigenen Erfahrungen ist es ohne weiteres möglich, selbst schwerste akute Blutverluste durch konserviertes Blut zu retten. Nach unseren Beobachtungen war der Erfolg in allen störungsfreien Fällen von einer anhaltenden Verbesserung der Erythrocyten- und Hämoglobinwerte begleitet. Wir führen als Beispiel den folgenden Fall an:

Ruptur der A. femoralis bei einem durch Infektion schwer mitgenommenen Kranken (Gruppe AB). Chronische Anämie von 3800000 Erythrocyten und 70% Hämoglobin (kurz vor der Ruptur bestimmt). Nach schwerem Blutverlust tiefer Schock mit Bewußtlosigkeit, weite Pupillen, Pulslosigkeit, oberflächliche Atmung, Zuckungen. In beide Cubitalvenen wurden gleichzeitig je 300 ccm 8 Tage lang konserviertes O-Blut infundiert (Titer 1 : 320 und 1 : 160 für Anti-A). Transfusionszeit 30—35 Minuten. Auffallender Erfolg. Im Anschluß daran Infusion von 1 Liter physiologischer Kochsalzlösung. Schon nach kurzer Zeit wieder Rückfall in anämischen Kollaps, der erst nach Übertragung von weiteren 700 ccm Blut (400 ccm gruppengleiches Frischblut, 300 ccm 15 Tage lang konserviertes O-Blut) endgültig überwunden wurde. Blut- und Urinkontrollen ergaben keine Zeichen von Hämolyse. Die durch die Transfusion erhaltenen Erythrocyten- und Hämoglobinwerte hielten an. Keine Nachreaktionen.

Neben dem akuten Blutverlust gibt es noch eine Gruppe von Zustandsbildern, bei denen das Ziel der Bluttransfusion ebenfalls in der Kreislaufauffüllung besteht. Das sind der *traumatische Schock*, der *Operationsschock* und der *Verbrennungsschock*. Bei diesen Zuständen braucht der Blutverlust nicht im Vordergrund zu stehen. Die Blutleere des Kreislaufs kann allein schon durch eine nervösreflektorische Regulationsstörung mit nachfolgender Festhaltung von zirkulierendem Blut in den physiologischen und pathologischen Depots gekennzeichnet sein. Da die mit Schock bezeichneten Zustände im Rahmen der Notfallbehandlung nicht nur für das konservierte Blut eine Rolle spielen, sondern heute schon stark in das Indikationsgebiet der Plasma- und Serumtransfusion hinübergleiten, halten wir eine kurze Klarstellung dieser Begriffe, soweit sie heute meistens gebräuchlich sind, für nötig.

Der *Schockbegriff* stammt aus der Physiologie und experimentellen Pharmakologie. Schock bedeutet „Schlag“ (Wundschreck, Wundschlag oder Stupor), momentane Abschwächung der Lebensfunktion (Atmung, Herz). Es handelt sich dabei um ein kompliziertes neurogenes Reflexgeschehen traumatischen Ursprungs (Goltzscher Klopfversuch). Mit Schock werden auch Zustände bezeichnet, bei denen die plötzliche Lahmlegung der Vasomotoren, also der Gefäßkollaps im Vordergrund steht (Histamin-, Pepton-, Anaphylaxieschock). Die Gefäßerschlaffung führt zu einer Verminderung der Blutmenge im Verhältnis zur Gefäßweite, folglich zur Senkung des Blutdrucks und je nach Senkung zu einer mehr oder weniger starken Verminderung der zirkulierenden Blutmenge. Experimentell wird die Tiefe des Schocks meistens nach der Blutdrucksenkung beurteilt, weniger häufig nach der Blutvolumenbestimmung und Strommessung. In diesem Sinne ist der Begriff Schock auch von den Klinikern übernommen worden. COENEN bezeichnete den Schock als Spezialfall des Kollapses. Beim Menschen kommen als Ursache auch psychische Gewalteinwirkungen in Frage.

Beim *traumatischen Schock* gibt es eine reine, aber selten beobachtete Form, die durch ein eigenartiges psychisches Zustandsbild mit Stupor oder mit einer gewissen Erregung (erethischer Schock), mit erhaltenem Bewußtsein und langsamem oder nicht beschleunigtem Puls (reflektorische Erregung des Vasomotorenzentrums, siehe MEYER-GOTTLIEB) ausgezeichnet ist. Aber häufiger findet man beim traumatischen Schock (vgl. DUBS) einen lähmungsartigen Zustand des ZNS (stark herabgesetzte Motilität, Sensibilität und Reflexerregbarkeit bis Apathie, Pupillen- und Atemstörungen) mit hervorstechender Beteiligung des Gefäßsystems (Vasomotorenkollaps). Reiner Schock und Gefäßkollaps sind meistens nicht auseinander zu halten. Wenn die Blutdrucksenkung anhält, dann entsteht das Bild des torpiden oder depressiven Schocks.

Die anhaltende Dekompensation der zirkulierenden Blutmenge führt zu ungenügender Gewebsspeisung (Acidose), namentlich des Herzens und der Zentralstellen und schließlich zu einem Zustand, den man vielfach (namentlich in der neueren amerikanischen Literatur) als *sekundären Schock* bezeichnet. Das pathologische Geschehen ist außerdem noch von einer Reihe anderer Veränderungen begleitet. Als die praktisch wichtigste wird der mit der Capillaranschoppung verbundene Plasma- bzw. Eiweißverlust angesehen. Die durch Intoxikation verstärkte Lahmlegung der natürlichen Regulationsmechanismen führt zu einem immer schwerer beeinflußbaren Circulus vitiosus (Literaturangaben über Schock siehe bei JOHNSON und BLALOCK, STRUMIA und Mitarbeiter, MAHONEY, SCUDDER). Unter sekundärem Schock versteht man also ein Zustandsbild, das durch die anhaltende Dekompensation der zirkulierenden Blutmenge bedingt ist. In diesem Sinne ist hauptsächlich auch der *Operationsschock* zu verstehen. Er beginnt mit einer reflektorisch bedingten Verminderung der zirkulierenden Blutmenge (nach REHN genügt schon ein Zug am Mesenterium) und geht infolge Lahmlegung der physiologischen Zirkulationsregulierung immer mehr in das Bild des sekundären Schocks über („vollausgebildeter Operationsschock“ nach REHN).

Beim *Verbrennungsschock* liegen die Verhältnisse komplizierter. Man ist häufig geneigt, 2 Phasen zu unterscheiden. Die erste Phase ist traumatisch bedingt und führt außerdem im Verbrennungsgebiet zu einer Capillarstase mit Plasmaaustritt. Die zweite Phase („entzündliche Phase“) ist durch das Auftreten toxischer Erscheinungen charakterisiert (TRUSLER, EGBERT und WILLIAMS).

Bei allen diesen Zuständen liegt die Hauptwirkung der Transfusion in der Wiederherstellung der Zirkulation, gleich wie beim akuten Blutverlust. Für die Verbrennung spielt auch der Eiweißnachschub eine Rolle. Es ist wichtig, daß die Transfusion möglichst frühzeitig einsetzt. Sie soll ihre Wirkung auf den Kreislauf noch zu einem Zeitpunkt ausüben können, bei dem der Organismus und namentlich das Herz durch die ungenügende O_2-Versorgung noch nicht zu sehr geschädigt sind. Nur dann besteht Hoffnung, daß der eintretende Circulus vitiosus zwischen Intoxikation und Lahmlegung der natürlichen Regulationsmechanismen noch unterbrochen werden kann.

Über die Anwendung von konserviertem Blut beim *traumatischen Schock* mit mehr oder weniger schwerem Blutverlust liegen Berichte aus dem spanischen Bürgerkrieg vor. DURAN JORDA erwähnt 7 (!) Einzelfälle, bei denen durch Überleitung von 600—1200 ccm konserviertem Blut die Zirkulation so hergestellt werden konnte, daß die Verletzten operationsfähig wurden. Der postoperative Schockzustand wurde in allen Fällen durch 1—2 Transfusionen von 300—900 ccm konserviertem Blut ebenfalls günstig beeinflußt. SAXTON, Mitglied der britischen Ambulanz in Madrid, berichtet ebenfalls über günstige Ergebnisse mit konserviertem Blut bei Wundschock mit Blutverlust. Er glaubt nach seiner Erfahrung, daß durch die Transfusion die Sterblichkeit wenigstens um 20% gesenkt werden konnte. Das Beobachtungsmaterial betrifft allerdings nur 90 Fälle. Das transfundierte Blut war in der Regel nicht älter als 3 Wochen und überstieg die Menge von 500 ccm nicht. — In anderen Mitteilungen aus dem spanischen Bürgerkrieg wird auf die Erfahrungen nicht näher eingetreten. Es wird lediglich summarisch über günstige Erfolge mit konserviertem Blut berichtet. — IRGER und Mitarbeiter teilen die Erfahrungen über 67 Transfusionen mit konserviertem Blut mit, die in überwiegender Zahl in Dringlichkeitsfällen (Schock und Blutverlust) ausgeführt wurden. Es wurde Moskauer Blut nach 1—21 Tage langer Aufbewahrung verwendet. 30 Fälle zeigten guten, 11 Fälle befriedigenden und 26 Fälle keinen Erfolg. — Nach LINDENBAUM und DOEPP konnte von 50 Kranken mit traumatischem Schock, bei denen meistens 300—400 cmm konserviertes Blut transfundiert wurden, in 29 Fällen der Schockzustand behoben werden. Darunter befanden sich 12 Fälle mit Zertrümmerung beider unteren Extremitäten. — Erfolge mit konserviertem Blut bei traumatischem Schock werden auch von SAMMARTINO und AGUIAR, sowie von CORELLI erwähnt.

Über die Verwendung von konserviertem Blut für die Bekämpfung des Schock- und Intoxikationszustandes bei *Verbrennungen* wird selten berichtet (DULCIN und Mitarbeiter, GUSEV und Mitarbeiter). Wir selber haben bei 3 Fällen von schwerem Verbrennungsschock (2 Fälle mit Blutverlust) nach wiederholter Überleitung von wenige Tage altem Blut die bei der Frischbluttransfusion gewohnten Erfahrungen gemacht.

Recht häufig wird über die Anwendung des konservierten Blutes beim *intra- und postoperativen Schock* berichtet (JULLIEN-VIÉROZ, Mitteilungen aus den beiden russischen Transfusionsinstituten, aus dem spanischen Bürgerkrieg, SAMMARTINO und AGUIAR, CORELLI, WILSON und JAMIESON, LINDENBAUM und DOEPP, ELLIOTT und Mitarbeiter, Mitteilungen von amerikanischen Autoren, wir, HOHENWALLNER). Die Erfolge sind wechselnd und scheinen sich von den Erfahrungen beim Frischblut nicht wesentlich zu unterscheiden. — JULLIEN-VIÉROZ berichtet im einzelnen über mehrere Fälle von Magen-Darm-, gynäkologischen, Thorax- und anderen Operationen, bei denen wenige bis 16 Tage lang konserviertes Blut transfundiert wurde. — LINDENBAUM und DOEPP verzeichneten in 60 Fällen gute Erfolge und empfehlen je nach Bedarf mehrere Transfusionen. — WILSON und JAMIESON berichten über die Anwendung von 5—21 Tage altem Blut nach Colonresektion, von 7—8 Tage altem Blut nach partieller Harnblasenresektion, von 23 Tage altem Blut nach Cholecystektomie.

Nach den bisherigen Erfahrungen, die im Schrifttum mitgeteilt sind, kann gesagt werden, daß sich das konservierte Blut zur Kreislaufauffüllung in den Rahmen der allgemeinen Erfahrung über Transfusionserfolge ohne merklichen Unterschied einfügt. Das wird von einer Reihe älterer Autoren (JULLIEN-VIÉROZ, GUSEV und Mitarbeiter, Mitteilungen aus den russischen Transfusionsinstituten), von DURAN JORDA und auch neuerdings (CORELLI, SAMMARTINO und AGUIAR, amerikanische Mitteilungen, HOHENWALLNER u. a.) besonders vermerkt. Nach unseren eigenen Erfahrungen können wir uns dieser Ansicht anschließen. Bei der

Auffüllung des Kreislaufes hängt der Erfolg im wesentlichen davon ab, daß die Auffüllung andauert. Theoretisch kann dieses Ziel durch konserviertes Blut in gleicher Weise wie durch Frischblut erreicht werden, da der Kolloiddruck und die Viscosität innerhalb nützlicher Frist keine nennenswerten Veränderungen durchmachen. Wir möchten allerdings auf eine wichtige Einschränkung aufmerksam machen. Diese betrifft das hämolysierte Blut. Hinweise dazu geben uns 2 Fälle von Brunner (siehe S. 296, Nr. 53, 54). Durch die Transfusion von anscheinend stärker hämolysiertem Blut blieb der erwartete Transfusionserfolg auch nur vorübergehend völlig aus, der Schockzustand wurde sogar noch vertieft. Das könnte mit dem depressorischen Einfluß des hämolysierten Blutes auf das Gefäßsystem zusammenhängen (siehe S. 302). In ähnlichem Sinne äußert sich auch Belenkij. Nach seiner Erfahrung ist die wiederherstellende Wirkung des konservierten Blutes bei akutem Blutverlust und Schock bei 3—7 Tage altem Blut stärker als bei 12—18 Tage altem. Anderseits ist es möglich, daß der Organismus hämolysiertes Blut verhältnismäßig gut erträgt und folglich die günstige Wirkung der Transfusion nicht ausbleibt. Dafür scheinen z. B. die Beobachtungen von Jullien-Viéroz und von Elliott und Mitarbeitern (siehe oben) zu sprechen. Das wird aber weitgehend vom Zustand des Empfängers abhängen. Es ist heute noch nicht möglich, in allen Fällen zu beurteilen, ob der jeweilige Zustand des Empfängers die Transfusion von hämolysiertem Blut erlaubt oder nicht. Wir glauben deshalb, daß man in allen Fällen, bei denen der Kreislauf aufgefüllt werden muß, mit der Anwendung von hämolysiertem Blut sehr vorsichtig sein muß, besonders wenn das konservierte Blut in größeren Mengen transfundiert wird. In dieser Hinsicht möchten wir namentlich die schweren Schockzustände hervorheben, bei denen der Organismus durch die anhaltende Dekompensation der zirkulierenden Blutmenge bereits geschädigt ist. Kommen u. U. noch Nierenstörungen hinzu, dann muß der Hämolysezustand des Blutes ganz besonders streng beurteilt werden (siehe S. 303). Aus persönlichen, allerdings nicht näher kontrollierbaren Mitteilungen scheinen zu Beginn des spanischen Bürgerkrieges die Mißerfolge mit hämolysiertem Blut nicht selten ein hohes Ausmaß erreicht zu haben. Angaben über die Aufbewahrungsfrist, die zur Schockbehandlung noch erlaubt ist, lassen sich keine abgeben. Das hängt ganz von der Konservierungsmethode ab.

Nach Corelli und Heim soll der Mitwirkung des Stabilisators vielleicht insofern eine gewisse Bedeutung zukommen, als Thiosulfat (im „Novotrans“ und „Thiovetren“) als Gegenmittel bei Kollaps und Wundschock bestens bekannt ist.

Die Menge des konservierten Blutes, die zur Kreislaufauffüllung benötigt wird, richtet sich nach den gleichen Grundsätzen wie beim Frischblut. Wenn das konservierte Blut gut erhalten ist, können auch größere Mengen ohne besondere Gefahr transfundiert werden (Tzanck und Mitarbeiter, amerikanische Autoren, wir). Im allgemeinen braucht nicht die gesamte verlorene Blutmenge ersetzt zu werden. Nach Fantus genügen beispielsweise nach einem Blutverlust von 2 bis 2½ Liter 1000 ccm konserviertes Blut. Duran Jorda berichtet aus dem spanischen Bürgerkrieg, daß er von den anfänglichen massiven Transfusionsmengen (600—1200 ccm pro Trf.) abgekommen sei und diese in der Regel auf 250—300 ccm herabsetzte. Duran Jorda begründet dies damit, daß es nach seiner Meinung weniger auf die Menge als auf die „biologische Stimulation“ ankomme.

b) Blutstillung.

Über gute Erfahrungen mit konserviertem Blut bei Blutstillung berichten Filatov und Doepp, Jullien-Viéroz (Darmblutungen bei Purpura, Uterusblutungen, Blutungen bei Magen-Darm-Ca, Ulcusblutungen), Abramson und andere russische Autoren, TZANCK (3 Fälle von thrombopenischer Blutung), WILSON und JAMIESON (Cystennierenblutung, Ulcusblutung, Mastitisblutung), CORELLI (Hämophilie, Werlhofsche Krankheit), FANTUS und andere amerikanische Autoren. TOROSSJAN und TOCHIGAN berichten über erfolgreiche Blutstillung bei 16 von 22 Fällen mit tertiär kavernöser Lungenphthise. Wir selber haben den blutstillenden Effekt an mehreren Fällen von Magen-Darmblutungen (Ulcus, Ca) beobachten können. Das verwendete Blut war bis 9 Tage alt. Die Wirkung ist nie ausgeblieben, selbst nicht bei Nachreaktionen, eine auch von WILSON und JAMIESON hervorgehobene Beobachtung. Wir hatten aber den Eindruck, daß die Wirkung von Frischblut in manchen Fällen erheblicher war. Nach BELENKIJ nimmt die hämostatische Wirkung mit zunehmender Aufbewahrung des Blutes ab. Zur Hämostase dürften im allgemeinen kleinere Blutmengen genügen. Wir transfundieren mit Erfolg 300 ccm, FANTUS empfiehlt 250 ccm.

Eine Sonderstellung nimmt die Behandlung von cholämischen Blutungen durch konserviertes Blut ein.

Das Wesen der cholämischen Blutungsbereitschaft ist heute abgeklärt. Die unmittelbare Ursache ist der Verlust des natürlichen Prothrombingehalts im Blut (DAM und Mitarbeiter, QUICK, KOLLER und WUHRMANN u. a.). Zur Aufrechterhaltung des normalen Prothrombingehalts ist Vitamin K nötig. Der Mangel an Vitamin K kommt bei bestimmten Gallen- und Leberleiden dadurch zustande, daß im Darm ungenügend Galle vorhanden ist, die für die Resorption des fettlöslichen Vitamins erforderlich ist. Die Richtigkeit dieser Anschauung ist insofern erwiesen, als die parenterale Zufuhr von Vitamin K, das von DAM, KARRER und Mitarbeitern in hochgereinigter Form isoliert werden konnte, den Prothrombingehalt im Blut zu normaler Gerinnungsfunktion steigert. Die Bluttransfusion war früher oft das einzige Mittel, um cholämische Blutungen zu bekämpfen.

Nachdem nun aber das Wesen und die Behandlungsmöglichkeit der cholämischen Blutungsbereitschaft klar ist, tritt eigentlich die Bluttransfusion als spezifische Therapie in den Hintergrund. Es kann aber in praxi zweifellos Fälle geben, bei denen man vielleicht aus äußeren Gründen (Mangel an Vitamin K) oder wegen Verblutungsgefahr doch auf eine Transfusion angewiesen ist. Aus diesem Grunde ist die Frage, ob in einem solchen Falle auch mit konserviertem Blut geholfen werden könnte, verschiedentlich erörtert worden, namentlich in Amerika, wo die allgemeine Anwendung von konserviertem Blut bedeutend weiter fortgeschritten ist als bei uns (blood bank). Die Ansichten über die Wirkungsmöglichkeit konservierten Bluts hängen z. T. mit der Methode, nach der die Prothrombinzeit bestimmt wurde, zusammen. So glauben ROUS und PANZER, daß Blut von mehr als 1 Woche Aufbewahrung für die Behandlung der cholämischen Blutungsbereitschaft nutzlos sei, wenn die Empfänger nicht schon mit Vitamin K vorbehandelt seien. In der Annahme, daß 3 Tage altes Blut noch mit einem gewissen Recht transfundiert werden könnte, empfehlen die Autoren aber doch ausschließlich Frischblut. Auch QUICK unterstreicht die Ansicht, daß konserviertes Blut in diesem Falle dem Frischblut unbedingt unterlegen sei. Anderseits glauben LORD und PASTORE, daß konserviertes Blut 9 Tage lang genügend Prothrombin enthalte, um die cholämische Blutungsbereitschaft wirksam bekämpfen zu können, da nach dieser Zeit der Prothrombingehalt im allgemeinen immer noch 75% betrage. Über praktische Erfahrungen berichten REINHOLD, VALENTINE und FERGUSON, die mit nicht älter als 3tägigem Blut ebenso gute Erfahrungen wie mit Frischblut gemacht haben.

c) Sekundäre Anämien.

Eine erfolgreiche Wirkung des konservierten Blutes auf die Blutregeneration wird mehrfach bestätigt (VLADOS und Mitarbeiter, JULLIEN-VIÉROZ, KIGUCHI, DULCIN und Mitarbeiter, GUSEV, CVETKOV und Mitarbeiter, BELENKIJ, TACHELLA

Costa, Sammartino und Aguiar, Gnoinski, Fischer, Vaughan, Corelli, Elliott und Mitarbeiter).

Vlados und Mitarbeiter beobachteten bei verschiedenen sekundären Anämien (Ca, chronischer Blutverlust, chronische Infektion) nach Transfusion von Moskauer Blut (350—500 ccm, meist bis 10 Tage alt) oft deutlich zunehmende Hämoglobin- und Erythrocytenwerte. — Jullien-Viéroz berichtet von 2 Fällen mit sekundärer Anämie, bei denen nach der Transfusion von konserviertem Blut das Hämoglobin allmählich von 40 auf 60 und von 55 auf 75% gesteigert werden konnte. — Sammartino und Aguiar konnten 60 Fälle hämatologisch kontrollieren und hatten in 39 Fällen (= 65%) in bezug auf Hämoglobin- und Erythrocytenvermehrung Erfolg. Die Autoren verwendeten gut erhaltenes und mehr oder weniger hämolysiertes (über 30 Tage altes) Blut. — Gnoinski berichtet über 5 untersuchte Einzelfälle nach Transfusion von 150—200 ccm 64—70 Tage altem Citratblut (perniciöse Anämie, sekundäre Anämie bei Ca, Parametritis, Ischias, Wochenbett). In 3 Fällen nahm das Hämoglobin bei entsprechender Erythrocytenvermehrung um 13—20% zu. Das verwendete Blut scheint hämolysiert gewesen zu sein (Hb-urie, Urobilinogenvermehrung). — Corelli berichtet allgemein über günstige Erfolge der Anämiebehandlung, besonders bei Infektionsanämien im Rekonvaleszenzstadium. Bei hypochromen Anämien konnte der Blutfarbstoff ungefähr doppelt so rasch normalisiert werden als mit Eisenbehandlung allein. Corelli verwendet meistens nur wenige Tage altes Blut. — Elliott und Mitarbeiter untersuchten die Wirkung von Moskauer Blut (1—3 Transfusionen, meist 300—500 ccm, Blut teilweise hämolysiert und bis 30 Tage alt). In 11 Fällen von sekundärer Anämie (Nephritis, chronische Sepsis, Wochenbett, Ulcus, Ca) wurde ein Hämoglobinanstieg von 8—16 (24)% mit entsprechender Erythrocytenvermehrung gefunden. In 7 Fällen (chronische Sepsis, Wochenbett, Knochenmetastasen, Ca) stiegen dagegen Hämoglobin und Erythrocyten nicht an. Das Ausbleiben des Erfolges scheint bei diesen Fällen weder mit dem Alter des Blutes noch mit der Hämolyse zusammenzuhängen.

Unsere eigenen Erfahrungen gehen aus Tabelle 18 hervor.

Wir haben Hämoglobin, Erythrocyten und leukocytäres Blutbild, wenn immer möglich, unmittelbar vor der Transfusion, 2 Tage nachher und wenn nötig auch noch später untersucht.

Im Hinblick auf die Konservierungsdauer und auf den Hämolysegrad des Blutes fanden wir keine durchgehenden Regelmäßigkeiten. Es gab Fälle, bei denen nur einige Tage altes Blut ebenso unwirksam wie länger konserviertes Blut war. Umgekehrt war der Blutbildungsreiz in vielen Fällen deutlich, sowohl nach Übertragung von jüngerem wie von älterem Blut. Prozentualer Erfolg und Mißerfolg stimmen bei den eigenen Fällen ungefähr mit den Angaben von Sammartino und Aguiar und von Elliott und Mitarbeitern überein. Wir haben den Eindruck, daß der Blutungsreiz um so stärker ausfällt, je günstiger gleichzeitig auch der übrige Zustand des Patienten durch die Transfusion beeinflußt wird. Die Reaktionsfähigkeit des Organismus ist anscheinend ebenso maßgebend wie bei der Frischbluttransfusion. In mehreren Fällen von postoperativen Rekonvaleszenzzuständen trat ein dauerhafter Erfolg erst nach wiederholter Transfusion ein.

Beim konservierten Blut wäre es besonders interessant zu wissen, ob der Blutbildungsreiz stärker ausfällt als beim Frischblut, da mit dem aufbewahrten Blut teilweise zerstörte Blutkörperchen übertragen werden. Die bisherigen Erfahrungen lassen darüber noch kein sicheres Urteil zu. Wir selber haben eher den Eindruck, daß das nicht zutrifft. Corelli und Sammartino und Aguiar stellen den Blutbildungsreiz ungefähr auf gleiche Stufe wie beim Frischblut.

Tabelle 18.

Indikationen	*Anzahl d. Pat.*	*Hb* Untersuchte Fälle	*Hb* Zunahme nach 2 od. mehr Tagen: Zahl d. Fälle	*Hb* Zunahme nach 2 od. mehr Tagen: in %	*Blutdruck* Untersuchte Fälle	*Blutdruck* Zunahme nach 2 od. mehr Tagen: Zahl d. Fälle	*Blutdruck* Zunahme nach 2 od. mehr Tagen: in mm Hg	*Aufbewahrungsdauer* des kons. Blutes in Tagen	*Allgemeine Wirkung* auf den Patienten
1. *Blutverlust:*									
akuter bei Verletzungen	11	7	6	10—15	7	6	15—30	2—15	in 7 Fällen gut, in 2 Fällen lebensrettend, in 1 Fall Verschlimmerg. d. Kollapses (s. Fall b, S. 236)
akuter bei postop. Nachblutgn.	6	2	2	8—12	5	4	5—10	3—7	gut
akuter bei Ulcusblutungen	4	2	1	5	3	2	10—20	6—10	sehr gut
akuter bei Blasentamponade	1	0	—	—	—	—	—	12	gut
akuter bei Arterienruptur	1	1	1	25	—	—	—	8—15	lebensrettend
akuter bei aton. Uterusblutgn.	7	5	4	5—8	2	2	5—10	4—8	6 Fälle gut
chron. Sickerblutungen (Magen-Darmgeschwüre)	11	10	5	5—10	10	4	5—10	5—12	in 6 Fällen vorübergehende Blutstillung
2. *Schock* bei									
Nierenruptur	1	0	—	—	0	—	—	3	schwer zu beurteilen (Infusion, Stimulation)
Skalpierung	1	1	0	0	1	0	0	2	auffallend gut
multiplen Kontusionen (Marasmus senilis)	1	1	1	8	1	0	0	12	auffallend gut
Verbrennungen III°	5	3	3	5—15	3	3	4—10	1—9	in 2 Fällen keine Wirkung, in 3 Fällen vorübergehende Besserung des Blutdrucks
postoperativem Schock	6	4	3	3—7	4	4	5,20. 25,60	4—11	in 4 Fällen gut, in 1 Fall eklatant, in 1 Fall keine Wirkung
3. *Tumorkachexie:*									
Status ante op.	27	14	10	2—7	7	4	5—10	2—16	
Rekonvaleszenz n. Radikaloperation	35	23	13	2—12	14	3	5—15	3—17	in 8 Fällen deutliche Zunahme der eosinophilen Leukocyten um 2—4⅔ Zellen
Rekonvaleszenz n. Palliativoperation	13	8	6	4—15	8	0	0	4—22	
nicht operiert	8	7	3	2—6	5	0	0	2—42	
Status n. Rezidiv	2	0	—	—	0	—	—	18—27	
4. *Chron. Infektion* (Empyem, Pyämie, Osteomyelitis, Cholecystitis, Panaritium, Pyelitis, Scharlachnephritis, tox. Zustände)	51	39	21	2—13	26	7	5—15	1—35	
5. *Kinder* (Empyem, Osteomyelitis, App. perf.)	9	9	7	3—11	0	—	—	2—10	in 6 Fällen deutliche Zunahme der eosinophilen Leukocyten um 3⅓—8 Zellen
	200	136	86		96	39			

d) Schwächezustände und Infektion.

Am meisten wird bei *Krebskranken* über die günstige Wirkung des konservierten Blutes auf den Allgemeinzustand und die Begleitanämie berichtet (VLADOS und Mitarbeiter, GUSEV, andere russische Mitteilungen, SAMMARTINO und AGUIAR, CORELLI). CORELLI konnte selbst bei inoperablen Kranken, die sich noch nicht ganz im Endstadium befanden, mit 10, 20 und mehr Blutübertragungen meist eine bemerkenswerte Besserung erzielen. Die Ergebnisse konnten über Monate hin andauern. Ferner bezeichnet CORELLI die Transfusion von konserviertem Blut als ausgezeichnetes Unterstützungsmittel zur Röntgenbestrahlung von Neoplasmen. Wir selber haben besonders häufig bei Krebskranken des Magen- und Darmkanales konserviertes Blut transfundiert und können uns den Erfahrungen von CORELLI anschließen, auch wenn wir die Kranken weniger lang beobachten konnten. Die Transfusionen wurden je nach Zunahme der Kachexie mehr oder weniger häufig wiederholt. Nach den verschiedenen Autoren und nach unseren eigenen Erfahrungen scheint die Wirkung des konservierten Blutes bei Krebskranken dem Frischblut im wesentlichen zu entsprechen. Das betonen auch SAMMARTINO und AGUIAR im Gegensatz zur schlechteren Wirkung bei Infektionszuständen. Aus diesem Grunde wird die Krebskachexie oft als besonders geeignetes Anwendungsgebiet für die Transfusion von konserviertem Blut empfohlen. Auch benützt man das konservierte Blut recht häufig zur Operationsvorbereitung von Krebskranken (VLADOS und Mitarbeiter, JULLIEN-VIÉROZ, GUSEV, Angaben aus russischen Spitälern, SAMMARTINO und AGUIAR, CORELLI, WILSON und JAMIESON, wir, HOHENWALLNER). Man erwartet dabei vor allem eine günstige Beeinflussung des Allgemeinzustandes, durch die Kreislaufauffüllung ferner eine vorbeugende Wirkung im Hinblick auf den Operationsschock. Auch in der postoperativen Rekonvaleszenz hat sich konserviertes Blut gut bewährt (JULLIEN-VIÉROZ, CORELLI, wir, HOHENWALLNER). Die allgemeine Vor- und Nachbehandlung Krebsoperierter war für uns eines der wichtigsten Anwendungsgebiete des konservierten Blutes.

Weniger häufig werden im Schrifttum auch *andere Krankheitszustände* genannt, bei denen man mit konserviertem Blut den Allgemeinzustand zu verbessern suchte. Über eine günstige Beeinflussung der Ulcuskachexie berichten DULCIN und Mitarbeiter, MINGAZZINI (26 Fälle). — CVETKOV und Mitarbeiter wollen in 27 Fällen von akuter und chronischer Polyneuritis einen günstigen Umstimmungsreiz erzielt haben (100—300 ccm Moskauer und Citratblut). — GUSEV rühmt in 3 Fällen sogar die erfolgreiche Übertragung von konserviertem Blut bei schlechter Knochenbruchheilung. — CORELLI berichtet weiter über günstige Erfahrungen bei Colitis ulcerosa, kindlicher Ernährungsdystrophie, Rachitis und erzielte ferner eine ausgezeichnete Wirkung auf die Diurese und den Allgemeinzustand bei Lipoidnephrose und Hungerödem. Besonders nennt CORELLI auch die guten Erfahrungen bei Schwangerschaftserbrechen. Schon nach wenigen Blutübertragungen hörte das Erbrechen auf und der Allgemeinzustand besserte sich überraschend schnell.

Ein ziemlich häufiges Anwendungsgebiet des konservierten Blutes bilden auch alle möglichen *Infektionszustände*. Über die Verwendung bei *unspezifischer* Infektion berichten JULLIEN-VIÉROZ (septisches Panaritium, Scharlach mit Polyarthritis), DURAN JORDA sowie SAXTON (z. T. schwere Wundinfektionen im spanischen Bürgerkrieg), CVETKOV und Mitarbeiter (21 Fälle von Lungenabszeß, 12 Fälle von exsudativer Pleuritis), WILSON und JAMIESON (subphrenischer Absceß, Septicämie), DULCIN und Mitarbeiter (eitrige Vorgänge und Komplikationen nach Infektionszuständen). Auch bei *spezifischen* Infektionen wurde konserviertes Blut verwendet, so von TOROSSJAN und TOCHIGAN (22 Fälle von tertiär kavernöser Lungenphthise), ŽMAKIN (36 Fälle von meist mischinfizierter Knochen- und Gelenktuberkulose bei Kindern), JULLIEN-VIÉROZ (Lungen-Tb, Peritonitis-Tb, Paratyphus), GUSEV (Typhus, Paratyphus, Dysenterie).

Nach den verschiedenen Mitteilungen und nach unseren eigenen Erfahrungen zu schließen, wirkt das konservierte Blut bei Infektionszuständen nur zeitweilig, ähnlich wie Frischblut. Am besten reagieren Patienten mit chronischer Infektion, wie Cholecystitis, Osteomyelitis, Pyelitis und der jugendliche Organismus. Dagegen scheint bei schweren akuten Infektionszuständen die Wirkung ebenso wechselvoll und unsicher zu sein wie nach Transfusion von Frischblut. So hatte z. B. GUSEV in keinem der 10 Fälle von akuter Peritonitis einen Transfusionserfolg mit konserviertem Blut zu verzeichnen. — Unter den spezifischen Infektionen wird vor allem die günstige Rückwirkung auf den Allgemeinzustand bei chronischer Tuberkulose, besonders bei Kindern (ŽMAKIN) hervorgehoben. Von den betreffenden Autoren wird gleichzeitig darauf hingewiesen, daß der tuberkulöse Prozeß durch die Transfusion in keiner Weise aktiviert werde.

Wir selber haben bei der Allgemeinbehandlung von Infektionszuständen häufig von der Transfusion mit konserviertem Blut Gebrauch gemacht. Nicht selten verwendeten wir dazu absichtlich älteres Blut, da wir von diesem eine besonders starke Reizwirkung erwarteten (siehe S. 183). Wenn es der Zustand der Patienten (Niere, Leber) überhaupt erlaubte, transfundierten wir in mehreren Fällen Blut mit einem Hämolysegrad, der etwa 5 und mehr ccm aufgelöstem Blut entsprach. Ob damit ein stärkerer Reiz als mit Frischblut erzielt werden konnte, ist schwer zu beurteilen. Nach Transfusion von nur wenige Tage altem Blut konnte in anderen Fällen ein ebenso starker Reiz einsetzen. Die kräftigste Reizwirkung haben wir bei Kindern mit Osteomyelitis erlebt (Eosinophilie, siehe S. 182), und bei diesen Fällen wurde selten mehr als 8 Tage altes Blut verwendet.

Nach SAMMARTINO und AGUIAR soll die Frischbluttransfusion bei Infektionszuständen dem konservierten Blut überlegen sein. Wir selber betrachten unsere Erfahrungen als noch zu wenig umfangreich, um darüber ein Urteil fällen zu können. Aber im Hinblick auf die große praktische Bedeutung, die das konservierte Blut vielerorts erfährt, scheint uns zunächst weniger der Vergleich mit dem Frischblut wichtig zu sein als vielmehr die Feststellung, daß konserviertes Blut zur Hebung des Allgemeinzustandes bei Infektionszuständen überhaupt nützlich sein kann.

In der Dosierungsfrage hinsichtlich Reizwirkung gelten für die Transfusion von konserviertem Blut die gleichen Richtlinien wie beim Frischblut. Man überträgt im allgemeinen kleinere, wiederholte Blutmengen. Beispielsweise übertrug CORELLI pro Transfusion 100—150 ccm in 17%, 300—500 ccm in 32% und 200 bis 250 ccm in 51% von 1000 Fällen (einschließlich der Notfälle bei Blutverlust). Wir benützen in der Regel 250—300 ccm als Reizmenge.

e) Blutkrankheiten.

Die Verwendung des konservierten Blutes bei Blutkrankheiten berührt das Indikationsgebiet der Internisten, die der Verwendung von konserviertem Blut noch zum großen Teil zurückhaltend gegenüberstehen. Über Versuche wird im allgemeinen nur von den Stellen berichtet, wo sich die Anwendung von konserviertem Blut allgemein eingeführt hat (Rußland, neuerdings Amerika, CORELLI).

VLADOS und Mitarbeiter hielten die Verwendung von konserviertem Blut (Moskauer Blut) bei bestimmten Blutkrankheiten wie Leukämie, hämolytischem Ikterus und schwerer Perniciosa für besonders geeignet. Ihrer Meinung nach sollen weniger Nachreaktionen auftreten. Auch im Hinblick auf die Hämolysezwischenfälle, die namentlich bei hämolytischem Ikterus trotz gruppengleicher Spender gelegentlich beobachtet werden, gaben die Autoren dem konservierten Blut den Vorzug. Sie erblickten in der Verwendung von aufbewahrtem Blut die spezifisch geeignete Transfusionsart für gewisse Blutkrankheiten. In ähnlichem Sinne äußerte sich auch BELENKIJ. — CVETKOV und Mitarbeiter beobachteten bei einer Leukämie einen vorübergehenden Leukocytenabfall von 200000 auf 10000—12000 nach Transfusion von konserviertem Blut. — GUSEV hatte in mehreren Fällen von Blutkrankheiten mit konserviertem Blut zeitweiligen Erfolg. — DE GOWIN berichtet über einen Fall mit aplastischer Anämie, der mit konserviertem Blut (alle 3 Wochen 1 Liter) 18 Monate lang am Leben erhalten werden konnte. — Ohne sich über den therapeutischen Erfolg auszusprechen, berichtet FORTI über die Anwendung von konserviertem Blut bei aplastischen Anämien.

CORELLI verwendet bei Blutkrankheiten häufig konserviertes Blut. In 4 Fällen von Ledereranämie konnte schon nach einer einzigen Transfusion ein schlagartiger Erfolg erzielt werden. Bei hämolytischen Anämien sollen die oft nach Transfusion vorkommenden gefährlichen Reaktionen ausgeblieben sein. Auch in Fällen von schwerster Perniciosa (unter 1 Mill. Erythrocyten) waren Transfusionen mit konserviertem Blut erfolgreich. Am Wiesbadener Kongreß vom letzten Jahr berichtete CORELLI über 3 Fälle mit aplastischer Anämie, die z. Z. nur von wiederholten Transfusionen mit meistens konserviertem Blut lebten. Bei dem einen Falle wurden innerhalb von 2 Jahren 51 Transfusionen ausgeführt. Eine Frau mit Mediterananämie konnte mit Hilfe wiederholter Transfusionen sogar eine Schwangerschaft zu Ende führen. Bei chronischer Leukämie konnte CORELLI mit wiederholten Transfusionen und gleichzeitiger Röntgentherapie sehr gute Resultate erzielen. Es ließen sich auf diese Weise 12 Fälle mit 6—42 Blutübertragungen erfolgreich behandeln. CORELLI benützt in der Regel Stunden bis wenige Tage altes Blut.

f) Gewerbliche Vergiftungen und andere Anzeigen.

Über die günstige Beeinflussung einer Kohlenoxydvergiftung durch konserviertes Blut berichtet JULLIEN-VIÉROZ. Nach einer Beobachtung von MAJANČ konnte bei einer Phenetidinvergiftung durch 400 ccm gruppengleiches, konserviertes Blut das Methämoglobin von 37 auf 25% herabgesetzt werden. Am nächsten Tag brachte die Transfusion von weiteren 350 ccm konservierten Bluts das Methämoglobin zum völligen Verschwinden. Verschiedene russische Mitteilungen (z. B. FILATOV und Mitarbeiter) lassen vermuten, daß konserviertes Blut in Rußland zur Bekämpfung von gewerblichen Vergiftungen nicht selten benützt wird. Andere Angaben haben wir im Schrifttum nicht gefunden. Man ist eigentlich verwundert, daß darüber nur so wenig mitgeteilt ist. Man würde nämlich vermuten, daß Vergiftungszustände mit Methämoglobinbildung ein besonders günstiges Anwendungsgebiet für konserviertes Blut darstellen, wenn man z. B. an CO-Vergiftungen denkt, bei denen die Heilmöglichkeiten der Transfusion deshalb nicht genügend ausgenutzt werden können, weil immer noch zu viel Zeit bis zur Transfusion vergeht (SCHIFF). Hier könnte das transportierbare, konservierte Blut eine organisatorische Lücke ausfüllen.

Ein besonderes Anwendungsgebiet, auf dem das konservierte Blut seine Aufgabe als Notfalltransfusion ebenfalls erfüllen kann, wird von HESSE genannt. Er hält zur Bekämpfung von Hämolyseunfällen infolge unpassender Blutgruppe u. U. die ständige Bereitstellung von aufbewahrtem Blut aller 4 Gruppen für zweckmäßig (siehe S. 273).

IV. Die Bedeutung des konservierten Blutes in der ärztlichen Behandlung.

Im Abschnitt „Biologie", „Wirkung" und „Klinik" haben wir auseinandergesetzt, was für biologische Veränderungen das konservierte Blut mit der Zeit durchmacht, wie es wirkt und wie es sich klinisch erprobt. — Am besten von allem ist ein Teil der biologischen Veränderungen untersucht (morphologisch, biochemisch, serologisch). — Noch viele Lücken zeigt die wissenschaftliche Untersuchung der Wirkung auf den Organismus. Die experimentellen und klinischen Möglichkeiten dazu sollten noch mehr ausgenützt werden. Namentlich sollte die Frage, ob bestimmte Veränderungen des aufbewahrten Blutes vielleicht von besonders ausgeprägter Reizwirkung sein könnten, noch weiter verfolgt werden. — Die klinische Erprobung hat bis jetzt gezeigt, daß das konservierte Blut nur hinsichtlich Kreislaufauffüllung dem Frischblut mit recht großer Sicherheit als ebenbürtig zur Seite gestellt werden kann. Dabei ist es aber noch nicht völlig klar, ob eine stärkere Verdünnung des Blutes durch den Stabilisator gleichgültig ist oder nicht. Über die Erfahrungen bei anderen Krankheitszuständen darf noch kein abschließendes Urteil gefällt werden. Man kann wohl nur soviel sagen, daß in manchen Fällen auch mit konserviertem Blut eine dem Frischblut entsprechend günstige Wirkung auf den Gesamtorganismus oder auf die Blutbildung erzielt werden kann.

Es stellt sich nun noch die Aufgabe, die Bedeutung, welche die Transfusion von konserviertem Blut als Behandlungsmethode einnimmt, zusammenfassend zu umschreiben. Diese Aufgabe umfaßt verschiedene Gesichtspunkte. Am wichtigsten ist der *therapeutische Wert*, den man dem konservierten Blut beimißt. Er hängt von der Konservierungsmethode und vom Alter des transfundierten Blutes ab. Außerdem müssen für die Beurteilung eine Reihe *praktischer* und *organisatorischer Vorteile*, die das konservierte Blut bietet, in Betracht gezogen werden. Solche Vorteile sind die Unabhängigkeit vom Spender, die Sicherheit in bezug auf die Spenderwahl (WaR, Blutgruppenbestimmung usw.), der Wegfall von gruppenspezifischen Vorproben bei der Verwendung von O-Blut und die Transportmöglichkeit. So kann z. B. bei Notfalltransfusionen die Bereitstellung von konserviertem O-Blut von so großem Vorteil sein, daß u. U. eine Einbuße des biologischen Wertes in Kauf genommen werden darf. Schließlich hängt die Bedeutung der Transfusion von konserviertem Blut als Behandlungsmethode auch von den *Gefahren*, die damit verbunden sein können, ab.

Der *therapeutische Wert* kann auf 2 Arten beurteilt werden, mehr theoretisch oder mehr nach der klinischen Erfahrung. Vom theoretischen Standpunkt aus ist das konservierte Blut dem natürlichen Blut als *vollwertig* zur Seite zu stellen, wenn es dem natürlichen Blut in jeder Hinsicht entspricht. In diesem Sinne ist aber selbst frisch konserviertes Blut nicht mehr vollwertig, da schon der Stabilisator allein das konservierte Blut gegenüber dem natürlichen Blut verändert.

Aus diesem Grunde wird ja auch das indirekte Transfusionsverfahren von vielen Autoren dem direkten als weniger vollwertig hintangesetzt.

Deshalb pflegt man die Transfusion von konserviertem Blut grundsätzlich mit der indirekten Bluttransfusion zu vergleichen. Aber auch dann kann das konservierte Blut vom theoretischen Standpunkt aus nicht lange als vollwertig betrachtet werden, da schon sehr bald (Stunden) nach der Konservierung biologische Veränderungen auftreten, z. B. der Untergang der aeroben Atmungsfermente und die Kationenpermeabilität der roten Blutkörperchen. Nach den bisherigen Erfahrungen scheinen die biologischen Veränderungen zu Beginn der Aufbewahrung die therapeutische Wirkung im großen und ganzen noch nicht merklich zu beeinträchtigen. Deshalb erscheint es zweckmäßiger, den Begriff der „Vollwertigkeit" auf die praktische Leistung des konservierten Blutes zu beziehen als ihn vom rein theoretischen Standpunkt aus zu betrachten. In diesem Sinne wird heute die „Vollwertigkeit" des konservierten Blutes von den meisten Autoren aufgefaßt (SCHILLING u. a.).

Von *Gebrauchsfähigkeit* des konservierten Blutes spricht man, wenn die Veränderungen des Blutes so weit fortgeschritten sind, daß darunter der therapeutische Wert vermutlich leidet, wenn sie aber noch nicht so weit gediehen sind, daß die Transfusion bereits eine Gefahr für den Empfänger bedeutet.

Eine genaue *Abgrenzung* von Vollwertigkeit und Gebrauchsfähigkeit in der einen oder andern Richtung ist praktisch fast nicht möglich. Denn die Beurteilung, wann das konservierte Blut therapeutisch nicht mehr vollwertig ist, wann es infolge Verlust gewisser Formelemente, Stoffe und Eigenschaften nur mehr für bestimmte Anzeigen, für andere aber nicht mehr verwendungsfähig ist, erfordert sehr viel Erfahrung und ist von der persönlichen Ansicht abhängig. Die Bedeutung der Hämolyse zur Beurteilung des therapeutischen Wertes haben wir früher besprochen (siehe S. 88). Man kann vorläufig nur mit Bestimmtheit sagen, daß die allgemeine Gebrauchsfähigkeit mit dem Auftreten einer gewissen Hämolyse in Frage gestellt werden muß, weil damit Gefahr für den Empfänger verbunden sein kann. Das Auftreten der Gefahr für den Empfänger gilt als das Entscheidende zur *Beurteilung der Gebrauchsfähigkeit*. Das Kriterium dazu ist die Hämolyse. Auf die Meinungen der verschiedenen Autoren darüber treten wir im Abschnitt „Störungen, Schäden und Gefahren" (siehe S. 300) näher ein. An dieser Stelle möchten wir nur festhalten, daß das Ende der Gebrauchsfähigkeit von den meisten maßgebenden Autoren in der Regel im Auftreten von sichtbarer Hämolyse im ruhenden Blut erblickt wird.

Durch Zuckerzusatz zum Stabilisator kann die *Gebrauchsfähigkeit verlängert* werden, hauptsächlich deshalb, weil durch Zuckerzusatz die Hämolyse verzögert wird. Ob durch Zuckerzusatz auch die therapeutische Vollwertigkeit verlängert werden kann, steht noch nicht fest. Wir wissen nämlich noch sehr wenig darüber, ob die für die therapeutische Wirkung maßgebenden Stoffe, Funktionen und Eigenschaften durch Zuckerzusatz wirklich besser erhalten bleiben. Zum großen Teil kennt man sie noch gar nicht. Zum Teil scheinen gewisse biologische Veränderungen durch Zuckerzusatz nicht nennenswert verzögert zu werden, z. B. der Untergang der Leukocyten und der Blutplättchen, ebenso die Abnahme der Komplementaktivität. Auch ist die Unterhaltung des Zellstoffwechsels durch Zuckerzusatz noch kein Beweis für die bessere Erhaltung der Vollwertigkeit, da es sich ja nicht um den normalen aeroben, sondern sehr wahrscheinlich um einen anaeroben Stoffwechsel handelt.

Für die Beurteilung des therapeutischen Wertes fällt schließlich die persönliche Ansicht in Betracht, wieweit das Erhaltensein bestimmter Formelemente, Stoffe und Eigenschaften für die Wirkung auf den Organismus nötig ist. So kann die therapeutische Wirkung für bestimmte Krankheitszustände noch weitgehend vorhanden sein, während man andrerseits annimmt, daß das konservierte Blut wegen seines Verlustes an bestimmten Formelementen, Stoffen und Eigenschaften zur Behandlung anderer Krankheiten wertlos sei. Aus diesem Grunde betrachten verschiedene Autoren das konservierte Blut hinsichtlich der Erythrocytenfunktion und der Fähigkeit, den Kreislauf aufzufüllen, für wirksam, halten aber die Anwendung von konserviertem Blut für Fälle, bei denen eine Wirkung der Leukocyten, Blutplättchen oder von übertragenen Antikörpern erwartet wird, für ungeeignet (KARAVANOV, BELENKIJ, KOLMER, BELK, HENRY und ROSENSTEIN, BENHAMOU und MERCIER, BULL und DREW, MEYER-WILDISEN).

Es ist schwierig, die verschiedenen Auffassungen über die praktische Bedeutung des konservierten Blutes auf einen gemeinsamen Nenner zu bringen. Wir glauben, daß am besten ein Eindruck darüber vermittelt werden kann, wenn die verschiedenen Ansichten einzeln angeführt werden.

Von den älteren Autoren sind namentlich die Russen zu nennen. Mit der Einführung der Blutkonservierung in Rußland wurden von einem Teil der maßgebenden Autoren die allgemein günstigen Erfahrungen und die nahezu gleichen Verwendungsmöglichkeiten wie beim Frischblut hervorgehoben (VLADOS und Mitarbeiter, BAGDASAROV). Die Autoren nahmen aber doch an, daß der therapeutische Wert mit zunehmender Aufbewahrung leidet, und waren der Ansicht, daß das Blut nicht bis zum letzten Tag der erlaubten Gebrauchsfähigkeit verwendet werden soll. BAGDASAROV sprach vom ,,Ende der Konservierung". Nach VLADOS und Mitarbeitern galten 10—14 Tage meistens als obere Grenze für die Gebrauchsfähigkeit der 1 : 1 verdünnten russischen Blutmischungen. BAGDASAROV setzte die obere Grenze vielfach höher an, hat sich aber später den Autoren angeschlossen, die für die Verwendung von jüngerem Blut eintraten. Andere russische Autoren betrachteten auch jüngeres Blut nicht als biologisch vollwertig und wollten die Anwendung von aufbewahrtem Blut ausschließlich für Notfälle bei Blutverlust und Schock reservieren (HESSE, ŠAMOV und KARAVANOV, VOŽENILEK).

JULLIEN-VIÉROZ (unter JEANNENEY) war der Meinung, daß die Konservierung den therapeutischen Wert des Blutes (Citratblut) während etwa einer Woche nicht herabsetze. JULLIEN-VIÉROZ stellte sich auf den Standpunkt, daß extravasales Blut in jedem Falle totes Gewebe darstelle und daß deshalb kürzer oder länger aufbewahrtes Blut keinen Unterschied in der Wirkung zeige. In beiden Fällen wirke das tote Material vornehmlich als Blutbildungsreiz.

FORTI verzeichnete mit Transfusolblut nach allen Gesichtspunkten ausgezeichnete Resultate. Ähnlich äußerten sich nach FORTI auch andere Autoren über die Erfahrungen mit Transfusolblut (FORMENTANO, DONATI, RETTANNI und LATTES, COSTANTINI, HIRCHOWITZ).

Für SAMMARTINO und AGUIAR bleibt die Notfallbehandlung das allerwichtigste Anwendungsgebiet für konserviertes Blut (Dextrose-Citratblut), und in diesem Sinne soll das konservierte Blut die 2. Stelle nach dem Frischblut einnehmen. Wenn das konservierte Blut vielleicht auch nicht die gleichen Eigenschaften wie Frischblut besitze, so stelle es in vielen Fällen doch das einzige Mittel zur Erhaltung des Lebens dar. Zur Behandlung von Notfällen und als Stimulans bei sekundären Anämien und Carcinomkachexie halten die Autoren das konservierte Blut von nahezu gleicher Wirkung wie Frischblut, und zwar wirke das Blut um so besser, je jünger es sei. Dagegen glauben die Autoren, daß Frischblut bei Blutkrankheiten, Infektion und darniederliegender Organfunktion entschieden wirksamer sei.

JEANNENEY kommt namentlich auf Grund der Katabiose zum Schluß, daß 15 Tage lang konserviertes Blut (Citratblut) ungefähr die gleichen biochemischen Eigenschaften wie Frischblut besitze. Deshalb dürfe man bei einer Aufbewahrungszeit des Blutes von 10—15 Tagen mit der gleichen Wirkung wie beim Frischblut rechnen.

DOMANIG und HOHENWALLNER betrachten das konservierte Blut dem Frischblut gegenüber nicht als ebenbürtig (Dextrose-Citratblut).

Da sich beim Citratblut schon nach verhältnismäßig kurzer Zeit die Eigenschaften des Blutes so verändern, daß es nicht mehr als vollwertig zu betrachten sei, sollte das Blut nach MCDONALD und STEPHEN nicht über 2—3 Wochen, nach BELK, HENRY und ROSENSTEIN sowie nach DIGGS und KEITH nicht über

10 Tage alt verwendet werden. Nach BELK, HENRY und ROSENSTEIN sei für Citratblut die Gebrauchsfrist von 14 Tagen, wie sie von anderen Autoren angegeben wird, zu lang. Es sei zudem schwer, über die therapeutische Wirkung von frischem und konserviertem Blut etwas Genaues auszusagen. Die Autoren können nur soviel sagen, daß der Allgemeineindruck ein günstiger sei.

ELLIOTT und Mitarbeiter halten Moskauer Blut für ebenso wirksam wie Frischblut. Die Autoren glauben, daß der biologische Wert bei latenter Hämolyse noch nicht herabgesetzt sei, sondern erst beim Auftreten von sichtbarer Hämolyse.

Einen der allgemeinen Meinung völlig entgegengesetzten Standpunkt nahm vor kurzem PONS ein. Er hält den Wert des konservierten Blutes für fraglich und glaubt, daß das konservierte Blut bei verbesserter Organisation des Spenderdienstes sogar entbehrlich sei.

Neuerdings äußern sich FILATOV, CORELLI und amerikanische Autoren an Hand eines großen Untersuchungsmaterials, SCHILLING, RIDDELL, HOHENWALLNER u. a. an Hand eines kleineren Untersuchungsmaterials über die praktische Bedeutung des konservierten Blutes.

Nach FILATOV (1103 Liter Blut in 4583 Einzelportionen in 5 Jahren) verliert das konservierte Blut allmählich seine biologischen und damit seine therapeutischen Qualitäten, selbst bei Dextrosezusatz. Nach Ablauf von 10—15 Tagen sei es zur Transfusion nicht mehr geeignet.

CORELLI (über 1000 Transfusionen) äußerte sich am letztjährigen Wiesbadener Kongreß wie folgt: „Wenn auch vom theoretischen Standpunkt aus die Blutübertragung mit reinem frischem Blut die beste ist, so bin ich doch überzeugt, daß das konservierte Blut, von der praktischen Seite gesehen, durch seine großen Vorteile immer mehr an Bedeutung gewinnt und viele dringende Fälle durch das jederzeit gebrauchsbereite Blut gerettet werden können." In gleicher Weise äußerte sich neuerdings DIGGS. Er betrachtet den Gebrauch von konserviertem Blut als eine praktische und sichere Maßnahme, die dem alten freiwilligen Spenderwesen überlegen sei und dadurch besondere Vorteile in der Chirurgie und Gynäkologie biete. CORELLI verwendet das konservierte Blut außerdem als Medikament bei Hämopathien und verwendet es mit großem Nutzen auch bei anderen Krankheiten. Nach CORELLI entspricht die Anzeigestellung im großen und ganzen dem Frischblut. CORELLI erzielt die besten klinischen Resultate mit frisch konserviertem, wenige Stunden oder einige Tage altem Blut. Die Resultate seien um so besser, je frischer das Blut sei.

FANTUS und andere amerikanische Autoren betrachten in der Transfusion mit konserviertem Blut ein sicheres und wirksames Transfusionsverfahren für die gleichen Indikationen wie beim Frischblut.

In seinem neuen Buche über die Bluttransfusion empfiehlt RIDDELL striktestе Beschränkung auf Notfälle.

SCHILLING rechnet nach dem Verlauf der Katabiose (Dextrose-Citratblut) mit Vollwertigkeit für 12—15 Tage, mit Gebrauchsfähigkeit sicher bis zu 3 Wochen. In gemeinsamen praktischen Versuchen mit HEIM an der Gohrbandtschen Klinik kamen die Autoren zum Schluß, daß sich der Erfolg der Transfusion mit konserviertem Blut nicht so wesentlich von den Frischblutübertragungen unterscheide, als daß dadurch die großen technischen Vorteile des konservierten Blutes beeinträchtigt würden. Die Autoren glauben sogar, daß die Erfolge des konservierten Blutes dem Frischblut überhaupt gleich zu setzen seien, wenn die Aufbewahrungsdauer nicht mehr als 12—14 Tage betrage.

Wir selber halten das konservierte Blut in bezug auf die Kreislaufauffüllung für ebenso nützlich wie Frischblut. Jedenfalls besteht darin kein merklicher

Unterschied, solange Blut ohne nennenswerte Hämolyse verwendet wird (wenig verdünntes Dextrose-Citratblut). Für uns besteht so lange keine nennenswerte Hämolyse, als das überstehende Plasma frei von Blutfarbstoff und das aufgeschüttelte Blut nicht mehr als etwa 0,1—0,2% freies Hämoglobin enthält (spektroskopisch bestimmt). Für die allgemeine Stimulation und für die Stimulation der blutbildenden Organe haben wir in vielen Fällen eine ebenso günstige Wirkung erzielen können, wie man es von der Frischbluttransfusion her gewohnt ist. Ob man dagegen in anderen Fällen mit der Frischbluttransfusion mehr erreicht hätte, und ob in weiteren Fällen das konservierte Blut sogar noch stärker gewirkt hätte als Frischblut, läßt sich noch keineswegs beurteilen. Hinsichtlich der Gebrauchszeit glauben wir, daß die heutige Tendenz, jüngeres Blut zu verwenden (siehe Tabelle 12, SCUDDER und Mitarbeiter, STRUMIA und Mitarbeiter, BULL und DREW), zu begrüßen ist. Das Ziel der Blutkonservierung liegt vorläufig noch nicht darin, Rekordzahlen von Aufbewahrungszeiten herauszubringen. Unserer Meinung nach liegt das Problem vielmehr darin, durch die Wahl eines geeigneten Stabilisators das Blut möglichst in seiner Gesamtheit überlebend erhalten zu können, also in der Hebung der biologischen Wertigkeit.

Im Zusammenhang mit der Frage des therapeutischen Wertes vom konservierten Blut steht noch eine Frage, die unserer Meinung nach bei der Blutkonservierung vielfach zu wenig berücksichtigt wird. Das ist die Frage nach der *Verdünnung* des Blutes durch den Stabilisator.

Die Autoren, die das Blut zur Aufbewahrung stark verdünnten (1 : 1 und mehr), erwarteten von der Verdünnung bessere Konservierungsmöglichkeiten, z. B. in bezug auf die Hämolyse (ROUS und TURNER, DE GOWIN, HARRIS und PLASS) oder auf die sog. „spontane Koagulation“ (BALACHOVSKIJ und GINZBURG). SCHILLING erblickt in der Verdünnung einen Vorteil gegenüber der Viscositätssteigerung, die nach längerer Aufbewahrung im wenig verdünnten Blut besonders stark in Erscheinung treten soll. Außerdem hält er die Verdünnung für viele praktische Zwecke direkt für notwendig, z. B. für die Bluttransfusion bei Krankheitszuständen mit Bluteindickung (Verbrennung, Verblutung nach großen Strapazen, Ruhr, Cholera u. a.).

Vom theoretischen Standpunkt aus muß man die Verdünnung des Blutes als Nachteil auffassen. Denn es werden dadurch alle Stoffe, von denen man eine Transfusionswirkung erwartet, verdünnt, und um die gleiche Wirkung wie mit Frischblut zu erzielen, müßte jeweils mehr Flüssigkeit transfundiert werden, z. B. bei einer Verdünnung von 1 : 1 die doppelte Menge. Ob trotzdem eine stärkere Verdünnung des konservierten Blutes im Hinblick auf seine therapeutische Wirkung erlaubt ist oder nicht, muß an der praktischen Erfahrung beurteilt werden. Es scheint nun, daß der therapeutische Wert — nach der Literatur beurteilt — durch die Verdünnung nicht besonders eingeschränkt wird. Wir selber können darüber nichts aussagen, da wir nur wenig verdünntes Blut verwenden.

Anders steht es aber mit den physikalisch-chemischen Eigenschaften des Blutes, z. B. mit dem Kolloiddruck. Dieser wird durch die Verdünnung dauernd beeinträchtigt und läßt sich nicht mehr wiederherstellen. Die große Bedeutung des Kolloiddrucks bei der Kreislaufauffüllung ist bekannt (siehe S. 174). Gewisse klinische und experimentelle Beobachtungen deuten an, daß sich stark verdünntes Blut zur Kreislaufauffüllung schlechter eignet. Die Lösung dieser Frage scheint uns wichtig zu sein, weil das konservierte Blut trotz der vielerorts üblichen Anwendung bei allen möglichen Krankheiten immer noch seine Hauptbedeutung als Notfallreserve für Zustände, bei denen der Kreislauf aufgefüllt werden muß, bewahrt hat.

C. Die Konservierung und die Transfusion einzelner Blutbestandteile.

Die Isolierung und die Transfusion einzelner Blutbestandteile berührt die Blutkonservierung insofern, als dazu — abgesehen vom Serum — flüssig gehaltenes Blut notwendig ist. Ferner werden die einzelnen Bestandteile des Blutes vielfach in konservierter Form verwendet. Das gilt namentlich für die Plasma- und Serumtransfusion, die heute eine wichtige praktische Entwicklung durchmacht. Die Transfusion der zelligen Elemente beschränkt sich mehr auf Einzelvorschläge und -versuche.

Der Transfusion einzelner Blutbestandteile liegt die Vorstellung zugrunde, daß man mit der Übertragung einzelner Blutbestandteile zum Ersatz des fehlenden oder funktionsuntüchtigen Teiles eine bessere Wirkung erzielen kann (Fonio). So empfahl Fonio die Blutplättchentransfusion bei thrombopenischen und thrombasthenischen Krankheiten, Plasma oder Serum bei fibrinopenischen Zuständen und zur Eiweißtherapie. Bis zu einem gewissen Grade liegt die Verwendung von konserviertem Plasma oder Serum auch heute auf diesem Gebiet, z. B. bei Hypoproteinämie. Sie tritt aber hinter der wichtigsten Anwendung der Plasma- und Serumtransfusion, nämlich als Blutersatz zur Kreislaufauffüllung zurück. Neuerdings beschäftigt sich Hanausek mit der Übertragung von Leukocyten zur Erhöhung der bactericiden Abwehrkräfte des Organismus.

Fonio bezeichnete die Transfusion einzelner Blutbestandteile oder „Fraktionen“ (z. B. die Erythrocytenfraktion) mit „fraktionierter Bluttransfusion“. — Vor Fonio wurde gelegentlich in der russischen Literatur (Belenkij, Vinograd-Finkel) unter „fraktionierter Transfusion“ die Übertragung von gemischtem Blut mehrerer Spender verstanden. Nach unserer Auffassung ist diese Bezeichnungsweise nicht glücklich gewählt. Der Ausdruck „Transfusion einzelner Blutbestandteile“ und „Transfusion von Mischblut“ ist einfacher und klarer.

I. Die Transfusion von konserviertem Plasma und Serum.

Die intravenöse Übertragung von aufbewahrtem Serum oder Plasma ist nichts Neues. Alle möglichen artfremden und arteigenen Sera, die in Ampullen aufbewahrt werden, gelangen auf diese Weise zur Verwendung, z. B. Immunserum, Rekonvaleszentenserum, Serum oder Plasma zur Blutstillung usw. Meistens überträgt man nur kleinere Mengen und spricht in der Regel von „intravenösen Injektionen“ und nicht von „Transfusion“ oder „Infusion“. Die Bezeichnung „Plasmatransfusion“ oder „-infusion“ ist hauptsächlich im letzten Weltkrieg gebräuchlich geworden, weil das Plasma damals eine praktische Bedeutung als Blutersatz bekommen hat. In diesem Sinne ist die terminologische Beziehung der „Plasma-“ und „Serumtransfusion“ oder „-infusion“ zur Bluttransfusion und zur Salzinfusion zu verstehen. Meistens spricht man von Plasma- oder Serumtransfusion, wenn an Stelle von Blut Plasma oder Serum übertragen wird, z. B. bei der Auffüllung des Kreislaufes, zur Blutstillung, zum Bluteiweißersatz usw.

Die Transfusion von Plasma und Serum berührte ursprünglich nur das Problem des Blutersatzes bei akuten Blutverlusten. Dieses Problem hatte erstmals im letzten Weltkrieg größere praktische Bedeutung erhalten.

Im Weltkrieg lag der Grundgedanke des Blutersatzes in der Vorwegnahme aller Vorbereitungen, welche die direkte und die indirekte Transfusion belasten (Spenderwahl, Gruppenuntersuchung, Massenbedarf). Man glaubte damals, die Blutersatzfrage mit der Blutkonservierung wenigstens theoretisch in idealer Weise lösen zu können. Diese Aufgabe hat aber das konservierte Blut nicht restlos erfüllen können, da unter Kriegsumständen die technisch-praktischen Schwierigkeiten bei der Verwendung von konserviertem Blut verhältnismäßig groß sind.

Sie bestehen weniger in der Blutkonservierung selber, die im Hinterland geschehen kann, als vielmehr in der Aufbewahrung (Kühlschränke), im Transport, in der beschränkten Aufbewahrungszeit und in bestimmten Gefahren (Hämolyse), die an den ausübenden Arzt erhöhte Anforderungen stellen (Beurteilung der Gebrauchsfähigkeit). Diese Schwierigkeiten wurden am konservierten Blut schon im letzten Weltkrieg kritisiert (RICHET, BRODIN und SAINT-GIRONS). Im spanischen Bürgerkrieg konnten sie dank der guten Organisation und des dahinterstehenden Willens bis zu einem gewissen Grade überwunden werden. Im jetzigen Bewegungskrieg tritt die Bedeutung der Blutkonservierung nach bisherigen Berichten fast ganz zurück, soweit es sich wenigstens um Frontverhältnisse handelt. Dagegen hat das konservierte Blut unter stabilen Verhältnissen, wie z. B. beim Luftschutz Bedeutung erhalten (siehe S. 349). Die gleichen Schwierigkeiten bestehen natürlich auch im Friedensbetrieb; aber mit den unbeschränkten technischen Möglichkeiten, die hier zur Verfügung stehen, lassen sie sich beheben (vgl. „blood banks" S. 325).

Im Hinblick auf diese Schwierigkeiten hat man schon im letzten Weltkrieg die Aufmerksamkeit auf andere Blutersatzmittel gelenkt. Es mußte sich aber um Blutersatzmittel handeln, die imstande waren, die an die Blutkonservierung gestellten Anforderungen, nämlich gute Wirkung und jederzeitige Gebrauchsfähigkeit ebenfalls zu erfüllen. Die Anschauung, daß die Bekämpfung des Blutverlustes im wesentlichen in einem dauerhaften Flüssigkeitsersatz lag, wurde im letzten Weltkrieg bereits allgemein anerkannt. Salzlösungen waren aber ein schlechter Ersatz. Dagegen erwartete man vom Plasma wegen seiner „Viscosität" eine günstige Wirkung (WARD, HARTMANN, RICHET und Mitarbeiter). Serum hielt man für weniger geeignet, da es eine toxische Wirkung zu haben schien (RICHET und Mitarbeiter). Der Gedanke, konserviertes Plasma zu verwenden, lag nahe. Das Belastende beim konservierten Blut ist die Sorge um die Blutkörperchen, also ließ man diese einfach weg und transfundierte nur das Plasma, das abgesogen und einige Zeit steril aufbewahrt werden konnte (WARD, HARTMANN, RICHET und Mitarbeiter). Auf diese Weise hat sich die Transfusion von konserviertem Plasma in logischer Folge aus der Blutkonservierung heraus entwickelt. Obschon der Gedanke damals klar war und die Einführung des Natriumcitrats auch die praktische Anwendungsmöglichkeit erlaubte, wurden trotzdem nur wenige praktische Versuche unternommen (HARTMANN, RICHET und Mitarbeiter). RICHET und Mitarbeiter haben in mehreren Fällen sogar Pferdeplasma in Mengen von 500 ccm mit Erfolg verwendet.

Später entwickelte sich die Frage des Blutersatzes durch Blutflüssigkeit zugunsten des Serums. Das Problem wurde vorwiegend vom experimentellen Standpunkt aus angepackt (ROSSIUS 1925, KALLIUS 1928). In Anlehnung daran wurden aber erst später praktische Versuche gemacht (KUNZ, russische Autoren).

KUNZ (1932) benützte Serum als Ersatz bei akuten Blutverlusten und dachte wegen des Gehaltes an Antikörpern und Schutzstoffen auch an andere Anwendungsgebiete.

KUNZ (Chir. Universitätsklinik Graz) transfundierte 500—700 ccm Serum in langsamer Infusion (30 Min.) oder als Dauertropfinfusion. Das Serum wurde im Seruminstitut abgefüllt und blieb monatelang keimfrei.

Nach der Einführung der Blutkonservierung in Rußland hat man in Anlehnung an die Versuche von ROSSIUS und KALLIUS auch dort die praktische Verwendung von Blutflüssigkeit wieder aufgenommen (FILATOV und KARTAŠEVSKIJ, KARTAŠEVSKIJ, BURCEVA, ALOVSKIJ und BURCEVA, KARANOVSKAJA und MORDVINKINA). Diese Autoren haben Plasma konserviert und verwendeten es als Transfusion kleiner Mengen zur Blutstillung. Als Flüssigkeitsersatz bei Blutverlust kam es offenbar weniger zur Verwendung (FILATOV und KARTAŠEVSKIJ).

Ebenfalls mit der Einführung der Blutkonservierung hat die Transfusion von haltbarer Blutflüssigkeit in den letzten Jahren in Amerika einen ziemlich großen Aufschwung erlebt. Dieser Aufschwung ist z. T. der besonderen Organisation der „blood banks", die größere Mengen von konserviertem Plasma leicht zugänglich machen, zu verdanken. In Amerika hat sich die Verwendung von konservierter Blutflüssigkeit rasch entwickelt. Diese Entwicklung betraf nicht nur die klinische Erfahrung und die Lösung technischer Probleme, sondern vor allem auch den Ausbau der Aufbewahrungsmöglichkeiten (Plasma und Serum in Trockenform) und die Erweiterung der therapeutischen Anwendung (konzentriertes Plasma und Serum). Das Hauptanwendungsgebiet für konservierte Blutflüssigkeit sind in Amerika alle Krankheitszustände, bei denen die Auffüllung des Kreislaufes mit Flüssigkeit angezeigt ist (akuter Blutverlust, Schockzustände). Außerdem wird die Transfusion von konserviertem Plasma und Serum auch für den Nachschub von Bluteiweißen (Hypoproteinämie), zur Reizwirkung auf die Diurese (konzentriertes Plasma und Serum), zur Übertragung von Immunstoffen (Rekonvaleszententrockenserum) benützt und schließlich auch zur allgemeinen Reizwirkung bei Kachexie und Infektion versucht.

Bei uns (Westeuropa) steht die Transfusion von konserviertem Plasma und Serum noch ganz in ihren Anfängen. Im Hinblick auf die große Bedeutung der Blutersatzlösungen für den Kriegsfall sind von einigen Autoren zunächst experimentelle Versuche weitergeführt worden (BREKENFELD, SCHÖRCHER). Die praktische Anwendung wird bereits da und dort versucht (wir, LENGGENHAGER).

Die große Bedeutung von haltbarer Blutflüssigkeit in flüssigem oder festem Zustand liegt vor allem in ihren großen technisch-praktischen Vorteilen. Einmal besitzt die Verwendung von haltbarer Blutflüssigkeit die gleichen Vorteile wie das konservierte Blut (Vorwegnahme aller Vorbereitungen, welche die direkte und indirekte Transfusion belasten, Transport, sofortige Gebrauchsfähigkeit). Außerdem zeigt der Gebrauch von haltbarer Blutflüssigkeit noch Vorteile, welche das konservierte Blut lange nicht im gleichen Maße besitzt (sehr lange Haltbarkeit, unbegrenzte und einfache Transportmöglichkeit, keine besondere Gefahr für den Empfänger). Haltbares Plasma und Serum verbindet also mit den Vorteilen des konservierten Blutes überdies noch die Überwindung der Schwierigkeiten, welche die Transfusion von konserviertem Blut erschweren. In dieser Hinsicht und wegen der günstigen klinischen Erfahrungen als Ersatzmittel bei Blutverlust und Schock stellen haltbares Plasma und Serum gewissermaßen das ideale Blutersatzmittel für den Kriegsfall dar (BRODIN und SAINT-GIRONS, LEVINSON und Mitarbeiter, STRUMIA und Mitarbeiter, TATUM und Mitarbeiter, SCHÖRCHER, wir, LENGGENHAGER). Praktisch wird das bereits durchgeführt. Aus gegenwärtigen amerikanischen Zeitschriften geht verschiedentlich hervor, daß das amerikanische Rote Kreuz in großen Mengen haltbare Blutflüssigkeit an europäische Rotkreuzorganisationen verschickt. Verschiedene Anzeichen sprechen weiter dafür, daß haltbares Plasma und Serum auch im Friedensbetrieb eine immer größere Bedeutung bei der Notfalltransfusion einnehmen werden.

1. Die experimentelle Grundlage der Plasma- und Serumtransfusion.

Die Plasma- und Serumtransfusion ist ein Teilgebiet der Blutersatzforschung.

Die ersten Wiederbelebungsversuche mit Blutserum gehen auf Physiologen in der zweiten Hälfte des letzten Jahrhunderts zurück (siehe S. 161). Sie schlugen noch fehl. Die Möglichkeit, daß verlorenes Blut durch Serum wirklich erfolgreich ersetzt werden kann, hat wohl zuerst VON OTT (1881—1883) erkannt. Er erlebte mit intravenösen Serumübertragungen bei stark ausgebluteten Tieren sehr schöne

Erfolge. VON OTT war aber noch der Meinung, daß die physiologische Kochsalzlösung praktisch für alle in Betracht kommenden akuten Anämien zum Ersatz ausreiche und daß sie zudem allen übrigen Ersatzflüssigkeiten an Vorzügen überlegen sei.

In späteren experimentellen Arbeiten trat das Serum als Blutersatz zugunsten der Blutkörperchenaufschwemmungen in den Hintergrund.

Im Weltkrieg wurde unter RICHET mit BRODIN und SAINT-GIRONS eine Kommission mit dem Auftrag gebildet, die Verbesserung der Notfalltransfusion an die Hand zu nehmen. Die Grundlage dazu bildeten zunächst experimentelle Untersuchungen über die Ersatzmöglichkeit mit verschiedenen Salzlösungen, Plasma und Serum. Die Autoren kamen zum Schluß, daß das Plasma einen nahezu vollwertigen Blutersatz darstellt. Das Serum hielten sie für ungeeignet, da es oft von toxischer Wirkung zu sein schien.

Nach dem Weltkrieg spielten bei der Frage des Blutersatzes weniger organisatorische und technische Gründe eine Rolle, als vielmehr die gelegentlich immer wieder eintretenden Transfusionszwischenfälle. Aus diesem Grunde ließ KONRICH durch LINA ROSSIUS (1925) die Frage des Blutersatzes in ausgedehnten Kaninchenversuchen neu untersuchen.

ROSSIUS ging technisch ähnlich vor wie ROUS und TURNER (siehe S. 176). Der durchschnittliche Blutverlust betrug etwa 3% des Körpergewichts. Der therapeutische Erfolg der Ersatzflüssigkeit wurde am Hämoglobin, an der Erythrocytenzahl usw. kontrolliert. Das Serum stammte aus geronnenem Blut.

Aus diesen Versuchen ging hervor, daß die Serumtransfusion der Vollbluttransfusion ebenbürtig ist. Serum, gleichgültig ob frisch oder alt, konnte auch dann noch lebensrettend wirken, wenn schon völliger Atemstillstand eingetreten war. Kochsalzlösung und Aufschwemmungen von gewaschenen Blutkörperchen versagten in den meisten Fällen von schweren akuten Verblutungszuständen. Nur bei Blutungen, die auch vom Körper allein noch überwunden werden konnten, waren Kochsalzlösung und Blutkörperchenaufschwemmungen ein ausreichendes Unterstützungsmittel.

Ähnliche Versuche sind unter COENEN von KALLIUS (1928) wieder aufgenommen worden.

KALLIUS konnte durch besonders sorgfältige Entblutung die damals übliche Blutverlustgrenze von 2,5—3% des Körpergewichts bis auf 4% des Körpergewichts steigern. Das verwendete Serum wurde durch Blutgerinnung gewonnen und durch Tonkerzenpassage und Phenolzusatz sterilisiert.

Die Versuche ergaben, daß die Serumtransfusion ein wirklich physiologischer Ersatz verloren gegangenen Blutes darstellt und von gleicher lebensrettender Wirkung wie die vitale Transfusion ist. Auch ohne Blutkörperchenzusatz hielten die Tiere Blutverluste von nahezu 80% des Gesamtblutes aus. Die Erythrocyten waren bei den Tieren nach durchschnittlich 18—20 Tagen regeneriert, auch wenn das verlorene Blut durch Serum ersetzt wurde. Das für Kochsalzersatz meist charakteristische sekundäre Sinken der Erythrocytenwerte wurde nach Serumersatz nur selten gefunden.

Kochsalzinfusionen waren stets nur von vorübergehendem Erfolg und hatten fast immer, wenn auch erst nach Stunden, den Tod der Tiere zur Folge. Überdies schienen die Kaninchenerythrocyten auf Kochsalzlösungen besonders empfindlich zu sein, da im Blut dieser Tiere Stechapfelformen auffielen.

KALLIUS glaubte, daß durch seine Versuche die Vorbedingungen für den Vorschlag zu Serumtransfusionen am Mensch erfüllt waren und nennt unter den großen Vorteilen des Serums die Möglichkeit des dauerhaften Konservierens.

Die Einführung der zusammengesetzten Salzlösungen wie Normosal, Tutofusin usw. in der Klinik hat zu weiteren vergleichenden Untersuchungen angeregt (Konrich, Brekenfeld). Brekenfeld machte seine Untersuchungen vor allem im Hinblick auf den Blutersatz im Krieg.

Konrich (1935) nahm die Versuche in Anlehnung an seine Schülerin Rossius auf.

Die tödlichen Blutverluste schwankten bei den Versuchskaninchen zwischen 1,6—4,5% des Körpergewichts.

Die Versuche zeigten die große Überlegenheit des Serums vor den Salzlösungen. Am ungeeignetsten erwies sich isotonische Kochsalzlösung. Die Blutsalzlösungen (Tyrode-Lösung, zwei andere ungenannte Blutsalzlösungen des Handels) standen etwa in der Mitte, jedoch der Salzlösung näher als dem Serum. In allen Lösungen konnte die Wirkung durch Zusatz gewaschener Erythrocyten merklich verbessert werden.

Nach den vergleichenden Versuchen von Brekenfeld (1938) erwies sich nach dem Vollblut eine leicht hypertonische Kochsalzlösung (NaCl 1,5% + Traubenzucker 5%) am wirksamsten. Dann folgte Citratblut, weiter physiologische Salzlösung mit Traubenzucker und weiter arteigenes Serum. Am meisten Tiere starben bei Blutersatz durch zusammengesetzte Salzlösungen (Tutofusin, Normosal).

Die Versuche wurden an Kaninchen mit einem Blutverlust von rund 3% des Körpergewichts durchgeführt. Das benützte Serum wurde „bei der Ausblutung gewonnen" und kam 1 bis höchstens 7 Tage alt zur Verwendung.

Über Versuche dieser Art wird neuerdings auch von amerikanischen Autoren berichtet (Levinson, Neuwelt und Necheles). Nach diesen Versuchen steht das Serum dem Vollblut in bezug auf die Kreislaufauffüllung nicht nach. Die Wirkung hielt an, Alkalireserve und Eiweißgehalt des Empfängers blieben unverändert. Dagegen war bei den Salzlösungen die Wirkung nur vorübergehend, der Blutdruck sank, und außer der Hydrämie wurde ein Ansteigen der Acidose und eine Zunahme des Schockzustandes der Tiere beobachtet. Das bedeutet, daß durch Salzersatz der Kreislauf nur ungenügend wiederhergestellt werden kann.

Wegen teilweiser Gerinnung des Hundeplasmas verwendeten Levinson und Mitarbeiter Serum.

Aus Rußland werden Versuche von Heinatz und Serebrijanikov mitgeteilt. Mit konserviertem, 3 Monate lang kalt aufbewahrtem Plasma konnten nach tödlichem Blutverlust 80% der untersuchten Hunde gerettet werden.

Alle diese Versuche haben den Nachteil, daß das Blut nicht über den Grad des zulässigen Blutverlustes hinaus ersetzt werden kann. Einen gewissen Fortschritt bedeuten die Blutwechselversuche von Schörcher (siehe S. 177). Durch Plasma ließen sich nach der Berechnung von Schörcher bei Kaninchen 80—85% Eigenblut ersetzen, durch Ringer- und Traubenzuckerlösung nur 60%.

Zur Herstellung des Citratplasmas benützte Schörcher eine 5proz. Natriumcitratlösung. Davon wurden 2 Teile mit 8 Teilen Blut vermischt, die Mischung geschüttelt und zentrifugiert.

Außer dem Blutverlust gibt es noch andere Zustände, die infolge Verminderung der zirkulierenden Blutmenge einen verhängnisvollen Verlauf nehmen können, so der Operationsschock, der traumatische Schock und z. T. der Verbrennungsschock (siehe S. 188). Auch in solchen Fällen hat sich die Wiederherstellung des Kreislaufes durch Plasma experimentell bewährt [Harkins, Mahoney (konserviertes Plasma); Bond und Wright (Trockenserum)].

Die experimentellen Ergebnisse über den Blutersatz mit Plasma oder Serum lassen sich wie folgt *zusammenfassen*:

Plasma oder Serum bilden bei ausgebluteten Tieren einen brauchbaren Ersatz für verlorenes Blut. Sie eignen sich sogar für einen weitgehenden Blutwechsel

(Schörcher). Aber auch bei Schockzuständen ohne Blutverlust haben sie einen dem Vollblut ähnlichen Einfluß auf den Kreislauf. Plasma und Serum sind demnach imstande, den Kreislauf dauerhaft aufzufüllen, den Blutdruck wiederherzustellen, dadurch die noch vorhandene Blutmenge in Zirkulation zu setzen und die Sauerstoffverarmung lebenswichtiger Organe zu verhindern. Abgesehen von der Wirkung der Blutkörperchen werden Plasma oder Serum von den meisten Autoren als fast ebenso vollwertige Ersatzlösungen wie Vollblut betrachtet.

Wichtig ist die Frage, ob zwischen Plasma und Serum ein Unterschied besteht. Hinsichtlich des Kolloiddruckes, der für die Retention des transfundierten Plasmas und Serums im Kreislauf wichtig ist, besteht kein Unterschied. Der Kolloiddruck ist für Plasma und Serum ungefähr gleich (siehe S. 54). Mit dieser Überlegung scheinen die verschiedenen experimentellen Untersuchungen, aus denen ein deutlicher Unterschied zwischen Plasma und Serum nicht sicher abgeleitet werden kann, übereinzustimmen. Dagegen bestehen experimentelle Hinweise über eine gewisse toxische Wirkung des Serums (Richet, Brodin und Saint-Girons). Achard, Lévy und Gallais beobachteten beim Hund nach Übertragung von konserviertem Serum Schock, Freeman und Wallace starken Schüttelfrost. Die Ursache ist unbekannt. Man denkt an toxische Stoffe, die bei der Gerinnung frei werden (Scudder, siehe auch defibriniertes Blut S. 145).

Ein schlechter Blutersatz im biologischen Sinne sind isotonische Salzlösungen.
Salzlösungen verdünnen das zirkulierende Blut und setzen damit den Kolloiddruck herab, so daß die Flüssigkeit meist schon nach wenigen Stunden die Blutbahn wieder verläßt. Salzlösungen verlassen nicht nur sehr rasch die Blutbahn, sondern verbinden damit auch Ödemgefahr. Nach einem vorübergehenden Erfolg bleibt der Kreislauf weiterhin dekompensiert, und der Organismus verfällt immer mehr in den sog. sekundären Schockzustand mit Acidose (Levinson, Neuwelt und Necheles). Überdies wirken größere Mengen von Salzlösungen im Experiment toxisch (Kallius, Konrich). — Eine andere Wirkung scheinen hypertonische Salzlösungen zu haben. Nach experimentellen Untersuchungen von D. Robertson konnte nach intravenöser Infusion von hypertonischen Salzlösungen das zirkulierende Blutvolumen merklich gesteigert werden, allerdings nur für ganz kurze Zeit. Damit im Zusammenhang stehen vielleicht auch die von den üblichen Erfahrungen abweichenden Ergebnisse von Brekenfeld, der mit einer leicht hypertonischen Salzlösung an zweiter Stelle hinter dem Vollblut die besten Erfahrungen gemacht hat.

Die von Bayliss eingeführte und neulich wieder empfohlene Acacia-Gummilösung hat die gleichen osmotischen Eigenschaften wie Blut. Sie soll aber trotzdem nicht lange im Kreislauf zurückbleiben (Wangensteen) und außerdem toxisch wirken (Studdiford, Hall).

Der Vollständigkeit halber muß noch erwähnt werden, daß die Ansichten über die Ersatzmöglichkeit von Blut durch Salzlösungen noch vor wenigen Jahren keineswegs ungeteilt waren. Namentlich erblickten verschiedene Autoren in den zusammengesetzten Salzlösungen einen nahezu vollwertigen Blutersatz und glaubten, daß dadurch das Problem der Blutersatzfrage für den Kriegsfall in sehr einfacher Weise gelöst werden könne (z. B. Bircher). Heute scheint aber dieser Standpunkt wieder stark in den Hintergrund gerückt zu sein.

2. Konservierung und Transfusion von flüssigem Plasma und Serum.

Plasma oder Serum? Im Weltkrieg wurde Plasma konserviert. Kunz benützte in Anlehnung an die Experimente von Rossius und Kallius Serum. Die Russen konservierten Plasma. Die amerikanischen Autoren sprechen sich in der Mehrzahl zugunsten des *Plasmas* aus, da das Plasma gegenüber dem Serum eine Reihe von Vorteilen aufweist. So sollen nach Plasmatransfusionen viel weniger Nachreaktionen auftreten (Strumia, Wagner und Monaghan, Wagner). Weiter werden technische Vorteile genannt, wie die bequeme Gewinnung des Plasmas als Nebenprodukt bei der Blutkonservierung und die maximale Ausnützung der verfügbaren Menge durch Zentrifugieren des Blutes (STRUMIA und Mitarbeiter, WAGNER). Ferner soll intramuskulär infundiertes Plasma bei Tier und Mensch ebenso rasch resorbiert werden wie Kochsalzlösung. Serum soll dagegen merklich langsamer zur Resorption gelangen (STRUMIA und Mitarbeiter, WAGNER). — Andere Autoren (LEVINSON, RUBOVITS und NECHELES) ziehen *Serum* vor, da es kein Citrat enthält, klar bleibe, keine Fibringerinnsel bilde und die Konservierung nicht durch Niederschläge aller Art (Schleier und Partikelchen) erschwere. Diese Veränderungen bilden nach der Meinung der genannten Autoren vor allem einen technischen Nachteil für das Plasma, indem es vor Gebrauch oft filtriert werden muß. Überdies soll das Serum nach LEVINSON und Mitarbeitern keine vermehrten Nachreaktionen auslösen. Die Autoren führen die angeblich vermehrten Nachreaktionen beim Serum vor allem auf fehlerhafte Technik bei der Konservierung (ungenügende Reinigung der Utensilien) zurück. — In der therapeutischen Wirkung wird im allgemeinen zwischen Serum und Plasma kein Unterschied gemacht (STRUMIA und Mitarbeiter, WAGNER, LEVINSON und Mitarbeiter).

Um den verschiedenen Ansichten und technischen Möglichkeiten gerecht zu werden, schlagen LEVINSON und Mitarbeiter vor, Plasma da herzustellen, wo es besser hergestellt werden kann als Serum (z. B. in Zusammenhang mit „blood banks"), jedoch da, wo es die Technik erlaubt, die Konservierung von Serum vorzuziehen.

Konservierungsfragen. Es bestehen gewisse Schwierigkeiten, klares Plasma ohne Niederschläge oder wenigstens Plasma mit nur geringer Präzipitation konservieren zu können. Nach ELLIOTT, BUSBY und TATUM kann das erreicht werden, wenn eine Reihe von Forderungen erfüllt werden:

1. Nüchterne Spender.

2. Zur Gewinnung des Plasmas soll das Blut nicht vor 24 Stunden langer Lagerung benützt werden.

3. Vermeidung des Schüttelns beim Überführen in die Aufbewahrungsflasche. Wahl eines Filters (Stahlfilter), der Teilchen von mehr als 74 Mikron zurückhält.

5. Verwendung des Plasmas erst nach einer mindestlangen Aufbewahrung von 11 Stunden, damit sich die Blutkörperchen, welche bei der Zentrifugierung nicht sedimentiert sind, noch nachträglich setzen können.

6. Konservierung des Plasmas in einer Verdünnung von ungefähr 1 : 1. Die Autoren empfehlen als Verdünnungsflüssigkeit physiologische Kochsalzlösung mit 5% Dextrosezusatz. SCUDDER benützt nur physiologische Kochsalzlösung. Durch die Verdünnung sollen gröbere Niederschläge verhindert werden. Nach SCUDDER behält Kochsalzzusatz das sich bildende Fibrin in Lösung und verzögert die Eiweißdenaturation.

Gewinnung. Meistens erfolgt die Gewinnung des Plasmas aus zentrifugiertem Citratblut (TRUSLER, EGBERT und WILLIAMS, STRUMIA, WAGNER und MONAGHAN). Andere Autoren benützen das Blut erst nach einigen Tagen, nachdem es sich von selbst gesetzt hat (FILATOV und KARTAŠEVSKIJ, BURCEVA, LEHMANN). Wieder andere Autoren gewinnen das Plasma aus konserviertem Blut, das die Gebrauchszeit überschritten hat, gleichsam als Nebenprodukt der „blood bank" (STRUMIA und Mitarbeiter nach 5 Tagen; SCUDDER, BISHOP und DREW nach 1 Woche; EDWARDS, KAY und DAVIE). Im allgemeinen wird das Plasma mittels einer Absaugvorrichtung abgefangen (LEHMANN, SCUDDER und Mitarbeiter u. a.).

FILATOV und KARTAŠEVSKIJ versetzten das Blut zu gleichen Teilen mit der Konservierungsflüssigkeit (physiologische Kochsalzlösung mit 5‰ Natriumcitrat) und gewinnen das Plasma nach 3—4 Tage langer Aufbewahrung im Eisschrank durch Absaugen.

BURCEVA versetzt 1,5 Teile Blut mit 1 Teil citrierter Kochsalzlösung und saugt das Plasma nach 3 Tagen ab.

STRUMIA, WAGNER und MONAGHAN versetzen zur Plasmagewinnung 500 ccm Blut mit 100 ccm physiologischer Kochsalzlösung, die 2% Natriumcitrat enthält.

Ebenso wie bei der Blutkonservierung wird auch für die Gewinnung und Konservierung von Plasma auf strengstes aseptisches Verhalten hingewiesen (BURCEVA, ELLIOTT, BUSBY und TATUM, LEVINSON, RUBOVITS und NECHELES).

Antibakterielle Zusäze. ELLIOTT, BUSBY und TATUM empfehlen „Merthiolat"-Zusatz in der Verdünnung 1 : 10000.

Nach Versuchen dieser Autoren war durch Staphylokokken und Streptokokken verunreinigtes Plasma bei einem solchen Zusatz nach 24 Stunden langer Aufbewahrung im Eisschrank oder bei Zimmertemperatur keimfrei. Vier Flaschen, welche 7 Monate lang der Luft und Zimmertemperatur ausgesetzt waren, ergaben negative aerobe und anaerobe Bakterienkulturen.

Aufbewahrungstemperatur. Nach den meisten Autoren ist die Kühlschranktemperatur (die gleiche wie für das konservierte Blut) zur Aufbewahrung von Plasma optimal (ELLIOTT, BUSBY und TATUM, STRUMIA, WAGNER und MONAGHAN). ELLIOTT und Mitarbeiter wollen aber auch bei Zimmertemperatur keine Beeinträchtigung des Plasmas (Bildung toxischer Produkte, Herabsetzung der therapeutischen Wirksamkeit) beobachtet haben. Nach STRUMIA und Mitarbeitern kann das Plasma bei 4^0 C über viele Monate hin, in gefrorenem Zustand noch viel länger gebrauchsfähig erhalten werden.

Transportmöglichkeiten. Die Möglichkeit des unbeschränkten Transportes wird im Gegensatz zum konservierten Blut als ein ganz besonderer Vorteil des konservierten Plasmas und Serums hervorgehoben (ELLIOTT, TATUM und NESSET, STRUMIA, WAGNER und MONAGHAN). Von STRUMIA und Mitarbeitern wird noch besonders darauf hingewiesen, daß das konservierte Plasma mechanischen Einflüssen wie Schütteln usw. ausgesetzt werden könne, ohne jeglichen Schaden zu nehmen. ELLIOTT, BUSBY und TATUM ließen 5 Flaschen mit konserviertem Plasma nach 4 Monate langer Aufbewahrung 17000 Meilen in Nord- und Südamerika herumreisen, wobei die Flaschen vor Wetter- und Klimaveränderungen nicht geschützt wurden. Der Inhalt aller 5 Flaschen wurde hernach vom gleichen Patienten, kurz hintereinander transfundiert, ohne Störung und mit günstiger Wirkung ertragen.

Aufbewahrungszeit. Über die Grenze der Aufbewahrungszeit läßt sich noch nichts Bestimmtes aussagen. Im allgemeinen rechnet man sowohl beim Plasma (FILATOV und KARTAŠEVSKIJ, ELLIOTT und Mitarbeiter) als auch beim Serum (LEVINSON und Mitarbeiter) mit monatelanger Konservierungsfähigkeit. ELLIOTT, BUSBY und TATUM haben noch 6—9 Monate altes Plasma mit gutem Erfolg transfundiert.

Vorproben. Die serologischen Proben auf Lues sollen bei den Spendern ebenso genau durchgeführt werden wie bei der Blutkonservierung (STRUMIA, WAGNER und MONAGHAN).

Nach einer persönlichen Mitteilung von LANDSTEINER an SCUDDER ist die Blutgruppenbestimmung grundsätzlich nötig. Da die Blutkörperchen fehlen, gelten hinsichtlich der Agglutinine im konservierten Plasma die gleichen Gesichtspunkte wie beim Universalspender, insofern es sich um O-, A- oder B-Plasma handelt. AB-Plasma wird als „Universal-Plasma" bezeichnet, da es keine Agglutinine enthält (KUNZ, BURCEVA, FILATOV und KARTAŠEVSKIJ).

Ein großer Teil der Autoren hält dagegen die Blutgruppenbestimmung nicht für nötig, da man annimmt, daß die Agglutinine während der langen Aufbewahrungszeit genügend abgeschwächt werden (LEVINSON und Mitarbeiter; STRUMIA und Mitarbeiter; TATUM, ELLIOTT und NESSET, ELLIOTT, TATUM und NESSET). Aus diesem Grunde verwenden die gleichen Autoren Plasma beliebiger Blutgruppen und halten auch die direkte Vorprobe vor der Transfusion für überflüssig. Die sofortige Gebrauchsmöglichkeit ohne jegliche Vorprobe wird als ein weiterer großer Vorteil des konservierten Plasmas gegenüber dem konservierten Blut hervorgehoben. Es ist aber zu berücksichtigen, daß gerade von amerikanischen Autoren die direkte Vorprobe beim konservierten Blut verlangt wird (ELLIOTT und Mitarbeiter u. a.), während andere Autoren (DURAN JORDA, wir u. a.) in der Vorwegnahme der zuverlässigen Gruppenbestimmung einen Vorteil des konservierten Blutes erblicken und namentlich bei Verwendung von O-Blut direkte Vorproben auch nicht für nötig halten.

LEVINSON und CRONHEIM empfehlen neuerdings die Konservierung von Mischplasma verschiedener Blutgruppen, da sie festgestellt haben, daß die verschiedenen Agglutinine im Mischplasma in kurzer Zeit stark abgeschwächt werden. Sie führen das auf die Absorptionswirkung der gruppenspezifischen Antigendurchdringung der Blutflüssigkeit zurück.

Veränderungen im aufbewahrten Plasma. Mögliche Niederschläge bestehen wahrscheinlich aus Fibrin (ELLIOTT und Mitarbeiter). Bräunliche Verfärbungen können durch Beimischungen von Blutfarbstoff, der zu Methämoglobin umgewandelt worden ist, zustande kommen. Bei Zimmertemperatur scheint diese Umwandlung rascher zu erfolgen (ELLIOTT und Mitarbeiter). Niederschläge und stärkere Präcipitation können auch bei Infektion auftreten (ELLIOTT und Mitarbeiter).

Über die Veränderungen der Plasmaeiweiße siehe S. 49. ELLIOTT, BUSBY und TATUM untersuchten in 45—145 Tage lang konserviertem Plasma das K, Na, NH_3 und p_H. Wesentliche Veränderungen traten nicht ein. Das p_H stieg etwas an, z. B. auf 7,6.

Klinische Verwendung. Über die klinische Verwendung von aufbewahrtem Plasma und Serum wird hauptsächlich von amerikanischen Autoren berichtet. In verschiedenen Kliniken und Spitälern ist dort die Transfusion von konserviertem Plasma und Serum bereits zu einem wichtigen Rüstzeug in der Hand des Arztes geworden. Einige Autoren verfügen bereits über ein recht großes Erfahrungsmaterial (ELLIOTT, BUSBY und TATUM rund 500 Fälle, WAGNER 1200 Fälle). Über klinische Einzelfälle berichten ELLIOTT, BUSBY und TATUM, STRUMIA, WAGNER und MONAGHAN, LEVINSON, RUBOVITS und NECHELES, ELKINTON, WOLFF und LEE, TRUSLER, EGBERT und WILLIAMS.

Die gebräuchlichste Form der Anwendung ist intravenös. Es wird aber auch über subcutane und intramuskuläre Plasma- und Seruminfusionen berichtet (ELLIOTT und Mitarbeiter). Dabei soll nach ELLIOTT und Mitarbeitern der Dextrosezusatz in der Verdünnungslösung von keinem Nachteil sein und die Resorption nicht beeinträchtigen.

Selbst große Plasmamengen werden intravenös gut ertragen. WAGNER berichtet über einen Patienten, dem in 24 Stunden 2 Liter Plasma ohne Störung intravenös übertragen werden konnten, ferner über einen Patienten, der in 11 Tagen 9 Liter bekommen hat. Ein Schwerkranker mit zunehmender Kreislaufschwäche und ausgedehnter Gangrän bekam in 30 Stunden 8 Transfusionen von O-Plasma (davon mehrere Portionen bis 9 Monate lang aufbewahrt).

Im Vordergrund steht die Anwendung von konserviertem Plasma und Serum bei Zuständen, die eine Auffüllung des Kreislaufes verlangen (ELLIOTT). Über die Erfahrungen bei *akutem Blutverlust mit* und *ohne Schock* berichten ELLIOTT, TATUM und NESSET, ELLIOTT, BUSBY und TATUM, STRUMIA, WAGNER und MONAGHAN, LEVINSON, RUBOVITS und NECHELES, ŠAMOV und KARAVANOV. Die der Bluttransfusion ebenbürtige Sofortwirkung wird von allen Autoren hervorgehoben. Sie sind der Meinung, daß die Plasma- und Serumtransfusion in allen Notfällen das frische Blut ersetzen kann. LEVINSON und Mitarbeiter unterstreichen dabei aber den Charakter „der Sofortmaßnahme", die so lange ihren Zweck erfüllen soll, bis eine Bluttransfusion bereit ist. Die Transfusionsmenge richtet sich nach dem klinischen Bedarf.

Beim *Operationsschock* unterscheiden sich die Erfahrungen von denen der Bluttransfusion nicht (STRUMIA, WAGNER und MONAGHAN, LEVINSON, RUBOVITS und NECHELES).

Über 2 Fälle von *Pituitrinschock* berichten LEVINSON, RUBOVITS und NECHELES.

Eine sehr wichtige Stellung nimmt die Plasma- und Serumtransfusion nach allen Autoren bei *Verbrennungen* ein. Im wesentlichen erstrebt die Transfusion bei Verbrennungen zwei Dinge: den Eiweißersatz (Plasmaverlust durch Capillarstase) und die Kreislaufauffüllung (Schock). Der Plasmaverlust führt zu einer Bluteindickung, die u. U. für die Bluttransfusion eine Gegenanzeige darstellen kann. Zum mindesten sind in diesen Fällen die zelligen Elemente des transfundierten Blutes nutzlos. Aus diesem Grunde bildet die Behandlung von Verbrennungen für die Transfusion von Plasma und Serum ein besonders geeignetes, ja gewissermaßen ein spezifisches Indikationsgebiet (MAHONEY u. a.). Über Erfahrungen berichten FILATOV und KARTAŠEVSKIJ, STRUMIA, WAGNER und MONAGHAN, ELKINTON, WOLFF und LEE, LEVINSON, RUBOVITS und NECHELES, TRUSLER, EGBERT und WILLIAMS.

ELLIOTT, TATUM und NESSET transfundieren Plasma so lange, als die Erythrocytenwerte 4 Millionen und mehr betragen, bedienen sich aber der Bluttransfusion, wenn die Werte niedriger sind. Eine deutliche Wirkung auf die Verbrennungsödeme beobachteten TRUSLER, EGBERT und WILLIAMS.

Auch der *traumatische Schock* kann mit Plasma und Serum günstig beeinflußt werden (STRUMIA, WAGNER und MONAGHAN, LEVINSON, RUBOVITS und NECHELES).

Über einige Fälle von Eiweißzufuhr bei *Hypoproteinämien* (Leberleiden, Nephrosen) mittels Transfusion von konserviertem Serum berichten LEVINSON, RUBOVITS und NECHELES. Neuerdings spielt für die Behandlung von derartigen Zuständen das konzentrierte Trockenserum eine weit wichtigere Rolle.

Eine *allgemeine Reizwirkung* bei Tumorkachexie, Infektionszuständen, Colitis ulcerosa usw. versuchten LEVINSON, RUBOVITS und NECHELES mit Serumübertragung zu erreichen. Die Erfolge waren unsicher.

Zur Übertragung von *Immunstoffen* (Rekonvaleszentenserum) erwartet man von der Transfusion mit konserviertem Plasma und Serum nicht viel, da die Antikörper wahrscheinlich sehr unbeständig sind (ELLIOTT, BUSBY und TATUM).

HEINATZ und SOKOLOV empfehlen konserviertes Plasma für die Bekämpfung des *akuten Hämolyseunfalls* in Anlehnung an die Hessesche Theorie vom Nierenspasmus. Sie berichten über einen Fall mit schlagartigem Erfolg (vgl. Zwischenfall Nr. 22, S. 294).

DUPUY DE FRENELLE verwendet gelegentlich Dextrose-Serumlösung zur Verhinderung der Blutgerinnung. Für 300 ccm Blut ist 1 Liter 4,7% zuckerhaltige Lösung nötig.

Von russischer Seite wird namentlich die Transfusion kleinerer Plasmamengen für die *Blutstillung* empfohlen (BURCEVA, FILATOV und KARTAŠEVSKIJ, ALOVSKIJ und BURCEVA, KARANOVSKAJA und MORDVINKINA). BURCEVA berichtet über 106 Einzelfälle, meistens Magen-Darmblutungen, Hämophilie. Wenn auch der Erfolg nicht immer eintrat, so glaubt BURCEVA, daß es kein Mittel gebe, durch das eine so unmittelbare und anhaltende Wirkung in bezug auf die Steigerung der Gerinnungsfähigkeit erzielt werden kann wie mit konserviertem Plasma. In 77% der Fälle kam es zu einer Beschleunigung der Gerinnung von 5 Sek. bis zu 3 Min. FILATOV und KARTAŠEVSKIJ hatten bei Uterusblutungen, cholämischen Blutungen, Ulcusblutungen usw. günstige Erfolge. Sie glauben, daß die hämostatische Wirkung kleiner Plasmamengen der Bluttransfusion in nichts nachstehe.

Besondere Gefahren oder *Zwischenfälle*, die mit der Transfusion von konserviertem Plasma oder Serum in Zusammenhang gebracht werden können, sind im bisherigen Schrifttum nicht zu finden. Nur MEERSON berichtet ohne nähere Angaben über eine ernstere Komplikation (Hämaturie und akute Nephritis) nach Plasmatransfusion. LEVINSON glaubt, daß für ernste Zwischenfälle höchstens bakterielle Verunreinigung in Frage kommen kann und verweist in dieser Hinsicht auf eine Zusammenstellung von Einzelfällen im J. amer. med. Assoc. 192, **103**, (1934). Die russischen Autoren verzeichneten noch einen verhältnismäßig hohen Prozentsatz Nachreaktionen (BURCEVA 34%, FILATOV und KARTAŠEVSKIJ rund 80%). Dagegen spielen nach den verschiedenen amerikanischen Autoren die Nachreaktionen nur eine ganz untergeordnete Rolle. Unter 483 Fällen nennen ELLIOTT, BUSBY und TATUM nur 3 Nachreaktionen.

3. Die Transfusion von Ascitesflüssigkeit.

Das Bestreben, für die Blutkonservierung aus rationellen Gründen andere Blutquellen (Leichenblut, Placentarblut) auszunützen, hat auch bei der Konservierung von Blutflüssigkeit Nachahmung gefunden. So hat man in Rußland verschiedentlich versucht, Ascitesflüssigkeit als Blutersatz zu Transfusionszwecken zu konservieren (MEERSON, SELJCOVSKIJ). Das Verfahren wird auch von amerikanischen Autoren (DAVIS und WHITE) und neuerdings wieder von HOLUBEC empfohlen. Abgesehen von der Ausnützung sonst wertloser Körperflüssigkeiten soll der Vorteil in der Konservierbarkeit ohne Stabilisator liegen, ferner in der Vernachlässigung der Blutgruppe, da keine höheren Agglutinintiter als 1 : 16 gefunden wurden (MEERSON). DAVIS und WHITE empfehlen sogar den Versuch, Ascitesflüssigkeit auch in Trockenform herzustellen. Wegen des Eiweißgehaltes (Kolloiddruck) stellen sich für Ascitesflüssigkeit die gleichen Anzeigen wie für die Plasmatransfusion. MEERSON konservierte Ascitesflüssigkeit bis zu 154 Tagen und verwendete sie in Mengen von 100—800 ccm bei Schock, Magenblutungen und Dehydrationszuständen mit gutem Erfolg. MEERSON berichtet, daß sich das Verfahren wegen der günstigen Erfahrungen in der chirurgischen Fakultätsklinik der 2. Moskauer medizinischen Hochschule dauernd eingebürgert habe. Über gute Erfahrungen bei Zuständen, die eine Auffüllung des Kreislaufes erfordern, berichtet auch HOLUBEC.

4. Herstellung und Transfusion von Trockenblut und Trockenserum.

a) Trockenblut.

Der Herstellung von Trockenblut liegt die Absicht zugrunde, die verhältnismäßig kurze Aufbewahrungsmöglichkeit des konservierten Blutes zu verbessern.

Die einzigen bisher erschienenen Mitteilungen, die wir gefunden haben, gehen auf japanische Autoren (KIGUCHI, IDEDZUKI) zurück. Die Möglichkeit, Trockenblut zu Transfusionszwecken verwenden zu können, leitete KIGUCHI aus der Beobachtung ab, daß selbst stärker hämolysiertes Menschenblut (angeblich sogar bis zu 58%) u. U. ohne Schaden transfundiert werden könne.

KIGUCHI benützt zur Trocknung durch Kälte oder mechanische Erschütterung hämolysiertes Blut. Nach möglichst vollständiger Entfernung des Stromarückstandes („Detritusmasse der roten Blutkörperchen") wird die hämolysierte Blutflüssigkeit bei niedriger Temperatur getrocknet. Man erhalte dadurch ein wasserlösliches Pulver, im allgemeinen 1,63 g aus 10 ccm Blut. Im Gegensatz zum hämolysierten Blut soll das Blutpulver nicht toxisch wirken. Namentlich sollen die Nierenschäden fehlen (KIGUCHI). — Für die klinische Anwendung wird das Blutpulver nach KIGUCHI in einer Konzentration von 3—6% mit physiologischer

Kochsalzlösung oder 5proz. Traubenzuckerlösung aufgelöst und in Mengen bis zu 300 ccm Flüssigkeit transfundiert. Vorversuche am Kaninchen (Kiguchi, Idedzuki) zeigten eine günstige Wirkung auf den Blutdruck, die Pulsfrequenz und das Atemzentrum. In bezug auf die Blutkörperchen brauchen die Blutgruppen nicht berücksichtigt zu werden. Dagegen ist mit einer Agglutininwirkung zu rechnen. Deshalb empfiehlt Kiguchi aus theoretischen Gründen, AB-Blut, das keine Agglutinine enthält, zu pulverisieren (vgl. AB-Universalplasma). — Nach den klinischen Erfahrungen von Kiguchi entspricht die Wirkung von pulverisiertem Blut ungefähr dem natürlichen Blut, besonders bei der Reizwirkung auf die blutbildenden Organe. In ungefähr 20% der Fälle traten fiebrige Nachreaktionen auf.

Saito schlägt vor, nicht von „Transfusion", sondern von „Trockenbluteinspritzung" zu sprechen, da es sich um die intravenöse Übertragung eines aufgelösten Trockenpräparates handelt.

b) Trockenserum.

Das Problem, alle möglichen serologischen und bakteriologischen Produkte in fester Trockenform aufzubewahren, ist nicht neu. Bei geeigneten Trocknungsverfahren ist es möglich, in den Sera die biologisch wirksamen Stoffe wie Komplemente, Amboceptoren, Agglutinine über viele Jahre lang zu erhalten. Auch Enzyme, Bakterien und virushaltige Flüssigkeiten können auf diese Weise biologisch wirksam konserviert werden. Zu diesem Zweck benützt man Verfahren, bei denen die Ausgangsprodukte (Serum usw.) in gefrorenem Zustand im Vakuum verdampft werden. Diese Verfahren sind technisch ziemlich kompliziert. Um ihren praktischen Ausbau haben sich amerikanische Autoren bemüht (Elser, Thomas und Steffen, Flosdorf und Mudd).

In Amerika wird mittels dieser Methode seit einigen Jahren auch Serum zu Transfusionszwecken getrocknet und aufbewahrt („lyophile serum"). Neuerdings findet man auch aus andern Ländern Berichte über die Herstellung von Trockenserum zu Transfusionszwecken. Die benützten Verfahren sind aber einfacher, da man lediglich die Konservierung der Kolloide anstrebt. Die englischen Autoren Edwards, Kay und Davie trocknen ebenfalls im Vakuum, jedoch bei Blutschranktemperatur. Lenggenhager gewinnt das Trockenserum durch Kochen von dextrosehaltigem Serum. Der Dextrosezusatz soll zur Hemmung der Eiweißdenaturation dienen. Schörcher benützt Oxalatplasma, welches zuerst durch entsprechenden Calciumzusatz zum Gerinnen gebracht wird. Dann erfolgt der Wasserentzug durch Waschung mit Alkohol und Äther. Während bis jetzt zu klinischen Zwecken nur menschliches Trockenserum verwendet wurde, empfiehlt Lenggenhager neuerdings auch Tiertrockenserum.

Vor Gebrauch wird das getrocknete Serum in destilliertem Wasser oder in Traubenzuckerlösung (Edwards, Kay und Davie) aufgelöst und entweder auf das ursprüngliche Volumen gebracht oder mehr oder weniger konzentriert verwendet.

Hinsichtlich der Blutgruppen muß beachtet werden, daß die Agglutinine im nicht erhitzten Trockenserum unverändert erhalten bleiben und mit einer allmählichen Abschwächung nicht zu rechnen ist. Es wird deshalb empfohlen, ähnlich wie beim flüssig konservierten Plasma und Serum nur AB-Serum oder Mischsera der Gruppen A und B zu trocknen (Edwards, Kay und Davie).

Über die klinische Anwendung von Trockenserum berichten vor allem amerikanische Autoren (Hughes, Mudd und Strecker, Wright, Bond und Hughes, Thompson, Ravdin, Rhoads und Franck, Aldrich, Stokes, Killingsworth und McGuinness, McGuinness, Stokes und Mudd, Ravdin, Stengel und

PRUSHANKIN, SAUER, JEANS), ferner englische Autoren (EDWARDS, KAY und DAVIE) und LENGGENHAGER (Schweiz).

Zunächst erstreckte sich die klinische Verwendung von Trockenserum auf die Behandlung der intrakraniellen Drucksteigerung, und zwar verwendete man das Serum in konzentrierter Lösung (HUGHES, MUDD und STRECKER, WRIGHT, BOND und HUGHES).

Nach der Einführung von konserviertem Plasma und Serum als Blutersatz bei Krankheitszuständen, die eine Kreislaufauffüllung erfordern, wurde auch das gelöste Trockenserum für diesen Zweck herangezogen. Die Möglichkeit dieser Anwendungsweise ist in experimentellen Versuchen von BOND und WRIGHT niedergelegt.

BOND und WRIGHT prüften die Wirkung des Trockenserums an Hunden mit experimentellem Schock (hämorrhagischer, traumatischer und Operationsschock). Die Autoren verwendeten Trockenserum, das auf das ursprüngliche Volumen oder auf ¼ davon aufgelöst wurde. Als Vergleichslösungen dienten eine 6proz. Acacia-Gummilösung und isotonische Salzlösungen. Vor Einleitung der Therapie wurde der Blutdruck ½ bis 2 Stunden lang zwischen 50—60 mg Hg gehalten. Die Übertragung von gelöstem Trockenserum hatte wenigstens eine mehrere Stunden lang dauernde Blutdrucksteigerung zur Folge.

Ein wichtiges Indikationsgebiet für Trockenserum bildet die Behandlung von Hypoproteinämien verschiedener Herkunft (THOMPSON, RAVDIN, RHOADS und FRANCK, RAVDIN, STENGEL und PRUSHANKIN, LENGGENHAGER). Gegenüber flüssig konserviertem Plasma und Serum liegt der Vorteil des Trockenserums darin, daß durch *konzentrierte Lösung* bei gleicher Flüssigkeitsmenge mehr Eiweiß zugeführt werden kann.

Die Einwirkung der Serumtransfusion auf Hypoproteinämie und Hungerödeme haben WEECH, GOETTSCH und REEVES am Hund experimentell untersucht. Die Frage der Eiweißveränderungen im Empfängerblut nach Transfusion von Serum mit verschiedenem Eiweißgehalt wurde neuerdings von SCIMONE bearbeitet.

Mit konzentriert gelöstem Trockenserum wurden hauptsächlich klinische Versuche bei nephrogenen Ödemen gemacht (ALDRICH, STOKES, KILLINGSWORTH und McGUINNESS). ALDRICH und Mitarbeiter berichten über gute und zum Teil dauerhafte diuretische Wirkung bei Nephrosen. Die Autoren benützten in langsamer Injektion (5 ccm pro Min.) konzentriertes Trockenserum, das nur auf ¼ des ursprünglichen Flüssigkeitsvolumens aufgelöst wurde.

Die Tatsache, daß die Antikörper im Trockenserum, das durch Verdampfung im gefrorenen Zustande gewonnen wurde, erhalten bleiben, zog SAUER zunutze. Er berichtet über die Anwendung von getrocknetem Immunserum zur passiven Immunisierung keuchhustenverdächtiger oder -kranker Kinder. Das Serum stammte von Erwachsenen, die mit Keuchhustenvaccine vorbehandelt wurden. Prophylaktisch sei das Serum erfolgreich gewesen, als Therapeuticum aber nur fraglich.

Nachreaktionen sollen nach Transfusion von gelöstem Trockenserum nicht häufiger auftreten als bei flüssig aufbewahrtem Plasma und Serum, wenn das Trockenserum dem ursprünglichen Flüssigkeitsvolumen entsprechend aufgelöst werde. Eine gewisse Überempfindlichkeit wurde bei Kranken mit Hypoproteinämie beobachtet (RAVDIN und Mitarbeiter). Da durch das Kochen die „Anaphylaktogene“ anscheinend vernichtet werden, führt auch die Anwendung von getrocknetem Tierserum zu keinen besonderen Störungen (LENGGENHAGER). Im Gegensatz dazu scheint konzentriertes Serum weniger harmlos zu sein. Wenigstens beobachteten ALDRICH und Mitarbeiter in einigen Fällen von Kindernephrosen ziemlich schwere Reaktionen.

Die rationelle Ausnützung von konserviertem Blut, das zur Transfusion nicht benützt wird, beschränkt sich nicht nur auf die Gewinnung von konserviertem Plasma zu Transfusionszwecken. Die beiden russischen Autoren URINSON und LEVITAN benützten solches Blut auch zur Herstellung von Trockentestsera.

II. Die Transfusion von konservierten Blutkörperchen.

Die Übertragung von konservierten *roten Blutkörperchen* als Ersatz bei Blutverlusten gehört heute der Geschichte an (siehe S. 163); der Standpunkt, daß bei der Behandlung von Blutverlusten die Wirkung der roten Blutkörperchen im Vordergrund steht, ist heute überholt. Vor einigen Jahren ist allerdings die Konservierung und Transfusion von roten Blutkörperchen zu diesem Zweck von FONIO (1936) wieder aufgegriffen worden. Mit der Einführung der Vollblutkonservierung hat aber FONIO diesen Gedanken selber wieder zurückgestellt (persönliche Mitteilung). Eine praktische Rolle spielt die Transfusion von Blutkörperchenaufschwemmungen hie und da noch aus rationellen Gründen. Einige Autoren empfehlen die bei der Plasmagewinnung zurückbleibenden roten Blutkörperchen nicht wegzuwerfen, sondern für die Behandlung von Anämiepatienten auszunützen (LEHMANN u. a.). Auch besondere Indikationen rechtfertigen gelegentlich die Transfusion von Blutkörperchenaufschwemmungen. SAMMARTINO z. B. beschränkt sich bei der Vornahme von therapeutischen Aderlässen an Anämiepatienten lediglich auf einen Plasmaentzug. Das Aderlaßblut wird in Citratlösung steril aufgefangen und das Plasma nach Sedimentierung des Blutes abgehoben. Dann werden die Blutkörperchen wieder reinfundiert. In der intravenösen Übertragung von Citratblutsediment erblicken BEUMER, LOESCHKE und SCHWARTZER ein brauchbares Verfahren zur Anämiebehandlung bei Kindern.

Über die praktische Anwendung von intravenöser Übertragung *weißer Blutkörperchen* und *Blutplättchen* haben wir keine Mitteilungen gefunden. Dagegen hat das Problem verschiedene Autoren rein technisch beschäftigt (FONIO, HANAUSEK, BESSIS). FONIO gibt eine Methode an, um die Blutplättchen zu Transfusionszwecken zu isolieren. HANAUSEK beschreibt Methoden zur Gewinnung und Konservierung von Leukocyten. Nach den Angaben von BESSIS können außer den Blutplättchen auch Lymphocyten, Monocyten und Granulocyten bis zu einem gewissen Grade isoliert werden. Beide Autoren empfehlen die Methoden vorläufig zu experimentellen Untersuchungen an den isolierten Leukocyten (Phagocytose, morphologische Studien usw.). Über die experimentellen Untersuchungen von HANAUSEK haben wir berichtet (siehe S. 9).

D. Spender und Blutkonservierung.

Die Aufgabe, die der Spender bei einer Bluttransfusion erfüllen muß, beschränkt sich nicht nur auf die Lieferung von Blut. Bei der Wahl eines Spenders ist die wichtigste Forderung die Vermeidung einer *Schädigung des Empfängers* durch das Spenderblut mittels Wahl der passenden Blutgruppe und mittels Verhinderung einer Krankheitsübertragung vom Spender auf den Empfänger. Die Wahl der passenden Blutgruppe ist Sache der Blutgruppenbestimmung (siehe S. 221). Die Übertragung einer Krankheit auf den Empfänger kann durch die *klinische Voruntersuchung* des Spenders ausgeschaltet werden. Bei der Krankheitsübertragung auf den Empfänger handelt es sich in der überwiegenden Mehrzahl der Fälle um Infektionskrankheiten.

Die Übertragung von anderen Krankheiten ist selten. Es sei z. B. an die Fälle erinnert, bei denen die Empfänger nach einer Blutübertragung von Spendern, welche Pferdeserum bekommen hatten, ebenfalls gegen Pferdeserum empfindlich geworden sind. Es handelt sich also gewissermaßen um die „Übertragung einer Allergie" (siehe S. 280).

Auf der andern Seite hat die Blutentnahme so zu erfolgen, daß dem *Spender* daraus *kein Schaden* entsteht, wie z. B. Schädigungen infolge zu großer Blutentnahme, Übertragung einer Infektion vom Empfänger zurück auf den Spender und lokale Schädigungen. Die Erfüllung dieser Forderungen ist ebenfalls Aufgabe der klinischen Voruntersuchung des Spenders, aber auch der Technik.

Eine Reihe von Autoren erblickt in der Möglichkeit einer ruhigen und sachgemäßen Spenderuntersuchung einen großen Vorteil der Transfusion von konserviertem Blut, namentlich im Hinblick auf die Syphilisübertragung (JEANNENEY und viele andere). Aus diesem Grunde erfordern die übertragbaren Krankheiten des Spenders, die den Empfänger bedrohen können, und ihre Verhütung durch eine geeignete Spenderuntersuchung eine besondere Besprechung. Überdies berührt die Krankheitsübertragung vom Spender auf den Empfänger beim konservierten Blut auch biologische Gesichtspunkte (Bactericidie), die bei der Transfusion von Frischblut nicht berührt werden.

Über eine Krankheitsübertragung auf den Empfänger ist für das konservierte Blut bis heute nichts bekannt. Der Grund liegt wohl darin, daß die Spenderwahl für die Blutkonservierung im allgemeinen besonders peinlich durchgeführt wird. Eine weitere Ursache ist vielleicht die, daß die Übertragungsgefahr des konservierten Blutes an sich kleiner ist als beim Frischblut, weil das bactericide Vermögen des konservierten Blutes länger auf die Keime einwirken kann als beim Frischblut. Es wurde aber schon erwähnt, daß namentlich für pathogene Keime nicht mit einer vollständigen Bactericidie des konservierten Blutes gerechnet werden darf. Eine Ausnahme bilden vielleicht die Lues- und Malariaerreger. Auf Grund von dem, was heute bekannt ist, muß beim konservierten Blut grundsätzlich mit der Möglichkeit einer Übertragung von Krankheitskeimen gerechnet werden. Zur Beurteilung dieser Gefahr müssen wir uns weitgehend an die Erfahrungen halten, die bei der Transfusion von frischem Blut gemacht wurden. Praktisch kommt bei der Frischbluttransfusion hauptsächlich die Übertragung von *Lues* und *Malaria* in Frage. Die Gefahr der Übertragung *anderer pathogener Keime* ist geringer, weil diese Krankheitserreger beim Spender schwere oder zum mindesten klinisch erkennbare Krankheitszustände hervorrufen, die bei der Spenderuntersuchung erkannt und ausgeschaltet werden können.

I. Die Übertragung der Lues und ihre Verhütung.

Die Frage der Luesübertragung nach Bluttransfusion (Frischblut) umfaßt ein ansehnliches Schrifttum. Wir fanden in den Sammelwerken der neueren Zeit wenig Zusammenfassendes über diese Frage. Deshalb treten wir auf einige Grundzüge, die für die Transfusion von konserviertem Blut wichtig sind, kurz ein.

Aus der Weltliteratur wurden die Fälle von sicherer Luesübertragung nach Bluttransfusion (Frischblut) von SALKIND (17 Fälle), REIN (68 Fälle) und BURKE (40 Fälle) zusammengestellt.

SALKIND ist der Auffassung, daß die Fälle mit primär-sekundärer und sekundärer Syphilis für die Übertragung am gefährlichsten sind. Besonders wird auf die Übertragungsgefahr beim Übergang vom primären zum sekundären Stadium hingewiesen, da der Spender in diesem Stadium noch eine negative WaR zeigen kann. Drei Fälle seien kurz erwähnt:

ÖHLECKER: freiwillig spendende Frau mit negativer WaR. Unmittelbar vor der Transfusion zufälliges Entdecken eines Primäraffektes an der Portio.

SCHERBER: sicherer Übertragungsfall im Wa-negativen Inkubationsstadium (ohne nähere Angaben).

MORITSCH und WITTMANN: Luesübertragung bei negativer WaR. vor Ausbruch des sekundären Exanthems.

Eine geringere Übertragungsgefahr scheint von Spendern mit tertiärer Lues auszugehen. MCNAMARA z. B. berichtet über mehrere Transfusionen, bei denen Blut von Spendern mit Wa-positiver Lues III ohne Krankheitsübertragung auf sicher luesfreie Empfänger transfundiert werden konnte. Die Spender waren Neger, die Empfänger Weiße mit schweren Anämien bei Malaria. Über ähnliche Fälle berichten TZANCK und WERTH. WILDEGANS und einige andere Autoren sind der Auffassung, daß eine Luesübertragung bei klinisch gesund scheinenden Spendern mit latenter Lues im allgemeinen nicht vorkomme.

Es werden auch Fälle beschrieben, bei denen durch irgendwelche Fehlhandlungen eine Lues vom Empfänger auf den Spender zurückübertragen wurde. Über einen bezeichnenden Fall berichten SPILLMANN und MOREL. Durch Vertauschung der verstopften und wieder durchgängig gemachten Kanüle wurde eine Lues vom Empfänger auf den Spender übertragen. Über 3 ähnliche Fälle berichten TZANCK und JUBÉ.

Die Inkubation der hämatogenen Lues wird im allgemeinen mit 1—2½ Monaten, selten mit mehr (3½ Monaten) angegeben. Klinisch beginnt die Impflues mit den Erscheinungen des Sekundärstadiums (syphilis d'emblée).

Zum Schutze vor Luesübertragung durch den Spender hat MUTTERMILCH die Zugabe von Oxycyanat zum Blut empfohlen. Auf die Verwerflichkeit dieses Vorschlages brauchen wir nicht einzugehen. MCCLUSKIE versucht bei Notfalltransfusionen den Empfänger durch eine Zugabe von Neoarsphenamin zum Spenderblut zu schützen. Der Autor kann noch keine Beweise für die Wirksamkeit seines Verfahrens anführen.

Nach allgemeiner Auffassung liegt der beste Schutz vor Syphilisübertragung in einer sorgfältigen klinischen und serologischen Spenderuntersuchung, die je nach Umständen möglichst gewissenhaft zu erfolgen hat. Alle Autoren, die sich mit der Übertragungsgefahr der Lues bei der Bluttransfusion beschäftigt haben, fordern für die Durchführung der Spenderuntersuchung mindestens die WaR (ÖHLECKER, RIDDELL u. a.). Andere Autoren verlangen sogar die gleichzeitige Durchführung mehrerer Reaktionen. So empfehlen SALKIND die Reaktionen von WASSERMANN, SACHS-GEORGI und KAHN, JEANNENEY die Reaktionen von WASSERMANN, MEINICKE und KAHN, die „Deutschen Richtlinien" die Reaktionen von WASSERMANN und KAHN. In Wirklichkeit werden aber die serologischen Luesreaktionen keineswegs immer durchgeführt. Nicht selten wird sogar bei Wahltransfusionen auf die serologische Luesuntersuchung verzichtet und nur auf das persönliche Vertrauen, das man dem Spender entgegenbringt, abgestellt (RIDDELL). Eine interessante Zusammenstellung über die Durchführung der Luesuntersuchung aus einer Umfrage in Amerika wurde neulich von LEVINE und KATZIN mitgeteilt. Danach wird in 350 amerikanischen Kliniken und Spitälern die serologische Luesuntersuchung in 178 Fällen immer ausgeführt, in 36 Fällen häufig oder gelegentlich, in 26 Fällen nur bei freiwilligen Spendern, in 5 Fällen nur bei Berufsspendern, in 4 Fällen nur bei den neuen Berufsspendern. In 83 Fällen wird überhaupt keine Untersuchung gemacht. In 18 Fällen erfolgte keine Antwort.

Eine gewisse Bedeutung für die serologische Luesuntersuchung haben die sog. Schnellreaktionen erlangt, vor allem eine Flockungsreaktion von KLINE. Diese Reaktion wird von den Amerikanern REIN, WISE und CUKERBAUM empfohlen. Sie soll ebenso spezifisch und eher noch empfindlicher sein als die komplementbindenden Reaktionen. Andere Schnellreaktionen sind die Schnellreaktion von CHEDIAK, die Cytocholreaktion und der Test von LAUGHLEN. Die deutschen Richtlinien empfehlen die Reaktionen von KLINE, die Cytocholreaktion oder die Chediak-Reaktion als Sicherungsreaktion vor einer Transfusion. Über die Leistungen dieser Schnellreaktionen läßt sich nach dem bisherigen Schrifttum noch kein abschließendes Urteil fällen.

Eine nicht zu unterschätzende Bedeutung wird auch der schriftlichen Erklärung des Spenders zugeschrieben, daß er nie eine Syphilis durchgemacht hat und daß er bei erfolgter Ansteckung sofort Meldung an die Spenderorganisation erstattet (SALKIND, deutsche Richtlinien). Im allgemeinen ist man der Auffassung, daß jeder anamnestisch und klinisch verdächtige Spender auch bei negativer serologischer Untersuchung grundsätzlich abzulehnen ist (JEANNENEY, SALKIND, „Deutsche Richtlinien"). Das gleiche gilt auch für alle Spender, die früher wegen Syphilis behandelt wurden.

Die serologische Untersuchung kann u. U. auch versagen, z. B. im Wa-negativen Inkubationsstadium, das nach SCHERBER bis 42 Tage dauern kann. Nach SALKIND kann die WaR auch in Fällen mit energisch behandelter Lues II, die u. U. noch anfangs gefährlich sein kann, und bei Wa-negativer Lues III versagen. In diesen Fällen muß die anamnestische und klinische Erhebung die serologische Untersuchung ergänzen.

Besondere Sorgfalt wird der Luesuntersuchung von Blutspendern namentlich im Rahmen größerer Spenderorganisationen angediehen. Das geht wohl am besten daraus hervor, daß z. B. am Institut für Bluttransfusion in Leningrad ein besonderer, beratender Syphilologe (SALKIND) tätig ist. Die Wichtigkeit der Luesuntersuchung geht auch aus statistischen Zahlen hervor. Neulich fand DUMONT nach Abschluß einer syphilologischen Spenderuntersuchung in einer Schweizer Stadt unter rund 2800 Personen 5% serologisch positive Fälle. Die Untersuchung wurde gleichzeitig mit der Reaktion von WASSERMANN, SACHS-GEORGI und MEINICKE durchgeführt. Bei der Hälfte der positiven Fälle waren alle 3 Reaktionen positiv, bei der andern Hälfte die Wassermannsche Reaktion und eine der beiden andern negativ oder fraglich.

Zum Schluß kann noch erwähnt werden, daß die serologische Luesuntersuchung u. U. gerichtlich-medizinische Bedeutung hat, z. B. für den Fall, daß ein Empfänger, der eine Lues akquiriert, die Bluttransfusion dafür verantwortlich macht. In diesem Falle kann die genau durchgeführte Luesuntersuchung des Spenders zur Zeit der Transfusion eine ungerechtfertigte Klage eindeutig entkräften (ÖHLECKER).

Wie verhält es sich nun mit der Luesübertragung beim konservierten Blut? Wie schon erwähnt, sind Übertragungen bis jetzt nicht beschrieben worden. Experimentelle Untersuchungen von russischen Autoren (OGANESJAN, SALKIND und KUDRJAVCEVA) sprechen dafür, daß der Syphiliserreger im konservierten Blut nicht lange überlebt. Nach 5 Tagen scheinen die Erreger abgtötet zu sein, bei Chininzusatz noch früher (siehe S. 11). Über ähnliche Versuche berichtet ALTHAUSEN (Moskau). Diese Versuche sind an sich vielversprechend und könnten bei eindeutiger Abklärung dem konservierten Blut besondere praktische Bedeutung verschaffen. Die russischen Autoren sind aber selber der Auffassung, daß diese Versuche noch nicht genügend beweiskräftig sind, um daraus bereits weitgehende Schlüsse für die Praxis zu ziehen. Sie betonen ausdrücklich, daß dadurch die strenge Durchführung der serologischen Spenderuntersuchung noch keineswegs gelockert werden dürfe. Dieser Standpunkt wird fast von allen Autoren, die Blut konservieren, geteilt. Vorläufig bleibt der Vorteil des konservierten Blutes in Bezug auf die Luesübertragung darauf beschränkt, daß genügend Zeit und Gelegenheit bestehen, die Luesuntersuchung der Spender gewissenhaft durchzuführen und daß somit bei Notfalltransfusionen die Bedenken über eine ungenügende Spenderuntersuchung auf Lues dahinfallen können. Aus diesem Grunde kann das konservierte Blut eine ihm eigene Aufgabe bei allen jenen Transfusionen erfüllen, bei denen sonst ein Gelegenheitsspender, der vielleicht nicht genügend auf Lues untersucht ist, genommen werden muß. Der immer wieder zitierte Ausspruch von EISELSBERG: „An der Verblutung stirbt der Kranke, die Syphilis kann geheilt werden", ist für das konservierte Blut nicht stichhaltig.

Um die Spender, denen Blut zur Konservierung entnommen wird, auf Lues zu untersuchen, benützen viele Autoren nur die WaR. Auch im spanischen Bürgerkrieg begnügte man sich damit (PITTALUGA, DURAN JORDA). Einige Autoren führen aber auch mehrere Reaktionen aus, so JEANNENEY, FANTUS (WaR, KAHN), DUMONT (WaR, SACHS-GEORGI, MEINICKE) u. a. R. FISCHER begnügt sich mit der KLINEschen Reaktion, da er seinem Konservierungsmittel „Sangostat" eine stark antiseptische Wirkung zuschreibt (Urotropingehalt). Im schweizerischen Armeesanitätsdienst wurde für die Massenuntersuchung der Spender versuchsweise die KLINEsche Reaktion durchgeführt (REMUND). Soviel aus den bisherigen Untersuchungen hervorzugehen scheint, werden die Wa-positiven Spender zuverlässig erfaßt.

Was die *zeitliche* Durchführung der Luesuntersuchung anbelangt, so glauben wir, daß sie im Hinblick auf die Blutkonservierung am zweckmäßigsten bei der Blutentnahme erfolgt. Wir halten die serologische und klinische Luesuntersuchung anläßlich der Massenuntersuchung der Spender nach Blutgruppen nicht für nötig, ja sogar für fehlerhaft, wenn man sich allein auf diese Untersuchung beschränkt. Die Bedeutung der Massenuntersuchung liegt ja nur darin, eine große Anzahl von Spendern für den Bedarfsfall bereitzustellen. Bis der einzelne Spender benützt werden kann, vergeht vielleicht längere Zeit. Es könnte der Fall eintreten, daß in diesem Zeitraum eine Lues akquiriert wird, die nur durch eine spätere Untersuchung erfaßt werden kann. Deshalb sollte die Luesuntersuchung grundsätzlich zur Zeit der Blutentnahme erfolgen. Nur so kann man den Vorteil, den das konservierte Blut in bezug auf die Luesübertragung bietet, richtig ausnützen.

II. Die Übertragung der Malaria und ihre Verhütung.

Im Schrifttum der letzten 10 Jahre sind ziemlich viele Fälle von Malariaübertragung vom Spender auf den Empfänger nach Frischbluttransfusion bekannt geworden (Literatur bei ROMER, RIDDELL, JEANNENEY, ACKERMANN und FILATOV). Natürlich sind in Mitteleuropa die Übertragungen viel seltener als in Malariagegenden. Bei uns sind eigentlich nur klinisch gesunde Malariaträger von Bedeutung. ÖHLECKER z. B. berichtet über einen ansteckenden Spender, der einige Jahre in einer Malariagegend lebte, dauernd Chininprophylaxe betrieb und selbst nie krank war. Man steht deshalb allgemein auf dem Standpunkt, daß auch klinisch gesunde Leute als Spender zurückzuweisen sind, wenn sie sich längere Zeit in einer Malariagegend aufgehalten haben. Sie sollen sogar dann zurückgewiesen werden, wenn sie selbst nie krank gewesen sind und Chininprophylaxe betrieben haben (ÖHLECKER, WILDEGANS, JEANNENEY). JEANNENEY empfiehlt bei Spendern, bei denen die klinische Untersuchung nichts Eindeutiges ergibt, die sog. Henrysche Reaktion anzustellen. Ihr negativer Ausfall soll aber bei Leuten aus Malariagegenden für das Fehlen einer latenten Malaria nicht beweisend sein. Auch die hämatologische Untersuchung, das Suchen nach Plasmodien ist bei einer latenten Malaria so unzuverlässig, daß sie für die Spenderwahl wertlos ist. Am sichersten bleibt die sorgfältige anamnestische und klinische (Milz) Erhebung.

Was das konservierte Blut betrifft, so wurde schon erwähnt, daß Fälle von Übertragung nicht bekannt sind. Nach den experimentellen Versuchen der russischen Autoren ACKERMANN und FILATOV und von JANČUR scheinen die Malariaplasmodien im konservierten Blut nach 4—6 Tagen völlig abzusterben (siehe S. 11). Diese Befunde haben insofern eine recht hohe Beweiskraft, als die Verimpfung der Malaria beim Mensch mit einige Tage altem Blut nicht mehr gelingt. Diese Befunde würden eindeutig für die Verwendung des konservierten Bluts in Malariagegenden sprechen. Praktische Erfahrungen darüber sind unseres Wissens nicht bekannt.

III. Andere Krankheitsübertragungen.

Neben der Übertragung von Lues und Malaria wird gelegentlich in Einzelfällen auch von der Übertragung anderer Infektionskrankheiten im Anschluß an eine Transfusion berichtet, so von Influenza (LEVICK), Masern (BAUGUESS), Variola (ROBERTSON), Fleckfieber (GOLLANDSKIJ), Tuberkulose (?) (KUNDRATITZ), Rückfallfieber (WANG und LEE), andere tropische Krankheiten (HESSE), Gonorrhoe (IANCU, OPRISIU und DOMINCOVICI).

Es ist zu bemerken, daß derartige Übertragungen einer Kritik nicht immer standhalten, namentlich Tuberkulosefälle. Aber wenigstens weisen solche Fälle darauf hin, daß jeder Spender mit Verdacht auf Infektionskrankheiten oder fiebrige Herdinfektion (Angina, Furunkel usw.) von der Blutspende unbedingt auszuschließen ist, handle es sich nun um eine sofortige Blutübertragung oder um die Konservierung von Blut.

IV. Die Schädigung des Spenders durch die Blutentnahme und ihre Vermeidung.

Schädigungen des Spenders durch Übertragung von Krankheiten des Empfängers auf den Spender spielen bei der Konservierung von Blut keine Rolle. Diese Gefahr besteht nur bei den direkten Transfusionsverfahren.

Einige wenige solcher Fälle sind beschrieben. Die Übertragung der Empfängersyphilis auf den Spender haben wir erwähnt (SPILLMANN und MOREL, TZANCK und JUBÉ). Über einen Malariafall berichten GULB u. a., über einen Fall von Puerperalsepsis TZANCK und MARTINEAU.

Eine Rolle können dagegen Schädigungen des Spenders bei der Blutentnahme spielen. Man kann lokale Schädigungen und Schädigungen, die den Allgemeinzustand betreffen, unterscheiden.

Örtliche Schädigungsmöglichkeiten sind:

a) Thrombose,

b) örtliche Infektion (Thrombophlebitis, Stichkanalinfektion),

c) arteriovenöse Fisteln (Öhlecker),

d) Schäden bei einer allfälligen Venenfreilegung (Infektion, Narbenkeloid).

Was die *örtlichen Schädigungen* betrifft, so sind im Schrifttum solche Schäden selten beschrieben. Wahrscheinlich wurden aber örtliche Infektionen namentlich im Zusammenhang mit der Venenfreilegung nicht allzu selten beobachtet, da die wenigen beschriebenen Fälle meist aus der Zeit stammen, als man noch grundsätzlich die Spendervene freilegte (Schoene). Örtliche Schädigungen, vor allem Infektionen, sollten bei einwandfreier Technik zu vermeiden sein. Auch in diesem Falle bedeutet das Vorgehen, wie es bei der Blutkonservierung üblich ist, wieder einen Vorteil gegenüber der Frischbluttransfusion. Die Blutentnahme kann im Konservierungslaboratorium auf jeden Fall in aller Ruhe und mit aller Sorgfalt geschehen, während gerade bei dringlichen Fällen von Frischbluttransfusionen, besonders wenn noch eine Venenfreilegung vorgenommen wird, oft überstürzt gearbeitet werden muß und dadurch Infektionen begünstigt werden können.

Wir verwenden zur Hautdesinfektion vor der Blutentnahme Jodtinktur und Alkohol. Diese Desinfektionstechnik wird auch von den Deutschen Richtlinien empfohlen. Namentlich wird die Verwendung von Alkohol hervorgehoben, um die Thrombosegefahr, die sich bei Einschleppen von Jod in den Stichkanal ergeben könnte, zu vermeiden.

Von besonderer Bedeutung, auch für die Blutkonservierung, ist die Frage der Venenfreilegung. *Nach allgemeiner Auffassung soll die Venenfreilegung vermieden und nur unter Zwangsumständen herangezogen werden*, z. B. bei Notfällen oder wenn ein Polycytämiker unbedingt Blut spenden will und eine Venenpunktion nicht mehr möglich ist. Für organisierte Spender wird heute die Venenfreilegung oft reglementarisch verboten (Riddell, russische Autoren, „Deutsche Richtlinien"). Die „Deutschen Richtlinien" geben sogar dem Spender das Recht, die Freilegung zu verweigern. Einige Autoren bezeichnen die Venenfreilegung sogar als Kunstfehler. Ob man so weit gehen soll, möchten wir nicht entscheiden. Sicher ist, daß die rasche und sichere Blutentnahme in der überwiegenden Mehrzahl der Fälle auch ohne Venenfreilegung möglich ist. Für die Blutentnahme zu Konservierungszwecken lehnen wir die Venenfreilegung grundsätzlich ab und behalten sie uns höchstens für ganz besonders seltene Ausnahmefälle vor.

Legt man die Vene frei, so hat man den kleinsten Schnitt zu berücksichtigen und muß auch daran denken, daß dicht neben der Vena basilica der Nervus cutaneus antebrachii medialis verläuft, der nicht unterbunden werden darf.

Die *Schädigungen des Allgemeinzustandes* sind vor allem auf zu große oder zu häufig entnommene Blutmengen zurückzuführen.

Über Spenderanämien, die nicht nur ein Aussetzen des Blutspendens, sondern auch ärztliche Behandlung erfordern, wird in der Literatur gelegentlich berichtet. Erwähnenswert ist z. B. die Mitteilung von Valter, der bei einem 60jährigen Mann nach 180 Blutspenden eine Anämie mit aplastischer Tendenz feststellen konnte.

Die „Deutschen Richtlinien" schreiben vor, daß die einmalige, höchst zulässige Blutentnahme nicht über 500 ccm betragen soll und daß die Pause zwischen 2 Blutentnahmen wenigstens 4 Wochen und bei einer Blutentnahme von 500 ccm sogar 6—8 Wochen ausmachen soll. Diese Regel stellt eine Norm dar, welche der allgemeinen Gepflogenheit am besten entspricht. Wir halten uns ebenfalls an diese Regel, sowohl für die Frischbluttransfusion, als auch für die Konservierung des entnommenen Blutes. Für die Konservierung von Blut entnehmen wir im allgemeinen 300 ccm. Öhlecker hält diese Vorschrift für zu streng, wenigstens für die Blutentnahme zur direkten Transfusion. Öhlecker entnimmt meist größere Blutmengen (600—800 ccm) und berichtet über keine Spenderschädigungen von Belang. Bei der britischen Ambulanz im spanischen Bürgerkrieg betrug die Blutentnahme zu Konservierungszwecken in der Regel 500 ccm und die untere Grenze der Häufigkeit 3 Wochen.

Zur Vermeidung von Spenderschädigungen allgemeiner Art werden vielfach genauere *klinische Untersuchungen* durchgeführt. Im Vordergrund stehen die Bluntuntersuchungen, namentlich die Hämoglobinbestimmung. Ferner werden die Blutsenkungsreaktion (REMUND) und die Thoraxdurchleuchtung (RIDDELL) empfohlen. Russische Autoren beurteilen die Spender auch nach sozialen, beruflichen und konstitutionellen Gesichtspunkten und haben statistische Erhebungen darüber angestellt (CHVILIVICKIJ, BULATOV, BOGOMOLOVA und SCHILBACH). — Am wichtigsten ist die Hämoglobinbestimmung. Nach den „Deutschen Richtlinien" sollen Leute mit weniger als 85% Hämoglobin als Spender nicht zugelassen werden, nach RIDDELL Leute mit weniger als 95% Hämoglobin.

Für die klinische Spenderwahl halten wir uns neben der Luesuntersuchung ausschließlich an den allgemeinen klinischen Eindruck und an die Hämoglobinbestimmung. Wir verfahren dabei nicht nur nach starren Grundsätzen, sondern auch individuell. Jüngere Spender mit weniger als 80% Hämoglobin stellen wir zurück. Bei älteren Spendern tritt immer mehr die individuelle Beurteilung hervor.

R. FISCHER bestimmt bei den Spendern die Gerinnungszeit. Er glaubt, daß Blut mit sehr kurzer Gerinnungszeit während der Aufbewahrung leichter Gerinnsel bilde als Blut mit einer durchschnittlicher Gerinnungszeit.

Für die Wahl von Blutspendern werden noch andere klinische Gesichtspunkte berücksichtigt. So sind Spender mit Hautkrankheiten und mit allergischen Krankheiten auszuschließen. Frauen werden im allgemeinen während der Menstruation und der Schwangerschaft nicht als Spender herangezogen.

Die besondere Eignung von Polycytämikern und Hypertonikern als Blutspender ist bekannt. *Therapeutisches Aderlaßblut* eignet sich zur Konservierung besonders gut, da es mangels eines Empfängers oft nicht als Frischblut transfundiert werden kann. Über die Konservierung von Aderlaßblut berichten im besonderen NÜRNBERGER, SPASOKUKOCKIJ, SAMMARTINO und AGUIAR, VOŽENILEK, GUSEV, POPIELSKI. Meistens handelt es sich um die Konservierung von Hypertonikerblut (SAMMARTINO und AGUIAR, VOŽENILEK, POPIELSKI). GUSEV berichtet über 60 Transfusionen mit konserviertem Urämikerblut. Nach der Meinung der verschiedenen Autoren eignet sich das Aderlaßblut irgendwelcher Art zur Konservierung und zur Transfusion ebensogut wie Blut gesunder Spender. SPASOKUKOCKIJ versuchte, für Aderlaßblut, das zu Transfusionszwecken benützt wird, die Bezeichnung „Utilblut" einzuführen.

E. Blutgruppen und Blutkonservierung.

I. Allgemeines.

Die Blutgruppenbestimmung ist für jede Transfusion oberstes Gesetz. Die unumstößliche Grundlage dieser Notwendigkeit bildet die Landsteinersche Entdeckung der klassischen 4 Blutgruppen als einer physiologischen und konstanten Differenzierung des menschlichen Blutes. Das Gesetz der Blutgruppenkonstanz ist heute allgemein anerkannt. Die Blutgruppen ändern sich während des Lebens nicht, namentlich auch nicht durch Krankheiten oder durch Behandlungen irgendwelcher Art.

Die Bedeutung, welche die Blutgruppen für die Blutkonservierung haben, berührt hauptsächlich zwei Fragen:

1. Welche Blutgruppen sollen für die Konservierung von Blut berücksichtigt werden?

2. Werden bei der Blutkonservierung besondere Anforderungen an die Blutgruppenuntersuchung gestellt?

Die Frage, ob nur O-Blut oder auch Blut anderer Gruppen konserviert werden soll, richtet sich in erster Linie nach der Aufgabe, die das konservierte Blut erfüllen muß.

Eine wichtige Aufgabe der Blutkonservierung ist die Bereitstellung von Blut, das ohne besondere Vorbereitung sofort transfundiert werden kann. Im Zusammenhang mit den Blutgruppen verstehen wir unter „besonderen Vorbereitungen" die Blutgruppenbestimmung des Spenders und die direkte Vorprobe auf irgendeine Art, also die gekreuzte Probe oder nur die Probe zwischen Spenderblutkörperchen und Empfängerserum. Nicht dazu gehört die Öhleckersche Probe, deren Durchführung auch beim konservierten Blut niemals vernachlässigt werden darf. Diese Aufgabe kann die Transfusion von konserviertem Blut aber nur erfüllen, wenn zur Konservierung *O-Blut* benützt wird. Nur Blut der Gruppe O darf ohne besondere Vorbereitung, d. h. in diesem Falle ohne Blutgruppenbestimmung des Empfängers übertragen werden. Aus diesem Grunde bevorzugen verschiedene Autoren grundsätzlich die Konservierung von O-Blut (JULLIEN-VIÉROZ, russische Autoren, DURAN JORDA, R. FISCHER). Eine Reihe anderer Autoren empfiehlt die Bereitstellung von O-Blut wenigstens für dringliche Fälle (russische Autoren, Schlußfolgerungen am Pariser Transfusionskongreß, BOLAND, CRAIG und JACOBS, FANTUS, SCHILLING).

Eine große Rolle spielt die Konservierung von O-Blut besonders im *Krieg*. Hier können durch die Verwendung von O-Blut die Schwierigkeiten bei der Blutgruppenbestimmung der Empfänger, auch organisatorische und andere Schwierigkeiten beseitigt werden.

Die Schwierigkeiten der Blutgruppenbestimmung von Kriegsteilnehmern dürfen nicht unterschätzt werden. Die Bestimmung erfolgt als Massenuntersuchung, die nach unseren Erfahrungen meistens einen gewissen Prozentsatz von Fehlbestimmungen aufweist (siehe S. 231). Ein Nachteil der vorbereitenden Empfängeruntersuchung liegt auch darin, daß von der Gruppenbestimmung nicht immer alle erfaßt werden. Ganz besonders dürfte das für die Zivilbevölkerung zutreffen, die z. B. in der Schweiz, abgesehen von einigen Ausnahmen, überhaupt nicht bestimmt ist. Zudem bietet die Eintragung der Blutgruppe im Dienstbuch, auf der Erkennungsmarke usw. noch keine sichere Gewähr, daß dem transfundierenden Arzt die Blutgruppe zur Kenntnis gelangt. Alle diese Schwierigkeiten und Mängel ließen sich natürlich durch die Blutgruppenbestimmung des Empfängers zur Zeit der Transfusion beheben. Es ist aber nicht ohne weiteres anzunehmen, daß im Kriegsfall die Blutgruppenbestimmung oder wenigstens die gekreuzte Probe vor jeder Transfusion durchführbar sind. Besser eignet sich deshalb zur Überwindung dieser Schwierigkeiten die Verwendung von O-Blut.

Weiter bietet die Bereitstellung von Blut einer einzigen Gruppe organisatorische Vorteile für den Nachschub und für die Vermeidung von Verwechslungsmöglichkeiten aller Art.

Aus diesen Gründen war im spanischen Bürgerkrieg namentlich DURAN JORDA ein eifriger Verfechter für die ausschließliche Verwendung von konserviertem O-Blut (persönliche Mitteilung). SAXTON von der britischen Ambulanz in Madrid konservierte außer O-Blut noch A-Blut und benutzte das A-Blut in der Regel für Empfänger der Gruppe A und AB und O-Blut für O- und B-Empfänger.

Persönlich glauben wir, daß das konservierte Blut seine Aufgabe, ohne besondere Vorbereitung übertragen werden zu können, nur dann bestmöglichst erfüllen kann, wenn O-Blut bereitgestellt wird. Wir konservieren aus diesem Grunde fast nur O-Blut und benützen es für alle Fälle, bei denen wir Transfusionen mit konserviertem Blut ausführen. Wir verfolgen damit die Absicht, durch häufigen Gebrauch von O-Blut die Streitfrage über den sog. „gefährlichen Universalspender" im besonderen Hinblick auf das konservierte Blut zu untersuchen.

Bleibt die Transfusion von konserviertem Blut nicht nur auf Notfälle beschränkt, sondern dient sie auch zur Behandlung anderer Krankheiten oder sogar als Ersatz des indirekten Transfusionsverfahrens, so kann *Blut aller 4 Gruppen* konserviert werden. Wieweit das durchgeführt wird, hängt bei den einzelnen

Autoren von der Einschätzung der Gefahren des Universalspenders ab. Viele Autoren glauben mehr oder weniger an die Gefährlichkeit des Universalspenders und empfehlen die Konservierung von Blut aller 4 Gruppen (Hesse, Corelli, Schlußfolgerungen am Pariser Transfusionskongreß, Boland, Craig und Jacobs, Fantus, De Gowin und Hardin, Schilling u. a.). Andere Autoren bevorzugen auch unter ruhigen Bedingungen konserviertes O-Blut (Servantie und Jullien-Viéroz, Jullien-Viéroz, Kiguchi, Wilson und Jamieson, Vlados und Mitarbeiter, andere russische Autoren). Für kleinere Spitäler, die verhältnismäßig wenig Transfusionen ausführen, ist die Bereithaltung aller 4 Gruppen schwierig. Darin muß man Boland, Craig und Jacobs, die das besonders hervorheben, recht geben.

Nach unseren Erfahrungen ist es für kleinere Spitäler nicht nötig, Blut aller 4 Gruppen zu konservieren. Wir haben bei Berücksichtigung des Agglutinintiters (siehe S. 242) mit konserviertem O-Blut bis jetzt in allen Fällen gute Erfahrungen gemacht. Um aber die an unser Spital angeschlossene Spenderorganisation nicht allzu einseitig in Anspruch zu nehmen, haben wir auch begonnen, Blut der Gruppe A zu konservieren. Wir benützen das konservierte Blut der Gruppe A für Empfänger der Gruppe A und AB. Für Empfänger der Gruppe AB führen wir eine orientierende Schnelltitrierung des Anti-B im A-Blut durch (siehe S. 230).

Dagegen läßt sich in großen Kliniken und Transfusionszentren die Bereitstellung von Blut aller 4 Gruppen leicht durchführen, z. B. durch die besondere Organisation der „blood banks". Darin mag mit ein Grund liegen, warum die meisten amerikanischen Autoren für die Konservierung von Blut aller 4 Gruppen eintreten und ganz in Anlehnung an die Frischbluttransfusion auch direkte Vorproben vor der Transfusion verlangen (Fantus, De Gowin und Hardin). Auch andere Autoren fordern bei der Transfusion von konserviertem Blut nach Möglichkeit die direkte Vorprobe (Schlußfolgerungen am Pariser Transfusionskongreß 1937, Wilson und Jamieson, Vaughan, Elliott, McFarlane und Vaughan). Die Ausführung der direkten Vorprobe oder der Gruppennachkontrolle des konservierten Blutes hat auch einen gewissen psychologischen Hintergrund, indem das Vertrauen auf die Blutgruppenbestimmung von fremder Hand (Herstellungsort des konservierten Blutes) nicht selbstverständlich ist. Die technische Durchführung der direkten Vorprobe suchen einige Autoren mit kleinen Anhängeflaschen („pilote tubes") zu erleichtern (Fantus, Elliott, McFarlane und Vaughan, De Gowin und Hardin).

Die Frage, ob bei der Blutkonservierung besondere Anforderungen an die *Blutgruppenuntersuchung* gestellt werden, richtet sich ebenfalls nach der Aufgabe, die das konservierte Blut zu erfüllen hat. Wenn konserviertes Blut nicht anders als wie Frischblut verwendet wird, weicht die Blutgruppenbestimmung von der üblichen Durchführung, die je nach individueller Einstellung zur Frage der Blutgruppenuntersuchung und zur Frage der Vorproben schwankt, nicht ab. Wenn dagegen das konservierte Blut die Aufgabe erfüllen muß, im Bedarfsfall unbeachtet der Empfängerblutgruppe und ohne direkte Vorprobe transfundiert werden zu können, so stellen sich nach unserer Meinung an die Blutgruppenuntersuchung ganz besonders strenge Anforderungen. Das Ziel dieser Anforderungen besteht in der hundertprozentigen fehlerfreien Blutgruppenbestimmung. Wir sind der Ansicht, daß sich dieses Ziel nicht nur auf Notfallumstände, sei es im Feld, beim Luftschutz oder auch im Friedensbetrieb, beschränken soll. Wir betrachten die Möglichkeit einer ruhigen und sachgemäßen Blutgruppenbestimmung ebenfalls als einen Vorteil der Blutkonservierung, der grundsätzlich ausgenützt werden soll. Deshalb führen wir für unsere Zwecke die Blutgruppenuntersuchung so durch, daß sich die Nachkontrolle der Blutgruppe des konservierten Blutes und die direkte Vorprobe erübrigen.

Es ist nicht unsere Aufgabe, auf die allgemeine Theorie und Praxis der Blutgruppenbestimmung einzugehen. Dafür sei auf das neuere und neueste Schrifttum verwiesen: DAHR 1940, PIETRUSKY 1940, ,,Deutsche Richtlinien" 1937—1940 (siehe bei PIETRUSKY), DUJARRIC DE LA RIVIÈRE und KOSSOVITCH 1936, SCHIFF 1932. Aber im Hinblick auf die Anforderungen an die Blutgruppenbestimmung, die bei der Verwendung des konservierten Blutes ohne gruppenspezifische Vorproben bestehen, erfordern verschiedene organisatorische und technische Fragen eine nähere Erörterung. Wir halten uns dabei zur Hauptsache an die eigenen Erfahrungen, die sich unter hiesigen Verhältnissen in jeder Beziehung bewährt haben. Wir halten eine nähere Besprechung der Frage ,,Blutgruppen und Blutkonservierung" auch deshalb für notwendig, weil im bisherigen Schrifttum keine zusammenhängenden Mitteilungen darüber zu finden waren. Das rein Organisatorische wird an anderer Stelle behandelt (siehe S. 323). Im folgenden Teil möchten wir lediglich auf die serologische Seite der Blutgruppenuntersuchung eintreten.

II. Die Durchführung der Blutgruppenbestimmung.

Nach unserer Meinung müssen zur Erreichung einer hundertprozentigen fehlerfreien Blutgruppenbestimmung ganz bestimmte *Mindestforderungen* erfüllt werden. Sie sind *personeller* und *technischer* Art.

In organisierten Herstellungszentren von konserviertem Blut gehört die Blutgruppenuntersuchung am besten in die leitende Hand eines Serologen oder erprobten Arztes, der die Blutgruppenuntersuchung theoretisch und praktisch beherrscht. Denn nur der Fachmann kann im Rahmen einer solchen Organisation die volle Verantwortung für eine zuverlässige Blutgruppenbestimmung übernehmen, und das ist für das konservierte Blut außerordentlich wichtig. Ihm obliegt die Organisation, die Überwachung der Durchführung und die Beurteilung von Unstimmigkeiten bei der Bestimmung. Diese personelle Forderung läßt sich in Herstellerzentren für die Bedürfnisse der Armee, des passiven Luftschutzes oder daran angeschlossener Kliniken und Spitälern ohne weiteres durchführen. Heute zeigt sich aber das Bedürfnis nach Blutvorrat in zunehmendem Maße auch in Kliniken und Spitälern, die nicht an eine organisierte Zentralstelle angeschlossen sind. Diese müssen sich die Blutkonserven für den Eigenbedarf selber herstellen. Es betrifft dies noch fast alle Kliniken und Spitäler außerhalb der amerikanischen und europäischen Großstädte. Wenn in diesen Fällen auch kein serologisch ausgebildeter Arzt zur Verfügung steht, so besteht dennoch für den *Kleinbetrieb* kein Grund, auf die Herstellung von Blutkonserven von vornherein zu verzichten. Im Kleinbetrieb kann man sich Zeit nehmen. Der Arzt, der sich mit der Herstellung von Blutkonserven befaßt, muß dann eben sein theoretisches und praktisches Wissen über die erweiterte Blutgruppenbestimmung aus der Literatur und der laufenden Erfahrung vertiefen.

Als Mindestforderung für die gruppenserologische Untersuchung des zu konservierenden Blutes stellen wir auf:

1. Blutgruppenbestimmung des Spenderblutes, sowohl der Blutkörperchen wie des Serums. Zur Frage, ob die Blutgruppenbestimmung schon am Spender oder erst zur Zeit der Abfüllung aus dem bereits stabilisierten Blut gemacht werden soll, ist zu sagen, daß die Bestimmung des Spenders zweckmäßiger ist, weil man dadurch die Verwechslungsgefahr ausschalten kann.

2. Orientierende Titerbestimmung der Agglutinine im O-Blut.

Wir haben uns bemüht, die gruppenserologischen Voruntersuchungen zur Blutkonservierung mit *möglichst einfachen Mitteln* zuverlässig zu gestalten. Der von uns durchgeführte Untersuchungsgang hat sich bestens bewährt, namentlich auch im Hinblick auf den Kleinbetrieb. Wir werden deshalb die von uns angewandten Abweichungen von der üblichen Bestimmungstechnik im einzelnen schildern. Aus der laufenden Literatur und Erfahrung ist zu entnehmen, daß die meisten Gruppenbestimmungsfehler bei der Bluttransfusion fast immer auf Unkenntnis der verschiedenen Fehlermöglichkeiten zurückzuführen sind. Da die richtige Blutgruppenbestimmung für die Blutkonservierung ganz besonders wichtig ist, fügen wir eine knappe Zusammenstellung dieser Fehlermöglichkeiten an. Wir möchten damit erreichen, daß gerade der Kleinbetrieb, der sich mit der Herstellung von Konservenblut befassen möchte, nicht wegen einer mißlichen Erfahrung nach Gruppenfehlbestimmung vor weiteren Versuchen zurückschreckt.

Die Spender für die Blutkonservierung lassen sich aus den Listen über Massen-Blutgruppenbestimmungen bequem auswählen. Es wäre aber ein unverzeihlicher Fehler, wenn man sich für die Blutentnahme nur auf das Ergebnis der Massenuntersuchung verlassen würde. Die Massenuntersuchung hat lediglich den Zweck, eine gewisse Anzahl Blutspender für den Bedarfsfall bereitzustellen. Sie hat aber keineswegs den Zweck, eine endgültige, zuverlässige Blutgruppenbestimmung in irgendeiner Weise zu ersetzen. Erst eine solche Blutgruppenuntersuchung bildet die Voraussetzung für die Zulassung eines Spenders zur Blutentnahme. Eine Ausnahme bilden nur voruntersuchte Berufsspender.

1. Blutgruppenuntersuchung des Spenders vor der Blutentnahme.

Am *Konservierungstag* wird die nötige Spenderzahl (Klein- oder Großbedarf) aufgeboten. Bei uns hat es sich bewährt, bei jeder Spenderaufbietung nur *eine* Blutgruppe zu berücksichtigen. Dadurch wird die Sicherheit hinsichtlich Verwechslung erhöht, da man am betreffenden Tag entweder nur auf Gruppe O oder nur auf A eingestellt ist.

Zunächst sollen einige *grundsätzliche Bemerkungen* über die Durchführung der Blutgruppenbestimmung vorweggenommen werden. Wir haben als Mindestforderung die Blutgruppenbestimmung der Blutkörperchen wie auch des Serums aufgestellt. Nur die Bestimmung der Blutkörperchen allein erscheint uns für das konservierte Blut ungenügend. Das gilt namentlich für Gruppe O, deren Blutkörperchen vom Testserum nicht agglutiniert werden. Absolut zuverlässig ist nämlich *nicht* die *ausbleibende* Agglutination, sondern *nur* die wirklich *eingetretene*. Hinter einer ausbleibenden Agglutination können sich schwer agglutinierbare Receptoren verbergen, wodurch die wahre Gruppenzugehörigkeit unterdrückt wird. Wenn auch solche Ereignisse im Verhältnis zur Zahl der bestimmten Gruppen nicht häufig sind, so können sie doch schweren Schaden stiften, wenn das unpassende Blut transfundiert wird. Die gleichzeitige Bestimmung der Serumeigenschaften des Spenderblutes erhöht die Sicherheit wesentlich. Unstimmigkeiten, die bei der bloßen Blutkörperchenbestimmung verborgen bleiben, werden dadurch aufgedeckt. Deshalb gilt heute *die doppelte Blutgruppenbestimmung — Blutkörperchen und Serum — als anerkanntes Prinzip* in allen Spenderorganisationen, woraus schließlich auch die Abfüllstationen für Konservenblut hervorgegangen sind. Für praktische Bedürfnisse genügt die Bestimmung der klassischen vier Blutgruppen:

O (Anti-A, Anti-B)
A (Anti-B)
B (Anti-A)
AB (o)

Aus wissenschaftlichen Gründen ist jedoch die gleichzeitige Mitbestimmung der Untergruppen von A und die Blutkörperchenmerkmale M und N bei der erstmaligen Spenderuntersuchung wünschenswert („Deutsche Richtlinien").

Wenn etwaige Unstimmigkeiten bei der Blutgruppenbestimmung nicht geklärt werden können, ist es besser, den betreffenden Spender so lange zurückzuweisen, bis seine Gruppenzugehörigkeit sichergestellt ist. Das kann unter Umständen durch ein Institut, dem eine sterile Blutprobe eingesandt wird, geschehen. Fällt die Gruppenbestimmung nicht absolut einwandfrei aus oder bestehen nur die geringsten Zweifel irgendwelcher Art, dann soll das Blut des betreffenden Spenders unter keinen Umständen konserviert werden. Diese Fälle sind glücklicherweise nicht sehr häufig. Sie kommen aber immer wieder vor, und ihre Erkennung ist zur Vermeidung von Transfusionszwischenfällen erforderlich (siehe z. B. Zwischenfall Nr. 54 S. 297).

Ebenso zuverlässig wie die Gruppenbestimmung muß die ermittelte Gruppe *angeschrieben* werden. Dabei sollte endlich mit der veralteten und verwirrlichen Bezeichnung der Blutgruppen nach JANSKY oder MOSS endgültig aufgeräumt werden. Das gilt ganz besonders für das konservierte Blut. Durch den Transport könnte die Anschrift leiden und z. B. aus einer IV eine III werden. Ferner ist bei dieser Bezeichnungsweise die Verwechslungsgefahr schon bei der Anschrift im Entnahmezentrum viel größer. Überdies hat die Schreibweise nach JANSKY oder MOSS gelegentlich zu Betrügereien auf Spenderkarten geführt, indem z. B. aus einer I eine II gemacht wurde usw. (Angaben bei SCHIFF u. a.). Das beste ist die Anwendung der von v. DUNGERN und HIRSZFELD vorgeschlagenen und von der Hygiene-Kommission des Völkerbundes international anerkannten Bezeichnung O, A, B, AB. Diese Bezeichnungsweise erübrigt auch die doppelte Anschrift, z. B. A II usw., die nur Verwirrung schaffen kann.

a) Bestimmung der roten Blutkörperchen mit Testserum.

Als *Testsera* stehen heute in fast allen Ländern staatlich oder wenigstens von einem zuständigen Institut geprüfte Sera zur Verfügung. Es sind inaktivierte Menschen- oder Kaninchensera mit etwas Phenol- oder Formalinzusatz. Sie sind im allgemeinen frei oder sehr arm an Kälteagglutininen und enthalten keine irregulären Agglutinine. Der Minimaltiter des menschlichen Testserums beträgt:

1: 64 (Deutschland, Schweiz),
1: 100 (London),
1: 16 (Paris).

Der Minimaltiter des Kaninchentestserums beträgt in Deutschland 1 : 256. Haltbarkeit und Zuverlässigkeit der Testsera sind wichtig. Für ihre Gewährleistung ist die Beachtung folgender Maßnahmen wichtig:

1. Aufbewahrung an kühlem Ort, am besten im Kühlschrank.
2. Schutz vor Sonnenlicht, Alkali und Infektion.
3. Regelmäßige Kontrollen mit bekannten Testblutkörperchen A und B. Titerkontrollen sind nützlich, aber nicht unbedingt nötig, da der Geübte die Stärke der agglutinierenden Kraft allein schon aus der bloßen Agglutination mit bekannten A- und B-Blutkörperchen, die immer in gleich prompter Weise erfolgen soll, beurteilen kann. Das Alter schwächt die agglutinierende Kraft bald mehr, bald weniger ab.

Die Frage, ob *Testserum A* und *B allein* genügen, oder ob auch *Testserum O* hinzugenommen werden soll, wird heute immer mehr zugunsten der Verwendung aller drei Seren beantwortet (HESSE, JEANNENEY, „Deutsche Richtlinien“, PIETRUSKY, OLBRICH, HETTCHE, EYER). Der Vorteil des Testserums O zeigt sich vorwiegend bei der Bestimmung der Gruppe A. Das Anti-A des O-Serums agglutiniert nämlich die Untergruppen A_1 und das schwache A_2 gleich stark. Wenn z. B. ein schwaches A_2 durch Testserum B allein nicht herauskommt, wird es durch Testserum O deutlich agglutiniert. Wir selber arbeiten im Bestreben nach Einfachheit ohne Testserum O. Ein gutes frisches Testserum B agglutiniert schwache

A ebenfalls deutlich. Wichtig ist nur, daß man sich dabei über die agglutinierende Kraft des Serums gegenüber schwachem A immer wieder vergewissert. Wir prüfen deshalb unsere Testsera nicht nur mit beliebigen A- und B-Blutkörperchen, sondern jeweils auch mit schwachen A_2-Blutkörperchen. Die Kontrolle der Testsera erfolgt meistens an jedem neuen Blutentnahmetag mit dem Blut bekannter Personen. Testserum O nehmen wir nur zur Abklärung von Unstimmigkeiten zu Hilfe.

Das Testserum soll *konzentriert* verwendet werden. Jede Verdünnung, z. B. zu färberischen Zwecken (EYER), ist unbedingt abzulehnen. Da die Testseren inaktiviert sind, wird der Eintritt der Agglutination nicht durch Hämolyse der zu untersuchenden Blutkörperchen oder durch die sog. „Überschußhemmung" gestört.

In welcher Form sollen die *roten Blutkörperchen* des Spenders bestimmt werden? Heute werden dazu allgemein 2—5proz. Kochsalzaufschwemmungen von Vollblut empfohlen. Wichtig ist, daß die Blutkörperchen nicht gewaschen werden. Denn das kann die Agglutinabilität beeinträchtigen (HALLAUER). Wir halten die Verwendung von Blutkörperchenaufschwemmungen nicht für unbedingt nötig. Wir bedienen uns mit derselben Zuverlässigkeit nur des Bluttropfens. *Eine* Bedingung ist dabei wichtig. Der mit dem Serum vermischte Blutstropfen muß sehr klein sein. Wir verreiben ein kleines Blutströpfchen von etwa 3—4 qmm an der Ecke eines Objektträgers mit einem Tropfen Testserum. Bei der Bestimmung der Blutkörperchen ist die Hauptsache die, daß die Blutkörperchen in einem bestimmten Verdünnungsverhältnis zum Testserum stehen. Dieses soll für Vollblut etwa 1 : 20 und für Blutkörperchenaufschwemmungen etwa 1 : 10 betragen, das entspricht 1 Tropfen Testserum + 1 Tropfen 3—5proz. Blutkörperchenaufschwemmung (Schlußfolgerungen am 2. Internationalen Transfusionskongreß in Paris 1937).

Die Bestimmung der roten Blutkörperchen kann auf dem Objektträger oder im Röhrchen erfolgen. Wir verwenden die Objektträgermethode. Sie ist einfacher und leistet dasselbe. Bei der Ablesung sollen nur Reaktionen anerkannt werden, die makroskopisch deutlich sind. Unsichere Fälle, die nur mit Hilfe der Lupe abgeklärt werden können, sind besser zurückzustellen.

Die Stärke der Agglutination ist abhängig von:

1. Titer des Testserums,
2. Empfindlichkeit der roten Blutkörperchen,
3. physikalische Verhältnisse,
4. Mischungsverhältnis zwischen roten Blutkörperchen und Testserum.

Vorausgesetzt, daß bei Zimmertemperatur gearbeitet wird, muß auf folgende *Fehlermöglichkeiten* aufmerksam gemacht werden:

α) *Durch fehlerhafte Technik oder fehlerhaftes Material.*

1. *Pseudoagglutination:* diese entsteht meistens dann, wenn ein zu großer Blutstropfen mit dem Testserum vermischt wird und wenn es zur Eintrocknung kommt. Gerade die Verwendung allzu großer Blutstropfen ist ein Fehler, der sehr häufig beobachtet wird und immer wieder zu Irrtümern führt.

2. *Agglutinationshemmung:* eine störende Agglutinationshemmung kann ebenfalls bei Vermischung zu großer Blutstropfen mit dem Testserum eintreten. Einmal spielt dabei das ungünstige Mischungsverhältnis von Testserum und Blutkörperchen eine Rolle. Ferner kann das Testserum durch das im zugesetzten Blut vorhandene Serum in seiner Wirksamkeit durch Hemmungsfaktoren abgeschwächt werden. Bei Temperaturen über 30—40° C wirken die Agglutinine schwächer.

3. *Kälteagglutination:* Kälteagglutinine wirken unspezifisch zwischen 0—5° C, selten bis 20° C. Obschon sie aus den Testseren weitgehend absorbiert worden sind, muß doch gelegentlich daran gedacht werden.

4. *Panagglutination:* durch bakterielle Verunreinigung können in den Testseren unspezifische, oft sehr stark wirksame Agglutinine auftreten (KAPPUS). An Hand eines sehr großen

Materials kommt KAPPUS zum Schluß, daß ein Konservierungsmittel, das die Seren vor Veränderungen durch Bakterien schützt und gleichzeitig ohne Einfluß auf die Agglutinationsreaktion bleibt, bisher nicht zur Verfügung steht.

β) Durch Besonderheiten der Blutgruppeneigenschaften.

Schwankungen in der Empfindlichkeit der roten Blutkörperchen gegenüber Agglutininen sind nur in der Gruppe A von Bedeutung. Die Untergruppe A_2 und die zum Teil noch umstrittene Untergruppe A_3 unterscheiden sich von A_1 u. a. durch einen erheblichen Empfindlichkeitsunterschied gegenüber demselben Agglutinin. Die Blutkörperchen von A_2 und A_3 sind weniger empfindlich als A_1, was sich meistens in einem verzögerten Auftreten der Agglutination äußert. Ist die agglutinierende Kraft der Testsera aus irgendeinem Grunde ungenügend geworden, so kann die Agglutination von schwachen A-Blutkörperchen innerhalb nützlicher Frist ausbleiben. Es kommt dann zu den falschen Ablesungen:

O-Ablesung statt A,
B-Ablesung statt AB.
Vorkommen der A-Untergruppen:
80% A_1,
20% A_2,
1 A_3 auf 1000 bis mehrere 1000 A.

b) Bestimmung des Spenderserums mit Testblutkörperchen.

Das Spenderserum wird im allgemeinen aus einer venösen Blutentnahme gewonnen und auf dem Objektträger oder im Glasröhrchen mit *Testblutkörperchen in 1—3proz. Kochsalzaufschwemmung* vermischt. Die Verwendung von Aufschwemmungen ist nicht nur wegen der Verdünnung nötig, sondern auch aus praktischen Gründen zweckmäßig. Man kann sich nämlich damit die Testaufschwemmungen gleich für eine größere Untersuchungsserie herrichten. Die Aufschwemmungen sollten nie mehr als einige Stunden alt Verwendung finden. Wir brauchen dieselbe Aufschwemmung höchstens einen halben Tag. Für die Testaufschwemmungen sind empfindliche Blutkörperchen erforderlich. Man wählt Blutkörperchen, die mit einem bekannten Testserum sehr prompt agglutiniert werden. Namentlich bei A-Blutkörperchen ist darauf zu achten.

Rein praktische Gründe haben uns veranlaßt, die Bestimmung der Spenderblutgruppe allein aus dem Blutstropfen vorzunehmen. Für die Bestimmung der Blutkörperchen ändert sich an dem bereits erwähnten Verfahren nichts. Für die Bestimmung der *Serumeigenschaften* gehen wir dagegen folgendermaßen vor:

Zuerst wird mit einer *Leukocytenpipette* Blut bis Marke 0,4 angesogen, dann bis Marke 1 die Testblutkörperchenaufschwemmung nachgesogen und das Ganze auf einem Objektträger zu einem Tropfen ausgeblasen. Dann wird mit der gleichen Pipette noch einmal bis Marke 1 Testblutkörperchenaufschwemmung angesogen und alles auf dem Objektträger vermischt. Die Ausführung erfolgt 2mal, einmal mit A-, das zweite Mal mit B-Blutkörperchen.

Auf diese Weise wird das zu untersuchende Blut in der Testblutkörperchenaufschwemmung 1 : 5 verdünnt, das Serum folglich ungefähr 1 : 10. Diese Verdünnung ist von Vorteil. Im frischen Serum kann die Wirkung der Isohämolysine diejenige der Isoagglutinine übertreffen. Das könnte für den weniger Geübten zu einem Übersehen der gruppenspezifischen Reaktion führen. Im allgemeinen wird die Hämolysinwirkung bei einer Serumverdünnung von 1 : 4 bis 1 : 6 so stark abgeschwächt, daß die Agglutination nicht mehr gestört wird.

Wir benützen als Testblutkörperchen eine 10—15proz. Blutaufschwemmung bzw. eine 5—7proz. Blutkörperchenaufschwemmung. Das entspricht ungefähr 2—3 Blutstropfen zu 1 ccm 3,5proz. Na-Citratlösung. Man kann sich die Aufschwemmung auch aus sedimentierten Blutkörperchen von Citratblut oder Dextrose-Citratblut herstellen. In diesem Falle genügt dann eine 5—7proz. Aufschwemmung der konzentrierten Blutkörperchen. Reihenuntersuchungen haben uns gezeigt, daß bei Verwendung einer 5—7 proz. Blutkörperchenkonzentration die Agglutination am schnellsten eintritt.

Der *Nachteil* der Methode besteht darin, daß keine Agglutination eintritt, wenn der Agglutinintiter des zu untersuchenden Serums niedriger als 1 : 10 ist. Derartig niedrige Titer sind aber nicht häufig, für Blutgruppe A, B und O zusammengenommen in etwa 5% der untersuchten Fälle (eigene Beobachtung). — Wir warten für die Ablesung 7—10 Minuten. Wenn nach dieser Zeit keine Agglutination eintritt, so muß die Blutgruppe des betreffenden Spenders aus venösem Blut bestimmt werden. Man muß sich natürlich darüber im klaren sein, *daß eine Vereinfachung der Blutgruppenbestimmung ihre Grenzen hat.* Wenn diese überschritten werden, muß man selbstverständlich zu den klassischen Methoden zurückkehren.

Der *große Vorteil* der beschriebenen Methode liegt darin, daß man die Blutgruppenbestimmung des Serums unter Umgehung einer venösen Blutentnahme vornehmen kann. Da wir auf dem Standpunkt stehen, daß die Gruppenbestimmung unbedingt vor der Blutentnahme zur Konservierung erfolgen muß, so mußten wir anfänglich unsere Spender zweimal venenpunktieren, das erstemal zur Blutgruppenbestimmung, das zweitemal zur Blutentnahme. Da das Blut für die WaR bei der Blutentnahme zur Konservierung entnommen werden kann, schien es uns zur Schonung des Spenders zweckmäßig, die erste Venenpunktion für die Blutgruppenbestimmung ausschalten zu können. Die erwähnte Methode hat sich schon so gut eingeführt, daß wir sie auch für die Blutgruppenbestimmung bei Frischbluttransfusionen verwenden, namentlich für die Bereitstellung von Spendern unter geeigneten Patienten und deren Angehörigen.

Bei der Gruppenbestimmung des Spenderserums muß mit folgenden *Fehlermöglichkeiten* gerechnet werden:

1. Die *Defekttypen* A_0, B_0, O_a, O_b können beim Vergleich der getrennten Blutkörperchen- und Serumuntersuchung zu Unstimmigkeiten in der Ablesung führen.

2. *Agglutinationshemmung, Hämolyse:* da die zu bestimmenden Spendersera meist frisch und aktiv sind, kann manchmal Agglutinationshemmung, auch „Überschußhemmung" genannt, auftreten. Sie beruht nach Holzer nicht auf einem Überschuß an Agglutininen, sondern darauf, daß es sich um frisches aktives Serum handelt. Wird bei höherer Zimmertemperatur oder gar mit der Röhrchen-Brutschrankmethode gearbeitet, so kann an Stelle der Agglutination Hämolyse eintreten, namentlich bei hochtitrigem Anti-A des O-Blutes. Beide Störungen können durch Inaktivieren oder Verdünnen des betreffenden Spenderserums behoben werden. Die Verdünnung muß dabei wenigstens 1 : 6 betragen. Gerade dem Ungeübten können hierin Irrtümer unterlaufen, wenn er in der erfolgten Hämolyse die gruppenspezifische Reaktion nicht erkennt.

3. *Panagglutination:* das sogenannte Thomsensche Phänomen äußert sich darin, daß infolge gewisser bakterieller Verunreinigungen in den Testblutkörperchenaufschwemmungen eine unspezifische agglutinable Eigenschaft auftritt. Dadurch werden die Blutkörperchen durch jedes beliebige Menschen- und Tierserum agglutiniert..

Im übrigen zeigen Sera von bestimmten Kranken des hepatolienalen Systems und schwerer Infektionen panagglutinierende Fähigkeiten. Sie kommen gerade bei Zimmertemperatur zustande. Sie spielen wohl für unseren Fall keine Rolle, da kaum je schwerkranke Spender übersehen werden.

4. *Irreguläre Agglutinine a_1 und a_2:* sie fehlen normalerweise, reagieren, wenn vorhanden, spezifisch, jedoch nur bei niedriger Temperatur (15—18° C, selten bis 25° C). Sie können bei der vergleichenden Ablesung der Blutkörperchen- und Serumeigenschaften zu Unstimmigkeiten führen. Diese müssen dann mit Testblutkörperchen A_1 und A_2 abgeklärt werden. Durch die Verdünnung mit der erwähnten Leukocytenpipetten-Methode wird ihre störende Wirkung anscheinend ausgeschaltet. Wir konnten das an einer eigenen Beobachtung mit a_1 feststellen.

Nach neuesten Statistiken (Pietrusky) verteilt sich das Vorkommen irregulärer Agglutinine ungefähr wie folgt:

a_1	bei	25%	aller	A_2B
	„	6%	„	A_2
a_2	„	4%	„	A_1B
	„	1,5%	„	A_1

5. Die *Faktoren M, N, P* stören im allgemeinen nicht, da ihre homologen Antikörper natürlicherweise fehlen. Allerdings hört man neuerdings von einem, wenn auch außerordentlich seltenen, natürlichen Vorkommen (siehe S. 245). Ihre Gegenwart im Serum des Spenders könnte zu Unstimmigkeiten bei der Ablesung führen. Auch wenn ein solches Vorkommnis zu den allergrößten Seltenheiten gehören wird, muß doch im Falle irgendeiner Unstimmigkeit daran gedacht werden.

Zusammenfassend ist zu sagen, daß die Blutgruppenbestimmung bei der Blutkonservierung mit peinlichster Sorgfalt durchgeführt werden muß. Wie wir später sehen werden, bietet das konservierte Blut im Vergleich zum Frischblut noch mancherlei zusätzliche Gefahren. Deshalb müssen diejenigen Störungsmöglichkeiten in erster Linie ausgeschaltet werden, die bei richtigem Vorgehen auch ausgeschaltet werden *können.* Dahin gehört besonders die völlige

Ausmerzung von Gruppenbestimmungsfehlern. Dieses Ziel kann in einem organisierten Herstellungszentrum unbedingt erreicht werden, vorausgesetzt, daß die Leitung in den Händen eines Fachmannes liegt. Aber auch der Kleinbetrieb, Kliniken und Spitäler, die sich die nötigen Blutkonserven selbst herstellen, können soweit kommen. Es muß dabei nur verlangt werden, daß sich ein geeigneter Arzt mit der Blutgruppenbestimmung näher beschäftigt und laufende Erfahrungen sammelt. Wenn dabei der Grundsatz befolgt wird, jede geringste Unsicherheit, jeden Zweifel und jede Unstimmigkeit bei der Blutgruppenbestimmung zu beachten, aufzuklären oder dann lieber den Spender zurückzustellen, so glauben wir, daß die Sicherheit in bezug auf eine zuverlässige Blutgruppenbestimmung groß ist.

c) Die Titerbestimmung des O-Blutes.

Nach unseren Erfahrungen ist die Kenntnis des Agglutinintiters im Universalspenderblut von Wichtigkeit (siehe S. 242). Eine genaue Austitrierung der Agglutinine ist aber praktisch nicht nötig. Eine mehr *orientierende Kenntnis über die Titerhöhe* genügt. Diese Tatsache ist für die Praxis der Blutkonservierung bedeutungsvoll. Denn wir glauben, daß eine ausführliche Bestimmung des Agglutinintiters bis zum Endtiter für die Organisation eines Herstellungszentrums eine nicht unwesentliche Belastung bedeuten würde. Eine solche Titerbestimmung ist nur mit Plasma oder mit Serum durchführbar. Im Friedensbetrieb sind Endtiterbestimmungen des O-Spenders aus wissenschaftlichen Gründen sicher wünschenswert. Aber im Kriegsfall und wohl auch in manchen Kleinbetrieben, die auf das Praktische eingestellt sind, würden sie vermutlich zu weit führen und dürften vielfach überhaupt undurchführbar sein.

Über die *Technik* der ausführlichen Titerbestimmung bis zum Endtiter findet man die nötigen Angaben im Schrifttum über die Technik der Blutgruppenbestimmung. Wir treten nicht näher darauf ein. Wir möchten nur bemerken, daß die oft recht erheblichen Schwankungen der durchschnittlichen Titerwerte einzelner Autoren weniger auf der gewählten Methode beruhen als vielmehr auf Unterschieden in der Ablesungszeit, ferner auf makroskopischer oder mikroskopischer Ablesung (HESSE, wir).

Wir benützen meistens die Objektträgermethode mit einer Wartezeit von 15 Minuten bis zur mikroskopischen Ablesung des Endtiters. Wir bekommen dadurch mit wenigen Ausnahmen von höchstens 1 Stufe Unterschied regelmäßige Werte.

Die orientierende Titerbestimmung oder die von dem einen von uns (WILLENEGGER) ausgearbeitete *Schnelltiterbestimmung* wird folgendermaßen mit einem Blutstropfen oder auch mit Plasma oder Serum ausgeführt:

Das Vorgehen ist ein ähnliches, wie wir es bereits zur Bestimmung der Serumeigenschaften aus dem Blutstropfen beschrieben haben. Die Ausführung beruht auf der Absicht, zu wissen, ob der Titer 40 oder weniger, oder 80 oder mehr beträgt. Zu diesem Zweck wird in 2 Leukocytenpipetten (I und II) gleichzeitig mit dem Aufziehen der Testblutkörperchenaufschwemmung die gewünschte Verdünnung des zu prüfenden Blutes oder Serums hergestellt. Als Testblutkörperchen verwendet man ebenfalls eine 10—15proz. Blutaufschwemmung in 3,5proz. Citratlösung oder eine entsprechende Aufschwemmung sedimentierter Blutkörperchen aus Citrat- oder Dextrose-Citratblut.

I. *Ausführung mit einem Blutstropfen:*

1. Ansaugen eines Bluttropfens
   in Pipette I bis Marke 0,5 (5 Teilstriche),
   in Pipette II bis Marke 0,25 (2½ Teilstriche).
2. Nachsaugen der Testblutkörperchenaufschwemmung aus einer Uhrglasschale in beide Pipetten bis Marke 1. Dadurch enthält Pipette I eine Verdünnung des zu untersuchenden Blutes von 1 : 20, Pipette II von 1 : 40. Das entspricht ungefähr einer Plasmaverdünnung von 1 : 40 bzw. 1 : 80.
3. Einige Sekunden langes Schütteln.

4. Ausblasen von Pipette I und II auf einen Objektträger. Vermischen der Tropfen, jeder für sich.

5. Ablesung der Agglutination nach einer Wartezeit von etwa 10—12 Minuten. Zweckmäßig ist die Ablesung bei schwacher mikroskopischer Vergrößerung.

6. Beim O-Blut muß die Ausführung zweimal gemacht werden, einmal mit Testblutkörperchen A, das andere Mal mit Testblutkörperchen B.

II. *Ausführung mit Plasma oder Serum:*

In diesem Falle sind nur die halben Mengen des zu untersuchenden Plasmas oder Serums zu nehmen. In Pipette I werden 2½ Teilstriche Serum oder Plasmas aufgesogen, in Pipette II 1¼ Teilstrich. Das übrige bleibt sich gleich. Diese Methode ist namentlich für Ungeübte empfehlenswert, da die Agglutination von bloßem Auge abgelesen werden kann.

Wir haben in mehr als 250 Fällen die Ergebnisse der Schnelltiterbestimmung mit einer ausführlichen Endtiterbestimmungsmethode verglichen. Dabei zeigte sich, daß die Schnelligkeit des Agglutinationseintrittes bei der Verdünnung 1 : 80 (bezogen auf das Plasma) ein vermutliches Maß für die Höhe des Endtiters abgibt, ein Maß, das nach unseren Erfahrungen für Transfusionszwecke praktisch genügt (siehe S. 243). Die ungefähre Beziehung ist aus Tabelle 19 ersichtlich.

Tabelle 19.

Ungefähre Beziehung zwischen		
a) Stärke der Agglutination	b) Zeit des Eintritts der Agglutination	c) Endtiterhöhe
bei der Schnelltiterbestimmung aus dem Blutstropfen (Pipette II mit einiger Verdünnung des Bluts von 1 : 40 bzw. des Plasmas von 1 : 80). Prüfung mit empfindlichen Testblutkörperchen		
±	8—12 Minuten	1 : 80
± bis +	6—8 „	1 : 160
+	4—7 „	1 : 320
+ bis ++	3—5 „	1 : 320 bis 1 : 640
++	2—3 „	1 : 640 bis 1 : 1280
++ bis +++	1—2 „	1 : 1280 bis 1 : 2560 u. mehr

2. Die Massenblutgruppenbestimmung.

Der Zweck der Massenuntersuchung ist die Bereitstellung von Spendern. Er ist nur dann erreicht, wenn die Resultate möglichst genau ausfallen. Wenn z. B. bei Nachkontrollen 29% Fehlbestimmungen gefunden werden (siehe unten), dann ist die Massenuntersuchung für eine spätere Heranziehung der Spender nach Blutgruppen völlig nutzlos.

Von den beiden Arten der Massenuntersuchung, Untersuchung am Spender selbst oder an eingesandten Blutproben, interessiert hier nur die Untersuchung am Spender selbst. Die Untersuchung von massenhaft entnommenen Blutproben ist Sache eines serologischen Institutes. Die Methode der Wahl ist die Objektträgermethode mit glatten oder hohlgeschliffenen Objektträgern.

Vom gruppenserologischen Standpunkt aus halten wir bei Massenuntersuchungen die Beachtung der folgenden vier Punkte für wichtig:

1. Unter dem technischen Material ist die *Qualität des Testserums* das Wichtigste. Erneute Nachprüfung der agglutinierenden Kraft vor jeder Massenuntersuchung ist unbedingt erforderlich, besonders wenn man sich nur auf die Anwendung von Testserum A und B beschränkt. Wir empfehlen namentlich auch die Prüfung des Testserums mit schwachen A-Blutkörperchen. Denn die Verkennung schwacher A-Receptoren führt immer noch zu zahlreichen Fehlbestimmungen. Zur Sicherung gegen diesen Fehler verwendet man vielerorts (Olbrich, Hettche, Eyer) außerdem Testserum O für jede Massenuntersuchung. Das ist zweifellos nützlich. Unter genauer Beobachtung der Qualität des Testserums

hat aber unsere hiesige Equipe allein mit Testserum A und B ebenso zuverlässige Bestimmungen durchführen können.

Wichtig ist ferner, daß das Testserum nicht verdünnt wird (Eyer, Verdünnung zu gleichen Teilen mit Farbstoffzusatz). Denn die Seren sind u. a. dadurch vollwertig, daß sie einen bestimmten Titer haben, und dieser darf nicht erniedrigt werden.

Wir haben die Beobachtung gemacht, daß auf dem Transport geschütteltes Testserum während 20—30 Minuten eine vorübergehende Agglutinationshemmung, die wieder verschwindet, zeigen kann.

2. Ebenso wichtig wie die Qualität des Testserums ist die *genügende Wartezeit* bis zur *Ablesung der Agglutination*. Eine allzu kurze Wartezeit ist eine sehr häufige Fehlerquelle. Auch bei vollwertigen Testsera sollte die Organisation eine Wartezeit von mindestens 7—10 Minuten gewährleisten, besonders dann, wenn nur Testserum A und B verwendet wird. Die Erfüllung dieser Fordernis kann bei zweckmäßiger Organisierung ohne Einbuße der Stundenleistung erreicht werden.

Die Wartezeit von weniger als 2—3 Minuten hat z. B. bei der Bestimmung einer kleineren Truppeneinheit zu einem Resultat von 70% O- und 16% A-Bestimmungen geführt! 29% der O waren, wie die Nachkontrolle durch uns ergab, verkannte A. Vermutlich war aber auch das verwendete Testserum nicht mehr ganz vollwertig.

Wir konnten uns ferner überzeugen, daß auch eine Wartezeit von 5 Minuten im allgemeinen immer noch eine zu große Anzahl Fehlbestimmungen zur Folge hat.

3. Es muß auch immer wieder darauf geachtet werden, ja *nicht allzu große Blutstropfen* mit dem Testserum zu vermischen. Dadurch kann die Sicherheit der Blutgruppenbestimmung auch ohne Herstellung von Blutaufschwemmungen wesentlich erhöht werden. Wir halten die Anwendung von Blutaufschwemmungen bei Massenuntersuchungen für zwecklos, ganz abgesehen davon, daß sie praktisch kaum durchführbar ist.

4. Bedeutung hat auch die *personelle Frage*. Jeder Equipe sollte ein geeigneter Arzt, u. U. auch nur ein besonders gut qualifizierter Laborant, vorstehen. Neben der organisatorischen Aufgabe ist der Leiter vor allem dafür verantwortlich, daß keine Verwechslungen vorkommen. Das betrifft die Verteilung von Testserum und Blutkörperchen auf die Objektträger, die Ablesung und Anschrift der Blutgruppe auf die Hand oder auf die Kontrollmarke des Spenders.

Es ist durchaus möglich mit den einfachsten Mitteln, bei geeigneten Personen und geeigneter Organisation ohne Einbuße einer guten Stundenleistung fast fehlerfreie Bestimmungen zu erhalten. So verzeichnet z. B. die hiesige Equipe bei einer durchschnittlichen Stundenleistung von 50—60 Bestimmungen 0,5% Fehlbestimmungen auf über 700 genau erfolgte Nachprüfungen (1mal Verwechslung, 2mal O-Ablesung statt A).

III. Der Universalspender.

Unter den Blutgruppen, die nach der Ottenbergschen Regel als Spender erlaubt sind, ist Gruppe O die wichtigste. Ihre Blutkörperchen werden von keinem menschlichen Serum zusammengeballt oder aufgelöst. Gruppe O kann demnach für sämtliche 4 Blutgruppen als Spender verwendet werden und führt daher die Bezeichnung „Universalspender". Dabei wird die mögliche Wirkung der Spenderagglutinine auf die Empfängerblutkörperchen vernachlässigt. Nach Ottenberg ist dies erlaubt, weil die Spenderagglutinine im Empfängerblut verdünnt und dadurch unwirksam werden. Einzelfälle zeigten aber immer wieder, daß anscheinend nicht alle Universalspender wahllos verwendet werden dürfen. Es wird von Universalspendern berichtet, die entweder zu akuten Hämolysezwischenfällen oder zu Urämie geführt haben. Levine und Mabee (1923), später FREEMAN und WHITEHOUSE (1926) bezeichneten solche Universalspender als gefährlich. Die Gefährlichkeit liegt darin, daß kräftige Agglutinine des O-Serums im Empfängerblut ungenügend verdünnt werden und so zur Auflösung oder Zusammenballung der Empfängerblutkörperchen führen können. In amerikanischen Spenderorganisationen (New York) fing man deshalb schon früh an, bei allen O-Spendern den Agglutinintiter zu bestimmen und die hochtitrigen als Universalspender nicht zuzulassen. Auf diese Weise hatte z. B. COCA unter 418 Halblitertransfusionen von geeigneten Universalspendern nicht den geringsten Zwischenfall zu verzeichnen. Die Erfahrung, daß hochtitrige Universalspender für den Empfänger gefährlich sein können, hat dazu geführt, daß sich verschiedene Autoren zu entschiedenen Gegnern des Universalspenders bekannt haben (FONTAINE, HESSE u. a.). Nach ihnen dürfen O-Spender nur unter äußerst einschränkenden Bedingungen für andere Gruppen Verwendung finden. So möchte z. B. FONTAINE den Begriff ,,Universalspender" überhaupt auslöschen. Andere Autoren halten am Begriff des Universalspenders fest, empfehlen jedoch größte Vorsicht in der Verwendung von O-Blut bei Anämischen (CLAIRMONT; WILDEGANS; WICHELS und LAMPE; EMILE-WEIL u. a.). Diese Stellungnahme hat die meisten Anhänger. Eine dritte Gruppe von Autoren (MOUREAU; OEHLECKER; TZANCK u. a.) betrachtet die Möglichkeit der Auflösung von Spenderblutkörperchen wohl als theoretisch begründet, mißt ihr aber keine praktische Bedeutung bei. So gibt z. B. OEHLECKER an, er habe trotz starker Bevorzugung des Universalspenders nie nachweisbaren Schaden erlebt. Die am 2. internat. Kongreß für Bluttransfusion in Paris 1937 zum Ausdruck gekommene Meinung bewegte sich ebenfalls in dieser Richtung. — Die Frage der ,,Gefährlichkeit" des Universalspenders ist heute noch nicht gelöst. Strikte Ablehnung, bedingte Ablehnung oder Befürwortung und völlige Anerkennung des O-Blutes als wirklicher Universalspender stehen sich immer noch gegenüber.

Für das konservierte Blut bestehen die gleichen Probleme. Denn die gruppenspezifischen Agglutinine werden durch die Aufbewahrung nicht oder nur wenig abgeschwächt, wenigstens solange als das Blut gebrauchsfähig bleibt.

Eine klare Einschätzung der Gefährlichkeit des Universalspenders ist für das konservierte Blut außerordentlich wichtig. Ein wesentlicher Vorteil des konservierten Blutes wird ja gerade darin erblickt, daß es bei Verwendung von Universalspenderblut ohne vorherige Gruppenbestimmung oder direkte Vorprobe transfundiert werden kann. Das ist aber nur möglich, wenn das verwendete konservierte O-Blut Gewähr bietet, vom Empfänger schadlos ertragen zu werden.

Wir haben uns deshalb bemüht, namentlich mit konserviertem O-Blut Erfahrungen zu sammeln und systematisch zu untersuchen, wie weit das Universalspenderblut in Anlehnung an die heutigen Kenntnisse tatsächlich gefährlich ist. Auf Grund des Schrifttums und unserer eigenen Erfahrungen sind wir der Auffassung, daß das Problem der Schäden durch Universalspenderblut nicht einseitig vom Standpunkt der *Agglutinintiterhöhe* gelöst werden kann. Es scheinen noch andere Faktoren eine Rolle zu spielen, so namentlich die *Transfusionsgeschwindigkeit,* ferner der *Zustand des Empfängers* und der *Zustand des transfundierten Blutes.* Diese Fragen sollen im folgenden kurz besprochen werden.

a) Der Agglutinintiter.

Der Agglutinintiter eines Serums entspricht der höchsten Verdünnung dieses Serums, bei der eben noch deutliche Agglutination von Testblutkörperchen eintritt. Die Höhe des Agglutinintiters ist der Konzentration der Agglutinine direkt proportional. Die Agglutininwirkung ist demnach um so kräftiger, je höher der Titer des betreffenden Serums ist.

Aus der mutmaßlichen Verdünnung der übertragenen Blutmenge im Empfängerblut läßt sich errechnen, wie hoch der Agglutinintiter des O-Spenderblutes noch sein darf, damit die Agglutinine so weit verdünnt werden, daß sie ihre Wirkung auf die Empfängerblutkörperchen verlieren. Das folgende Beispiel soll dies zeigen:

Annahme: einem Empfänger mit einer mutmaßlichen Gesamtblutmenge von 5 Litern werden 300 ccm Blut übertragen. Das entspricht einer Verdünnung des Spenderblutes im Empfänger von 300 : 5000 = 1 : 16 und bei Vernachlässigung der Spenderblutkörperchen einer Verdünnung des Plasmas von 150 : 5000 = 1 : 33.

Bei diesem Beispiel ist rechnerisch zu erwarten, daß die Spenderagglutinine ihre Wirkung auf die Empfängerblutkörperchen verlieren, wenn der Titer des Spenderserums nicht höher als 16 oder 33 ist.

Diese rein rechnerische Überlegung hat aber zwei Fehlerquellen. Die eine liegt in der ungenauen Berechnung der Empfängerblutmenge. Nach älterer Auffassung soll die Gesamtblutmenge des Organismus $^1/_{12}$ bis $^1/_{13}$ des Körpergewichts betragen, nach neueren Ansichten wahrscheinlich aber weniger, nur $^1/_{15}$ bis $^1/_{18}$ des Körpergewichts. Die andere Fehlerquelle liegt in der Tatsache, daß der Kreislauf kein starres Röhrensystem in physikalischem Sinne ist. Ein komplizierter physiologischer Mechanismus läßt nur einen Teil der Gesamtblutmenge zirkulieren, der andere Teil wird in Depots zurückgehalten. Wie weit nun das übertragene Blut mit der zirkulierenden oder mit der ruhenden Blutmenge vermischt wird, ist eine Frage, die in manchem noch keineswegs gelöst ist und die sich jedenfalls nicht zahlenmäßig genau erfassen läßt. Aus diesem Grunde kann ein aus der mutmaßlichen Gesamtblutmenge errechneter Verdünnungsquotient des Spenderblutes u. U. weit von den tatsächlichen Verhältnissen entfernt sein.

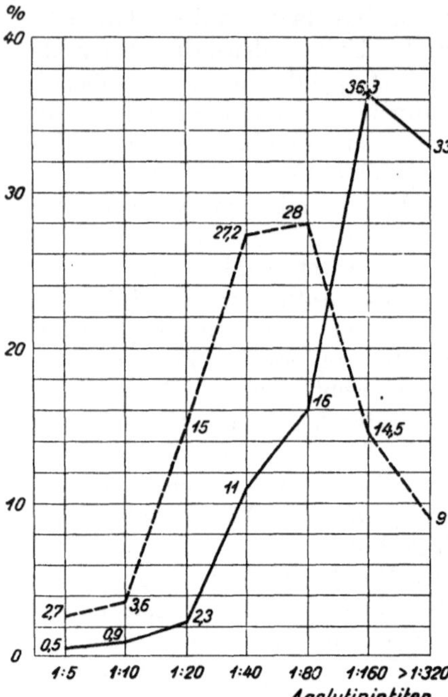

Abb. 53. Prozentuale Verteilung der Titer für das Anti-A- und Anti-B-Agglutinin im O-Blut. Die Kurven sind das Ergebnis von 296 von uns untersuchten Universalspendern (WILLENEGGER).
——— Anti-A – – – – Anti-B

Trotz dieser Überlegungen haben verschiedene Autoren an der rechnerischen Bedeutung des Agglutinintiters festgehalten: COCA hat eine direkte Vorprobe angegeben, bei der durch bestimmte quantitative Mischung des Spender- und Empfängerblutes eine Spenderserumverdünnung von etwa 1 : 20 (von uns ausgerechnet) geprüft werden kann (Beschreibung der Methode bei SCHIFF, Technik der Blutgruppenbestimmung). Rechnerische Überlegungen sind neuerdings auch für HESSE bei der Beurteilung des Universalspenders maßgebend. HESSE verwendet O-Spender nur dann universell, wenn der Titer nicht höher als 8—16 ist. HESSE ließ 16 Fälle genau beobachten und stellte fest, daß Universalspenderblut von dieser Titerhöhe in jedem Falle vollständig störungsfrei ertragen wird. Bei mittelhohem Titer (über 40) zeigte sich meist eine positive klinostatische und orthostatische Reaktion, was darauf hinweise, wie empfindlich das Nervensystem auf Unstimmigkeiten der Blutgruppen reagiere, selbst wenn noch nicht die geringsten Anzeichen eines hämolytischen Schocks vorliegen. HESSE bemerkt ferner zur Titeruntersuchung, daß die ermittelte Titerhöhe gegenüber Standard-Erythrocyten nur bedingten Wert habe. Ausschlaggebend sei strenggenommen nur der Titer gegenüber den Blutkörperchen des gegebenen Empfängers. Vom streng rechnerischen Standpunkt aus ist dies richtig. HESSE macht aus diesem Grunde darauf aufmerksam, daß in der Titerbestimmung des konservierten Blutes mit Test-Erythrocyten eine Fehlerquelle liege, die sich unter Umständen nachteilig auswirken kann, wenn beispielsweise ein gegen Test-Erythrocyten niedriger Titer gegen die gegebenen Empfänger-Erythrocyten höher ausfallen würde. Den Berechnungen von COCA und HESSE liegt die Annahme zugrunde, daß mittlere Blutmengen (um 500 ccm herum) auf Erwachsene übertragen werden. Trifft man die Universalspenderwahl nach der von COCA und HESSE empfohlenen Titergrenze, dann können nach unseren Untersuchungen nur etwa 3% (vergleiche Abb. 53), nach KETTEL und THOMSEN etwa 5% aller Universalspender ohne Bedenken verwendet werden. Das sind Zahlen, die zur Deckung eines Großbedarfes an O-Blut zu Konservierungszwecken ohne erhebliche organisatorische Schwierigkeiten kaum genügen würden. Wenn man die mittlere Häufigkeit der Universalspender mit 40% ansetzt, ließen sich unter 100 beliebigen Spendern nur 1—3 geeignete Universalspender finden.

b) Zustand des übertragenen Blutes.

Die Höhe des untersuchten Agglutinintiters hängt bis zu einem gewissen Grade von der Wärme ab. Prüft man die Agglutinintiter von Frischblut bei Körpertemperatur, dann findet man bei sonst gleichbleibender Versuchsanordnung im allgemeinen niedrigere Werte. Obschon diese Tatsache serologisch Arbeitenden geläufig ist, finden sich nur selten vergleichende Zahlangaben. Durch Untersuchungen an der Lexerschen Klinik konnte LÜTZELER zeigen, daß menschliche Sera bei 37° C nur noch in einer Verdünnung von 1 : 6 agglutinierende Kraft besitzen und in höherer Verdünnung nicht mehr agglutinieren. LÜTZELER schließt daraus, daß zur Vermeidung von Agglutinationsstörungen durch das Universalspenderblut die körperwarme Blutübertragung wichtig sei, und empfiehlt die Anwendung geeigneter Apparate zur Warmhaltung des Blutes. Mit diesen Maßnahmen wurden in der Lexerschen Klinik trotz reichlicher Verwendung von Universalspendern nie Störungen beobachtet.

Die Tatsache, daß die Agglutination bei Körpertemperatur schwächer wirkt als bei Zimmertemperatur (übliche Untersuchungstemperatur), hat sich auch COCA zunutze gezogen. COCA wählt neuerdings die Universalspender nach einer direkten Vorprobe, die bei Körpertemperatur ausgeführt wird und mit der nach unserer Berechnung eine Spenderserumverdünnung von 1 : 30 geprüft wird (2. Internationaler Kongreß für Bluttransfusion in Paris 1937). COCA bekommt dadurch eine größere Zahl „sicherer“ Universalspender als mit der bereits genannten, alten Methode und macht klinisch ebenso gute Erfahrungen.

c) Zustand des Empfängers.

Ausgehend von der Überlegung, daß für die schadlose Übertragung von Universalspenderblut die Verdünnung der Spenderagglutinine im Empfängerblut wichtig sei, halten viele Autoren die Berücksichtigung der Empfängerblutmenge für wichtig. Deshalb gelten heruntergekommene und anämische Kranke als Gegenanzeige für die Universalspenderbluttransfusion. Für diese Fälle halten sich viele Autoren an die Regel, daß bei einer Anämie von weniger als 2 Millionen Erythrocyten von der Überleitung von Universalspenderblut abzusehen sei. Umgekehrt hat man auch häufig versucht, durch Überleitung kleinerer Blutmengen oder durch Verdünnung des Blutes (ÖHLECKER) die Gefahr einer inversen Agglutination bei gefährdeten Kranken herabzusetzen. WICHELS und LAMPE stellten zwischen Blutkörperchenzahl des Empfängers, Titerhöhe des O-Blutes und Transfusionsmenge eine Bezeichnung auf, deren Einhaltung vor Zwischenfällen schützen soll. Die Methode hat aber keine Nachahmer gefunden. Es scheint nur, daß die zur Regel gewordene 2-Millionen-Grenze darauf zurückzuführen ist.

Abgesehen von den rein quantitativen Verhältnissen, scheinen auch qualitative Veränderungen des Empfängerblutes eine Rolle zu spielen. Es ist den meisten Internisten bekannt, daß man mit der Anwendung des Universalspenders bei gewissen Blutkrankheiten, namentlich bei den hämolytischen Anämien, vorsichtig sein muß. Das kasuistische Studium der Zwischenfälle durch Universalspenderblut zeigt ja auch gar nicht selten schwere Blutkrankheiten der beteiligten Empfänger. Die Frage, ob die roten Blutkörperchen unter pathologischen Bedingungen gegenüber Agglutininen oder Hämolysinen empfindlicher werden, wird von BENDA bejaht. Die Abklärung dieser Frage erfordert aber noch weitere Untersuchungen.

Das leitet über zu der Ansicht, wonach eine Gefahr der Universalspender für den Empfänger überhaupt abgelehnt wird. MOUREAU, TZANK u. a. glauben, daß die meisten, wenn nicht sogar alle Zwischenfälle mit Universalspenderblut pathogenetisch den Zwischenfällen bei gruppengleichem Blut gleich zu setzen seien. Die Ursache wäre vorwiegend in krankhaften Veränderungen des Empfängerblutes zu suchen („instabilité sanguine“ nach BENDA usw.). So umschreibt TZANK seine eigenen Erfahrungen über den Universalspender mit dem Satz: „Es gibt keine ‚gefährlichen‘ Universalspender, wohl aber ‚gefährliche‘ Spender.“

Dies ist die kurze Darstellung eines Problems, das uns in manchem noch offen erscheint. Wir haben uns bemüht, die bisherigen Erfahrungen an unserem eigenen Krankengut von Fall zu Fall zu berücksichtigen und nachzuprüfen, wieweit sich der eine oder andere Standpunkt bewährt.

Als erstes sollen 2 Fälle erwähnt werden:

Fall a:

Tabelle 20. Die Bedeutung der Spenderagglutinine für den Empfänger an Hand eines klinischen Falles. Der betreffende Empfänger (etwas kachektischer, 58jähriger Mann mit Oberschenkelfraktur der Blutgruppe A) erhielt 3 Transfusionen von konserviertem O-Blut.

		1. Transfusion	2. Transfusion	3. Transfusion
Kons. Blut	Menge	300	300	300
	Spender	R. S.	R. S.	E. P.
	Titer	Anti-A *320* Anti-B 40	Anti-A *320* Anti-B 40	Anti-A *40* Anti-B 20
	Aufbewahrungsdauer	5 Tage	5 Tage	5 Tage
Biologische Probe: Blutmenge, Wartezeit, Erfolg		40 ccm, 5 Min. symptomlos	keine	keine
Transfusionszeit		4 Min.	in 4 Portionen mit je 5 Min. Pause	2½ Min.
Klinische Erscheinungen		*hämolyt. Schock* Hämoglobinurie	*Symptomlos*	*Symptomlos*

Fall b: 53j. Patientin, Blutgruppe A. Suicidversuch. Schock nach Blutverlust aus der Art. radialis und ulnaris. Transfusion von 200 ccm konserviertem Universalspenderblut, Anti-A-Titer 160, Hämolyse in der Ampulle 0,1 g-% Hämoglobin. Transfusionsgeschwindigkeit 2—3 Minuten. Sofort nach der Transfusion Vertiefung des Schockes, weite, reaktionslose Pupillen, Cyanose, Pulslosigkeit. Nach Adrenalin intracardial rasche Erholung. Der erste Urin nach der Transfusion, etwa 4 Stunden nachher, zeigte deutliche Hämoglobinurie, das Sediment Zeichen einer leichten Cystitis. Am folgenden Tag gruppengleiche, frische Citratbluttransfusion von 400 ccm ohne Störung ertragen. Weiterer Verlauf ohne Nierenstörungen.

Bei beiden Fällen handelt es sich um akute Hämolyseunfälle. Mit den bisherigen Auffassungen stimmt überein, daß in beiden Fällen weit über das rechnerische Maß hinaus hohe Titer verwendet wurden. Im zweiten Fall könnte man ferner einwenden, daß einem ausgebluteten Patienten Universalspenderblut übertragen wurde. — Bei beiden Patienten wurden die Ampullen erst nach sorgfältiger Erwärmung auf Körpertemperatur verwendet. Der Titer scheint trotzdem in seiner Wirkung nicht genügend herabgesetzt worden zu sein. — Auffallend nun ist beim ersten Fall die Tatsache, daß die wiederholte Verwendung des *gleichen* hochtitrigen Universalspenderblutes bei verlangsamter Überleitungszeit zu keinem Zwischenfall geführt hat. Auch die klinische Nachkontrolle (keine Hämoglobinämie und -urie, erhöhte Hämoglobinwerte im Blut) und der weitere Verlauf ließen eine durch die Transfusion bedingte Hämolyse ausschließen. Die von Hesse empfohlene ortho- und klinostatische Reaktion wurde allerdings nicht kontrolliert. Auf Grund der Nachkontrollen dürfen wir aber trotzdem annehmen, daß durch die verlangsamte Überleitungszeit die Wirkung der sehr kräftigen Anti-A-Agglutinine im Empfängerblut ganz wesentlich abgeschwächt worden ist, was anscheinend bei der erstmaligen massiven Übertragung nicht der Fall gewesen ist.

Der Gedanke der langsamen Blutüberleitung ist keineswegs neu. Überall da, wo eine Blutüberleitung vorsichtig gemacht werden muß, hat man dies in erster Linie in Form einer verzögerten Überleitung versucht, auch wenn man sich über die Wirkung der langsamen Überleitung keine bestimmte Vorstellung gemacht hat. Dies galt namentlich auch für den Universalspender. Auf Grund seiner großen Erfahrung sucht Öhlecker die Gefahr des Universalspenders unter Umständen dadurch herabzusetzen, daß er „die Transfusion in die Länge zieht", vergleichbar einer „verlängerten biologischen Probe", z. B. je 50 ccm mit 1—2 Minuten Pause. Beim Studium des Schrifttums gewinnt man den Eindruck, daß die Autoren, die den Universalspender auf Grund guter Erfahrung anerkennen, im allgemeinen mit Methoden arbeiten, die eine massive Blutüberleitung schon technisch nicht erlauben. Das betrifft besonders die direkten Übertragungsverfahren nach ÖHLECKER und nach BECK, beides überzeugte Befürworter des Universalspenders. Anhänger des Universalspenders sind ferner Autoren, die für „gefährdete" Spender die Bluttropftransfusion vorziehen (TZANK, MARRIOTT, STARLINGER). Umgekehrt läßt sich aus der Literatur weniger gut beurteilen, ob die Universalspenderzwischenfälle im allgemeinen mit Methoden in Verbindung stehen, die eine rasche, massive Blutüberleitung gestatten, z. B. die Methoden, bei denen das Blut unter Druck übergeleitet wird.

Während für gewisse Autoren die Bedeutung der Überleitungsgeschwindigkeit auf reiner Empirie beruht, ist der von uns erwähnte Zwischenfall doch geeignet, dafür erstmals einen experimentellen Nachweis erbracht zu haben.

Für uns entwickelte sich nach diesen Fällen das Problem über die „Gefährlichkeit" des Universalspenders in einer bestimmten Richtung. Wir wollten wissen, unter welchen Bedingungen die Übertragung von O-Blut mit Vorsicht, d. h. langsam zu geschehen hat, und unter welchen Bedingungen man eine Transfusion von O-Blut unter Umständen auch rasch ausführen kann.

Unsere Erfahrungen betreffen ausschließlich konserviertes O-Blut in Ampullen zu 300 ccm, das hinsichtlich Agglutinintiter (Anti-A, Anti-B) und Selbsthämolyse genau untersucht worden ist. Namentlich wurden bei allen Ampullen die Titerwerte auch zur Zeit der Transfusion bestimmt. Beim Empfänger wurden die Erythrocyten- und Hämoglobinwerte vor und nach der Transfusion ermittelt, ferner der Urin auf Blutfarbstoff untersucht und eine genaue klinische Beobachtung durchgeführt. In bestimmten Fällen wurde überdies das Empfängerserum im Anschluß an die Transfusion auf Blutfarbstoff untersucht.

Wir haben auf diese Weise etwa 120 Übertragungen von konserviertem O-Blut auf Empfänger der Blutgruppe A, B und AB genau verfolgt. Etwa in der Hälfte der Fälle wurde das Blut kalt (s. S. 307), in der andern Hälfte der Fälle vorerwärmt transfundiert. Die *Erfahrungen* lassen sich folgendermaßen kurz zusammenfassen:

Wenn der Titer der in Frage stehenden Spenderagglutinine 40 oder niedriger war, so haben wir, abgesehen von den üblichen Nachreaktionen, nie die geringste Störung erlebt, selbst wenn das Blut in der sehr kurzen Zeit von 1½—3 Minuten tranfundiert worden ist. Auch Kinder (8jährige und ältere) haben derartige Transfusionen ohne die geringste Störung ertragen. Einige Empfänger dieser Versuchsreihe zeigten starke und stärkste Anämien (weniger als 1 und 2 Millionen Erythrocyten). Vor allem konnten wir keine Hämoglobinurie nachweisen, keine Nierenstörung und keine in Betracht kommende Hämoglobinämie beim Empfänger. Die Werte einer allfälligen geringen Hämoglobinämie stimmten jeweils mit den Werten des gelösten Blutfarbstoffes der Ampulle überein.

War die Titergrenze 80 und höher, so haben wir grundsätzlich langsam transfundiert, anfänglich bis zu 40 Minuten. Später haben wir bei nicht besonders anämischen Kranken auch bei sehr hohem Titer (1 : 2560) die Überleitungsgeschwindigkeit etwas erhöht. Sie betrug schließlich bei einem mittleren, nicht extrem anämischen Erwachsenen und bei einem Titer von 80 bis 160 wenigstens 10 Minuten, bei einem Titer von 320 und höher wenigstens 15—20 Minuten. Wir haben damit ebenso gute Erfahrungen gemacht wie mit O-Blut von niedrigem (40 und weniger) Agglutinintiter. Wir erwähnen in diesem Zusammenhang den folgenden Fall:

Fall c: 62jähriger Mann mit inoperablem Mastdarmkrebs, Darmfistel. Erythrocyten 1800000, Hämoglobin 25%. Körpergewicht 47 kg, Blutgruppe A. Der Kranke erhielt im ganzen 6 Bluttransfusionen von 6—42 Tage lang aufbewahrtem O-Blut. Transfusionsmenge jedes Mal 300 ccm. Die Anti-A-Titer betrugen (jeweils vor der Transfusion bestimmt): 160, 320, 640, 640, 1280, 1280. Die Überleitungszeit wurde wie oben erwähnt innegehalten.

Sämtliche Transfusionen wurden ohne jeden Verdacht auf eine Wirkung der Spenderagglutinine ertragen. Auch traten keine Nachreaktionen auf.

Wir sind auf Grund dieser Erfahrungen zur Auffassung gekommen, daß die Frage, ob die Höhe des Agglutinintiters im O-Spenderblut gefährlich ist oder nicht, zum großen Teil von der Überleitungsgeschwindigkeit abhängig ist. Wenn die Transfusion sehr rasch erfolgt (vgl. Fall a), so kann im Empfängerblut u. U. eine so hohe Konzentration von übertragenen Agglutininen entstehen, daß diese auf die Empfängerblutkörperchen einwirken können. Andrerseits werden bei verzögerter Überleitung selbst stärkste Spenderagglutinine im Empfängerblut offenbar so stark abgeschwächt, daß sie, soweit wir das überhaupt feststellen können, für die Empfängerblutkörperchen praktisch wirkungslos werden. Diese Abschwächung scheint weit stärker zu sein, als dem Verdünnungsgrad des Spenderblutes im Empfängerkreislauf entspricht.

Noch eine weitere Beobachtung verdient festgehalten zu werden: Bei Fall a fällt auf, daß die biologische Probe den eingetretenen Hämolyseunfall nicht im geringsten angezeigt hatte. Über ähnliche Beobachtungen bei O-Blut-Transfusionen wird im Schrifttum nicht selten berichtet. Man liest, daß trotz biologischer Probe am Schluß der Transfusion ein hämolytischer Schock oder später eine Hämoglobinurie mit Anurie aufgetreten sei. An solchen Stellen wird dann vielfach der Wert der Öhleckerschen Probe herabgesetzt. Öhlecker setzt sich in seinen neuesten Veröffentlichungen mit dieser Auffassung über die biologische Probe selbst ausführlich auseinander und betont, daß die von ihm angegebene biologische Probe einzig und allein eine allfällige Hämolyse der Spenderblutkörperchen durch das Empfängerserum aufdeckt, also den klassischen Hämolyseunfall bei völlig unpassender Blutgruppe. Öhlecker sagt dagegen ausdrücklich, daß die biologische Probe zur Aufdeckung einer allfälligen Hämolyse der Empfängerblutkörperchen durch das Spenderserum keineswegs geeignet sei, also beispielsweise bei der Transfusion von O-Blut. Eine kleine, rechnerische Überlegung macht dies ohne weiteres klar. Nehmen wir unser Beispiel (Fall a): Gegen die Empfängerblutkörperchen hatte das Spenderblut einen Titer von 320. Die biologische Probe erfolgte mit 40 ccm Blut. Die mutmaßliche Blutmenge des Empfängers betrug 4—5 Liter. 20 ccm Spenderplasma werden demnach im Empfängerblut 20 : 4000—5000 oder 1 : 200—250 verdünnt. Diese Verdünnung nähert sich so sehr dem Endtiterwert, daß eine Einwirkung dieser geringen Plasmamenge auf die Empfängerblutkörperchen nicht mehr erwartet werden kann. Es hat sich in unserem Falle ja auch gezeigt, daß erst nach sehr rascher, massiver Überleitung der gesamten Blutmenge eine solche Wirkung zustande gekommen ist. Bei der Transfusion mit Universalspenderblut ist die biologische Probe also nicht verwertbar.

Die Vermutung, daß die übertragenen Agglutinine im Empfängerblut anscheinend stark abgeschwächt werden, legt ohne weiteres den Gedanken nahe, das Schicksal der transfundierten Agglutinine zu untersuchen. Derartige Untersuchungen wurden neulich von den französischen Autoren Moureau, Balgairis und Christians unternommen. Zunächst berichten die Autoren über die guten Erfahrungen mit 290 Transfusionen von O-Blut, das trotz vielfach hoher Titer (für Anti-A in 53 Fällen 1024) in allen Fällen ohne den geringsten Zwischenfall übertragen werden konnte. Gestützt auf diese Erfahrungen übertrugen die Autoren in einer kleineren Versuchsreihe verschieden titriges O-Blut auf Empfänger der Blutgruppe A in Mengen von 250—650 ccm und mit einer Geschwindigkeit von 12—40 Minuten. Bei der Untersuchung des Empfängerblutes gelang der Nachweis der übertragenen Anti-A-Agglutinine in keinem Fall, selbst nicht wenige Sekunden nach der Transfusion.

Unter noch strengeren Versuchsbedingungen haben wir ähnliche Untersuchungen gemacht. Wir benützten Blut mit außergewöhnlich hohen Titern und transfundierten sehr rasch, um eine möglichst hohe Konzentration an Spenderagglutininen im Empfängerblut zu erhalten. 2 solche Versuche sind in Tabelle 21 (Fall d und e) zusammengestellt. — In beiden Fällen wurden nicht die geringsten klinischen Anzeichen für einen Transfusionszwischenfall beobachtet. Bei Fall d ergab auch die Untersuchung des Spenderblutes keine Anhaltspunkte für eine Auflösung oder Agglutination von Empfängerblutkörperchen. Anders war es bei Fall e. Bei diesem Falle ist der Erythrocytensturz nach der Transfusion auffällig. Der Erythrocytenwert sank von 4800000 auf 4200000 und kehrte erst nach einigen Tagen allmählich wieder auf die Ausgangszahl zurück. Wir haben bei diesem Fall mit unserer Methode zum Nachweis der übertragenen Spenderblutkörperchen (siehe S. 168) festgestellt, daß dieser Erythrocytenverlust auf Kosten der Spenderblutkörperchen stattgefunden haben muß. Eine Hämolyse als Ursache dafür möchten wir ausschließen, da im Empfängerblut keine in Betracht fallende Hämoglobinämie aufgetreten ist. Dagegen möchten wir die Möglichkeit offen halten, daß ein Teil der Empfängerblutkörperchen durch die hohe Konzentration der rasch übertragenen Spenderagglutinine agglutiniert worden ist, auch ungeachtet der Tatsache, daß man im Empfängerblut keine zusammengeballten Erythrocyten gefunden hat. Jedenfalls spricht der negative Agglutinationsbefund im Empfängerblut nicht gegen diese Möglichkeit. Das untersuchte Blut hatte ja bereits die peripheren Capillargebiete, wo die Erythrocytenklümpchen wahrscheinlich abgefangen wurden, durchflossen. Auch in anderen Fällen verliefen rasche Übertragungen von hochtitrigem O-Blut klinisch und in bezug auf Hämoglobinämie und -urie völlig komplikationslos, hatten aber trotzdem einen sicher nachgewiesenen Sturz der Erythrocytenzahlen, der bei wiederholter aber langsamer Transfusion ausgeblieben ist, zur Folge. Wir glauben deshalb, daß man beim Universalspender u. U. nicht nur mit einer *Hämolyse* der Empfängerblutkörperchen zu rechnen hat, wie das beim Hämolyseunfall infolge falscher Blutgruppe fast immer der Fall ist. Mit großer Wahrscheinlichkeit muß man auch eine *Agglutinin*wirkung auf die Empfängerblutkörperchen, die sich klinisch anscheinend völlig symptomlos vollziehen kann, für möglich halten. Vielleicht spielt die Agglutininwirkung gerade beim konservierten O-Blut eine viel wichtigere Rolle als die Wirkung der Hämolysine. Denn diese geht während der Aufbewahrung des Blutes verhältnismäßig rasch verloren, während die Agglutinine wochenlang erhalten sein können oder nur wenig abgeschwächt werden (siehe S. 18).

Was geschieht mit den übertragenen Agglutininen? Moureau und Mitarbeiter glauben, daß die Agglutinine sehr wahrscheinlich von den entsprechenden Antigenen im Organismus des Empfängers absorbiert und infolgedessen wirkungslos werden. Wir wissen heute, daß nicht nur das Blut selber, sondern fast der ganze Organismus gruppenspezifisch differenziert ist, nicht nur die roten Blutkörperchen, sondern auch die Blutflüssigkeit. Zahlreiche Organe (Magen, Darm, Nieren, Milz, Leber, Lunge, Drüsen mit innerer Sekretion, Exkremente: Speichel, Magensaft, Urin) sind Träger der Gruppenmerkmale A und B. Teilweise sind diese Gruppensubstanzen oder gruppenspezifischen Antigene in beträchtlicher Konzentration vorhanden. Sie können noch in Verdünnungen, die $^{1}/_{10000}$ der ursprünglichen Gewichtsmenge entsprechen, positive Komplementbindungsreaktion ergeben (siehe z. B. bei Willenegger).

Die Möglichkeit, daß übertragene Agglutinine vom Empfänger, ohne auf seine Blutkörperchen einzuwirken, absorbiert werden können, scheint uns durchaus im Bereich der Möglichkeit zu liegen. Dafür sprechen einmal unsere klinischen

Tabelle 21. 2 klinische Versuche über die Agglutininwirkung von transfun- wenigen Minuten

	Fall d
Patient mit Blutgruppe A:	
Krankheit	Fraktur
Alter	57jährig
Allgemeinzustand	gut
Gewicht	72 kg
Ec, Hb	4300000 93%
Transfundiertes O-Blut:	
Menge	300 ccm Blut in Lösung Winterthur
Konservierungsdauer	48 Stunden
Anti-A-Aggl. titer	1 : 1280
Anti-A-Hämolysine	vollständige Hämolyse von 0,01 ccm Blut durch 0,33 g-% Hb

Bluttransfusion und venöse Blutentnahme während der Transfusion:	0	1	2	3	4	5	6	7	8	9	10	11	12	13	14	15	16	17	18
Zeit in Minuten:	0	1	2	3	4	5	6	7	8	9	10	11	12	13	14	15	16	17	18
Transfusion		150 ccm in 2 Min.						150 ccm in 2 Min.											
Die Pfeile bedeuten die Blutentnahme aus der anderseitigen Cubitalvene des Empfängers (Citratblut).						↓						↓				↓		↓	
Untersuchung des Empfängerblutes:																			
1. Hämoglobinämie in g-% Hb						0,019*						0,014				0,016		0,009	
2. Mikroskopisch: Aufsuchen von agglutinierten Empfängerblutkörperchen						neg.						neg.				neg.		neg.	
3. Agglutinationsversuch zum Nachweis von übertragenen Spenderagglutininen mittels empfindlicher A-Testblutkörperchen (Zentrifugiermethode und mikroskopische Ablesung)						neg.						neg.				neg.		neg.	
4. Erythrocyten												4550000							

* Anmerkung: Diese geringen Hämoglobinwerte sind auf das im konservierten Blut be-

Erfahrungen, die gezeigt haben, daß kräftige Spenderagglutinine bei langsamer Transfusion abgeschwächt werden. Ferner sprechen verschiedene experimentelle Erfahrungen dafür. Interessant sind in dieser Beziehung auch die Versuche von LEVINSON und CRONHEIM, die zeigen konnten, daß beispielsweise das Anti-B-Agglutinin eines A-Serums durch ein B-Serum, das entsprechend der roten Blutkörperchen das Antigen B enthält, absorbiert werden kann (siehe S. 210). Neuerdings versuchen amerikanische Autoren (WITEBSKY), das Universalspenderblut zu „neutralisieren", indem sie dem O-Blut eine bestimmte Menge Gruppensubstanz A und B zufügen. Dadurch sollen die Agglutinine Anti-A und Anti-B so stark abgeschwächt werden, daß der Titer nur mehr 1 oder 2 betrage [Ars Medici **31**, 536 (1941)].

Wenn die Abschwächung der transfundierten Agglutinine tatsächlich eine Folge der gruppenspezifischen Antigendurchdringung des Organismus ist, dann ist die Rolle der langsamen Blutübertragung ohne weiteres verständlich. Wird selbst hochtitriges O-Blut langsam transfundiert, so können die mitübertragenen Agglutinine vom Organismus laufend adsorbiert werden, ohne daß ihre Konzentration im Empfänger ein Maß erreicht, das zur Agglutination oder Hämolyse führt. Erfolgt dagegen die Transfusion rasch, dann kann das massive Angebot an Antikörpern unter Umständen nicht schnell genug absorbiert werden, und der Überschuß kann zu Agglutination oder Hämolyse führen. Der Erfolg einer all-

diertem O-Blut. Den beiden Empfängern wurde hochtitriges O-Blut in transfundiert.

	Fall e
	Fraktur 22 jährig kräftig 98 kg 4800000 103%
1 ccm Plasma	300 ccm Blut in Lösung Winterthur 24 Stunden 1 : 2560 vollständige Hämolyse von 0,01 ccm Blut durch ¼ ccm Plasma 0,015 g-% Hb
19 20 21 22	0 1 1½ 2 2½ 3 3½ 4 4½ 5 6 7 8 9 10 11 12 13 14 15 16 17 19 20 21 22 (0–1½: 150 ccm in 1½ Min.; 3–4½: 150 ccm in 1½ ccm)
0,012	0,0019* 0,0016 0,0018 0,0019 0,0019 0 0,0019 0,002
neg.	neg. neg. neg. neg. neg. neg. neg. neg.
neg. 4600000	neg. neg. neg. neg. neg. neg. neg. neg. *4100000* *4200000*

reits gelöste Hämoglobin zurückzuführen.

fälligen Absorption der Spenderagglutinine durch den Antigengehalt des Empfängers würde vom Grad einer solchen Absorptionsfähigkeit abhängen. Wir wissen, daß die Konzentration des gruppenspezifischen Antigengehaltes in Körperflüssigkeiten und Gewebe individuell schwankt. Wie groß diese Schwankungen sind und ob sie von Krankheitszuständen beeinflußt werden, darüber weiß man nichts Sicheres. Mit einer hohen Antigenkonzentration könnten vielleicht gewisse Beobachtungen zusammenhängen, bei denen auffallend große Mengen O-Blut ohne jede Störung ertragen werden. Interessant ist die Beobachtung von Lusena, der bei einer aplastischen Anämie der Gruppe A mit 5% Erythrocyten so lange O-Blut transfundierte, bis 95% der Erythrocyten der übertragenen Blutgruppe O angehörten und dabei keinen Zwischenfall erlebte.

Was endlich noch die Ansicht Lützelers betrifft, wonach die Agglutinine von Frischblut durch die Körperwärme genügend abgeschwächt werden sollen, so haben wir die Verhältnisse auch beim konservierten Blut untersucht.

Wir haben bei verschiedenen Blutproben, 1—3 Wochen alt, den Agglutinintiter bei Zimmertemperatur und unter Vermeidung von Fehlerquellen bei 37° C bestimmt. Wir fanden höchstens Titerunterschiede von 1—2 Stufen, gelegentlich auch keinen Unterschied. Da ein Stufenunterschied von dieser Größe noch in den Fehlerbereich der Titerbestimmung gehören kann, so können wir sagen, daß im Gegensatz zu den Erfahrungen von Lützeler, das Agglutinationsvermögen von konserviertem Blut bei Körpertemperatur nicht nennenswert abgeschwächt wird. Diese Versuche beziehen sich auf Untersuchungen in vitro. In vivo scheinen die Verhältnisse ähnlich zu liegen. Der Hämolyseunfall in dem von uns erwähnten Falle a fällt in einen Zeitabschnitt, in dem wir das konservierte Blut noch sorgfältig vorerwärmten. Daß es hier trotzdem zu einem Hämolyseunfall gekommen ist, ist nicht anzunehmen, daß die Vorwärmung des Blutes die Antikörperwirkung wesentlich abgeschwächt hat.

Wenn wir die bisherigen Erfahrungen mit Universalspenderblut und die experimentellen Ergebnisse überblicken, scheint der Transfusionsgeschwindigkeit des O-Blutes zur Vermeidung von Hämolyseunfällen eine hervorragende Bedeutung zuzukommen, und man könnte versucht sein, das Problem vorwiegend von diesem Standpunkt aus zu betrachten. Bei langsamer Überleitung von hochtitrigem O-Blut haben wir nie einen Unfall, weder Hämolyse noch Agglutination erlebt, selbst nicht bei einigen Fällen, bei denen versuchsweise extrem hochtitriges O-Blut übertragen worden ist. Man könnte deshalb die Frage aufwerfen, ob die Kenntnis des Agglutinintiters für die Transfusion mit O-Blut überhaupt notwendig sei oder ob es nicht einfach genüge, O-Blut grundsätzlich langsam zu transfundieren. Wir würden eine solche Schlußfolgerung zum mindesten als voreilig betrachten. Alle die Fragen, die sich mit der Erklärung befassen, warum erfahrene Ärzte wie Öhlecker, Beck u. a. trotz ausgiebiger Verwendung des Universalspenders nicht mehr Zwischenfälle verzeichnen als Autoren, die O-Blut nur unter ganz bestimmten Kautelen oder überhaupt nicht als Universalspender verwenden, sind heute noch nicht genug abgeklärt. Solange dies nicht der Fall ist, halten wir *die Kenntnis des Agglutinintiters im Universalspenderblut für nützlich*. Mehrere Gründe sprechen dafür:

1. Die Kenntnis des Agglutinintiters verschafft uns die Möglichkeit, eine *zweckmäßige Spender- und Empfängerwahl* zu treffen. So wird man es z. B. vermeiden, bei einem kleinen Kind ein Universalspenderblut zu transfundieren, das einen besonders hohen Titer aufweist. Namentlich wird man auch bei der Wahl von hochtitrigem Universalspenderblut bei Krankheiten des Blutsystems vorsichtig sein müssen. Gerade in diesen Fällen ist die Pathogenese der Zwischenfälle noch sehr wenig aufgeklärt. So muß man sich u. a. davor hüten, schwere Zwischenfälle ohne weiteres einer Wirkung der Spenderagglutinine zuzuschreiben, wie ein selbst miterlebter Fall zeigt:

Ein A-Patient mit Werlhofscher Krankheit bekam mittels direkter Transfusion innerhalb 10 bis 12 Minuten 400 ccm Universalspenderblut mit einem Anti-A-Titer von 640. Kurz nach der Transfusion trat eine heftige Nachreaktion mit schwerer Nierenblutung, jedoch ohne Hämoglobinurie, ein.

Wir glauben, daß bei den folgenden Krankheiten Vorsicht mit der Transfusion von O-Blut geboten ist: Krankheiten des Blutsystems, der Leber, der Milz, entzündliche Nierenleiden, namentlich dann, wenn eine Insuffizienz besteht. In solchen Fällen sollten nur niedrig titrige Universalspender verwendet werden, wobei in bestimmten Fällen die Austitrierung mit den gegebenen Empfängerblutkörperchen zu empfehlen ist. Ist das nicht möglich, so wähle man besser einen gruppengleichen Spender.

2. Die Kenntnis des Agglutinintiters gibt ferner nützliche Anhaltspunkte für das *Verhalten bei der Transfusion selbst*. Hat man beispielsweise für einen ausgebluteten Notfall nur ein hochtitriges Universalspenderblut zur Hand, dann wird man die Transfusionsdauer genügend ausdehnen und den Patienten, namentlich wenn er im Schock ist, besonders genau beobachten. Diese Vorsicht muß besonders da bewußt betrieben werden, wo die Gefahr zur raschen Blutübertragung durch die Überdruckmethoden gegeben ist. Wir machen selbst immer wieder die Beobachtung, daß man dieser Gefahr bei Blutampullen wie den unserigen nur zu leicht ausgesetzt ist.

3. Wir haben gesehen, daß die experimentelle Präzisierung der Erfahrungen über die Transfusion von O-Blut noch viele Lücken aufweist. Ihre Ausfüllung er-

fordert Untersuchungen, wobei die Kenntnis des jeweiligen Agglutinintiters notwendig ist. Deshalb möchten wir hervorheben, daß die Titerkontrolle des Universalspenderblutes vor allem auch *wissenschaftlich* wertvoll und dazu angetan ist, die Lösung dieser Probleme zu fördern.

Eine wirklich zuverlässige und möglichst genaue *Titerbestimmung* bis zum Endtiter erfordert Übung und bedeutet für den Hersteller von konserviertem Blut eine Belastung. Die eigenen Erfahrungen haben uns gezeigt, daß eine ausführliche Endtiterbestimmung nicht unbedingt notwendig ist. Für die Praxis ist es vor allem wichtig, daß die niedrigtitrigen O-Blute von den hochtitrigen geschieden werden, in ähnlichem Sinne, wie dies COCA schon vor Jahren in Form einer direkten Vorprobe zwischen Spender- und Empfängerblut und neuerdings in einer Abänderung dieser Methode angegeben hat. Wir haben außerdem gesehen, daß eine genaue Berechnung des erlaubten Agglutinintiters für den Einzelfall nicht möglich ist und daß bei einer vernünftigen Transfusionsgeschwindigkeit die praktisch unschädlichen Titerhöhen wahrscheinlich in recht weiten Grenzen schwanken können. Wir glauben deshalb, daß für praktische Zwecke nur eine orientierende Titerbestimmung, wie wir sie durchführen, genügt, um den Empfänger gegen Zwischenfälle infolge Einwirkung der Spenderagglutinine zu sichern. Für das konservierte Blut scheint uns die Wahl einer direkten Methode, wie sie COCA angegeben hat, nicht geeignet; denn das konservierte Blut soll nach Möglichkeit da seinen Zweck erfüllen, wo eine Frischbluttransfusion wegen der Vorbedingungen zu spät bereit sein würde. Wir müssen deshalb die Titerbestimmung zur Zeit der Konservierung ansetzen. Das ist aber nur mit einer indirekten Bestimmungsmethode gegen Testblutkörperchen möglich. Der Titerbestimmung gegen Testblutkörperchen haftet zweifellos, wie dies HESSE hervorhebt, eine gewisse Ungenauigkeit an. Nach unserer Erfahrung ist diese Fehlerquelle jedoch unbedeutend, wenn man als Testblutkörperchen empfindliche A-Blutkörperchen nimmt, die leicht zu beschaffen sind. Wir haben in keinem Fall feststellen können, daß die von uns bestimmten Titerwerte bei der Kontrolle mit den gegebenen Empfängerblutkörperchen verhängnisvolle Fehler gezeigt hätten. Verhängnisvoll könnte ein solcher Fehler sein, wenn der Titerwert gegen Standarderythrocyten viel niedriger als gegen die gegebenen Empfängererythrocyten ausfallen würde. In diesem Sinne sind die von HESSE geäußerten Bedenken zu verstehen. Ist der Fehler umgekehrt, d. h. ist der vorbestimmte Titerwert höher als gegen die gegebenen Empfängerblutkörperchen, dann ist dies nur ein Vorteil für die Einschätzung der Gefahr, die dem Empfänger durch eine allfällige Wirkung der Spenderagglutinine drohen könnte. Zu verhängnisvollen Irrtümern könnte die indirekte Methode der Titerbestimmung auch dann führen, wenn die Empfängerblutkörperchen durch bestimmte Krankheiten gegen gruppenspezifische Antigene empfindlicher geworden wären. Leider liegen in dieser Beziehung nur spärliche Untersuchungen vor, die kein bestimmtes Urteil erlauben. In diesem Falle ist — wir haben schon darauf hingewiesen — mit der Übertragung von O-Blut große Vorsicht geboten.

Innerhalb einer Verwendungsfrist des konservierten Blutes von 3 Wochen bleiben die Agglutinintiter im allgemeinen unverändert, gelegentlich können sie etwa 1, selten um 2—3 Stufen schwächer werden. Da unser konserviertes Blut nur sehr wenig verdünnt ist, gelten die aus dem Spenderblut bestimmten Werte auch für das konservierte Blut.

Die nach unserer *Schnelltiterbestimmung* gefundenen Werte haben für die Transfusion folgende Bedeutung:

Zeigt die Ausführung der Schnell-Titerbestimmung bei einer Verdünnung des zu untersuchenden Plasmas von 1 : 40 keine Agglutination, dann liegt der genaue Endtiter unter 40. Das Blut ist vom Standpunkt der Spenderagglutinine ungefährlich und kann zu Transfusionszwecken nahezu wie gruppengleiches Blut betrachtet werden.

II. Ist der Schnelltiter 40, dann liegt der genaue Endtiter zwischen 40 und 80. Wir haben mit einem solchen Blute selbst bei rascher Transfusion bei Anämischen wie auch bei Kindern, nie den geringsten Zwischenfall erlebt.

III. Ist der Schnelltiter 80, dann liegt der genaue Endtiter, je nachdem die Agglutination bei der Ausführung der Probe langsam oder rasch eintritt, bei 160, 320 usw. Ein solches Blut muß mit Vorsicht transfundiert werden. Die Vorsicht besteht in langsamer Überleitung und in Berücksichtigung der Krankheit oder des Zustandes des Empfängers.

Zusammenfassung:

1. Neue Erfahrungen bestärken die Ansicht, daß die Gefahr der Spenderagglutinine im O-Blut in ihrer Wirkung auf die Empfängerblutkörperchen praktisch kleiner ist als theoretisch erwartet wird.
2. Diese Gefahr hängt von verschiedenen Faktoren ab, die in ihrer einzelnen Bedeutung noch nicht restlos abgeklärt sind. Klinische und experimentelle Erfahrungen sprechen dafür, daß diese Gefahr durch langsame Transfusion herabgesetzt werden kann. Andere Möglichkeiten, um die Wirkung der Spenderagglutinine aufzuheben, wurden gestreift.
3. Im konservierten Blut bleibt diese Gefahr bestehen. Durch eine orientierende Schnelltiterbestimmung kann sie praktisch genügend erfaßt und durch entsprechende Vorsicht bei der Transfusion und bei der Anzeigestellung vermieden werden.

IV. Die Untergruppen und die Faktoren außerhalb des 4-Gruppen-Schemas.

Neben den klassischen Gruppenmerkmalen O A B gelten heute auch die Eigenschaften M N serologisch und vererbungsphysiologisch als gesichert. Dagegen sind die serologischen Eigenschaften P G H X Q sowie andere Receptoren noch wenig untersucht und schwer darzustellen. Dasselbe gilt für die Unterteilung von N.

Die Existenz der Gruppenmerkmale A_1 und A_2 kann ebenfalls als gesichert gelten. A_3 wird von der Mehrzahl der Serologen anerkannt. Ein Teil der Serologen ist aber noch zurückhaltend. A_4 ist theoretisch begründet, bis jetzt aber nur selten beschrieben worden (z. B. Morawiecki). Die irregulären Agglutinine α_1 und α_2 sind bekannt. Die vermutete Unterteilung von B ist noch fraglich.

Man betrachtet heute die Untergruppe von A, allenfalls auch von B im wesentlichen als Übergangsformen oder Mutationsstufen einer Mutation der Gruppe O zur Gruppe A und B. Die Kenntnis über die Vererbung der Blutgruppe deutet darauf hin, daß die mehr mutierten, mit der O-Substanz weniger belasteten Formen über die wenig mutierten dominieren: $A_1 > B > A_2 > A_3 \ldots O$ (Hirszfeld und Amzel).

Unter Berücksichtigung aller dieser Faktoren läßt sich das menschliche Blut heute schon in mehr als 1000 Klassen einteilen. Vorläufig kommen für die Transfusion nur die sicheren und leicht darstellbaren Faktoren und Untergruppen in Frage, nämlich: M, N, A_1, A_2, α_1, α_2.

Die Rolle, die diese Eigenschaften nach unseren heutigen Erfahrungen und Kenntnissen praktisch für die Transfusion spielen, sei ganz kurz erwähnt.

1. Die Faktoren M und N.

Normalerweise gibt es im menschlichen Serum keine natürlichen Antikörper gegen M und N. Nur äußerst selten ist dies bis jetzt beschrieben worden (FRIEDENREICH, WOLF und JONSSON, die Japaner IIJIMA und IMAMURA).

Die gefundenen Anti-M- und Anti-N-Agglutinine reagierten nur bei niedriger Temperatur (20—25° C). Die Reaktion war bei 37° C schon verschwunden. Die Titer waren durchwegs schwach. PIETRUSKY berichtet dagegen über ein von FISCHER gefundenes Iso-anti-M, das auch bei 37° C noch wirksam gewesen sein soll. Wegen des praktischen Fehlens natürlicher Antikörper gegen M und N hat man diesen Faktoren für das Zustandekommen von Zwischenfällen bei *erstmaliger Transfusion* zunächst jede Bedeutung abgesprochen. Ihre Anwesenheit bei niedriger Temperatur würde für praktische Zwecke an dieser Auffassung nichts ändern. Dagegen könnten bei Körpertemperatur wirkende Anti-M und Anti-N theoretisch eine Rolle spielen. Mehr läßt sich heute nicht sagen, indem praktische Erfahrungen vollständig fehlen.

Anders glaubt man, verhalte es sich mit der Möglichkeit *neugebildeter* Immun-anti-M und -anti-N. Beim Tier ist die Bildung dieser Antikörper längst bekannt (Gewinnung von Testsera für M- und N-Blutkörperchen). In Anlehnung daran ist die Frage, ob beim Menschen nach *wiederholter Transfusion* nicht auch Anti-M und Anti-N entstehen können, im Schrifttum oft erörtert worden. Man hat diese Erklärung besonders bei Hämolysezwischenfällen bei angeblich passender Gruppe herangezogen. Ja, man erklärte damit selbst stärkere Nachreaktion bei Retransfusionen. Oft wurde aus diesen theoretischen Vermutungen die Forderung nach direkten Vorproben vor jeder Retransfusion abgeleitet. Es ist bis jetzt aber noch nie gelungen, beim *Menschen* Immun-anti-M oder Immun-anti-N nachzuweisen (MOUREAU, MARTINET, HIRSZFELD u. a.). MARTINET will aber beobachtet haben, daß in Seren gesunder Personen mehrmals gewaschene, gruppenfremde Blutkörperchen in vitro in bezug auf M und N rascher hämolysieren als gruppengleiche. Nach erfolgter Retransfusion soll das Phänomen im Empfängerserum noch deutlicher auftreten. Man darf aber aus diesen Einzelversuchen, die von den natürlichen Bedingungen stark abweichen, keine sicheren Schlüsse ziehen. DUJARRIC DE LA RIVIÈRE und KOSSOVITCH zeigten im Tierexperiment, daß die spätere Transfusion von M- und N-Blut bei Kaninchen, die gegen diese Faktoren immunisiert waren, zu tödlichen Zwischenfällen führen kann. Beim Menschen scheinen aber die Verhältnisse anders zu sein, indem das Tier, im Gegensatz zum Menschen, leicht spezifische Immun-anti-Körper gegen M und N bilden kann. Rein theoretisch ist beim Menschen daran zu denken, daß die Wirkung vorgebildeter, natürlicher Anti-M und Anti-N durch wiederholte Transfusion gesteigert werden könnte, ähnlich wie dies von den Agglutininen Anti-A und Anti-B nach Transfusion homologer Blutkörperchen gelegentlich mitgeteilt wird (z. B. von JOHN). THOMSEN und VORONOFF haben beobachtet, daß beim Menschen durch Vorbehandlung mit A und B das hämolytische Vermögen des Plasmas gesteigert wird.

Man hat aus diesen Vermutungen, die mit der Möglichkeit der Bildung von Anti-M und Anti-N rechnen, oft die Forderung abgeleitet, bei Retransfusion den Spender zu wechseln. Die wenigen klinischen Fälle mit Störungen nach Retransfusion, die überhaupt hinsichtlich M und N untersucht worden sind, geben keinen Aufschluß über die Frage. MOUREAU berichtet von einem M-N-Empfänger, der nach wiederholter Transfusion mit M-N-Spendern anaphylaxieartige Störungen bekommen habe. HIRSZFELD berichtet über einen B-N-Empfänger, der eine erste Transfusion mit B-M-N-Blut reaktionslos ertrug, bei der zweiten

Transfusion mit einem Schock reagierte und später bei über 40 Transfusionen mit B-N-Spendern nie mehr eine Störung zeigte.

Gelegentlich wird auch von der Beteiligung sog. heterogenetischer Antigene, namentlich des FORSSMANN-Antigens, bei Transfusionsstörungen berichtet (MOUREAU und COHEUR). Alle diese Vermutungen beruhen auf Hypothesen. Das gleiche gilt von den Erklärungsversuchen BRUNNERS bei seinen Transfusionszwischenfällen mit konserviertem Blut (siehe S. 297).

2. Die Untergruppen von A.

Statistische Erhebungen (BLAIN, RUEDEL, BLINOV, SEGGEL u. a.) und Erfahrungen an Einzelfällen (WAITZ und KABAKER, SCHÄR, WOYTEK, KEUSENHOFF, MORITSCH u. a.) haben die Aufmerksamkeit darauf gelenkt, daß die Blutgruppe A bei Transfusionsstörungen und -zwischenfällen besonders häufig beteiligt sei. Man vermutete die Ursache dafür in der Unterteilung der Blutgruppe A. Andere Autoren (ÖHLECKER u. a.) konnten auf Grund eigener Erfahrungen eine gehäufte Beteiligung der Blutgruppe A bei Transfusionsstörungen nicht bestätigen. Man glaubt, daß besondere Störungen und Zwischenfälle nach A-Bluttransfusionen mit den irregulären Agglutininen α_1 und α_2, welche die Faktoren A_1 und A_2 begleiten, verknüpft sein könnten. Man stellt sich vor, daß diese Agglutinine, ähnlich den Normalagglutininen durch Einwirkung auf A_1 oder A_2 zu Hämolyse- oder Agglutinationserscheinungen führen. Diese Vorstellung ist praktisch schwierig zu verwerten. Wir haben berichtet (Blutgruppenbestimmung), daß die Agglutinine α_1 und α_2 selten vorkommen und bei Körpertemperatur im allgemeinen nicht mehr wirken. Es ist noch wenig untersucht, wie häufig sie von Hämolysinen begleitet sind.

HARTMANN beschreibt neulich ein gut untersuchtes Agglutinin α_1, das im aktiven Serum bei Körpertemperatur hämolysierte.

Vorausgesetzt, daß die betreffenden Agglutinine imstande sind, bei Körpertemperatur zu wirken, könnten bei den folgenden Blutübertragungen Zwischenfälle erwartet werden:

$$A_1 \beta \rightarrow A_2 \beta \alpha_1 \text{ oder } A_2 B \alpha_1 ,$$
$$A_2 \beta \rightarrow A_1 \beta \alpha_2 \text{ oder } A_1 B \alpha_2 .$$

BLINOV (Schule HESSE) nimmt an, daß eine langsame Absorption dieser Agglutinine trotz ihres niedrigen Temperaturoptimums nicht von der Hand zu weisen sei. Dies könne zu verspäteten hämolytischen Erscheinungen führen. Eine inverse Reaktion durch den Gehalt des Spenderserums an irregulären Agglutininen scheint wegen des allgemein niedrigen Titers dieser Agglutinine wenig wahrscheinlich zu sein. Nach Schema dürfte ein Empfänger A_2 B α_1 nicht von einem Spender A_1 B Blut bekommen, sondern nur von einem gruppengleichen Spender oder von einem O- oder B-Spender (HARTMANN).

Es sei schließlich noch erwähnt, daß man sich auch bei Retransfusionen eine Beteiligung der irregulären Agglutinine am Zustandekommen von Zwischenfällen vorstellt. Man hält nach wiederholter Transfusion infolge Immunisierung eine Steigerung der irregulären Agglutininwirkung, sogar eine Hämolysinbildung für möglich (PIETRUSKY).

Alle diese Vorstellungen sind theoretisch zweifellos begründet, es fehlt bis jetzt aber die Beschreibung eines Zwischenfalles, der hinsichtlich Zusammenhang mit den A-Untergruppen einwandfrei untersucht wäre. Das hängt mit dem seltenen Vorkommen der irregulären Agglutinine zusammen und mit der Schwierigkeit der Untersuchung dieser Fälle überhaupt.

3. Andere irreguläre Agglutinine.

In neuerer Zeit berichtet man über Transfusionszwischenfälle, für die irreguläre Agglutinine, die mit denen der Untergruppen von A nichts zu tun haben, verantwortlich sein sollen.

So beschrieb CULBERTSON einen Hämolyseunfall infolge unbekannter irregulärer Agglutinine der Gruppe O bei Transfusion O → O. Der Fall wurde von LANDSTEINER untersucht. ZACHO fand bei einer Transfusion A → A ein irreguläres Agglutinin, das zu Hämolyse führte und das mit den bisher bekannten, irregulären Agglutininen nicht vergleichbar sei. Merkwürdig ist die Angabe von MOSONYI, der nach 6 wiederholten Transfusionen B → B das Auftreten eines Immunagglutinins und -hämolysins gegen die Spenderblutkörperchen beobachtet hat.

Über die Untersuchung von 9 irregulären Agglutininen berichten neuerdings GRUMBACH und SUTER.

Dies sind, kurz zusammengefaßt, die wichtigsten praktischen Erfahrungen in dieser Frage. Man ist allgemein der Ansicht, daß den Faktoren M und N und wohl auch den Untergruppen von A heute noch keine praktisch faßbare Bedeutung zukommt. Dies war auch die Auffassung der ersten Kommission am 2. Internationalen Kongreß für Bluttransfusion im Jahre 1937 in Paris. Wenn man in diesen Fragen weiter kommen will, sollte bei Transfusionen die Untersuchung der M- und N-Faktoren sowie die Untergruppe von A systematisch verfolgt werden. Ein Anfang wird in neuer Zeit in den Vorschriften der „Deutschen Richtlinien" gemacht, indem dort empfohlen wird, alle Spender neben O, A, B auch auf M, N, A_1 und A_2 zu untersuchen.

F. Die Technik der Transfusion mit konserviertem Blut.

Die technische Ausführung der Transfusion mit konserviertem Blut läßt sich in 3 Phasen einteilen:

1. die Beurteilung der Brauchbarkeit des Blutes,
2. die Vorbereitung der Apparatur und des Empfängers,
3. die eigentliche Infusion des Blutes.

I. Äußere Beurteilung des Blutes.

Unmittelbar vor der Transfusion muß das Blut auf seine Brauchbarkeit geprüft werden. Diese Prüfung beschränkt sich auf das Aussehen des Blutes. Selbstverständlich könnte man durch genaue mikroskopische und chemische Untersuchungen die Brauchbarkeit des Blutes genauer bestimmen. Man könnte z. B. vor der Transfusion die Blutkörperchen näher untersuchen, man könnte die im Serum gelöste Hämoglobinmenge messen oder im mikroskopischen Ausstrich und in Kulturen nach Bakterien suchen. Dies erfordert viel Zeit. Die Transfusion würde durch alle diese Untersuchungen hinausgeschoben, wodurch ihr Erfolg beim Patienten häufig in Frage gestellt würde.

Alle diese Untersuchungen können dann ausgeführt werden, wenn die Transfusion nicht sehr dringlich ist. Es müßte aber jedesmal zur Anstellung der Untersuchungen die Ampulle oder die Flasche geöffnet werden, wodurch die Gefahr der sekundären Infektion gegeben ist.

Man kann den einzelnen Konservierungsgefäßen kleine Reagensgläser mit einer Blutprobe, sogenannte „pilote tubes", wie dies englische und amerikanische Autoren für die Anstellung des Kreuztestes tun, mitgeben. Das Blut befindet sich aber darin nicht in denselben Verhältnissen wie im Konservierungsgefäß. Wir können also aus dem Blut der „pilote tubes" keine vollständigen Schlüsse auf den Zustand des Blutes im großen Gefäß ziehen. Für die Anstellung serologischer Reaktionen eignen sich diese „pilote tubes" gut.

Wir sind also im allgemeinen gezwungen, das Blut nach seinem makroskopischen Aussehen zu beurteilen. Die Resultate werden, je nach dem Beobachter, verschieden ausfallen. Man muß aus diesem Grunde, wenigstens in Friedenszeiten unbedingt verlangen, daß der Beobachter über große Erfahrung in der Beurteilung konservierten Blutes verfügt.

Die Veränderungen, die während der Konservierung im Blute auftreten und die makroskopisch festgestellt werden können, haben zum Teil keinen Einfluß auf die Brauchbarkeit des Blutes. Zu dieser Art Veränderungen gehört die Sedimentierung des Blutes während der Konservierung. Daneben treten aber gelegentlich Veränderungen auf, die den Empfänger schädigen und den technischen Ablauf der Transfusion in Frage stellen können. Dazu gehören die Veränderungen durch Hämolyse, durch Infektion des Blutes und durch Gerinnung des Blutes.

Die Senkung der corpusculären Elemente während der Konservierung bewirkt eine deutliche Mehrschichtung des Blutes. Diese beginnt sich schon in der ersten Stunde der Lagerung zu zeigen. Die Senkungsgeschwindigkeit der Blutkörperchen ist am Anfang der Konservierung am größten und nimmt mit der Dauer derselben langsam ab. Die Senkungsgeschwindigkeit ändert mit dem gebrauchten Stabilisator.

Bei Citratblut kommt die Senkung nach 3 Wochen zum Stillstand. Nach dieser Zeit beträgt das Verhältnis von Blutkörperchen zur Plasmamenge 1 : 1. Mit Transfusol versetztes Blut sedimentiert nach JEANNENEY langsamer. Ebenso verhindert Sangostat die Senkung in hohem Maße, während sie Algenstoffzusatz erhöht (SCHILLING). Heparin- und Novotransblut zeigt gegenüber dem Citratblut keine Unterschiede. Beide Stabilisatoren werden zur Anstellung der Senkungsreaktion zu diagnostischen Zwecken gebraucht.

Die oberste Schicht des gesenkten konservierten Blutes besteht aus einer Mischung von Blutplasma und Stabilisator. An corpusculären Elementen werden dort nur Thrombocyten gefunden (ROBERTSON, BENHAMOU). Sie ist durch eine scharfe Trennungslinie von den unteren Schichten abgegrenzt. Sie besteht aus einer oft mehr gelblichen, dann wieder grünlichen Flüssigkeit, die leicht opalesciert oder fast durchsichtig ist (Abb. 54).

Erfolgt die Blutentnahme von einem Spender, der kurz vorher gegessen hat, so erscheint das Plasma milchig-weiß und wolkig-trübe. Diese wolkigen Trübungen werden hervorgerufen durch Lipoidkörper, die bei der Verdauung ins Blut übergetreten sind. Bei längerer Konservierung schwimmen diese fetthaltigen Substanzen als undurchsichtige weißliche Schicht ganz obenauf. Blut, dessen Plasma Lipoidkörper enthält, soll nicht übertragen werden, da durch sie beim Empfänger Störungen hervorgerufen werden können (siehe S. 278 und 289).

Die Hämolyse zeigt sich makroskopisch im Plasma an. Beim nicht aufgeschüttelten konservierten Blut sehen wir als erstes makroskopisches Zeichen der Hämolyse einen schmalen orangefarbenen, dann immer breiter werdenden rötlichen Ring im untersten Abschnitt der Plasmaschicht (Abb. 55). Die scharfe Trennung zwischen Plasma und corpusculären Elementen verschwindet und macht bei oberflächlicher Betrachtung einem verwischten Übergang Platz. Bei genauerem Zusehen ist dieser Hämolysering aber nicht opak wie die Blutkörperchenschicht, sondern lackfarben. Je länger die Konservierung dauert, um so breiter wird dieser hämolytische Saum. Er dehnt sich über die ganze Plasmaschicht aus, das Plasma färbt sich hell-, dann dunkel-himbeerrot. Eine Trennung zwischen Erythrocyten und Plasma ist nicht mehr zu erkennen. Schließlich besteht der ganze Inhalt des Konservierungsgefäßes aus einer carmin- bis schwarzroten, lackfarbenen Flüssigkeit (Abb. 56).

Wenn man während der Lagerung die Erythrocyten aufschüttelt, mit dem Plasma vermischt und sie nachher von neuem sedimentieren läßt, so färbt sich das ganze Plasma hämolytisch. Diese Verfärbung ist durch die diffuse Verteilung des gelösten Hämoglobins in der Erythrocytenschicht bedingt (latente Hämolyse).

Am sichersten und einfachsten wird die Eignung des konservierten Blutes zur Transfusion an der Hämolyse beurteilt. Wir haben darüber an verschiedenen Stellen eingehend berichtet (siehe S. 88, 197, 300). Zusammenfassend kann darüber gesagt werden, daß die meisten Autoren im Hinblick auf eine optimale Wirkung wie auch im Hinblick auf die Gefahr für den Empfänger heute die Absicht verfolgen, möglichst junges Blut zu benützen. Für die Praxis kann man sich im großen und ganzen an die Regel halten, das Blut nur so lange zu transfundieren, als eine scharfe Trennungslinie zwischen Erythrocyten- und Plasmaschicht besteht und noch keine Spur von Hämolysesaum zu sehen ist. Blut mit einem Hämolysesaum oder Blut, dessen gesamte Plasmaschicht hämolytisch verfärbt ist, soll im allgemeinen nicht mehr verwendet werden, es sei denn, man verfolge mit der Transfusion von hämolytischem Blut einen bestimmten Zweck (z. B. eine verstärkte Reizwirkung [siehe S. 181, 183]; Mangel an jüngerem Blut). Nach unserer Auffassung soll die 3-Wochen-Grenze wenn möglich nicht überschritten werden. Grundsätzlich soll man sich aber davor hüten, die Brauchbarkeit des Blutes nach einem bestimmten Schema zu beurteilen. Man hat sich ausschließlich nach dem Zustand des Blutes und nach der Krankheit des Empfängers zu richten (vgl. Tab. 12 und S. 190, 198, 201, 302, 303).

Es sei betont, daß die Übertragung leicht hämolysierten Blutes nur vom Erfahrenen ausgeführt werden darf. Der Anfänger soll sich strikte an eine ganz scharfe Trennung von Erythrocyten und Plasma und an völlige Abwesenheit makroskopisch sichtbarer Hämolyse halten.

Blut, das durchgeschüttelt zum transfundierenden Arzt kommt, darf nicht sofort übertragen werden, da bei ihm die Hämolyse makroskopisch nicht erkannt werden kann. Es muß zuerst die Senkung der Erythrocyten oder das Ergebnis einer zentrifugierten Blutprobe abgewartet werden, bevor das Blut beurteilt werden kann. Wenn sich dann eine hämolytische Verfärbung des Plasmas zeigt, soll das Blut zur Transfusion nicht gebraucht werden, es sei denn, der Grad der Hämolyse könne aus der Farbe des Plasmas geschätzt werden. Eine solche Schätzung darf nur von Leuten ausgeführt werden, die über sehr viel Erfahrung verfügen.

Die Beurteilung der Hämolyse bietet gewisse Schwierigkeiten, wenn die Erythrocyten durch den Transport ganz wenig aufgeschüttelt sind. Es scheint dann ein hämolytischer Saum zu bestehen. Diese Erythrocytenaufschüttelung zeigt aber im Gegensatz zum hämolytischen Saum immer opakes, nie lackfarbenes Aussehen. Meist ist diese Aufschüttelung auch nicht überall gleich hoch, sondern bildet eine Wellenlinie. Dieses Blut darf ohne weiteres übertragen werden.

Ganz selten findet man im Plasma Blutgerinnsel. Diese kleben in der Regel an der Wand fest. Sie zeigen das Aussehen rötlich-weißer, fetziger Gebilde. Diese Koagula schließen, wenigstens unfiltriert, das Blut von der Transfusion aus.

Gelegentlich ziehen sich die Eiweißsubstanzen des Plasmas in Form von medusenartigen Gebilden, die im Plasma schwimmen, zusammen. Blut von diesem Aussehen ist zur Transfusion ebenfalls wenig geeignet.

Die mittlere Schicht des konservierten Blutes besteht aus weißen Blutkörperchen aller Sorten und aus Thrombocyten. Die Leukocyten gelangen bei der Sedimentierung an den oberen Rand der Erythrocytenschicht und bilden dort ein zusammenhängendes Gebilde, das der Haut gekochter Milch gleicht. Wir nennen dieses Gebilde die *Leukocytenhaut* oder den *Leukocytenthrombus*. Die Leukocytenhaut breitet sich bald über den ganzen Ampullendurchmesser aus, bald liegt sie retrahiert in der Mitte der Ampulle. Sie schwimmt zwischen der oberen und der unteren Schicht und kann gut gesehen werden, wenn man die Ampulle ganz leicht nach der Seite neigt. Beim Durchmischen des Blutes löst sie sich nicht immer in ihre einzelnen Zellbestandteile auf, sondern sie schwimmt in Form von gräulichweißen Fetzen auf dem durchgemischten Blut. Infolge ihrer Konsistenz kann sie eine mitteldicke Nadel bei der Infusion verstopfen. Da sie aber stets zuoberst auf dem durchgemischten Blute schwimmt, gelangt sie erst am Ende der Infusion in die Empfängernadel. Sie wird nicht mit übertragen. Die Leukocytenhaut ist eine Veränderung, die fast in jedem konservierten Blute auftritt und dieses von der Übertragung nicht ausschließt. — Beim Eintreten der Hämolyse färbt sich die Leukocytenhaut rötlich.

Die unterste Schicht besteht aus Erythrocyten. Da es sich um venöses Blut handelt, zeigt sie eine fast schwarzrote Farbe. Je mehr das Hämoglobin und damit die Erythrocyten mit Sauerstoff gesättigt sind, um so heller rot wird die Farbe der unteren Schicht. Sie gleicht sich der Farbe des arteriellen Blutes an. Aus der Farbe der Erythrocyten kann nicht auf die Brauchbarkeit des Blutes geschlossen werden.

In der Erythrocytenschicht zeigen sich gelegentlich Blutgerinnsel. Größere Koagula können ohne weiteres gesehen werden, da sie beim Mischen des Blutes als gallertartige Klumpen in der Flüssigkeit schwimmen. Kleinere Koagula können dadurch sichtbar gemacht werden, daß man die Ampulle in waagrechter Lage langsam um ihre Längsachse dreht. Die Gerinnsel lassen sich dann an der Wand vom flüssigen Blut unterscheiden.

Erkennung der Infektion des Blutes.

Die makroskopische Erkennung der Infektion des Blutes ist meist nicht möglich. Nach Vlados wird bei infiziertem Blut gelegentlich eine vorzeitige Hämolyse beobachtet. Sie ist aber kein sicheres Zeichen für das Vorhandensein einer Infektion, denn sie kann auch aus anderen Gründen zustande kommen. Manchmal können Pilzrasen im Plasma oder auf der Erythrocytenschicht beobachtet werden.

Schlechter Geruch des Blutes, der beim Eröffnen der Ampulle wahrgenommen wird, deutet ebenfalls auf eine Infektion hin, ebenso zischendes Ausströmen der Luft beim Öffnen der Ampulle (Remund, wir).

Ein sicheres makroskopisches Zeichen, an dem eine Infektion des Blutes festgestellt werden kann, fehlt noch. Es wird deshalb von einer Anzahl von Autoren, so von Schilling, die bakteriologische Kontrolle jedes konservierten Blutes durch Kulturen vor der Transfusion gefordert. Schilling nimmt diese Kontrolle am dritten Tage der Konservierung regelmäßig vor. Das endgültige Resultat zeigt sich 5 Tage später.

Wir selber halten eine bakteriologische Kontrolle jeder Ampulle nicht für notwendig. Die Gründe dafür wurden schon mehrfach dargelegt (siehe Bactericidie, Entnahmetechnik).

Duran Jorda konserviert, um eine Infektion schon makroskopisch erkennen zu können, Blut unter Überdruck von 1 Atü Luft. Durch die erhöhte Sauerstoffspannung wird das Hämoglobin mit Sauerstoff gesättigt. Die Erythrocytenschicht erscheint hellrot. Tritt eine aerobe Infektion ein, so nimmt die Erythrocytenschicht die schwarzrote Farbe venösen Blutes an, da ihr der Sauerstoff durch die Bakterien entzogen wird. Eine anaerobe Infektion kann in der sauerstoffgesättigten Umgebung gar nicht gedeihen. Diese Methode der Infektionserkennung hat zweifellos etwas Bestechendes an sich. Leider wird aber das Blut durch die Aufbewahrung unter erhöhtem Druck in anderer Hinsicht geschädigt.

Die makroskopische Beurteilung des Blutes auf seine Brauchbarkeit zur Transfusion wird auf Grund der beschriebenen Veränderungen folgendermaßen vorgenommen:

Vorerst wird die Aufschrift der Ampulle kontrolliert. Sie soll den Namen des Spenders, dessen Gruppe, das Datum und den Ort der Abfüllung enthalten. Manche Autoren legen dort auch die Resultate der Wassermannreaktion, vorgenommener bakteriologischer Untersuchungen und des Agglutinintiters fest. Besonders wichtig sind Gruppen- und Datumkontrolle. — Dann erfolgt die Beurteilung des Blutes selbst. Zur Transfusion ist das Blut im allgemeinen nur dann geeignet, wenn es eine scharfe Trennung der Erythrocyten- und der Plasmaschicht aufweist, die nur durch die Leukocytenhaut unterbrochen sein darf. Das Plasma soll klar, von gelblich-grünlicher Farbe sein. Die Anwesenheit einer Leukocytenhaut schließt das Blut von der Transfusion nicht aus.

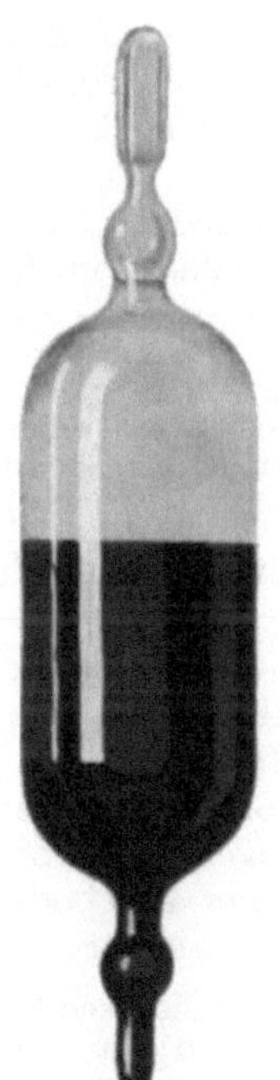

Abb. 54. Frisch abgefüllte Ampulle. Scharfe Trennung zwischen Plasma und corpusculären Elementen.

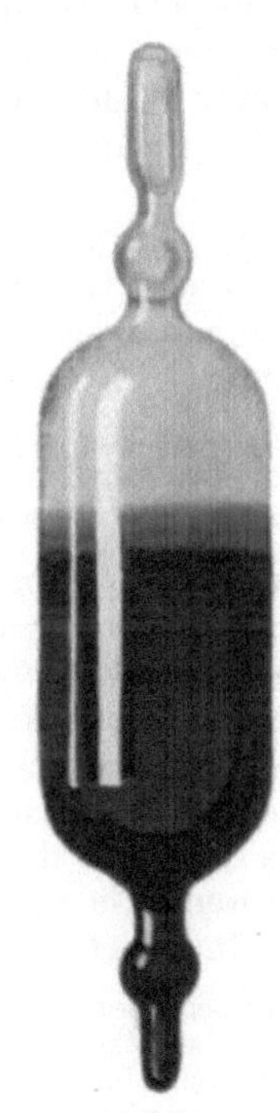

Abb. 55. Beginnende Hämolyse, die sich in einem rötlichen Ring zwischen Plasma- und Erythrocytenschicht äußert.

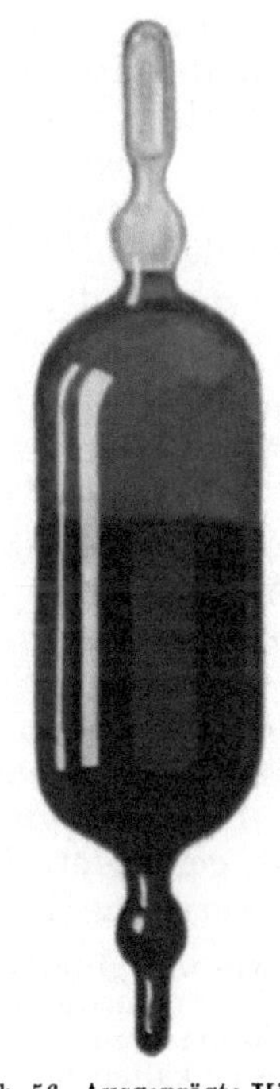

Abb. 56. Ausgeprägte Hämolyse. Das gesamte Plasma ist rötlich verfärbt.

Blut, das zwischen Erythrocyten- und Plasmaschicht einen hämolytischen Saum aufweist, oder dessen Plasma ganz hämolytisch verfärbt ist, ist im allgemeinen zur Transfusion ungeeignet. Auch Blut, das Koagula enthält, darf im allgemeinen nicht benutzt werden. Wenn im Plasma Eiweißausfällungen stattgefunden haben, ist das Blut nicht verwendbar. Ebenso schließen Lipoidkörper im Plasma das Blut von der Transfusion aus. Makroskopische Zeichen einer Infektion (Pilzrasen, Hämolyse) verbieten die Transfusion des Blutes. Blut, das vollkommen aufgeschüttelt zum transfundierenden Arzt gelangt, kann erst beurteilt werden, wenn sich die Erythrocyten wieder gesenkt haben.

Schließlich wird geprüft, ob das Konservierungsgefäß Undichtigkeiten aufweist. Nur Blut aus dicht verschlossenen Gefäßen soll zur Transfusion verwendet werden.

II. Vorbereitung der Apparatur und des Empfängers.

1. Vorbereitung der Apparatur.

Es ist selbstverständlich, daß das Material, das zur Infusion gebraucht wird und das mit dem Empfänger in Berührung kommt, vollkommen steril ist. Wie das Material sterilisiert werden soll, wird im technischen Teil über die Blutentnahme beschrieben.

Das konservierte Blut hat sich während seiner Lagerung sedimentiert. Um seine sämtlichen Bestandteile dem Empfänger zu übertragen, muß eine Mischung der corpusculären Elemente mit dem Plasma stattfinden. Um dies zu erreichen, wird das Gefäß mit konserviertem Blut mehrere Male vorsichtig umgeschwenkt, bis sich die zelligen Elemente wieder gleichmäßig in der Flüssigkeit verteilt haben. Es ist außerordentlich wichtig, daß dieses Durchmischen des Blutes vorsichtig und nicht mit heftigen ruckartigen Bewegungen vorgenommen wird, sonst können die schon durch die Konservierung in ihrer Widerstandskraft geschädigten Erythrocyten mechanisch noch mehr geschädigt werden. Auch jetzt kann noch eine Hämolyse auftreten (siehe Nachhämolyse).

Nach dem Durchmischen bildet das Blut wieder eine homogen aussehende, dunkelrote flüssige Masse. Man wird häufig die Leukocytenhaut noch an der Oberfläche des Blutes schwimmen sehen. Gelegentlich ist sie durch die Mischbewegung in mehrere Stücke zerrissen.

Wenn nur die zelligen Elemente oder das Plasma des Blutes transfundiert werden sollen, müssen die entsprechenden Blutteile vor der Infusion voneinander getrennt werden. Dies geschieht durch Absaugen der überstehenden Plasmaschicht (Robertson, Perry).

Von sehr vielen Autoren wird vor der Infusion die Erwärmung des Blutes gefordert. Andere wieder lehnen eine Erwärmung ab.

Die Erwärmung wird empfohlen, weil nach der Transfusion von nicht erwärmtem Blut gelegentlich Schüttelfröste auftreten sollen (Duran Jorda u. a.).

Auf der andern Seite wird darauf hingewiesen, daß durch die Erwärmung eine schwere Schädigung des Blutes im Sinne einer Hämolyse auftreten kann. Durch die Erwärmung ist besonders das Blut, das schon längere Zeit konserviert worden ist, gefährdet. Schädlich ist auch die Erwärmung über 40° C oder mehrmalige Erwärmung (Bogomolova, Glinskij, De Gowin, Page u. a.).

De Gowin und Mitarbeiter und Page beginnen deshalb die Transfusion von konserviertem Blut ohne vorherige Erwärmung. Sie benutzen zur Blutübertragung die Methode der Tropftransfusion. Dadurch können sie Nachreaktionen beim Empfänger, die angeblich durch rasche Infusion kalten Blutes hervorgerufen werden können, immer vermeiden. Während des Ablaufs der Tropftransfusion gleicht sich die Temperatur des Blutes sehr langsam der umgebenden Temperatur an.

Für die schnell ablaufende Transfusion ist wohl eine geringe Erwärmung des Blutes nicht zu umgehen. Man muß sich aber sehr davor hüten, das Blut zu stark zu erwärmen. Temperaturen von 42° C, wie sie Jorda angibt, sind zweifellos zu hoch. Nach Jeanneney soll nicht über Körpertemperatur gegangen werden. Schilling begnügt sich mit 25° C. Wir selber erwärmen das Blut höchstens bis zur Körpertemperatur, bleiben aber meist wesentlich darunter.

Die Erwärmung erfolgt vor der Infusion im Wasserbad. Das Gefäß, das konserviertes Blut enthält, wird während 10—30 Minuten in warmes Wasser gestellt. Wenn das Blut nach Art der Tropfinfusion übertragen wird, kann es auch während seines Einfließens erwärmt werden. Tzanck führt die Leitung, die das Blut zum Empfänger bringt, durch ein Becken, das warmes Wasser enthält (Abb. 61). Cooksey erwärmt es während der Tropfinfusion mittels einer Wärmeflasche. Es werden auch elektrische Erwärmungsvorrichtungen angegeben, so von Henry. Das Blut fließt bei der Tropfinfusion so langsam ein, daß genügend Zeit vorhanden ist, um es während des Einlaufes auf die gewünschte Temperatur zu bringen.

Bei einer Anzahl von angegebenen Apparaturen ist es notwendig, das Blut aus dem Konservierungsgefäß in ein besonderes Infusionsgefäß umzuschütten (Fan-

TUS). Die meisten Autoren benutzen aber für die Infusion dasselbe Gefäß, in dem das Blut aufbewahrt wurde.

Meist wird auf das Konservierungsgefäß ein doppelt durchlochter Zapfen aufgesetzt, durch den Glasrohre in die Flasche reichen; durch sie wird dann das Blut zu einer Gummileitung und zum Empfänger gebracht (ELLIOTT und Mitarbeiter, ROBERTSON u. a.). COOKSEY nimmt bei seinem Spezialverschluß die zwei oberen Schichten weg. Erst dann werden Glasrohre durch den gelochten Gummizapfen ins Innere der Flasche eingeführt.

Bei der Methode von JEANNENEY besitzt das Aufbewahrungsgefäß eine zweite Öffnung, durch welche das Blut abfließen kann. Ein im Prinzip gleiches System benutzt ALEKSANDROWICZ (siehe Verschluß der Konservierungsgefäße).

Das Blut kann aus dem Konservierungsgefäß direkt in einen Trichter geschüttet werden, der mit der Empfängervene durch einen Schlauch und eine Nadel verbunden ist (Abb. 59).

Einfach sind diejenigen Methoden, bei denen die Aufbewahrungsflasche zur Infusion einfach umgedreht wird und das Blut durch dieselbe Leitung, die zur Entnahme verwendet wurde, abfließt. BENHAMOU und MERCIER, HUSTIN, SCHMID verwenden dazu durchlochte Zapfen (Abb. 57). BOLAND und Mitarbeiter und DRBOHLAV punktieren das Konservierungsgefäß mit einer Nadel durch den Gummizapfen. Bei der Methode von BOLAND und Mitarbeitern sorgt eine zweite Punktionsnadel für Luftzutritt (Abb. 62).

Sehr einfach gestaltet sich die Vorbereitung des Infusionsapparates bei Verwendung von Ampullen. Es werden dazu beide Ampullenhälse eröffnet und der Infusionsschlauch an einem von ihnen befestigt (JEANNENEY, SCHILLING, DOMANIG, wir).

Nach Anschließen des Infusionsschlauches und der Nadel können noch besondere Apparate (Tropfenzähler, Pumpen, Spritzen) in die Leitung eingeschaltet werden.

Vor der Venenpunktion muß genau darauf geachtet werden, daß alle Luft aus dem Infusionsschlauch und aus der Nadel entfernt ist.

2. Vorbereitung des Empfängers.

Einige Autoren bereiten den Empfänger allgemein für die Transfusion vor, indem sie ihm vor der Transfusion Medikamente wie Adrenalin, Ephetonin, Pantopon verabfolgen (siehe S. 309).

Die lokale Desinfektion des Operationsgebietes beim Empfänger erfolgt nach den üblichen Grundsätzen. Die Gegend, in der die Infusion stattfinden soll, wird gewaschen und mit Jodtinktur oder Alkohol gereinigt. Wenn eine Vene freigelegt werden soll, muß das Operationsgebiet steril abgedeckt werden.

Gewöhnlich wird man die Punktion einer Ellenbeugenvene vornehmen. Für die Dauertropfinfusion empfehlen MARRIOTT und KEKWICK und KRIAJIMSKI eine oberflächliche Unterarmvene, da bei ihrer Benutzung der Patient eine bequeme Lage einnehmen könne.

Gelegentlich wird man wegen unbrauchbarer Cubitalvenen gezwungen sein, eine andere Vene zur Infusion zu wählen. Besonders bei Kindern werden die Malleolarvenen (COLLINS), die Schläfenvenen (ORMISTON), die Femoralvenen (FIGARELLA, SCHRUMPF) und der Sinus longitudinalis empfohlen. Es kann aber auch die Jugularis externa benutzt werden (JEANNENEY). TUOHY punktiert zur Transfusion bei Säuglingen und Erwachsenen auch die Aorta abdominalis vom Rücken her. Die Transfusion kann auch intrakardial ausgeführt werden (SCHRUMPF, VOLKMANN). Selbstverständlich soll man letzteren Weg nur im äußersten Notfall einschlagen. Auch die Transfusion in die Corpora cavernosa soll nach JEANNENEY unterlassen werden. Es wurde auch schon empfohlen, das Blut in die Peritonealhöhle zu infundieren. Eine Resorption erfolgt von dort aus nur langsam, die Gefahr der Infektion und der nachfolgenden Peritonitis ist dabei groß.

Häufig wird man aber um eine Venenfreilegung nicht herumkommen.

MARRIOTT und KEKWICK, SHELDON sprechen sich für die prinzipielle Venenfreilegung bei der Tropfinfusion aus, da nur so eine lange dauernde Infusion aufrechterhalten werden könne. Wir glauben nicht, daß für jede Tropftransfusion eine Freilegung notwendig sein wird. Es hängt vom Füllungszustand und von der Durchgängigkeit der gewählten Vene ab, ob die Tropfinfusion mittels einfacher Punktion durchgeführt werden kann oder ob eine Freilegung am Platze ist. Wenn es irgendwie möglich ist, sehen wir auch beim Empfänger von der Venenfreilegung ab, um eine Schädigung zu vermeiden und besonders darum, weil eine einmal freigelegte Vene für eine spätere Infusion nicht mehr brauchbar ist. Dies kann ein Nachteil sein, wenn eine größere Anzahl von Infusionen und Transfusionen innerhalb kurzer Zeit gemacht werden müssen.

Die Venenpunktion soll nicht mit einer zu dicken Nadel erfolgen. Wir sind bei der Infusion, im Gegensatz zur Entnahme, nicht auf einen sehr kräftigen Blutstrahl angewiesen. Die gute Lage der Nadel in der Vene zeigt sich durch Abtropfen des Venenblutes. Wir verwenden mit Vorliebe eine Zweiwegnadel. An den zweiten Weg wird eine kleine Recordspritze, die etwas isotonische Kochsalzlösung enthält, aufgesetzt. Durch leichtes Anziehen des Spritzenstempels kann während der Transfusion die Lage der Nadel in der Vene jederzeit kontrolliert werden. Bei einer gelegentlich auftretenden Verstopfung der Nadel kann sie mit etwas Kochsalz durchgespült werden.

Für länger dauernde Infusionen eignet sich auch die Nadel, die nach Art des Trocarts gebaut ist. Durch sie wird während der Infusion ein Durchstechen durch die Venenwand vermieden, da der stumpfe Teil der Nadel in der Vene liegen bleibt. Eine Kanüle, bei der der Mantel die Spitze trägt, wird von WARING angegeben.

Wenn die Venenfreilegung und Incision der Vene vorgenommen werden muß, ist eine Knopfkanüle angezeigt. Sie kann besser in der Vene befestigt werden. MARRIOTT und KEKWICK benutzen Kanülen aus Glas, da bei ihnen der Blutstrom gut kontrolliert werden kann.

Soll das konservierte Blut filtriert werden?

Von der Mehrzahl der Autoren wird heute die Filtrierung des konservierten Blutes gefordert (JEANNENEY, SCHILLING, FANTUS, ELLIOTT). Andere wieder bezeichnen sie als nicht unbedingt notwendig, aber aus Gründen der technischen Sicherheit als wichtig (DOMANIG, RIDDELL).

Bei den meisten Infusionsapparaturen ist aus diesem Grunde eine Filtereinrichtung eingebaut.

Es ist selbstverständlich, daß konserviertes Blut, das große Koagula enthält, nicht übertragen werden darf. Aber auch kleine und kleinste Koagula können Embolien hervorrufen oder zum allermindesten die Injektionsnadel verstopfen und so den Ablauf der Transfusion unterbrechen. JEANNENEY nimmt Mikroembolien als Ursache vieler sogenannter Schocks an.

Die Bildung von Gerinnseln kann schon während der Entnahme eintreten (siehe Entnahmetechnik).

Die Gerinnsel können sich aber auch erst während der Aufbewahrung bilden oder aber kleine Gerinnsel vergrößern sich während der Lagerung. Dies tritt ein, wenn eine ungenügende Menge Stabilisator verwendet wird.

Pseudogerinnsel sollen sich nach JEANNENEY dadurch bilden, daß die Erythrocyten sich in der bekannten Geldrollenform aneinanderlegen. JEANNENEY sieht in ihnen ebenfalls eine Emboliegefahr.

Wenn man nur die während der eigentlichen Entnahme gebildeten Koagula berücksichtigt, muß das Blut kurz nach der Entnahme filtriert werden (FISCHER und DURAN JORDA). Wenn man aber auch Koagula, die sich während der Lagerung bilden, entfernen will, so muß man das Blut unmittelbar vor der Infusion filtrieren. Diesen Weg schlagen die meisten Autoren ein, so JEANNENEY, RIDDELL, SCHILLING, FANTUS und andere.

Fast alle Autoren, die eine vollkommen geschlossene Apparatur zur Entnahme verlangen, bezeichnen auch die Filtrierung als unentbehrlich. Ein frühe und vollkommene Mischung von Blut und Stabilisator kann eben durch die geschlossene Abfüllapparatur nicht erreicht werden. Deshalb ist auch bei den geschlossenen Methoden die Gefahr der Koagulation groß, und das Blut muß vor der Infusion zur Vermeidung von Nadel- und Gefäßverlegungen filtriert werden.

Die Gefäß- und Nadelverstopfung durch Gerinnsel ist nicht die einzige Gefahr, die durch teilweise geronnenes Blut heraufbeschworen wird. PETROV und KASUMOV fanden im Tierexperiment, daß ungeronnenes Blut bei der Transfusion glatt vertragen wurde. Teilweise koaguliertes Blut rief bei Empfängerhunden schwere Störungen, so Erbrechen, Fieber, Blutdrucksenkung, hervor. Diese Störungen traten auch dann ein, wenn die Koagula vorher abfiltriert waren. Die Autoren schlossen daraus, daß während der Gerinnung toxische Stoffe gebildet werden, die den beschriebenen Zustand der Versuchstiere selbst nach Injektion filtrierten Blutes noch hervorriefen.

Wenn tatsächlich durch die Gerinnung toxische Stoffe gebildet werden, so darf teilweise geronnenes Blut auch nach Filtrierung nicht übertragen werden. Eine Filtrierung würde sich infolgedessen erübrigen, da ja durch sie die Gefahr der Intoxikation nicht aufgehoben wird.

Wir fanden es wichtiger, die Gerinnung durch gute Mischung zu verhindern, als gebildete Koagula erst nachträglich abzufiltrieren und verwenden deshalb eine offene Abfüllmethode.

Wenn wir das Blut so gut mischen können, daß keine Gerinnsel entstehen, wird die Anwendung eines Filters überflüssig. Wir verzichten aus diesem Grunde auf eine Filtrierung des Blutes vor der Infusion, da dadurch die Technik der Infusion unnötig kompliziert wird.

Wahrscheinlich können wir mit der offenen Abfüllmethode die Bildung von sog. Geldrollenformen, wie sie JEANNENEY annimmt, auch nicht vermeiden. Aber JEANNENEY selber bezeichnet diese Geldrollenform als Pseudokoagula. Wir konnten sie bei unserem konservierten Blute nur selten beobachten, und auch von anderen Autoren werden sie nicht erwähnt.

Bei Anwendung unserer Entnahmetechnik haben wir auch ohne Filtration des Blutes vor der Infusion nie Störungen erlebt, die wir auf die Anwesenheit von Gerinnseln hätten zurückführen können. Es traten also nie Embolien beim Empfänger auf, und auch wegen Verstopfung der Infusionsnadel mußte die Transfusion nie unterbrochen werden. Wenn einmal ein Zwischenfall während der Transfusion auftrat, so konnte dieser immer auf andere Gründe zurückgeführt werden.

SCHMID filtriert das Blut zum Abfangen der Fragmente der Leukocytenhaut. Diese fetzenartigen Gebilde entstehen beim Mischen des Blutes durch teilweise Auflösung der Leukocytenhaut. Sie können die Nadel in der Tat verstopfen, sind aber zu groß, um durch die Nadel durchzuschlüpfen. Die Leukocytenhaut schwimmt oben auf dem Blut und gelangt erst am Ende der Transfusion in die Nadel, wo sie abgefangen wird. Der Ablauf der Transfusion wird also durch sie nicht gestört. Ein Abfiltrieren dieser Fragmente scheint uns deshalb ebenfalls überflüssig.

Es sind im Schrifttum eine größere Anzahl von Filtriermethoden beschrieben. Entsprechend den Entnahmeapparaten sind sie zum Teil sehr einfach, zum Teil aber kompliziert, besonders dann, wenn sie in den Auslaufschlauch eingebaut oder mit einer Tropfeinrichtung kombiniert sind.

Die meisten Autoren benutzen eine oder mehrere Lagen Gaze zur Filtrierung. Seidenfilter werden von DURAN JORDA, JEANNENEY und andern gebraucht.

SCHILLING und ELLIOTT ziehen dreidimensionale Tropfenfilter, die mit Glaswolle gefüllt sind, vor.

Neuerdings benutzt SCHILLING auch ein Glassinterfilter, bei welchem Verunreinigungen durch Glaswolle vermieden werden.

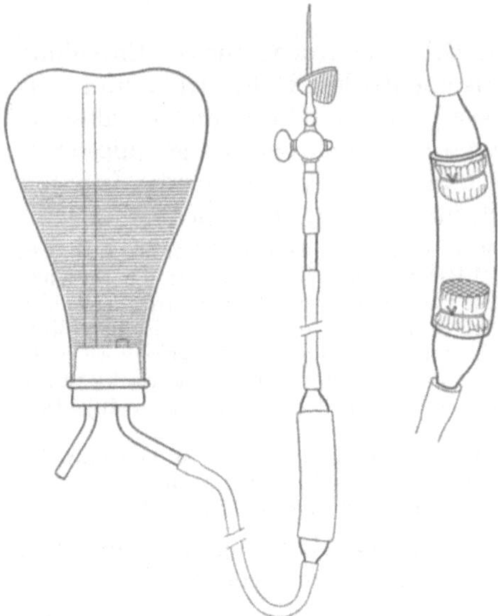

Abb. 57. Transfusion nach SCHMID durch Umdrehen der Entnahmeflasche. Filtrierung des Blutes durch ein doppeltes Gazefilter. (Zeichnung Schmid.)

BOLAND, CRAIG und JACOBS gebrauchen Glasperlen, die sich in der Transfusionsflasche befinden und durch die das Blut fließt, bevor es in den Infusionsschlauch gelangt (Abb. 62).

SCHMID konstruierte ein Doppelfilter mit Gaze, die in eine Erweiterung der Infusionsleitung über zwei Glasröhrchen gespannt ist (Abb. 57).

GRIMBERG kombinierte einen Tropfenzähler mit einem Filter.

Die Filtrierung vor der Infusion erfolgt entweder beim Umgießen des Blutes in die Infusionsflasche (FANTUS), oder aber durch Einbauen eines Filters in die Infusionsflasche selbst, und zwar dort, wo das Blut aus ihr in den Infusionsschlauch übertritt. Das Filter kann sich aber auch in dem Infusionsschlauch selbst befinden (DOMANIG, SCHILLING, GRIMBERG u. a.).

III. Die Infusion des konservierten Blutes.

Das Blut kann mit jeder bekannten Transfusions- und Infusionsmethode übertragen werden.

Wenn wir auch die einfachen Apparate zur Infusion vorziehen, so werden wir doch häufig gezwungen sein, auf sie verzichten zu müssen. Dies ist dann der Fall, wenn man die Infusion in einer ganz bestimmten vergrößerten oder verkleinerten Geschwindigkeit ausführen will.

Wenn die Geschwindigkeit der Infusion keine Rolle spielt, so kann das Blut durch die Schwerkraft in das Gefäßsystem des Empfängers übergeleitet werden. Man kann die Geschwindigkeit durch Vergrößerung oder Verkleinerung des Vertikalabstandes zwischen Infusionsgefäß und Empfängervene erhöhen oder erniedrigen.

Gelegentlich wird man durch eine besondere Anzeige oder durch den Zustand des Patienten gezwungen sein, das Blut äußerst langsam zu übertragen. Es wird dann nach der Art der Tropftransfusion übergeleitet.

Will man das Blut rasch transfundieren, so ist man gezwungen, einen erhöhten Luftdruck im Infusionsgefäß herzustellen, sei es durch Einpressen von Luft in das Konservierungsgefäß unmittelbar nach der Entnahme, sei es durch Anschließen einer Druckpumpe während der Überleitung. Man kann aber auch zwischen das Gefäß, welches das Blut enthält, und die Empfängervene eine der Apparaturen, wie sie als Pumpen für die direkte Transfusion benutzt werden, einschalten. Das Infusionsgefäß übernimmt dann gewissermaßen die Rolle der Spendervene.

a) Die einfachste Methode, konserviertes Blut zu übertragen, ist die *Infusion unter Benutzung der Schwerkraft* in der Art der gewöhnlichen Infusion von Lösungen. Hierbei wird das Gefäß, worin sich das Blut befindet, hochgestellt, und das Blut fließt dann durch eine Schlauchleitung und eine Nadel in die tiefer gelegene Empfängervene ab.

Auch dazu kann wieder ein besonderes Infusionsgefäß verwendet werden, in das das Blut umgeschüttet wird. Die Infusion kann aber auch direkt aus dem Konservierungsgefäß erfolgen. Die letztere Methode wird meist vorgezogen.

Benhamou und Mercier drehen ihr Konservierungsgefäß um, das Blut fließt dann durch eine Öffnung im Zapfen, die bei der Entnahme zur Aspiration der Luft diente, zum Empfänger. Auch Hustin dreht zur Infusion mittels Schwerkraft seine Entnahmeflasche um 90°, wobei das Blut durch den Schlauch abfließt, welcher bei der Entnahme der Blutzufuhr diente.

Filatov, Misinov und andere wenden zur Blutübertragung das Prinzip des Siphons an. In die hochgestellte Infusionsflasche wird ein bis zu ihrem Boden reichendes gebogenes Glasrohr eingeführt. Es ist mit einem Gummischlauch und einer Punktionsnadel mit dem tiefer liegenden Empfänger verbunden. Vor der Infusion wird das Glasrohr und der Schlauch durch Aspiration mit Blut gefüllt. Da der Empfänger tiefer gelegen ist als die Infusionsflasche, fließt das Blut bei gefülltem Schlauch zur Empfängervene ab (Abb. 58).

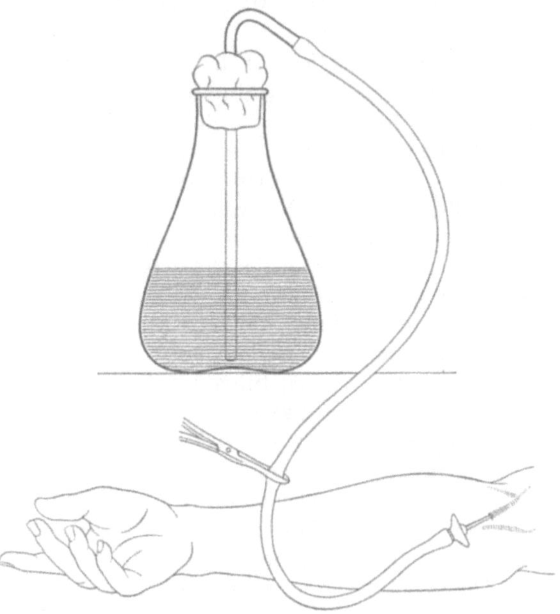

Abb. 58. Bluttransfusion mit der Siphonmethode (Filatov). (Zeichnung Schmid.)

Auch die Methoden von Jeanneney und Aleksandrowicz können zur Infusion mittels Schwerkraft benutzt werden.

Das Blut kann auch aus den Konservierungsampullen durch Schwerkraft übertragen werden.

An den einen geöffneten Hals der Ampulle wird eine Schlauchleitung und Nadel angesetzt, die zur Empfängervene führt. Nach Eröffnung des anderen Halses und Hochstellen der Ampulle kann das Blut abfließen (Domanig, wir).

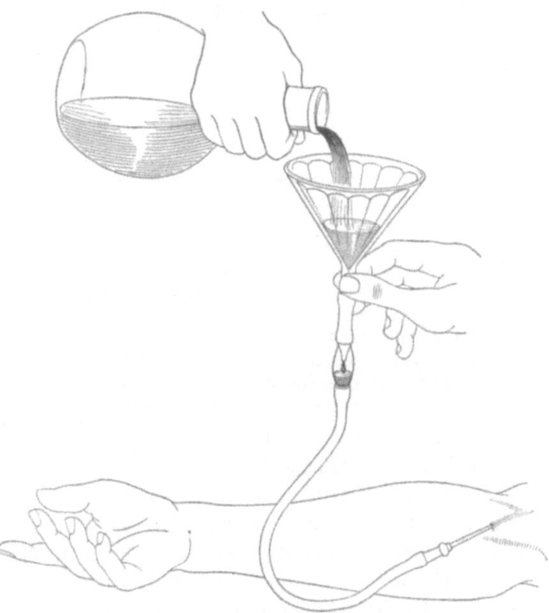

Abb. 59. Improvisierte Blutinfusion mittels eines Trichters. (Zeichnung Schmid.)

Ein Vorteil der Infusion durch Schwerkraft besteht darin, daß sie leicht improvisiert werden kann. Dies macht sie besonders für den Gebrauch im Feld geeignet. So schlägt Jeanneney vor, das konservierte Blut in einen Trichter zu schütten, von dessen unterem Ende eine Schlauchleitung zur Empfängervene abgeht. Auch Schoercher empfiehlt diese einfache Art der Improvisation (Abb. 59).

Die Geschwindigkeit, mit der das Blut in die Empfängervene einfließt, hängt weitgehend vom Kaliber und vom Füllungszustand der gewählten Vene ab. Sie kann nur in geringem Maße durch Höherstellen des Infusionsgefäßes vergrößert werden.

Selbstverständlich ist bei der Infusion durch Schwerkraft darauf zu achten, daß die Schlauchleitung durch die das Blut zum Empfänger fließt, schon vor der Infusion vollkommen mit Blut gefüllt ist.

b) Die *Tropftransfusion* (transfusion continue goutte à goutte, perfusion sanguine, continuous drip transfusion) wird von einer Anzahl von Autoren als unerläßlich bei der Verwendung von konserviertem Blut angesehen.

JUDIN transfundierte konserviertes Leichenblut in dieser Art. Durch MARRIOTT und KEKWICK wurde die Dauertropftransfusion in England verbreitet. BOLAND und Mitarbeiter, SHACKLE, SHELDON, GLOYNE und Mitarbeiter, BIDDLE und LANGLEY übernahmen sie teils für Frischblut, teils für konserviertes Blut. Nach RIDDELL sollen Überleitungen von konserviertem Blut stets in der Form der Tropftransfusion ausgeführt werden, es sei denn, daß besondere Umstände eine größere Geschwindigkeit notwendig erscheinen lassen. Auch die amerikanischen Autoren benutzen vielfach die Tropftransfusionsmethode (FANTUS, COOKSEY, DE GOWIN). In Frankreich wurde die Methode besonders von TZANCK eingeführt, dem sich andere anschlossen (JEANNENEY, BENDA, GRIMBERG). Andere Autoren, die sich für die Verwendung der Dauertropftransfusion einsetzen, sind STARLINGER, MITTELSTRASS, SAÉNKO, KRIAJIMSKI, FRANZÉN, FISCHER.

Die Vorteile der Dauertropftransfusion sollen in den folgenden Punkten liegen:

1. Es können sehr große Mengen von Blut übertragen werden, ohne daß der Kreislauf zu stark belastet wird.

Dies sei ein äußerst wichtiger Faktor in der Therapie der chronischen sekundären Anämien. FRANZÉN, der mit einem Hämoglobinanstieg von 10% pro 500 ccm übertragenen Blutes rechnet, konnte innerhalb 48 Stunden das Hämoglobin um 70% steigern, was einer Infusionsmenge von 3,5 Liter entsprechen würde. Bei einem Kranken übertrug derselbe Autor sogar 13 Liter in 13 Tagen.

Nach BOYCOTT und OAKLEY strömen bei sehr großen Transfusionen die übertragenen Flüssigkeitsmengen rasch ins Gewebe ab, wobei Erythrocyten und Hämoglobin in der Blutbahn verbleiben. Es sei deshalb möglich, mit der Tropf-Transfusion ohne Kreislaufüberlastung starke Anämien auszugleichen.

JUDIN konnte mit großen Transfusionen von 3—4 Litern, die im Laufe von 1—2 Tagen gegeben wurden, den Zustand schwer anämischer Patienten bedeutend bessern. Nach demselben Autor soll die Transfusion solch großer Mengen auch beim Wundschock wesentliche Erfolge aufweisen.

Die Tropftransfusion eignet sich nach MITTELSTRASS besonders in Fällen, bei denen Verdacht auf einen Herzschaden besteht.

STARLINGER empfiehlt sie als bestes Mittel der Dauerauffüllung des Kreislaufes.

MITTELSTRASS wendet sie bei Eklampsien an.

2. Eine Anzahl Autoren geben an, daß sich bei der Dauertropfinfusion seltener Nachreaktionen zeigen. Ganz besonders sei dies wichtig, wenn Blut infundiert wird, das vorher nicht erwärmt worden ist (DE GOWIN, PAGE und Mitarbeiter). RIDDELLS Zahl der Nachreaktionen sank bei der Frischbluttransfusion, nachdem er die Tropftransfusion eingeführt hatte, von 20 auf 11%.

3. Es wird gelegentlich auch angenommen, daß durch das langsame Einfließen des Blutes eine Reaktion zwischen Spenderserum und Empfängerblutkörperchen im Sinne eines Hämolyseunfalles nicht zustande kommen könne. Die Tropftransfusion würde demnach die biologische Probe ÖHLECKERS überflüssig machen (siehe Störungen).

Unserer Ansicht nach ist die wichtigste Indikation zur Dauertropfinfusion die der schweren sekundären Anämie, die ohne Kreislaufbelastung ausgeglichen werden soll. Durch die Tropftransfusion kann dabei ein bedeutender Hämoglobin- und Erythrocytenanstieg eintreten, ohne daß wir selbst bei großen transfundierten Mengen eine Überlastung des Herzens erwarten müssen. Vor allem kommt sie in Frage bei sekundären Anämien infolge Sickerblutungen und infolge Carcinom, weiter zur Operationsvorbereitung und -nachbehandlung, dann auch als Transfusion während der Operation.

Mit der Tropftransfusion beim traumatischen Schock haben wir keine Erfahrungen, da wir dort jeweils mittlere Mengen (200—400 ccm) rasch überleiten.

Die Dauertropftransfusion kommt nicht in Betracht bei akuter Anämie nach heftiger Blutung, so bei schweren Verletzungen durch Unfälle oder im Krieg. Bei der akuten Anämie müssen wir den Blutverlust rasch ausgleichen, um den Patienten vor dem Verbluten zu retten.

Die Häufigkeit der Nachreaktionen kann von uns für die Tropftransfusion nicht mit Sicherheit beurteilt werden. Immerhin scheint durch ihre Einführung erst die Infusion kalten Blutes möglich geworden zu sein.

Die Tropftransfusion zur Verhinderung von Hämolyseunfällen anzuwenden ist gefährlich. Hämolyseunfälle, die durch Verwendung von Blut einer falschen Blutgruppe entstehen, sollen durch genaue Gruppenbestimmung und durch die Öhleckersche Probe vermieden werden.

Vor allen Dingen ist zu betonen, daß die Tropftransfusion niemals die biologische Probe ersetzen kann, sondern daß ihr im Gegenteil die biologische Probe immer vorausgehen soll.

Zusammenfassend ist zu sagen, daß wir die Tropftransfusion nur dann anwenden, wenn eine bestimmte Anzeige für sie besteht. Wir wenden sie nicht an, einzig um Zwischenfälle und Nachreaktionen zu vermeiden.

Infolge dieser Überlegungen müssen wir es ablehnen, als einzige Apparaturen zur Übertragung konservierten Blutes, Tropfapparaturen zu verwenden. Ganz besonders für die Verhältnisse im Felde ist die Tropfapparatur zu kompliziert, schon allein deshalb, weil nicht genügend Personal zu ihrer Überwachung verfügbar sein wird. Aber auch im klinischen Betriebe werden wir häufig eine einfachere Infusionseinrichtung vorziehen.

Die Apparatur zur Tropftransfusion wird gegenüber der gewöhnlichen Infusionsapparatur durch zwei Einrichtungen kompliziert. Die eine ist der Tropfenzähler. Die andere ist die Vorrichtung, um die Sedimentation des Blutes zu verhindern.

Der Tropfenzähler läßt sich in den Infusionsschlauch einschalten. Das gewöhnlich benutzte Modell besteht aus einem Glasrohr, das sich gegen den Empfänger zu verengert. An dieser Verengerung bildet sich der Tropfen und fällt in den Schlauch, der zur Empfängernadel führt. Tropfenbildung und Infusion gehen unter vollkommenem Ausschluß der Außenluft vor sich. Die Geschwindigkeit der Tropfenbildung kann durch Abklemmen des Schlauches oberhalb des Tropfenzählers reguliert werden.

Nach Marriott und Kekwick sollen 40 Tropfen in der Minute eine Blutzufuhr von ca. ½ Liter in 4 Stunden bringen. Kriajimski überträgt 30—50 Tropfen in der Minute, Riddell bei stehender Blutung 40 Tropfen. Die Geschwindigkeit soll erhöht werden, wenn die Blutung noch andauert, so daß der ständige Blutverlust ausgeglichen wird und dennoch eine Steigerung des Hämoglobins eintritt.

Beim Aufbau der Tropfapparatur ist zu beachten, daß der Schlauch, der zur Empfängervene führt, mit Blut gefüllt ist, bevor die Venenpunktion ausgeführt wird. Wenn sich noch Luft im Schlauch befindet, besteht auch bei ihr die Gefahr der Luftembolie.

Während der Infusion, die sich über Stunden erstreckt, muß die Sedimentation des Blutes vermieden werden. Dies kann durch einfaches Aufschütteln des Blutes, welches im Laufe der Transfusion mehrmals zu erfolgen hat, geschehen. Es kann aber auch Luft oder Sauerstoff in den unteren Teil der Infusionsflasche geleitet werden. Das Blut wird dann durch die aufsteigenden Luftbläschen gemischt und gleichzeitig mit Sauerstoff gesättigt.

Marriott und Kekwick verwenden zur Tropftransfusion eine Flasche, von deren unterem Ende eine Gummileitung zur Empfängervene abgeht. Zwischen Flasche und Gummileitung wird ein Nickelfilter eingeschaltet. In die Gummileitung ist ein Tropfenzähler eingebaut. Die Sedimentation wird verhindert durch Einbringen von Sauerstoff. Sauerstoffbläschen gelangen aus einer Bombe durch eine Schlauchleitung zum Boden der Infusionsflasche, von wo aus sie durch das Blut aufsteigen und dieses in Bewegung halten. In einer Minute sollen 60—120 Blasen aufsteigen. Sie entfernen sich durch eine Öffnung und Leitung am Flaschendeckel (Abb. 60).

Die Apparatur wurde von Sheldon dahin abgeändert, daß zum Abfluß des Blutes aus der Flasche ein Siphon verwendet wird.

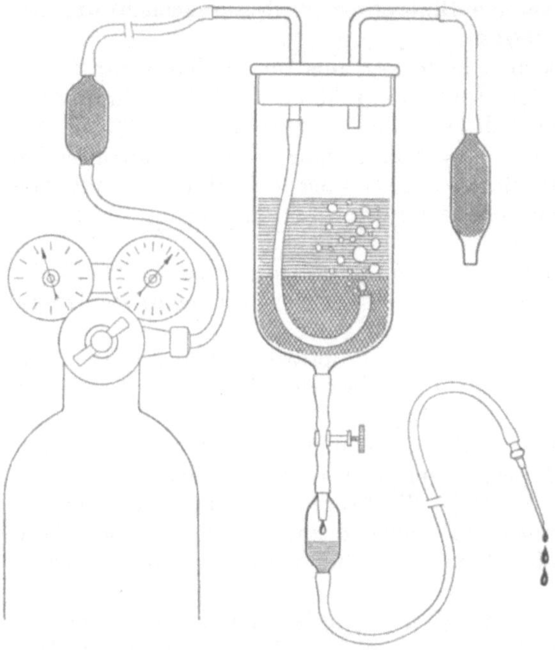

Abb. 60. Tropftransfusion nach Marriott und Kekwick. Verhinderung der Sedimentierung des Blutes mittels Durchpressen von Sauerstoffblasen. Filtrierung des Blutes am Boden der Flasche. (Zeichnung Schmid.)

Tzanck und Dreyfus konstruierten eine ähnliche Apparatur. Sie benutzen zur Verhinderung der Sedimentation filtrierte Luft an Stelle von Sauerstoff, da dies eine Vereinfachung darstelle. Die filtrierte Luft wird mittels einer Pumpe in das untere Ende der Flasche geleitet, steigt durch das Blut auf und sammelt sich über ihm an. Sie hat Abfluß durch ein Glasrohr, das sich neben der Infusionsleitung aus der Flasche entfernt und unter Wasser geleitet wird. In einer Thermosflasche, durch die sich die Infusionsleitung hinzieht, wird das Blut warm gehalten (Abb. 61).

Boland und Mitarbeiter punktieren das Aufbewahrungsgefäß durch den Gummizapfen. Der verminderte Druck in der Flasche wird durch Einführen einer zweiten Nadel ausgeglichen. Durch Anschluß einer Luftpumpe an diese Punktionsnadel wird der Druck so lange erhöht, bis die Infusionsleitung mit Blut gefüllt ist. Sobald dies erreicht ist, wird die mit der Pumpe in Zusammenhang stehende Nadel entfernt. Das Blut beginnt jetzt abzufließen. Gleichzeitig sinkt der Druck in der Flasche. Die Infusion wird langsamer. Erneute Punktion mit einer Nadel, die ein Luftfilter trägt, erlaubt der Außenluft in die Flasche einzuströmen. Die Außenluft steigt in Bläschen durch das Blut auf, verhindert die Sedimentation und ermöglicht gleichzeitig den Abfluß des Blutes. Es ist darauf zu achten, daß sich die Nadel, die den Infusionsschlauch trägt, zwischen den filtrierenden Glaskugeln befindet. Die luftzuführende Nadel muß über diese hinausragen. Wenn sich beide Nadeln mit ihren Spitzen zwischen den Glaskugeln befinden, kann gelegentlich Luft in die Blutleitung gelangen. Beim Wechseln der Flasche werden nach Abklemmung der Schlauchleitung beide Nadeln entfernt. In der neuen Flasche wird zuerst durch Punktion der verminderte Druck ausgeglichen. Herstellung von Überdruck ist beim Anschließen einer zweiten Flasche nicht notwendig, da das Abflußsystem gefüllt ist (Abb. 62).

Ebenfalls eine Kombination von Tropfenzähler und Mischvorrichtung konstruierte Saénko. Mit jedem Tropfen Blut, der zum Empfänger abfließt, steigt eine Luftblase, die von außen aspiriert wird, durch das Blut auf.

Da durch das Wechseln der Flasche häufig eine Unterbrechung der Tropftransfusion erfolgen muß, schaltet Fantus zwei Infusionsflaschen hintereinander. Das Blut fließt von der oberen in die untere Flasche und erst dann in den Infusionsschlauch. Die obere Flasche kann jederzeit ersetzt werden, ohne daß die Infusion unterbrochen werden muß (Abb. 63).

Viele Autoren beginnen die Tropfinfusion mit physiologischer Kochsalzlösung, der sie dann Blut beifügen (MARRIOTT und KEKWICK, MITTELSTRASS). Andere wieder übertragen Kochsalzlösung und Blut gemeinsam.

GLOYNE und Mitarbeiter konstruierten einen Apparat, bei dem 2 Gefäße einen Tropfenzähler versorgen. Die Tropfenzahl kann für jede Flüssigkeit individuell eingestellt werden.

Schwierigkeiten bietet die Tropftransfusion bei Kindern, bei denen die Anzahl der Tropfen, die pro Minute übertragen wird, sehr klein sein muß. Eine kontinuierliche Infusion von dieser Langsamkeit kann nicht aufrechterhalten werden und man muß sich infolgedessen mit einer Pumpe behelfen.

c) Wenn das Blut mit größerer Geschwindigkeit in das Gefäßsystem des Empfängers gebracht werden soll, so bedarf man dazu wieder besonderer Apparate und Einrichtungen.

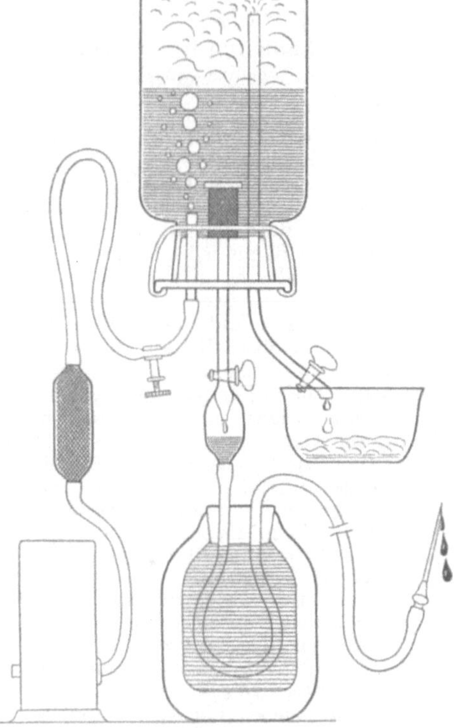

Abb. 61. Tropftransfusion nach TZANCK und DREYFUSS. Verhinderung der Blutsedimentierung mittels filtrierter Luft. Erwärmung des Blutes in einer Thermosflasche, durch die der Infusionsschlauch geleitet wird. (Zeichnung Schmid.)

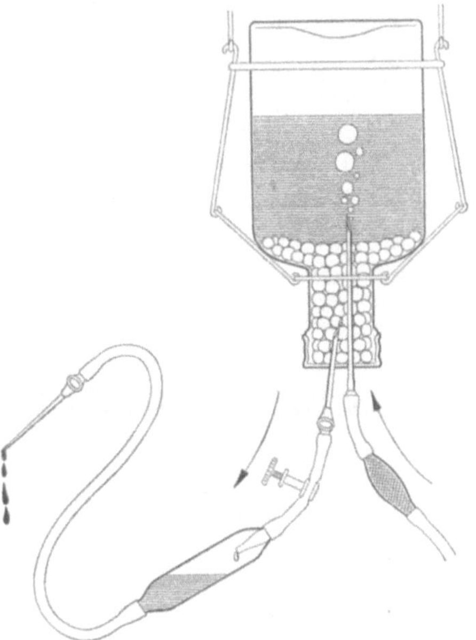

Abb. 62. Infusion nach BOLAND, CRAIG und JACOBS. Filtrieren des Blutes durch Glaskugeln, die sich im Hals der Flasche befinden. Verhinderung der Sedimentierung durch Einströmen von filtrierter Luft. Tropfenzähler im Infusionsschlauch. (Zeichnung Schmid.)

Das Tempo der Transfusion kann durch bestimmte Maßnahmen gesteigert werden: man kann im Konservierungsgefäß über dem Blut einen erhöhten Luftdruck, durch den das Blut rasch ausgetrieben wird, herstellen. Man kann aber auch einen Apparat zwischen Infusionsgefäß und Empfängervene einschalten, der das Blut zum Empfänger pumpt.

Am einfachsten ist die Herstellung eines erhöhten Luftdrucks bei der Ampulle. An den offenen Hals wird eine Druckpumpe irgendwelcher Art angesetzt. Aus ihr wird während der Transfusion fortwährend Luft zugepumpt, so daß das Blut mit erhöhter Geschwindigkeit zum Empfänger gelangt. Uns hat sich eine gewöhnliche Gummiballpumpe sehr gut bewährt (Abb. 64). Ist keine Pumpe vorhanden, so kann der erhöhte Luftdruck im Innern der Ampulle durch Blasen mit dem Munde hergestellt werden. Dabei muß ein Filter zwischen Mund und Ampulleninnerem eingeschaltet werden, damit eine grobe Infektion des Blutes vermieden wird.

Die Methode der Erhöhung des Luftdruckes im Infusionsgefäß kann natürlich auch bei Flaschen angewendet werden.

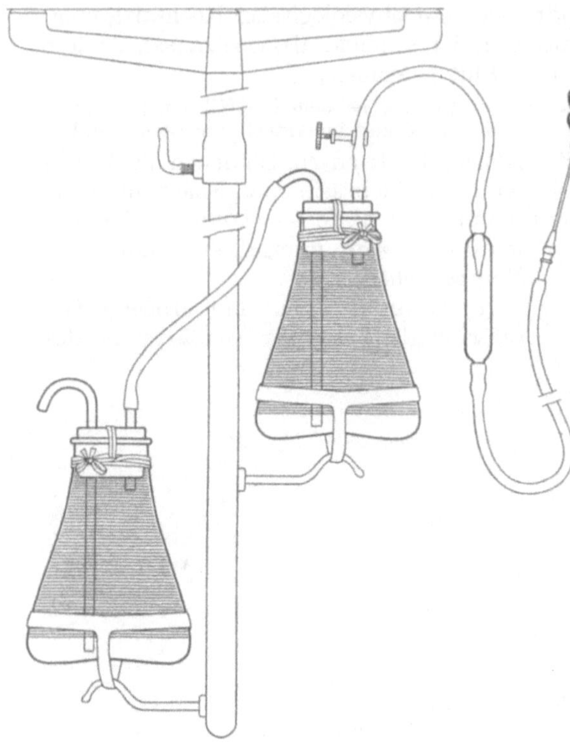

Abb. 63. Tropftransfusion nach FANTUS mit zwei hintereinander geschalteten Flaschen. (Zeichnung Schmid.)

An ein Glasrohr, das bis zum Boden reicht, wird der Infusionsschlauch angeschlossen. ROBERTSON läßt dieses Glasrohr mittels eines Knickes sogar bis zum seitlichen Umfang des Bodens der Flasche gelangen, damit jeder Tropfen Blut aus der Flasche infundiert werden kann. An ein zweites, kurzes Glasrohr, dessen Ende nur bis in den Luftraum oberhalb des Blutes gelangt, wird die Luftpumpe angesetzt. Durch Pumpen wird der Luftdruck erhöht, und das Blut wird durch das lange Steigrohr zur Infusionsleitung ausgetrieben. Die Methode entspricht derjenigen von MERKE für die indirekte Frischblutübertragung. Es ist bei dieser Art der Übertragung darauf zu achten, daß der Zapfen auf der Flasche fixiert wird. Er wird sonst leicht durch den erhöhten Druck aus der Flasche herausgedrückt. Der Zapfen muß luftdicht schließen, da sonst die unter Druck stehende Luft durch kleine Lücken entweichen kann. Die Geschwindigkeit der Infusion wird durch stärkeres oder schwächeres Pumpen geregelt (Abb. 65).

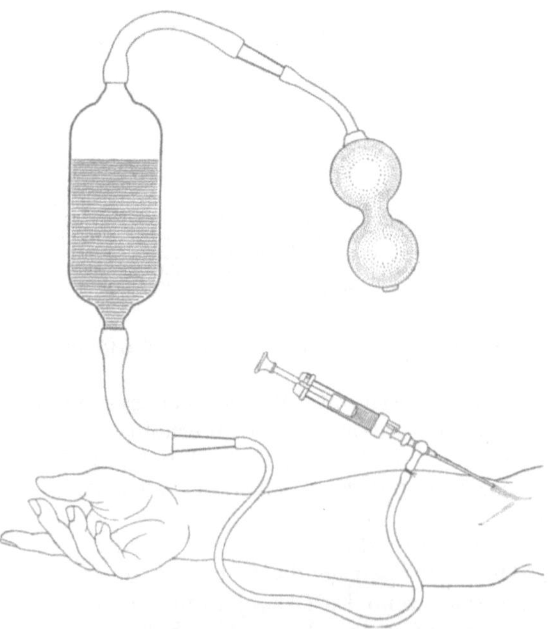

Abb. 64. Transfusion aus der Winterthurer Ampulle mit Druckpumpe und Zweiwegnadel. (Zeichnung Schmid.)

Diese Art der Übertragung von konserviertem Blut wurde zuerst von ROBERTSON verwendet. Sie eignet sich wegen ihrer Einfachheit besonders für die Transfusion im Felde. Im Weltkrieg 1914—1918 wurde sie in den meisten amerikanischen Lazaretten gebraucht.

DURAN JORDA und DRBOHLAV stellen in ihren Konservierungsgefäßen den erhöhten Druck schon unmittelbar nach der Entnahme her. Zur Infusion dreht DURAN JORDA seine Flasche um, das Blut fließt in die vorher mit Luft gefüllte Abteilung der Flasche. Über den Verschluß der Flasche wird ein Gummischlauch gestülpt, der ein Metallsieb enthält. Der Flaschenverschluß wird durch den Gummischlauch hindurch abgebrochen, die Glassplitter werden durch das Metallsieb aufgefangen. Wegen des Luftdruckes von 1 Atü wird das Blut rasch durch den Infusionsschlauch ausgetrieben. Drbohlav punktiert die Flasche, nachdem sie umgedreht worden ist, mit einer Nadel. An dieser ist die Schlauchleitung zum Empfänger befestigt. Auch bei dieser Methode wird durch den Überdruck in der Flasche das Blut rasch ausgetrieben.

Bei allen Infusionsarten, die mit erhöhtem Luftdruck im Infusionsgefäß arbeiten, ist sehr genau darauf zu achten, daß nach Beendigung der Infusion keine Luft in die Vene des Empfängers gelangt. Die Infusion soll unterbrochen werden, bevor der letzte Rest des Blutes den Infusionsschlauch verlassen hat.

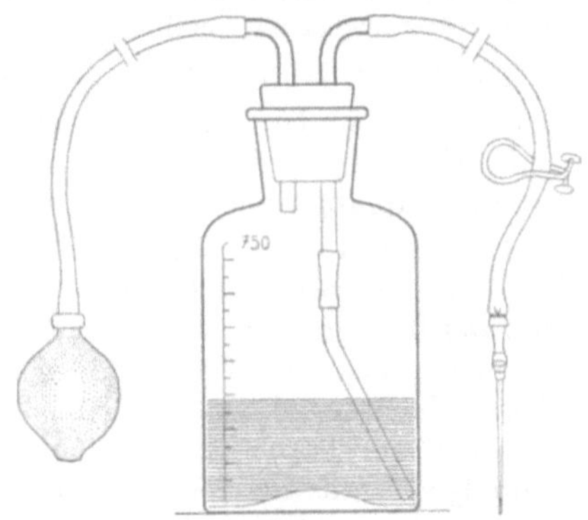

Abb. 65. Infusionsapparatur nach Robertson. Die Infusion erfolgt unter erhöhtem Luftdruck in der Flasche, der mittels einer Druckpumpe hergestellt wird. (Zeichnung Schmid.)

Kogan veröffentlichte einen Fall, bei dem sich trotz Abklemmen des Schlauches nach der Transfusion eine Luftembolie einstellte, da wegen des erhöhten Druckes die Abklemmung anscheinend ungenügend war.

Um kein Blut zu verlieren, und um trotzdem eine genaue Kontrolle über die Beendigung der Transfusion zu haben, schalten wir 15 cm vor der Infusionsnadel ein Glasröhrchen in den Gummischlauch ein. In diesem Glasröhrchen kann das Auftreten von Luftblasen, die sich gegen die Vene zu bewegen, beobachtet werden.

Um das Einfließen des Blutes in die Empfängervene zu beschleunigen, kann auch zwischen dem Gefäß, das Blut enthält, und der Vene eine der Apparaturen eingeschaltet werden, wie sie zur Ausführung der direkten Frischbluttransfusion benutzt werden. Dabei wird das Infusionsgefäß gewissermaßen als Spendervene behandelt.

Fischer verwendet dazu eine Abänderung des Jouvelet-Apparates, den er auf den Infusionsschlauch einwirken läßt. Hustin verwendet die Apparatur nach Henry und Jouvelet, Corelli benutzt die Jubé-Spritze.

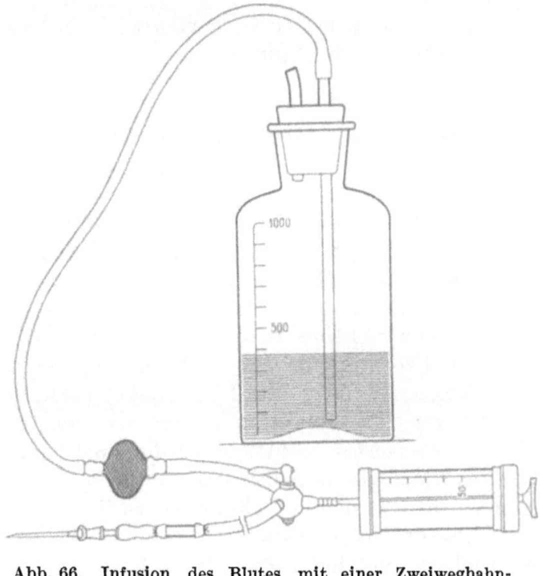

Sokolov überträgt das Blut mit einer Dreiwegspritze. Ein Weg führt zur Infusionsflasche, ein zweiter zum Empfänger. Der dritte Weg ist mit einem Gefäß verbunden, das isotonische Kochsalzlösung enthält, mit der das ganze System durchgespült werden kann. Selbstverständlich kann man auch die Tzancksche Spritze und ähnliche Konstruktionen verwenden.

Abb. 66. Infusion des Blutes mit einer Zweiweghahnspritze nach Filtrierung (Elliott). (Zeichnung Schmid.)

Elliott benutzt eine Zweiwegspritze zur Blutübertragung. Durch einen Hahn kann je nach Notwendigkeit der eine oder andere Weg verschlossen werden. Der Leitungsanteil, der sich zwischen Vene und Spender befindet, wird vor der Infusion mit Kochsalz gefüllt. Durch Anziehen des Spritzenkolbens kann geprüft werden, ob die Nadel richtig in der Vene liegt. Die Blutübertragung erfolgt durch abwechslungsweises Füllen der Spritze aus der Flasche und Leeren in die Vene (Abb. 66).

BÉCART sieht einen großen Vorteil darin, daß Infusionsflüssigkeiten im Rhythmus des Herzschlages übertragen werden. Er konstruierte einen automatischen Apparat, der die Pulsation des Empfängerkreislaufes imitiert und der natürlich auch zur Infusion von konserviertem Blut verwendet werden kann.

HENRY baute seinen Apparat für die Frischblutübertragung für das konservierte Blut um. In ihm sind Vorrichtungen für die Erwärmung des Blutes, für die Filtration und für die Sauerstoffanreicherung vereinigt.

Die Übertragung des konservierten Blutes kann auch durch Spritzen improvisiert werden. Die Spritzen werden aus dem Konservierungsgefäß gefüllt und in die Empfängervene geleert, die Nadel bleibt während der ganzen Übertragung in der Empfängervene liegen (FISCHER).

Während der Überleitung des Blutes muß der Empfänger überwacht werden. Im Friedensbetrieb kann diese Überwachung meist durch einen Arzt vorgenommen werden. Im Feld wird man sich häufig mit einem Pfleger oder einer Schwester begnügen müssen. Wenn immer möglich, soll aber die Transfusion vom Arzt überwacht werden, da sie beim Empfänger einen wichtigen Eingriff darstellt. Während der Transfusion ist beim Empfänger besonders auf die Symptome des Hämolyseunfalls zu achten. Wenn diese Symptome auftreten, muß die Transfusion sofort unterbrochen werden.

Wir betonen nochmals, daß vor jeder Transfusion mit konserviertem Blut die Öhleckersche Probe durchgeführt werden muß. Sie läßt sich beim konservierten Blut leicht ausführen, da die Gefahr der Koagulation nicht besteht.

Nach Beendigung der Transfusion wird die Punktionsstelle oder die Wunde der Venenfreilegung nach den allgemein gültigen Regeln versorgt.

Eine länger dauernde ununterbrochene Beobachtung des Empfängers nach der Transfusion, wie sie von amerikanischen Autoren empfohlen wird, läßt sich wohl nicht immer durchführen.

G. Gefahren, Störungen und Schäden der Transfusion mit konserviertem Blut.

Die Bedeutung, die das konservierte Blut als Behandlungsmittel einnimmt, hängt neben dem therapeutischen Nutzen und organisatorisch-technischer Vorteile auch von den Gefahren, die mit der Transfusion von konserviertem Blut verbunden sind, ab. Es ist wichtig, diese Gefahren richtig zu beurteilen. Die genaue richtige Beurteilung bezweckt die scharfe Abtrennung der Gefahren und Störungen, die gewissermaßen für das konservierte Blut spezifisch sind, von denen, die bei jeder Transfusion vorkommen können. Nur unter Mitberücksichtigung der Gefahren gelingt es, sich über die Verwendungsmöglichkeiten des konservierten Blutes ein möglichst genaues Bild zu verschaffen. Das setzt voraus, daß wir zunächst die Gefahren der Frischbluttransfusion genau kennen, um damit die bisher bekannten Störungen und Schäden nach der Transfusion von konserviertem Blut vergleichen und davon abgrenzen zu können. Ferner ist es wichtig, daß jeder Zwischenfall, der nach der Transfusion von konserviertem Blut auftritt, nach diesem Gesichtspunkt hin untersucht wird.

I. Gefahren und Störungen der Frischbluttransfusion.

Um die Häufigkeit von Störungen und Schäden nach Bluttransfusionen zu beurteilen, dürfen wir uns nur an die Erfahrungen derjenigen Autoren halten, die seit Jahren unter genauer Berücksichtigung aller Kautelen eine große Anzahl von Transfusionen ausführen. Es zeigt sich dann übereinstimmend, daß nach

Tabelle 22. Häufigkeit von Todesfällen und Zwischenfällen ohne tödlichen Ausgang nach Transfusion von Frischblut.

Autor	Jahr	Anzahl Trf.	Todesfälle			Zwischenfälle ohne tödlichen Ausgang		
			Anzahl	%	Ursachen	Anzahl	%	Symptome oder Ursachen
Pemberton	1919	1036	3	0,29	—	—	—	—
Witts	1929	3430	5	0,14	—	—	—	—
Brines	1930	4000	2	0,05	3 † (die Trf. war dabei indirekte Ursache)	3	0,75	—
Tzanck	1932	3000	3	0,01	bei Endocarditis lenta, Perniciosa	27	0,9	—
Rüdel	1932	97	4	4,1	1 wahrscheinl. Gruppenfehler 1 Kreislaufüberlastung 2 wahrscheinl. infolge Grundleiden	13	12	z. T. wahrscheinl. Hämolysezwischenfälle. Die meisten Empfänger waren Schwerkranke
Moritsch u. Wittmann	1932	2000	—	—	—	2	0,1	2 Gruppenfehler
Beck	1933	3000	0	0	—	0	0	—
Harttung	1933	500	0	0	—	2	0,4	1 O → B (essentielle Thrombopenie) 1 Gruppenfehler
Kaufer u. Aronsohn	1933	285	0	0	—	0	0	—
Šamov (Umfrage in USSR.)	1933	4000	8	0,2	—	—	—	—
Bécart	1934	mehrere 1000	0	0	—	wenige Fälle		Gruppenunstimmigkeiten
Uffreduzzi	1935	1500	0	0	—	0	0	—
Henschen, Christ	1935	1200	0	0	—	8	1,1	auf 700 Trf. (Christ): 7 Hb-urie 1 Gruppenfehler
Emile-Weil	1935	10000	einige Fälle		Gruppenfehler	—	—	—
Hesse	1936	2360	0	0	—	6	0,25	hämolytischer Schock
Seggel	1937	2105	1	0,05	unklar	7 4 2	0,3 0,2 0,1	7 hämolytische Unfälle bei A → A 4 Kollaps 2 Lungenödem
Levine u. Katzin (Umfrage in Amerika)	1938	?	15	?	6 Gruppenfehler 4 an Niereninsuffizienz 1 techn. Fehler[1] 1 allerg. Tod bei Kleinkind 3 unklar	40	?	30 Gruppenfehler 3 hochtitrige O-Spender 5 Lues- u. Malariaübertragungen 2 techn. Fehler[1])
Kraas	1938	523	0	0	—	3	0,6	3 Gruppenfehler
Fuhrmann	1939	185	0	0	—	3	1,6	wahrscheinl. Hämolysezwischenfälle bei angebl. gruppengl. Blut

[1] Subdurales oder epidurales Hämatom; Luftembolie; Überdosierung der Blutmenge beim Kind.

Bluttransfusion auffallend wenig schwere Unglücksfälle (Todesfälle) beobachtet werden (siehe Tabelle 22). Häufiger beobachtet man leichtere Störungen, Fieberreaktionen und Schüttelfröste, die dem Empfänger klinisch meist keinen nachweisbaren Schaden zufügen. Die zahlenmäßigen Angaben darüber bewegen sich in starken Schwankungen (siehe Tabelle 23). Das hängt vor allem damit zusammen, daß der Begriff „Störungen“ verschiedenartig aufgefaßt wird. Der eine Autor bezeichnet die geringste Temperatursteigerung und jedes kleinste subjektive Unbehagen des Empfängers als „Störung“, während ein anderer sich darauf beschränkt, einen Schüttelfrost als „Störung“ zu bezeichnen.

Tabelle 23. Häufigkeit von Nachreaktionen nach Frischbluttransfusion.

Autor	Jahr	Anzahl Trf.	Fieber	Schüttelfrost	Urticaria	Erbrechen Übelkeit
Rüdel	1932	97	8—9%			
Lewisohn u. Rosenthal	1933	—		1—1,2%		
Christ	1935	700	8,5% (60)	1,6% (13)	3,1% (22)	
Seggel	1937	2105	5% (105)	5% (105)	0,7% (15)	0,4% (8)
Bunster u. Schwartz	1937	188	53,2% Nachreaktionen			
Pautrat, Olivier u. Sidi	1937	32		44%		
Levine und Katzin (Umfrage in Amerika)	1938	—		135 Spitäler 1% 62 „ 1—10% 14 „ >10%		
Riddell	1938	—	5—11%			
Tarchetti	1938	—	30%	14%		
Jeanneney	1939	—	um 15—70% schwankend			
Koral	1939	—		50% Reaktionen		

Der Versuch, die beobachteten Störungen und Schäden nach Transfusionen einzuteilen, ist nicht einheitlich ausgefallen. In der älteren Literatur herrschen die Einteilungen nach *Ursachen* vor:

1. Technische Fehler bei der Übertragung: Luftembolie (1 Todesfall bei Springwald, 2 Embolien bei Shulmann und Glass, 1 bei Nordland, Hall und Cyr), Gerinnselembolie, Übererwärmung des Blutes.
2. Übertragung von örtlicher oder allgemeiner Infektion.
3. Störungen biologischer Art: Gruppenfehler, als Anaphylaxie angesehene Reaktionen, Eiweißüberempfindlichkeitsreaktionen, eine ziemlich große Zahl scheinbar unerklärlicher Zwischenfälle bei gruppengleichem Blut, Zwischenfälle bei Re-Transfusion usw.

Andere Einteilungen richten sich mehr nach den *klinischen Symptomen* wie Hämolyse, Nierenstörungen, Temperatursteigerungen, Schüttelfrost.

Durch Verbesserung der Technik, durch Übung und durch genaue Voruntersuchung der Spender traten Störungen, hervorgerufen durch fehlerhafte Technik und Infektionsübertragungen, derart zurück, daß diese in neueren Einteilungen nicht mehr berücksichtigt worden sind. Neuere Einteilungen umfassen ausschließlich die sog. *Störungen biologischer Art* oder unterscheiden im besonderen Störungen und Zwischenfälle bei gruppenungleichem Blut, bei gruppengleichem Blut und bei Re-Transfusion (z. B. Schiff). Die Schwierigkeit, Transfusionsstörungen und -zwischenfälle nach der einen oder andern Art befriedigend einzuteilen, ergibt sich daraus, daß nicht für alle Störungen und Schäden eine scharf umschriebene Ursache bekannt ist. Bei vielen Störungen leichter und ernster Art spielt die Grundkrankheit des Empfängers eine große Rolle. Darum ist es oft schwer, zu entscheiden, ob beim Zustandekommen einer Störung das transfundierte Blut oder das Grundleiden des Empfängers verantwortlich zu machen ist. Deshalb scheint es uns am zweckmäßigsten zu sein, für die Einteilung das *zeitliche Eintreten* der Störungen und Zwischenfälle zugrunde zu legen, wie dies z. B. ÖHLECKER tut. Die Öhleckersche Einteilung lautet:

1. Sofortreaktionen,
2. Nachreaktionen,
3. Späterscheinungen.

Der Vorteil dieser Einteilung liegt darin, daß sie dem Beobachter ermöglicht, reine Transfusionsstörungen von solchen, die auf das Grundleiden des Empfängers zurückzuführen sind, zu trennen. Sie läßt auch eine Zusammenfassung aller Störungen unabhängig von ihrer Ursache zu. Die erwähnte Öhleckersche Einteilung ist der folgenden kurzen Besprechung der verschiedenen Störungen zugrunde gelegt. Die Frage der Störungen bei Untergruppen haben wir besprochen.

1. Sofortreaktionen.

a) Der akute Hämolyseunfall.

Er ist der *wichtigste Zwischenfall.* Er war die gefürchtete Komplikation während der ganzen Entwicklungszeit der Bluttransfusion und hat trotz einzelner Perioden von Scheinblüte die endgültige Einführung der Bluttransfusion als Heilmittel verzögert. Erst die Entdeckung der Blutgruppen um die letzte Jahrhundertwende hat dann die Möglichkeit zur endgültigen Bekämpfung des Hämolyseunfalles geschaffen.

Schon zur Zeit der ersten Tierbluttransfusion am Menschen (siehe S. 161) haben neben technischen Schwierigkeiten, Intrigen und religiösen Bedenken auch schwere Zwischenfälle die Weiterentwicklung der Bluttransfusion vereitelt. Später, z. B. während des vorübergehenden Aufschwungs der Bluttransfusion in der ersten und zweiten Hälfte des letzten Jahrhunderts wurde die Begeisterung über Teilerfolge ebenfalls durch die häufigen Zwischenfälle immer wieder gedämpft. Erfahrene Ärzte erhoben ihre warnende Stimme. Für BILLROTH war die Bluttransfusion auch bei bester Technik ein ungelöstes Rätsel, und v. BERGMANN sprach 1883 von der Bluttransfusion als von einem phantastischen, der Wissenschaft vorauseilenden Versuch. Der Hämolyseunfall als solcher wurde erst in den 60er und 70er Jahren des letzten Jahrhunderts durch die Arbeiten von PANUM, PONFIK, LANDOIS richtig erkannt. PANUM beschrieb die „hämorrhagische Diathese post transfusionem" und erklärte damit die schon früher als „Blutpissen" beobachtete Hämoglobinurie. PONFIK bezeichnete als Todesursache die „suppressio urinae". Die Untersuchungen des Greifswalder Physiologen LANDOIS haben dann mit der Aufdeckung der Artspezifität (Heteroagglutination, Heterohämolyse) endgültig den Stab über die Tierbluttransfusion gebrochen. Die Entdeckung der Gruppenspezifität durch LANDSTEINER im Jahre 1900/1901 löste das Rätsel des Hämolysezwischenfalles auch bei der Übertragung von Mensch zu Mensch. Erst nach dieser Entdeckung konnte sich die Transfusion zu dem entwickeln, was sie heute ist. Der Weg dieser Entwicklung ist aber länger, als allgemein zu erwarten wäre. LANDSTEINER selber zog sofort die Konsequenzen, die sich aus seiner Entdeckung für die Transfusion ergaben, indem er die Überzeugung vertrat, Isolysine und Isoagglutinine vermöchten die wechselnden Erfolge bei der Bluttransfusion zu erklären. Die Landsteinersche Entdeckung wirkte sich aber in der Praxis der Bluttransfusion merkwürdig spät aus. Zuerst geschah dies in Amerika. Für die weitere Entwicklung der Bekämpfung des Hämolysezwischenfalles wurden 2 Anschauungen ganz besonders wichtig: die zweite Landsteinersche und die Ottenbergsche Regel, wonach die Agglutinine des Spenderblutes infolge Verdünnung des Empfängerblutes (OTTENBERG) vernachlässigt werden können, ferner die besonders von MOSS 1910 vertretene Ansicht, daß die Agglutinationsprobe mit Testserum ein zuverlässiger Indicator für die Hämolysegefahr sei (indirekte Vorprobe). Aus der Ottenbergschen Regel entwickelten sich zahlreiche, noch heute gebräuchliche, direkte Vorproben in der einen oder andern Form (Agglutinationsproben zwischen Spenderblutkörperchen und Empfängerserum). Da die Bereitstellung von zuverlässigem Testserum anfänglich umständlich war und auf Schwierigkeiten stieß, ist es begreiflich, wenn die Anwendung der direkten Vorproben früher ziemlich verbreitet war. Es muß aber auch für diesen Fall gesagt sein, daß die allgemeine Einführung der Vorproben Jahre verstreichen ließ, bevor sie Boden faßten. So war z. B. im Weltkrieg die Bereitstellung von Spendern auf Seite der Entente mit der Anwendung der Moßschen Probe bereits die Regel, während im abgeschnittenen Deutschland z. B. ÖHLECKER den passenden Spender allein mit der biologischen Probe heraussuchen mußte. Aus deutschen Lazaretten liegen noch 1918 Berichte vor, daß Bluttransfusionen ohne jegliche serologische Vorprobe gemacht wurden (HABERLAND, COENEN). In den Nachkriegsjahren haben sich die serologischen Vorproben dann rasch in der ganzen Welt bleibend eingeführt, mit stets zunehmender Verläßlichkeit, so daß der Hämolysezwischenfall, abgesehen von bewußter oder irrtümlicher Verwendung von gruppenungleichem Blut, immer seltener auftrat.

Die Klinik des Hämolyseunfalles ist durch ÖHLECKER in klassischer Weise beschrieben worden. Wir beschränken uns deshalb darauf, die heutigen Kenntnisse über den Hämolyseunfall kurz zu besprechen und besonders auf die noch nicht abgeklärten Probleme hinzuweisen.

Wir unterscheiden:

1. einen Hämolyseunfall bei Gruppenunstimmigkeit und
2. einen Hämolyseunfall bei sicher feststehender Gruppengleichheit.

Es gibt 2 Arten von Hämolyseunfall als Folge von Gruppenunstimmigkeit:

A. Die Hämolyse bei *völlig ungeeigneter* Blutgruppe, also bei A → O, A → B, B → O, B → A, AB → O, AB → A, AB → B.

B. Eine Hämolyse bei *bedingt* geeigneter Blutgruppe, also bei O→A, O→B, O→AB, A→AB und B→AB. Diese Art der Hämolyse haben wir besprochen (siehe „Der Universalspender").

Die Hämolyse bei völlig ungeeigneter Blutgruppe. Dieser Zwischenfall entsteht durch Hämolyse der Spenderblutkörperchen durch das Empfängerserum, also durch eine gruppenspezifische Antigen-Antikörperreaktion.

HESSE stellte 1936 128 Fälle aus dem Schrifttum und weitere 89 aus 1700 in die ganze Welt versandten Anfragen zusammen. Auch in der neuesten Literatur läßt sich wieder eine Anzahl von Hämolysezwischenfällen aus Sammelstatistiken und aus kasuistischen Mitteilungen übersehen. Der Hämolysezwischenfall bei völlig ungeeigneter Blutgruppe tritt *sofort*, d. h. 1—2 Minuten nach Übermittlung der falschen Blutmenge auf. — Einem verspäteten Auftreten dieser Hämolyseform muß mit allergrößter Zurückhaltung begegnet werden. ÖHLECKER beobachtete an seinem großen Material nie eine verzögerte Hämolyse bei unrichtiger Blutgruppe. Späthämolyse, die Stunden bis Tage nach der Transfusion auftritt, wird gelegentlich beschrieben, betrifft jedoch fast ausnahmslos schwer Blutkranke, bei denen ganz besondere Verhältnisse vorliegen (ÖHLECKER). Sie hat mit Blutgruppenfehlern meistens nichts zu tun. Ein verzögerter Hämolyseunfall, der an die Hämolyse bei falscher Blutgruppe erinnert, ist nur im Tierexperiment bei der Überleitung von heterogenem Blut bekannt (FREUND u. a.). In solchen Fällen können die fremden Blutkörperchen u. U. erst nach Ausbildung der Antikörper, etwa 3—4 Tage später hämolysiert werden.

Je nach der übertragenen Blutmenge und nach dem Zustand der Krankheit sind die klinischen Symptome des hämolytischen Zwischenfalles sehr verschieden. Die Übertragung von nur wenigen ccm unpassenden Blutes kann klinische Symptome wie Unruhe und Unbehagen hervorrufen. Wird aber mehr Blut, das nicht paßt, übertragen, so finden sich alle möglichen Übergänge bis zu stürmischen, schweren, schockartigen Erscheinungen mit Pulslosigkeit und Cyanose, klonischen Krämpfen, Temperatursteigerung, Kreuzschmerzen, Erbrechen, Harn- und Stuhldrang. Geradezu pathognomonisch sind Kreuzschmerzen und Blutdrucksenkung.

Nach HESSE sind 4 Formen zu unterscheiden.

Akute Form:

1. Vorherrschen der Herz- und Gefäßsymptome.
2. Vorherrschen der Nierensymptome.
3. Vorherrschen leichter vorübergehender Beschwerden subjektiver Art.
4. Spätform, bei der während und unmittelbar nach der Transfusion überhaupt keine Anzeichen von Hämolyse zu bemerken sind.

Nach HESSE ist die Blutdrucksenkung das empfindlichste Zeichen des hämolytischen Zwischenfalles. Der Begriff „hämolytischer Schock“ ist nicht gerade glücklich gewählt, weil er nicht für die ganze Symptomatologie des Hämolyseunfalles gilt, sondern nur eine besondere Form desselben darstellt. Hämolysezwischenfälle mit leichten Symptomen haben mit dem klinischen Bild des Schocks wenig zu tun. Der Begriff des „Schocks“ wurde des plötzlichen, schlagartigen Einsetzens der Symptome wegen gewählt. Weitere Symptome sind: Hämoglobinämie, Hämoglobinurie und andere Urinbefunde, ferner Erythrocytensturz.

Die *Hämoglobinämie* tritt gleichzeitig mit den klinischen Symptomen ein. ÖHLECKER konnte sie in zahlreichen Fällen im Venenblut nachweisen. Hingegen konnte er nie Agglutination finden. Auch aus dem Schrifttum geht hervor, daß in den leider wenigen, untersuchten Einzelfällen meistens Hämoglobinämie festgestellt worden ist (KRAMPF u. a.). ÖHLECKER und DRIESSEN konnten tierexperimentell zeigen, daß bei einem Hämolysezwischenfall das Hämoglobin nach etwa einer Minute den höchsten Wert im Blutserum erreicht, um schon nach 4—5 Minuten wieder auf die Hälfte zurückzugehen und dann allmählich noch mehr abzunehmen. Nach 4—5 Stunden sei das durch den Unfall frei gewordene Hämoglobin oft schon verschwunden. Diese Feststellung stimmt mit der Beobachtung verschiedener Autoren überein, die viele Stunden bis Tage nach einem Hämolyseunfall im Serum kein Hämoglobin mehr nachweisen konnten. So schließt z. B. WEISS aus dem Fehlen einer Hämoglobinämie 4 Tage nach der Transfusion, eine rasch tödlich verlaufende posttransfusionelle Anämie sei sicher nicht auf einen Hämolyseunfall zurückzuführen. Diese Schlußfolgerungen sind nicht richtig. Unsere Erfahrungen mit konserviertem Blut zeigen, daß das bereits gelöste Hämoglobin des konservierten Blutes in wenigen Stunden vollständig aus der Blutbahn verschwindet. Was mit dem Hämoglobin geschieht, wohin es verschwindet, wenn es sich aus der Blutbahn zurückzieht, darüber wissen wir nichts für den Hämolyseunfall Beweisendes. Die Vermutung von ÖHLECKER, das frei gewordene Hämoglobin werde rasch vom reticulo-endothelialen System abgefangen, ist auf Grund der heute gültigen physiologischen und klinischen Erkenntnisse über den Blutabbau naheliegend. Möglicherweise spielt dabei die Leber eine wichtige Rolle (ÖHLECKER, HESSE).

Nach den Erfahrungen von ÖHLECKER und HESSE und neuerdings auch nach denen von DE GOWIN und seiner Schule tritt vor Erreichung eines gewissen Schwellenwertes von gelöstem Hämoglobin in der Blutbahn des Empfängers keine Hämoglobinurie auf. Tierexperimentell fand BOSSHARDT, daß die Auflösung von $^1/_{60}$ des Gesamtblutes noch zu keiner Hämoglobinurie führt. ÖHLECKER kommt auf Grund klinischer Erfahrungen zu der Ansicht, daß beim Menschen 60—80 ccm gelösten Blutes noch keine Hämoglobinurie zur Folge haben. Auch nach HESSE liegt der Schwellenwert ungefähr bei 60 ccm aufgelösten Blutes. Die dabei frei werdende Hämoglobinmenge soll vom reticulo-endothelialen System noch vollständig abgefangen werden können. Erst bei größeren Mengen gelösten Blutes erscheint Hämoglobin im Urin. Wichtig ist, daß die Hämoglobinurie bei geringen Hämolysestörungen fehlen kann. Nach ÖHLECKER ist das Hämoglobin nach 3—7 Stunden durch den Urin ausgeschieden. Deshalb sollte man in allen Fällen, bei denen Verdacht auf einen Hämolyseunfall besteht, das Empfängerplasma oder -serum auf Blutfarbstoff untersuchen. Die Blutentnahme muß möglichst rasch nach Auftreten der klinischen Erscheinungen erfolgen.

Die Hämoglobinurie kann von Albuminurie begleitet sein, was auf die Begleitnephrose hindeutet („néphropathie simple“ der Franzosen). Ausgesprochen nephritische Befunde mit Erythrocyten und Leukocyten im Urin werden auch beschrieben. Dabei muß aber immer berücksichtigt werden, daß diese Nierenbefunde auch vorbestanden haben können, und daß sie mit einer Hämoglobinurie nicht in direkter Verbindung zu stehen brauchen. Aus den mitgeteilten Einzelfällen läßt sich oft nicht erkennen, ob eine vorbestandene Nierenerkrankung im Spiele war oder nicht. Es ließen sich aus dem Schrifttum eine Reihe von Falschdeutungen aufzählen (siehe z. B. Fälle bei MOLINE).

Der *Erythrocytensturz* ist eine selbstverständliche Folge eines Hämolyseunfalles. Er bedarf keiner weiteren Besprechung.

Verlauf des Hämolyseunfalles. HESSE berechnete 1936 eine Mortalität von über 50%. Überdies seien von 105 Todesfällen 24 innerhalb der ersten Stunde und 4 innerhalb weniger als einer Stunde aufgetreten. Die übrigen Patienten starben meist an den Folgen der Niereninsuffizienz. ÖHLECKER hat unter 50 Hämolysezwischenfällen nur einen Todesfall erlebt. Im Schrifttum der letzten 4 Jahre sind Angaben über tödliche Hämolyseunfälle selten (siehe Tabelle 22). Verlauf und Prognose eines Hämolysezwischenfalles hängen nach Überstehen der akuten Phase von der Menge des übertragenen Blutes ab, ferner vom Hämolysegrad (Empfindlichkeit der Blutkörperchen) und vom Zustand des Empfängers, besonders was Leber, Nieren und reticulo-endotheliales System betrifft. Je nachdem bleibt es bei den akuten Hämolysesymptomen, die rasch vorübergehen,. oder es tritt eine mehr oder weniger schwere Folge des Hämolyseunfalles auf, nämlich die Nierenschädigung (Oligurie, Anurie). Die Nierenschädigung steht unter den Folgezuständen im Vordergrund und ist für das weitere Schicksal des Empfängers maßgebend. Seltener tritt Ikterus als Ausdruck einer Leberschädigung oder eines übermäßigen Blutzerfalles auf. Der Tod an Urämie kann schon in wenigen Tagen oder erst nach Wochen eintreten.

Pathologische Anatomie der Todesfälle. Über die *Frühtodesfälle*, die in den ersten Stunden erfolgen, bestehen nur Untersuchungen an Experimentaltieren. KUPRIJANOV berichtet über die Autopsie von zwei Patienten, die im Verlauf des ersten Tages nach Übertragung von unpassendem Blut (A→B) starben. Der Befund bestand nur in Anämie der parenchymatösen Organe. HESSE berichtet, daß bei schnell erfolgendem Tod kein makroskopischer Befund erhoben werden könne. MALYŠEV fand im Tierexperiment bei allen Frühtodesfällen nur eine venöse Stauung, die auf eine Störung im kleinen Blutkteislauf hinwies.

Zieht sich der Verlauf langsam hin, so stehen die Veränderungen der *Leber* und der *Niere* im Vordergrund. In der Leber findet man degenerative Erscheinungen der Parenchymzellen (Mikronekrosen), in den Nieren degenerative Epithelveränderungen im Sinne der Nephrose mit Hämoglobincylindern in den Harnkanälchen (sog. Schokoladenniere). Entzündliche Infiltrate sind entweder sekundär aufzufassen oder sind u. U. Ausdruck eines vorbestandenen Nierenleidens. Gerade diese letzte Möglichkeit darf nicht mißachtet werden. Im wesentlichen erinnert die Hämoglobinnephrose, abgesehen vom Blutfarbstoff in den Cylindern, an die toxische Eiweißniere. Je nach Ausgang des Hämolyseunfalles findet man ferner die bekannten Veränderungen bei Urämie. Im älteren Schrifttum finden sich ab und zu Berichte von einer capillaren Verstopfung durch Erythrocytenthromben (KUCZYNSKI).

Wesen des Hämolyseunfalles. Das Wesen des Hämolyseunfalles ist noch nicht völlig aufgeklärt. Vor allem sind zwei Punkte umstritten: 1. ob bei einem Hämolyseunfall nur Hämolyse oder auch Agglutination eintrete, 2. ob die gestörte Nierenfunktion mechanischer oder funktioneller Art sei. Was die Frage der *Hämolyse oder Agglutination* betrifft, so ist zu sagen, daß die überwiegende Zahl der klinischen Beobachtungen dafür spricht, daß unpassende Blutkörperchen in vivo primär hämolysiert werden. Wird der Vorgang im Reagensglasversuch nachgebildet, so tritt nicht in allen Fällen Hämolyse ein, sondern die unpassenden Blutkörperchen werden meistens agglutiniert. Werden aber die Versuchsbedingungen verbessert (möglichst frisches Serum im Überschuß bei 37° C), so beobachtet man viel häufiger Hämolyse. In einzelnen Fällen verläuft sie sogar vollständig, in der Mehrzahl der Fälle aber nur unvollständig, und der Rest der Blutkörperchen wird agglutiniert. ÖHLECKER verbesserte die Versuchsbedingungen noch weiter. Er mischte unpassendes Blut in frisch isolierten Varizen. Dann trat immer Hämolyse ein. Häufig versuchte man, den Hämolyseunfall im Tierexperiment nachzubilden. Bei den Tierversuchen liegen aber die Verhältnisse insofern anders als beim Mensch, als im Tierversuch immer nur mit artfremdem, nicht bloß mit gruppenungleichem Blut Hämolyse erzeugt wird. ÖHLECKER betrachtet das Gefäßendothel als maßgebend für das Vorherrschen der Hämolyse gegenüber der Agglutination in vivo. Eigene Versuche konnten dies an amputierten Extremitäten bestätigen. Wir sahen, daß frisches Plasma, das in vitro auch unter günstigen Verhältnissen nur teilweise hämolysierte, in der Vene eines eben frisch amputierten Beines dieselbe unpassende Blutmenge vollständig zur Auflösung brachte. Dagegen erzielten wir mit konserviertem Plasma, das eine gewisse Zeit lang aufbewahrt worden war, unter denselben Versuchsbedingungen keine Hämolyse mehr, sondern nur Agglutination (vgl. S. 18). Die Frage, ob die Hämolyse direkt eintrete oder ob dem hämolytischen Vorgang erst eine Agglutination vorangehe, ist von rein theoretischer Bedeutung und spielt für die praktisch-klinische Beurteilung des Hämolyseunfalles keine besondere Rolle. — Nach einigen wenigen Angaben im Schrifttum soll nach Transfusion von unpassendem Blut statt der Hämolyse eine Agglutination der Spenderblutkörperchen beobachtet worden sein. Pathologisch-anatomische Befunde, die in diesem Sinne gedeutet wurden, sind außerordentlich selten und nur in der älteren Literatur bekannt (KUCZYNSKI u. a.). Zuverlässige klinische Beobachtungen sind noch seltener. Eine einzige zuverlässige Beobachtung liegt von LÜTZELER aus der Lexer-Klinik vor. Bei einer irrtümlichen Übertragung von 120 ccm A-Blut auf einen O-Empfänger trat klinisch ein akuter Hämolyseunfall ein. Im sofort entnommenen Venenblut fand LÜTZELER schon makroskopisch eine typische Agglutination. Über einen Transfusionsunfall, der bei der Autopsie einen ähnlichen Befund ergab, berichtet MASSHOFF.

Noch schwieriger gestaltet sich die zweite Frage, nämlich die Frage nach der mechanischen oder funktionellen Auffassung der klinischen Nierenstörung. Bis 1931 war die Auffassung der *mechanischen* Störung vorherrschend. Sie wurde durch die experimentellen Arbeiten von BAKER und DODDS am Kaninchen begründet. Nach der Auffassung dieser Autoren führt das in den Nierenkanälchen ausgefallene Hämoglobin durch massive mechanische Verstopfung zur Harnretention. Ferner zeigten die Experimente, daß die Ausfällung des Hämoglobins ausbleibt, wenn das p_H größer als 6 ist. BAKER und DODDS sind der Ansicht, daß die Ausfällung auch in vivo vom sauren Milieu des Harns abhängig sei und namentlich durch stark sauren Harn begünstigt werde. Diese Auffassung wurde früher nahezu allgemein anerkannt. Auch heute halten eine große Anzahl Autoren daran fest. Die Untersuchungen von BAKER und DODDS wurden neuerdings durch DE GOWIN und Mitarbeiter experimentell an Hunden bestätigt. Ihre Befunde ergaben z. B., daß eine Hämoglobinmenge, die bei saurem Harn tödlich wirkt, bei alkalischem Urin diese fatale Wirkung verliert. Im übrigen halten DE GOWIN und Mitarbeiter zur Hauptsache an der mechanischen Auffassung der Niereninsuffizienz fest, nehmen aber doch auch die Mitbeteiligung einer nephrotoxischen Komponente an.

Die Vermutung, eine rein toxische Wirkung des Hämoglobins, die einen

Gefäßspasmus hervorrufe, sei für die Niereninsuffizienz von Bedeutung, wurde erstmals von MASON und MANN 1931 ausgesprochen. HESSE und seine Schule haben ausgedehnte tierexperimentelle Versuche angestellt und glauben, die Annahme einer *funktionell-toxischen Wirkung* bestehe zu Recht. Nach der Auffassung von HESSE ist nicht die mechanische Verstopfung für das Zustandekommen der Urämie maßgebend, sondern ein toxischer Nierenspasmus. Zu der gleichen Auffassung kam GRASSO auf Grund von Hundeversuchen. Nach HESSE haben die bei der Hämolyse aus den Erythrocyten frei werdenden Stoffe eine direkte, depressive Wirkung auf die Gefäßwände (erste Phase). Teils sollen primäre Gefäßspasmen, teils Erweiterungen der Capillaren (Blutdrucksenkung) entstehen. Die Nierenspasmen erzeugen charakteristische Kreuzschmerzen. Zentralen Einflüssen kommt nur eine untergeordnete Bedeutung zu. Diese akuten Herz- und Gefäßsymptome gehen meist zurück. Todesfälle in der ersten Phase sind selten. Der Nierenspasmus kann sich zurückbilden, oder er kann erhalten bleiben und so in die zweite Phase überführen, in der infolge anhaltender Nierenstörungen durch Gefäßspasmus und toxische Wirkung Oligurie und Anurie entstehen. Das toxische Agens ist wahrscheinlich eine Eiweißsubstanz (BORCHARDT und TROPP, HESSE und Mitarbeiter). Nach BORCHARDT und TROPP dürfte es sich um ein Globin handeln, das mit dem freiwerdenden Stroma in Beziehung zu stehen scheint. Nach Tierversuchen von AMBERSON wirkt nur das stromafreie Hämoglobin bei Wirbeltieren nicht toxisch. Die Untersuchungen von HESSE weisen dagegen darauf hin, daß das Erythrocytenstroma nicht toxisch wirkt. Doch sind nach HESSE alle Fibrinogene, Albumine und Globuline toxisch. Die toxischen Substanzen sollen überdies der Adenosin-Phosphorsäure nahe stehen. Am sichersten scheint nach den bisherigen Kenntnissen festzustehen, daß der Farbstoff Hämatin in physiologischen Dosen ungiftig ist (Untersuchungen von BORCHARDT und TROPP). Auf Grund der ausgedehnten Erfahrungen von HESSE und seiner Mitarbeiter scheint das vollausgebildete Bild des hämolytischen Schocks dem echten anaphylaktischen Schock zu gleichen. BOGOMOLEC geht sogar so weit, den hämolytischen Schock als einen Spezialfall, eine Teilerscheinung des kolloidklastischen Schocks WIDALS anzusehen. TZANCK seinerseits stellte die Hypothese auf, die hämolytischen Nephropathien seien als Folge eines anaphylaktischen Schocks aufzufassen.

Es ist nicht möglich, hier auf alle diese Fragen näher einzugehen. Es sei deshalb nur auf einige Punkte hingewiesen. Es ist heute noch nicht bekannt, wieweit der hämolytische Schock mit dem echten anaphylaktischen Schock zu vergleichen ist. Der nähere Mechanismus, der einen hämolytischen Schock auslöst, ist verschieden von dem, der den anaphylaktischen Schock hervorruft. Die klassische Ansicht über den anaphylaktischen Schock besteht heute immer noch zu Recht. Demnach geht der Auslösung eines anaphylaktischen Schocks stets eine Sensibilisierung voran. Dagegen ereignet sich der akute Hämolyseunfall infolge unpassender Blutgruppe ohne vorangehende Sensibilisierung. Nach SCHIFF entspricht die Zufuhr empfindlicher Blutkörperchen in einen Organismus, der gruppenspezifische Antikörper dagegen enthält, wenigstens teilweise der Anordnung des klassischen anaphylaktischen Schocks. Beim hämolytischen Schock führt das primäre Aufeinanderstoßen von natürlichem Antigen und Antikörpern zu Hämolyse und gleichzeitig zu *primären* schockartigen Erscheinungen. Beim anaphylaktischen Versuch werden die schockartigen Erscheinungen aber *erst sekundär* nach erfolgter Sensibilisierung des Organismus ausgelöst. Wieweit diese beiden Vorgänge miteinander vergleichbar sind, ist nicht sicher bekannt. Man weiß auch nicht, wieweit der hämolytische Schock mit Reaktionen infolge primärer konstitutioneller Überempfindlichkeit vergleichbar ist.

Klinisch mag bei all diesen Vorgängen eine gewisse Parallele bestehen. WIDAL regte an, alle Veränderungen, die auf angeborene oder erworbene Überempfindlichkeit des Organismus zurückzuführen seien, „choc colloïdoclasique“ (siehe S. 182) zu nennen. Sein Mechanismus besteht in einer Störung des kolloidalen Gleichgewichts in irgendeinem Gewebe. „Diathèse colloïdoclasique“ bedeutet kolloidklastische Bereitschaft. „Crise hémoclasique“ besagt Gleichgewichtsstörung im Blut. WIDAL und seine Schule wiesen bei der „crise hémoclasique“

als einem Symptome des kolloidklastischen Vorganges verschiedene Veränderungen nach, so Leukopenie, später reaktive Leukocytose, Inversion der Leukocytenformel, Blutdrucksenkung, Änderungen der Gerinnungszeit, Sinken des Refraktometerwertes usw. Es liegen heute jedoch noch wenige Mitteilungen über solche Untersuchungen beim hämolytischen Schock vor. Neben dem wichtigsten Symptom der Blutdrucksenkung ist nach den Untersuchungen von HESSE beachtenswert, daß der Kaliumspiegel meist mehr ansteigt, als der Menge der hämolysierten Erythrocyten entspricht. Auch der Reststickstoff im Blut steigt an. Es sei ferner erwähnt, daß bei der Transfusion von heterogenem Blut die Stickstoffbilanz negativ ausfällt, ähnlich wie dies durch die parenterale Applikation von Eiweiß erreicht wird (siehe S. 183).

Eine Klarstellung der erwähnten Begriffe ist notwendig, denn sie werden gerade bei der Interpretation von Hämolyseunfällen häufig falsch verwendet. So wird „crise hémoclasique" gelegentlich mit dem Hämolysevorgang identifiziert. Nicht nur im älteren, sondern auch im neueren Schrifttum kommt es vor, daß durch ungenaue Anwendung dieser Begriffe an der allerwichtigsten Ursache von Hämolysezwischenfällen, der fehlerhaften Blutgruppenbestimmung einfach vorübergegangen wird. Uns scheint eine fehlerhafte Blutgruppenbestimmung in zahlreichen mitgeteilten Zwischenfällen viel wahrscheinlicher als Ursache in Frage zu kommen als alle möglichen Hypothesen, die oft noch ganz falsch verstanden sind.

Therapie des Hämolysezwischenfalles. Früher beschränkten sich die therapeutischen Maßnahmen beim Hämolysezwischenfall auf symptomatische Versuche. Die von BANCROFT einmal mit Erfolg angewandte Nierendekapsulation wurde später oft wiederholt, ohne jedoch überzeugenden Erfolg zu zeitigen (SICARD und BOUVET, BÉRARD, SAMARIN). Die von HESSE vorgeschlagene Nierendenervation und Novocainblockade wurde später von HESSE selbst wieder verlassen. BAKER und DODDS hatten mit der Alkalisierung des Harnes tierexperimentellen Erfolg. Auch DE GOWIN berichtet über derartige Erfolge. Überzeugende Erfolge, die beim Menschen mit der Alkalisierung des Harns errungen wurden, sind nicht beschrieben. Aus neueren Arbeiten zu schließen, läßt sich beim hämolytischen Schock therapeutisch am meisten erreichen, wenn möglichst sofort an den Hämolyseunfall anschließend eine Bluttransfusion mit passendem Blut ausgeführt wird. Schon ÖHLECKER beobachtete, daß die klinischen Erscheinungen des Hämolyseunfalles, namentlich der Lendenschmerz, durch eine Überleitung von passendem Blut, besonders von direkt übertragenem Vollblut, günstig beeinflußt werden. HESSE und seine Schule konnten in zahlreichen Tierversuchen immer wieder zeigen, daß durch Transfusion von passendem Blut hämolytische Nierenspasmen verschwinden. HESSE selber berichtet über einige Erfolge beim Menschen und hebt unter anderem ebenfalls die erfolgreiche Bekämpfung des Lendenschmerzes durch die Bluttransfusion hervor. In Anlehnung an HESSE berichten CHRISTIANSEN, HESS DE CALVÉ, BOGINA, ELJAŠEVIČ, WOYTEK u. a. von Erfolgen dieser Art. Mißerfolg hatte KRAMPF. Bemerkenswert ist ferner, daß HESSE *mit konserviertem* Blut wenigstens experimentelle Erfolge verzeichnete. HESSE empfiehlt, im Hinblick auf die gleichzeitig entgiftende Wirkung des Blutes Mengen von 200—300 ccm gruppengleichem Blut zu übertragen. Zur Lösung der Nierenarterienspasmen genügt schon eine Menge von 20—50 ccm. Sollte aber bereits Oligurie vorhanden sein, so ist besondere Vorsicht geboten; denn schwer geschädigte Nieren ertragen unter Umständen auch gruppengleiches Blut schlecht. Die Frischbluttransfusion mit gruppengleichem Blut soll möglichst bald nach dem Hämolyseunfall vorgenommen werden, da die Erfolge später schlechter sind. HESSE erlebte jedoch noch nach 24 und nach 48 Stunden Erfolge. In schwächerem Maße wirken auch Glykoseinfusionen günstig. Sie regen die Diurese an und wirken lösend auf den Spasmus. MARGULIES schreibt auch der ausgiebigen Nierendiathermie günstige Wirkung zu.

Ursache und Prophylaxe des Hämolyseunfalles. *Das sicherste Mittel, einen Hämolyseunfall zu vermeiden, ist und bleibt die richtige Blutgruppenbestimmung.* Alle maßgebenden Autoren sind sich darüber einig, daß die überwiegende Zahl von Hämolyseunfällen von fehlerhafter Gruppenbestimmung herrührt (ÖHLECKER,

Schiff, Hesse, Jeanneney, Riddell und viele andere). Diese Fehlerquellen liegen sowohl beim Subjekt des Untersuchers (Verwechslung, Falschdeutung, technische Fehler, Vertrauen auf bereits früher erfolgte Blutgruppenbestimmung), wie auch beim Objekt des Untersuchten (schlechte Testsera, serologische Besonderheiten usw.). Es ist nicht möglich, hier im einzelnen auf alle Punkte einzugehen. Es soll auch nicht der Wert der Blutgruppenbestimmung und der zahlreichen, gebräuchlichen direkten und indirekten Vorproben zur Ausschaltung von Transfusionsunfällen besprochen werden.

Im neueren Schrifttum werden gelegentlich Änderungen der Blutkörperchen- oder der Serumeigenschaften als Ursache von Zwischenfällen herangezogen. So berichten Liège und Herr über einen Gruppenwechsel von O zu B, Sédallian und Froment am Internat. Kongreß für Bluttransfusion in Paris 1937 über zwei Beobachtungen von Umwandlung von O zu A. Solche Schlußfolgerungen aus Gruppenbestimmungen mit den gewöhnlichen Testmethoden zu ziehen und nicht der geringsten Kritik zu unterwerfen, ist gefährlicher Leichtsinn. Bis heute hat das Gesetz der Gruppenkonstanz keine Einschränkung erfahren. Vor seiner Antastung mit den gewöhnlichen Testmethoden, namentlich noch in der Hand eines Nichtfachmannes muß gewarnt werden. Können Fälle, die mit dem Gesetz der Gruppenkonstanz nicht in Einklang stehen, mit den gewöhnlichen Untersuchungsmethoden nicht klargestellt werden, so muß der Fall im Interesse der Sache und auch im Interesse des Untersuchers dem Serologen übergeben werden.

Nach erfolgter Blutgruppenbestimmung oder nach Ausführung irgendeiner direkten Vorprobe zwischen Empfänger- und Spenderblut gilt heute allgemein die *biologische Probe* nach Öhlecker als letzte Sicherung gegen dennoch übersehene Gruppenfehler. Die Bewährung der Öhleckerschen Probe in der Praxis wird immer wieder diskutiert, anerkannt oder verworfen. Öhlecker selbst setzte sich bei vielen Gelegenheiten mit den betreffenden Autoren und Meinungen auseinander. Wir halten die Hauptsache fest, da uns die strenge Anwendung der Öhleckerschen Probe auch bei der Transfusion von konserviertem Blut wichtig erscheint. Die Öhlecker-Probe heißt „Probe" und nicht „Vorprobe". Diese Namengebung allein schon hat oft zu Falschdeutungen der Absicht Öhleckers geführt. Die Probe wird folgendermaßen ausgeführt: 1. Probeinjektion von 5—10—20 ccm Blut, dann 2 Minuten warten und den Patienten genau beobachten. 2. Probeinjektion: 30—50 ccm injizieren, wieder 2 Minuten warten und den Patienten wieder ganz genau beobachten. Je schwächer der Empfänger, desto kleiner sollen die Blutmengen sein. *Der Zweck der Probe ist, den Hämolyseunfall mit der kleinsten Menge aufzudecken, die erforderlich ist.* Wenn nun nicht die geringsten kleinsten Störungen, sei es auch nur das geringste Unbehagen von seiten des Empfängers, bemerkt werden, so kann die Transfusion zu Ende geführt werden. Bei einer minimalsten Erscheinung soll die Transfusion sofort abgebrochen und erst nach Wahl eines neuen, sicher passenden Spenders wiederholt werden. Wird die Transfusion rechtzeitig abgebrochen, dann kann nach Öhlecker ein tödlicher Hämolyseunfall durch gänzlich unpassende Gruppe sicher vermieden werden. Unter Umständen muß die ganze Transfusion nach der Art einer lange hinausgezogenen Probe ausgeführt werden. In den Fällen, bei denen die Probe versagte, wurde sie nicht richtig ausgeführt, oder es wurden an sie unmögliche Anforderungen gestellt. — Was leistet die biologische Probe? Nach allgemeingültigen Erfahrungen deckt sie den Hämolyseunfall bei völlig unpassender Blutgruppe auf, also die Auflösung der Spenderblutkörperchen durch das Empfängerserum, indem beim Empfänger klinische Erscheinungen, die auf einen Hämolyesunfall hindeuten, auftreten. Dies setzt jedoch voraus, daß die Probe genau so ausgeführt wird, wie die Öhleckerschen Angaben dies verlangen. Ein kontinuierliches Überleiten des Blutes widerspricht der Absicht Öhleckers. Die Probe muß mit kleinen, stoßweißen Mengen ausgeführt werden. *Die Ansicht, wonach z. B. die Tropfinfusion in idealer Weise die biologische*

Probe erfülle, ist falsch. Der Patient muß genau beobachtet werden. Unruhe, Unbehagen, leichtes Oppressionsgefühl, Lendenschmerzen, Übelkeit, Zirkulationsstörungen müssen sofort erfaßt werden. Es ist besonders wichtig, daß bereits *leichte* Störungen beim Empfänger gedeutet werden. Wird aber zugewartet bis zum Auftreten schwerer Erscheinungen, oder wird nach Rückgang der leichten Störungen trotzdem weiter transfundiert, dann ist der Zweck der ,,Probe" verfehlt. — Was leistet die biologische Probe nicht? Bei der Prüfung der Verträglichkeit von bedingt geeigneten Spendern, also da, wo eine mögliche Reaktion zwischen Spenderserum und Empfängerblutkörperchen erwartet wird, versagt die biologische Probe in der oben angegebenen klassischen Form (siehe S. 238). Sie versagt in der Regel auch bei den posttransfusionellen Störungen und Zwischenfällen, die mit Gruppenunstimmigkeiten nichts zu tun haben, so bei Überempfindlichkeitsreaktionen, bei echten anaphylaktischen Erscheinungen und bei Hämolyseunfällen nach gruppengleicher Bluttransfusion. — Eines der wichtigsten Zeichen für den beginnenden Hämolyseunfall ist das Verhalten der Zirkulation. KAPANDIJ hat gezeigt, daß Störungen des peripheren Pulses hinsichtlich Amplitude und Frequenz schon zu einer Zeit deutlich sind, in der die Empfänger noch keine andern objektiven oder subjektiven Störungen aufweisen. KAPANDIJ empfiehlt die Aufnahme des Sphygmogrammes als Direkttest bei jeder Transfusion.

Hämolyseunfälle bei sicher feststehender Gruppengleichheit. Hämolyseunfälle bei Gruppengleichheit wurden namentlich früher nicht selten beschrieben. Bei einer großen Anzahl von Fällen lassen aber die Angaben über die wirklich zuverlässig ausgeführte Gruppenbestimmung zu wünschen übrig. Trotzdem ist das sichere Vorkommen solcher Ereignisse nicht zu leugnen. Doch betrifft dies durchwegs Kranke mit sehr schweren Veränderungen, besonders mit Krankheiten des Blutsystems einschließlich Leber und Milz wie hämolytische Anämien, schwere perniciöse Anämien und Leukämien, ferner Kranke mit schweren Allgemeininfektionen, namentlich durch hämolysierende Bakterien und Kachektische. Über die Ursachen solcher Zwischenfälle können bloß Vermutungen angestellt werden. Vielfach wird zur Erklärung der kolloidklastische Schock WIDALS herangezogen, wobei man sich vorstellt, unter hochgradig pathologischen Veränderungen genüge schon der Reiz eines gruppengleichen, aber doch körperfremden Blutes zur Auslösung kolloidklastischer Veränderungen. EMILE-WEIL, JOLTRAIN u. a. vergleichen diese Art von Hämolyseunfällen mit paroxysmalen Hämoglobinurien, die u. U. nach artfremden Eiweißeinspritzungen als Überempfindlichkeitsreaktionen (Begleiturticaria) auftreten können. Im französischen Schrifttum spricht man häufig von ,,sang instable". Nach BENDA wird damit ein besonderer Zustand der Blutflüssigkeit und der Blutkörperchen bezeichnet. Im Plasma oder Serum äußert sich die ,,Unstabilität" in einer Steigerung der normalen ,,synatrauphilie sérique". Dies ist die Eigenschaft eines jeden Serums, das ,,rassemblement globulaire" zu begünstigen. Umgekehrt haben die Blutkörperchen eines solchen Blutes das Bestreben, sich zusammenzulegen (Geldrollenbildung) und sogar zu agglutinieren. Dieses Bestreben ist nach beiden Richtungen hin unspezifisch und läßt sich, was das Serum anbetrifft, mit der unspezifischen Panagglutination vergleichen. Im allgemeinen kann nach BENDA ein ,,unstabiles" Blut an der abnorm gesteigerten Blutkörperchensenkungsgeschwindigkeit erkannt werden.

Derartige Hämolyseunfälle können wohl am besten durch eine sorgfältige Indikationsstellung vermieden werden. Ist es aber trotzdem nötig, bei gefährdeten Kranken eine Transfusion zu machen, dann soll dies nur nach laboratoriumsmäßiger Gruppenuntersuchung ausgeführt werden und unter Anwendung einer Technik nach der Art einer in die Länge gezogenen biologischen Probe. Wir haben es erlebt, daß selbst bei schwerer Allgemeininfektion, abnorm hoher Senkung und Panagglutination eine sicher gruppengleiche O-Bluttransfusion von 300 ccm ohne die geringsten Störungen ertragen wurde. Die direkte Vorprobe, die fast von allen Autoren, die mit solchen Fällen einmal eine schlechte Erfahrung gemacht haben, gefordert wird, kann versagen. Die hämolytische Neigung im Organismus wird in vitro nicht immer nachweisbar sein. Da die Vermeidung solcher Zwischenfälle an Hand der Vorproben keine absolute Sicherheit bietet, so ist es erforderlich, die Ausführung solcher Transfusionen nur in die Hand eines in Transfusionsfragen erfahrenen Arztes zu legen. Namentlich soll der betreffende Arzt imstande sein, die Blutgruppenzugehörigkeit auch unter pathologischen Verhältnissen richtig beurteilen zu können. In dieser Hinsicht werden bei den besprochenen Zwischenfällen wahrscheinlich noch die meisten Fehler gemacht. VLADOS und Mitarbeiter glauben die Erfahrung gemacht zu haben, daß bei Kranken, die wegen ihrer Neigung zu Hämolyse gefährdet sind, das konservierte Blut viel besser ertragen werde.

Andere seltene Ursachen für Hämolyseunfälle. DE GOWIN und HARDIN berichten von 3 Hämolyseunfällen nach versehentlicher Einführung von 100 ccm Aqua dest. an Stelle einer Salzinfusion. Sofort traten akuter Lendenschmerz und Cyanose auf.

b) Andere Zwischenfälle, die sofort nach der Überleitung auftreten.

Hie und da werden sehr schwere, meist tödliche Unfälle beschrieben, die bei sicherer Gruppengleichheit nichts mit Hämolyse zu tun haben. Einige Fälle aus dem älteren Schrifttum sind wegen mangelhafter Untersuchung nicht verwertbar. Neulich beschrieb SCHILLING einen solchen Fall:

Bei einem hinfälligen Patienten mit multiplen Lungenabscessen und schwerer Anämie traten nach der biologischen Probe von 10 ccm Erscheinungen auf nach 1 Stunde der Tod unter schwerer Dyspnoe. Die Lungengefäße waren mit geballten Leukocyten überfüllt, so daß eine allergische Reaktion abgenommen wurde.

Unter die Sofortreaktionen gehören auch die Zwischenfälle infolge *echter Anaphylaxie*. Immer wieder werden im Schrifttum Fälle von echter Anaphylaxie beschrieben, die aber, richtig beurteilt, gar keine sind. Wird die heute noch zu Recht bestehende Definition der Anaphylaxie berücksichtigt, so schrumpfen die auf wirklich echter Anaphylaxie beruhenden Zwischenfälle und Störungen auf wenige sichere Fälle zusammen (GYÖRGY und WITEBSKY, TRAUM, JEANBRAU, BALGAIRIES und Mitarbeiter). Unter diesen Fällen ist derjenige von GYÖRGY und WITEBSKY am besten untersucht und soll als Beispiel einer echten anaphylaktischen Störung kurz erwähnt werden.

Ein Kind mit klinisch diagnostizierter Milzvenenthrombose und lebensbedrohlicher Anämie der Blutgruppe O erhielt 4 sich wiederholende Transfusionen von O-Blutspendern an 4 aufeinanderfolgenden Tagen. Einmal wurde bei diesen 4 Transfusionen väterliches Blut verwendet. Nach Ablauf von 3 Wochen erfolgte eine 5. Transfusion, erneut mit väterlichem O-Blut. Schon während der Transfusion erlitt das Kind einen Schüttelfrost, zeigte flüchtige Hauterytheme, Gesichtsödem und fadenförmigen Puls. Es konnte nie eine Hämoglobinurie nachgewiesen werden. Eine spätere Kontrolltransfusion von 20 ccm väterlichem Blut löste dieselben klinischen Erscheinungen sofort wieder aus, während mütterliches O-Blut, das auch retransfundiert wurde, keine Reaktion zur Folge hatte.

Der besondere Wert dieses erwähnten Falles liegt darin, daß der Serologe (WITEBSKY) die einwandfreien Gruppenverhältnisse bestätigt hat. Ferner konnte in diesem Falle die anaphylaktische Störung in vitro gezeigt werden. Es ließen sich mit Hilfe eines Komplementbindungsversuches im kindlichen Serum spezifische Antikörper gegen das väterliche Serum nachweisen. Dieser Fall zeigt, was verlangt werden muß, um bei einer Transfusionsstörung eine echte Anaphylaxie anzunehmen. Nach unserer Meinung darf nur dann von anaphylaktischer Reaktion gesprochen werden, wenn die Störung in ihrem Ablauf mit den Anaphylaxieversuchen beim Tier vergleichbar ist. Dies setzt voraus: Retransfusion mit demselben Blut, gewisses Intervall bis zur Retransfusion, sofort im Anschluß an die Überleitung des Blutes klinisch anaphylaktische Erscheinungen. Aus wissenschaftlichem Interesse sollten in allen diesen Fällen noch besondere serologische Untersuchungsmethoden herangezogen werden.

Zusammenfassend kann gesagt werden, daß unter den Sofortreaktionen, die unmittelbar im Anschluß an die Transfusion auftreten, der Hämolyseunfall bei völlig unpassender Blutgruppe am wichtigsten ist. Daneben gibt es Zwischenfälle, die unabhängig von der Blutgruppe auf Unverträglichkeit der beiden Blutarten beruhen. Glücklicherweise sind diese Zwischenfälle sehr selten und ausnahmslos kommen sie nur bei sehr schwer Kranken vor. Über den Mechanismus dieser Unverträglichkeit kann man sich nur unklare Vorstellungen machen. Sichere Beweise für die eine oder andere Erklärungsweise gibt es nicht.

2. Nachreaktionen.

Zu den Nachreaktionen gehören Temperatursteigerungen, Schüttelfrost, Exantheme, Kreislaufstörungen. Die Nachreaktionen treten im allgemeinen in den ersten 4 Stunden nach einer sonst störungsfreien Transfusion auf, selbst früher, 15—30 Minuten nach der Transfusion oder auch später, z. B. in der auf die Transfusion folgenden Nacht. Klinisch werden am häufigsten einfache Fieberreaktionen, ferner Fieber und Schüttelfrost beobachtet. Am wenigsten häufig werden Hautexantheme beschrieben. Als Begleitsymptome ergeben sich ab und zu Übelkeit und Erbrechen. Bei der Entfieberung wird hie und da starker Schweißausbruch beobachtet, der sich bis zum Kollaps steigern kann. Die Hauterscheinungen treten meist in Form von Urticaria auf, seltener als Pruritus, und noch weniger häufig werden flüchtige Erytheme (TZANCK) oder maserähnliche Exantheme (SVEJCAR und POLAK) beschrieben. Alle diese Erscheinungen verschwinden meist nach wenigen Stunden. TZANCK beobachtete hie und da ein anhaltendes Fieber. Er spricht dann von „grippe transfusionelle". Wegen des plötzlichen Einsetzens von kräftigen Nachreaktionen mit Schüttelfrost wurden diese Erscheinungen vielfach mit Schock bezeichnet.

Oft wird im Schrifttum der Ausdruck „Schock" für alle plötzlich einsetzenden Störungen oder Zwischenfälle nach Transfusionen verwendet. Deshalb bleibt es oft unklar, ob es sich bei dem beschriebenen Fall um einen Hämolysezwischenfall, um eine starke Nachreaktion oder um ein ungeklärtes Ereignis gehandelt hat. Überdies verführt die Bezeichnung „Schock" den Unkundigen zu ätiologischen Irrtümern, wenn wegen der schockartigen Erscheinungen eine anaphylaktische Störung angenommen wird. Die Nachreaktionen können in gleicher Form nach erstmaliger wie nach wiederholter Transfusion auftreten. Für den Kranken sind diese Nachreaktionen im allgemeinen ohne Gefahr, wobei natürlich gesagt sein muß, daß ein Schüttelfrost bei gewissen Kranken nicht unbedingt gleichgültig ist. Andernfalls können die Nachreaktionen oft eine auffallend günstige Reizwirkung des transfundierten Blutes auf den Organismus einleiten.

PYGOTT beschreibt eine tödliche akute Herzschwäche, die eine Stunde nach der Transfusion nach einem Schüttelfrost bei einer perniziösen Anämie aufgetreten ist. Über eine eigentümliche Störung, die der Transfusion zu Lasten gelegt werden muß, berichtet STRAUSS. Eine Kranke mit Sepsis im Ende der Gravidität bekam jedesmal nach Überleitung von 100 bis 150 ccm Blut Wehen, die bei Unterbrechung der Transfusion wieder aufhörten.

Über die Ursache dieser Nachreaktionen ist folgendes zu sagen: Allgemein wird heute angenommen, es handle sich dabei um *Proteinkörperwirkung*. Die Nachreaktionen haben aber nichts zu tun mit den Schäden, die im Anschluß an eine

Transfusion mit unpassender Blutgruppe auftreten. Deshalb spricht man vielleicht zweckmäßiger von bloßen Störungen im Gegensatz zu den wirklichen Zwischenfällen nach Transfusion mit unpassender Blutgruppe. Ein Empfänger, bei dem eine solche Nachreaktion auftritt, hat also eine Überempfindlichkeit gegen die körperfremden (nicht artfremden, wie oft zu lesen ist) Eiweiße des Spenders. Diese Überempfindlichkeit zeigt starke individuelle Schwankungen. So gibt es Empfänger, die gegen gewisse Spender immer wieder stärker reagieren als gegen andere. Die transfundierte Blutmenge hingegen scheint keine eindeutigen Schwankungen hervorzurufen. Die Nahrungsaufnahme des Spenders kurz vor der Transfusion scheint oft Nachreaktionen zu begünstigen (FANTUS und Mitarbeiter, TZANCK, JEANNENEY u. a.). Nach JEANNENEY soll neben den Verdauungsstoffen des Spenderblutes auch die Colibacillämie mitspielen. Aber andrerseits sah z. B. ÖHLECKER trotz häufiger Verwendung nicht-nüchterner Spender keine besonders auffälligen Nachreaktionen. ÖHLECKER findet es sogar zweckmäßig, daß die Spender kürzere Zeit vor der Transfusion etwas zu sich nehmen, besonders Flüssigkeit.

Ob bei einer Perniciosakranken, die JEANNENEY beschreibt, und die nach 40 ccm Blut eines Spenders in der Verdauungsphase einen schweren, tödlichen Schock bekam, der Zwischenfall wirklich mit der Nahrungsaufnahme zusammenhängt, scheint nicht bewiesen zu sein. LIENGME und MARTINET beobachteten eine urticarielle Nachreaktion bei einer Vegetarierin, die Blut von einem Spender, der eine kräftige Fleischmahlzeit eingenommen hatte, bekam.

An Hand eines größeren statistischen Materials fanden DE MONTIS und DELHAYE mehr Nachreaktionen bei Frauen und besonders bei Frauen des höheren Alters. — HERNANDEZ und BUNSTER dachten sogar an einen Zusammenhang mit dem Cholesterinspiegel, konnten dies aber bei einer Serienuntersuchung nicht bestätigen. — Oft wird angegeben, daß Zusätze wie Citrat, Kochsalzlösung, Zucker vermehrte Nachreaktionen zur Folge hätten. Früher schrieb man dies dem indirekten Verfahren ganz allein zu, und zwar in Anlehnung an die Beobachtung von Fieberreaktionen und Schüttelfrösten nach gewöhnlichen Salz- und Zuckerinfusionen. BERNHEIM, LEWISOHN, UNGER u. a. beobachteten beim Übergang von der Citratmethode zur direkten Transfusion beachtliche Rückgänge der Störungen. LEWISOHN hat durch ausgedehnte Vergleichsuntersuchungen zeigen können, daß die Zahl der posttransfusionellen Schüttelfröste durch peinlichste Apparatereinigung, durch sterile Vorbereitung der chemisch-reinen Lösungen und durch Verwendung mehrfach destillierten Wassers erheblich gesenkt wurde. Durch diese Vorkehren sollen die artfremden Proteine, die an den Nachreaktionen schuld sind, völlig entfernt werden. Den gleichen Standpunkt nehmen FANTUS, JENTZER, HESSE u. a. ein. Anhänger der Citratmethode sind von sog. Citratschäden nicht überzeugt. Sie finden jedenfalls in ihren Statistiken keine höhere Zahl von Nachreaktionen. Wenn auch heute im allgemeinen die Schadlosigkeit und Ungefährlichkeit des Citrates anerkannt wird, so gibt es immer noch Autoren, die an der Ansicht festhalten, Anwendung von Citrat führe zu einer höheren Zahl von Nachreaktionen (BÉCART u. a.). — SHERA berichtet von einer starken Nachreaktion nach Verwendung von stark gekühltem Citratblut. Körperwarmes Citratblut vom gleichen Spender wurde reaktionslos ertragen. — COKKALIS und DEDES vermuten auf Grund von 246 Beobachtungen, daß Menschen der O-Gruppe gegenüber Nachreaktionen mehr gefährdet seien als Menschen anderer Blutgruppen. — KUBANYI gibt an, extreme Unterschiede der Agglutinintiter könnten auch bei gruppengleichem Spender und Empfänger zu Störungen führen, besonders bei Erkrankungen der Blutbildungsorgane und bei Kranken mit starker Anämie. ŽMAKIN und Mitarbeiter, ebenso FILATOV und Mitarbeiter konnten die Auffassung KUBANYIS nicht bestätigen. Sie fanden keinerlei gesetzmäßige Beziehung zwischen der Titerhöhe des Empfängers und des Spenders und des Eintretens einer posttransfusionalen Reaktion. — FOURESTIER beobachtete häufiger Nachreaktionen, wenn die Senkung des transfundierten Blutes erhöht war. BENDA hat auf die besondere Unverträglichkeit des Blutes von Kranken hingewiesen.

Nach JEANNENEY soll ein Unterschied in der elektrischen Ladung des Spender- und Empfängerblutes beim Zustandekommen von Nachreaktionen bedeutungsvoll sein. Solche Unterschiede will JEANNENEY unter 50 „Schockfällen" 10mal beobachtet haben. Wurde bei den gleichen Empfängern Blut mit gleicher elektrischer Ladung übertragen, so blieben die Reaktionen aus. Die Annahme von JEANNENEY erscheint zweifelhaft.

Auch die Sensibilisierung des Empfängers durch wiederholte Transfusionen, ganz besonders gegen den gleichen Spender, wird für das gehäufte Auftreten von Nachreaktionen verantwortlich gemacht. Solche Beobachtungen betreffen vielfach Einzelfälle, die hinsichtlich Blutgruppenuntersuchung Zweifel übrig lassen. Die betreffenden Autoren warnen vor wiederholter Verwendung des gleichen Spenders. Einige geben eine Frist hinsichtlich Auftreten und Dauer der Sensibilisierung an. Während dieser Frist soll keine Retransfusion vorgenommen werden. Die für die Retransfusion gefährliche Zeit wurde von LINSER mit 6 bis 10 Tagen nach der ersten Transfusion angegeben. Diese Vorschrift wird im neueren Schrifttum gelegentlich besprochen. In den diskutierten Fällen hat sie sich aber fast nie bewährt. Die Befürchtung einer Sensibilisierung steht im Widerspruch zu den Erfahrungen maßgebender Autoren. So sind z. B. BECK und ÖHLECKER froh, einen Spender, der sich bewährt hat, zur Hand zu haben. Darin unterscheiden sich die Erfahrungen bei der Bluttransfusion von denen bei andern therapeutischen Eiweißapplikationen. BECK beschreibt einen Fall mit 18 Transfusionen, worunter 16 von demselben Spender. Alle Transfusionen verliefen reaktionslos. Störungen, die mit einer gewissen Sicherheit der Sensibilisierung im Verlaufe wiederholter Transfusionen zur Last gelegt werden können, sind sicher selten.

Der wichtigste Grund, der für die Schwankungen und für das Auftreten der Nachreaktionen verantwortlich ist, bleibt der Krankheitszustand des Empfängers. Es ist ja bekannt, daß bei den sog. internen Krankheiten Nachreaktionen häufiger sind als bei chirurgischen Leiden. Die Ansicht vieler Autoren geht dahin, daß Kachektische, Kranke mit schweren Infektionen, Blutkrankheiten, Milz- und Lebererkrankungen auf Bluttransfusionen viel leichter mit Reaktionen antworten als z. B. Kranke und Verletzte, bei denen es sich darum handelt, verlorenes Blut zu ersetzen. Empfindliche Kranke können schon auf ganz geringe Mengen übertragenen Blutes reagieren.

Im allgemeinen wird das Wesen dieser Nachreaktionen mit den Erscheinungen verglichen, wie sie nach jeder Serum- und Eiweißtherapie auftreten können. Wenigstens stellen sich hier die gleichen Probleme (TZANCK). Man spricht somit von idiosynkrasischen, allergischen und anaphylaktischen Reaktionen nach Bluttransfusionen. Im Einzelfalle ist es oft schwer zu sagen, zu welcher Gruppe die beobachteten Störungen gehören. Überdies werden diese Begriffe vielfach ungenau verwendet. Nicht selten führt dies zu Mißverständnissen, indem eine Nachreaktion, die auf die Grundkrankheit oder auf ein interkurrentes Ereignis zurückzuführen ist, der Transfusion zur Last gelegt wird. Bei der Anwendung der Begriffe Allergie und Anaphylaxie ist Vorsicht geboten. Diese Begriffe verbinden sich mit bestimmten pathogenetischen Vorstellungen, die bei den Nachreaktionen nach Bluttransfusionen nicht immer erfüllt sind. Auch weicht das klinische Bild und das Auftreten der Nachreaktionen von den Symptomen der anaphylaktischen Reaktionen meistens ab.

Was den Vergleich mit der Serumkrankheit anbelangt, so ist zu sagen, daß die typische Hautreaktion, das Serumexanthem, nach Bluttransfusion zur Ausnahme gehört. Überdies tritt das Serumexanthem nach einer Inkubationszeit auf, während sich die Nachreaktion innerhalb der nächsten Stunden nach einer Transfusion abspielt.

Aus dem Schrifttum seien einige Fälle von Nachreaktionen erwähnt, die auf dem Boden einer erworbenen Sensibilisierung entstanden sind.

Tzanck berichtet von einer Kranken, die gegen wiederholte Transfusionen von gruppengleichem A-Spenderblut zunehmend reagierte. Ein Spenderwechsel brachte zunächst zwei reaktionslose Transfusionen. Dann reagierte die Kranke auch auf dieses Blut immer stärker und ertrug schließlich keine Transfusion mehr.

Stahl berichtet von einem Perniciosakranken, der nach Blutübertragung von einem gesunden Asthmatiker nach einigen Stunden einen typischen Asthmaanfall bekam.

Liengme und Martinet beobachteten eine typische Serumreaktion bei 2 Kranken, die mit Tetanus- und Diphtherieserum vorbehandelt waren und Blut von ebenso vorbehandelten Spendern erhielten. Eine gleichartige Beobachtung wird von Balgairies, Driessens und Christiaens mitgeteilt. In diesem Falle bekam der Empfänger kurz vor der Transfusion Pferdeserum. Dem Spender wurde 10 Jahre vorher ebenfalls Pferdeserum eingespritzt, worauf er mit einer Serumreaktion geantwortet hatte.

Für die weitaus größte Zahl der Nachreaktionen gibt es keine bestimmtere Erklärung als die einfache Annahme einer *individuellen Überempfindlichkeit gegen die körperfremden Eiweißstoffe.* Diese Überempfindlichkeit hängt vor allem vom *Krankheitszustand des Empfängers* ab. — Tzanck spricht von „intolérance individuelle", die primär vorhanden ist oder erworben wird (individuelle Überempfindlichkeit). Das gleiche besagt auch der Ausdruck „intolérance sérique". Der Ausdruck „intolérance" hat schon oft zu Unklarheiten und Mißverständnissen geführt, da Tzanck sämtliche Zwischenfälle und Störungen, sogar die Hämolysezwischenfälle bei Gruppenverschiedenheit in diesen Begriff einschließt. Das gleiche gilt für den Ausdruck „incompatibilité sanguine", den man oft auch in der angelsächsischen Literatur als „incompatibility" oder in der italienischen als „incompatibilità" findet. — Bogomolec und seine Schule fassen die leichteste Fieberreaktion und auch den vollausgebildeten hämolytischen Schock unter dem gemeinsamen Gesichtspunkt der Kolloidklasie Widals auf. Bogomolec und seine Schule glaubten zeigen zu können, daß nach einer Transfusion außer im Blute auch im Gewebe selbst kolloidklastische Veränderungen auftreten. Diese Veränderungen sollen bei gruppengleichen Isotransfusionen ebensosehr in Erscheinung treten wie bei Heterotransfusion, ja sogar noch stärker. Die Autoren kommen zum Schluß, es gebe überhaupt keine ideale Blutverträglichkeit, keine „compatibilité parfaite". Ob die Kolloidklasie klinische Erscheinungen mache oder nicht, hänge von der individuellen Empfindlichkeit ab.

Da bekannt ist, in welchem Maße Nachreaktionen unter Umständen für einen Kranken eine Belastung bedeuten können, suchte man diese Nachreaktionen, besonders den Schüttelfrost, durch prophylaktische Maßnahmen zu verhindern. Dabei lag die Absicht in einer Desensibilisierung des Empfängers. Dazu empfehlen verschiedene Autoren Blutinjektionen mehrere Stunden vor der Transfusion (Hesse, Koral, Bunster und Schwartz, Pautrat und Mitarbeiter). Für diese Blutinjektionen wurde Eigenblut und Spenderblut intramuskulär und intravenös verwendet (Bunster und Schwartz, Koral). Diese Methode wurde z. T. von Autoren vorgeschlagen, die eine große Zahl von Nachreaktionen beobachteten (Koral 50%, Bunster und Schwartz 52%, Pautrat und Mitarbeiter 44%). Die Erfolge, die mit dieser Methode erzielt wurden, sollen zum Teil gut sein. Pautrat sah indessen keine Beeinflussung der Nachreaktionen durch die Blutinjektion. Es wurde auch versucht, die Nachreaktion durch medikamentöse Verabreichung vor der Transfusion zu beeinflussen. Pautrat und Mitarbeiter verabreichten Natriumthiosulfat, Magnesiumsalze, Sedativa. Doch wurden keine besonderen Erfolge beobachtet. Jeanneney und Ringenbach wenden bei allen gefährdeten Kranken systematisch Pantopon an, womit die Autoren gute Erfahrungen machen sollen. Gegen die Kollapsgefahren während des Schüttelfrostes wird gelegentlich prophylaktisch Adrenalin empfohlen. Eine Anzahl von Autoren rät zur Vermeidung von Nachreaktionen die langsame Transfusion an. JEANNENEY und RINGENBACH, TZANCK, STARLINGER rühmen in dieser Beziehung die Tropftransfusion, namentlich bei gefährdeten Empfängern.

Heute gibt es weder eine direkte, noch eine indirekte Probe, mit der die Eiweißverträglichkeit bei der Bluttransfusion geprüft werden könnte. Nach Angaben von BENDA soll die sog. Synautrophilie-Probe, verbunden mit der Prüfung der Senkungsgeschwindigkeit, gewisse Anhaltspunkte liefern. BENDA führt die Probe folgendermaßen aus:

Auf einen Objektträger je ein Tropfen Empfängerserum und Testserum von der gleichen Blutgruppe wie der Spender. Dann zu jedem dieser Tropfen je ein Tropfen Spenderblut. Zeigen die Spenderblutkörperchen im Empfängerserumtropfen mehr Tendenz, sich zusammenzulegen oder gar zusammenzuballen als im Testserumtropfen, dann ist die Probe positiv. Ein positiver Ausfall dieser Probe sei gleichzeitig mit starker Senkungserhöhung verbunden.

KUBANYI bestimmt bei allen Spendern den Agglutinintiter, wodurch auch bei der gruppengleichen Transfusion eine genaue Anpassung an den physikochemischen Charakter des Spender- und Empfängerblutes erzielt werden soll. Nach FUENTE-HITAR sollen hohe Senkungsgeschwindigkeit, Linksverschiebung mit degenerativen Veränderungen der Leukocyten und hohe Reticulocytenzahl die Proteinreaktion voraussehen lassen.

3. Kreislaufstörungen.

Sie sind selten. Die beschriebenen Fälle betreffen im allgemeinen akute Herzschwäche im Anschluß an eine Transfusion. Meist steht klinisch ein Lungenödem infolge Überlastung des rechten Herzens im Vordergrund. Es handelt sich fast immer um Schwerkranke oder um Kranke mit Herzfehlern. Gefährdet scheinen auch Kranke mit verkleinertem Kreislauf. Typische Fälle wurden von RÜDEL, PLUMMER und TZANCK beschrieben. Bei sorgfältiger Dosierung der Blutmengen, bei richtiger Anzeigestellung und Sorgfalt bei der Transfusionsgeschwindigkeit sind diese Störungen weitgehend zu vermeiden. Wertvolle Dienste leistet hier die genaue Pulskontrolle (DE MONTIS und DELHAYE, FOURESTIER) und die Beobachtung des Respirationsrhythmus (DE MONTIS und DELHAYE). Einige Autoren geben genaue Vorschriften über die Transfusionsgeschwindigkeit und die Transfusionsmengen. TH. NÄGELI rät, pro Sekunde nur 1 ccm zu geben. Nach YODYCE sollen in 12—15 Minuten nicht mehr als 100 ccm transfundiert werden. SVEJCAR berechnet die Blutmenge nach dem Körpergewicht und überträgt pro 1 kg Körpergewicht 25 ccm. Nach Untersuchungen von MURPHY, GRILL und CORRELL kann bei dekompensierten Herzfehlern schon eine verhältnismäßig geringe übertragene Flüssigkeitsmenge den Venendruck steigern und die Zirkulationszeit verlangsamen.

4. Späterscheinungen.

Oft werden Zwischenfälle und Störungen, die erst viele Stunden und Tage nach einer Bluttransfusion eintreten, unrichtigerweise auf die Transfusion zurückgeführt. Nach ÖHLECKER sind die einzigen Späterscheinungen, die auf die Transfusion zurückzuführen sind, die *Nierenstörungen durch Hämolyse*. Außer diesen Nierenschädigungen soll es nach TZANCK auch noch *anaphylaktische Nierenstörungen* geben, die gutartig sein sollen und sich nur in einer vorübergehenden Albuminurie äußern (néphrite d'intolerance, néphrite anaphylactique). Auch der „pseudo-rheumatisme transfusionnel" (TZANCK) gehört hierher. *Ikterus* kann unter Umständen auf eine Transfusion zurückgeführt werden, wenn eine vorausgegangene Hämolyse zu einer Leberschädigung geführt hat. Für alle andern, selten beschriebenen Späterscheinungen, die unabhängig von einem Hämolyseunfall auftreten, fehlen meist eindeutige Beweise eines Zusammenhanges mit der Transfusion. Das letztere betrifft namentlich *Hämorrhagien* in alle möglichen Gewebe (Chevallier und Benda, Tzanck, Introzzi), darunter besonders blutig-seröse Pleuraergüsse (Bürkle de la Camp) und Retinalblutungen (Schaly). Besondere Vorsicht in der Beurteilung als Transfusionsfolgen erfordern organische *Nervenstörungen*. Hinter einer motorischen Agitation und späteren Hemiplegie (Lhermitte, Mouzon und Susic) braucht nicht unbedingt eine Spätschädigung durch Bluttransfusion zu stehen. Das von Cain beschriebene quadriplegische Symptomenbild verwundert bei der bestehenden posttransfusionellen Urämie kaum. Über eine merkwürdige Späterscheinung berichten Schröter und Otto. Sie beobachteten bei mehreren Patienten nach 12—16 Tagen eine scharlachähnliche *Haut*abschilferung. Für die Beurteilung der Späterscheinungen muß die Möglichkeit von interkurrenten Ereignissen genau beachtet werden.

II. Störungen, Schäden und Gefahren der Transfusion mit konserviertem Blut.

Das Problem der Störungen, Schäden und Gefahren bei der Transfusion mit aufbewahrtem Blut ist um vieles komplizierter als beim Frischblut. Zu den Störungen und Schäden, die wir bei der Transfusion mit frischem Blut kennenlernten, kommen beim konservierten Blut noch die Störungen und Gefahren, die mit dem allmählichen Blutzerfall zusammenhängen, hinzu. Ihre genaue Umschreibung und Abgrenzung ist wichtig. Nur so ist es möglich, das Mehr an Gefahren, dem der Empfänger bei der Überleitung von konserviertem Blut ausgesetzt ist, richtig einzuschätzen. Von einer genauen Kenntnis der Gefahren hängt die Beurteilung der Gebrauchsfähigkeit des konservierten Blutes ab. So muß man z. B. die Gefahren der Eigenhämolyse des konservierten Blutes kennen, um zu wissen, bis zu welchem Hämolysegrad das konservierte Blut gebraucht werden darf. Die Kenntnis der Gefahren fördert ferner unser Bestreben, die Technik der Herstellung und Aufbewahrung zu verbessern, damit schließlich ein Minimum an Gefahr erreicht wird. — Die Transfusion mit konserviertem Blut ist ein junger Zweig der ärztlichen Behandlungsmethoden. In größerem Umfange wurde konserviertes Blut erst vor 6—8 Jahren in Rußland verwendet (mehrere tausend Transfusionen). Ein großes Ausmaß erreichte die Zahl der Transfusionen mit konserviertem Blut während des spanischen Bürgerkrieges (etwa 40000 Transfusionen). Heute liegen aus den letzten 2—3 Jahren aus verschiedenen Ländern zahlreiche Mitteilungen vor, die weniger als hundert, mehrere hundert und über tausend Transfusionen umfassen. Nach diesen Zahlen würde man vermuten, daß die Gefahren des konservierten Blutes für den Empfänger bis zu einem gewissen Grade abgeklärt wären. Wir müssen aber feststellen, daß diese Erwartung im bisherigen Schrifttum keineswegs erfüllt ist. Am besten sind wir über die einfachen Störungen und Nachreaktionen, deren Zahl und Art in zahlreichen Mitteilungen bearbeitet worden sind, unterrichtet. Sie stellen aber keine eigentliche *Gefahr* dar. Dagegen weiß man über die Gefahren, die dem Empfänger durch die zahlreichen physikalisch-chemischen und biologischen Veränderungen des konservierten Blutes drohen können, wenig Genaues. Wohl sind für die Praxis schon viele brauchbare Hinweise gewonnen; aber wissenschaftlich sind diese Probleme noch nicht gelöst.

Dafür scheinen uns verschiedene Gründe in Betracht zu kommen. Einmal wurde konserviertes Blut von vielen Autoren mit besonderer Vorsicht transfundiert. Dadurch konnten schwere Zwischenfälle von vornherein eingeschränkt werden. Andrerseits wurden ziemlich sicher zahlreiche Zwischenfälle gar nicht näher untersucht und mitgeteilt. Wir wissen beispielsweise aus persönlichen Mitteilungen, daß zu Beginn der Transfusionen mit konserviertem Blut im spanischen Bürgerkrieg zahlreiche tödliche Zwischenfälle auf die Transfusion zurückgeführt werden mußten. Leider sind aber gerade über die riesigen Erfahrungen aus dem spanischen Bürgerkriege nur sehr mangelhafte Angaben über Störungen, Schäden und Gefahren bei der Anwendung von konserviertem Blut zu finden. Zahlenmäßige Angaben haben wir überhaupt nicht gefunden. Oft fehlen bei der verhältnismäßig kleinen Zahl von Transfusionsunfällen, die mitgeteilt wurden, wichtige Untersuchungsangaben. Deshalb ist der Großteil dieser Mitteilungen für das Problem als solches schlecht verwertbar.

Wir möchten deshalb zeigen, wieweit die Gefahren des konservierten Blutes auf Grund des heute vorliegenden Materials abgeklärt sind. Weiter möchten wir klarlegen, nach welchen Gesichtspunkten Zwischenfälle und auffällige Störungen untersucht werden müssen, damit das Gefahrenproblem des konservierten Blutes zweckmäßig gefördert werden kann.

Es ist nicht leicht, eine Einteilung der Störungen, Schäden und Gefahren bei der Transfusion mit konserviertem Blut vorzunehmen. Für die Transfusion mit frischem Blut haben wir die zeitliche Einteilung nach Öhlecker gewählt: *Sofortreaktionen, Nachreaktionen, Spätreaktionen.* Diese Einteilung ist beim Frischblut zweckmäßig. Wenden wir sie aber für das konservierte Blut an, so gelingt uns dies vorläufig nur lückenhaft, da bei dem aufbewahrten Blut das *zeitliche* Auftreten gewisser Störungen und Schäden noch nicht genügend bekannt ist. Trotzdem halten wir für das konservierte Blut an der Öhleckerschen Einteilung fest. Denn nach unserem Dafürhalten bietet diese Einteilung die beste Möglichkeit, um die Störungen und Schäden bei der Transfusion von konserviertem Blut mit denen bei der Frischbluttransfusion zu vergleichen und davon abzugrenzen. Direkt vergleichbar sind die Zwischenfälle durch Gruppenfehler, die Nachreaktionen und die Späterscheinungen.

Es gibt nun aber bei der Transfusion mit konserviertem Blut noch Störungen und Zwischenfälle, die mit denen der Frischbluttransfusion nicht in jeder Hinsicht vergleichbar sind. Das sind die Störungen und Schäden, die von den *sekundären Veränderungen* des konservierten Blutes ausgehen. Gewiß können sich solche Störungen und Schäden klinisch teils als Nachreaktionen, teils als Späterscheinungen äußern. Ihre Ursache liegt aber in Veränderungen des konservierten Blutes, denen das frische Blut nicht unterworfen ist. Sie sind zum Teil noch so wenig abgeklärt, daß sie sich nur unsicher nach bestimmten Gesichtspunkten, sei es zeitlich oder ursächlich, einteilen lassen. Wir behandeln deshalb diese Störungen und Gefahren, soweit dies nötig ist, außerhalb der Einteilung von Öhlecker. Wir glauben ferner, daß damit am besten eine Grundlage geschaffen wird, die den Ausgang für eine weitere Abklärung des Gefahrenproblems beim konservierten Blut geben kann. In diesem Sinne äußert sich auch Öhlecker. Er sagt in der eben erschienenen Neuauflage seines Buches wörtlich:

„Hämolysevorgänge und andere Erscheinungen beim konservierten Blut müssen wir vorläufig noch ganz für sich betrachten und würdigen; denn sonst wird die Ungenauigkeit und die Verwirrung, die sonst schon auf dem Transfusionsgebiet herrscht, noch viel schlimmer.“

1. Die Störungen, Schäden und Gefahren des konservierten Blutes, vergleichbar mit den Störungen des Frischblutes.

a) Sofortreaktionen.

Die wichtigste Sofortreaktion ist der klassische Hämolyseunfall bei völlig unpassender Blutgruppe (Auflösung der Spenderblutkörperchen durch das Empfängerserum). Es ist anzunehmen, daß diese Unfälle auch beim aufbewahrten Blut vorkommen können, und daß sie in ihrem Verlauf denen des frischen Blutes entsprechen. Wir haben gesehen, daß die roten Blutkörperchen des konservierten Blutes (innerhalb seiner Gebrauchszeit) in bezug auf Agglutination und Hämolyse sich praktisch gleich verhalten wie die frischen Blutkörperchen. Voraussetzung ist, daß das Serum des Empfängers die entsprechenden gruppenspezifischen Antikörper enthält. Die Voraussetzungen für das Zustandekommen des klassischen Hämolyseunfalles infolge falscher Blutgruppe sind somit auch beim konservierten Blut gegeben. Mitteilungen über solche Unfälle finden sich allerdings im Schrifttum sehr selten.

So erwähnen z. B. DE GOWIN und HARDIN einen typischen Fall (siehe Einzelfall Nr. 47). Über einen weitern Todesfall berichtet DIGGS (Tabelle 24). JUDIN erlebte 2 tödliche Unfälle infolge falscher Blutgruppe bei der Transfusion von Leichenblut. BRUNNER berichtet über eine tödliche Niereninsuffizienz, die sich im Anschluß an eine Transfusion mit konserviertem Mischblut ereignete, das durch eine unpassende Blutgruppe verunreinigt war (siehe Einzelfall Nr. 54).

Wieweit andere mitgeteilte Zwischenfälle oder sog. „schwere Reaktionen" und Hämoglobinurien auf Gruppenfehler zurückzuführen sind, geht aus dem Schrifttum nicht hervor (vergleiche Tabelle 24 und Einzelfälle). Wir haben bei der Frischbluttransfusion gesehen, daß in seltenen Fällen noch andere Sofortreaktionen vorkommen können. Wir erwähnen die typische Anaphylaxie und die Unfälle, bei denen unabhängig von der Blutgruppe die Ursache wahrscheinlich in besonderen krankhaften Zuständen des Empfängers zu suchen ist. Anaphylaktische Störungen und Zwischenfälle, die sich mit Sicherheit deuten lassen, sind bei der Transfusion mit konserviertem Blut nicht beschrieben.

Wohl wird in Einzelfällen über Sofortreaktionen mit raschem tödlichem Verlauf bei angeblich passender Blutgruppe berichtet (s. S. 294 VLADOS und MEERSON). Diese Fälle sind aber wegen unvollständigen Angaben zur Besprechung nicht verwertbar. Es ist bei diesen Fällen einzig zu sagen, daß die Empfänger durchwegs Schwerkranke waren.

Es ist denkbar, daß ein Empfänger, der infolge seines Krankheitszustandes eine intensive Überempfindlichkeit gegen gruppengleiches Blut zeigt, gegen das mehr oder weniger stark veränderte konservierte Blut noch empfindlicher reagiert. Eine solche Auffassung ist aber keineswegs erwiesen. Es gibt ja Autoren, die dem aufbewahrten Blut bei gewissen Krankheiten geradezu eine bessere Verträglichkeit zuschreiben als dem Frischblut (VLADOS und Mitarbeiter).

b) Nachreaktionen.

Genau wie bei der Frischbluttransfusion wurden auch bei der Transfusion mit aufbewahrtem Blut die bekannten Nachreaktionen beobachtet: Temperatursteigerung, Schüttelfrost und Fieber, bloßes Frösteln, Urticaria, Reizungen des Magen-Darmkanals, Kopfschmerzen, flüchtige Erytheme (siehe Tabelle 24).

DE GOWIN und HARDIN beobachteten hier und da schon während der Transfusion auftretende angioneurotische Ödeme, die so stark waren, daß die Transfusion unterbrochen werden mußte. In keinem der Fälle konnte aus der Anamnese auf eine Sensibilisierung der Empfänger geschlossen werden, was auf die anaphylaktische Natur der Störung hingewiesen hätte.

Wie bei der Frischbluttransfusion schwanken die Angaben der verschiedenen Autoren in Bezug auf die Häufigkeit der Nachreaktionen stark. In den Anfängen der Transfusion mit aufbewahrtem Blut waren diese Reaktionen jedenfalls viel häufiger als heute. So berichten die Russen, die zuerst über ein größeres Erfahrungsgut verfügten, über hohe Prozentzahlen (KARAVANOV, VLADOS, ALVEROV, BAGDASAROV). Diese Zahlen sind viel größer als die bei Frischbluttransfusionen. Nach ABRAMSON (1934) traten beim aufbewahrten Blut fast immer Reaktionen auf, die zudem viel heftiger waren als bei der Transfusion mit frischem Blut.

Duran Jorda beobachtete bei der Transfusion mit konserviertem Blut einen höheren Prozentsatz von Schüttelfrösten als bei der Transfusion mit frischem Blut, gleichgültig, ob diese letzte direkt oder indirekt erfolgte. Redigor erwähnt aus dem spanischen Bürgerkrieg, daß alle Patienten, die konserviertes Blut erhalten haben, mehr oder weniger starke Nachreaktionen wie Schüttelfrost, Temperatursteigerung, Schweißausbruch usw. zeigten. In den späteren Veröffentlichungen gehen aber diese Prozentzahlen ganz allgemein stark zurück. Einzelne Autoren konnten diesen Rückgang sogar an ihrem eigenen Erfahrungsmaterial erleben (Diggs und Keith, Corelli, Bagdasarov, wir selbst). Aus den Mitteilungen der 3 letzten Jahre ist zu entnehmen, daß nun schon recht viele Autoren Prozentzahlen angeben, die kaum oder nur wenig höher sind als die entsprechenden Angaben für die Transfusion mit frischem Blut. Mehrere Autoren drücken sich sogar dahingehend aus, daß die Nachreaktionen bei der Transfusion mit aufbewahrtem Blut zahlenmäßig denen bei der Frischbluttransfusion völlig entsprechen (Tzanck, Sureau und De Montis, De Gowin und Hardin, Balaguer, Sammartino und Aguiar, Balachovskij und Ginzburg). — Nach andern Autoren nähern sich die Prozentzahlen denen bei der Frischbluttransfusion (Žmakin, Bagdasarov, Corelli, wir). — Brewer und Mitarbeiter glauben auf Grund eines Vergleiches zwischen frischem und konserviertem Blut, daß die Zahl der Schüttelfröste gleich häufig ist. Nur milde Reaktionen ohne Temperatursteigerungen „wären beim aufbewahrten Blut noch häufiger". — Nach den bisherigen Erfahrungen der Universitätsklinik Zürich sind die Nebenerscheinungen bei konserviertem Blut die gleichen wie bei frischem Blut und scheinen nicht häufiger vorzukommen (W. Brunner). — Vlados und Mitarbeiter sind sogar der Ansicht, daß mit Moskauer Lösung konserviertes Blut weniger Reaktionen hervorgerufen habe als frisches Citratblut. Ähnlich äußert sich auch Belenkij. Auch aus der Mayo-Klinik wird berichtet, daß gekühltes und eine kurze Zeitlang aufbewahrtes Blut weniger Reaktionen mache als Frischblut. — Nur bei einem kleinen Teil der Autoren liegt die Häufigkeit der Nachreaktionen noch immer deutlich höher, als den heute gewohnten Erfahrungen bei der Frischbluttransfusion entspricht (Leedham-Green, Fox, Halbrecht, Jeanneney, Sammartino und Aguiar, Filatov). Aber auch bei diesen Autoren sind die Nachreaktionen nicht so häufig wie in der Anfangsperiode der Transfusion mit konserviertem Blut. — *Allgemein halten wir die Annahme für richtig, daß bei der Transfusion mit konserviertem Blut innerhalb gewisser Schwankungen doch mit einer höheren Zahl von Nachreaktionen zu rechnen ist als bei der Transfusion mit frischem Blut.*

Wir haben die verschiedenen Ansichten, die sich über die Ursachen der Nachreaktionen bei der Frischbluttransfusion äußern, kurz besprochen. Die wichtigsten dieser Ursachen werden im Schrifttum auch beim aufbewahrten Blut besprochen.

Strengste Einhaltung der Aseptik, sorgfältigste Reinigung der Apparate, Verwendung chemisch-reiner Lösungen zur Gerinnungshemmung und Stabilisierung sind für die Herstellung von konserviertem Blut sicher ebenso wichtig wie für die Bereitstellung von Citratblut (Bagdasarov, Fantus, Voženilek, Balachovskij und Ginzburg, Vlados und Mitarbeiter, De Gowin und Hardin). Die Gründe haben wir schon bei den Nachreaktionen der Frischbluttransfusion besprochen. Dort wurden als fiebererregende Stoffe neben Bakterien vor allem Proteinkörperverunreinigungen beschuldigt. Beim konservierten Blut muß besonders die bakterielle Verunreinigung berücksichtigt werden. Wenn die Aufbewahrungstemperatur des Blutes nicht dauernd tief gehalten werden kann, so vermehren sich die Keime rasch. Infiziertes Blut kann zu kräftigen Nachreaktionen führen (eigene Beobachtungen, Saxton) und ist u. U. sogar gefährlich (Co-Tui, Schrift und Ruggiers).

Tabelle 24. Übersicht über die Nachreaktionen nach Transfusion von konserviertem Blut.

Autor	Jahrg.	Anzahl Trf.	Alter des kons. Bluts in Tagen	Konservierungs-methode oder Stabilisator	Nr. der Stabilisatortabelle	Besonderheiten des Blutes	Nachreaktionen				
							Schüttelfrost	Temperatursteigerung	Urticaria	Andere Symptome	Zwischenfälle
ROBERTSON	1918	22	10—14 (26)	Blutkörperchenaufschwemmung	37		1	0	0	0	0
NÜRNBERGER . . .	1922	mehrere	max. 4 Wo.	Citratblut mit O_2-Sättigung	12		mehrere Transfusionen ohne jede Störung				
JULLIEN-VIÉROZ . .	1934	47	2—18	Citratblut	8		4	0	0	generalisiert. Kribbeln	
VLADOS	1934	492	14—16	Moskau	57		schwere Reaktionen 28,2% mittlere „ 28,2% leichte „ 24,4% keine „ 19,2%				
KIGUCHI	1935	48	25	Citratblut					15%		
KARAVANOV . . .	1935	102	5—7	Citratblut	55		starke Reaktionen 26% mittlere „ 25% leichte „ 16,4%				
ALVEROV	1935	53 23 12	1—5 6—10 11—15	Leichenblut			schwere u. mittlere Reaktionen 64,1% 60,9% 66,6%			leichte Reakt.	5,8% 8,5% 16,5%
CVETKOV	1935	73		Moskau Citrat	57		leichte Reaktionen 12 stärkere „ 2 stürmische „ 2				
GUSEV	1935	131					schwache Reaktionen 47,5% mittelstarke „ 28,5% starke „ 9,5%				
TOROSSJAN und TOCHIGAN . . .	1935	22		Citratblut			fast in allen Fällen ausgesprochen				
VOŽENILEK	1937	18		Citratblut			2	0	0	0	0

Sammartino und Aguiar	1937	295	1 St. bis 30 Tage 31—62	Citrat Dextrose-Citrat	15 38	keine sichtbare Hämol. hämolysiertes Blut	10 % } mit abnehmender Häufigkeit: Schüttelfrost, Fieber, Kopfweh, Lendenschmerz, selten Schweiß u. Erbrechen 20 %				
Bagdasarov	1937	2074 2790 1481	bis 2 Wo.	Moskau 6 % Citrat Leningrad Dextrose-Citrat	57 56		62 % für Moskauer u. Dextrose-Citratblut 65 % für Citratblut 89 % für Leningrader Blut				
Lundy, Tuohy u. Adams	1937	149	1—12				12,8 %			0	0
Hustin u. Dumond	1937	über 100	20—25	Citrat	5		keine Zwischenfälle				
Corelli	1938	200		Novotrans	47		10 % (etwas häufiger als bei Frischblut)				
Wilson u. Jamieson	1938	14	4—33	Citrat		Blut v. Zimmerwärme Blut v. Körperwärme	0 0	0 2	0 0	0 0	0 0
Corelli	1939	450	1– 6 40 % 7–13 33 % 14–21 14 % 22–62 13 %	Novotrans	47			37,5°–38,5°: 6,5 % über 38,5°: 1,5 %		0	0
Boland, Craig u. Jacobs	1939	38	2—6 Wo.	teils Placentarbl.			2		1		1 schwerer
Cameron u. Ferguson	1939	1000					7,4 % Komplikationen				
Holubec	1939	63 unter 73 Bluttransfusionen					4 Nachreaktionen				
Elliott, Mc Farlane u. Vaughan	1939	50	6—15 (33)	Moskau	57		4	4		1 leichter Ikterus	
Biddle u. Langley	1939	150	1—14	Citrat	1		schwere u. mittlere Reaktionen 5 % leichte „ 10 %				

Autor	Jahrg.	Anzahl Trf.	Alter des kons. Bluts in Tagen	Konservierungsmethode oder Stabilisator	Nr. der Stabilisatortabelle	Besonderheiten des Blutes	Nachreaktionen				
							Schüttelfrost	Temperatursteigerung	Urticaria	Andere Symptome	Zwischenfälle
Filatov	1939	1103 Liter in 4583 Portionen	bis 2 Wo.				17% „accidents et incidents"				
Hamilton-Paterson	1939	21	3—33	Dextrose-Citrat	33		gelegentlich			0	0
R. Fischer	1939	180	(5) 10—21 (32)	Sangostat	61		1	6			
Leedham-Green	1939	60	mittel 5,5 max. 28	Citrat	9		1 schwer 6 leicht	1	0	0	0
De Gowin, Harris und Plass	1939	25		Dextrose-Citrat	30		ohne Störungen				
Balaguer	1939	150	bis 30	Placentarblut			keine besonderen Nebenerscheinungen				
Halbrecht	1939	220	frisch u. bis 15	Placentarblut			11	12			
Belk, Henry u. Rosenstein	1939	400	bis 16	Citratblut			10% Fieber, Schüttelfrost, Urticaria, leichter Ikterus oder Hb-urie oder beides 7 Fälle. 3 echte hämolytische Reaktionen				
Diggs 1. Wirkungsjahr der Blutbank 2. Wirkungsjahr	1938 1939	1415 2140	bis 11			Kaltblut Warmblut		6,7% 8,1% 8,2% 7,9%			5 Todesfälle (1 infolge Blutgruppenfehler)
Jeanneney	1940			Citrat	6		20%				
Corelli	1940	üb. 1000	1– 6 47% 7–13 35% 14–21 10% 22–62 8%	Novotrans	47			8%	einige Fälle	0	0

De Gowin und Hardin	1940	1647	1–16 (38)	Citratblut	3		allein 0,7% m. Fieber 1,4%		0,9%	1 Erbrechen 3 hämolyt. Reakt. d. aqua dest.	
		776 (darunter 295 Frischbluttrf.)	1–10	Dextrose-Citrat	30		allein 0,9% m. Fieber 2,3%		1,2%	3 Dyspnoe ohne Hb-urie 2 epigastrische Schmerzen ohne Hb-urie 1 Ikterus 2 Todesfälle (Gruppenfehler, Kreislaufüberlastung)	
Edwards u. Davie	1940	1364	bis 10	Citratblut	17		3%	5%			5 Todesfälle während Trf. bei moribunden Pat.
Brewer, Maizels, Oliver und Vaughan	1940	95	10—40	Dextrose-Citrat	44		wie bei Frischblut	öfter als bei Frischblut			
De Gowin u. Hardin	1940	568		Dextrose-Citrat	30	Kaltblut	5,4%		1,4%	2 Hb-urie	

Bagdasarov erblickt auf Grund seiner eigenen Erfahrungen in der verbesserten Technik einen der Hauptgründe für den Rückgang der Nachreaktionen. Unsere eigenen Erfahrungen mit dem selbsthergestellten Konservenblut und vor allem mit Blut, das anderswo konserviert wurde, können dies nur bestätigen. Wir glauben, daß der allgemein beobachtete Rückgang der Nachreaktionen überhaupt zum Teil darauf beruht. Natürlich wird auch die wachsende persönliche Übung in allen Handhabungen mit konserviertem Blut eine Rolle spielen (Diggs und Keith).

Die Frage der nüchternen Spender wird beim konservierten Blut auch besprochen. So fordert eine Reihe von Autoren, wenn immer möglich, nüchterne Spender zu nehmen (Corelli, Fantus, Bandeira de Mello, Fischer, Jullien-Viéroz, Jeanneney, Schilling, De Gowin und Hardin, Diskussionszusammenfassung am Kongreß für Bluttransfusion in Paris 1937). Corelli läßt auch die Empfänger nüchtern. Auch wenn die Spender nicht viel zu sich genommen hatten, z. B. Milchkaffee, Butter und Brot, so zeigte sich bei uns häufig ein milchig-weißlicher Fettstoffspiegel auf dem Plasma. Wir transfundierten einige Male Blut dieser Art, beobachteten aber bei keinem Empfänger eine Nachreaktion. Das mag ein Zufall sein. Theoretisch kann den Nahrungsfettstoffen für die Entstehung von Nachreaktionen eine gewisse Bedeutung zukommen. Vielleicht trifft ein solches Blut einmal auf einen besonders empfindlichen Empfänger, vielleicht können autolytische Abbaustoffe etwas ausmachen. Im übrigen finden sich im Blute nichtnüchterner Spender noch andere Nahrungsbestandteile, die unter Umständen Nachreaktionen bei empfindlichen Empfängern auslösen können. Mit den erwähnten Autoren glauben wir, daß die Verwendung nüchterner Spender gerade für das konservierte Blut nicht gleichgültig ist. Denn man soll vom konservierten Blut in erster Linie diejenigen Veränderungen fernhalten, die vermieden werden können. Die Veränderungen, die vom allmählichen Blutzerfall ausgehen, können wir ja nur bis zu einem gewissen Grade aufschieben, aber nicht aufhalten, und diese Veränderungen allein sind schon bedeutungsvoll genug.

Die von JEANNENEY wiederholt hervorgehobene Colibacillose, von der Spenderblut, das in der Verdauungsphase entnommen wird, begleitet sein soll, wird von R. FISCHER und BANDEIRA DE MELLO auch beim konservierten Blut als Ursache von Nachreaktionen angesehen. Die Richtigkeit dieser Theorie scheint uns nicht festzustehen. Die Frage des Übertrittes der Colibacillen während der Verdauung ist höchst zweifelhaft. Nach persönlichen Erkundigungen ist ein solcher Übertritt dem Physiologen nicht bekannt. Wir hören vom Bakteriologen, daß sich gelegentlich Colibacillen im normalen Blutserum nachweisen lassen. Es ist aber nicht gesagt, ob dies mit der von JEANNENEY für das Spenderblut ausgesprochenen Theorie übereinstimmt. Wenn auch ein gewisser Übertritt von Colibacillen tatsächlich stattfinden würde, könnte es sich doch wohl nur um Mengen innerhalb physiologischer Grenzen handeln, die auf den Empfänger kaum einen wesentlichen Einfluß haben könnten. Die andere Frage ist die, ob sich bei ungeeigneter Aufbewahrung des konservierten Blutes die Colibacillen vermehren. Die ganze Frage ist aber unsicher und übersteigt bis heute praktisch kaum die Bedeutung einer Hypothese. Experimentelle Untersuchungen fehlen. Auch JEANNENEY berichtet über keine experimentellen Erfahrungen.

Bei der Frischbluttransfusion gelten allgemein unspezifische Proteinkörperwirkungen und die schwankende Empfindlichkeit des Empfängers als die Grundursache für das Zustandekommen von Nachreaktionen. Soweit man die Natur der Nachreaktionen beim konservierten Blut mit der der Frischbluttransfusion vergleichen kann, spielen diese Ursachen auch bei der Transfusion mit konserviertem Blut eine besondere Rolle.

Über die Abhängigkeit der Nachreaktionen vom Krankheitszustand des Empfängers drücken sich BALACHOVSKIJ und GINZBURG aus. Sie fanden bei der Anwendung von konserviertem Blut keine häufigeren Nachreaktionen als bei der Transfusion mit frischem Blut, wenn es sich um Empfänger handelte, die infolge eines Unfalles Blut verloren hatten, sonst aber gesund waren. Dagegen reagierten Blutkranke viel lebhafter.

Gelegentlich werden Unterschiede in der Häufigkeit von Nachreaktionen den verschiedenen Konservierungsmethoden zugeschrieben. So berichten FILATOV und DOEPP, sie hätten bei der Übertragung von reinem, wenig verdünntem Citratblut am wenigsten Nachreaktionen erlebt, während DE GOWIN und HARDIN reinem Citratblut etwas mehr Nachreaktionen zuschreiben als zuckerhaltigem Blut.

Es ist nun noch die Frage zu beantworten, welche Rolle alle die physikalisch-chemischen und biologischen Veränderungen des konservierten Blutes beim Zustandekommen von Nachreaktionen spielen, also Veränderungen, die *nur* beim konservierten Blut vorkommen. Diese Frage ist heute noch nicht zu entscheiden, da sich die bisherigen Erfahrungen und Ansichten widersprechen. Auch im Schrifttum ist über diese besondere Frage wenig zu finden. EDWARDS und DAVIE führten die beobachteten Schüttelfröste auf altes Blut zurück. SAMMARTINO und AGUIAR wollen nach Transfusion von über 30 Tage altem Blut mehr Nachreaktionen beobachtet haben als bei jüngerem Blut, das auf die gleiche Art konserviert worden war. In ähnlicher Weise stellten DIGGS und KEITH mit ihrer Konservierungsmethode schon bei über 11 Tage altem Blut mehr Nachreaktionen fest. Im Gegensatz dazu empfehlen VLADOS und Mitarbeiter die Anwendung von konserviertem Blut für Krankheitszustände, bei denen klinische Reaktionen sonst besonders häufig auftreten, also bei Blutkrankheiten, bei allergischen Zuständen, exsudativer Diathese, Leber- und Nierenleiden. Diese Autoren glauben ferner, Blut, das eine längere Konservierungsdauer aufweise, verursache weniger Reaktionen.

Sie berichten z. B. über einen Fall von perniziöser Anämie, der in präkomatösem Zustande nach Transfusionen von konserviertem Blut gar keine Reaktionen zeigte und bei welchem der Effekt der Transfusionen sehr gut war.

Zwischen diesen weit auseinanderliegenden, gegenteiligen Auffassungen finden sich eine Reihe von Mitteilungen, die keinen Unterschied in der Häufigkeit von Nachreaktionen bei der Transfusion mit weniger lang und länger aufbewahrtem Blut finden. De Gowin und Hardin verglichen die Nachreaktionen nach Transfusionen mit Blut, das kürzere oder längere Zeit aufbewahrt war. Sie fanden keinen Unterschied in der Häufigkeit des Auftretens der Nachreaktionen. In gleichem Sinne äußern sich Elliott und Mitarbeiter. Eljaševič und Kazakov betonen, die Reaktionen der Empfänger seien weder quantitativ noch qualitativ von der Konservierungsdauer des Blutes abhängig. Auch nach Vlados und Mitarbeitern besteht kein deutlicher Zusammenhang zwischen Nachreaktionen und Konservierungsdauer.

Zu diesen sich widersprechenden Auffassungen ist noch das Folgende zu sagen: Hält man an der Ansicht fest, daß das konservierte Blut selbst bei bester Technik mehr Nachreaktionen verursache als das frische Blut, so sind diese Ursachen der häufigeren Reaktionen fast zwangsläufig in den sekundären Veränderungen des konservierten Blutes zu suchen. Für diese Auffassung spricht noch eine allgemeine Beobachtung. Heute wird allgemein versucht, die Aufbewahrungszeit, innerhalb welcher das konservierte Blut gebraucht werden soll, im Interesse eines Rückganges von Störungen und Schäden zu verkürzen. Es darf daher vermutet werden, die allgemeine Verwendung von jüngerem Blut verursache nicht nur den Rückgang eigentlicher Komplikationen, sondern sei auch am Rückgang der harmlosen Nachreaktionen beteiligt. Wir selbst teilen nach unseren Erfahrungen diese Auffassung.

Im Zusammenhang mit den Nachreaktionen sei der folgende Fall erwähnt: Eine unserer Kranken, eine Rekonvaleszentin nach Cholecystektomie, ertrug mehrere Transfusionen mit frischem Citratblut ohne Reaktionen. Anläßlich einer persönlichen Demonstration von Duran Jorda in Winterthur erhielt die Patientin 250 ccm Blut, das etwa 12—15 Tage vorher in Spanien nach der Methode von Duran Jorda konserviert worden war. Die Transfusion verlief reaktionslos. Dann trat aber eine Stunde später ein sehr kräftiger Schüttelfrost mit hohem Fieber auf. Andere Störungen, Hämoglobinurie oder gar eine Nierenstörung, wurden nicht beobachtet. Die Ampulle, die verwendet worden war, ließ sich nicht beurteilen, da sie vorher umgeschwenkt worden war. Von der Kranken wurde die erfolgte Nachreaktion sehr günstig aufgenommen. Sie äußerte sich jedenfalls über die Wirkung des „heißen spanischen“ Blutes in lobenden Worten. Eine spätere Transfusion mit frischem Citratblut verlief wiederum ohne Reaktion.

Noch etwas ist hier zu erwähnen. Beim Zustandekommen von Nachreaktionen nach Transfusion mit konserviertem Blut ist theoretisch nicht nur an Proteinkörperwirkung zu denken. Im konservierten Blut verändern sich auch die einfacheren organischen und anorganischen Stoffe des Blutes. Einige dieser Stoffe werden gelegentlich mit Transfusionsstörungen in Beziehung gebracht, so z. B. das Kalium. Wieweit auch immer die sekundären Veränderungen des konservierten Blutes die Nachreaktion beeinflussen, so glauben wir, daß in jedem Falle, handle es sich um Proteinkörperwirkungen oder um die Wirkung einfacherer chemischer Stoffe, der Schwerpunkt in der individuellen Empfindlichkeit gegen diese Stoffe liegt.

c) Späterscheinungen.

Schon früher wurde besprochen, daß die einzigen Späterscheinungen, die sicher auf die Transfusion zurückgeführt werden können, Erscheinungen von Nieren- und Leberschädigungen sind. Diese beiden sind in der Regel Folgen eines Hämolyseunfalles. In bezug auf die Gefahr der Hämolyse besteht zwischen der Transfusion mit frischem Blut und mit konserviertem Blut ein großer Unterschied. Bei der Frischbluttransfusion ist die Hämolyse praktisch einzig und allein die Folge einer gruppenspezifischen Reaktion unpassenden Blutes. Die Gefahr von Hämolyse außerhalb einer solchen Reaktion kommt ausnahmsweise nur bei besonderen Krankheitszuständen vor. Die Gefahr, daß bereits hämolysiertes Blut transfundiert wird, ist praktisch ganz ausgeschlossen, wenn nicht grobtechnische Fehler (Schütteln, Übererwärmen) vorliegen.

Beim konservierten Blut hingegen spielt die Gefahr der Transfusion bereits hämolysierten Blutes eine ganz besonders wichtige Rolle. Die Hämolyse ist die wichtigste sekundäre Veränderung des konservierten Blutes und besonders dadurch gekennzeichnet, daß sie unabhängig von einer gruppenspezifischen Reaktion eintritt. Bei der Transfusion mit konserviertem Blut wird Blut transfundiert, das schon hämolysiert ist, während beim eigentlichen Hämolyseunfall infolge unpassender Blutgruppe die Hämolyse im Organismus des Empfängers erst entsteht. Es sei hier nur auf diesen Unterschied hingewiesen. Wieweit die Transfusion von bereits hämolysiertem Blut zu klinischen Späterscheinungen führt, wird weiter unten besprochen. Über eine fragwürdige Späterscheinung nach Transfusion von konserviertem Blut berichtet JULLIEN-VIÉROZ.

Es handelte sich um einen Kranken mit Magenkrebs, der 200 ccm 4 Tage lang aufbewahrtes Blut reaktionslos ertragen hatte. 2 Tage später zeigte der Kranke eine Hemiparese mit Aphasie. JULLIEN-VIÉROZ dachte an Embolie durch ein kleines Gerinnsel. Wenn er diesem Gedanken auch nicht mehr als hypothetische Bedeutung zumaß, so war die beobachtete Späterscheinung doch dafür maßgebend, daß der Autor fernhin für die Notwendigkeit der Filtration des Blutes eintrat.

2. Die Störungen, Schäden und Gefahren des konservierten Blutes infolge seiner biologischen Veränderungen.

Zur Hauptsache gehen die biochemischen Veränderungen des konservierten Blutes von den zelligen Elementen aus (Stoffwechsel, Permeabilität). Dadurch tritt im Plasma eine Reihe von Stoffen auf, die im natürlichen Blut nicht vorhanden oder wenigstens nicht vermehrt sind. Weiter machen die frei gewordenen Stoffe selbst wieder Veränderungen durch, z. B. die Umwandlung des gelösten Hämoglobins zu Methämoglobin. Die Veränderungen, die nicht von den zelligen Elementen, sondern vom Plasma selber ausgehen, sind anscheinend gering, z. B. die Veränderungen der Plasmaeiweiße.

Es stellt sich nun die Frage, welche biologischen Veränderungen zu besonderen Störungen und Gefahren nach der Transfusion von konserviertem Blut führen. Auf Grund unserer heutigen Kenntnisse läßt sich diese Frage noch keineswegs abschließend beantworten. Man kann vorläufig nur soviel sagen, daß die Hauptgefahr im steril aufbewahrten Blut anscheinend von der Hämolyse, d. h. von den Stoffen, die bei der Trennung des Blutfarbstoffes vom Stroma frei werden, ausgeht. Die Gefahr der Hämolyse muß in diesem Sinne verstanden werden. Es wäre falsch, die Gefahr nur allein im ausgetretenen Blutfarbstoff zu erblicken.

Praktisch ist es weniger wichtig, zu wissen, welche biologischen Veränderungen nur zu Störungen leichterer Art, also zu harmlosen Nachreaktionen führen. Viel wichtiger ist die Frage, wieweit die biologischen Veränderungen eine eigentliche Gefahr für den Empfänger darstellen, diesen also schädigen.

Zur Untersuchung dieser Frage können verschiedene Mittel herangezogen werden, statistische Zusammenstellungen, genaue Untersuchung von Einzelbeobachtungen am Mensch, tierexperimentelle und klinisch-experimentelle Untersuchungen.

Die *Statistik* umfaßt den zahlenmäßigen Vergleich der Störungen und Schäden bei konserviertem Blut mit denen beim Frischblut, ferner den Vergleich zwischen dem Verhalten von längerer und weniger langer Dauer der Blutkonservierung. Der Wert der Statistik liegt besonders darin, daß sie Aufschluß über die Nachreaktionen gibt.

Eine brauchbare Statistik muß vor allem trennen zwischen gefahrlosen Nachreaktionen und Erscheinungen, die wirklich auf eine Gefahr der Transfusion mit konserviertem Blut hindeuten. So sollte z. B. das Symptom Lendenschmerz nicht in einem Atemzug mit Schüttelfrost und Fieber genannt werden. Lendenschmerz deutet nicht auf eine harmlose Nachreaktion hin, sondern auf einen Hämolyseunfall. Eine Einteilung in leichte, mittlere und schwere Reaktionen (siehe Tab. 24) besagt nicht viel und kann zu Irrtümern führen. RIDDELL z. B. versteht unter schweren Reaktionen solche, die mit einem Hämolyseunfall zusammenhängen. Er zitiert z. B. die Nachreaktionen von ELLIOTT und Mitarbeiter folgendermaßen: 8% mittelschwere und schwere Reaktionen, 8% leichte Reaktionen (vergl. Tab. 24). Beim Lesen dieser Zusammenstellung kommt man zur Ansicht, unter den schweren Reaktionen seien auch Hämolyseunfälle zu suchen. Beim Überprüfen der Arbeit von ELLIOTT und Mitarbeiter zeigt sich aber, daß diese Autoren kein einziges Symptom gefunden haben, das auf eine ernsthafte Störung schließen ließe. Auch eine Angabe wie „17% d'accidents et incidents" verfehlt den Zweck einer Statistik (siehe Tab. 24). Als Beispiel einer guten statistischen Arbeit möchten wir diejenige von DE GOWIN und HARDIN erwähnen.

Die Bedeutung von *Einzelbeobachtungen* erstreckt sich besonders auf die möglichst erschöpfende Untersuchung einzelner Zwischenfälle, die nach Transfusion von konserviertem Blut beobachtet werden.

Besondere Aufmerksamkeit erfordern die schweren Zwischenfälle, die auf eine Transfusion mit konserviertem Blut zurückzuführen sind. Es muß untersucht werden, welche Rolle hier der Krankheitszustand des Empfängers spielt, klinische Äußerung und Art der Schädigung müssen verfolgt werden. Darum ist eine genaue Untersuchung der Fälle notwendig. Aus den im Schrifttum mitgeteilten Einzelfällen läßt sich leider für die Lösung der gestellten Probleme meist nur ein schlechter Gewinn ziehen. Der Grund dafür liegt in ungenügender Untersuchung oder in ungenügender Mitteilung vielleicht erfolgter Untersuchungen. So fehlen vielfach Angaben über Blutgruppe und über ihre Nachkontrolle. Es fehlen mit wenigen Ausnahmen Angaben über den Hämolysegrad des transfundierten Blutes. Auch makroskopische Angaben fehlen oft. Selbst bei zahlenmäßigen Angaben ist häufig nicht ersichtlich, ob die Hämoglobinmessung das Gesamtblut oder bloß das überstehende Plasma vor dem Umschwenken des Blutes betrifft. Es fehlen ferner oft Angaben über das Alter des konservierten Blutes. Meistens finden sich keine Angaben über den klinischen Verlauf des Zwischenfalles, und es wird nicht mitgeteilt, ob besondere Erscheinungen für einen klassischen Hämolyseunfall sprechen. Auch das zeitliche Auftreten der Erscheinungen ist wichtig. Vor allem sollte auch immer angegeben sein, welcher Art die nachteilige Wirkung für den Kranken war. Bei Todesfällen müßte nach Möglichkeit die Mitbeteiligung des Krankheitszustandes besprochen werden.

Auf die *tierexperimentellen* und *klinisch-experimentellen Untersuchungen* treten wir später ein, ebenso auf die Erfahrungen bei der Transfusion von konserviertem Plasma und Serum, die für die Frage, welche Gefahren das konservierte Blut bietet, herangezogen werden können. Bevor wir im einzelnen darauf eintreten, folgt eine Zusammenstellung der bisher bekannten ernsthaften Störungen oder Zwischenfälle, die im Schrifttum aufzufinden waren.

a) Einzelbeobachtungen über Zwischenfälle.

1. OPITZ (1925) erlebte bei einer Kindertransfusion mit 250 Stunden altem Citratblut Hämolyse. Dasselbe Blut mehrmals jünger transfundiert, machte keine Erscheinungen. Nähere Angaben fehlen. OPITZ führt die beobachtete Komplikation auf das Alter bzw. auf die Eigenhämolyse des Blutes zurück.

2.—4. KARAVANOV (1933) berichtet an der 1. Konferenz für Bluttransfusion in Leningrad über 3 schwere Zwischenfälle bei Transfusion mit konserviertem Blut. In 2 Fällen führte leicht hämolysiertes Blut vorübergehend zu hämolytischem Schock. Der 3. Fall zeigte einen anaphylaktischen Schock. Nähere Angaben fehlen.

5.—12. VLADOS (1933) beschreibt 14 Todesfälle unter 2416 Transfusionen, wovon 8 Todesfälle nach Transfusion mit konserviertem Blut aufgetreten sind. Nähere Angaben fehlen. Wahrscheinlich handelt es sich um die 8 von VLADOS und Mitarbeiter mitgeteilten Fälle in „Le Sang".

13. JACEVIČ (1934) beschreibt ausführlicher einen Hämolyseunfall nach Transfusion mit konserviertem Blut. 500 ccm B-Blut wurden während 22 Tagen konserviert. Dieses Blut wurde auf einen 42jährigen anämischen Patienten der Gruppe B übertragen. Nach 45 Minuten Zeichen eines schweren hämolytischen Schocks, der ½ Stunde anhielt und nach Einspritzung von 90 ccm ½proz. Novocainlösung ins perirenale Fettgewebe abklang. Ursache nach Ansicht des Verfassers: nichtfrischer Zustand des Blutes, übergroße Menge, Minderwertigkeit der Nieren. Mechanismus nach Ansicht des Verfassers: Blockierung des symphatischen Nervensystems im Nierengebiet. Angaben über Grad der Hämolyse, über genauen klinischen Verlauf, über Transfusionsgeschwindigkeit, besonders auch über die allfällige Einwirkung auf die Nieren fehlen in dem allein zugänglichen Referat.

VLADOS und MEERSON (1935) beschreiben in „Le Sang" 8 zum Teil tödlich verlaufende Zwischenfälle nach der Transfusion von konserviertem Blut:

14. 100 ccm Blut des Moskauer Institutes riefen sofort nach der Transfusion allergische Symptome hervor und der Patient starb.

15. 75 ccm 6 Tage lang konserviertes O-Blut, übertragen auf eine perniziöse Anämie der Gruppe A. Sofort intensive Lendenschmerzen während einer Stunde.

16. 200 ccm konserviertes O-Blut, übertragen auf eine Parametritis purulenta der Gruppe A. Sofort intensive Lendenschmerzen während einer Stunde. Früher mehrmals gruppengleiches Frischblut, einmal 200 ccm gruppengleiches konserviertes Blut reaktionslos ertragen.

17. 100 ccm 3 Tage lang konserviertes O-Blut übertragen auf einen Kranken mit schwerer Werlhofscher Krankheit, Gruppe A („presque agonisant"). Exitus 1 Stunde nach der Transfusion.

18. 150 ccm 2 Tage lang konserviertes O-Blut, übertragen auf eine Endometritis acuta. Exitus 2 Stunden nach der Transfusion.

19. 100 ccm 15 Tage altes konserviertes A-Blut, übertragen auf eine perniziöse Anämie der Gruppe A. Sofort Schüttelfrost, fast komatöser Zustand, Exitus nach 12 Stunden.

20. 100 ccm konserviertes A-Blut, übertragen auf ein Magen-Ca der Gruppe A. Sofort schwere Reaktion, Besserung nach 2 Stunden.

21. 75 ccm konserviertes gruppengleiches Blut, übertragen auf einen 12jährigen Knaben mit Oberschenkelamputation nach Unfall. Sofort Schock und Schüttelfrost mit Anurie. In den folgenden Tagen typische Nephritiszeichen. Leichter Ikterus, Leukocyten mit Linksverschiebung.

Die Autoren führen diese Zwischenfälle im Zusammenhang mit der Frage der Universalspender und mit der Frage der Kolloidklasie an. Wir haben sie aus dem Zusammenhang der betreffenden Arbeit herausgenommen, um die bisher mitgeteilten Unfälle, bei denen konserviertes Blut verwendet wurde, möglichst vollständig zusammenzustellen. Wieweit für die hier genannten Fälle das konservierte Blut eine Rolle spielt, kann unmöglich aus den knappen Originalmitteilungen herausgelesen werden. Wir führen die Fälle auch darum noch an, um zu zeigen, daß nur gründliche Angaben verwertbar für die Beurteilung sind, wieweit konserviertes Blut zu Störungen und Schäden führt.

22. HEINATZ und SOKOLOV (1935): Patient mit profuser Magenblutung. Transfusion von 7 Tage lang im Eisschrank aufbewahrtem Blut, das mit physiologischer Kochsalzlösung 1 : 1 verdünnt wurde. 200 ccm A → AB. Im Moment des Eingießens kräftiger hämolytischer Schock mit allen typischen Symptomen. 3 Stunden später wurden 400 ccm 8 Tage lang konserviertes Plasma transfundiert. Der Erfolg war schlagartig. Die Kreuzschmerzen verschwanden, der Blutdruck ging in die Höhe, der Puls verbesserte sich. Heilung. Die Autoren schreiben den Unglücksfall der ungünstigen Konservierungsmethode zu und glauben, daß durch die physiologische Kochsalzlösung die Blutkörperchenresistenz herabgesetzt werde. Sie denken auch an hohen Agglutinintiter des Spenderblutes, der jedoch nur 1 : 80 für Anti-B betrug. Diese Ursache scheint unwahrscheinlich.

23.—42. HESSE (1936) stellte 20 Todesfälle zusammen, die im Anschluß an Transfusion von konserviertem Blut eintraten. Darunter befanden sich 10 Todesfälle mit gruppengleichem Blut. Zur Erklärung des hämolytischen Schocks in diesen 10 Fällen führt HESSE an: 2mal Veränderung des Blutes durch Übererwärmung, 4mal Denaturation, 4mal Transfusion von hämolysiertem Blut.

Leider wird nicht ausgeführt, ob es sich bei diesen Zwischenfällen um die klinischen Erscheinungen des akuten hämolytischen Schocks gehandelt habe oder um die sog. Spätform, bei der während und unmittelbar nach der Transfusion keine klinischen Anzeichen von Hämolyse zu bemerken sind.

REGIDOR (1939) berichtet über 2 Todesfälle aus dem spanischen Bürgerkrieg (Kriegslazarett).

43. Bauchschuß. Laparatomie 8 Stunden nach der Verwundung. Verletzung von Hohlorganen. 600 ccm konserviertes Blut. Nach 20 Stunden Subikterus, nach 48 Stunden Ikterus. Exitus. Die Sektion ergab makroskopisch ein starkes, gelb-verfärbtes Unterhautzellgewebe, eine geschwollene Leber, eine gefüllte Gallenblase. Nieren o. B. Lungen o. B. Mikroskopisch war die Leber o. B.

44. Granatsplitterverletzung mit offenem Pneumothorax. Lungenverletzung und Durchtrennung des rechten Brachial-Plexus. 600 ccm konserviertes Blut. Ikterus. Exitus nach 48 Stunden. Die Sektion ergab gelb-verfärbtes Unterhautzellgewebe, Leber und Nieren o. B.

Die Ursachen dieser Zwischenfälle sind nach Annahme des Verfassers in einer Reaktion zwischen Spenderserum und Empfängerblutkörperchen zu suchen. Der Tod soll an Leber- und Niereninsuffizienz infolge Schädigung durch ausgeschiedene fremde Eiweißstoffe aufgetreten sein. In beiden Fällen wurde dem Verfasser nach Rücksprache mit dem Spenderzentrum versichert, das transfundierte Blut rühre von Universalspendern her. Demnach nimmt Verfasser einen Unfall durch Universalspenderblut an. ÖHLECKER hat in der neuen Auflage seines Buches zu dem Fall kritisch Stellung genommen. Er wirft REGIDOR ungenügende Untersuchung, fehlende Angaben über Empfängerblutgruppe, Urinbefund, mikroskopischen Nierenbefund vor. ÖHLECKER stellt stark in Zweifel, ob die Berechtigung vorliege, einzig und allein einen Hämolyseunfall durch Spenderagglutinine anzunehmen. Nach ÖHLECKER darf aus dem Ikterus und aus der Tatsache, daß O-Blut verwendet wurde, nicht einfach auf einen Hämolyseunfall durch Spenderhämolysine geschlossen werden. Mit Recht sagt er, der allmählich zunehmende Ikterus könnte auch durch die Resorption des sehr wahrscheinlich infizierten Blutes in Bauch- und Brusthöhle bedingt sein. In allen Fällen von Transfusion mit konserviertem Blut muß auch an die Eigenhämolyse des konservierten Blutes gedacht werden. Gerade in dieser Hinsicht sagen die Fälle von REGIDOR nichts aus, da sich REGIDOR über den Grad der Eigenhämolyse nicht einmal schätzungsweise äußert. Die Fälle von REGIDOR zeigen deutlich, wie wenig unvollständig untersuchte Zwischenfälle für die Aufklärung des ganzen Gefahrenproblems bei der Transfusion mit konserviertem Blut leisten. Bei Transfusionen mit konserviertem Blut, bei dem ja die Gefahrenmöglichkeiten durch sekundäre Veränderungen des Blutes erweitert sind, kann nur eine einläßliche Untersuchung der Zwischenfälle die Lösung des Gefahrenproblems weiter bringen.

45. BENDA, DEPÎTRE und ILIOVICI (1939) berichten ausführlich über einen tödlichen Zwischenfall nach Anwendung von konserviertem Blut. Es handelte sich um eine 25jährige Kranke der Blutgruppe A mit chronischer Lungentuberkulose und Anämie. Die Kranke erhielt zuerst 5 Frischbluttransfusionen mit O-Spenderblut. Dreimal traten fiebrige Nachreaktionen auf, zweimal keine Nachreaktionen. Nach Zunahme der Anämie auf 1360000 Ec. wurden 200 ccm 16 Tage lang konserviertes O-Blut tropfweise infundiert. Die Transfusion mußte nach Infusion von etwa 100 ccm Blut, d. h. nach einer Stunde, abgebrochen werden. Die Kranke verfiel schockartig in zunehmende Angst, Dyspnoe, Pulsbeschleunigung, Absinken des Blutdruckes. Sie starb 6 Stunden nach Beginn der Transfusion. Die Sektion ergab ein Lungenödem. Es zeigten sich beidseitig Schrumpfnieren, 40 und 45 g Gewicht (die Histologie stand noch aus) und Leberschwellung. Es wurden folgende Nachuntersuchungen ausgeführt: a) Die Gruppenkontrolle war in Ordnung. b) Mit der von BENDA und Mitarbeiter angegebenen Zentrifugiermethode zur Bestimmung der Blutübereinstimmung legten sich die konservierten Spenderblutkörperchen unter der Einwirkung des Patientenserums zusammen („provoquait le rassemblement"). Nach BENDA ist das ein Zeichen dafür, daß die Blutkörperchen und das Serum „nicht völlig zueinander passen". c) Makroskopisch zeigten die Blutkörperchen des transfundierten Blutes zahlreiche Stechapfelformen, also Blutkörperchen, die sich auf dem Weg zur Hämolyse befinden. d) Tierversuch. Ein Meerschweinchen, dem man 2 ccm des konservierten Blutes intramedullär einspritzte, ging nach 24 Stunden zugrunde.

Die Verfasser messen diesem Versuch eine gewisse Bedeutung bei, da BENDA gezeigt hat, daß ein nicht-sensibilisiertes Meerschweinchen gegen intra-medulläre Injektion selbst von völlig unpassenden Blutgemischen resistent ist. Für das Meerschweinchen war anscheinend das konservierte Blut toxisch.

Nicht untersucht wurde der Grad der Hämolyse, der Anti-A-Titer im transfundierten O-Blut, ferner der Einfluß der Transfusion auf die bestehende Niereninsuffizienz.

Bei der Beurteilung des Falles betonen die Verfasser in erster Linie die Gefahr empfindlicher Empfänger und die Wichtigkeit der Verträglichkeit von Spender- und Empfängerblut (compatibilité sanguine). Zur Frage, wieweit vor allem der Zustand des konservierten Blutes beim Zustandekommen des Unfalles mitgespielt hat, äußern sich die Verfasser nicht näher.

Das klinische Verhalten entspricht den Erscheinungen des akuten Hämolyseunfalles, wenn auch die Erscheinungen erst nach Einführung einer bestimmten Blutmenge eingetreten sein sollen. Trotz der ausführlichen Mitteilung ist schwer zu sagen, welche Ursachen der Unfall hatte. Da die Kranke bereits früher 5 Transfusionen ohne Schaden ertragen hatte, ist anzunehmen, daß der Zwischenfall im wesentlichen auf das konservierte Blut zurückzuführen ist. Dabei ist am ehesten an einen Hämolyseunfall durch hämolytisches Blut zu denken. Es könnte sich auch um einen Zwischenfall durch Universalspenderblut handeln. Doch scheint dies weniger wahrscheinlich, weil vorher 5 Transfusionen mit Universalspenderblut gut ertragen worden waren, besonders aber weil unsere Kenntnisse immer mehr darauf hindeuten, daß bei langsamer Transfusion selbst hochtitriges Universalspenderblut kaum gefährlich sein kann.

Nr. 46. Wiener (1940) berichtet anläßlich einer Diskussion über einen tödlichen Zwischenfall bei Transfusion mit konserviertem Blut. Ein Schwerkranker mit Ikterus bekam Blut, das 19 Tage lang konserviert worden war, und starb nach 6 Stunden unter zunehmendem Ikterus. Eine Woche früher hatte eine Frischbluttransfusion den bereits bestehenden Ikterus nicht verschlimmert. Nähere Angaben fehlen. Der Fall ist nicht verwertbar.

Nr. 47. De Gowin und Hardin (1940): typischer Hämolyseunfall infolge falscher Blutgruppe A→O (Verwechslung im Laboratorium). Nach 100 ccm konservierten Blutes typischer hämolytischer Schock. Sofortige Transfusion von 500 ccm gruppengleichem Blut und Adrenalininfektion. Exitus nach 6 Stunden im Schockzustand. Kräftige Hämoglobinämie und Hämoglobinurie. Die Sektion ergab keine andere Todesursache.

Nr. 48. Transfusion von 800 ccm konservierten Blutes auf ein 3400 g schweres Kind. 36 Stunden später Exitus an Kreislaufüberlastung.

3 eigene Fälle. Nr. 49. Hämolyseunfall nach sehr rascher Transfusion von hochtitrigem O-Blut (siehe S. 236).

Nr. 50. 10jähriger Knabe mit Osteomyelitis und Allgemeininfektion. Blutgruppe O. Urinbefund o. B. Kein Anhaltspunkt für Leberstörung. Eine Transfusion mit frischem Blut, 4 Transfusionen mit konserviertem Blut, das nie mehr als 4 Tage alt war. Eine sechste Transfusion mit 250 ccm konserviertem Blut der Gruppe O, das 11 Tage lang aufbewahrt worden war. Dieses Blut enthielt nach Umschwenken und Vorwärmen 1,2 g freies Hämoglobin. Transfusionszeit 10 Minuten. Nach einer Stunde Frieren mit Fieberanstieg und Pulserhöhung. ½ Stunde nach der Transfusion betrug der Hämoglobingehalt im Empfängerplasma 0,08 g-%. Keine Hämoglobinurie, keine sonstigen Störungen. Später wurde 5 Tage lang konserviertes Blut vom gleichen Spender mit einem freien Hämoglobingehalt von 0,024 g-% reaktionslos ertragen.

Nr. 51. 25jähriger Kranker mit Pyelonephritis und mäßiger Oligurie. Blutgruppe O. Transfusion von 300 ccm 8 Tage lang konserviertem Blut mit einem freien Hämoglobingehalt von 0,3 g-% nach Umschwenken und Vorwärmen. Transfusionsdauer 7 Minuten. Während und unmittelbar nach der Transfusion zeigten sich nicht die geringsten Störungen, keine Nachreaktion. Es trat im Anschluß an die Transfusion eine 3mal 24 Stunden anhaltende Anurie auf mit anschließendem Rest-N-Anstieg. Eine Ampulle Euphyllin erzeugte eine Harnflut von 4—5 Litern in den nächsten 6 Stunden. Vorübergehende Verschlimmerung des pyelonephritischen Befundes. Um zu beweisen, daß die Anurie wirklich auf das konservierte Blut zurückgeführt werden muß, wäre eine zweite Transfusion mit ausreichender Menge Frischblut vom gleichen Spender notwendig gewesen. Wir wagten es nicht, diese Transfusion vorzunehmen, weil wir beobachtet haben, daß bei Kranken mit Nierenstörungen sogar nach gruppengleichem Frischblut die Möglichkeit einer Schädigung gegeben ist. Im vorliegenden Falle handelt es sich nach unserer Auffassung um eine falsche Anzeigestellung. Das beste wäre gewesen, hier auf eine Transfusion überhaupt zu verzichten, vor allem aber auf eine Transfusion von konserviertem Blut.

Schilling (1940) beobachtete ohne nähere Angaben eine schwere Reaktion bei 2 Empfängern, denen konserviertes O-Blut transfundiert worden war. Das Blut stammte vom gleichen Spender, der eine deutliche Linksverschiebung und erhöhte Senkung unbekannter Ursache zeigte.

W. Brunner (1940) berichtet ausführlich über 3 tödlich verlaufene Zwischenfälle nach Transfusion mit konserviertem Blut.

Nr. 52. 50jährige Kranke mit Rectumcarcinom mit normalem Urinbefund, ohne Verdacht auf Leberstörung und in gutem Allgemeinzustand. Blutgruppe O. Abdomino-sakrale Rectumsekretion. Akzidentelle Ligatur des linken Ureters. Starke Beeinträchtigung des Allgemeinbefindens durch die Operation. Am Nachmittag des Operationstages Dauertropfinfusion von 1200 ccm Flüssigkeit mit einem Zusatz von 300 ccm 11 Tage lang konserviertem O-Blut. Infusionsdauer 3 Stunden. Unmittelbare Transfusionswirkung günstig. Keine Störung. Am Operationstag etwas blutiger Harn ohne gelöstes Hämoglobin. Im weitern Verlauf zeigte das Harnsediment nie Cylinder, nur rote Blutkörperchen und wenige Leukocyten. Später keine roten Blutkörperchen. Positive Eiweißreaktion. Schlagartige Anurie mit Subikterus.

Trotz Nierendiathermie und Euphyllin Exitus im urämischen Coma. Autopsie: Trübe Schwellung der Nieren mit Blutcylindern.

Nr. 53. 33jähriger Mann mit Nahschußverletzung der rechten Hüfte. Schwerer Schockzustand. Hämaturie mit guter Harnkonzentration. Blutgruppe O. Sofort Transfusion von 300 ccm 32 Tage lang konserviertem O-Blut als Tropfinfusion mit 500 ccm Flüssigkeit gemischt. Infusiondsauer 2 Stunden. Bald darauf 2. Tropfinfusion mit 300 ccm 22 Tage lang konserviertem Blut gemischt mit Flüssigkeit. Es handelte sich um Mischblut von 5 Spendern. Infusionsdauer 2 Stunden. Beide Infusionen verliefen ohne Störungen, waren aber praktisch ohne klinischen Erfolg. Bald nach der 2. Infusion verschlechterte sich der Zustand des Kranken. Etwa 12 Stunden nach der 1. Transfusion wurden 450 ccm gruppengleiches Frischblut direkt transfundiert. Rasche Besserung des Allgemeinzustandes. Anfangs blutiger Katheterharn. Später außer roten Blutkörperchen nichts von Belang im Urin. Schlagartige Anurie mit Subikterus, dann zunehmende Urämie unter Anhalten der Anurie bis zum Tode. Exitus erfolgt nach 5 Tagen trotz Natriumbicarbonat, Euphyllin, Nierendiathermie, Lumbalanästhesie.

Autopsie: Nephrose 2. Grades, zentrale Lebernekrose, fleckförmige fibrinoide Nekrose der Milz.

Nr. 54. 43jähriger Mann mit Bauch-Thoraxschuß und großem Hämatothorax. Laparatomie. Keine Verletzungen im Bauch. Schockzustand. Transfusion von 300 ccm 26 Tage lang konserviertem O-Blut vermischt mit Flüssigkeit. Dauer der Infusion 2 Stunden. Es handelte sich um Mischblut von 5 O-Spendern, von denen aber einer in Wirklichkeit der Gruppe A angehörte. Keine Störung während der Infusion, aber auch kein klinischer Erfolg. Schlagartige Anurie von 1½ Tagen. Kein Ikterus. Bei zunehmender Kreislaufinsuffizienz trat ein totaler Wundprolaps auf. Nach 17 Tagen Exitus. Als Ursache führt der Verfasser teils die Urämie, teils die mit dem Prolaps verbundenen Komplikationen an. Autopsie: Nephritis interstitialis chronica.

Das verwendete Blut war auswärts hergestellt worden und angeblich, nach seinen äußern Merkmalen zu beurteilen, bedingt brauchbar. Alle Ampullen zeigten angeblich einen hämolytischen Saum von etwa 0,5 cm. Wie Brunner mitteilt, konnte in allen 3 Fällen die biologische (Vor)probe nach Öhlecker ohne nachteilige Reaktion ausgeführt werden.

Was nun die Pathogenese der Zwischenfälle anbelangt, so denkt Brunner in erster Linie an eine größere Verletzlichkeit bzw. Anfälligkeit der aufbewahrten Erythrocyten zu Hämolyse, abgesehen von der Verunreinigung des Mischblutes mit einer falschen Blutgruppe (Fall 54). Der Verfasser erblickt darin die Hauptgefahr bei der Transfusion mit konserviertem Blut. Er sagt weiter: „Diese Verletzlichkeit braucht in vitro unmittelbar vor der Transfusion noch gar nicht nennenswert in Erscheinung zu treten. Erst in vivo im Empfängerorganismus fällt die Entscheidung über das Schicksal der konservierten Spendererythrocyten. Deshalb glauben wir, daß neben dem Zustand des Empfängers und seiner Reaktionslage seine unter Umständen erworbene hämolysierende Fähigkeit gegenüber konserviertem Blut von ausschlaggebender Bedeutung ist. Es handelt sich dabei nicht um die Wirkung der Antistoffe α und β, sondern um die mögliche Bildung von Anti-M oder Anti-N oder anderer gegen noch unbekannte Receptoren gerichteter Antistoffe, die in der Regel bei gruppengleichem Frischblut nicht oder viel schwerer zur Auswirkung kommen."

Im übrigen ist es Brunner angelegen, allgemein auf die Gefährlichkeit von konserviertem Blut aufmerksam zu machen. Konserviertes Blut könne nach längerer Lagerung toxisch werden, ohne daß dies äußerlich sichtbar zu sein brauche. Es könne auch dann Nierenstörung auftreten, wenn selbst Gruppengleichheit vorliege, wenn die biologische Probe keinerlei Störungen hervorrufe und wenn das Blut vorsichtig wie in Form einer Tropfinfusion verabreicht werde.

Die Mitteilung von Brunner hat den Vorzug, daß sie über das Klinische und über den chemischen Ablauf der Nierenschädigung nach Anwendung von konserviertem Blut gut unterrichtet. Wertvoll sind auch die zuverlässigen pathologisch-anatomischen Befunde.

Die große Wichtigkeit der Gefahrenfrage des konservierten Blutes veranlaßt uns aber, auch einige kritische Bemerkungen zu äußern: Brunner hat es leider unterlassen, das verwendete Blut genauer zu untersuchen. Die Blutgruppen konnten am verwendeten Blut nicht mehr kontrolliert werden. Teilweise mußte man sich mit einer nachträglichen Spenderkontrolle begnügen. Ferner fehlt vor allem eine Bestimmung des Hämolysegrades im gespendeten Blut als auch im Empfängerblut nach erfolgter Transfusion. Es ist mehr als gewagt, bei einer unvollständigen Untersuchung so weitgehende hypothetische Schlüsse auf die Pathogenese dieser Zwischenfälle zu ziehen, wie dies Brunner tut. Wegen der fehlenden Untersuchung des verwendeten Blutes sind die Fälle Brunners zur Abklärung wichtiger pathogenetischer Einzelfragen nicht verwertbar. — Das von Brunner verwendete Blut entstammte einem auswärtigen Laboratorium, von dem auch wir Blut zu Versuchszwecken erhielten, so daß wir mit dem Blut aus diesem Laboratorium über persönliche Erfahrungen verfügen. Auf Grund dieser Erfahrungen glauben wir, daß die schweren Zwischenfälle von

Brunner in der Tat durch das verwendete Blut ausgelöst werden konnten. Wir nehmen dies wenigstens für die beiden letzten Fälle an, bei denen 22, 32 und 26 Tage lang aufbewahrtes Blut transfundiert wurde. So altes Blut, das dem erwähnten Herstellungsort entstammte, zeigte nach unserer Erfahrung regelmäßig nennenswerte Hämolyse. Zudem zeigte solches Blut im Einklang mit unsern experimentellen Erfahrungen beim Wechsel des Aufbewahrungsmilieus auch eine deutliche Nachhämolyse, so daß trotz der fehlenden Untersuchung von Brunner bei diesem Blut mit der Gefahr von seiten der Eigenhämolyse und der Nachhämolyse gerechnet werden muß. — Im ersten von Brunner mitgeteilten Falle kam dagegen nur 11 Tage lang aufbewahrtes Blut zur Anwendung. Infolge eines technischen Fehlers hätte auch dieses Blut einen frühzeitigen, starken Hämolysegrad aufweisen können, was aber aus dem Alter des Blutes nicht ohne weiteres anzunehmen ist. Die zur Beurteilung allein maßgebende Untersuchung fehlt leider, so daß wir die Frage einer schädigenden Wirkung dieses Blutes offen lassen möchten. Es ist überdies zu sagen, daß die mit der Operation und mit der Ureterligatur verbundene Nierenschädigung möglicherweise die Bedeutung der Bluttransfusion stark überwiegt. Brunner selbst schreibt diesen Umständen beim Zustandekommen der Harnsperre eine große Rolle zu. Nach unserer Auffassung können nur die beiden letzten Fälle von Brunner zur Besprechung der Frage von Transfusionsschäden mit konserviertem Blut verwendet werden.

Noch auf einen weiteren Punkt ist hinzuweisen. Brunner sagt, in seinen Fällen habe das hämolysierte Blut trotz negativ ausgefallener Öhleckerscher (Vor)probe zu den Nierenstörungen geführt. Selbstverständlich nehmen wir an, die Probe sei auch wirklich in der von Öhlecker angegebenen Methode korrekt ausgeführt worden, also in stoßweißer Einführung von 5—10—20 ccm Blut zu Beginn der Transfusion, und zwar von einem hierin erfahrenen Arzte. Die Probe fällt positiv aus, wenn diese kleine Menge von Blut im Empfängerblut durch gruppenspezifische Antikörper aufgelöst wird. Das scheint nicht eingetreten zu sein. Trotzdem war das eine Blut durch eine falsche Gruppe verunreinigt. Wenn wir annehmen, die biologische Probe sei von Brunner mit 20 ccm vorgenommen worden, so wäre vermutlich 20 : 5 = 4 ccm gruppenfalsches Blut transfundiert worden. Erfahrungsgemäß können bei Hämolyse einer so kleinen Blutmenge unter Umständen merkliche klinische Erscheinungen ausbleiben; die Probe bleibt negativ. Im weitern Verlauf der tropfenweisen Transfusion sind anscheinend Zeichen einer Hämolyse auch ausgeblieben, trotzdem schließlich etwa 60 ccm unpassendes Blut eingeführt worden sind. Wären diese 60 ccm wesentlich rascher eingeführt worden, so hätten dann wahrscheinlich klinische Anzeichen einer Hämolyse bemerkt werden können. Der Fall zeigt uns einmal mehr, daß die Tropfinfusion in keiner Weise die biologische Probe in geradezu idealer Weise erfüllt, eine Ansicht, gegen die Öhlecker selbst wiederholt und ausdrücklich Stellung genommen hat. Ob durch die Öhleckersche Probe etwas zur Aufdeckung eines Hämolyseunfalles durch die Transfusion von schon hämolysiertem Blut erwartet werden kann, ist fraglich.

b) Die Gefahr des hämolysierten Blutes.

Die klinischen Erfahrungen zeigen, daß das konservierte Blut für den Empfänger gefährlich werden kann, wenn es von einem gewissen Grade an hämolysiert ist. Außer dieser empirischen Feststellung sprechen noch andere Hinweise dafür, daß die Hauptgefahr des konservierten Blutes von der Hämolyse auszugehen scheint. Diese Hinweise sind der Hämolyseunfall beim Frischblut und die Erfahrungen bei der Transfusion von konserviertem Plasma und Serum.

Der Hämolyseunfall beim Frischblut spricht deshalb dafür, weil die Nierenschädigung, die dabei auftreten kann, auch nach Transfusionsunfällen mit hämolysiertem Konservenblut beobachtet wird. Der Unterschied besteht nur darin, daß die Auflösung der roten Blutkörperchen beim klassischen Hämolyseunfall infolge unpassender Blutgruppe in vivo erfolgt, während die Hämolyse beim konservierten Blut in vitro erfolgt und das Blut bereits in hämolysiertem Zustand in den Organismus gelangt. Aus diesem Grunde glauben wir, daß die große Zahl von Tierexperimenten, bei denen zur Abklärung des Hämolyseunfalls heterogenes Blut übertragen wurde, nicht ohne weiteres für die Abklärung der Pathogenese des Hämolyseunfalls, der die Folge von bereits hämolysiertem Blut ist, herangezogen werden kann. Denn es ist immerhin denkbar, daß in vitro hämolysiertes Blut anders wirkt als in vivo hämolysiertes. Ferner besteht die Möglichkeit, daß seit längerer Zeit hämolysiertes Blut wieder anders wirkt als frisch hämolysiertes. Aus dem bisherigen Schrifttum lassen sich nur wenige Tierexperimente zusammenstellen, bei denen auf diese Besonderheiten Rücksicht genommen wurde (vgl. weiter unten HESSE, KIGUCHI, MIKI, BEREZOV, BORCHARDT und TROPP AMBERSON).

Die Erfahrungen bei der Transfusion von konserviertem Plasma und Serum weisen wenigstens darauf hin, daß die Gefahr des konservierten Blutes von den zelligen Elementen ausgehen muß, indem selbst monatelang aufbewahrtes Plasma und Serum ohne besondere Gefahr für den Empfänger transfundiert werden kann, ja selbst sogar die leichteren Störungen wie die Nachreaktionen fast ganz zurücktreten. Da die roten Blutkörperchen den Hauptanteil der zelligen Elemente bilden, muß man annehmen, daß die Gefahr hauptsächlich von den Veränderungen bzw. vom Zerfall der roten Blutkörperchen ausgeht.

Die Störungen und Schäden, die von hämolysiertem Blut ausgehen, umfassen im einzelnen folgende wichtige Fragen:

1. Wie hoch ist die Gefahr der Transfusion von hämolysiertem Blut einzuschätzen? Bei welchem Hämolysegrad beginnt diese Gefahr?
2. Wie sind die klinischen Symptome?
3. Welcher Art ist die Pathogenese?

Bevor wir auf diese Fragen eingehen, stellen wir die Fälle und Untersuchungen aus dem Schrifttum zusammen, die eine Behandlung dieser Probleme zum Ziele haben. Es handelt sich um einige klinisch-experimentelle und tier-experimentelle Beobachtungen und Untersuchungen.

1. DE GOWIN und HARDIN führten in 5 Fällen eine Transfusion von hämolysiertem, aufbewahrtem Blut durch. (Die Zahlen geben an, wie viele Gramm Hämoglobin das zur Transfusion bereite Blut enthielt.)

a) 11,8 g Hämoglobin, b) 1,6 g Hämoglobin. In beiden Fällen Hämoglobinurie ohne klinische Störung. c) 1,8 g Hämoglobin erzeugte keine Hämoglobinurie, keine klinische Störung. d) 0,001 g Hämoglobin O→A, e) 0,721 g Hämoglobin O→AB erzeugte Hämoglobinurie. Es fehlen Angaben über Alter des aufbewahrten Blutes, Krankheitszustand des Empfängers (Nieren, Leber), Transfusionsgeschwindigkeit und Blutmenge.

2. *Eigene Fälle.* Wir untersuchten eine größere Anzahl von Ampullen mit konserviertem Blut nach Umschwenken und Vorwärmen auf ihren freien Hämoglobingehalt (Tabelle 13).

Ein Fall muß besonders besprochen werden: 300 ccm 7 Wochen lang aufbewahrtes Blut mußten wegen koagulierter Blutmassen filtriert werden. Es blieben ca. 250 ccm Blut mit einem freien Hämoglobingehalt von rund 5 g-%, im ganzen 12,5 g freies Hämoglobin zurück. Dieses Blut wurde mit 200—300 ccm physiologischer Kochsalzlösung vermischt und innerhalb von 10 Minuten einem Kranken mit fortgeschrittener Carcinomkachexie, aber ohne Anhaltspunkte für Leber- und Nierenstörungen transfundiert. Diese Transfusion wurde ohne Störung ertragen. Im ersten Harn nach der Transfusion zeigte sich eine leichte Hämoglobinurie.

Über zwei weitere ähnliche Fälle fehlen uns die genauen Daten.

Wenn auch in diesen 3 Fällen die Transfusion nicht schadete und zu keiner Nachreaktion führte, so zeitigte sie andererseits auch keine merklichen und unmittelbaren *günstigen*, klinischen Erfolge.

3. JULLIEN-VIÉROZ übertrug 18 Tage lang konserviertes Blut mit beträchtlicher Hämolyse im überstehenden Plasma auf einen Kranken mit Hämothorax, Leber- und Nierenruptur ohne jegliche Störung.

4. KIGUCHI zeigte in einer größeren Versuchsreihe an Kaninchen, daß nach Transfusion von 360 Stunden lang konserviertem Blut schon vorübergehende Veränderungen des Blutdruckes auftreten. Über 360 Stunden lang konserviertes Blut bewirkte deutliche Blutdrucksenkung. 750 Stunden altes Blut verursachte plötzlichen Atemstillstand, 1000 Stunden altes Blut tötete die Tiere in kürzester Zeit. An anderer Stelle teilt KIGUCHI mit, frischhämolysiertes Blut wirke giftig auf die Kaninchen. Werde das Blut aber 30 und mehr Stunden nach Eintritt der Hämolyse transfundiert, so sei dies nicht mehr der Fall. Der Grad der Entgiftung sei allerdings verschieden. Er richte sich nach den besonderen Bedingungen bei der Hämolyse. KIGUCHI transfundierte beim Menschen angeblich bis zu 58% (!) gelöstes Blut völlig gefahrlos. Die Blutmenge betrug 5 ccm pro kg Körpergewicht. Alter des Blutes 25 Tage. Bei einer Annahme von 60 kg Empfängergewicht, 15 g Hämoglobin in 100 ccm Blut und bei einer Verdünnung des Blutes mit einem Stabilisator von 1 : 10 bis 1 : 20, wären nach unserer

Berechnung in einem solchen Falle rund 24 g Hämoglobin transfundiert worden. Leider finden sich in dem allein zugänglichen Referat keine Angaben über die Empfängerkrankheiten (Nieren, Leber).

5. HESSE und FILATOV zeigten experimentell, daß schon einige Tage altes, hämolysiertes Blut weniger toxisch wirke. Es setze den Blutdruck weniger herab, führe zu geringerem Nierenspasmus als die Überleitung von heterogenem Frischblut. Die Versuche von HESSE und FILATOV wurden im Rahmen der am Leningrader Institut für Bluttransfusion unter HESSE ausgeführten experimentellen Untersuchungen über die Pathogenese des hämolytischen Schocks ausgeführt.

6. MIKI machte bei Kaninchen als Empfänger ausgedehnte Versuche mit Überleitung artfremden Blutes (Mensch, Pferd, Rind). Er transfundierte auch Blutbestandteile (Erythrocyten, Plasma). Unter anderem stellte der Autor fest, daß Erythrocyten und Plasma nach antiseptischer Konservierung die Fähigkeit verlieren, die Versuchstiere akut zu töten. Ebenso gehe durch die Aufbewahrung die blutdrucksenkende Wirkung zurück.

7. Die experimentellen Arbeiten von BORCHARDT und TROPP betreffen die Überleitung von hämolysiertem Frischblut (siehe S. 272).

8. Von den zahlreichen experimentellen Arbeiten mit heterogenem Blut möchten wir diejenige von MANIEVITCH festhalten. Er fand, bei unverträglichem Blut sei die Transfusionsgeschwindigkeit für die Schädigung des Hundes entscheidend. Verfasser konnte durch tropfweise Infusion des unverträglichen Blutes die Schwere der Schäden wesentlich herabsetzen.

8. BEREZOV stellte an Hundeversuchen fest, daß 3—4 Tage lang konserviertes Blut ohne Komplikation transfundiert werden kann. Vom 5. Tag an und länger aufbewahrt, hatte Blut den Tod der Tiere zur Folge.

1. Die *Gefahr der Hämolyse* im konservierten Blut wird verschieden *eingeschätzt*. In den Anfängen der Transfusion mit konserviertem Blut herrschte z. T. die Ansicht, ein gewisser Hämolysegrad sei für den Empfänger gefahrlos. JULLIEN-VIÉROZ transfundierte bei verschiedenen Krankheitszuständen und nach Operationen mehr oder weniger hämolysiertes Blut ohne jegliche Störung. Ermutigt durch diese Erfahrung dachte er sogar an die Möglichkeit, an Stelle von Blut eine Hämoglobinlösung zu transfundieren, da das Hämoglobin für den Sauerstofftransport durch den Reiz auf die blutbildenden Organe maßgebend sei. Dieser Gedanke geht auf DELAUNAY zurück, der den Vorschlag machte, zur Behandlung schwerer Anämien idotonische Salzlösungen mit Hämoglobinzusatz zu verwenden. Über die klinische Anwendung von hämolysiertem Blut berichten neuerdings DEAN und SOLOMON.

KIGUCHI (1934) erblickte in der Hämolyse keine große Gefahr für den Empfänger (siehe oben).

Andererseits fallen in die Anfangszeit der Transfusion mit konserviertem Blut auch Auffassungen, die die Gefahr von seiten der Eigenhämolyse hoch einschätzten. Für HESSE (1933) machte schon die geringste Hämolyse das konservierte Blut zur Transfusion untauglich. LINDENBAUM und STROIKOVA (1933) wiesen auf die Bedeutung der sog. latenten Hämolyse hin. Sie empfahlen, bei Blut, das nach längerer Konservierungsdauer verwendet werden soll, mittels Zentrifugieren den latenten Hämolysegrad zu ermitteln. Die Autoren sahen schon in der Rotfärbung des Plasmas, die kaum angedeutet war, ein Anzeichen der beginnenden Hämolyse und verzichteten auf die Verwendung dieses Blutes.

BAGDASAROV glaubt, die Beurteilung der Hämolyse im ruhenden Blut genüge. Er hält genaue colorimetrische Hämoglobinmessungen in der Praxis nicht für notwendig. ELLIOTT und Mitarbeiter sprechen sich dahin aus, das ruhende konservierte Blut sei nicht mehr harmlos, wenn im Plasma eine hämolytische Verfärbung auftrete. SAMMARTINO rät, ruhendes Blut in beginnender Hämolyse im Plasma nicht zu verwenden. VOŽENILEK will schon bei dem geringsten Verdacht auf Hämolyse auf die Transfusion verzichten. Auch BENDA verlangt, bei konserviertem Blut, das zur Transfusion diene, müsse jede Spur von Hämolyse fehlen.

Gegen diese Auffassungen sprechen nun wieder die Erfahrungen an Einzelfällen, bei denen teils stark hämolysiertes Blut ohne jeden Nachteil, ja selbst ohne Nachreaktionen übertragen wurde (KIGUCHI, DE GOWIN und HARDIN, wir; siehe oben). Diese Einzelfälle dürfen aber nicht verallgemeinert werden. Ihre Bedeutung liegt darin, zu zeigen, daß hämolysiertes Blut überhaupt ertragen werden kann und daß es nicht in jedem Falle zu Störungen beim Empfänger führen muß. In gleichem Sinne sprechen auch die Beobachtungen anderer Autoren. LEEDHAM-GREEN sah bei leichtem Hämolysegrad keine unliebsamen Folgen. SAMMARTINO und AGUIAR betonen ausdrücklich, daß infolge hämolysierten Blutes kein nennenswerter mittelbarer oder unmittelbarer Unfall eingetreten sei. Es sei aber auch nie hämolysiertes Blut bei Nierenaffektionen verwendet worden. Nach VLADOS und Mitarbeitern schadet bei chirurgischen Erkrankungen, also bei Kranken mit intaktem, hämatopoetischem System eine leichte Hämolyse nicht. Nach unseren Erfahrungen scheint ein leichter Hämolysegrad (0,3—0,4 g-% Hämoglobin) für Fälle ohne besondere Störungen des Allgemeinzustandes, sowie der Leber, Milz und namentlich der Nieren belanglos zu sein. DIGGS und KEITH halten schon den Gebrauch von Blut mit 100 mg-% Hämoglobin für unvorsichtig.

Die Hämolyse wird aber trotzdem als die Hauptgefahr des konservierten Blutes angesehen und gilt als das wichtigste Zeichen für die Gebrauchsfähigkeit des konservierten Blutes (siehe S. 198).

Die von LINDENBAUM und STROIKOVA geforderte Untersuchung der latenten Hämolyse für praktische Zwecke fand wenig Nachahmung. Einige Autoren untersuchten nach diesem Verfahren das zur Transfusion bereite Blut (aufgeschüttelt, vorerwärmt, filtriert) zu klinischen und experimentellen Kontrollzwecken (ELLIOTT und Mitarbeiter, DE GOWIN und Mitarbeiter, DIGGS und KEITH, wir).

2. Welche Störungen und Schäden hat das hämolysierte Blut zur Folge? Von den Autoren, die in der Hämolyse eine Gefahr für den Empfänger erblicken, wird meistens nicht mitgeteilt, worin diese Gefahr zu erblicken ist. Es ist aber zu vermuten, daß die meisten Autoren die Gefahr von schon hämolysiertem konserviertem Blut ähnlich einschätzen wie die Hämolysegefahr, die eintritt, wenn Frischblut mit falscher Gruppe transfundiert wird. In diesem Falle steht bekanntlich die Nierenschädigung im Vordergrunde. Deutlicher hat sich HESSE ausgesprochen. Er betrachtet auf Grund von tierexperimentellen Untersuchungen den Hämolyseunfall nach gruppenungleichem Frischblut und nach Transfusion von bereits hämolysiertem Blut unter dem gleichen Gesichtspunkt. In beiden Fällen habe das gespendete Blut verhängnisvolle Rückwirkungen auf die Nieren, nicht nur experimentell sondern auch klinisch. Leider äußert sich HESSE über die klinischen Erfahrungen beim konservierten Blut nicht näher. Andere Beobachtungen über die klinischen Schäden gibt es bis heute wenige; denn die meisten Zwischenfälle nach Transfusion mit konserviertem Blut sind viel zu mangelhaft mitgeteilt, als daß sich daraus sicher Verwertbares ableiten ließe.

Ein eigener Fall spricht dafür, daß hämolysiertes, aufbewahrtes Blut möglicherweise auch zu *Nachreaktion* führen kann. Ein Knabe, der in einer ganzen Serie von Transfusionen mit aufbewahrtem Blut nie eine Nachreaktion zeigte, reagierte plötzlich nach Verwendung von älterem Blut mit einem kräftigen Schüttelfrost. Dasselbe Blut, weniger lang konserviert und dann transfundiert, machte keine Reaktion.

Anhaltspunkte für den Ablauf von Transfusionsschäden mit konserviertem Blut geben uns bis zu einem gewissen Grade zwei Fälle (Einzelfälle Nr. 53, 54) von BRUNNER. In beiden Fällen trat nach der Transfusion schlagartig Anurie auf, die bei dem einen zum tödlichen Ausgang führte, im andern wenigstens als Mitursache des Todes eine Rolle spielt. Wichtig ist dabei, daß während und in unmittelbarem Anschluß an die Transfusion keine Störungen eingetreten sind. Auch Nachreaktionen wurden anscheinend nicht beobachtet. Dagegen wurde in keinem der Fälle die erwartete günstige Transfusionswirkung auf den Zustand des Kranken gesehen, der Kollapszustand scheint sogar vertieft worden zu sein. Unserer Auffassung nach ist gerade diese Feststellung wichtig. Sie mahnt zum mindesten zu großer Vorsicht bei der Überleitung von hämolysiertem Blut auf Empfänger in Schock- und Kollapszuständen.

Eine Vertiefung des Schock- und Kollapszustandes haben wir auch einmal bei Hämolyse durch hochtitriges O-Blut beobachtet (siehe S. 236 Fall b).

Während in den Fällen von BRUNNER Zeichen eines akuten Hämolyseunfalles fehlten, sind solche von JACEVIČ sowie von BENDA und Mitarbeitern beschrieben worden. JACEVIČ spricht von einem hämolytischen Schock, der 45 Minuten nach der Transfusion von 22 Tage lang konserviertem Blut aufgetreten und vermutlich von spastischen Nierensymptomen begleitet war. BENDA und Mitarbeiter beschreiben Symptome, die erst nach tropfweisem Einlauf von 100 ccm konserviertem Blut aufgetreten sein sollen und die den Erscheinungen entsprachen, wie sie vom akuten Hämolyseunfall her bekannt sind. Über den weiteren klinischen Verlauf des Falles von JACEVIČ wird nichts mitgeteilt. Anscheinend konnten die klinischen Symptome durch eine perirenale, örtliche Betäubung besiegt werden. Im Falle von BENDA hat sich die Patientin von den akuten klinischen Symptomen nicht erholt. Sie starb 6 Stunden nach der Transfusion. Keine der beiden Mitteilungen sprechen sich über den Einfluß des transfundierten Blutes auf die Nierenfunktion aus.

Die mitgeteilten klinischen Erfahrungen bringen uns also nicht viel Gewinn für die Beantwortung der Frage nach Störungen und Schäden durch hämolysiertes, aufbewahrtes Blut. Man kann sagen, daß unter Umständen selbst stark hämolysiertes, lange aufbewahrtes Blut ohne jegliche Nachreaktion, Störung oder Schaden ertragen werden kann. Tritt für den Empfänger ein Schaden ein, dann handelt es sich, soviel die Erfahrung bis heute gelehrt hat, um eine *Nierenschädigung*, also um das, was bei der Frischbluttransfusion unter den *Späterscheinungen* als sichere Transfusionsfolge angesehen wird. Ob die Transfusion von hämolysiertem, aufbewahrtem Blut zu *Nachreaktionen* führen kann, ist nicht mit Sicherheit zu sagen.

Nach unserer Meinung ist ein Unterschied im klinischen Verhalten des Hämolyseunfalles von bereits hämolysiertem Blut und von Blut, das erst im Empfänger hämolysiert, grundsätzlich denkbar. Gewöhnlich wird das Bild des hämolytischen Schocks dann gesehen, wenn eine gewisse, gruppenfalsche Blutmenge plötzlich im Empfänger aufgelöst wird. Vielleicht ist hier der klinische Effekt weitgehend an den raschen Ablauf dieses Vorganges bzw. an das massive Freiwerden von allen möglichen toxischen Stoffen gebunden. Vielleicht reagiert der Empfänger weniger stürmisch, wenn diese toxischen Stoffe im bereits befreiten Zustande eingeführt werden. Die Tierversuche von MANIEVITCH sprechen in diesem Sinne. Vielleicht spielt auch eine durch die Aufbewahrung eintretende Toxizitätseinbuße eine Rolle (Versuche von HESSE und FILATOV).

3. Auch die *Pathogenese der Störungen und Schäden* nach Transfusion von hämolysiertem aufbewahrtem Blut ist in vielem unklar. Die Tatsache der Nierenschädigung deutet darauf hin, daß zwischen dem Hämolyseunfall nach Transfusion von hämolysiertem Blut und demjenigen, hervorgerufen durch Transfusion von gruppenfalschem Frischblut, eine pathogenetische Beziehung besteht. HESSE konnte im tierexperimentellen Versuch zeigen, daß hämolysiertes, aufbewahrtes Blut beim Versuchstier ebenso Blutdrucksenkung und Nierenarterienspasmen hervorruft wie heterogenes Frischblut, das erst im Kreislauf des Empfangstieres aufgelöst wird. Gleichzeitig konnte HESSE feststellen, daß altes Blut weniger toxisch wirkt als frisches, doch schätzt er deshalb die Gefahr der Hämolyse im aufbewahrten Blut für den Menschen nicht geringer ein. Unabhängig von HESSE

ist KIGUCHI experimentell zu ähnlichen Ergebnissen gekommen. Ein anderer Japaner, MIKI, fand, die Abnahme der Giftigkeit betreffe sowohl die Erythrocyten wie auch das Plasma für sich. Die Versuche von MIKI beziehen sich aber im Gegensatz zu HESSE und KIGUCHI nicht auf artgleiches, sondern auf artfremdes Konservenblut.

Pathologisch-anatomische Nierenbefunde nach Todesfällen infolge Transfusion von konserviertem Blut wurden erstmalig von BRUNNER mitgeteilt. Es handelte sich in allen drei Fällen von BRUNNER um Nephrosen, im 1. Fall um eine Nephrose ersten Grades mit Blutzylindern, im 2. Fall um eine Nephrose zweiten Grades mit zentralen Nekrosen und im 3. Fall um eine chronisch-interstitielle Nephritis als Folge von Nephrose. Es sei festgehalten, daß die Befunde mit den Leber- und Nierenschädigungen, wie sie nach Transfusion von gruppenungleichem Blut bekannt sind, im wesentlichen übereinstimmen.

Über die Stoffe, die im hämolysierten, aufbewahrten Blut toxisch wirken bzw. die Nieren schädigen, ist für den besondern Fall des aufbewahrten Blutes nichts Bestimmtes bekannt. Es ist aber naheliegend, anzunehmen, daß in dieser Beziehung die Pathogenese von der des frischen Blutes kaum wesentlich abweicht. Die bisherigen experimentellen Ergebnisse wurden bei dem klassischen Hämolyseunfall durch Frischblut besprochen.

Es handelt sich dabei um toxische Zerfallsprodukte, die nach HESSE der Adenosinphosphorsäure nahe stehen. Ihre Wirkung auf die Nieren (Ausbildung einer Nekrose) ist nach HESSE teils toxisch, teils reflektorisch-spastisch zu erklären.

Besonders wichtig ist nun die Frage nach dem *Grad* der Hämolyse und nach der *Menge von hämolysiertem Blut,* die ohne Gefahr für den Empfänger transfundiert werden können. Wir haben gesehen, daß selbst größere Mengen stark hämolysierten Blutes unter Umständen völlig reaktionslos und vor allem ohne Nachteil für den Empfänger transfundiert werden können. Wenn wir den Grad der Hämolyse in Gramm Hämoglobin ausdrücken, dann werden in den betreffenden Fällen mehr als 10 g Hämoglobin (DE GOWIN und HARDIN, wir) und mehr als 20 g Hämoglobin (KIGUCHI) anstandslos ertragen.

Aus den Erfahrungen beim Hämolyseunfall infolge gruppenfalschen Frischblutes ist bekannt, daß im allgemeinen die bei der Öhleckerschen Probe zur Auflösung gebrachte Blutmenge von 20 ccm ohne weitere Folgen ertragen wird. Dies entspricht etwa einer Hämolyse von 3 g Hämoglobin. Es sind aber auch Fälle bekannt, bei denen weit mehr falsches Blut ohne Nachteil transfundiert wurde (60—80 ccm), was ungefähr einer Hämolyse von 9—12 g Hämoglobin entsprechen würde. Deshalb ist es weiter nicht verwunderlich, wenn auch aufbewahrtes Blut mit einer Hämolyse von 10 und mehr Gramm den Empfänger nicht zu schädigen braucht.

Andrerseits zeigte sich nach Transfusion von Blut mit einem Gehalt von 0,9 g Hämoglobin schon eine 3 Tage anhaltende Anurie (eigener Fall). Auch in den Fällen von BRUNNER wurde Blut transfundiert, dessen Hämolysegrad vermutlich nicht die obengenannten Hämoglobinwerte erreichte. Trotzdem erzeugte dieses Blut schwerste Nierenschädigungen. Das deutet darauf hin, daß für das Zustandekommen der Nierenschädigung der *Zustand der Nieren* wohl nicht gleichgültig ist. Wir wissen ja aus den Erfahrungen mit gruppenfalschem Frischblut, daß Nierenkranke durch Hämolyseunfälle besonders gefährdet sind. Unter HESSE zeigten ILJIN und MINCEV, daß selbst kleine Dosen von heterogenem Blut die Nierenfunktion deutlich herabsetzen und einen Anstieg des Rest-N im Blutserum veranlassen. Wenigstens experimentell wird gezeigt, wie sehr die Niere auf die Stoffe reagiert, die bei der Hämolyse frei werden.

Am empfindlichsten gegen hämolysiertes Blut scheinen entzündlich geschädigte Nieren zu sein. Wir erinnern an den von uns beobachteten Kranken mit Pyelonephritis. Weniger empfindlich sind Fälle von banalen Nephrosen. Wir haben bei solchen Kranken oft konserviertes Blut transfundiert, den Hämolysegrad nicht besonders berücksichtigt und nie Nachteiliges erlebt. Auch Kranke mit funktionellen Nierenstörungen haben bis jetzt das konservierte Blut gut ertragen, besonders Kranke nach Operationen am Urogenitalapparat, ebenso Kranke mit Nierenverletzungen. Es wurde aber nur Blut übertragen, das keine nennenswerte Hämolyse zeigte. Bei starker Hämolyse des transfundierten Blutes können offenbar auch diese Fälle gefährdet sein (siehe Fälle von BRUNNER).

Es kann also über die Beziehung zwischen hämolysiertem Blut und Nierenschädigung nichts Endgültiges gesagt werden. Klinische Erfahrungen und experimentelle Beobachtungen sprechen aber dafür, daß bei allen Nierenkranken Transfusionen von konserviertem Blut vorsichtig ausgeführt werden müssen und daß die Eigenhämolyse des Blutes berücksichtigt werden muß. Vorläufig möchten wir die Forderung aufstellen, bei entzündlichen Nierenleiden auf konserviertes Blut zu verzichten.

Der *Ikterus* ist eine Späterscheinung nach Bluttransfusion, bei der Frischbluttransfusion in der Regel ein Symptom des Hämolyseunfalles. Nach Transfusion von konserviertem Blut hat man Ikterus verschiedentlich beobachtet, ohne daß ein Hämolyseunfall infolge falscher Blutgruppe festgestellt wurde (VLADOS und Mitarbeiter, FANTUS, BELK, HENRY und ROSENSTEIN, FOX, BULL und DREW). Man führt dies auf den gesteigerten Abbau des transfundierten Blutes zurück (siehe S. 168). Den Abbau des Blutfarbstoffes, der im konservierten Blut gelöst ist, kann man wohl nicht als Ursache des Ikterus ansprechen, da die Mengen zu gering sind (siehe Tabelle 13). Nach unseren Untersuchungen verschwindet das mit dem Blut eingeführte Hämoglobin sehr rasch aus dem Blut des Empfängers. In einigen Fällen haben wir den Gallenfarbstoff im Blut des Empfängers verfolgt. Die Werte haben sich nie verändert. Bei verschiedenen Fällen von Stauungsikterus haben wir konserviertes Blut bis zu einem Hämoglobingehalt von 0,3 g-% transfundiert. Auch bei diesen Fällen haben wir nie eine Verschlimmerung des Ikterus beobachtet.

Für das Zustandekommen von Schäden und Störungen durch konserviertes Blut kommt noch die sog. *Nachhämolyse* in Frage.

Nachhämolyse wird dann beobachtet, wenn die Blutkörperchen in ein osmotisches Milieu gebracht werden, das sich vom Milieu, in dem sie aufbewahrt waren, unterscheidet (s. S. 87). Die Nachhämolyse wird besonders deutlich, wenn das Blut schon längere Zeit aufbewahrt wurde und eine starke Abnahme der osmotischen Resistenz festzustellen ist.

Es ist wie im Reagensglasversuch zu erwarten, daß sich länger aufbewahrte Erythrocyten unter der neuen osmotischen Einwirkung im Empfängerkreislauf auflösen und zu einer Verstärkung der Hämolyse führen können. Bei Blut, das nur ein paar Tage aufbewahrt wurde, kommt die Nachhämolyse praktisch nicht in Betracht.

Aus diesem Grunde kann älteres, konserviertes Blut, das makroskopisch noch bestimmte Forderungen erfüllt, für die Transfusion wegen der drohenden Nachhämolyse doch gefährlich sein. Wir glauben, daß die Frage, wie lange konserviertes Blut aufbewahrt werden soll, auch von der Nachhämolyse abhängig ist.

Der Gedanke BRUNNERS, konservierte Blutkörperchen seien verletzlicher, ist an sich richtig. Es erscheint uns aber verworren, diese Verletzlichkeit mit einer hypothetischen Wirkung gruppenserologischer Antistoffe, die neu gebildet werden oder im konservierten Blut besser zur Auswirkung kommen sollen, zu erklären (siehe S. 297).

Die Vorstellung, die Nachhämolyse könne einen quantitativen Höhegrad erreichen, käme dem Zustand nahe, der beim Hämolyseunfall nach falscher Blutgruppe auftritt. In diesen Fällen müßte man das Auftreten akuter, klinischer Schockzeichen beobachten.

Die Fälle, die von JACEVIČ sowie von BENDA und Mitarbeitern beschrieben sind, könnten in diesem Sinne gedeutet werden.

Es fragt sich, wie vor der Transfusion ein Einblick über die Gefahr der Nachhämolyse verschafft werden kann. Die Hämolysebereitschaft der roten Blutkörperchen gegenüber einem Wechsel des osmotischen Milieus läßt sich am besten an der minimalen Resistenz beurteilen. Beides ist in großen Schwankungen vom Stabilisator abhängig, wobei eine richtige Technik bei der Herstellung und bei der Aufbewahrung vorausgesetzt sind. Je nachdem kann die Bereitschaft zur Nachhämolyse schon wenige Tage nach der Konservierung einsetzen (Sangostatblut) oder selbst mehrere Wochen auf sich warten lassen (Rous-Turnersche Blutmischung). Bei unserer Art der Konservierung beginnt die verstärkte Nachhämolyse in physiologischer Kochsalzlösung oder in Serum mit Schwankungen etwa vom 15. Tage an. Wir verwenden deshalb bei allen nierengefährdeten Kranken höchstens wenige Tage lang aufbewahrtes Blut.

Ist von einer Konservierungsmethode bekannt, was sie in Bezug auf die Erhaltung der roten Blutkörperchen leistet (minimale Resistenz, Hämolyse bei Wechsel des osmotischen Milieus), dann genügt es für praktische Zwecke, die Gefahr der Nachhämolyse nach der Konservierungsdauer und nach dem äußeren Aussehen des Blutes zu beurteilen. Zeigt z. B. Blut, das lange konserviert ist, noch keinen nennenswerten Hämolysesaum, weiß man aber, daß in diesem Zeitraum die Resistenz der roten Blutkörperchen schon stark herabgesetzt wird, dann muß bei diesem Blut mit der Gefahr der Nachhämolyse gerechnet werden. Das gleiche gilt auch für Blut, das nach einer verhältnismäßig kurzen Aufbewahrungszeit schon einen ausgeprägten Hämolysesaum aufweist. In diesem Falle muß man annehmen, daß die Resistenz der roten Blutkörperchen durch irgendwelche Einflüsse (z. B. Wärme) frühzeitig gelitten hat.

Ein objektiver Maßstab für die Beurteilung der Gefahr der Nachhämolyse besteht in der direkten Bestimmung der Nachhämolyse vor der Transfusion.

Dazu wird eine kleine Menge des konservierten Blutes in einem Überschuß von Spenderplasma aufgeschüttelt und zentrifugiert, dann die Nachhämolyse beurteilt.

Wir haben diese Methode praktisch nur im Experiment und nicht am Krankenbett angewendet. Wir halten dies nicht für notwendig, wenn die Leistung der betreffenden Konservierungsmethode genau bekannt ist.

Wird in klinischen Verhältnissen mit andern Konservierungsmethoden gearbeitet, oder sollen gar mit auswärts hergestelltem Konservierungsblut Erfahrungen gesammelt werden, dann sind gründliche Nachkontrollen und allfällige Vorproben erforderlich. Zu betonen ist dabei die Wichtigkeit der *persönlichen* Untersuchung, damit der betreffende Arzt selbst Erfahrungen sammeln kann.

Die Hämolyse wurde bis jetzt nur unter dem Gesichtspunkt der *Gefahr* für den Empfänger betrachtet. Es ist aber denkbar, daß die Hämolyse auch nur zu *einfachen Nachreaktionen* führen könnte, wobei man sich vorstellen müßte, daß gegen die bei der Hämolyse frei werdenden Stoffe eine individuelle Empfindlichkeit besteht, ähnlich wie gegen andere körperfremde Proteinkörper. Eine gewisse Empfindlichkeit in dieser Richtung scheint uns namentlich bei Kindern zu bestehen.

Zusammenfassend kann über die Störungen, Schäden und Gefahren des hämolysierten aufbewahrten Blutes kurz das Folgende gesagt werden:

Ein gesunder Organismus, namentlich in Bezug auf die Niere, wahrscheinlich auch auf die Leber, kann selbst größere Mengen stärker hämolysierten aufbewahrten Blutes ohne Nachteil ertragen. Bis zu welchem Hämolysegrad das zutrifft, ist aber noch unklar.

Bei geschädigter Niere kann schon wenig hämolysiertes Blut zu Niereninsuffizienz führen. Am meisten gefährdet scheinen Kranke mit entzündlichen Nierenveränderungen zu sein. Vielleicht etwas weniger gefährdet sind funktionelle Nierenstörungen und Nierenverletzungen. Febril-nephrotische Nierenzustände sind nach unseren Erfahrungen nicht besonders gefährdet. Bei Nierenstörungen entzündlicher Art kann sogar schon Blut mit 0,3 g-% freiem Hämoglobin zu Störungen führen, also Blut, das noch keine deutlich sichtbare Hämolyse im ruhenden Zustand aufweist. Aus diesem Grunde ist die Transfusion von konserviertem Blut bei entzündlichen Nierenerkrankungen überhaupt abzulehnen.

Pathogenetisch scheint zwischen dem Hämolyseunfall nach Transfusion von hämolysiertem aufbewahrtem Blut und nach Transfusion von gruppenungleichem Blut in den Grundzügen Übereinstimmung zu herrschen. Klinisch bezieht sich diese Übereinstimmung auf die gemeinsame Späterscheinung, die Niereninsuffizienz. Die akuten Zeichen des Hämolyseunfalles treten bei der Transfusion von konserviertem Blut zurück, wenn es sich nur um die Folge von bereits hämolysiertem Blut handelt.

Zur Beurteilung der Hämolysegefahr ist bei älterem Blut die Möglichkeit der Nachhämolyse im Empfängerserum zu beachten. Es handelt sich dabei um ein osmotisches Phänomen. Gewisse Beobachtungen sprechen dafür, daß die Nachhämolyse u. U. zu akutem hämolytischem Schock führen kann.

c) Störungen und Schäden durch andere biologische Veränderungen.

Im Schrifttum wird verschiedentlich an die Möglichkeit gedacht, daß außer der Hämolyse auch andere biologische Veränderungen u. U. zur Erklärung von Störungen und Schäden nach der Transfusion von konserviertem Blut herangezogen werden könnten.

Im Vordergrund steht die Frage der *Kaliumvermehrung* im Plasma. Über die Toxizität des parenteral eingeführten Kaliums besteht ein ansehnliches Schrifttum, namentlich aus dem physiologischen und biochemischen Fachgebiet. Die Erkenntnis, daß intravenös verabreichte Kaliumionen auf den tierischen Organismus toxisch wirken, geht schon auf BLAKE (1840) und auf CLAUDE BERNARD (1857) zurück.

Das Schrifttum über die Kaliumtoxizität ist von SCUDDER, DREW, CORCORAN und BULL bereits besprochen worden. Wir treten deshalb nicht näher darauf ein, sondern verweisen auf die Arbeit dieser Autoren, die überdies ausführliche Literaturangaben enthält.

SCUDDER und Mitarbeiter haben neue Tierversuche über die Kaliumintoxikation ausgeführt. In Übereinstimmung mit verschiedenen anderen Autoren fanden sie für Kaninchen eine tödliche Dosis von 30—50 mg und beim Hund von 60—140 mg Kalium pro 1 kg Körpergewicht. Auf Grund des Schrifttums und dieser Untersuchungen kann die toxische Wirkung des Kaliums folgendermaßen zusammengefaßt werden: Die parenterale Übertragung von Kalium führt zu Muskel- und Nervenerscheinungen und zu einer Depression des ZNS. Das Kardinalsymptom ist die Verminderung der Herzaktion bis zum plötzlichen diastolischen Stillstand.

Beim Mensch weiß man über die tödliche parenterale Kaliumdosis nichts Sicheres, wenn auch einige Fälle von tödlicher Kaliumvergiftung bekannt sind (siehe Literatur bei SCUDDER und Mitarbeiter). Gewisse klinische Beobachtungen sprechen dafür, daß schon geringe Änderungen des Kaliumspiegels einen gewissen Einfluß auf das EKG haben können (SCUDDER, ZWEMER und WHIPPLE, THOMSON). THOMSON berichtet, daß wahrscheinlich zwischen Kaliumspiegel und T-Zacke eine gewisse Beziehung zu bestehen scheint.

In Anlehnung an die Erfahrungen beim Tier glauben SCUDDER und Mitarbeiter, daß die Übertragung von 3—5 Liter Blut, das 100 mg-% Kalium enthält, für den Erwachsenen vielleicht tödlich wirken könnte. SCUDDER und Mitarbeiter kommen deshalb zum Schluß, daß beim Menschen der Transfusion von konserviertem Blut u. U. mit Zurückhaltung zu begegnen sei. Sie glauben, daß die Anwendung von älterem Blut namentlich beim Blutverlust und Schock nicht ungefährlich sei, da bei diesen Zuständen experimentell und klinisch Ionenverschiebungen und Kaliumanstiege im Empfängerblut beobachtet werden können (SCUDDER, ZWEMER und WHIPPLE). Andere Kontraindikationen bilden ihrer Meinung nach Flüssigkeitsverlust des Organismus, Nieren- und Leberschädigungen und endokrine Störungen.

Die Untersuchungen von SCUDDER und Mitarbeitern sind an verschiedenen klinischen Fällen von DE GOWIN, HARRIS und PLASS nachgeprüft worden. Die Autoren fanden selbst bei rascher Transfusion von Blut mit hohem Kaliumgehalt (bis 148 mg-%) keinerlei Störungen des Empfängers (EKG). Die Kaliumvermehrung im Empfänger überstieg nach diesen Transfusionen in keinem Falle 2,2 mg-%.

Gelegentlich wurde auch die Frage aufgeworfen, ob eine Vermehrung der *Milchsäure*, des *Phosphors* und des *Reststickstoffes* wenigstens für Störungen leichterer Art verantwortlich gemacht werden könnten. Bei diesen Stoffen handelt es sich aber um so geringe quantitative Veränderungen, daß beim Empfänger kaum mit einer Reaktion zu rechnen ist.

Einige Autoren sind der Ansicht, daß gewisse Störungen auch mit einer *Eiweißdenaturation* des konservierten Blutes zusammenhängen könnten (HESSE, FILATOV). HESSE beschreibt an Hand von einigen Beobachtungen ein besonderes klinisches Bild der Vergiftung durch mutmaßlich denaturierte Eiweißprodukte. Solche Vergiftungen sollen unter dem Bild von allgemeinen Vergiftungserscheinungen verlaufen, die sich von den Schäden, die durch Hämolyse zustande kommen, durch Amaurose und Bewußtseinstrübung unterscheiden. Pathologisch-anatomisch konnten leukocytäre Thromben der Gehirnarterien gefunden werden.

Ähnliche Beschreibungen fehlen im übrigen Schrifttum. Ob im steril aufbewahrten Blut eine so schwere Denaturation der Eiweißstoffe, die zu Intoxikation führen kann, stattfindet, ist nach den bisherigen Untersuchungen über die Eiweiße jedenfalls äußerst fraglich und ist wahrscheinlich überhaupt abzulehnen. Wir glauben, daß in Fällen von Intoxikation vielmehr an die Möglichkeit der bakteriellen Verunreinigung zu denken ist. Die Bakterien bilden nicht nur eigene Toxine, sondern es ist gut denkbar, daß sie auch die Bluteiweiße bis zur Bildung von giftigen Abbauprodukten verändern könnten.

d) Störungen durch die Transfusion von kaltem Blut.

Meistens wird das konservierte Blut vor der Transfusion erwärmt. Der Nachteil dieser Vorerwärmung liegt in der Möglichkeit, daß dadurch eine verstärkte Hämolyse auftreten kann. Wenn nicht besonders darauf geachtet wird, kann sie der Beobachtung entgehen, namentlich wenn das Blut im umgeschwenkten Zustand erwärmt wird. Besonders gefährdet sind ältere Blutkonserven. Ein weiterer Nachteil der Vorerwärmung liegt aber auch darin, daß eine gewisse Zeit verlorengeht und somit das konservierte Blut seine Aufgabe, ohne lange Vorbereitung transfundiert werden zu können, nicht erfüllen kann.

Aus diesem Grunde sind einige Autoren dazu übergegangen, das Blut in kühlem Zustand zu transfundieren, allerdings unter der Voraussetzung, daß es langsam übergeleitet wird (WILSON und JAMIESON, DE GOWIN und HARDIN, DE GOWIN, HARDIN und SWANSON, DIGGS und KEITH, BREWER und Mitarbeiter). DE GOWIN, HARDIN und SWANSON haben darüber eine eigene klinische Studie durchgeführt. Nach Transfusion von konserviertem Blut mit einer Temperatur von 14—25° C (leichte Vorerwärmung) und einer Geschwindigkeit von 6—40 ccm pro Minute wurde klinisch weder eine Senkung der Körpertemperatur noch eine Änderung des Blutdrucks und keinerlei nachteilige Symptome festgestellt. Auch aus statistischen Zusammenstellungen geht hervor, daß kühles Blut keine besonderen Störungen zur Folge hat (siehe Tabelle 24, DE GOWIN und HARDIN, DIGGS und KEITH).

In sehr dringenden Notfällen sind wir selber schon in den Fall gekommen, sogar Blut mit Eisschranktemperatur (4—5° C) verhältnismäßig rasch übertragen zu müssen. Wir haben bei den wenigen Fällen keinen Nachteil erlebt. Im übrigen pflegen wir die Vorerwärmung nur kurze Zeit durchzuführen. Eine Erwärmung auf Körpertemperatur halten wir keineswegs für notwendig, selbst nicht für raschere Transfusionen (300 ccm Blut in 10—15 Minuten). Wir glauben, daß es jedenfalls besser ist, im gegebenen Falle kalt zu transfundieren, als durch eine überstürzte Erwärmung der Ampulle oder des Überleitungsschlauches eine gefährliche Hämolyse zu erzeugen. Man muß sich darüber im klaren sein, daß jede unkontrollierte Erwärmung durch Verstärkung der Hämolyse eine große Gefahr für den Empfänger bedeuten kann.

e) Die Untersuchung von Transfusionszwischenfällen nach konserviertem Blut.

Für die Abklärung der Schäden, die nach der Transfusion von konserviertem Blut auftreten, ist die genaue Untersuchung von Einzelbeobachtungen außerordentlich wertvoll. Ein großer Teil der bisher mitgeteilten Beobachtungen ist für das Problem deshalb nicht verwertbar, weil sie ungenügend untersucht oder zu wenig ausführlich mitgeteilt sind. Wir schlagen deshalb vor, den Untersuchungsgang von Störungen und Zwischenfällen folgendermaßen zu gestalten:

1. Genaue klinische Beobachtung: Unterscheidung von Sofortreaktionen, Nachreaktionen und Späterscheinungen. Angabe der Symptome im einzelnen. Die Sammelbezeichnung „hämolytischer Schock" ist nur dann anzuwenden, wenn es sich um einen typischen, zu Beginn der Transfusion auftretenden Hämolyseunfall handelt.

2. Laboratoriumsuntersuchungen:

Untersuchung der Hämolyse im transfundierten Blut und im Empfängerblut. Dazu werden am besten sobald wie möglich entsprechende Blutproben entnommen und in den Kühlschrank gestellt. Wenn die Untersuchung nicht anschließend erfolgen kann, sind die Proben zu zentrifugieren, das Plasma abzuheben und bis zur Untersuchung kühl und im Dunkeln aufzubewahren. Unter Umständen Probe auf Nachhämolyse (Empfängerserum + Spenderblutkörperchen).

Um in zweifelhaften Fällen zu entscheiden, ob ein Hämolyseunfall vorliegt, ist die Untersuchung des Empfängerblutes auf Hämoglobin das Sicherste. Wenn das Ergebnis negativ ausfällt, so darf man mit großer Wahrscheinlichkeit einen Hämolyseunfall ausschließen. Voraussetzung ist allerdings, daß die Untersuchung möglichst bald nach der Transfusion erfolgt, spätestens einige Stunden nachher. Wir empfehlen, dieses Verfahren in allen Fällen von unklaren Störungen nach Transfusion von konserviertem Blut anzuwenden. Man muß dabei nur das mit dem konservierten Blut mitübertragene, bereits gelöste Hämoglobin berücksichtigen.

Urinkontrolle. Wichtig ist die Untersuchung des ersten Urins nach der Transfusion. Untersuchung auf Gallenfarbstoffe und Hämoglobin (scharfe Unterscheidung von Hb-urie und Hämaturie!), ferner auf Eiweiß und Sedimentzusammensetzung.

Zuverlässige Blutgruppennachkontrolle. Je nach Umständen Titerbestimmung im gespendeten Blut (Agglutinine, evtl. Hämolysine).

3. Besondere Angaben für die Mitteilung des Falles:

Krankheit des Empfängers mit besonderer Berücksichtigung des Nierenzustandes, der Leber und der Milz. Anämiegrad. Angabe, ob erstmalige oder wiederholte Transfusion. Nähere Angaben über bereits erfolgte Transfusionen.

Besondere Angaben über das transfundierte Blut, wenn keine quantitative Hämolysebestimmung durchgeführt werden kann: Resistenzprüfung der Erythrocyten, Angabe des Hämolysesaums, Vorerwärmung, andere Besonderheiten.

f) Bekämpfung der Störungen und Gefahren bei der Transfusion von konserviertem Blut.

1. Oberster Grundsatz ist die einwandfreie Blutgruppenbestimmung.

2. Besondere Maßnahmen erstrecken sich auf die Beurteilung der Hämolyse vor der Transfusion sowie auf die medikamentöse Prophylaxe, die von einigen Autoren empfohlen wird.

a) Beurteilung der Hämolyse: das sicherste ist die Beurteilung einer zentrifugierten Blutprobe aus der umgeschwenkten, vorerwärmten und zur Transfusion bereiten Blutkonserve. Dieses Verfahren sollte immer berücksichtigt werden, wenn Blut fremder Herkunft, überaltertes, übererwärmtes Blut oder überhaupt Blut, dessen Zustand man nicht genau kennt, zur Anwendung kommt.

b) Medikamentöse Prophylaxe: sie bezweckt eine desensibilisierende Behandlung des Empfängers und eine Vorbeugung von Nierenschädigungen. Zur Desensibilisierung und zur Herabsetzung der Nachreaktionen empfiehlt JEANNENEY eine Injektion von Pantopon-Spartein, DURAN JORDA Adrenalin, evtl. Calciumchlorid, FANTUS Adrenalin und Acidum acetylosalicylicum, CORELLI Ephetonin (1 ccm), Sympatol (30 Tropfen), ferner Adrenalin, Coffein, Ephedrin. CORELLI mißt allerdings schon dem Stabilisator wegen seines Gehalts an Thiosulfat eine desensibilisierende Wirkung bei. FANTUS und namentlich DE GOWIN und Mitarbeiter empfehlen Natrium bicarbonicum, um allfälligen Hämolyseschädigungen der Nieren vorzubeugen.

3. Berücksichtigung der Kontraindikationen, wie sie auch beim Frischblut gelten.

Nach HESSE kommen für jede Bluttransfusion die folgenden Kontraindikationen in Frage: Stauungen im kleinen Kreislauf, organische dekompensierte Herzfehler, Leberinsuffizienz, Insuffizienz des RES, Nierenkrankheiten mit Oligurie und Anurie, Venen- und Arterienthrombose, Fettembolie, Leukämie, Krankheiten, die durch die Bluttransfusion reaktiviert werden können.

Für das konservierte Blut sind besonders Nierenerkrankungen zu berücksichtigen. Wir haben einläßlich darauf hingewiesen.

4. Öhleckersche Probe in jedem Falle.

g) Therapie von Hämolysezwischenfällen nach Transfusion von konserviertem Blut.

Bei einem akuten Hämolyseunfall, sei es durch unrichtige Blutgruppe oder durch Nachhämolyse einer größeren Blutmenge, gelten die gleichen therapeutischen Grundsätze wie beim klassischen Hämolyseunfall (siehe S. 273). Über die Behandlung der Niereninsuffizienz nach konserviertem Blut wird nur sehr wenig berichtet. BRUNNER versuchte Nierendiathermie, Natrium bicarbonicum, Euphyllin und Lumbalanästhesie ohne merklichen Erfolg (siehe Zwischenfälle Nr. 52, 53). Wir konnten in einem Falle von 3 Tage lang dauernder Anurie durch Euphyllin i. v. einen schlagartigen Erfolg erzielen (siehe Zwischenfall Nr. 51). FANTUS empfiehlt die Abgabe von Natrium bicarbonicum.

H. Die Organisation des Bluttransfusionsdienstes.

I. Aufgabe und Entwicklung.

Die Bluttransfusion hat in den letzten Jahren eine sehr große Ausbreitung erfahren, die durch die erweiterte Anzeigestellung und die Vereinfachung der Technik bedingt war.

Das Ansteigen der Transfusionszahlen erforderte neue Blutquellen, die zugänglich sein mußten. Es wurden deshalb Organisationen geschaffen, deren Aufgabe es ist, das zur Transfusion benötigte Blut auf Abruf zu liefern.

Diese Organisationen nennt man *Blutspendeorganisationen* (centre de transfusion, blood transfusion service).

Noch 1922 wurde das Vorgehen BREHMS, der, um immer gesunde Spender zur Verfügung zu haben, diese schon einige Zeit vor der Transfusion untersuchte, als eigenartig bezeichnet (COHN).

Schon 1921 war aber in London eine Blutspendeorganisation von OLIVER in Gemeinschaft mit dem Britischen Roten Kreuz geschaffen worden. In diesem Jahre verfügte der Londoner „Blood Transfusion Service" über 4 Spender und vermittelte eine Transfusion. 1926 waren es 737 Spender und 400 Transfusionen. 1931 waren schon 1304 Spender, die bei 2442 Gelegenheiten Blut spendeten, eingeschrieben. 1938 wurden 2698 Spender 6828mal in Anspruch genommen (RIDDELL).

Eine ähnliche sprunghafte Entwicklung machten auch andere Blutspendeorganisationen durch.

Im Hôpital St. Antoine in Paris wurde die Blutspendeorganisation 1929 für 262 Transfusionen, 1930 für 787, 1931 für 2037, 1932 für 3738 und 1938 für 7291 Transfusionen in Anspruch genommen (TZANCK, SCHILLING).

Die Organisation des Rudolf-Virchow-Krankenhauses in Berlin lieferte 1933 Blut für 426, 1935 für 1732, 1936 für 2204 und 1939 für 5340 Transfusionen (FORSSMANN, SCHILLING).

In Amerika entstanden Blutspendeorganisationen, die sich vorerst auf die großen Städte beschränkten. Wegleitend war dabei seit 1929 die „blood transfusion betterment association" in New York (DE WITT STETTEN). 1938 ergab eine Rundfrage bei 350 amerikanischen Spitälern, daß 137 über eigene Spenderlisten verfügten (LEVINE und KATZIN). Im selben Jahre wurden eine Anzahl von Blutspendeorganisationen in verschiedenen amerikanischen Städten durch das Rote Kreuz gegründet, so in Augusta, Baltimore u. a. (DE KLEINE). Gleichzeitig bildete sich in Nordamerika das System der „blood bank" aus (FANTUS). In den Spitälern New Yorks gaben vom Juni bis September 1938 2000 Spender Blut in solche „blood banks" (J. amer. med. Ass.).

Eine ähnliche Entwicklung machte das Transfusionswesen in Rußland durch. Es wurden dort eigentliche Bluttransfusionsinstitute gegründet, denen neben der wissenschaftlichen Forschung die Aufgabe zufiel, die notwendige Anzahl Spender für Transfusionen zur Verfügung zu stellen. Nach BOGOMOLOV stieg in Leningrad die Anzahl der Spender von 350 im Jahre 1932 auf 1627 im Jahre 1936. Gleichzeitig vermehrten sich die Transfusionen von 550 auf 3647. Gleichartige Institute und Verhältnisse bestehen in anderen Städten Rußlands. BURCEVA berichtet 1934 über Spenderorganisationen in 51 russischen Städten.

Vorerst beschränkten sich diese Blutspendeorganisationen auf große Städte, wie Budapest, Prag, Rotterdam, Kopenhagen, Brüssel, Buenos Aires, Mailand, Turin, Zürich u. a. Dann aber wurden auch in mittleren und kleinen Städten solche Organisationen gegründet, die teils selbständig arbeiteten, teils an Krankenhäuser angeschlossen wurden. Heute verfügt wohl jedes mittlere Krankenhaus über einen organisierten Bluttransfusionsdienst.

Die Blutspendeorganisationen haben 2 Aufgaben:

1. Es müssen die notwendigen Blutreserven bereitgestellt werden, wobei es sich um Spender oder um konserviertes Blut handeln kann.

2. Das Blut muß auf Anforderung an den transfundierenden Arzt geliefert werden.

Der Aufbau der Transfusionsdienste wechselt in verschiedenen Städten. Der Übersicht halber muß versucht werden, den Aufbau dieser Organisation etwas schematisiert zu schildern.

Bei den Blutspendeorganisationen können wir Spender und Zentrale unterscheiden. Die Zentrale übernimmt den administrativen Dienst, sie ist für die Lieferung des Blutes verantwortlich. Sie untersucht und klassiert die Spender. Ihre Aufgaben sind im einzelnen verschieden, je nachdem, ob es sich um reine Spendervermittlung oder um Lieferung von konserviertem Blut handelt.

Kriegs- und Friedensorganisation sind in einigen Punkten grundsätzlich verschieden. Im Frieden kann im Gegensatz zum Krieg ein großer Teil der Transfusionen *planmäßig* ausgeführt werden. Notfalltransfusionen in großer Anzahl kommen höchstens bei Massenunglücken in Frage. Die Spender halten sich in der Nähe des Ortes auf, wo die Transfusion ausgeführt wird. Sie befinden sich in einer Stadt, wo die Verkehrsverhältnisse ihre rasche Erreichbarkeit erlauben. Transporte von Spendern oder von konserviertem Blut über weite Strecken kommen meist nicht in Frage. Die Verkehrsmittel sind intakt. Im Krieg sind alle diese Umstände wesentlich verändert. Die geplanten Transfusionen sind seltener, es handelt sich hauptsächlich um Notfalltransfusionen. Der Transport des Blutes muß häufig über weite Strecken erfolgen, die Verkehrsverhältnisse sind oft schlecht.

II. Die Organisation des Bluttransfusionsdienstes im Frieden.

1. Die Spender.

Für die Organisation des Transfusionsdienstes steht die Spenderwahl im Vordergrund. Dabei besteht kein Unterschied zwischen dem Spender für die Frischbluttransfusion und dem für die Transfusion von konserviertem Blut.

Wir unterscheiden *bezahlte* oder *Berufsspender* und *freiwillige* Spender. Der Ausdruck Berufsspender ist in den meisten Fällen irreführend. Es handelt sich bei diesen Spendern nicht um Leute, die das Spenden als eigentlichen Beruf ausüben. Sie erhalten nur für das Blut, das sie zur Verfügung stellen, einen bestimmten Betrag. Dieser Betrag wechselt in den verschiedenen Ländern stark.

Die „*Deutschen Richtlinien*“ stellen ausdrücklich fest, daß das Blutspenden nicht als Erwerb aufgefaßt werden darf, sondern daß die Barvergütung als Pflegezuschuß zum raschen Ausgleich der verlorenen Blutmenge Verwendung finden soll. Ähnlich scheinen die Verhältnisse in Rußland zu liegen (Burceva). Im entsprechenden Rahmen liegt die Bezahlung der Spender. Sie ist derart, daß der Spender nicht von ihr allein leben kann. Es seien hier einige Zahlen angeführt. Zum Teil handelt es sich dabei um Vorkriegswerte.

In Deutschland werden nach den „*Richtlinien*“ für die ersten 100 ccm 10 Mark, für jede weiteren angefangenen 100 ccm 5 Mark, mindestens aber 20 Mark bezahlt.

In Rußland erhalten die Spender 10—60 Rubel pro Spender und außerdem eine Extralebensmittelration.

Nach Jeanneney wurden die Spender in Frankreich für die ersten 100 ccm mit 1 Fr. pro ccm, für die zweiten 100 ccm mit 100 Fr., für die dritten mit 150 Fr. usw. bezahlt.

Ähnliche Ansätze bestehen in den südamerikanischen Staaten. In Brasilien erhält der Spender pro ccm 500 Reis, was einem Betrag von ungefähr 1 französischen Franken Vorkriegswert entspricht. Nachts sind die Ansätze etwas erhöht, auch vorher immunisierte Spender werden höher bezahlt (Maciel).

Die höchsten Ansätze bestehen in den Vereinigten Staaten von Nordamerika. Nach Schiff werden den Blutspendern für eine Spende von 100 ccm 7 Dollar bezahlt. Aber auch dies ist noch kein Betrag, der zum Leben ausreicht.

Der bezahlte Spender hat den Vorteil, daß er weitgehend zum Spenden verpflichtet ist. So wird in den „*Deutschen Richtlinien*“ ausdrücklich festgelegt, daß ein Blutspender, der einmal in die Organisation aufgenommen ist, jederzeit einer Aufforderung zum Spenden nachkommen muß. Auch in Rußland ist der Spender zu Tag- und Nachtdienst verpflichtet. Besonders das letztere ist für die Frischbluttransfusion außerordentlich wichtig. Ein weiterer Vorteil des bezahlten Spenders liegt darin, daß mit der Bezahlung jeder weitere Anspruch des Spenders an den Empfänger erlischt. Es werden dadurch spätere Unannehmlichkeiten vermieden.

Der bezahlte Spender bedarf auf der andern Seite einer sehr genauen Kontrolle. Es besteht die Gefahr, daß er sich allzu häufig zum Blutspenden meldet. Dadurch kann er seiner Gesundheit schaden. Er muß einen genau ausgefüllten, nicht zu verwechselnden Spenderpaß besitzen, in dem sich womöglich ein Lichtbild oder sogar ein Daumenabdruck befindet. Dadurch kann verhindert werden, daß sich der Spender durch einen Bekannten vertreten läßt (RIDDELL).

Solche Vertretungen können zu den schwersten Schädigungen des Empfängers führen, und zwar durch Übertragung von Blut einer falschen Gruppe oder einer nicht erkannten Infektionskrankheit.

Besteht in einer Stadt eine einzige Berufsspenderorganisation, so muß die Höhe der Bezahlung in den verschiedenen Spitälern gleich sein, sonst stellen sich die bezahlten Spender nur dem am besten zahlenden Spital zur Verfügung (BURCEVA).

Der bezahlte Spender muß häufiger und genauer untersucht werden als der unbezahlte. Beim bezahlten Spender besteht immer die Gefahr, daß er eine Krankheit nicht angibt, um die ausgesetzte Entschädigung nicht zu verlieren (RIDDELL). In Rußland, in Amerika und Deutschland muß sich der bezahlte Spender deshalb verpflichten, Krankheiten anzugeben. Tut er dies nicht, so kann er strafrechtlich verfolgt werden (BURCEVA, FANTUS, SEGGEL).

Der freiwillige Spender verzichtet vollkommen auf irgendwelche Bezahlung. Es müssen ihm nur die Eigenkosten ersetzt werden.

Die groß angelegte Londoner Organisation arbeitet nur mit unbezahlten Spendern. Zum Spenden werden häufig Leute zugezogen, die gemeinnützigen oder Jugendorganisationen angehören (Rovers, Christl. Verein junger Männer). Die Rotkreuzorganisationen stützen sich mit wenigen Ausnahmen auf unbezahlte freiwillige Spender (Rotterdam, Montreal u. a.). Auch in der Schweiz wird großer Wert auf den freiwilligen unbezahlten Spender gelegt, so in Zürich, Genf und anderen Städten.

Es kann den Spendern an Stelle von Bargeld eine Anerkennung ausgerichtet werden.

In London kann der Spender Einblick in das Transfusionsprotokoll nehmen. Für mehrmaliges Spenden erhält er ein Abzeichen (RIDDELL). In Rotterdam erhält der Spender eine Medaille, in Zürich (Chirurg. Klinik CLAIRMONT) ein Diplom.

Die Verteidiger der unbezahlten Spender heben vor allen Dingen den höheren moralischen Stand dieser Spender hervor. Er habe kein Interesse daran, Krankheiten zu verheimlichen oder sich vertreten zu lassen (RIDDELL). Spätere Ansprüche seien unwahrscheinlich, die Kosten für die Transfusion verringern sich.

In London belaufen sich die Durchschnittskosten einer Transfusion nur auf 7s. 6d. (RIDDELL).

Viele Organisationen gebrauchen beide Arten von Spendern nebeneinander. SAMMARTINO benutzt je nach der Art der Transfusion und nach ihrer Dringlichkeit bald bezahlte, bald unbezahlte Spender. In Bordeaux wird ständig eine Reserve von bezahlten Spendern gehalten, daneben wird häufig ohne Bezahlung gespendet.

Wir selber arbeiten soweit als möglich mit freiwilligen Spendern.

Im März 1941 veranstalteten wir eine Rundfrage unter unseren Spendern. Wir erhielten auf 2100 Anfragen Antworten von 1364 Spendern. Von diesen meldeten sich 1181 zum Spenden ohne Bezahlung. 64 verlangten Bezahlung. Die übrigen verzichteten aus anderen Gründen auf weitere Blutspenden.

Gelegentlich sind wir aber doch gezwungen, einen Spender zu bezahlen. Dies ist dann der Fall, wenn wir einen leichtverletzten Spitalinsassen zum Spenden heranziehen. Diese Spender erhalten von uns 5 Franken pro 100 ccm und besonderes Essen. Die Sitte der Barentschädigung hat sich so tief eingebürgert, daß es schwer fällt, sie wieder abzuschaffen.

Nach unserer Ansicht kann das Problem bezahlter oder unbezahlter Spender nicht grundsätzlich gelöst werden. Es hängt sehr stark von der Mentalität der Spender ab, ob sich das eine oder andere System besser eignet. Weiter spielt die

Tradition eine gewisse Rolle. Man kann nicht plötzlich die bezahlten zu unbezahlten Spendern machen, weil dann viele lieber auf das Spenden verzichten.

Sogar die Rotkreuzorganisation in Belgien mußte sich entschließen, ihre Spender mit geringen Beträgen zu entschädigen.

Es hängt auch davon ab, ob man nur Spender zur Frischbluttransfusion vermittelt oder ob konserviertes Blut hergestellt werden soll. Für die Frischbluttransfusion wird sich der unbezahlte Spender im allgemeinen leichter finden lassen.

Auf drei besondere Arten von Spendern muß noch eingegangen werden. Wir möchten sie als *Gelegenheitsspender* bezeichnen.

1. *Verwandte* von Kranken. Sie werden an vielen Orten gerne zum Spenden verwendet. Sie geben ihr Blut ohne Bezahlung ab und sind, wenn sie den eigenen Leuten spenden müssen, meist gut erreichbar. Bei Notfalltransfusionen fehlt dann allerdings häufig die Zeit, um sie so gut durchzuuntersuchen wie den organisierten Spender, der unter ständiger Kontrolle steht. Sie sind deshalb besonders zum Spenden von konserviertem Blut geeignet.

Die amerikanischen „blood banks“ bedienen sich ihrer häufig (Fantus). Acuña entnimmt den Verwandten kranker Kinder immer etwas mehr Blut als notwendig und konserviert den überschüssigen Rest. Auch wir benützen sowohl für Frischbluttransfusionen wie auch für die Blutkonservierung gern das Blut von Verwandten unserer Empfänger. Wir schonen dadurch unsere freiwilligen Spender. Voraussetzung für die Transfusion ist, auch wenn Verwandte von Patienten zugezogen werden, die genaue Durchuntersuchung des Spenders vor der Entnahme. So benutzt Sammartino Verwandte nur bei geplanten Transfusionen, wo eine exakte Untersuchung vorausgehen kann.

Der Spender muß bei der Konservierung darüber aufgeklärt werden, daß sein Blut nicht unbedingt für seinen Verwandten gebraucht wird, sondern, daß man es anderswo verwendet, wenn der erkrankte Verwandte die Transfusion nicht benötigt.

2. *Krankenhauspersonal.* Leute, die im Krankenhaus arbeiten, kamen hauptsächlich früher, als noch keine Spenderorganisationen bestanden, in Betracht. Wir brauchen sie, wenn irgend möglich, nicht, da sie neben ihrer großen Arbeit nicht noch zum Spenden herangezogen werden sollen. Es besteht auch die Gefahr, daß sie zu häufig benutzt werden, gerade weil sie immer gut erreichbar sind. Wenn eine gute Organisation des Spenderwesens besteht, oder wenn konserviertes Blut erreichbar ist, kann sicher auf sie verzichtet werden.

Sammartino hat sie allerdings in seine Spenderorganisation einbezogen und bezeichnet sie als die besten Spender.

3. *Patienten,* die einen *Aderlaß* benötigen. Das Blut von Hypertonikern ist unter der Garantie verwendbar, daß keine andern Krankheiten vorliegen. Es eignet sich in erster Linie zur Konservierung, da ja ein notwendigerAderlaß zeitlich nicht immer mit einer Transfusion zusammenfällt.

Auch das Blut von Polycytämikern ist zur Konservierung geeignet (Fantus, Ionesco). Diese Kranken stellen sich häufig besonders gerne zu Transfusionen zur Verfügung.

Weselkin und Kapiza verwenden das Blut von Urämikern, Fantus lehnt diese Blutquelle ab.

Eine Voraussetzung für die Bluttransfusion ist die gute *Gesundheit des Spenders.* Die Verantwortung für sie lastet auf der Organisation. Sie hat dafür zu sorgen, daß der Spender bei seiner Aufnahme in die Organisation und in regelmäßigen Abständen genau untersucht wird. Die Art der Untersuchung und die Abstände der Kontrollen sind verschieden. Es besteht in vielen Staaten die Bestrebung, diese Untersuchung gleichartig zu gestalten oder sogar die Spender durch den Staat offiziell kontrollieren zu lassen.

In Italien bestehen schon seit 1935 Vorschriften, die sich auf die Spenderwahl beziehen. Die Eigenschaften, die die Spender aufweisen müssen, sind festgelegt (Paris médical).

Die Vereinigung der Stadt New York zur Verbesserung der Bluttransfusion arbeitete Vorschriften aus, die durch die Spender genau befolgt werden müssen und die auch Untersuchungen der Spender und alle andern Fragen der Bluttransfusion festlegen. 1930 wurden diese Vorschriften staatlich anerkannt.

Junghanns fordert 1939 Ausschaltung aller nicht organisierten Spender. 1940 wurde durch die „Deutschen Richtlinien" festgelegt, wer sich als Spender eignet und unter welchen Voraussetzungen sie sich eignen. Diese Vorschriften decken sich mit denjenigen, die Seggel schon früher in der Leipziger Organisation anwendete.

Es ist sehr zu begrüßen, daß an vielen Orten diese Fragen einheitlich gelöst werden. So sind auf die Dauer Zwischenfälle auszuschalten und Unannehmlichkeiten zwischen Spendern, Empfängern und Organisation zu vermeiden.

Der *Beruf des Spenders* spielt bei seiner Auswahl keine Rolle. Ausgedehnte Statistiken (Burceva u. a.) zeigen, daß in Rußland Leute aller Berufsklassen zum Spenden herangezogen werden. In andern Ländern liegen ähnliche Verhältnisse vor. Auffallend häufig sind Studenten vertreten, nach Burceva bis zu 75%. Auch in Paris und Polen wurden häufig Studenten als Blutspender gebraucht, ebenso in Basel. Dies ist daraus erklärlich, daß der Student jederzeit gut erreichbar ist und durch keine Berufsarbeit vom Spenden abgehalten wird. In Frankreich und Amerika werden auch gerne Polizei und Feuerwehrleute zum Spenden herangezogen. Sie sind ebenfalls leicht und sicher erreichbar. Chvilivickij machte den Versuch einer psycho-physiologischen Spenderuntersuchung. Er kam zum Resultat, daß sich die Feinarbeiter (Mechaniker, Drechsler) zum Spenden nicht eignen.

Das *Geschlecht des Spenders* spielt keine Rolle. In Rußland befinden sich unter den Spendern bis zu ⅔ Frauen (Burceva, Bogomolova). Seggel zieht Männer vor, da sie über einen höheren Hämoglobingehalt verfügen.

2. Spenderrekrutierung.

Die Gewinnung von Blutspendern erfolgt bei kleinen Organisationen am besten durch persönliche Propaganda. Wenn sehr viele Spender gebraucht werden, kann diese Propaganda öffentlich durchgeführt werden. Man kann Zeitungen, Rundfunk und Film beiziehen. Durch öffentliche Vorträge, durch persönliche Werbung von Arzt zu Spender und von Spender zu Spender wird Propaganda für die Blutspende gemacht.

Wenn in einer Ortschaft zum ersten Mal Propagandaarbeit geleistet wird, so ist sie gewöhnlich von Erfolg begleitet, besonders dann, wenn sie an bestimmte Gefühle (Patriotismus, Menschlichkeit) der Spender appellieren kann. Es ist sehr zu empfehlen, die Spender in gemeinnützigen Vereinen (Samariterbund, Rotkreuzverein) zu suchen. Aus dieser Überlegung heraus wurde in vielen Ländern die Blutspenderorganisation dem Roten Kreuz übertragen.

Propaganda durch Radio und Zeitungen ist weniger günstig, da hier häufig die Transfusion als großer Eingriff geschildert wird und der Spender gleichzeitig als Held dargestellt wird. Das Problem der Werbung liegt unserer Ansicht nach darin, den Spender über die Ungefährlichkeit der Blutspende aufzuklären, gleichzeitig aber keine falsche Begeisterung zu erwecken, die dann rasch abflaut.

Am besten bewähren sich Organisationen, die während Jahren langsam und sicher aufgebaut wurden und denen nur vertrauenswürdige sichere Spender angehören. Nach Propagandavorträgen sollen deshalb die Anwesenden vorerst nur aufgefordert werden, sich in Listen einzutragen. Die Eingetragenen werden erst nach einiger Zeit zur Untersuchung aufgeboten und sollen erst bei dieser Gelegenheit eine feste Verpflichtung eingehen. Wird zu rasch vorgegangen, so werden sich viele Spender wieder zurückziehen. Die beste Werbung ist die von Spender zu Spender.

Noch schwieriger als die Rekrutierung ist für eine Organisation *die Erhaltung* ihrer Spender. Die Spender sollen aus diesem Grunde in einem festgelegten Turnus aufgeboten werden. Wenn einzelne Spender sehr häufig, andere gar nicht zum Spenden herangezogen werden, so ziehen sich die ersteren aus Angst vor zu großer Inanspruchnahme, die letzteren wegen Interesselosigkeit zurück.

Es sollen Spender aller Gruppen angeworben werden, auch für die Blutkonservierung soll neben dem Universalspender wenigstens für Friedensverhältnisse und in Gebieten, die von Weißen besiedelt sind, der A-Spender berücksichtigt werden.

Werden die Spender nicht regelmäßig aufgefordert, so soll ihr Interesse an der Sache auf andere Art erhalten werden.

In London besteht z. B. eine Blutspenderzeitung, die den Spender immer wieder an seine Zugehörigkeit zur Organisation erinnert. Der Londoner Transfusionsdienst organisiert auch jährlich ein Essen, an dem neben offiziellen Persönlichkeiten viele Spender teilnehmen.

In Rußland werden die Berufsspender durch besonders angestellte Schwestern gesundheitlich überwacht. Die Spender können durch die Organisation in Erholungsheime geschickt werden.

Auch die regelmäßigen Nachuntersuchungen erinnern den Spender immer wieder an seine Zugehörigkeit zur Organisation.

Schließlich wird das Interesse, besonders bei den unbezahlten Spendern, auch durch die Verleihung von Auszeichnungen für häufiges Blutspenden wachgehalten.

3. Die Zentrale.

Die Zentrale oder das Zentrum befaßt sich mit der Gewinnung und der Vermittlung des Blutes. Auf der einen Seite besteht ihre Aufgabe darin, jederzeit geeignetes Blut für Transfusionen bereitzuhalten. Sie muß also die Spender überwachen und über die Spender verfügen können. Handelt es sich um die Lieferung konservierten Bluts, so muß sie die Konservierung übernehmen. Andererseits muß sie die Verbindung mit den transfundierenden Ärzten aufnehmen.

Wenn wir im folgenden die Zentralen nach der Art ihrer Organisation einzuteilen versuchen, so geschieht dies nur aus Gründen der Übersicht. Wir sind uns darüber klar, daß eine solche Einteilung immer etwas Gezwungenes haben wird. Die Erfüllung der beiden Hauptaufgaben (Bereitstellung des Blutes und Vermittlung des Blutes) wird von den Zentren in ganz verschiedener Weise durchgeführt. Die Art und Weise der Durchführung hängt von den örtlichen Verhältnissen ab. Die Organisation des Zentrums wird sich verschieden gestalten, je nachdem *große* oder *kleine* Blutmengen vermittelt werden müssen, je nachdem es sich um Zentren handelt, *die einem Krankenhaus angeschlossen* sind oder die *selbständig* arbeiten. Die Organisation wird sich auch verschieden gestalten für ein Zentrum, das sich mit der *Frischbluttransfusion* beschäftigt und für eines, das *Blut konserviert.*

Beim Überblicken des Schrifttums finden wir wenige Zentren, die sich nur in eine dieser Kategorien zwanglos einteilen lassen. Kleine Zentren entwickelten sich im Laufe der Zeit zu großen Organisationen. Zentren, die vorerst an Krankenhäuser angeschlossen waren, wurden mehr oder weniger selbständig. Bei vielen Zentralen wird Frischblut und konserviertes Blut nebeneinander geliefert. Es gibt selbständige und an Krankenhäuser angeschlossene Frischblutzentren, es bestehen kleinere und größere Zentren für konserviertes Blut. Es sind alle erdenklichen Kombinationen möglich. Zwei typische Beispiele seien angeführt:

Beim Londoner „transfusion service“ handelte es sich bis 1938 um ein selbständiges Zentrum, das sich im großen Maßstabe mit der Vermittlung von Spendern zur Frischbluttransfusion befaßte. Die amerikanische „Blutbank“ ist im Gegensatz dazu ein Zentrum, das einem Spital angeschlossen ist und das sich mit der Konservierung von Blut befaßt.

Die *Größe* des Zentrums richtet sich nach der Menge des Blutes, die vermittelt werden soll.

Mit der Bevölkerungszahl, die das Zentrum versorgen muß, steigt die Zahl der Kranken und damit auch die Zahl der Transfusionen. Es wird angegeben, daß für Deutschland auf 1000 Einwohner 1 Spender benötigt wird („Deutsche Richtlinien"). Nach FREUCHEN wurden in Kopenhagen auf 750000 Einwohner jährlich 2000 Transfusionen ausgeführt. Rotterdam benötigt auf 1000 Einwohner 1 Spender. In Lyon werden auf 5000 Spitalbetten 266 Spender als genügend erachtet (SÉDALLIAN und FROMENT).

Auch die Bevölkerungsdichte ist für die Größe des Zentrums von einer gewissen Wichtigkeit. In weniger bevölkerten Gebieten müssen mehrere kleine Zentren an Stelle eines großen Zentrums, wie es für eine Stadt gegeben ist, organisiert werden.

Nach VAN DIJK verfügt ein Zentrum über einen Aktionsradius von ca. 15 km. Innerhalb dieses Raumes können Transfusionen durch 1 Zentrum ausgeführt werden. Der Aktionsradius kann durch Einsetzen besonderer Verkehrsmittel etwas erweitert werden. So belieferte das Rotterdamer Transfusionszentrum die abgelegenen holländischen Inseln durch Flugzeuge mit Serum, Ärzten und Material (VAN DIJK). Der Aktionsradius kann auch erweitert werden durch Einsetzen ständiger Ambulanzen (FREUCHEN) oder durch Abkommen mit Automobilisten, die freiwillig Transfusionsmaterial und Spender transportieren (VAN DIJK).

Während die Organisation eines großen Zentrums in einer Stadt verhältnismäßig einfach ist, wird sie bedeutend schwieriger, wenn es sich um ausgesprochene Kleinstadt- oder um ländliche Verhältnisse handelt.

Am 2. Internationalen Bluttransfusionskongreß 1937 wurde dieser Frage besondere Wichtigkeit beigelegt. ANDRÉ schlug vor, bei den Gemeindebehörden der ländlichen Gegenden eine kleine Spenderliste zur Benutzung durch die Ärzte auflegen zu lassen. Es wurde aber darauf hingewiesen, daß das Auflegen der Spenderliste allein nicht genüge, sondern daß die Transfusion schon wegen der zu komplizierten Transfusionsapparate vom Landarzt nicht immer durchgeführt werden könne. Es wurde deshalb auch vorgeschlagen, Kranke, die einer Transfusion bedürfen, in ein nahe gelegenes größeres Zentrum zu transportieren und dort die Transfusion durchzuführen. RIEUX empfiehlt die Verwendung von konserviertem Blut. Er geht soweit, vorzuschlagen, konserviertes Blut solle auf den Präfekturen zur Verfügung der Ärzte deponiert werden. Die vom Kongreß zur Lösung dieser Frage bestimmte Kommission sprach sich schließlich dahin aus, die Versorgung der ländlichen Gegenden sei durch Ausdehnung der Stadtzentren und unter Verwendung von konserviertem Blut anzustreben.

In der Schweiz sind die Verhältnisse heute wohl meist derart, daß auch die Landspitäler über eine Anzahl Spender zum eigenen Gebrauch verfügen. Der praktische Arzt selber übt die Transfusion auch mit Frischblut im allgemeinen nur selten aus. Es wird wohl besser sein, wenigstens in Friedenszeiten, die Transfusion mit konserviertem Blut vorläufig nur unter genauer Kontrolle des herstellenden Zentrums durchzuführen, da noch zu viele ihrer Probleme ungelöst sind.

4. Selbständige Zentren.

Ein Zentrum wird dann als selbständig bezeichnet, wenn es sich, unabhängig von einem Krankenhaus, mit der Vermittlung von Blut an verschiedene Spitäler oder praktische Ärzte befaßt. Diese Zentren können auch Blut konservieren, befassen sich aber im allgemeinen in erster Linie mit der Vermittlung von Spendern für die Frischbluttransfusion. Ihre Verantwortung erstreckt sich auf die richtige Spenderauswahl und auf die Lieferung des Blutes für die Transfusionen. Ihre Verantwortlichkeit hört mit dem Augenblick auf, wo der Spender oder das Blut in die Hand des transfundierenden Arztes übergeht (SEGGEL, FORMENTANO).

Die klassischen Beispiele für derartige Zentren sind diejenigen, die durch das Rote Kreuz in verschiedenen Ländern organisiert wurden. In Kopenhagen befindet sich ein Transfusionszentrum ähnlicher Art unter staatlicher Aufsicht im Seruminstitut. Private Spenderagenturen wurden besonders in Amerika gegründet. Seit 1930 stehen sie unter staatlicher Kontrolle. Es wurden gesetzliche Vorschriften geschaffen, die bestimmen, daß die Agenturen eine unübertragbare Lizenz besitzen und daß jeder Spender eine staatliche Erlaubnis haben muß, ohne die kein Blut gespendet werden darf. Die Gesellschaft zur Verbesserung der Bluttransfusion in New York organisierte ein eigenes großes selbständiges Zentrum. Dieses Zentrum gab genaue bindende Vorschriften für die Spender und für das administrative Personal heraus (De Witt Stetten).

Die Organisation eines unabhängigen Zentrums lohnt sich nur in großen Städten und auch nur dann, wenn sich ihr viele Spitäler oder Privatärzte anschließen. Ist dies nicht der Fall, so werden die Kosten für die einzelne Transfusion zu hoch. Die Kosten sind bedingt durch das Mieten von Räumlichkeiten und durch die Gehälter der Angestellten.

In einer übergroßen Stadt, wie z. B. New York, kann ein einziges Zentrum nicht genügen, weil die Distanzen für die Spender zu groß sind und weil der Transport von Spendern und Blut häufig durch den Straßenverkehr aufgehalten wird. Dieser Schwierigkeit kann dadurch begegnet werden, daß in verschiedenen Stadt- oder Landesteilen Zweigstellen gegründet werden. Diese Filialen führen Untersuchungen der Spender und Vermittlungen selbständig, aber unter Kontrolle des Zentralinstitutes aus.

In Lyon werden die Spender im Zentralinstitut untersucht und hierauf von vornherein bestimmten Spitälern zugeteilt, die sie selbständig unter Meldung an das Zentralinstitut aufbieten können.

Für Belgien besteht ein Zentralinstitut in Brüssel, am Sitz des belgischen Roten Kreuzes seit 1934. 1935 wurden Zweigstellen in Gent, Liège, Antwerpen und Alost gegründet. 1936 folgte Charleroi, 1937 Verviers und Huy, so daß sich der Transfusionsdienst des Roten Kreuzes unter zentraler Überwachung in Filialen über das ganze Land ausgedehnt hat.

Brasilien verfügt über einen Spenderdienst, dessen Filialen zentral geleitet werden. Die Zentrale befindet sich in Rio de Janeiro (Maciel).

5. Zentren in Verbindung mit Krankenhäusern.

Sehr häufig werden Blutspenderzentralen in Verbindung mit Krankenhäusern eingerichtet. In diesem Falle bildet das Zentrum nicht eine selbständige Einrichtung, sondern es wird in den Räumen des Krankenhauses mit dessen Personal unterhalten. Dieses Personal besorgt neben der Organisation des Zentrums häufig auch noch die Anzeigestellung und die Ausführung der Transfusionen.

Diese Zentren entwickeln sich aus dem Bedarf des Krankenhauses heraus. Sie haben in erster Linie die Aufgabe, eine Spenderreserve für den inneren Betrieb zu schaffen. Diese Spenderreserve kann nach Bedarf erweitert werden. Es können schließlich auch auswärtige Institute mit Blut versorgt werden, das Zentrum überschreitet den Rahmen des Krankenhauses. Die verschiedenen Stufen dieser Entwicklung lassen sich aus den Angaben des Schrifttums verfolgen.

Kleinere und mittlere Spitäler decken nur ihren eigenen Bedarf an Blut. So verfügt die chirurgische Universitätsklinik Zürich über einen Stock von regelmäßigen Spendern für den eigenen Bedarf. Die chirurgische Abteilung des Kantonsspitals Winterthur verfügt über eine Anzahl Spender, die nur für Bluttransfusionen im Haus selbst verwendet werden. Ähnliche Verhältnisse scheinen auch an anderen Orten zu bestehen, so wurden durch Corelli in Rom Zentren geschaffen, welche den Spitälern angegliedert sind und deren Bedarf an Blut decken.

Bei Erweiterung des Zentrums kann Blut auf Ansuchen auch nach auswärts geliefert werden. Das klassische Beispiel für diese Entwicklung ist das Transfusionszentrum des St. Antoine-Spitals in Paris. Tzanck und Lévy-Solal gründeten dieses Zentrum 1923 (André). Vorerst wurde der eigene Bedarf gedeckt, bald aber auch Spender nach auswärts geliefert. Im Juli 1938 konnte durch Stiftung ein besonders eingerichtetes Gebäude gänzlich diesem Transfusionsdienst zur Verfügung gestellt werden.

Ähnliche Verhältnisse bestehen in den großen Städten Deutschlands. Es werden dort bestimmte Krankenhäuser als Spenderzentralen bezeichnet. Sie müssen sich verpflichten, eine bestimmte Anzahl von Spendern zu halten. Die Größe dieser Einzelzentren hängt von den örtlichen Verhältnissen ab. Die Aufsicht führt der Chefarzt eines Krankenhauses, das als Zentrum eines Bezirks bezeichnet wurde. Zentralstelle für das Blutspendewesen ist das Robert-Koch-Institut in Berlin. Diese jetzt festgelegten Verhältnisse sind in mancher Beziehung dem Filialsystem der selbständigen Zentren angeglichen. Sie entwickelten sich aber aus den schon früher bestehenden Einrichtungen der Krankenhäuser. So besaß das Rudolf-Virchow-Krankenhaus in Berlin schon seit Jahren einen Stamm von untersuchten und eingereihten Spendern, die für den Eigenbedarf ausreichten. Durch SEGGEL wurde im St. Jakob-Krankenhaus in Leipzig aus kleinen Anfängen ein größeres Zentrum geschaffen, das sich auch mit der Belieferung von Spendern an andere Abteilungen und an auswärtige Spitäler abgibt. Ähnliche Verhältnisse bestehen im Kinderspital von Buenos Aires (ACUÑA).

Schließlich können von einem zentralen Krankenhaus aus Filialzentren geschaffen werden. Diese Organisation wird von SAMMARTINO vorgeschlagen.

Die Organisation eines Zentrums wird sich verschieden gestalten, je nachdem *Frischblut* vermittelt wird, oder Blut *konserviert* werden soll. Sehr häufig werden beide Methoden kombiniert, weil sich die Konservierung von Blut an Orten entwickelt hat, wo bereits Frischblutorganisationen bestanden. Die Spender wurden dann zur Herstellung von konserviertem Blut übernommen und das Zentrum im Sinne dieser Aufgabe erweitert. Diese Entwicklung zeigt sich hauptsächlich bei Zentren, die einem Krankenhaus angeschlossen sind.

Ein typisches Beispiel dieser Art ist unser kleines Transfusionszentrum in Winterthur. Ausgehend von der Frischbluttransfusion kamen wir, besonders auch um die Notfalltransfusion rasch ausführen zu können, dazu, Blut zu konservieren. Längere Zeit wurde frisches Blut und konserviertes Blut nebeneinander gebraucht. Schließlich bekam die Transfusion mit konserviertem Blut ein deutliches Übergewicht.

Diese natürliche Entwicklung zeigte sich auch an anderen Orten. Unter der Leitung von JEANNENEY bildete sich im Hôpital TASTET-GIRARD ein sehr leistungsfähiges Zentrum für konserviertes Blut aus. Auch die Zentren von Nancy und Straßburg wurden für die Herstellung von konserviertem Blut eingerichtet. TZANCK erweiterte das Zentrum St. Antoine in Paris ebenfalls für die Blutkonservierung. Auch die Zentren der großen Städte in Südamerika entwickelten sich in dieser Richtung.

Ganz ausgesprochen zeigte sich diese Entwicklung in den großen Städten Rußlands. Schließlich bildeten sich aus vorerst gemischten Zentren an einzelnen Orten reine Konservierungszentren, so hauptsächlich in Amerika (FANTUS).

Ein Beispiel für ein reines Frischbluttransfusionszentrum waren vor dem Kriege die Rotkreuzorganisationen.

Das typische Beispiel für reine Konservierungszentren sind die amerikanischen „blood banks".

6. Zentren für Frischbluttransfusionen.

Die Zentren für die Frischbluttransfusion rekrutieren, untersuchen und klassieren die Spender. In einer Kartothek wird das Verzeichnis der Spender niedergelegt.

Der Spender selbst erhält zur Erkennung den *Spenderpaß*.

Auf diesem Paß werden Angaben über Personalien, Blutgruppe, Wohnort vermerkt. Um Verwechslungen zu vermeiden, wird von einigen Autoren ein Paßbild oder ein Fingerabdruck gefordert. Der Spenderpaß wird je nach Blutgruppe in verschiedenen Farben gehalten. Die Kartenfarbe ermöglicht eine erste Kontrolle der Gruppe, verhindert also Gruppenverwechslungen (REMUND). Wir benützen in Übereinstimmung mit den Angaben der Organisation des Schweizerischen Roten Kreuzes (REMUND) rote Karten für die Blutspender der Gruppe O, weiße für Gruppe A, blaue für Gruppe B, gelbe für Gruppe AB. Andere Autoren benützen andere Farben. Eine internationale Regelung scheint uns unnötig, da die Spenderorganisation in Friedenszeiten eine örtliche Angelegenheit ist.

FISCHER führt die Blutgruppenbestimmungen auf dem glatten Papier des Spenderpasses selbst aus, so daß er jederzeit eine genaue Kontrolle hat. Um Verwechslungen vorzubeugen, wird auch vorgeschlagen, dem Spender seine Blutgruppe einzutätowieren. Nach unserer Auffassung ist die Tätowierung entweder zu klein, verwäscht sich und kann so zu Täuschungen führen oder sie ist entstellend. Sie stellt eine unnötige Körperschädigung dar.

Auf dem Spenderpaß wird das Datum und die entnommene Blutmenge notiert. Von manchen Autoren werden dort auch noch klinische Besonderheiten, Resultate der Wassermannreaktion mit Datum der Ausführung, besondere Merkmale des Spenders, Blutbefunde eingeschrieben.

Der Spenderpaß muß bei jedem Aufruf des Spenders vorgewiesen werden. Es darf kein Blut gespendet werden, ohne daß der Spenderpaß in Ordnung befunden wurde. Die notwendigen Eintragungen sind sofort nach vollzogener Blutspende vorzunehmen.

In der Zentrale befinden sich ähnliche Kontrollkarten derselben Farbe, die in einer Kartothek zusammengefaßt sind.

Hier werden neben den Angaben, die sich auf der Spenderkarte befinden, noch andere Befunde eingetragen, die auf der Spenderkarte nicht vermerkt werden sollen. Dazu gehört die Anamnese, das Resultat der klinischen Untersuchungen, Blutbilder, Venenzustand, Gerinnungszeit (FISCHER), Hämoglobinuntersuchung, Vermittlungen, Rechnungen („*Deutsche Richtlinien*“).

Das *Aufbieten* der Spender zur Blutentnahme erfolgt auf Bestellung interner oder auswärtiger Ärzte.

Im Leipziger Zentrum geht die Vermittlung eines Spenders nach SEGGEL folgendermaßen vor sich: Der Arzt, der eine Transfusion ausführen will, bestellt einen Spender beim Zentrum. Er muß die gewünschte Blutgruppe und die Zeit, zu der sich der Spender an einem bestimmten Ort einfinden muß, angeben. Aus der Kartothek ist sofort ersichtlich, was für Spender in Frage kommen. Sie werden telephonisch verständigt. Wenn der Spender telephonisch nicht erreichbar ist, wird er über das nächste Polizeirevier benachrichtigt. Am Telephon wird dem Spender der Auftrag genau mitgeteilt. Er wiederholt ihn wörtlich. Dann begibt er sich an den Ort der Transfusion. Sobald ein Spender vermittelt ist, wird seine Karte aus der Kartothek herausgenommen, damit derselbe Spender nicht für 2 Transfusionen vermittelt werden kann. Beim transfundierenden Arzt weist der Spender zuerst seine Spenderkarte vor, so daß er identifiziert werden kann. Der transfundierende Arzt selber hat vor und nach der Blutentnahme die folgenden Maßnahmen durchzuführen oder zu überwachen: 1. der Spender muß einen Revers unterschreiben, in dem er versichert, seit der letzten Kontrolluntersuchung keine Krankheiten gehabt zu haben. 2. Die entnommene Blutmenge und das Datum der erfolgten Entnahme müssen im Spenderpaß eingetragen werden. 3. Dieselben Daten müssen an das Zentrum gemeldet werden. 4. Der Spender erhält eine Anweisung auf die Krankenhauskasse. — Damit der Arzt keine dieser wichtigen Kontrollen und Meldungen vergißt, wird ihm ein 4teiliges Formular geliefert. Seine 4 Teile enthalten im Vordruck je eine dieser Aufgaben und müssen dann nur noch ausgefüllt werden. Sie werden teils in die Spenderkarte geklebt, teils dem Zentrum übersandt, teils dem Spender mitgegeben.

Dieses Vorgehen ist einfach und umfassend. Andere Spendervermittlungen gehen im Prinzip gleich vor.

Schwierigkeiten können dann entstehen, wenn es sich um ausgesprochene Notfalltransfusionen handelt, bei denen der Spender innert kürzester Zeit zur Transfusion bereit sein muß. Die Zentren schützen sich auf verschiedene Art vor Verzögerungen.

In Paris werden die Transfusionen bei ihrer Anmeldung im Zentrum nach Dringlichkeit klassiert. Es wird unterschieden zwischen „extrême urgence“, „deuxième“ und „troisième urgence“. Eine Frischbluttransfusion erster Dringlichkeit soll innerhalb von 13—30 Minuten ausgeführt werden können (ANDRÉ).

In großen Städten spielt der Straßenverkehr häufig eine verzögernde Rolle (RIDDELL). Das Zentrum der Vereinigung zur Verbesserung der Bluttransfusion in New York ist gelegentlich gezwungen, seine Spender im Auto abholen zu lassen, was die Kosten der Transfusion bedeutend erhöht (DE WITT STETTEN).

Verzögerungen der Ankunft des Spenders können aber auch durch dessen eigene Schuld bedingt sein. Man kann solche Verzögerungen durch ein Kontrollsystem bekämpfen. Die Ankunftszeit des Spenders wird genau notiert und dem Zentrum gemeldet (DE WITT STETTEN, ANDRÉ, SEGGEL). Bei schuldhafter Verspätung wird der Spender in New York für 3 Monate vom Spenden ausgeschlossen, wodurch der bezahlte Spender eine finanzielle Einbuße erleidet.

Bei jeder angemeldeten Transfusion muß genau Ort und Zeit der Transfusion sowie der Name des transfundierenden Arztes angegeben werden. Wird die Transfusion im Krankenhaus ausgeführt, so empfiehlt sich auch die Angabe von Abteilung und Saal. Je genauer diese Angaben sind, um so rascher kann sich der Spender einfinden (RIDDELL).

Der Wohnort oder der Arbeitsplatz des Spenders soll sich nicht zu weit vom Orte der Transfusion befinden. Es sollen also Spender aufgeboten werden, die möglichst in der Nähe des Transfusionsortes wohnen.

In Lyon werden die Spender von vornherein einem bestimmten Spital, das in der Nähe ihrer Wohnung liegt, zugeteilt (SÉDALLIAN und FROMENT).

Um mit Sicherheit und ohne langes Suchen einen Spender aufbieten zu können, wurde an einzelnen Orten ein eigentlicher Dienstturnus für die Spender eingeführt.

In Lyon verpflichtet sich der Spender, während gewissen Nächten zu Hause zu bleiben. Er wird dafür pro Nacht mit 10 Fr. entschädigt. Auch in Rio de Janeiro muß sich der Spender zu gewissen Zeiten zu Hause aufhalten (MACIEL). In Holland stellen sich die Spender hintereinander während 14 Tagen oder während eines Monats im Jahr für den Notfalldienst zur Verfügung.

Andere Zentren richten einen eigentlichen Notfalldienst im Zentrum selbst ein. Die Spender sind verpflichtet, sich an bestimmten Tagen oder zu bestimmten Stunden in der Zentrale aufzuhalten. Nach FORSSMANN sind im Rudolf-Virchow-Krankenhaus in Berlin stets 2 Spender erreichbar. Diese werden im Krankenhaus verpflegt und halten sich dort während 24 Stunden auf, falls sie nicht vorher zu Transfusionen gebraucht werden. Das gleiche System wird im Hôpital St. Antoine in Paris gehandhabt. In New York wird den diensthabenden Spendern ein besonderer Aufenthaltsort im selbständigen Zentrum zur Verfügung gestellt (DE WITT STETTEN). Nach BURCEVA halten sich in Leningrad stets 6 Spender der Gruppen A, B und O und 2—3 Spender der Gruppe AB im Zentrum zur Verfügung. Handelt es sich dabei um Berufsspender, so werden sie für diese Wartezeit entschädigt.

Das Aufgebot der Spender soll in einem festgelegten Turnus erfolgen. Wenn Spender verschiedener Blutgruppen benutzt werden, so muß ganz besonders darüber gewacht werden, daß nicht aus Bequemlichkeitsgründen (Gruppenbestimmung beim Empfänger) nur O-Spender angefordert werden.

Diese Unsitte schien in Londen zu herrschen, so daß dort jede Anforderung eines O-Spenders begründet werden muß. Unmotiviertes Verlangen eines O-Spenders wird durch Spenderentzug geahndet (RIDDELL).

Der Betrieb im Zentrum selber muß ebenfalls durchgehend gesichert sein.

Ist das Zentrum einem Spital angeschlossen, so kann der Nachtdienst durch dessen Personal übernommen werden (JEANNENEY). Selbständige Zentren müssen den durchgehenden Betrieb durch besonderes Personal sicherstellen. Dieses Personal kann aus Freiwilligen bestehen (Rotes Kreuz Belgien) oder es handelt sich dabei um Angestellte (London, New York).

Das Zentrum übernimmt mit der Untersuchung und Vermittlung der Spender eine große Verantwortung. Es muß also die Möglichkeit haben, *die vermittelten Transfusionen zu kontrollieren.*

Zu diesem Zweck werden dem transfundierenden Arzt an vielen Orten Fragebogen zugestellt, worauf Diagnose, Anzeigestellung, Verlauf und Wirkung der Transfusion angegeben werden müssen. Die ausgefüllten Fragebogen gehen an das Zentrum zurück und werden dort ausgewertet.

Um auch denjenigen Ärzten, die die Technik der Transfusion nicht beherrschen, die Bluttransfusion zu ermöglichen, stellen die Pariser Institute sog. „*techniciens*“ zur Verfügung. Dies sind mit der Technik vertraute Assistenzärzte der Spitäler. Sie übernehmen die Ausführung und somit die Verantwortung für den technischen Verlauf der Transfusion. Es wird sogar verlangt, daß Spender bestimmter Organisationen nur Blut spenden dürfen, wenn die Transfusion von einem „technicien“ derselben Organisation ausgeführt wird.

Die „Techniker“ müssen, wie die Spender, jederzeit erreichbar sein.

In Paris wurde, um dies zu ermöglichen, ein 2phasiger Dienstturnus eingerichtet. Die erste Phase dauert von 8 Uhr früh bis 1 Uhr mittags, die zweite von 1 Uhr mittags bis 8 Uhr früh.

SAMMARTINO hat im Durand-Spital in Buenos Aires eigentliche Transfusionsequipen ausgebildet, die sich im internen Betrieb gut bewährt haben. Auch ACUÑA arbeitet mit ausgebildeten Transfusionsequipen. Die Zürcher chirurgische Klinik stellt schon seit vielen Jahren in Notfällen einen Spender und eine Transfusionsequipe zur Verfügung (CLAIRMONT).

Die „Techniker“ müssen ihrer Arbeit entsprechend entschädigt werden. Nach den Vorschriften von Montpellier erhält der die Transfusion ausführende Arzt ein nicht genau festgelegtes Honorar. Dem Zentrum müssen 200 Fr. für die Stellung dieses Arztes überwiesen werden.

Neben dem Arzt, der die Transfusion ausführt, wird von manchen Zentren mit dem Spender die *Transfusionsapparatur* geliefert.

Dadurch wird die fachgemäße Vorbehandlung, Reinigung und Sterilisation des Apparates gesichert. Wenn vom Zentrum ein Arzt zur Ausführung der Transfusion mitgeschickt wird, so ist dieser mit der betreffenden Apparatur eingearbeitet und Unterbrechungen der Transfusion infolge technischer Fehler unterbleiben.

Das Zentrum muß entsprechend seinen Aufgaben — Spenderorganisation und Vermittlung — eingerichtet sein. Handelt es sich um ein großes selbständiges Zentrum, so muß die notwendige Anzahl Räumlichkeiten vorhanden sein. Das Personal ist in erster Linie administrativ tätig und nimmt die Vermittlungen vor. Im selbständigen Zentrum müssen sich aber auch Ärzte befinden, die die Spenderuntersuchungen vornehmen und die Transfusionen ausführen können, wenn dies verlangt wird.

Wesentlich einfacher gestaltet sich die Organisation eines Zentrums, das an ein Krankenhaus angeschlossen ist. Hier wird der administrative und ärztliche Dienst von den Organen des Krankenhauses besorgt.

7. Zentren zur Blutkonservierung.

Bei dieser Art von Zentren steht die Konservierung des Blutes im Vordergrund. Daneben bleiben aber die Aufgaben des Frischblutzentrums, also Spenderorganisation, Untersuchung der Spender, Vermittlung des Blutes bestehen. Dazu kommt noch als wichtige neue Aufgabe die Ausbildung des Personals, das sich mit der Konservierung befaßt.

Im Schrifttum finden wir über die Organisation reiner Blutkonservierungszentren sehr wenige zusammenhängende Angaben. Dies ist daraus zu erklären, daß solche Zentren noch nicht sehr lange bestehen und daß sie sich aus den Frischblutzentren entwickelt haben, so daß es sich meist um gemischte Zentren handelt. Wir stützen uns bei den folgenden Ausführungen hauptsächlich auf unsere eigenen Erfahrungen. Dabei sind wir uns darüber klar, daß unsere eigene Organisation ebenfalls eine gemischte Organisation ist und daß es sich bei ihr um ein kleines Zentrum handelt.

a) Überwachung und Organisation der Spender.

Die Spenderrekrutierung und Untersuchung unterscheidet sich nicht wesentlich von derjenigen bei der Frischbluttransfusion. Wir legen großen Wert darauf, daß nur klinisch und anamnestisch einwandfrei gesunde Leute zum Spenden angenommen werden. Alle zweifelhaften Fälle werden von vornherein ausgeschaltet. Daraus resultiert eine verhältnismäßig kleine Zahl von Spendern, die aber sicher gesund sind.

Bei der Konservierung von Blut kann der Spender unmittelbar vor der Blutentnahme genau auf seinen Gesundheitszustand untersucht werden. Die Zeit, die man zu dieser Untersuchung braucht, fällt dabei nicht ins Gewicht, wie dies häufig bei der Frischbluttransfusion der Fall ist. Nach der Spenderuntersuchung werden, wie bei der Frischbluttransfusion, die Resultate auf der Spenderkarte und in der Kartei eingetragen. Diese Karten unterscheiden sich nicht von den Spender- und Karteikarten, wie sie bei der Frischbluttransfusion gebraucht werden. Sie müssen bei der Blutentnahme stets vorgewiesen werden. Nach der Blutentnahme wird auf ihnen die Menge des entnommenen Blutes bestätigt.

Das Aufgebot der Spender zu den Blutentnahmen geschieht planmäßig. Die Entnahme des Blutes wird auf Stunden verlegt, die der Freizeit des Spenders entgegenkommen. Es muß einzig darauf geachtet werden, daß der Spender nüchtern zur Blutentnahme erscheint. Die letzte Mahlzeit soll mindestens 5 Stunden vor der Blutentnahme eingenommen worden sein. Vor der Entnahme soll kein Alkohol getrunken werden. Die günstigste Zeit für die Blutentnahme ist der frühe

Morgen. Der Spender wird vor Arbeitsbeginn zu den Entnahmen aufgeboten. Wir pflegen den Spendern nach der Entnahme ein Frühstück zu geben, da sie häufig unmittelbar nachher zur Arbeit gehen müssen.

Wir konservieren für den Gebrauch im Krankenhaus das Blut der Gruppen A und O. Wir verzichten auf die Konservierung der Gruppen B und AB, verwenden sie aber zur Frischbluttransfusion.

Vor Verwechslungen schützen wir uns dadurch, daß wir auf einen bestimmten Tag immer nur Spender der gleichen Gruppe bestellen, also beispielsweise auf den Montag nur O-Spender, auf den Dienstag nur A-Spender. Die abgefüllten Ampullen werden jeweils sofort sehr auffällig mit der entsprechenden Blutgruppe bezeichnet.

b) Vorgehen bei der Blutentnahme und Konservierung.

Bei der Konservierung größerer Blutmengen muß nach einem genauen Plan vorgegangen werden. In diesen Plan wird die Spenderuntersuchung und die eigentliche Blutkonservierung einbezogen. Nur wenn ein solcher Plan genau eingehalten wird, geht die Blutkonservierung mit Sicherheit fehlerlos vor sich. Gleichzeitig erspart man sich Zeit. Nach unserer Erfahrung kann man folgendermaßen vorgehen:

Die Spenderuntersuchungen und die Blutentnahmen werden von „Konservierungsequipen" durchgeführt. Eine solche Equipe besteht aus 1—2 Ärzten, einem in der Sterilisierung von Lösungen und Apparaturen geübten Fachmann (es kommen in erster Linie Apotheker oder Chemiker dazu in Frage), 2—3 Hilfskräften (Laborantinnen, Schwestern). Das Material, das zu den Blutentnahmen benötigt wird, muß vor der Ankunft der Spender sterilisiert werden. Dann wird das benötigte Material in 3 Gruppen bereitgestellt:

1. Material, das für den Spender gebraucht wird:

Alkohol, sterile Tupfer, Leukoplast, Stauungsschlauch, Anästhesielösung, eine bis mehrere 10-ccm-Recordspritzen, gröbere Nadeln zum Aufziehen der Anästhesielösung, ganz feine Nadeln zur Injektion. — Es kann für mehrere Personen dieselbe Spritze verwendet werden, nie aber dieselbe Nadel. — Punktionsnadel nach Massini. Außer dem Stauschlauch und dem Leukoplast ist alles Material steril.

2. Material zum Auffangen des Blutes:

Auffanggefäße mit Glaspfropfen. In alle benötigten Gefäße ist schon ⅓ der notwendigen Citratmenge (5 ccm auf 300 ccm Blut) und der Dextrose hereingebracht. Sterile Citratlösung und sterile Dextroselösung in Fläschchen. Sterile 20-ccm-Recordspritzen mit groben langen und mittleren Nadeln zum Aufziehen der Citratlösung und zum Zutropfen derselben. Die stabilisierende Flüssigkeit wird mittels dieser Recordspritze in die Auffanggefäße gebracht. Die Spritze muß nicht für jede Entnahme gewechselt werden. Hingegen wird, wenn man jedesmal eine neue Nadel nimmt, die Infektionsgefahr verkleinert. WaR-Röhrchen. Alles Material dieser Gruppe ist steril.

3. Material, das zum Abfüllen der Ampulle gehört:

Ampullen, Trichter, isotonische Kochsalzlösung, Ampullengestelle, Gebläselampe, Pinzetten. Ampullen, Trichter und Kochsalzlösung sind steril, Ampullen und Trichter außerdem in Pergamentpapier eingepackt. Die verschiedenen Materialgruppen sollen sich, wenn möglich, auf verschiedenen Tischen befinden, oder sonst sehr gut getrennt sein. Die Gebläselampe befindet sich mit Vorteil in einem zweiten Raume.

Zur Materialvorbereitung gehört das Schreiben der Ampullenetiketten, der Aufschriften für die Auffanggefäße und für die WaR-Röhrchen. Auf diesen Aufschriften muß sich der Name des Spenders befinden.

Die Karteikarten der aufgebotenen Spender werden herausgesucht und für die Eintragungen vorbereitet.

Die Spender werden auf den Zeitpunkt der Entnahme bestellt.

Wir bestellen stündlich 6 Spender, da wir mit unserer Konservierungstechnik in der Stunde 6 Ampullen füllen und fertigstellen können.

Die Spender werden unmittelbar nach ihrer Ankunft klinisch und hämatologisch-serologisch untersucht. Sie haben die Spenderkarte vorzuweisen, damit die nötigen Eintragungen gemacht werden können.

Um Zeit zu gewinnen, kann man Untersuchung und Entnahme gleichzeitig vornehmen. Dies braucht etwas mehr Personal und einen besonderen Untersuchungsraum.

Wir wenden für die Spenderuntersuchung das folgende Verfahren an (siehe Skizze):

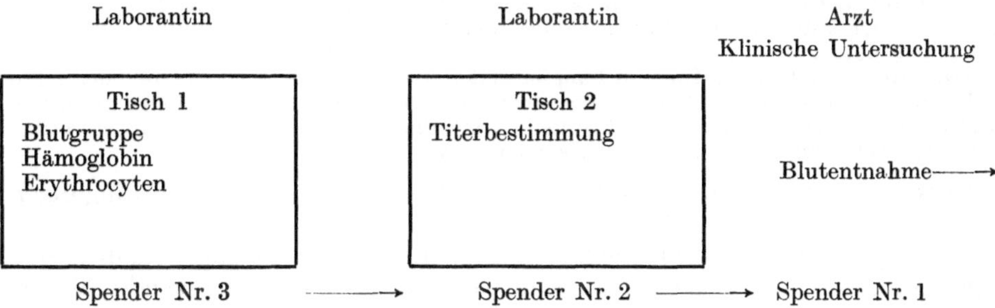

Spender Nr. 1 gelangt aus dem Warteraum zuerst zur Untersuchung zu Tisch 1. Dort befindet sich eine Laborantin, die mit einem Blutstropfen aus der Fingerbeere die Gruppe kontrolliert und das Hämoglobin bestimmt. Die gefundenen Werte werden in die Spender- und Karteikarte eingetragen.

Nach beendigter Untersuchung geht der Spender Nr. 1 weiter zu Tisch 2, wo durch eine geübte Laborantin der Agglutinintiter festgestellt wird. Unterdessen ist schon Spender Nr. 2 zu Tisch 1 gelangt. Der Agglutinintiter wird in einer vorher angefertigten Liste eingetragen. Er wird nicht in die Spenderkarte eingetragen, sondern auf der Ampullenaufschrift notiert.

Spender Nr. 1 geht weiter zur klinischen Untersuchung durch den Arzt. Unterdessen gelangt Spender Nr. 2 zu Tisch 2 und Spender Nr. 3 zu Tisch 1.

Wenn die klinische Untersuchung nichts Ungünstiges ergeben hat, wird der Spender Nr. 1 zur Entnahme zugelassen. Er trägt seine Spenderkarte immer auf sich und weist sie unmittelbar vor der Entnahme vor.

Dieser Ablauf der Untersuchung gilt für Universalspender. Wenn es sich um A-Spender handelt, so wird die Bestimmung des Agglutinintiters weggelassen.

Nach der Untersuchung des Spenders folgt die Blutentnahme. Die Aufgaben der einzelnen Equipenmitglieder während der Entnahme sind genau festgelegt.

Der Arzt ist verantwortlich für die Anästhesie, für die Venenpunktion, für das sterile Vorgehen während der Entnahme.

Die Hilfskräfte bereiten den Spender vor. Sie tropfen den Stabilisator zu, sie verbinden den Spender nach der Entnahme.

Der Apotheker oder Chemiker sorgt für gute Mischung des Blutes mit dem Stabilisator. Er füllt die Ampullen ab und verschließt sie. Er ist verantwortlich für die richtige Beschriftung der Ampullen unmittelbar nach ihrem Verschluß.

Im einzelnen geht die Arbeit der Equipe folgendermaßen vor sich:

Der Spender betritt das Entnahmezimmer, er wird auf das Ruhebett gelegt, seine Ellenbeuge wird durch eine Hilfskraft mit Alkohol gereinigt, sein Oberarm gestaut.

Der Arzt wählt die Vene und setzt über ihr mit Anästhesielösung eine Hautquaddel. Eine zweite Hilfskraft hält den Auffangkolben, in dem sich ein Drittel des Stabilisators befindet. Ebenso hält sie die Recordspritze mit den andern zwei Dritteln des Stabilisators. Jetzt erfolgt die Venenpunktion durch den Arzt, der nach der Punktion das Auffanggefäß übernimmt und leicht schüttelt. Die Hilfskraft tropft den Rest des Stabilisators zu. Nach erfolgter Entnahme wird das Auffanggefäß geschlossen dem Apotheker übergeben. Dieser etikettiert es und mischt Stabilisator und Blut gut durch. Unterdessen füllt der Arzt bei

Bedarf ein Wassermannröhrchen. Dann wird die Stauung durch die Hilfskraft gelöst, der Arzt entfernt die Punktionsnadel aus der Vene, Hilfskraft 1 verbindet den Patienten.

Der Apotheker (siehe Entnahmeequipe) füllt nun die Ampulle und verschließt sie an der Gebläselampe. Dann wird sie sofort mit der vorbereiteten Aufschrift versehen.

Nach Beendigung der Entnahme wird der nächste Spender vorbereitet.

Nachdem bei allen bestellten Spendern Blut entnommen ist, wird durch Hilfskräfte das gebrauchte Material gereinigt und sterilisiert.

Das angegebene Vorgehen eignet sich dann, wenn täglich große Mengen von Blut konserviert werden. Bei kleineren Zentren, die verhältnismäßig wenig Blut konservieren, kann dieses Vorgehen vereinfacht werden.

Wir selber benötigen für den internen Gebrauch in der Woche 8—10 Ampullen. Diese werden gewöhnlich an 2 verschiedenen Tagen abgefüllt. Zur Vereinfachung der Konservierung werden Spenderuntersuchung, Blutentnahme und Fertigstellung der Ampullen dezentralisiert durchgeführt.

Die sero-hämatologische Untersuchung erfolgt durch eingearbeitete reguläre Angestellte im Laboratorium unserer Abteilung. Die Entnahmen werden in einem der Operationssäle durch einen Assistenzarzt und eine Schwester durchgeführt. Die abgefüllten Ampullen werden in der Apotheke durch den Spitalapotheker fertiggestellt.

Diese dezentralisierte Konservierung läßt sich nur unter 2 Bedingungen denken:

1. Das Personal, das Untersuchungen und Entnahmen ausführt, muß so gut eingearbeitet sein, daß sich eine dauernde zentrale Kontrolle weitgehend erübrigt.

2. Es darf nur eine verhältnismäßig kleine Anzahl von Entnahmen auf einmal gemacht werden und es muß dazu genügend Zeit vorhanden sein.

Viele kleinere Zentren werden sich mit dieser oder einer ähnlichen Organisation begnügen müssen. Wir betonen aber nochmals, *daß das Personal, das die Entnahmen durchführt, absolut zuverlässig sein muß.*

Bei größeren Betrieben kann Personal angestellt werden, das sich nur mit der Konservierung von Blut beschäftigt. Acuña hat im Institut de pédiatrie et puériculture in Buenos Aires ein Zentrum für die Blutkonservierung geschaffen, in welchem vollamtlich 2 Ärzte und 3 Schwestern angestellt sind. Sie führen als Transfusionsequipen auch die Transfusionen im Spital aus.

Sammartino hilft sich über die Personalschwierigkeit so hinweg, daß er eine Anzahl seiner Assistenten in der Blutkonservierung und in der Transfusionstechnik ausbildet. Er verfügt über 11 auf diese Art ausgebildete Ärzte (1937). Daneben beschäftigen sich noch 1 Laborant, 6 Praktikanten und 2 Schwestern mit der Bluttransfusion. Dieses Personal hält einen Dienstturnus ein, der den durchgehenden Betrieb im Zentrum sichert.

c) Lieferung des Blutes.

Die Lieferung von konserviertem Blut ist einfacher als die Vermittlung eines Spenders zur Frischbluttransfusion. Im Gegensatz zum Spender ist das konservierte Blut jederzeit erreichbar. Ein komplizierter Dienstturnus der Spender fällt weg. Damit fallen auch Kosten, die durch diesen besonderen Dienst entstehen, dahin. Man ist bei Massenunglücken nicht auf die Erreichbarkeit einer größeren Anzahl von Spendern angewiesen. Die Transfusionen können ohne Zeitverlust durchgeführt werden. Der Empfänger ist besser gegen die Übertragung einer Krankheit gesichert, da die Spenderuntersuchung unmittelbar vor der Blutentnahme erfolgt, während sie bei der Frischbluttransfusion gelegentlich schon längere Zeit zurückliegt.

Diese Vorteile des konservierten Blutes werden von einer Anzahl von Zentren ausgenutzt.

In Leningrad werden nachts nur Konserven abgegeben (Burceva). Sammartino braucht für Notfälle meist konserviertes Blut, erst in zweiter Linie werden Kranke der Abteilung und bezahlte Spender zugezogen. Selbst Riddell, der sonst kein großer Freund der Blutkonservierung ist, gibt ihre Vorteile für Notfälle zu. In vielen Zentren Frankreichs wird in großem Maßstab konserviertes Blut gebraucht (Jeanneney).

An Stelle der Vermittlung des Spenders tritt die Lieferung des Gefäßes, das das konservierte Blut enthält. Auf Anforderung kann auch der Übertragungsapparat mitgeliefert werden (FANTUS, wir).

An Stelle der Spenderkarte, die der Frischblutspender vor der Transfusion vorweisen muß, steht die Ampullenaufschrift. Auf ihr ist alles niedergelegt, was für den transfundierenden Arzt von Wichtigkeit ist, also Gruppe, Name des Spenders, Datum der Abfüllung (ELLIOTT, FANTUS, JEANNENEY), Sterilität des Blutes (ELLIOTT), WaR, Kahn (ELLIOTT, FANTUS, JEANNENEY u. a.), Ort der Herstellung (REMUND), Agglutinintiter (wir).

Um gegen Gruppenzwischenfälle gesichert zu sein, geben amerikanische und englische Autoren jedem Gefäß ein verschlossenes Reagensglas, das sog. „pilote tube" mit, das stabilisiertes Spenderblut enthält. Aus diesem Blut kann vor der Transfusion die gekreuzte Probe ausgeführt werden.

Eine Organisation, die sich vollkommen auf die Lieferung von konserviertem Blut beschränkt, ist die amerikanische Blutbank („blood bank" nach FANTUS).

Die „*Blutbank*" ist auf dem Prinzip der „Geldbank" aufgebaut. Sie hat die Aufgabe, Blut, das bei ihr durch einen bestimmten Arzt „einbezahlt" wird, in gleicher Menge diesem Arzt auf Abruf wieder zu liefern. Sie kümmert sich nicht darum, woher das „einbezahlte" Blut kommt und wohin es nach der Lieferung geht. Sie ist nicht verpflichtet, das gleiche Blut zurückzugeben, das bei ihr eingelegt wurde. Sie kann es durch anderes, gleichartiges ersetzen. Verantwortlich ist sie nur für Konservierung und Aufbewahrung des Blutes. Der einzige Unterschied gegenüber der Geldbank ist der, daß sie keinen Gewinn erzielen will.

Dies wirkt sich in der Praxis folgendermaßen aus: In einem Spital mit mehreren Abteilungen besteht ein zentrales Konservierungsinstitut, die „Bank". Sie verfügt über Untersuchungs- und Konservierungsräumlichkeiten. Die Spender werden von den einzelnen Abteilungen geliefert. Sie werden meist unter Verwandten und Freunden von Patienten rekrutiert und der „Bank" zugeschickt. Hier werden sie untersucht. Sind sie zum Spenden geeignet, so wird die Blutentnahme ausgeführt, das Blut stabilisiert und im Eisschrank konserviert. Die Menge, die dem Spender entzogen wurde, wird der Abteilung, die ihn geschickt hat, gut geschrieben. Sie kann jederzeit über die gleiche Menge verfügen.

Wenn eine Krankenabteilung Blut nötig hat, meldet sie dies der „Bank". Es muß genau die Gruppe des gewünschten Blutes angegeben werden. Ein geeignet scheinendes Blut wird durch das Personal der „Blutbank" zur Lieferung bestimmt. Durch die „Blutbank" wird mit dem Blut, das sich im „pilote tube" befindet, der Kreuztest mit dem Empfängerblut ausgeführt. Wenn sich das Blut als geeignet erweist, wird es nach Filtrierung in ein Infusionsgefäß eingefüllt. Dieses Infusionsgefäß wird mit dem dazugehörigen Übertragungsapparat zur Transfusion bereitgemacht. Auf die Infusionsflasche wird der Name des Empfängers geschrieben. Der Arzt, der das Blut angefordert hat, wird verständigt. Er kann die Flasche abholen, den Namen des Empfängers kontrollieren und die Transfusion beginnen.

Über die Einlagen und Lieferungen von Blut wird genau Buch geführt, so daß jederzeit zu ersehen ist, ob eine Abteilung bei der „Bank" noch ein Blutguthaben besitzt. Auf „Kredit" wird nicht geliefert, so daß es im Interesse der einzelnen Abteilung liegt, möglichst viele Spender zu suchen. Spendersuche und Spenderaufgebot werden auf diese Weise dezentralisiert.

Wir haben diese Methode im kleinen selber angewendet und sehr gute Erfahrungen mit ihr gemacht. Die einzigen Schwierigkeiten entstanden, wenn Blut „auf Kredit" geliefert wurde. Wir konnten dann gelegentlich nicht auf nachträgliche Einlage der gleichen Menge zählen.

CORELLI hat für eine ähnliche Institution den Namen „Hämotheke" gewählt, eine Bezeichnung, die wir nicht als glücklich empfinden, ebensowenig wie den Ausdruck „Bank".

SAMMARTINO legt besonderen Wert darauf, daß stets eine genaue Kontrolle über die Menge und die Art des Blutes, das zur Lieferung zur Verfügung steht, ausgeübt wird. Jedes Blut, das sich im Eisschrank befindet, ist auf der sogenannten „table générale du contenu de la chambre froide" verzeichnet. Dort sind eingetragen die Eigenschaften des betreffenden Blutes, das Datum der Entnahme, das Alter des Spenders, die Blutgruppe, das Ergebnis der Wassermannreaktion, der Urinbefund des Spenders, die Entnahmemenge, Anzahl und Nummer der abgefüllten Flaschen. Nach Lieferung einer Flasche wird ihre Nummer auf der Tafel sofort gestrichen. Man habe so immer einen guten Überblick über den Inhalt des Eisschrankes und über die Qualität des aufbewahrten Blutes.

Wie bei der Vermittlung von Frischbluttransfusionen ist für das Zentrum eine genaue Kontrolle, besonders über auswärts durchgeführte Transfusionen, wichtig. Es wird deshalb von vielen Autoren dem gelieferten Blut ein Fragebogen mitgegeben, so von FANTUS, JEANNENEY, SAMMARTINO. Wir selber füllen ebenfalls nach jeder Transfusion mit konserviertem Blut einen solchen Fragebogen aus, selbst dann, wenn wir das Blut auf unserer eigenen Abteilung gebrauchen. Diese Fragebogen werden gesammelt und die Angaben ausgewertet.

Die Fragen beziehen sich auf:

1. Gruppe, Titer, Name und Kontrollnummer des Spenders. Diese Fragen werden vom Zentrum ausgefüllt.
2. Aufbewahrungs- und Transportart, Aussehen und weitere Behandlung des Blutes. Diese Fragen werden teils durch das Zentrum, teils durch den Arzt, der die Transfusion ausführt, beantwortet.
3. Die Diagnose des Empfängers, die Indikation zur Transfusion, die Wirkung auf den Empfänger, und zwar in Bezug auf klinische und hämatologische Veränderungen und auf Zwischenfälle. Diese Fragen sind durch den transfundierenden Arzt und den behandelnden Arzt auszufüllen.

FANTUS übt eine Kontrolle über das gelieferte Blut noch dadurch aus, daß eine kleine Menge desselben in der „Bank" zurückbehalten wird. Beim Eintreten von Zwischenfällen kann dieses Blut noch nachuntersucht werden.

d) Ausbildung des Personals.

Es ist sehr wichtig, daß das Personal, das in einem Zentrum die Konservierung von Blut durchführen muß, für diese Aufgabe gut ausgebildet ist. Dilettantismus bei der Blutkonservierung ist gefährlich (siehe Entnahmetechnik).

Die Ausbildung des Personals erstreckt sich auf theoretische Belehrung und praktische Übungen. Ein Teil des Konservierungspersonals soll aus Leuten bestehen, deren Vorbildung von vornherein gewisse theoretische Kenntnisse garantiert (Ärzte, Apotheker, Chemiker). Neben diesen Leuten sollen auch noch Hilfskräfte ausgebildet werden.

Die Aufgaben der einzelnen Personen sind genau abgegrenzt und ihre Ausbildung wird verschieden gehandhabt.

Der Arzt überwacht die eigentliche Konservierung. Er untersucht die Spender und wählt sie auf Grund dieser Untersuchung zur Konservierung aus. Er entnimmt das Blut und überwacht es während seiner Lagerung. Er beurteilt das Blut nach der Lagerung auf seine Eignung zur Transfusion.

Seine Ausbildung umfaßt also Vermittlung von theoretischen Kenntnissen der Gruppenbestimmung, der Spenderauswahl und der Beurteilung der Blutveränderungen. Gleichzeitig sollen diese Tätigkeiten praktisch geübt werden, besonders die Blutgruppenbestimmung und die Beurteilung des Blutes erfordert viel praktische Erfahrung.

Die eigentliche Blutkonservierung ist eine mehr technische Angelegenheit und wird in erster Linie am praktischen Beispiel gezeigt und geübt werden.

Der Apotheker (Chemiker) überwacht das Material. Er ist verantwortlich für die Sterilisation der Apparate. Er stellt die Stabilisatoren her und sterilisiert sie. Während der Entnahme füllt er die Ampullen ab und verschließt sie.

Die Herstellung und Sterilisierung von Lösungen und die Sterilisierung von Apparaturen sind Kenntnisse, über die der Apotheker im allgemeinen verfügen soll. Das praktische Vorgehen soll geübt werden, da bei der Konservierung von der richtigen Ausführung dieser Maßnahmen sehr viel abhängt.

Das Abfüllen der Ampullen und das Verschließen derselben muß ebenfalls geübt werden, letztere erfordert eine gewisse Fertigkeit im Glasschmelzen.

Die Hilfskräfte (Laborantinnen, Schwestern) werden praktisch im Arbeiten mit sterilen Lösungen ausgebildet und üben sich außerdem in den ihnen zugeteilten Aufgaben, die bei der Organisation der Blutkonservierung schon beschrieben worden sind.

Wir haben eine Anzahl von Ausbildungskursen für das schweizerische Rote Kreuz geleitet, und wir sind dabei in der folgenden Weise vorgegangen:

Für einen Kurs, der 3 Tage dauerte, wurden 1 oder mehrere Blutkonservierungsequipen aufgeboten. Die Kurse wurden durch einen Apotheker und einen Arzt geleitet. Das Programm eines solchen Kurses umfaßte den folgenden Stundenplan:

1. Tag: Vormittags: Materialkenntnis und Reinigung des Materials. Praktische Übungen am Gebläsebrenner.

Nachmittags: Vermittlung theoretischer Kenntnisse über allgemeine Probleme der Transfusion: Ziele und Methoden der Bluttransfusion, Transfusion im Frieden und Krieg, Zwischenfälle bei der Transfusion, Kenntnis der Blutgruppen.

2. Tag: Vormittags: Theoretische und praktische Ausbildung in der Sterilisation, Arbeiten am Gebläsebrenner.

Nachmittags: Theoretische Ausbildung in der Blutkonservierung, Entwicklung, Anwendung, Resultate der Transfusion mit konserviertem Blut.

Demonstration und praktische Übung der Blutgruppenbestimmung.

Demonstration der Frischbluttransfusion.

3. Tag: Vormittags: Repetition, Besprechung der Einrichtung eines Arbeitsraumes und des Vorgehens bei der Blutkonservierung.

Praktische Übungen am Gebläsebrenner.

Nachmittags: Demonstration der Blutkonservierung, Üben der Blutkonservierung, Demonstration der Transfusion mit konserviertem Blut.

Wir legten immer Wert darauf, daß alle Mitglieder der aufgebotenen Equipen den ganzen Kurs besuchten. So waren am Schluß des Kurses alle Teilnehmer, wenigstens bis zu einem gewissen Grade, über das Wesen des konservierten Blutes orientiert.

Daneben wurde die Ausbildung der einzelnen Kursteilnehmer für ihre besonderen Aufgaben sehr weit getrieben. Diese Aufgaben wurden von vornherein unter die Equipenmitglieder verteilt. Nach theoretischer Vorbildung aller wurde eine bestimmte Aufgabe in erster Linie durch das betreffende Mitglied praktisch geübt. So befaßte sich der Arzt in erster Linie mit dem Erlernen der Blutgruppenbestimmung, der Blutentnahme, der Apotheker mit den Sterilisationsmethoden, mit dem Glasschmelzen usw.

Es war durch dieses Vorgehen möglich, innerhalb der kurzen, zur Verfügung stehenden Zeit jedes Equipenmitglied mit seiner Aufgabe einigermaßen vertraut zu machen.

Wir waren uns allerdings darüber im klaren, daß diese kurzen Kurse zur vollkommenen Ausbildung der Equipen nicht genügen. Wie jede Technik, muß auch diejenige der Blutkonservierung immer wieder geübt werden.

Um die ausgebildeten Equipen in der Übung zu halten, schlugen wir 2 Wege ein.

Die Equipen wurden in gewissen Zeitabständen zu Konservierungsübungen aufgeboten, die von uns überwacht wurden. Während der Übung und am Schluß derselben fanden Kritiken und Korrekturen statt. Diese Übungen müssen häufig wiederholt werden.

Eine andere Methode der Überwachung der Equipe wurde nur dann ausgeführt, wenn das Arbeiten unter unserer persönlichen Kontrolle nicht möglich war. In diesen Fällen ließen wir die Equipen selbständig Blut konservieren. Die hergestellten Ampullen wurden uns, nachdem sie einige Zeit gelagert waren, zugeschickt. Wir beurteilten dann die Brauchbarkeit dieser Ampullen. Aus Veränderungen, die im Blute der Ampullen gefunden wurden, konnten Rückschlüsse auf die Arbeit der Equipen gezogen werden.

Die Ausbildung einer Equipe ist erst dann vollendet, wenn eine große Zahl Übungen durchgeführt worden ist.

In den größeren Zentren Frankreichs wird das Personal durch längeren Aufenthalt in den betreffenden Zentren praktisch und theoretisch in die Konservierung von Blut und in die

Probleme der Bluttransfusion überhaupt eingeführt. In Bordeaux wird diese Ausbildung im Zentrum von JEANNENEY, in Paris in demjenigen von TZANCK durchgeführt.

SAMMARTINO bildet sein Personal ebenfalls während eines längeren Aufenthaltes im Zentrum aus.

Wir selber wählen diese Art der Ausbildung für unser internes Personal. Jeder Assistenzarzt unserer Abteilung ist durch immerwährende Übung und Mitwirkung sowohl bei der Konservierung wie bei der Transfusion imstande, selbständig Blutkonservierungen und Bluttransfusionen auszuführen.

Wie wichtig die Ausbildung des transfundierenden Arztes ist, wurde schon am 2. internationalen Kongreß für Bluttransfusion in Paris mehrfach betont. So sagte RIEUX mit Recht, „que bien des accidents de la transfusion sont dus à l'expérience insuffisante du transfuseur". Wenn schon bei der Frischbluttransfusion Zwischenfälle infolge Versagens des transfundierenden Arztes vorkommen können, so ist dies noch vielmehr der Fall bei der Transfusion mit konserviertem Blut. Der Zweck einer gründlichen Ausbildung ist, diesen Zwischenfällen entgegenzuarbeiten.

8. Allgemeine Fragen zur Organisation der Bluttransfusion.

Bezahlung des Spenders, Spenderschädigung, Spenderversicherung, Kosten des Zentrums.

Die Organisation übernimmt alle Regelungen rechtlicher Beziehung zwischen Spender und Zentrum und zwischen Spender und transfundierendem Arzt, der ihn in Anspruch nimmt (SEGGEL).

Praktisch sorgt also die Organisation dafür, daß dem Spender seine Bezahlung zukommt und daß er vor Schädigungen geschützt wird.

Die Frage der Bezahlung der Bluttransfusion ist an vielen Orten noch nicht geregelt.

BRAILLON beklagt sich am 2. Internationalen Bluttransfusionskongreß 1937 darüber, daß die Versicherung des Empfängers die Bezahlung des Spenders nicht übernehme. In Paris wird die Bezahlung des Spenders durch die „*transfusion sanguine d'urgence*" übernommen, die ihrerseits durch öffentliche Mittel unterstützt wird. Der größte Teil des Budgets von 1 Million Franken wurde für Spenderhonorare verausgabt.

In New York wurden 1937 über 170000 Dollar für die Bezahlung von Spendern ausgegeben.

In Deutschland wurde schon längere Zeit die Übernahme dieser Kosten durch die Krankenkassen gefordert (HANF-DRESSLER). Diese Frage ist jetzt durch die „*Richtlinien*" geregelt. Die Vergütung für den Spender wird von der Krankenkasse des Empfängers oder von der öffentlichen Wohlfahrt übernommen. Die Bezahlung des Spenders erfolgt durch das Krankenhaus, dem der Spender angeschlossen ist, und wird von dort weiter verrechnet.

In der Schweiz liegt die Bezahlung des Spenders leider noch nicht in der Kompetenz der Krankenkassen, sie wird im allgemeinen durch das Krankenhaus übernommen.

Die Organisation wacht darüber, daß der Spender nicht geschädigt wird. Die angewendeten Methoden, um eine Spenderschädigung zu vermeiden, sind verschieden (siehe S. 219). Besonders muß darauf geachtet werden, daß die Spenden nicht zu häufig erfolgen.

Man schützt sich vor zu häufigen Entnahmen am besten durch genaue Eintragung des Datums der Spende in die Spenderkarte. Man kann nach BURCEVA dem Spender auch einen kleinen Kratzer in den Fingernagel machen, er darf dann erst wieder spenden, wenn der Kratzer bis zur Mitte des Nagels gewachsen ist. Man soll weitere Entnahmen unterlassen, solange man noch Punktionsspuren in der Ellenbeuge des Spenders sieht (BURCEVA).

Die Frage der Spenderversicherung wird verschieden beurteilt.

RIDDELL lehnt sie ab. Er glaubt, daß sie gelegentlich zu Unrecht benützt würde. VAN DIJK hat eine Spenderversicherung durch das Rote Kreuz abgeschlossen. BURCEVA fordert die Spenderversicherung. In New York verzichtet der Spender unterschriftlich auf alle Entschädigungsansprüche. In Deutschland werden Schadenersatzansprüche des Spenders durch den Krankenhausträger (Gemeinde, Kreis), dem das Zentrum angeschlossen ist, übernommen

(„*Richtlinien*"). Nach FORMENTANO sollen Spenderschädigungen, die durch die Transfusionstechnik hervorgerufen werden, vom transfundierenden Arzt übernommen werden.

Es wird weitgehend von den örtlichen Verhältnissen abhängen, wer die Kosten für das Wiedergutmachen von Spenderschäden zu übernehmen hat. Jedenfalls ist es notwendig, daß in den einzelnen Ländern diese Fragen einheitlich geregelt werden. Glücklicherweise sind ernsthafte Spenderschädigungen selten, so daß ihrer Entschädigung vielleicht auch aus diesem Grunde wenig Beachtung geschenkt wurde.

In dieser Hinsicht ist der Gelegenheitsspender besonders vorsichtig zu behandeln. Ohne sein ausdrückliches Einverständnis dürfen bei ihm keine Blutentnahmen durchgeführt werden. Aus Deutschland wurde 1931 ein Fall berichtet, wo einer Hausschwangeren ohne ihr Einverständnis in Narkose Blut entnommen wurde. Die Entnahme erfolgte nach Venenfreilegung. Ihre Klage gegen den die Entnahme ausführenden Arzt wurde geschützt.

Dem Bluttransfusionszentrum entstehen Kosten durch das Mieten von Räumlichkeiten, das Anstellen von Personal, das Beschaffen von Material und durch die Ausbildung von Konservierungsequipen.

Für die Blutspendernachweise der Krankenhäuser sind diese Kosten gering, da bei ihnen die administrative Arbeit durch Angestellte des Krankenhauses, die schon bezahlt sind, übernommen wird. Kosten ergeben sich durch Beschaffung des Materials, durch Spezialuntersuchungen (WaR) und durch das Aufbieten der Spender.

Für selbständige Zentren erhöhen sich die Kosten um den Betrag für Bureauräume und für die Entlohnung der Angestellten.

Die Angaben, wie diese Kosten ersetzt werden sollen, sind spärlich.

Nach den „Richtlinien für Einrichtung des Blutspendewesens" werden sie in Deutschland geteilt. Die technische Einrichtung der Spenderzentralen, einschließlich Instrumente, die Feststellung der Blutgruppe beim Spender, die gesundheitliche Überwachung des Spenders, übernimmt der Krankenhausträger, d. h. der betreffende Kreis oder die Gemeinde.

Die Ausbildung der Ärzte geht zu Lasten der Reichsärztekammer.

JUNGHANNS setzt im Frankfurter Zentrum für Empfänger Ansätze von 9 Mark (1. Klasse), 6 Mark (2. Klasse) und 3 Mark (3. Klasse) als Verwaltungsgebühr fest.

Vielerorts müssen die Kosten, die dem Zentrum erwachsen, aus privaten oder öffentlichen Mitteln bestritten werden.

VAN DIJK schlägt zur Finanzierung des Zentrums Fußballspiele und Wohltätigkeitsveranstaltungen vor. In Frankreich werden die Transfusionszentren aus öffentlichen Geldern unterstützt (MAISONNET), in England eher aus privaten Mitteln (RIDDELL).

III. Die Organisation des Bluttransfusionsdienstes im Kriege.

1. Geschichtliche Entwicklung.

Die Bluttransfusion wurde in der Feldchirurgie schon frühzeitig zum wichtigen therapeutischen Hilfsmittel. Dies war durch den häufigen Verblutungstod, den die Verwundeten auf dem Schlachtfeld oder während des Transportes erlitten, bedingt. Es lag nahe, schwere Blutverluste durch Zufuhr neuen Blutes auszugleichen.

Die Bluttransfusion im Kriege machte eine ähnliche Entwicklung durch wie die Transfusion in Friedensverhältnissen. Die ersten Transfusionen im Felde waren Tierbluttransfusionen, und zwar wurde besonders das Lamm als Spender herangezogen.

PURMANN, der Kriegschirurg des Großen Kurfürsten, war einer der ersten, der die Tierbluttransfusion am Ausgang des 17. Jahrhunderts in Deutschland einführte. Die Erfolge dieser Therapie scheinen aber nicht gut gewesen zu sein (DUBS).

Man erkannte schon damals, daß die Spenderbeschaffung im Felde auf beträchtliche Schwierigkeiten stoßen würde. GESELLIUS wollte daher jeder ausrückenden Truppe einen Hammel als Spender mitgeben (DUBS).

Ebenfalls zu Ende des 17. Jahrhunderts wurde die Transfusion von Menschenblut empfohlen. Der Streit, ob im Kriege Tier- oder Menschenblut gegeben werden soll, wurde aber noch mehr als ein Jahrhundert lang weiter geführt.

1859 führte NEUDÖRFER die erste Transfusion mit defibriniertem Menschenblut durch. 1866 wurde von BECK über 4 erfolglose Transfusionen berichtet. Im Kriege von 1870/71 wurde die Transfusion nur 5mal ausgeführt, davon 2mal mit Erfolg. Selbst damals wurde die Frage der Tierbluttransfusion wieder erwogen. Schließlich setzte sich aber doch die Transfusion von Mensch zu Mensch, so wie sie von ESMARCH 1873 empfohlen worden war, endgültig durch (DUBS).

Nach den Entdeckungen der Blutgruppen durch LANDSTEINER waren die Voraussetzungen für einen gewaltigen Aufschwung der Transfusion im Felde gegeben. Dieser Aufschwung trat aber vorerst nicht ein. So berichtet COENEN aus dem griechisch-türkischen Feldzug von 1912 nur über 2 Transfusionen, die vorübergehende Erfolge zeigten.

Aber auch im Weltkrieg 1914/18 war die Transfusion, wenigstens auf deutscher Seite, ein so seltener Eingriff, daß einzelne Fälle von durchgeführten Transfusionen veröffentlicht wurden. ROGGE beklagt sich, er habe mehr als 1 Jahr auf seine erste Transfusion warten müssen, und es sei dem einzelnen unmöglich, sich in ihrer Technik zu üben.

Auf alliierter Seite wurde die Transfusion im Felde viel häufiger angewandt als auf deutscher Seite. Dies hatte 2 Ursachen. Die Lehre von den Blutgruppen wurde in Amerika geschaffen. Infolge der Blockade breitete sich anscheinend die genaue Kenntnis dieser Lehre erst verhältnismäßig spät in Deutschland aus. Die Blutgruppenbestimmung vor der Transfusion wird jedenfalls in deutschen Arbeiten aus dem Weltkrieg 1914/18 fast nie erwähnt. Gelegentlich wurde eine Agglutinationsprobe verlangt. Andere Autoren bezeichneten diese Probe als unnötig. So habe WEDERHAKE auch Spender ohne Schaden verwendet, deren Blut mit dem des Empfängers agglutiniert habe. Zwischenfälle, die sich vielleicht aus der Verwendung eines Spenders mit ungeeigneter Blutgruppe erklären ließen, wurden auf andere Ursachen zurückgeführt und brachten die Methode in Mißkredit. Weil die Lehre der Blutgruppen noch nicht bekannt war, hat ÖHLECKER die biologische Probe geschaffen.

Der zweite Grund, der der Transfusion auf deutscher Seite im Wege stand, war die komplizierte Technik. Es wurden fast nur direkte Transfusionen durchgeführt, und zwar so, daß die Arterie des Spenders mit der Vene des Empfängers vernäht wurde (COENEN). Aber selbst bei einfacherem Vorgehen wie beim Invaginationsverfahren nach SAUERBRUCH ist diese Methode der direkten Übertragung für Feldverhältnisse noch zu kompliziert. Sie birgt außerdem eine schwere Spenderschädigung in sich. Gegen Ende des Krieges wurden dann mehrere direkte Methoden mit Überleitung des Blutes durch Apparate angegeben. Ursprünglich bestanden diese Apparate aus einfachen Rohrleitungen, die bei Spender und Empfänger in das Blutgefäß eingeführt wurden. Diese Methoden wurden von SCHÖNE, WALTER, ELSNER für den Gebrauch im Felde angegeben. Später wurden Spender und Empfänger durch einen einfachen Pumpapparat verbunden, wobei das Blut durch Venenpunktion entnommen und infundiert wurde (ÖHLECKER, ROGGE). Gelegentlich wurde auch die Spritzenmethode verwendet (WOLF). Von den indirekten Methoden erfreute sich diejenige mit defibriniertem Blut größerer Beliebtheit. Im Felde sammelten besonders WOLF und WEDERHAKE mit dieser Methode einige Erfahrung. Vereinzelt wurde auch die Reinfusion von Blut ausgeführt. WEDERHAKE transfundierte Blut, das nach einem Lungenschuß durch Thoraxpunktion gewonnen war. WOLF übertrug mehrfach Blut aus der Abdominalhöhe nach Milzverletzungen.

Von 4 Fällen WOLFS starb einer infolge Infektion des Blutes, da auch der Magen mitverletzt war.

Auch die Autotransfusion durch Einwickeln der Gliedmaßen wurde gelegentlich geübt.

Auch hier wieder schienen die Kenntnisse der indirekten Methode unter Zusatz von Natriumcitrat, wie sie von LEWISOHN und anderen 1914 eingeführt worden war, noch wenig verbreitet gewesen zu sein. HABERLAND zog die direkten Methoden vor.

ROGGE weist darauf hin, daß das Aufsuchen der Spender gelegentlich Schwierigkeiten verursachte. WEDERHAKE hatte im Gegensatz dazu stets Spender bei der Hand. Dieser Autor erwähnt noch besonders, daß er nie Tierblut verwendete.

Bei der direkten Methode durch Gefäßnaht wurde auf die mögliche Schädigung des Spenders durch zu großen Blutverlust hingewiesen (COENEN u. a.).

Die Anzeigestellung war gegenüber der heutigen eingeschränkt. Bei septischen Zuständen, wie auch bei noch blutenden Wunden, wurde die Transfusion abgelehnt (COENEN). SCHÖNE führte zuerst die Wundversorgung und die Blutstillung und erst nachher die Transfusion durch, obwohl er betont, daß die Erfolge bei frühzeitiger Transfusion besser seien.

Die Transfusion fand demnach im Feld auf deutscher Seite nur verhältnismäßig geringe Verbreitung.

Anders lagen die Verhältnisse bei den Alliierten. Von den Franzosen seien angeblich zwar auch nur 118 Transfusionen ausgeführt worden, wovon 62% mit Erfolg (FRANZ, BUERKLE DE LA CAMP).

Gut durchorganisiert war der Transfusionsdienst in der amerikanischen Armee. Der Bericht von IRELAND im Rahmen des Rapportes des „medical department“ der Armee gibt darüber Aufschluß. Im allgemeinen wurde der indirekten Methode mit Citratzusatz der Vorzug gegeben. Dabei wurde das Blut in eine Flasche entnommen, dort gemischt und aus ihr dem Empfänger injiziert (O. ROBERTSON). Die Feldlazarette hatten planmäßig vorbereitetes Transfusionsmaterial zur Verfügung. Die Spender wurden meist von Leichtverwundeten, gelegentlich von Gefangenen gestellt, sie erhielten Metallscheiben mit der Gruppenbezeichnung. Sie wurden auf Blutgruppen und Krankheiten (Lues, Malaria) untersucht. Zwischenfälle wurden nach guter Gruppenbestimmung selten beobachtet. Selbst bei schweren Infektionen wurden gute Resultate erzielt.

Neben diesem offiziellen Heeresbericht liegen eine Anzahl von Arbeiten über die Bluttransfusion aus den einzelnen Sanitätsstellen der amerikanischen und englischen Armee vor. Vor 1915 wurden anscheinend nur wenige Transfusionen durchgeführt.

Eine Transfusion, bei der ein französischer Militärarzt Blut spendete, wird im „Lancet“ 1915 noch als heroische Tat gebucht.

Erst in den Jahren 1917/18 nahm dann die Transfusion auf alliierter Seite den großen Aufschwung.

Der Blutgruppenbestimmung wurde größte Wichtigkeit beigemessen. FLEMING, HARRISON, GUIOU forderten ihre Durchführung auch für vordere Sanitätsstellen (1918). LEE glaubte, daß in äußersten Notfällen die Transfusion ohne Gruppenbestimmung ausgeführt werden könne, sie sei aber kaum je so dringend, daß nicht vorher eine direkte Probe zwischen Spendererythrocyten und Empfängerserum stattfinden könne. Bevorzugt wurde die Serumtropfenmethode. Wenn keine Gruppenbestimmung gemacht werden kann, sollte nach B. ROBERTSON erst eine kleine Menge Blut injiziert und dann die Reaktion beim Empfänger abgewartet werden.

Was die Technik betrifft, so wurde nur ganz selten die direkte Transfusionsmethode durch Gefäßanastomose empfohlen, so von FULLERTON und Mitarbeitern. Diese Autoren hielten einen Kreuztest vor der Transfusion für überflüssig. 1917 wurde durch HULL eine Methode angegeben, die im Prinzip der von SAUERBRUCH schon 1915 empfohlenen Invaginationsmethode entspricht. Von den meisten Autoren wurde aber die Anastomosenmethode wegen ihrer Kompliziertheit abgelehnt.

Nach B. ROBERTSON ist die indirekte Transfusion mit Citrat die einfachste Methode. Sie könne auch im Feldlazarett angewendet werden. Sie wurde in der Tat am häufigsten verwendet, so von B. ROBERTSON, O. ROBERTSON, FLEMING u. a. Daneben wurde aber auch die Spritzenmethode gebraucht (GUIOU, B. ROBERTSON). Schließlich wurden auch paraffinierte Gefäße ohne stabilisierenden Zusatz verwendet, so von GRANT WAUGH. Dieser Autor gibt zu, daß die Citratmethode noch einfacher sei. Er verfügte aber nicht immer über Citrat und arbeitete außerdem in einem „base hospital", also nicht unmittelbar hinter der Front.

Zur indirekten Transfusion wurde sehr häufig die Apparatur verwendet, die O. ROBERTSON angegeben hatte. Die Entnahmeflasche entspricht derjenigen, die er zur Blutkonservierung verwendet hat. Die Infusion des Blutes geschieht unter Druckerhöhung mittels einer Pumpe. Durch die Verwendung dieser einfachen Apparatur konnte die Transfusion schon sehr weit vorne ausgeführt werden. Sie verdrängte die Infusion von Gummi- und Salzlösungen, die auf alliierter Seite im Anfang des Krieges anscheinend häufig verwendet wurden. FLEMING und B. ROBERTSON betonen die Vorteile der Transfusion gegenüber diesen Lösungen.

Die Anzeigestellung zur Transfusion wurde bei den Alliierten weiter gezogen als auf deutscher Seite. Sie kam auch zur Behandlung des Schocks und zur Infektionsbekämpfung in Frage (GRANT WAUGH). GUIOU wollte die Transfusion schon im „regimental aid post" und in der „advanced dressing station", also auf dem Truppenverbandplatz und auf dem Hauptverbandplatz ausführen. Auch zur Operationsvorbereitung wurde sie empfohlen.

Die Wirkung der Transfusion sei gut. GRANT WAUGH berechnete für eine Anzahl von schweren Verletzungen eine Mortalität von 42,2% ohne Transfusion, gegenüber 25,8% mit Transfusion. Als günstigste Menge zur Transfusion wurden 800—1200 ccm angegeben.

Zwischenfälle wurden verhältnismäßig selten mitgeteilt und dann meist auf Gruppenfehler zurückgeführt.

Einen ganz wesentlichen Fortschritt machte die Transfusion im Felde, als durch O. ROBERTSON zum erstenmal konserviertes Blut verwendet wurde. Das Blut wurde nach der etwas abgeänderten Methode von ROUS und TURNER aufbewahrt. Vor erwarteten größeren Angriffen wurde stabilisiertes Blut in Flaschen bereitgestellt und bei Bedarf benutzt. Diese Flaschen wurden auch in Ambulanzen an verschiedene Orte hin transportiert. Die Methode, das Blut zu konservieren, wurde auch von anderen Militärärzten angewendet. So führten MILLIGAN und NAPIER über 50 Transfusionen mit konserviertem Blut in einem Feldlazarett durch. Die Konservierungsdauer war bei ihnen allerdings beschränkt, sie bewahrten das Blut höchstens 12 Stunden auf.

Schließlich sei erwähnt, daß WARD 1918 in einem Brief an den Herausgeber des „British medical Journal" die Frage aufwirft, ob nicht an Stelle von Vollblut im Felde Plasma zur Verwendung kommen könnte. Dieses könne leicht konserviert und transfundiert werden und würde sich deshalb besonders für vordere Sanitätshilfsstellen eignen.

Auf alliierter Seite war nach diesen Berichten die Transfusion eine häufig angewandte Therapie. Sie war es deshalb, weil die Lehre von den Blutgruppen allgemein bekannt war und weil sehr einfache Transfusionsmethoden verwendet wurden. Als wichtigster Schritt in der Entwicklung der Transfusion im Felde muß die erstmalige Verwendung von konserviertem Blut bezeichnet werden.

2. Die Frischbluttransfusion im Felde.

Nach dem Weltkrieg wurde immer mehr die Forderung aufgestellt, die Transfusion möglichst frontnahe durchzuführen. Gleichzeitig erweiterte sich die Anzeigestellung.

Ursprünglich war die Anzeigestellung für die Transfusion auf den Ersatz verlorenen Blutes beschränkt. Auch heute ist die massive Blutung noch die Hauptanzeige zur Transfusion im Feld.

Nach FRANZ ist nicht genau festzustellen, wie viele Verwundete an Verblutung auf dem Gefechtsstand sterben. Ein Teil der Verwundeten mit Verletzungen großer Gefäße gelangt noch in weiter hinten liegende Sanitätsstellen, so nach dem amerikanischen Sanitätsbericht von 1914—18 hauptsächlich die Verwundeten mit Verletzungen der Arteria femoralis und brachialis. Sind größere Gefäße verletzt, so tritt die Verblutung häufig schon auf dem Schlachtfeld oder auf dem Transport ein. FRANZ selber sah bei 42000 Verwundeten seines Korps 0,85% Blutungen, die die Esmarchsche Unterbindung verlangten. Hohe Prozentzahlen schwerer Blutungen werden auf dem Truppenverbandplatz gesehen. Nach hinten zu nehmen die Blutungen an Zahl ab. Infolgedessen sollte die Transfusion zum Blutersatz möglichst weit vorne ausgeführt werden können.

Weiter hinten treten Nachblutungen auf. Diese können schon erfolgen, wenn sich der Verwundete noch im Feldlazarett befindet. Spätere Nachblutungen können meist infolge eitriger Arrosion eines Gefäßes entstehen, sie treten häufig weiter hinten auf.

Die Anzeigestellung der Bluttransfusion erweiterte sich auf den Wundschock und den schweren Kollaps. Sie werden in erster Linie in den vorderen Sanitätsformationen beobachtet. Sie treten bei den verschiedenartigsten Verletzungen auf, besonders aber bei Verwundungen durch Artilleriegeschosse und Fliegerbomben. Der Schwerschockierte soll weder transportiert, noch operiert werden. Eine Ausnahme von dieser Regel besteht nach FRANZ einzig bei sicherer innerer Blutung. KIRSCHNER glaubt allerdings, daß man sich im Kriege nicht unbedingt auf den Friedensstandpunkt stellen dürfe.

Eine weitere Anzeigestellung für die frühe Transfusion ist die Verbrennung.

Auch bei schwerer Infektion wird heute die Transfusion häufig durchgeführt. Die schwere eitrige Infektion wirkt sich im Feldlazarett und weiter hinten aus.

Die Sanitätsstellen, wo Bluttransfusionen ausgeführt werden sollen, ergeben sich aus der Art des Verwundetenrückschubes. Die Organisation des Verwundetentransportes nach hinten wurde in den Armeen bis heute im allgemeinen überall gleich gehandhabt. Den einzelnen Sanitätsstellen der verschiedenen Armeen fielen ähnliche oder die gleichen therapeutischen Eingriffe zu.

Der Verwundete erhält die erste Hilfe auf der Bataillons- und Regiments-Sanitätshilfsstelle (schweizerische Bezeichnung, in Deutschland „Truppenverbandplatz", in England „regimental aid post"). Nach Verband und Fixation erfolgt der Transport auf den Verbandplatz (Deutschland: „Hauptverbandplatz", England: „main dressing station" und „advanced dressing station"). Hier werden die Verbände revidiert, die Transportfähigkeit wird erstellt, dringlichste Eingriffe, wie Unterbindungen, Amputationen, werden durchgeführt. Dann erfolgt der weitere Rücktransport in das chirurgische Feldspital (Deutschland: „Feldlazarett", England: „casualty clearing station"). Hier erfolgt die endgültige operative Wundversorgung, abgestuft nach ihrer Dringlichkeit. Der Verwundete wird so lange gelagert, bis er gut transportfähig ist und in die Heimlazarette abgeschoben werden kann.

Die Verwendung der verschiedenen Hilfsstellen wird von verschiedenen Autoren wechselnd beurteilt. Die einen wollen die hauptsächlichste chirurgische Tätigkeit schon auf den Verbandplatz verlegen, andere noch weiter nach vorne. Wieder andere sind zurückhaltend und führen auf dem Verbandplatz nur absolut vitale Operationen aus (zit. nach DUBS). Die Aufgabe der verschiedenen Hilfsstellen wechselt auch nach der Art des Krieges. Bei bewegter Front, im Angriff und im Rückzug, wird jeder chirurgische Eingriff ins Feldlazarett verlegt werden müssen. Die Sanitätsstellen bis zum Verbandplatz haben dann nur noch die Aufgabe, die Verwundeten aus dem Schock zu bringen, sie zu verbinden und transportfähig zu machen. Infolgedessen wechselt auch die Anzeigestellung zur Transfusion auf den verschiedenen Sanitätsstellen. Nach FRANZ kommt auf dem Truppenverbandplatz die Transfusion für die Ausgebluteten, bei denen die Gefahr der Verblutung auf dem kurzen Transport zum Hauptverbandplatz besteht, in Frage. Auf dem Hauptverbandplatz soll die Transfusion bei Ausgebluteten und Schockierten durchgeführt werden, denen ein weiterer Transport nicht zuzumuten ist. Im Feldlazarett wird die Transfusion zur Operationsvorbereitung und Nachbehandlung bei Nachblutungen und wohl seltener bei Infektionen, also bei allen Hauptanzeigegebieten, die sich für die Kriegschirurgie ergeben, durchgeführt.

Ob die Frischbluttransfusion immer am Orte der Wahl vorgenommen werden *kann*, hängt von anderen Faktoren ab. Um die Frischbluttransfusion durchführen zu können, benötigt man Transfusionsmaterial, ausgebildetes Personal und Blutspender.

Heute wird für den Gebrauch im Feld wohl allgemein der indirekten Frischbluttransfusionsmethode vor der direkten der Vorzug gegeben (KÄFER, FRANZ, DUBS u. a.). Sie weist gegenüber der direkten Methode für Feldverhältnisse einige wesentliche Vorteile auf, wovon die Möglichkeit der Improvisation nicht der geringste ist.

Wichtig ist, daß auch den vorderen Sanitätsformationen einheitliches Material zugeteilt wird, mit dem sich leicht arbeiten läßt. Zum Transfusionsmaterial gehört auch das Besteck zur Blutgruppenbestimmung.

Das Sanitätspersonal muß auf eine bestimmte Methode der Transfusion eingearbeitet sein. — Personal- und Materialfragen lassen sich ohne weiteres lösen. Das Aufsuchen der Spender wird häufiger auf Schwierigkeiten stoßen. Nach den Berichten aus dem Weltkrieg fehlte gelegentlich die notwendige Anzahl Spender.

Man wird in erster Linie auf die Soldaten der Sanitätsformation zurückgreifen. Dies hat den Vorteil, daß sicher immer Spender anwesend sind.

MISERACHS RIGALT will als Sanitätssoldaten nur Nullspender verwenden. Im gleichen Sinne spricht sich HNIDEL aus. Diese Nullspender sollen mit einem Erkennungszeichen an der Mütze gekennzeichnet werden.

RITTER will die Sanitätssoldaten nur im Notfalle zu Spenderdiensten heranziehen. Auch BAYER spricht sich eher gegen die Verwendung des Sanitätspersonals zur Blutspende aus. Durch größere und häufige Spenden kann natürlich der Sanitätssoldat, der ohnehin mit Arbeit überlastet ist, in seiner Arbeitskraft geschwächt werden. Deshalb wird er als Spender von vielen Autoren überhaupt abgelehnt.

Als weitere Blutquelle kommen Leichtverwundete und Leichtvergaste in Betracht. Diese werden sich in der Nähe der einzelnen Sanitätsstellen oder in einer besonderen Leichtverwundetensammelstelle aufhalten. Schon im Weltkrieg wurden die Leichtverwundeten zu Blutspenden herangezogen (O. ROBERTSON). Später wurden sie von RITTER, SCHÖRCHER, GRIMBERG u. a. empfohlen. Von einigen Autoren wird die Verwendung der Leichtverwundeten als Spender abgelehnt. Diese müssen sobald wie möglich wieder zur Front. Der Blutverlust, der durch das Spenden entsteht, kann sich später ernsthaft auswirken, wenn eine zweite schwerere Verwundung stattfindet (FRANZ). Nach RASKA soll sich der Spender nach der Entnahme eine Woche lang erholen, was den Leichtverwundeten, der sofort zur Front zurückkehrt, ebenfalls vom Spenden ausschließt. Auch gesunde Kombattante können aus diesem Grunde nicht zum Spenden herangezogen werden. HENRY und BAYER schlagen vor, Mannschaften der Stäbe, Küchenmannschaften und Ordonnanzen zur Blutspende heranzuziehen.

Es wird auch empfohlen, jedem Truppenteil eine Anzahl freiwilliger Spender mitzugeben.

So soll sich nach MORELL in der englischen Armee bei jeder Formation ein Spendertrupp befinden. DE BERNARDIS will jeder Sanitätseinheit eine Anzahl Nullspender mitgeben, die sich aus ehemaligen Sanitätssoldaten rekrutieren. Von belgischer Seite kommt der Vorschlag, für Kriegsschiffe 8 Spender aller Gruppen auf je 300 Mann Besatzung bereitzuhalten.

Im Weltkrieg wurde das Spenden von Blut durch Urlaub belohnt. FRANZ will die Blutspende auf Freiwilligkeit aufgebaut wissen.

Als weitere Quelle kommt die Zivilbevölkerung in Frage. Häufig werden Zivilpersonen aber gerade bei den vorderen Sanitätsstellen nicht zu erreichen sein. BAYER will die Zivilbevölkerung und Gefangene nur im Notfall zum Spenderdienst heranziehen.

Durch die Gruppenbestimmung wird die Spendersuche weiter erschwert.

Nach den heutigen Kenntnissen darf eine Transfusion ohne vorherige Gruppenbestimmung nicht ausgeführt werden. Auch in den vorderen Sanitätsformationen darf nur Universalspender- oder gruppengleiches Blut zur Transfusion benutzt werden. Zweifellos wird aber die Gruppenbestimmung weit vorn häufig nicht möglich sein, weil die Zeit dazu fehlt und weil das Personal, das über genügend Erfahrung und Übung verfügt, nicht zur Stelle ist. Es ist deshalb von vielen Seiten die Blutgruppenbestimmung der Armee, die schon im Frieden ausgeführt werden soll, gefordert und zum Teil auch durchgeführt worden. In der deutschen Armee wird die Gruppenbestimmung aller Mitglieder des Heeres seit 1937 durchgeführt. Nach BARINSTEIN ist die Rote Armee durchuntersucht. Auch in der Schweiz ist die Blutgruppe aller Soldaten bestimmt. In Frankreich wurde die Bestimmung der Blutgruppe gefordert. Einige Autoren wollen sogar, beginnend mit der Armee, die gesamte Bevölkerung durchuntersuchen. Die Blutgruppe soll im Militärpaß und auf der Erkennungsmarke eingetragen werden. Auch das Eintätowieren der Blutgruppe wurde vorgeschlagen.

Der Wert dieser Art von Untersuchungen steht und fällt mit ihrer zuverlässigen Ausführung. MAROTTE spricht sich wegen der vielen Fehlerquellen, die das Resultat verfälschen und die sehr gefährlich sein können, eher gegen das Durchuntersuchen der Armee aus. Jedenfalls soll, wenn immer möglich, vor einer Transfusion die Blutgruppe von Spender und Empfänger noch einmal frisch bestimmt werden, und zwar auch dann, wenn eine frühere Bestimmung schon stattgefunden hat.

In den letzten Jahren sind eine Anzahl von Methoden angegeben worden, die die Massenuntersuchung der Blutgruppen vereinfachen und Fehlerquellen ausschalten sollen. Bei allen diesen Methoden müssen die allgemeinen Forderungen an die Blutgruppenbestimmung erfüllt sein. Die Untersuchung darf also nur durch Geübte und nur mit vollwertigem Testserum durchgeführt werden. Daneben muß aber noch die Sicherheit geboten sein, daß keine Verwechslungen beim Einschreiben der Resultate vorkommen. Verwechslungen des Serums können durch verschiedene Färbung (EYER) oder durch immer gleiche Placierung desselben auf dem Objektträger vermieden werden. HETTCHE konstruierte einen halbautomatischen Serumverteiler. Administrative Fehler werden durch gutes Einarbeiten des Hilfspersonals, durch mehrfache Kontrolle während der Untersuchung, durch Kontrolle der Prozentzahlen der Gruppe nach der Untersuchung verunmöglicht. Die Prozentzahlen halten sich bei Massenuntersuchungen ziemlich genau an die bekannten Zahlen, so daß bei ihrer Kontrolle grobe Fehler aufgedeckt werden. Die Untersuchung soll rasch vor sich gehen und trotzdem soll genügend lange gewartet werden, um auch verspätete Reaktionen noch zu erfassen. Von HETTCHE, OLBRICH, EYER, TÖRNGREN u. a. wurden Methoden ausgearbeitet. Wir selber haben mit einem von GRUMBACH angegebenen Vorgehen, das auch in der schweizerischen Armee angewendet wird, gute Erfahrungen gemacht. Die Massenuntersuchung nach GRUMBACH geht folgendermaßen vor sich:

Methode: Objektträgermethode nach MOSS-LEE-VINZENZ unter Verwendung der Seren A und B bzw. Anti-A und Anti-B.

Benötigtes Material: 100—200 Objektträger, 2 Schnepper, 1 Fettstift, Stempel und Stempelkissen, eine 10fache Lupe, 1 Platinöse, Spiritusbrenner mit Brennspiritus, 2 Standgefäße mit Alkohol bzw. Alkoholäther, 12 sterile Wassermannröhrchen mit Glasperlen und 1 ccm Schiffschem Reagens, 12 sterile Sputumröhrchen mit je 3 sterilen U-Capillaren.

Hilfspersonal: 3 Unteroffiziere oder Gefreite, wovon ein Mediziner und 8 Mann. Über deren Verwendung orientiert die beiliegende Skizze.

Gang der Untersuchung: Die Mannschaft, die zuvor über Wesen und Bedeutung der Blutgruppenbestimmung aufgeklärt wurde, tritt zugsweise, hemdärmlig, mit zurückgeschlagenen Ärmeln an, in der linken Hand das Dienstbüchlein. Die Leute werden in Gruppen zu 5 ins Untersuchungszimmer geführt, das bei kaltem Wetter geheizt sein muß (Kälteagglutination). Sie werden in Reihen aufgestellt. Gleichzeitig mit dem Einziehen der Dienstbüchlein erhalten sie die Nummern 1—5 mit der Einschärfung, sich dieser Nummern zu erinnern. Die eingezogenen Dienstbüchlein werden den Schreibern übergeben (siehe Skizze). Der eine von ihnen füllt eine Liste mit den Personalien der Leute, die untersucht werden, aus. Der zweite Schreiber stempelt die Dienstbüchlein. Über den weitern Gang der Untersuchung orientiert die beiliegende Skizze (Abb. 67).

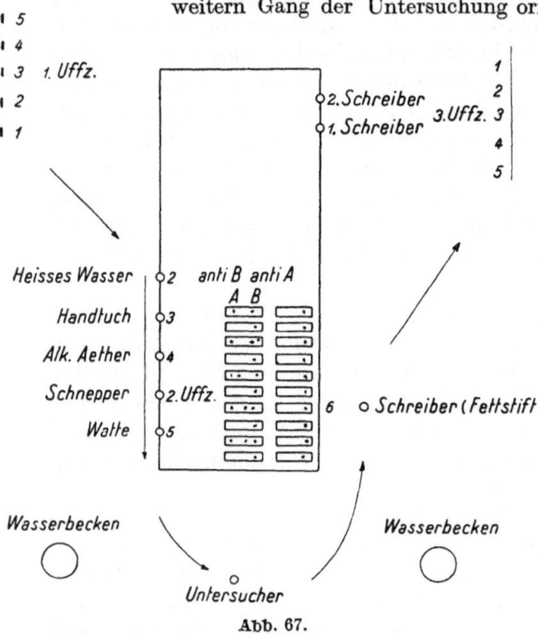

Abb. 67.

Erklärung der Nummer in der Skizze: Bei

1 Eintauchen des rechten Mittelfingers in heißes Wasser.

2 Abtrocknen mit Handtuch.

3 Abwaschen mit Alkoholäther.

4 Schneppern an der Daumenseite des rechten Mittelfingers.

5 Abwischen des ersten Tropfens mit trockener Watte. Der Wattebausch wird dem Mann in die linke Hand gedrückt zur definitiven Blutstillung nach Entnahme des Tropfens.

6 a) Entnahme des Bluttropfens mit den beiden Ecken eines Objektträgers und Vermischen mit dem Serum. Zu diesem Zweck werden durch den Schreiber 5mal zwei von 1—5 numerierte Objektträger rechts vom Untersucher auf dem mit weißem Tuch überzogenen Tisch deponiert. Auf einem Objektträger werden die Seren A und B deponiert, der zweite mit gleicher Nummer wird zur Entnahme des Bluttropfens verwendet und wird nach Gebrauch in eines der links und rechts vom Untersucher aufgestellten Waschbecken mit kaltem Wasser gelegt.

b) Provisorische Ablesung, die durch den Schreiber mit Fettstift auf den rechten Vorderarm notiert wird.

7 Ein Unteroffizier, der gleichzeitig die Schreiber überwacht, sammelt die 5 Mann unter Einhaltung der Reihenfolge am andern Ende des Zimmers.

Die Objektträger bleiben in der ursprünglichen Reihenfolge auf dem Tisch liegen. Nun werden die nächsten 5 Mann in gleicher Weise durchuntersucht und nach deren provisorischer Gruppenablesung *die ersten fünf definitiv abgelesen.*

Dadurch vergehen einige Minuten, die auch defizienten Erythrocyten die Agglutination ermöglichen.

Nummer 1 wird vom Untersucher aufgerufen. Der Mann antwortet mit seinem Namen, der von den beiden Schreibern zu kontrollieren ist. Der Untersucher gibt das Resultat seiner Ablesung bekannt. Der Untersuchte sagt, unter Vergleich des auf dem Vorderarm notierten Buchstabens: „stimmt", dann erfolgt der Eintrag ins Dienstbüchlein sowie in die vorbereitete Liste, oder: „stimmt nicht", worauf er neu zu untersuchen ist.

Nach Durchuntersuchung von 50 Mann erfolgt nochmals eine Kontrolle.

Wir konnten mit diesem Vorgehen 60—70 Leute in der Stunde untersuchen.

Dieses Resultat reicht nicht an diejenigen von HETTCHE oder OLBRICH heran, die 150 Blutgruppen in der Stunde bestimmten.

3. Der Gebrauch des konservierten Blutes im Felde.

Es ist nicht möglich, heute schon ein abschließendes Urteil über die Verwendbarkeit des konservierten Blutes im Kriege zu fällen.

Der jetzige Krieg hat eine Anzahl von Erfahrungen, die anscheinend theoretisch feststanden und die besonders im spanischen Bürgerkrieg durch praktische Ausführung erhärtet schienen, wieder in Zweifel gestellt.

Wir haben versucht, uns ein Bild über den jetzigen Stand der Transfusion mit konserviertem Blut im Felde zu schaffen. Wir sind uns darüber klar, daß dieses Bild nicht vollständig ist. Es kann gar nicht vollständig sein, weil die Resultate der Erfahrungen mit konserviertem Blut für den Krieg noch nicht zugänglich sind.

Wir waren zur Behandlung des Themas bis 1939 auf die Erfahrungen anderer, seither auf persönliche Mitteilungen, auf die neuere medizinische Literatur und auf Mitteilungen in der Tagespresse angewiesen. Vieles, was heute noch sicher scheint, ist aber vielleicht schon überholt und anderes, das uns noch nicht bekannt ist, neu geschaffen.

Das konservierte Blut hat für den Gebrauch im Feld eine Anzahl wichtiger Vorteile. Eine Reihe von Maßnahmen, die für die Frischbluttransfusion unumgänglich sind, die aber das ganze Vorgehen komplizieren, fallen für die Organe an der Front weg. Sie werden ins Hinterland abgeschoben, wo sie in Ruhe ausgeführt werden können.

Diese Maßnahmen sind:

1. Die Gruppenbestimmung. Es wird nur Universalspenderblut an die Front geliefert. Die Gruppe des Spenders wird im Zentrum bestimmt. Die Gruppenbestimmung des Empfängers braucht dann an der Front nicht ausgeführt zu werden.
2. Auch die Blutentnahme fällt für die Front weg. Dadurch wird die Sterilität des Blutes besser gewährleistet. Zeitverluste, die vorn durch die Entnahme entstehen, werden vermieden.
3. Der Arzt im Felde ist vom Spender unabhängig. Die Zeit, die zum Aufsuchen eines geeigneten Spenders und zu seiner Untersuchung gebraucht wird, kann für anderes verwendet werden. Es ist nicht mehr nötig, auf Sanitätspersonal, Leichtverwundete und Kombattante, die durch den Blutverlust in ihrer Kampfkraft geschwächt und durch eine spätere Verwundung gefährdet werden können, zurückzugreifen.
4. Eine Infusionsapparatur wird unnötig. Sie wird schon steril mit dem konservierten Blut nach vorn geliefert, die gebrauchte Apparatur wird nach oberflächlicher Reinigung zurückgeschickt und im Zentrum frisch instand gestellt.
5. Das Personal bedarf keiner besonderen technischen Ausbildung mehr, es braucht nur die Technik der Venenpunktion beherrscht zu werden. Es bleibt aber eine gewisse Erfahrung des Personals in der Beurteilung des Blutes notwendig. Um Zwischenfälle auch bei ungeübtem Personal zu vermeiden, kann dem Blut eine Gebrauchsanweisung mit Bildern mitgegeben werden. Die Transfusion kann von einer einzigen Person ausgeführt werden.

Diese Vorteile des konservierten Blutes wurden zuerst im spanischen Bürgerkrieg erkannt. Als vollkommene Neuerung für den Krieg wurde hier fast durchgehend konserviertes Blut verwendet, das durch Organisationen im Hinterland hergestellt und an die Front verschickt wurde.

Auf rotspanischer Seite war es DURAN JORDA, der ein erstes großes Blutkonservierungszentrum im Hinterland organisierte. Dieses Zentrum hatte seinen Sitz in Barcelona. Es wurde in einer großen Stadt gegründet, weil man dort auf viele Spender rechnen konnte, was auf dem Lande nicht so leicht möglich gewesen wäre. Das Zentrum wurde im September 1936 gegründet, 1937 zählte es 4500, Ende Januar 1938 bereits 28900 Spender. Diese Spender verteilten sich auf alle Gruppen. Zur Konservierung wurde Universalspenderblut vorgezogen. Bis Ende 1939 waren 20000 Ampullen mit mehreren tausend Litern Blut verteilt worden. Die Spender rekrutierten sich aus allen Bevölkerungsschichten. 1937 befanden sich darunter 1200 Eisenbahnarbeiter. Neben der Konservierung von Blut beschäftigte sich die Organisation mit der Herstellung von Testseren und von Seren gegen Poliomyelitis und Typhus. Ganz besondere Aufmerksamkeit schenkte DURAN JORDA dem Transport des Blutes an die Front und der richtigen Aufbewahrung am Orte seiner Bestimmung. Zum Transport verfügte die Organisation über 2 Lastkraftfahrzeuge und einen Eisenbahnwagen (Abb. 68). Diese Fahrzeuge wurden elektrisch gekühlt. Das Blut konnte mit ihnen bis zu sehr frontnahen Sanitätsposten gebracht werden. Dort erfolgte wieder eine Lagerung in Kühlschränken. Das Blut wurde in isothermischen Kisten noch weiter nach vorne gebracht. Damit konnte die Bluttransfusion am Orte der Wahl angewendet werden.

Die Idee des Transportes von Blut zum Verwundeten wurde übrigens schon 1919 durch HERHOLD diskutiert. Er wollte allerdings nicht das Blut, sondern Equipen mit Transfusionsmaterial auf Autos zu den einzelnen Truppenteilen schicken.

Trotz dieses gut organisierten Transportdienstes konnte aber die Hämolyse des Blutes während des Transportes nicht immer vermieden werden. MISERACHS RIGALT führte die verfrühte Hämolyse auf das gelegentliche Nichtfunktionieren der Kühlanlage zurück. Er verwendete deshalb in vielen Fällen wieder frisches Blut zur Transfusion und suchte sich Spender unter der Zivilbevölkerung im eigentlichen Kriegsgebiet und bei den Truppen. Er will durch die Ärzte der vorderen Sanitätsformationen die Blutgruppenbestimmung bei der anwesenden Zivilbevölkerung durchführen lassen, um stets Spender zur Hand zu haben.

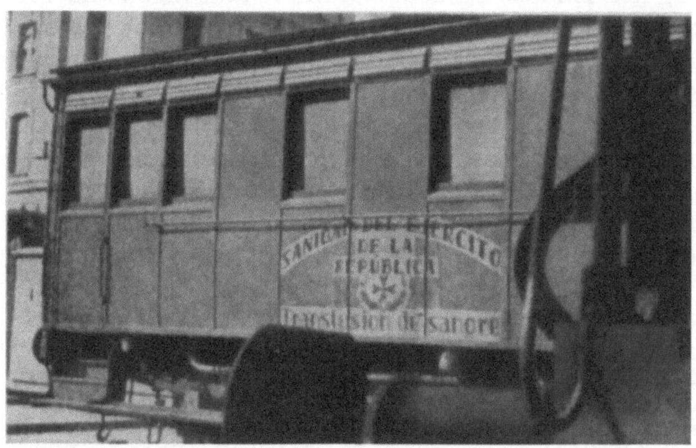

Abb. 68. Eisenbahnwagen mit Kühlvorrichtung für den Bluttransport an die rotspanische Front nach DURAN JORDA. (Revista de sanidad di guerra.)

SAXTON übertrug Blut, das aus den Konservierungszentren von Madrid und Barcelona stammte. Ersteres lieferte Blut der Gruppe A und Universalspenderblut, letzteres Universalspenderblut. Besonders mit dem Blut, das aus dem Zentrum von Barcelona stammte, machte er gute Erfahrungen. Neben dem konservierten Blut transfundierte SAXTON auch Frischblut. Er bildete dazu eine kleine Spenderorganisation unter der Zivilbevölkerung der Umgebung. In einzelnen Fällen transfundierte er auch Leichenblut.

PITTALUGA organisierte ein Bluttransfusionszentrum in Madrid. Auch von OSTROVSKY, HOLUBEC, GRASREINER liegen Berichte über die sehr häufig angewandten Transfusionen auf rotspanischer Seite vor.

Über die Resultate, die mit dem konservierten Blute erzielt wurden, liegen nur wenige, ins einzelne gehende Berichte vor. PITTALUGA verwendete die Transfusion bei 3—4% der Fälle von Waffenverletzungen und bei 10% der Verwundungen nach Bombardements. SAXTON konnte angeblich durch die Transfusion die Mortalität seiner Schwerverletzten von 90 auf 60% herabsetzen. Nach persönlichen Mitteilungen, die wir einziehen konnten, sollen sich in Spanien allerdings, besonders im Anfang, häufige und oft schwere Zwischenfälle eingestellt haben. Anscheinend beruhten diese hauptsächlich auf der Infusion von hämolysiertem Blut. Wahrscheinlich waren nicht alle Ärzte so vorsichtig, wie MISERACHS RIGALT, der das Blut bei der geringsten Erscheinung von Hämolyse nicht benutzte. Gegen Ende des Krieges seien dann wesentlich bessere Resultate erzielt worden.

Auch auf nationalspanischer Seite wurde die Transfusion von konserviertem

Blut anscheinend sehr häufig ausgeführt. Zentren bestanden in San Sebastian, Saragossa u. a. Städten (Ficai). Jeanneney berichtet zusammenfassend, daß 14 solcher Konservierungszentren bestanden hätten. Der Transport erfolgte auf Eisenbahn und Straße. Der ganze Bluttransfusionsdienst wurde zentral überwacht (Ficai). Besonders italienische Autoren (De Blasio, Chiurco) machten sich um die Organisation der Blutkonservierung verdient.

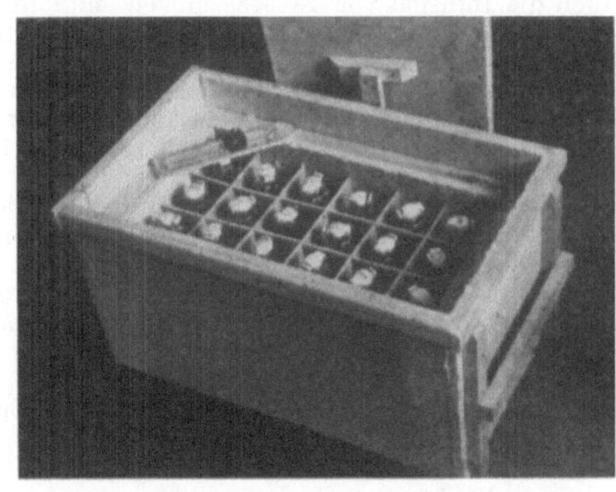

Abb. 69. Transportkiste aus Finnland. Sie bietet Platz für 18 Flaschen mit konserviertem Blut. Diese zeigen Form und Verschluß von Limonadeflaschen.

Aus dem finnisch-russischen Krieg 1939/40 liegen genaue Angaben noch nicht vor. Durch Mitglieder (Bühlmann, Nicole) der schweizerischen Ärztemission in Finnland konnten wir folgendes erfahren: Es wurde Blut von Universalspendern in frontfernen Städten konserviert. Der Transport erfolgte in besonders gebauten Kühlkisten mit einer Begleitperson, die für die richtige Temperatur in der Kühlkiste zu sorgen hatte. Das konservierte Blut wurde bis zu den Feldspitälern und Verbandplätzen gebracht, wo es fast ausschließlich verwendet wurde. In den rückwärtigen Lazaretten wurde sowohl konserviertes wie frisches Blut übertragen. Gelegentliche Zwischenfälle infolge Hämolyse nach zu langer Aufbewahrung werden erwähnt (Abb. 69, 70).

Auch an der mandschurischen Front wurde konserviertes Blut übertragen. Es wurde im Hinterland in Ampullen abgefüllt und nach vorne transportiert (Seljcovskij).

Auf Grund der großen Erfahrungen, die im spanischen Krieg gesammelt wurden, wurde das Problem der Blutkonservierung und der Transfusion mit konserviertem Blut im Felde in einer Reihe von Staaten diskutiert und geprüft. In hohem Maße war dies in Frankreich der Fall. Zivile Autoritäten (Jeanneney, Tzanck) arbeiteten die theoretischen Grundlagen und die Technik aus. Sie gründeten Organisationen für zivile Verhältnisse, die dann später für den militärischen Gebrauch teilweise übernommen werden konnten. Hand in Hand mit ihnen organisierten Sanitätsoffiziere den Transfusionsdienst in der Armee und stellten den nötigen Kontakt mit den Militärbehörden her (Maisonnet, Pilod u. Jaulmes u. a.).

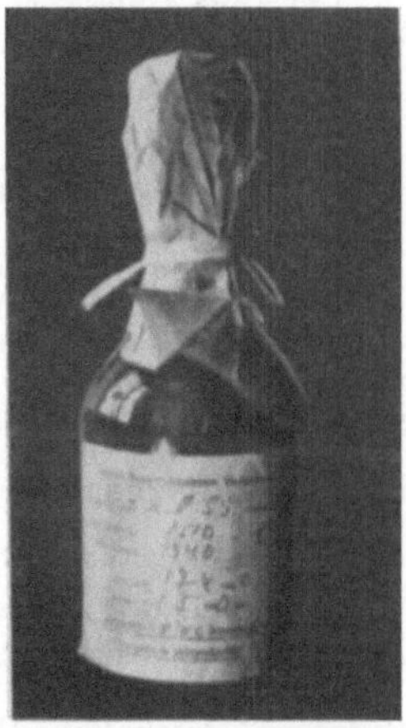

In Deutschland wurde diese Art der Bluttransfusion ebenfalls diskutiert (Franz, Käfer, Schilling, Spath u. a.).

Schon 1938 wurde im englischen Parlament angefragt, ob Maßnahmen zur Konservierung von Blut für den Kriegsfall getroffen seien. Die Antwort ergab, daß das Problem in Gemeinschaft mit verschiedenen Spitälern und dem Roten Kreuz studiert werde.

Abb. 70. Flasche mit konserviertem Blut der finnischen Armee. Die Aufschrift enthält Angaben über das Blut (Datum der Abfüllung, der Gebrauchsfähigkeit, Vorschriften über Temperatur usw.).

In Italien beschäftigten sich unter andern Magliulo, Corelli, Longo, Franzani, Forti mit diesen Fragen.

In Polen wies Zalewski auf die Vorteile des konservierten Blutes hin.

Auch aus überseeischen Ländern wurde die Konservierung von Blut für den Krieg empfohlen, so in Brasilien durch Bandeira de Mello. In den USA. wurde durch Tatum die Frage der Plasmakonservierung für militärische Zwecke aufgeworfen. 1940 wurde ihre Organisation dem Roten Kreuz übergeben.

4. Die Organisation in den einzelnen Ländern.

In Deutschland wird von einigen Autoren, besonders für den Bewegungskrieg, die Unmöglichkeit der Transfusion auf dem Truppenverbandplatz dargelegt (Bayer). Die Erfahrungen aus dem Polenfeldzug scheinen dieser Auffassung recht zu geben. Auf der Tagung der beratenden Militärärzte im Januar 1940 in Berlin wird neben dem konservierten Blut auch die Infusion von Ersatzlösungen empfohlen.

Andere Autoren sprechen sich entschieden für die Frischbluttransfusion aus (Schörcher). Zimmer will sie auch an Bord von Kriegsschiffen ausführen. Diese Auffassung führte dazu, daß in erster Linie die Vereinfachung der Bluttransfusionsapparate studiert wurde.

In Frage kommt für das Feld nach der Auffassung von Clemens, Morell u. a. nur eine indirekte Methode. Selbst Öhlecker anerkennt ihre Vorteile für die vorderen Sanitätsformationen.

Die Konservierung von Blut wurde besonders von denjenigen Autoren empfohlen, die sich auch im Frieden mit der Blutkonservierung befassen. Andere Autoren wollen sie auf Grund der Erfahrungen in Spanien angewendet wissen. So empfiehlt Franz schon 1938 das konservierte Blut für die Transfusion bei vorderen wie auch bei weiter zurückliegenden Sanitätsformationen, besonders auch im Hinblick auf die Schwierigkeit der Spendersuche. Morell zieht zwar frisches Blut vor, gibt aber zu, daß die Frischbluttransfusion im Krieg oft nicht möglich ist. Ein Verteidiger der Transfusion mit konserviertem Blut für das Feld ist Domanig. Er gibt an, daß z. B. auf dem Hauptverbandplatz alle die günstigen Voraussetzungen, die im Krankenhaus zur Ausführung der Frischbluttransfusion vorhanden sind, fehlen. Man wäre dort gelegentlich froh, wenn Transfusionen mit konserviertem Blut ausgeführt werden könnten. In Polen wären eine Anzahl von Verwundeten nicht gerettet worden, weil eine Frischbluttransfusion nicht möglich gewesen sei. Auch Schilling spricht sich für die Transfusion mit konserviertem Blut aus.

Alle diese Autoren sind sich darüber klar, daß auch die Transfusion mit konserviertem Blut gewisse Schwierigkeiten bietet. Die Schwierigkeiten liegen in der Organisation der Zentren und im Transport des Blutes. Besonders Schilling weist auf sie hin.

Clemens schlägt eine Zwischenlösung vor. Die von ihm geschaffene Apparatur, der Infusor, eignet sich auch für die kurzfristige Konservierung. Die Konservierung soll nach vorn verlegt werden. Der Transport des Blutes über weite Strecken fällt dann weg. Clemens betont, daß die Entnahme und Konservierung selbst in vorderster Front mit Sicherheit steril vorgenommen werden kann.

In Italien beschäftigte sich Forti schon 1937 mit der Transfusion von konserviertem Blut in der Armee.

Nach seinen Berechnungen hätten 10% der Toten des Weltkrieges 1914—18 durch die Bluttransfusion wesentliche Vorteile haben können. Um diese Transfusionen auszuführen, wären 40000—50000 Spender notwendig gewesen. Er berechnet, daß, um den Bedarf des italienischen Heeres zu decken, leicht 50000 Spender organisiert werden könnten. Magliulo betont die Wichtigkeit der Organisation der Bluttransfusion schon im Frieden. Corelli schlägt 1939 die Bildung von Blutsammelstellen vor, aus denen das Blut nach vorn gebracht werden solle. Auch Longo empfiehlt die Transfusion von konserviertem Blut für den Krieg.

Einzelheiten einer schon bestehenden Organisation werden nicht angegeben.

In der polnischen Armee stand nach persönlichen Mitteilungen polnischer Sanitätsoffiziere die Transfusion mit Frischblut im Vordergrund, wenn sie überhaupt ausgeführt wurde.

Für England wurde ein Bluttransfusionsdienst unter der Leitung des „Royal College of Surgeons“ geschaffen. Dem englischen Expeditionskorps nach Frankreich war eine Anzahl — nach Deutschem Militärarzt 13 — Forschungsstellen für Bluttransfusion angegliedert. Die Bluttransfusionseinheiten bestanden aus Kühlautos mit dem zur Konservierung nötigen Material und Personal. Die Spezialampullen, die das konservierte Blut enthielten, standen zur Verfügung aller „base hospitals“, aber auch der vorderen Formationen, besonders der „casualty clearing stations“. Mit den Ampullen wurde das sterile Infusionsmaterial geliefert. Es sei für die Engländer schwierig gewesen, ihre Organisation im fremden Land einzuspielen. Die fehlenden Spender seien durch Übereinkommen mit den französischen Spenderorganisationen beschafft worden. Besonders in den „casualty clearing stations“ wurde auch die Frischbluttransfusion ausgeführt (Le Dentu).

Nach Hustin sollte auch in Belgien ein Zentrum geschaffen werden, von dem aus die Versorgung der ganzen Armee erfolgt wäre (1939).

Bandeira de Mello verlangt Zentralisierung der Blutkonservierung bei den Sanitätsautomobilen der einzelnen Korps. Jedem dieser mobilen Zentren soll ein Spendertrupp von

50—100 Mann zugeteilt werden. Die fahrbaren Einheiten sollen wie ein Laboratorium ausgerüstet sein.

Auf Grund der Erfahrungen in Spanien bemühte man sich besonders in Frankreich um die Organisation der Transfusion mit konserviertem Blut im Felde.

Am 2. Kongreß für Bluttransfusion 1937 machte Rieux schon konkrete Vorschläge zur Organisation der Blutkonservierung. Es sollten 2 Arten von Zentren gebildet werden:

Zentren in den Armeen:

Jede Armee besitzt ein „laboratoire d'armée". An dieses soll eine „section d'hématologie" angegliedert werden. Sie besteht aus einem spezialistisch geschulten und 2—3 anderen Ärzten. Sie führt das notwendige Material mit sich. Bei ruhiger Front ist es Aufgabe dieses Laboratoriums, Blut von leichtverwundeten und leichtvergasten Universalspendern zu konservieren. Dieses Blut wird vom Laboratorium aus entsprechend dem Bedarf nach vorne verteilt.

Im Bewegungskrieg fällt die Aufgabe der Konservierung weg, es bleibt die Lagerung und nachherige Verteilung des Blutes, das aus den Zentren des Hinterlandes nach vorne kommt.

Nach Maisonnet und Mitarbeitern soll ein Laboratorium tausend Ampullen mit den entsprechenden Schlauchleitungen und Nadeln, dazu 10proz. Citratlösung zur Stabilisierung des Blutes mit sich führen. In Metallschachteln werden auch Infusionsapparaturen mitgenommen. Dazu kommt das Material, das zur Spenderuntersuchung gebraucht wird, das Sterilisationsmaterial und Eisschränke oder isothermische Kisten.

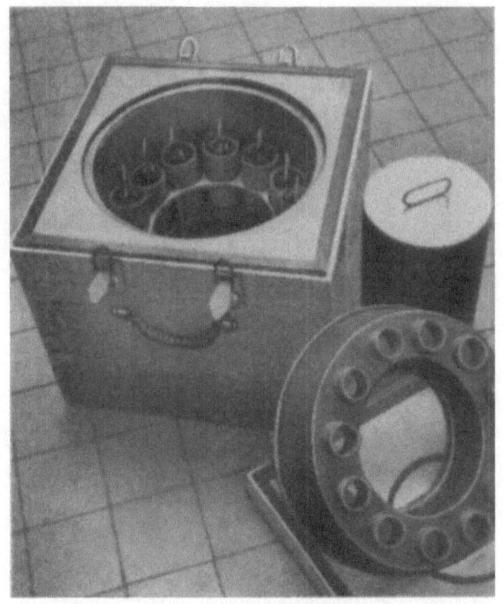

Abb. 71. Eisgekühlte Transportkiste der französischen Armee. Die Ampullen werden mit dem neben der Kiste liegenden Gummiring befestigt. Zwischen den Ampullen befindet sich eine zylindrische Metallschachtel, die Eis enthält. (Illustration 17. 2. 40.)

Der Transport nach vorn findet ebenfalls in isothermischen Kisten statt. Sie enthalten als Kältemittel eine Mischung von Eis und Salz. Sie sind so geformt, daß sie in irgendeinem Gefährt leicht untergebracht werden können. Die Temperatur steigt in ihnen im Laufe von 10 Stunden um 3° C, bei einer umgebenden Temperatur von 25° C. Das Blut kann noch 60 Stunden, nachdem man es aus dem Laboratorium nach vorn gebracht hat, mit Sicherheit benutzt werden (Abb. 71).

Als Transportmittel sollen leer nach vorn fahrende Sanitätsautomobile benutzt werden. Für diese Transporte könnten auch Kühlautomobile verwendet werden. Wenn aber ein solches Kühlautomobil außer Gefecht gesetzt wird, so ist die Versorgung eines ganzen Abschnittes für längere Zeit in Frage gestellt. Bei Zerstörung eines mit Blut beladenen Sanitätsautos ist nur die betreffende Ladung verloren. Das Blut soll bis in die „postes de secours divisionnaires" gebracht werden. Dort werden die Transfusionen erster Dringlichkeit ausgeführt, die den Transport des Verletzten nach hinten ermöglichen. Weiter vorn gelegene Sanitätshilfsstellen sollen nicht beliefert werden. Die Hauptmenge des konservierten Blutes gelangt zur Sanitätsformation des Armeekorps.

Das Blut soll innerhalb von 60 Stunden gebraucht werden oder dann in der Sanitätsformation des Armeekorps wieder im Kühlschrank gelagert werden. Im Laboratorium der Armee soll ungefähr berechnet werden, wieviel Blut man vorne zu bestimmten Zeiten nötig hat. Das Plasma von nicht benutztem Blut kann noch gebraucht werden.

Maisonnet und Mitarbeiter wollen den Sanitätsformationen außerdem ausgebildete Transfusionsequipen zuteilen. Diese bestehen aus einem Hilfsarzt und einem Krankenwärter. Sie werden in den Armeelaboratorien ausgebildet. Sie sind, wie Maisonnet angibt, nicht unbedingt notwendig, können aber das Personal der vorderen Sanitätsformationen bedeutend entlasten. Sie werden mit Transfusionsmaterial ausgerüstet. Die Transfusionsequipen werden bis zum „poste de secours divisionnaire" abgegeben.

Zur Ausübung einer Kontrolle soll jeder Ampulle eine Adresse mitgegeben werden. Auf der Vorderseite dieser Adresse finden sich Angaben des Laboratoriums (Gruppe, Name des Spenders, Resultat der Wassermannreaktion, Datum der Verwendungsfähigkeit des Blutes). Auf der Rückseite stehen Fragen nach dem Namen des Empfängers, nach der Indikation und nach dem Resultat der Transfusion, die durch den transfundierenden Arzt beantwortet werden müssen. Dieser Fragebogen wird an das Laboratorium zurückgeschickt.

Zentren im Hinterland:

In den Armeen befindet sich nur eine kleine Spenderreserve. Das Armeelaboratorium wird deshalb nicht immer in der Lage sein, Blut zu konservieren. Besonders wenn es sich um einen Krieg mit starken Frontveränderungen handelt, kann im Armeelaboratorium kein Blut mehr konserviert werden. Das Laboratorium erfüllt dann nur noch die Aufgabe der Blutverteilung.

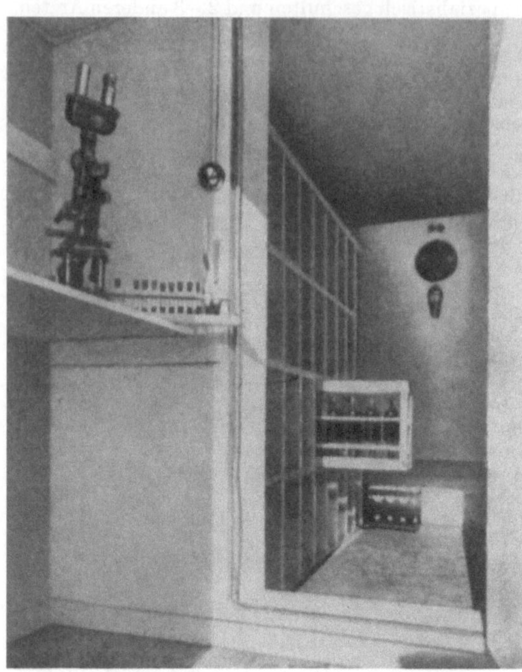

Abb. 72. Transportautomobil für konserviertes Blut der französischen Armee. Das Automobil ist eingeteilt in ein Laboratorium, eine Kühlkammer und einen Raum, in dem die elektrischen Kühlmaschinen untergebracht sind. (Illustration 17. 2. 40.)

Um trotzdem konserviertes Blut in genügender Menge zur Verfügung zu haben, werden im Hinterland Zentren gegründet, die Blut nach vorne liefern. Diese sollen entsprechend den Angaben Duran Jordas in dicht bevölkerten Landesteilen liegen (Städte mit mindestens 30000 Einwohnern). Diese Forderung sei nach Maisonnet mit ein Grund, daß die Organisation von zivilen Blutkonservierungszentren durch öffentliche Mittel unterstützt werde. So wurde nach Causeret und Jeanneney das Zentrum am Hôpital Tastet-Girard für den Krieg so vorbereitet, daß es während 2 Monaten täglich 5 Liter Blut herstellen konnte. Es wurde eine Materialreserve von 2000 Ampullen, 800 m Gummischlauch, 2000 Filtern und 2000 Nadeln angelegt. Ärzte und Schwestern, die für diesen Zweck mobilisiert werden konnten, wurden in der Blutkonservierung ausgebildet.

Diese Zentren, die den Blutbedarf der Armee decken sollen, sind wie die zivilen Zentren organisiert. Sie sind zum großen Teil den Spitälern angeschlossen, verfügen über Räumlichkeiten, Personal, Material und über die nötige Anzahl Spender. Die Spender werden schon im Frieden ausgewählt und untersucht. Sehr wichtig ist es, daß diese Spender im Kriegsfall nicht für den Dienst an der Front verwendet werden (Rouvillois). Aus diesem Grunde wird vorgeschlagen, als Spender in erster Linie die Arbeiter der Kriegsindustrie und die Eisenbahnarbeiter heranzuziehen. Neben diesen soll für jedes Zentrum eine größere Anzahl freiwilliger Spender bereitgestellt werden. In erster Linie sollen Frauen zu diesem Dienst herangezogen werden. Diese Spender werden durch geeignete Propaganda geworben. Als Belohnung und Ermunterung soll ein Kennzeichen des Blutspenders abgegeben werden, das je nach der Anzahl der Spenden verschiedenfarbige Sterne trägt.

Die Leistungsfähigkeit eines Zentrums hängt zum Teil von der Anzahl der Spender ab. Nach dem Rapport eines Komitees, das zum Studium aller Fragen der Bluttransfusion im Felde in Paris tagte, sollten im Falle eines Krieges durch jedes Zentrum 60 Liter Blut bereitgestellt werden können.

Jeanneney schlägt vor, in jeder Stadt, die zur Blutkonservierung bestimmt ist, 2 Zentren einzurichten, damit mindestens eines immer betriebsbereit ist.

Der Transport des Blutes aus den Zentren in die Armeelaboratorien muß rasch erfolgen. Das Blut wird in Kühlkisten transportiert. Als Transportmittel werden Eisenbahn, Automobil und Flugzeug benutzt (Abb. 72).

Blut, das mehr als 14 Tage alt ist, soll nicht mehr verwendet werden. Zu alte Ampullen werden ins Zentrum zurückgeschickt und dort frisch gefüllt.

Eine Zentralstelle, die sich im Großen Hauptquartier befindet, regelt die Verteilung des Blutes nach der militärischen Lage. Sie ist in ständiger Verbindung mit den Laboratorien der verschiedenen Armeen und mit den Zentren des Hinterlandes.

Neben dem konservierten Blut wird aber auch die Frischbluttransfusion empfohlen, vor allem durch Gosset, Lévy-Solal und Tzanck. Nach Gosset soll die Frischbluttransfusion durchgeführt werden, wenn konserviertes Blut nicht erreichbar ist. Marotte will die Frischbluttransfusion im allgemeinen der Divisionsstaffel vorbehalten. Es soll Personal in der Technik der Frischbluttransfusion ausgebildet werden. In Paris standen 1939 nach Gosset und Mitarbeitern 150 technisch ausgebildete Leute zur Verfügung.

De Lavergne führte im Februar 1940 in einem Vortrag vor der Union médicale franco-ibéro-américaine aus, wie diese Organisation im Krieg nun tatsächlich gehandhabt wurde. Danach wurde vorne im Prinzip die Frischbluttransfusion durchgeführt. Wenn die Anzahl der Verletzten stark anstieg und die Spender spärlich wurden, griff man auf das konservierte Blut zurück. Die Konservierung von Blut erfolgte in Provinzzentren, das Blut wurde sofort nach Paris geschickt und dort gelagert. Die Verteilung erfolgte von dort aus nach Bedarf.

Bei großem Bedarf wurde das Blut in einem Spezialcamion, der 700 Ampullen von 250 ccm aufnehmen konnte, nach vorne gesandt. Bei kleinerem Bedarf wurden eine oder mehrere isothermische Kisten, die je 12 Ampullen enthielten, geliefert. Kleinere Transporte wurden durch gewöhnliche Automobile ausgeführt.

Nach persönlichen Mitteilungen französischer Sanitätsoffiziere wurde während des Zusammenbruchs der französischen Armee die Transfusion mit konserviertem Blut trotz der bis in Einzelheiten durchdachten Organisation überhaupt nicht mehr ausgeführt.

In der Schweiz erhob sich ebenfalls die Frage der Blutkonservierung für die Armee. Nachdem Versuche verschiedener Art ergeben hatten, daß die Transfusion mit konserviertem Blut von Nutzen sein könnte, wurde das Schweizerische Rote Kreuz mit der Organisation der Blutkonservierung betraut. Als Konservierungsmethode wurde diejenige von Winterthur übernommen.

In den Städten des Hinterlandes und in ihrer Umgebung wurden Spender aus der Zivilbevölkerung, die sich freiwillig meldeten, untersucht und in Listen eingeordnet. Zum Spenden wurden nur Personen zugelassen, die im Kriegsfall zu diesem Zweck sicher zur Verfügung stehen. Auf eine durchgreifende Propaganda der einzelnen örtlichen Rotkreuzvereine meldete sich eine große Anzahl von Spendern, und zwar hauptsächlich Frauen. Diese wurden bestimmten Zentren zugeteilt. Die Meldung zum Spenderdienst erfolgte freiwillig. Mit dem Eintritt in die Spenderorganisation trat dann selbstverständlich eine gewisse Verpflichtung ein.

Zur Blutkonservierung wurden Equipen ausgebildet (siehe zivile Organisation).

In den Zentren wurden die notwendigen Räumlichkeiten vorbereitet, das notwendige Material wurde dort deponiert. Zur Sterilisation und zur Aufbewahrung des Blutes wurde zum Teil zu improvisierten Lösungen gegriffen. Die Sterilisation des Materials kann in Bäckereien und ähnlichen Betrieben vorgenommen werden, die Lagerung des konservierten Blutes erfolgt in Kühlräumen größerer Lebensmittelgeschäfte. Zür jedes Zentrum sind im Sinne einer Wechselstellung mehrere Entnahme-, Sterilisations- und Lagerräume vorgesehen. Die Entnahmen sollen aber auch außerhalb der Städte bei den Spenderorganisationen auf dem Land vorgenommen werden können. Zu diesem Zweck ist vorgesehen, die Equipen zu motorisieren. Sie können unter Mitnahme des Materials in eine größere Ortschaft fahren, um die eine Anzahl Spender gruppiert ist. Das Blut wird in einer geeigneten Räumlichkeit dieser Ortschaft entnommen und ins Zentrum gebracht, wo die Abfüllung in Ampullen vorgenommen wird. In jedem Zentrum sollen mindestens 2 Equipen arbeiten, so daß ein durchgehender Betrieb gesichert ist.

Es wurden Reglemente ausgearbeitet, die die Entnahme in allen Einzelheiten festlegen, die aber auch die Beurteilung des Blutes und den Vorgang der Infusion beschreiben.

Vom Zentrum aus wird das Blut auf Anforderung hin an die Front geliefert. Zum Transport werden die Ampullen in besonders gebaute Kisten verpackt (Märki). Jedes beliebige Transportmittel kann benutzt werden.

Das notwendige Material zur Infusion wird den Ampullen beigelegt. Es ist steril und gebrauchsfertig. Nach Gebrauch sollen Ampullen und Infusionsmaterial oberflächlich gereinigt und ans Zentrum zurückgeschickt werden. Dort erfolgt die endgültige Reinigung und die Sterilisation. Die gebrauchten Ampullen werden durch Aufblasen eines neuen Halses wieder hergestellt und frisch abgefüllt.

Eine etwas andere Organisation wurde am Schweizerischen Chirurgenkongreß 1939 durch HEUSSER angeregt. Er will ähnlich wie MAISONNET und CLEMENS die Konservierung des Blutes auch weiter vorn durchführen. HEUSSER will den Sanitätsformationen der Division eine Transfusionskiste mitgeben. Diese enthält eine Anzahl Entnahmeflaschen, dazu kommt das Material, das zur Blutgruppenbestimmung, zur Blutentnahme und zur Stabilisation des Blutes gebraucht wird. Zur Konservierung soll ein besonderer Transfusionstrupp in der betreffenden Sanitätseinheit ausgebildet werden.

Diese Methode läßt sich sicher als Notbehelf für eine kurzfristige Konservierung verwenden. Eine länger dauernde Konservierung dürfte aber kaum möglich sein, weil das Blut nicht immer mit der nötigen Vorsicht entnommen werden kann. Es erhebt sich hier auch wieder die Frage der Spendersuche an der Front. Wir glauben nicht, daß sich der gesamte Blutbedarf der betreffenden Sanitätseinheit mit dieser Art der Konservierung decken läßt. Dies schließt natürlich nicht aus, daß in gewissen Fällen (Nichteintreffen der Konserven von hinten) dieses Blut gute Dienste leisten kann. HEUSSER hat jedenfalls im Friedensdienst dieses Vorgehen mit Erfolg geübt.

Im Krieg kommt außer der Transfusion mit konserviertem Blut vom lebenden Spender noch die Transfusion von konserviertem Leichenblut in Betracht.

APOSTOLEANU schlägt eine Organisation vor, die es ermöglichen soll, größere Mengen Leichenblut zu erhalten. Im Frieden soll die Blutgruppe aller Soldaten bestimmt werden, wobei die Universalspender eine besondere Erkennungsmarke bekommen. Wenn nun diese Universalspender unter den Augen des Sanitätspersonals im Kampf fallen, sollen sie sofort mit den nötigen Angaben über Zeit und Art des Todeseintritts in ein Lazarett geschafft werden. Dort kann ihr Blut entnommen und konserviert werden. Praktisch wird sich dieser Vorschlag kaum durchführen lassen. Die Transportmöglichkeiten von der Front zum Lazarett sind in erster Linie durch Verwundete belegt. Viele Leichen werden sich ferner infolge großer Wunden und wegen zu starkem Blutverlust zur Blutkonservierung nicht eignen.

5. Der Transport des konservierten Blutes zur Front.

Nach Untersuchungen einer großen Anzahl von Autoren ist es bekannt, daß durch Schütteln und durch Erwärmung des Blutes die Hämolysebereitschaft erhöht wird. Auch durch starke Temperaturschwankungen wird das Blut geschädigt.

Die Gefahr des Durchschüttelns besteht bei jedem längeren Transport. Aus diesem Grunde wurden schon seit Jahren Transportversuche mit konserviertem Blut angestellt.

1935 schickten PALAZZO und TENCONI eine Aufschwemmung von konservierten Erythrocyten aus Buenos Aires nach Bordeaux. In Bordeaux konnte das Blut nach 3wöchiger Reise ohne Zwischenfall transfundiert werden (SERVANTIE). In Rußland wurden durch FILATOV und DOEPP Transportversuche angestellt. Von Leningrad wurden über 600 Ampullen Blut in verschiedene Städte verschickt. Ein Drittel von ihnen waren zum Teil wegen Infektion, zum Teil wegen eingetretener Hämolyse, zur Transfusion unbrauchbar. FILATOV machte dann Versuche mit Flugzeugtransporten. Über dem Bestimmungsort wurden die Blutampullen mit kleinen Fallschirmen versehen und abgeworfen. Neuerdings wurde ein Spezialfallschirm zum Abwurf von Blut auch von einem ungenannten Schweizer konstruiert (N.Z.Z.). VINOGRAD-FINKEL schickte 1939 Blut aus verschiedenen Städten Rußlands nach Moskau. Die weiteste Entfernung von Irkutsk betrug über 5000 km. In Moskau wurde das transportierte Blut untersucht. Dabei fand sich, daß der Grad und der zeitliche Eintritt der makroskopischen Hämolyse weitgehend von der Sorgfalt, mit der der Transport ausgeführt worden war, abhing. *Besonders früh trat sie ein, wenn die Transportflaschen nicht bis zum Hals gefüllt waren, und besonders auffallend, wenn schon längere Zeit gelagertes Blut transportiert wurde.* VINOGRAD-FINKEL schließt daraus, daß der Transport des Blutes möglichst in den ersten Tagen der Konservierung erfolgen soll.

SCHILLING machte Versuche bei einer Sanitätsformation, wobei das Blut in Lastautomobilen transportiert wurde. Er sah, selbst bei schlechten Wegverhältnissen, keine wesentliche Schädigung des konservierten Blutes durch den Transport.

Märki konstruierte eine Transportkiste, worin das Blut auf jedem beliebigen Fahrzeug, zu Pferd und von Hand transportiert werden kann. Seine ersten Versuche ergaben, daß das Blut durch den Transport auf holprigen Wegen oder auf stark vibrierenden Maschinen geschädigt wird. Erst als jede Schüttelwirkung durch ein Federsystem abgefangen wurde, trat ein Aufschütteln des Blutes und damit eine Schädigung nicht mehr ein. Wir verwenden seither für Transporte über größere Strecken die Konstruktion von Märki. Sie wurde unterdessen von der schweizerischen Armee als reglementarische Transportkiste übernommen. Die Kiste wird folgendermaßen beschrieben:

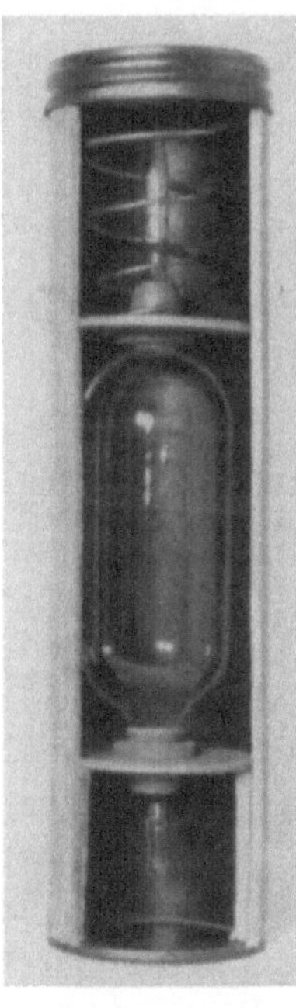

Abb. 73. Ampullen-Transportpackung nach Märki. Zur besseren Übersicht ist die Vorderwand der Packung herausgeschnitten. Der aufgeschraubte Deckel hält die Spiralfeder, die ihrerseits die Ampulle festklemmt. Die Ampullenhälse sind durch Gummiringe geschützt. Die Ampulle liegt zwischen 2 Holzringen.

a) Verpackung der Ampullen in bruchsicherer Packung. Unseres Erachtens eignet sich dazu eine runde Kartonschachtel mit einer Wandstärke von ca. 3 mm, Durchmesser der Schachtel 80 mm. Um das Einpacken in Holzwolle, Watte usw. zu vermeiden, wurden an beiden Enden der Packung je ein Holzring aus dünnem Sperrholz mit zentralem Mittelloch von 2—5 cm Durchmesser eingeschoben, wovon der eine unbeweglich, der andere beweglich befestigt ist. Die Mittellöcher wurden mit Filz und Gummi gepolstert und der Ampullenkörper, der nicht in jedem Falle gleich groß ist, mit dem beweglichen Holzring festgeklemmt. (Abb. 73).

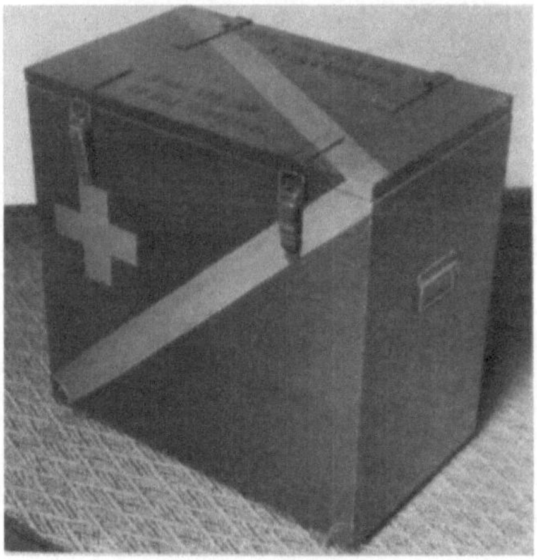

b) Einhängen der Kartonpackung in ein transportables Gehäuse. Das Versuchsmodell hatte einen Innenraum von 23 × 23 × 70 cm. Voraussetzung für die Einhängung sind die allseitige Beweglichkeit der Ampulle, zugleich aber auch die Abfederung der Stöße bei schwersten Transportbedingungen, wie Pferdetransport mit Bastsattel, und zwar nicht nur bei Seitenbefestigung, sondern auch bei Befestigung auf dem Sattel mit großer Hebelarmwirkung. Zu diesem Zwecke wurden oben und unten je eine Zugfeder in einer Ringschraube angebracht, im weiteren 4 Zugfedern in der Mitte der Ampullenpackung. Die Federn wurden so abgestimmt, daß bei schwachen Erschütterungen die obere Zugfeder und die 4 Mittelfedern genügten, um die Ampulle möglichst rasch wieder in die Ruhelage zu bringen. Die untere stärkste Feder ist normalerweise ungespannt und dient lediglich dem Zwecke, das Anschlagen der Ampullenpackung an der Wandung des gegebenen Raumes (23 × 23 cm) zu verhindern. Zudem waren die besonders gefährdeten Stellen des Gehäuses mit Filzstreifen ausgekleidet. Beide Anordnungen, nämlich untere Feder sowie Filzstreifenauskleidung, waren als Maßnahmen gegen stärkste Stöße vorgesehen. Dieses Modell, das wir als „Einzelelement" bezeichnen wollen, läßt sich in beliebiger Anzahl in passende Transportkisten einstellen, somit zu größeren Transporteinheiten vereinigen (4—8—12 Packungen je nach Bedarf).

Abb. 74. Transportkiste nach Märki, geschlossen und versandbereit.

Die jetzt benutzte Kiste enthält 9 solcher Packungen, die in Reihen von je 3 angeordnet sind (siehe Abb. 74 u. 75).

Während des Transportes können auch durch starke Temperaturschwankungen Schädigungen des Blutes eintreten. Temperaturschwankungen sollen ausgeglichen werden durch Transport in Thermosflaschen (R. Fischer), in trommelartigen, mit einem Eismantel versehenen Behältern (Schilling), in Isolierkasten (Schilling), in Kisten, die Eis enthalten (Maisonnet und Mitarbeiter). Andere

Autoren empfehlen Automobile, deren Inneres elektrisch gekühlt wird (DURAN JORDA). Auch gekühlte Eisenbahnwagen werden vorgeschlagen (DURAN JORDA).

MÄRKI brachte in seiner Transportkiste an den Schmalseiten 2 Blechbehälter an, die je nach der Außentemperatur mit heißem Wasser oder mit Eis gefüllt werden können.

Versuche mit dieser Anordnung ergaben folgende Resultate: Bei einer Außentemperatur von 12° C wurden die Kühlbehälter mit Eis gefüllt. Es erfolgte ein rascher Temperaturabfall im Innern der Kiste auf 5° C. Diese Temperatur blieb während mindestens 9 Stunden bestehen.

Bei einer Außentemperatur von 24° C wurde ein Kühlgemisch, bestehend aus Eis, Kochsalz und Wasser, beigegeben. Die Temperatur in der Kiste stieg stetig an und erreichte nach 9 Stunden 12° C.

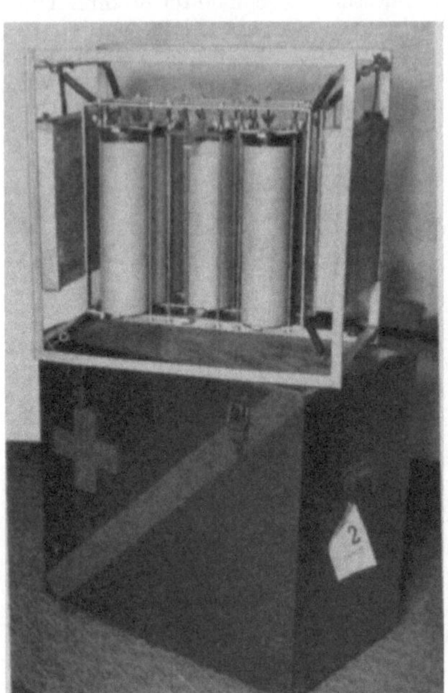

Abb. 75. Transportkiste nach MÄRKI. Die Kiste ist geöffnet. Das Gestell, das die Packungen enthält, ist auf die Kiste gestellt. Die vordere, mittlere Packung ist entfernt. Starke Federung des Rahmens, der die Packungen trägt. Auf beiden Schmalseiten des Gestells befinden sich die Kühlelemente in Form von flachen Blechbehältern.

Bei einer Außentemperatur von 10° C und nach Auffüllen der Kühlbehälter mit Wasser von 90° C stieg die Temperatur in der Kiste auf 39° C. Nach 2 Stunden sank sie langsam ab und betrug nach 9 Stunden noch 12° C.

Es folgt aus diesen Versuchen, daß die Temperatur in der Kiste wohl für einige Zeit konstant gehalten werden kann, daß sich aber nach 9 Stunden die Innentemperatur der Außentemperatur schon ziemlich stark angeglichen hat. Die praktische Folge ist, daß der Transport des Blutes nach 9 Stunden beendet sein muß. Dies genügt für unsere Verhältnisse vollkommen. Es wurde deshalb von einer weiteren Isolierung der Transportkiste, die sich leicht hätte durchführen lassen, abgesehen.

Versuche im Frieden lassen sich mit Kriegsverhältnissen nicht ohne weiteres vergleichen. Im Kriege sind die Wegverhältnisse oft schlecht, Transporte bleiben längere Zeit stecken. Diese Verzögerungen können bei ungünstigen äußeren Verhältnissen, bei großer Kälte, bei Hitze und bei wechselnder Temperatur eintreten. Es muß also eine Transportkiste geschaffen werden, die Temperaturunterschiede ausgleicht, und die außerdem das Schütteln des Blutes während des Transportes verhindert.

WILDEGANS und MAHLO sind nach ihren Erfahrungen im Polenfeldzug nicht überzeugt, daß das Blut bei schlechten Wegverhältnissen in gutem Zustand am Verbrauchsort ankommen würde.

Aus den Erfahrungen anderer (MISERACHS RIGALT, WILDEGANS, MAHLO) und aus unseren eigenen Versuchen müssen wir schließen, daß die Frage des Bluttransportes zur Front noch nicht vollkommen gelöst ist. Im besonderen fehlt eine Konstruktion, die große Temperaturunterschiede zwischen Außenluft und Kisteninnerem ausgleicht. Technisch läßt sich eine solche Lösung ohne Zweifel finden. Die Konstruktion wird aber erschwert durch die Rücksichtnahme auf Kosten, Solidität und Gewicht der Kiste.

Die Lösung MÄRKIS ist in bezug auf das Schütteln des Blutes hervorragend. Sie läßt einzig noch Wünsche offen, die das Aufrechterhalten der konstanten Temperatur in der Kiste während sehr langer Zeit betreffen. In dieser Beziehung scheint das elektrisch gekühlte Transportmittel gute Resultate zu geben.

6. Improvisation der Blutkonservierung im Felde.

Die Konservierung von Blut kann improvisiert werden, wenn von hinten kein genügender Vorrat nachgeschoben wird. O. ROBERTSONS Konservierungsmethode wie auch das Bereitstellen großer Blutvorräte vor Angriffen im letzten Weltkrieg (HÖST) hatten improvisierenden Charakter.

Eine kurzfristige Konservierung von Blut durch frontnahe Sanitätsformationen mit mehr oder weniger improvisiertem Material ist durchaus denkbar. Es genügt dazu eine Anzahl von gut verschließbaren Aufbewahrungsgefäßen, die gleichzeitig als Entnahmegefäße gebraucht werden können. Eine länger dauernde Konservierung ist nicht notwendig, da das konservierte Blut fortlaufend wieder verbraucht wird.

Dabei ist sehr wichtig, daß das Personal, das die Blutkonservierung ausführt, gut ausgebildet ist. Die Ausbildung muß sich mit der eigentlichen Konservierung wie auch mit der Beurteilung der Gebrauchsfähigkeit des Blutes befassen. HEUSSER schlägt die Bildung von eigentlichen Transfusionstrupps in den Staffeln der Division vor.

Die Improvisation der Blutkonservierung und der Bluttransfusion hängt weitgehend vom persönlichen Können und von der Initiative des Sanitätsoffiziers ab.

7. Die Bluttransfusion im Stellungs- und Bewegungskrieg.

Die Fragen nach Blutquellen, nach vorhandenem Material und ausgebildetem Personal, können durch den Sanitätsdienst in der Armee weitgehend gelöst werden.

Es kommen nun aber im Krieg eine Anzahl Faktoren dazu, die die Transfusion auch bei bester sanitätsdienstlicher Organisation verbieten können. Dies sind Faktoren, die sich aus dem Verlauf des Kampfes und aus der Art des Krieges ergeben. Der Sanitätsdienst hat auf sie keinen Einfluß, sondern muß sich ihnen unterordnen. MERREM sagt allgemein: „Die Feldchirurgie ist eine Chirurgie der Anpassung an gegebene Verhältnisse" (zit. nach DUBS). Auch die Bluttransfusion muß sich an diese gegebenen Verhältnisse anpassen.

Es ist kein Zufall, daß im spanischen Bürgerkrieg auf beiden Seiten Tausende von Transfusionen ausgeführt wurden und daß selbst in den vordersten Linien Blut transfundiert wurde, obwohl an Methoden ein buntes Durcheinander herrschte.

Im Gegensatz dazu wurde während des raschen Rückzuges der französischen Armee im Mai und Juni 1940 die Bluttransfusion vorn nur äußerst selten durchgeführt, obwohl gerade in Frankreich die Vorbereitungen dazu anscheinend bis in alle Einzelheiten ausgearbeitet waren. Sicher fehlte auch die Anzeigestellung zur Transfusion nicht.

Diese beiden Beispiele zeigen deutlich, daß es nicht nur die gute Organisation ist, die die Anwendung der Transfusion im Felde erlaubt oder verbietet. In erster Linie hängt es von der taktischen Lage und vom taktischen Vorgehen des kombattanten Heeres ab, ob Transfusionen ausgeführt werden können.

In Spanien bestanden auf große Strecken verhältnismäßig feste Fronten. Der Nachschub zur Front war anscheinend nicht wesentlich gestört. Auch in den vorderen Sanitätsformationen war genügend Zeit vorhanden, um die Transfusion ausführen zu können. Der *Stellungskrieg* ermöglichte es, daß die Bluttransfusion in Spanien eine so große Rolle spielen konnte, obwohl die Organisation erst während des Krieges aufgebaut wurde.

Im Gegensatz dazu standen die Verhältnisse beim Rückzug der französischen Armee. Es fanden große und rasche Truppenbewegungen statt, der Nachschub war gestört. Es fehlte die Zeit, um Transfusionen in Frontnähe auszuführen. Das konservierte Blut konnte nicht nach vorn gebracht werden, und die Frischbluttransfusion konnte vorn nicht mehr durchgeführt werden. Es handelte sich hier um einen *Bewegungs-* oder modern ausgedrückt *Blitzkrieg.*

Daraus folgt, daß am Orte der Wahl, also in möglichster Frontnähe, die Transfusion nur bei ruhiger Front, im Stellungskrieg durchgeführt werden kann, während im Bewegungskrieg wohl meist auf sie verzichtet werden muß.

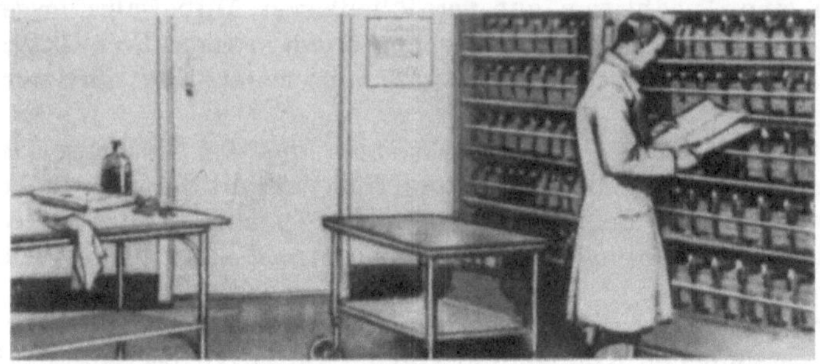

Abb. 76. Englische „Blutbank" des zivilen Luftschutzes. (Picture Post.)

Eine Anzahl von Autoren verzichten deshalb grundsätzlich darauf, im Bewegungskrieg die Transfusion sehr weit vorn auszuführen. Erst in den hinteren

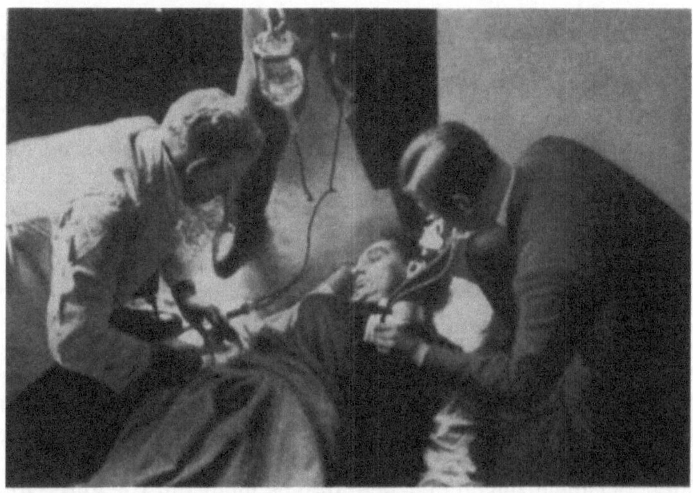

Abb. 77. Notfalltransfusion mit gleichzeitiger Kochsalzinfusion bei einem Verletzten nach Bombenangriff. (Picture Post.)

Sanitätsformationen, wo man einigermaßen stabile Verhältnisse antrifft, soll Blut transfundiert werden. Diese Ansicht schlägt sich an der Tagung der beratenden Ärzte des deutschen Heeres im Januar 1940 nieder, wo für den Bewegungskrieg an erster Stelle die Infusion von Salz- und Zuckerlösungen empfohlen wird, um akute Blutverluste auszugleichen.

Dies heißt selbstverständlich nicht, daß auf die Transfusion im Krieg überhaupt verzichtet werden soll und daß die Vorbereitungen zur Transfusion sowohl mit konserviertem wie mit Frischblut nicht getroffen werden sollen. Es ist selbstverständlich, daß ein Vorgehen, das nicht im Frieden schon geübt und vorbereitet ist, im Kriege versagen muß. Ganz besonders braucht die Transfusion mit konserviertem Blut größere Vorbereitungen, die man nicht in kurzer Zeit improvisieren kann. Ein vollkommener Verzicht auf das Mittel der Bluttransfusion ist im Kriege heute kaum denkbar.

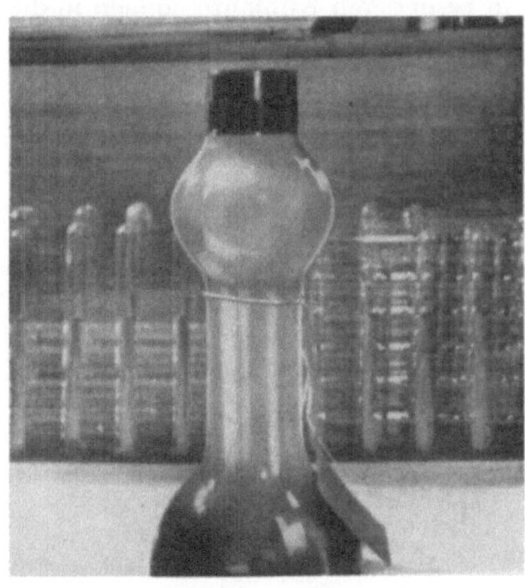

Abb. 78. Konservierungsgefäß für Plasma des amerikanischen Roten Kreuzes. (Life 21. 10. 40.)

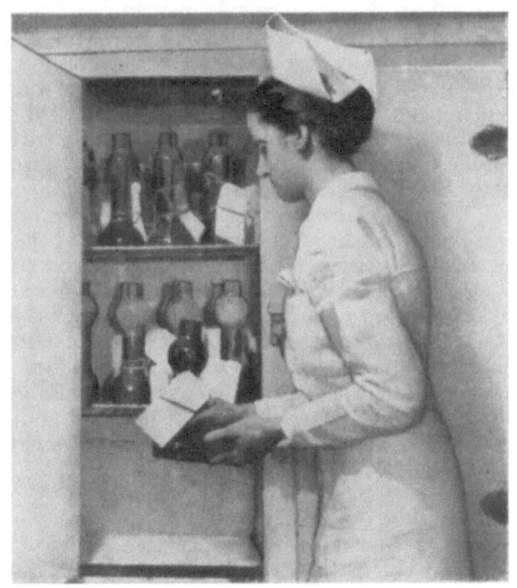

Abb. 79. Eisschrank mit Ampullen konservierten Plasmas. (Life, Okt. 1940).

8. Die Transfusion im Hinterland.

Für die Heimlazarette kommen alle Methoden der Transfusion in Betracht. Man verfügt hier über genügend Zeit, über Spender, Material und ausgebildetes Personal. Neben der Frischbluttransfusion kann auch diejenige mit konserviertem Blut durchgeführt werden. Der Nachschubweg ist kurz, die Verbindung mit dem Konservierungszentrum wohl meist intakt.

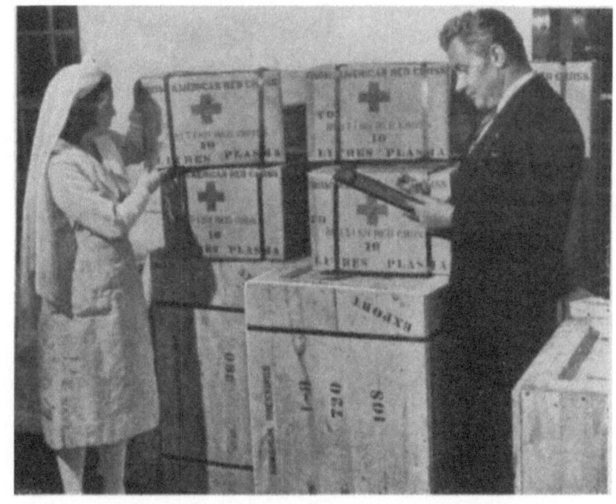

Abb. 80. Versand von konserviertem Plasma in Transportkisten von Amerika nach England durch das Rote Kreuz. (Life, 21. 10. 40.)

Sehr wichtig ist die Versorgung der Zivilbevölkerung mit Blut im Falle von Bombenangriffen. Hierzu eignet sich konserviertes Blut besonders gut. Die Entnahmen können in Ruhe an wenig oder nicht gefährdeten Orten vorgenommen werden. Der Transport des Blutes geht bis zur Verbrauchsstelle über eine verhältnismäßig kurze Strecke, die Transportmittel sind wenigstens zum Teil intakt. Das Blut kann in der nächsten Umgebung des Ortes, wo es gebraucht wird, aufbewahrt werden.

In England wurde der Errichtung von Konservierungszentren für die Zivilbevölkerung große Aufmerksamkeit geschenkt.

Schon 1938 war ein Transfusionszentrum in der Nähe von London vorbereitet. Es hatte allerdings noch einen kleinen Umfang und konnte 200 Ampullen konservierten Blutes pro Tag liefern. Neuerdings scheinen in der Umgebung Londons 4 solcher Zentren zu bestehen. Sie sind in Privathäusern untergebracht und werden von einem Chefarzt, dem für die eigentliche Konservierung ein Stab von mehreren Ärzten und Schwestern zur Verfügung steht, geleitet. Ein derartiges Zentrum verfügte 1939 über 15000 Spender. Es wird Blut verschiedener Gruppen konserviert. Bei Bedarf wird das Blut in besonderen Kühlautomobilen in die Spitäler Londons transportiert. Jedes Zentrum bedient ganz bestimmte Krankenhäuser. Die Fahrer der Lieferwagen sind in allen Einzelheiten über die Lage der Verbrauchsorte orientiert. Der Betrieb der Zentren ist durchgehend (Brit. Med. J., Okt. 1939) (siehe Abb. 76, 77).

Über ähnliche Organisationen scheinen auch andere Städte Englands und Schottlands zu verfügen. Ein Zentrum in Edinburgh hat 3000 Spender bereitgestellt. Nach HUSTIN sollen in Großbritannien 800000 Spender, davon ca. 100000 in London zur Verfügung stehen.

Zugunsten der Zivilbevölkerung wurden auch in Amerika Maßnahmen zur Blutversorgung getroffen. Das amerikanische Rote Kreuz hat die Organisation von Bluttransporten nach England übernommen. Da auf diese weiten Strecken eine sichere und rasche Lieferung nicht immer möglich sein wird, wurde auf Vollblut verzichtet. Durch ein einfaches Verfahren wird nach Sedimentierung der corpusculären Elemente das Blutplasma gesammelt und in besonderen Flaschen nach Europa verschickt (Life 21. Okt. 1940). Wie viele solcher Sendungen schon stattgefunden haben und wie die Erfolge dieses Plasmas sind, ist nicht bekannt (Abb. 78—80).

Literaturverzeichnis.[1]

ABRAMSON: Zbl. Chir. **II**, 1934 (1934); Vestn. Chir. **56**, 659 (1938). — ACHARD u. AYNAUD: C. r. Soc. Biol. Paris **65**, 459 (1908). — ACHARD, LÉVY u. GALLAIS: C. r. Acad. Sci. Paris **194**, 1773 (1932). — ACKERMANN u. FILATOV: Dtsch. Z. Chir. **242**, 27 (1934). — ACKERMANN u. PROTASOV: Dtsch. Z. Chir. **245**, 508 (1935); Ref. Z. org. Chir. **76**, 268 (1936); Sovet. Chir. **10**, 21 (1935); Ref. Z. org. Chir. **78**, 525 (1936). — ACUÑA u. GARCIA: 2. internat. Kongr. Bluttrf. Paris 1937 **II**, 457 (1939). — AGOTE: zit. nach OEHLECKER. — ALDRICH, STOKES, KILLINGSWORTH u. MCGUINNESS: J. amer. med. Assoc. **111**, 129 (1938). — ALEKSANDROWICZ: Polska Gaz. lek. 604 (1935); Ref. Z. org. Chir. **75**, 641 (1936); Polska Gaz. lek. 235 (1937); Ref. Z. org. Chir. **83**, 695 (1937); Lek. wojsk. **29**, 399 (1937); Ref. Z. org. Chir. **85**, 353 (1938); Phare méd. 244 (1939). — ALKALAY: Thèse de Genève **1939**. — ALOVSKIJ u. BURCEVA: Sovet. vrac. Z. **12**, 916 (1936); Ref. Z. org. Chir. **84**, 642 (1937); Mschr. Geburtsh. **105**, 38 (1937); Ref. Z. org. Chir. **85**, 352 (1938). — ALTHAUSEN: Sovrem. Probl. Gematol ... **13/14**, 165 (1936); Ref. Z. org. Chir. **85**, 30 (1938). — ALVEROV: Zit. nach RIDDELL. — AMBERSON: Biol. Rev. Cambridge philos. Soc. **12**, 48 (1937). — ANCELEVIC: Sovet. Chir. **11**, 787 (1936); Ref. Z. org. Chir. **84**, 421 (1937); Fol. haematol. (Lpz.) **57**, 406 (1937); Ref. Z. org. Chir. **88**, 474 (1938). — ANDERSON, ALDRICH u. BOYLE: J. amer. med. Assoc. **111**, 129 (1938). — ANDRÉ: 2. internat. Kongr. Bluttrf. Paris 1937 **II**, 351 u. 521 (1939). — ANET: 2. internat. Kongr. Bluttrf. Paris 1937 **II**, 364 u. 372 (1939). — ANET, DE COCK, GERMIS, MOUREAU, SOEUR u. VANDERZYPEN: 2. internat. Kongr. Bluttrf. Paris 1937 **II**, 381 (1939). — ANSON u. MIRSKY: J. gen. Physiol. **17**, 399 (1934). — APOSTOLEANU: Rev. san. mil. med. si Farm. **36**, 251 (1937); Ref. Z. org. Chir. **93**, 315 (1939). — ARBIB: 2. internat. Kongr. Bluttrf. Paris 1937 **II**, 392 (1939). — ASHBY: J. of exper. Med. **29**, 267 (1919); Arch. int. Med. **34**, 481 (1924). — AYLWARD, MAINWARING u. WILKINSON: Lancet **I**, 685 (1940); Ref. Zbl. inn. Med. **105**, 103 (1940).

BAGDASAROV: Zbl. Chir. **II**, 1785 (1935); Sovrem. Probl. Gematol ... **13/14**, 32 (1936); Ref. Z. org. Chir. **84**, 479 (1937); Sang **11**, 466 (1937); Ref. Z. org. Chir. **84**, 421 (1937); BAGDASAROV, BRJUCHONENKO, SELJCOVSKIJ u. ISAEVIČ: Voenno-san. Delo **1**, 18 (1936), Ref. Mil.arzt 282 (1938). — BAKER: Brit. J. exper. Path. **6**, 201 (1925); Lancet **I**, 1390 (1937). — BAKER u. DODDS: Brit. J. exper. Path. **6**, 247 (1925); Ref. Z. org. Chir. **34**, 596 (1926). — BALACHOVSKIJ u. GINZBURG: Sang **8**, 622 (1934). — BALAGUER: Rev. méd. del Rosario **29**, 1109 (1939); Ref. Zbl. inn. Med. **104**, 580 (1940). — BALGAIRIES, DRIESSENS u. CHRISTIAENS: Bull. Soc. méd. Hôp. Paris **55**, 512 (1939); Ref. Zbl. inn. Med. **100**, 261 (1939); Presse méd. **I**, 443 (1939). — BANAITIS u. LUKJANOV: Trud. voenno-med. Akad. Kirova **5**, 109 (1936); Ref. Zbl. inn. Med. **90**, 30 (1937). — BANDEIRA DE MELLO: Rev. Med. mil. **28**, 37 (1939); Ref. Z. org. Chir. **95**, 651 (1940); Mil.arzt 168 (1940). — BARCROFT: J. of Physiol. **68**, 375 (1930); Erg. Physiol. **25**, 218 (1936). — BARENBOIM u. SKUNDINA: Zit. nach JUDIN. — BARINSTEIN u. LJUBARSKY: Verh. 21. russ. Chir.-Kongr. Leningrad 1929 131 (1930); Ref. Z. org. Chir. **54**, 193 (1931). — BARTON u. HEARNE: J. amer. med. Assoc. **113**, 1475 (1939). — BATES: J. amer. med. Assoc. **108**, 553 (1937); Surg., Gyn. a. Obstet. **2**, 545 (1937); Zbl. Chir. **I**, 657 (1938). — BATTAGLIA: Rev. méd.-chir. Pat. fem. **12**, 52 (1938); Ref. Z. org. Chir. **91**, 120 (1939). — BAUGUESS: Amer. J. Dis. Childr. **27**, 256 (1924). — BAYER: Chirurg **11**, 634 (1939). — BAYLISS: Fortschr. amer. Chir. 21. Ber., Ref. Zbl. Chir. **II**, 1723 (1938). — BAŽENOV: Sovrem. Probl. Gematol ... **11/12**, 159 (1935); Ref. Z. org. Chir. **81**, 276 (1937). — BÉCART: Zbl. Chir. **I**, 646 (1935); Soc. méd. Paris April 1936; Ref. Paris méd. **100**, 526 (1936); Presse méd. **II**, 1681 (1939). — BECK: Zbl. Chir. **I**, 1357 (1933); Zit. nach DUBS. — BECKER: Biochem. Z. **11**, 435 (1938); Ref. Ber. Physiol. **110**, 244 (1939). — BEHR: Med. Klin. **I**, 156 (1933). — BELENKIJ: Sovet. Chir. **7**, 9 (1935); Ref. Z. org. Chir. **77**, 594 (1936); Sovet. Chir. **8**, 394 (1936); Ref. Z. org. Chir. **83**, 350 (1937). — BELK, HENRY u. ROSENSTEIN: Amer. J. med. Sci. **198**, 631 (1939); Ref. Zbl. inn. Med. **104**, 199 (1940). — BENDA: Paris méd. **II**, 393 (1938); Ref. Z. org. Chir. **91**, 596 (1939). — BENDA, DEPÎTRE u. ILIOVICI: Bull. Mém. Soc. méd. Hôp.

[1] Bei der Schreibweise der russischen Autoren haben wir uns an die Bibliographie von E. KOENIG, Leningrad, gehalten.

Paris 2, 1250 (1939); Presse méd. **II**, 1427 (1939); Ref. Zbl. inn. Med. **104**, 487 (1940). — BENDA u. LECLERC: Zit. nach JEANNENEY u. RINGENBACH. — BENDA u. THAON: 2. internat. Kongr. Bluttrf. Paris 1937 **III**, 115 (1939). — BENHAMOU u. MERCIER: Presse méd. 66 (1940); Presse méd. 75 (1940). — BEREZOV: Zbl. Chir. **II**, 1926 u. 1933 (1934). — BESSIS: Sang 262 (1940). — BEST: Brit. med. J. **II**, 977 (1938). — BEST u. SOLANDT: Brit. med. J. **I**, 799 (1940). — BETTMANN u. TANNENBAUM: J. amer. med. Assoc. **106**, 1376 (1936); Ref. Zbl. Chir. **II**, 3057 (1936). — BEUMER, LOESCHKE u. SCHWARTZER: Z. Kinderheilk. **61**, 632 (1940), Ref. Zbl. inn. Med. **104**, 580 (1940). — BICK: Austr. J. exper. Biol. a. med. Sci. **17**, 321 (1939). — BIDDLE: Brit. med. J. **I**, 1337 (1938); Lancet **I**, 1062 (1940). — BIDDLE u. LANGLEY: Brit. med. J. **I**, 555 (1939). — BIEDERMANN: Chirurg **11**, 654 (1939). — BINDSLEV u. THORDARSON: Nord. Med. **50**, 2403 (1940). — BIRCA: Zit. nach FILATOV. — BLACK: Lancet **II**, 375 (1938). — BLAIN: Ann. Surg. **89**, 917 (1929). — BLAIZOT: Zit. nach FILATOV. — BLALOCK: J. chir. Invest. **11**, 249 (1932). — BLALOCK u. JOHNSON: Arch. Surg. **22**, 626 (1931). — DE BLASIO: Rinasc. med. **14**, 691 (1937); Ref. Z. org. Chir. **86**, 523 (1938). — BLINOV: Zbl. Chir. **II**, 1937 (1934); Sovrem. Probl. Gematol... **11/12**, 239 (1935); Ref. Z. org. Chir. **81**, 275 (1937). — BLINOV u. FILATOV: Zbl. Chir. **II**, 1933 (1934). — BOCAROV: Sovet. Chir. **5**, 790 (1936); Ref. Z. org. Chir. **83**, 36 (1937). — BOGDANOV: Zbl. Chir. **II**, 1929 u. 1932 u. 1934 (1934). — BOGINA: Zbl. Chir. **II**, 1935 (1935); Ref. Z. org. Chir. **74**, 564 (1935). — BOGOMOLEC: Sovrem. Probl. Gematol... **13/14**, 7 (1936); Ref. Z. org. Chir. **84**, 420 (1937); Sang 450 (1938). — BOGOMOLOVA: Vestn. Chir. **51**, 163; Ref. Sang 121 (1940). — BOGOMOLOVA u. KARTAVOVA: Vestn. Chir. **38**, 153 (1935); Ref. Z. org. Chir. **76**, 173 (1936); Zbl. Chir. **I**, 448 (1936). — BOGOMOLOVA, PETROV u. FILATOV: Zbl. Chir. **II**, 1942 (1934). — BOLAND, CRAIG u. JACOBS: Lancet **I**, 388 (1939); Ref. Z. org. Chir. **93**, 394 (1939). — BOLLER: Dtsch. med. Wschr. **II**, 1962 (1935); Ref. Zbl. inn. Med. **84**, 69 (1936). — BOND u. WRIGHT: Ann. Surg. **107**, 500 (1938); Ref. Zbl. Chir. **II**, 2670 (1939). — BONDARENKO u. SELJCOVSKIJ: Chirurgija 5 (1938). — BONDARENKO u. ŠVEDSKIJ: Sovrem. Probl. Gematol... **9/10**, 32 (1935); Ref. Z. org. Chir. **82**, 283 (1937). — BONDARENKO u. ZAEVA: Sovrem. Probl. Gematol... **13/14**, 173 (1936); Ref. Z. org. Chir. **84**, 479 (1937). — BORCHARDT u. TROPP: Klin. Wschr. **I**, 1136 (1928). — BRAILLON: 2. internat. Kongr. Bluttrf. Paris 1937 **II**, 408 (1939). — BRANDTNER: Mil.arzt 161 (1938). — BRAXTON u. HICKS: Zit. nach RIDDELL. — BREHM: J. amer. med. Assoc. **67**, 190 (1916). — BREKENFELD: Mil.arzt 52 (1938). — BRENNAN: Brit. med. J. **I**, 1047 (1940). — BREWER u. HOWKINS: Lancet **I**, 298 (1939). — BREWER, MAIZELS, OLIVER u. VAUGHAN: Brit. med. J. **II**, 48 (1940); Ref. J. amer. med. Assoc. **115**, 968 (1940); — BRINES: J. amer. med. Assoc. **94**, 1114 (1930); Ref. Sang 382 (1931). — Brit. med. J.: **II**, 695 (1917) (Transfusion of whole blood); **I**, 103 (1938) (med. news); **I**, 363 (1938) (technique of blood transfusion); **I**, 1238 (1939) (blood for the fighting services); **II**, 730 (1939) (a blood transfusion depôt at work). — BRJUCHONENKO, MAXIMOV, BOGDANOV, ŽELECHOVCEVA u. JANKOVSKIJ: Sovrem. Probl. Gematol... **9/10**, 220 (1935); Ref. Z. org. Chir. **82**, 282 (1937). — BRJUCHONENKO u. STEPPUHN: Münch. med. Wschr. **II**, 1316 (1927); Ref. Sang **1**, 507 (1927). — BRODIN u. SAINT-GIRONS: Bull. Mém. Soc. méd. Hôp. Paris **2**, 1224 (1939); Presse méd. **II**, 1404 (1939). — BROWN-SÉQUARD: Zit. nach PANUM. — BRUNNER, W.: Dtsch. Z. Chir. **254**, 350 (1940). — BRUSKIN u. FARBEROVA: Sovet. Vrač. Z. **20**, 1546 (1936); Ref. J. amer. med. Assoc. **107**, 2098 (1936); Z. org. Chir. **84**, 643 (1937). — Brux. méd.: 3. 4. 1938 (transfusion du sang à bord de la flotte de guerre). — BÜHLMANN: Bluttrf. in Finnland während d. finnisch-russischen Kriegs 1939/40 (Beob. d. schweiz. Ärztemission in Finnland). — BULATOV, BOGOMOLOVA u. SCHILBACH: Vestn. Chir. **51**, 171; Ref. Sang 122 (1940). — BULL u. DREW: Ann. Surg. **112**, 498 (1940). — BUNSTER u. SCHWARTZ: 2. internat. Kongr. Bluttrf. Paris 1937 **III**, 90 (1939). — BURCEVA: Zbl. Chir. **II**, 1928 (1934); Arch. klin. Chir. **181**, 193 (1935); **182**, 710 (1935); Vestn. Chir. **39**, 46 (1935); Ref. Z. org. Chir. **76**, 172 (1936). — BÜRGER u. HUFSCHMID: Z. exper. Med. **68**, Heft 1/2; Ref. Dtsch. med. Wschr. **II**, 1927 (1930). — BURKE: Brit. med. J. **II**, 247 (1939). — BÜRKLE-DE LA CAMP: Arch. klin. Chir. **146**, 363 (1927); Zbl. Chir. **I**, 854 (1931); Dtsch. med. Wschr. **II**, 1798 (1932); Ref. Zbl. Chir. **II**, 1759 (1933); Dtsch. Z. Chir. **252**, 365 (1939). — BURMEISTER: J. amer. med. Assoc. **66**, 164 (1916).

CADHAM: Canad. med. Assoc. J. Montreal **38**, 465 (1938). — CAIN: Presse méd. **I**, 860 (1932). — CAMERON u. FERGUSON: Surg. **5**, 237 (1939); Ref. Z. org. Chir. **93**, 314 (1939). — CANUYT u. HORBER: Presse méd. **II**, 1806 (1932). — CAPGRAS u. TAQUET: Presse méd. **I**, 360 (1932). — CARDIN u. TORRESINI: Atti Soc. med.-chir. Padova **12**, 510 (1934); Ref. Zbl. inn. Med. **82**, 49 (1935). — CARNOT u. LAVERGNE: Zit. nach JEANNENEY u. RINGENBACH. — CARREL: Zit. nach OEHLECKER. — MCCARTNEY: Lancet **II**, 1476 (1935). — CASTELLI: Sang **6**, 411 (1932). — CAUSERET u. JEANNENEY: Paris méd. Nr. 23 (1939); Presse méd. **I**, 884 (1939); Bull. Acad. Méd. Paris **121**, 722 (1939); Ref. Mil.arzt 169 (1940). — CHARGAFF u. OLSON: J. of biol. Chem. **122**, 153 (1937/38). — CHARLES u. SCOTT: J. of biol. Chem. **102**, 425 (1933). — CHEVALLIER u. BENDA: 2. internat. Kongr. Bluttrf. Paris 1937 **I**, 23 (1939). — CHIURCO: Giorn. med. mil. Nr. 4, April 1940; Rass. clinico-scient. Ist. biochem. ital. Nr. 8 (1940). — CHRIST: Bruns' Beitr. **162**, 268 (1935). — CHRISTIANSEN: Zbl. Chir. **II**, 1944 (1934). — CHVILIvickij: Zbl. Chir. **II**, 1928 (1934); Arch. klin. Chir. **181**, 383 (1935); Ref. Zbl. Chir. **II**, 2017 (1935). — Clairmont (Zürich): Persönl. Mitteilung. — Clemens: Zbl. Chir. **II**, 1825 (1926); **I**, 50 (1927); **I**, 757 (1938); **I**, 809 (1938); Dtsch. med. Wschr. **II**, 1043 (1938); Zbl. Gynäk. 1201 (1939); 1375 (1939). — Clément: Presse méd. **II**, 1251 (1937); **I**, 459 (1938). — Cloetta, H. Fischer u. Van der Loeff: Arch. f. exper. Path. **174**, 589 (1934). — McClure: J. amer. med. Assoc. **113**, 1808 (1939). — McCluskie: Brit. med. J. **I**, 264 (1939); Ref. J. amer. med. Assoc. **112**, 1999 (1939). — Coca: 2. internat. Kongr. Bluttrf. Paris 1937 **II**, 79 (1939). — Codounis: Paris méd. 121 (1939). — Coenen: Münch. med. Wschr. 1 (1918). — Cohn: Dtsch. med. Wschr. **48**, 883 (1922). — Cokkalis u. Dedes: Dtsch. Z. Chir. **251**, 394 (1939); Ref. Zbl. Chir. **II**, 2516 (1939). — Collins: Med. J. Austral. **2**, 1121 (1938); Ref. J. amer. med. Assoc. **112**, 1426 (1939). — Conrad: Banking blood at Bellevue. — Cooksey: J. Michig. State med. Soc. Okt. 1937. — Corelli: Policlinico, Sez. prat. 1717 (1938); Ref. Zbl. Chir. **II**, 2177 (1939); Z. org. Chir. **91**, 202 (1939); Policlinico, Sez. prat. Heft 23 (1938); Ref. Zbl. Chir. **II**, 2133 (1939); Boll. Accad. med. Roma **64**, 18 (1939); Ref. Zbl. inn. Med. **99**, 440 (1939); Z. org. Chir. **92**, 96 (1939); Minerva med. Nr. 43 (1939); Riforma med. **55**, 635 (1939); Ref. Z. org. Chir. **94**, 568 (1939); Klin. Wschr. **I**, 716 (1939); Acta med. Scand. **103**, 24 (1940); Ref. Zbl. inn. Med. **104**, 138 (1940); Policlinico, Sez. prat. 571 (1940); Ref. Zbl. inn. Med. **105**, 8 (1940); Verh. dtsch. Ges. inn. Med. **52**, 334 (1940). — Corinaldesi: Atti Soc. ital. ostetr. **33** (1937); Ref. Zbl. Chir. **II**, 2849 (1938). — Cornesco: Thèse de Paris 1935. — Costantini: Atti e Mem. Soc. lomb. Chir. **5**, 784 (1937); Ref. Z. Org. Chir. **87**, 439 (1938). — Cotter u. McNeal: Proc. Soc. exper. Biol. a. Med. **38**, 757 (1938); Ref. Zbl. inn. Med. **97**, 585 (1939). — Cotti: Haematologica **18**, 297; Ref. Sang 203 (1939). — Co-Tui, Schrift u. Ruggiers: Proc. Soc. exper. Biol. a. Med. **41**, 533 (1939). — Couturat: Presse méd. **I**, 862 (1936). — Crafoord: Acta chir. Scand. **79**, 407 (1937). — Crile: Zit. nach Oehlecker. — Cubitt: Lancet **I**, 864 (1937). — Culbertson u. Ratcliffe: Amer. J. med. Sci. **192**, 471 (1936); Ref. Zbl. inn. Med. **88**, 486 (1937). — Cvetkov, Kuricina u. Kazakov: Kazan. med. Ž. **5**, 594 (1935); Ref. Z. org. Chir. **78**, 283 (1936).

Dahlgren: Sv. Läkartidn. **II**, 1646 (1930); Ref. Z. org. Chir. **54**, 118 (1931). — Dahr: Die Technik der Blutgruppen- und Blutfaktorenbestimmung. Leipzig: G. Thieme 1940. — Dam u. Clavind: Lancet **I**, 720 (1938). — Danitsch: Rev. internat. Croix-rouge **20**, 1100 (1938); Ref. Mil.arzt 433 (1939). — Davis u. White: Siehe Narat. — Davson: Biochem. J. **28**, 676 (1934). — Dean u. Solomon: J. Labor. a. clin. Med. **23**, 775 (1938), Ref. Zbl. inn. Med. **96**, 135 (1938). — Decker: Zbl. Chir. **I**, 644 (1935); Helv. med. Acta **2**, 3 (1935/36). — Dekkers: Acta med. scand. (Stockh.) **99**, 587 (1939). — Delaunay: Arch. internat. pharmacodyn. et thér. Bruxelles **38** (1930). — Dell'Acqua: Arch. Path. e clin. Med. **14**, 84 (1934); Ref. Zbl. inn. Med. **78**, 460 (1935). — Le Dentu: Rev. serv. santé mil. **112**, 5 (1940). — Dervillée: Bull. gén. Thér. 59 (1932); Ref. Sang **8**, 686 (1934). — Mil.-arzt 128 u. 208 (1940). — Dhéré: Zbl. Chir. **I**, 647 (1935). — Dietrich: Biologie u. Pathologie des Weibes. Wien u. Berlin: Urban & Schwarzenberg 1925. — Diggs: J. amer. med. Assoc. **115**, 898 (1940). — Diggs u. Keith: Amer. J. clin. Path. **9**, 591 (1939); Ref. Zbl. inn. Med. **103**, 438 (1940). — Van Dijk: 2. internat. Kongr. Bluttrf. Paris 1937 **II**, 515 (1939). — Doepp: Dtsch. Z. Chir. **243**, 736 (1934). — Dogliotti: Riforma med. Heft 17 (1934); Ref. Zbl. Chir. **I**, 274 (1935). — Domanig: Wien. klin. Wschr. **II**, 1067 (1937); Ref. Z. org. Chir. **85**, 152 (1938); Zbl. Chir. **I**, 49 (1940); **II**, 1332 (1940). — McDonald u. Stephen: Lancet **II**, 1169 (1939); Ref. Zbl. inn. Med. **104**, 9 (1940); Lancet **II**, 1338 (1939); Ref. Z. org. Chir. **98**, 285 (1940). — Donati: Zbl. Chir. **I**, 647 (1935); Arch. Soc. ital. Chir. 1013 (1938); Ref. Ber. Physiol. **109**, 416 (1939). — Donovan: Brit. med. J. **II**, 1294 (1939). — Van Doornich: Arch. belges serv. santé de l'armée 88 (1940). — Doxiades u. Lemke: Klin. Wschr. 1061 (1937). — Drbohlav: Čas. lék. česk. 1281 (1938); Bull. mens. méd. mil. franç. **33**, 124 (1939); Ref. Mil.arzt 479 (1939). — Drew, Edsall u. Scudder: J. Labor. a. clin. Med. **25**, 240 (1939); Ref. Zbl. inn. Med. **105**, 8 (1940); Z. org. Chir. **98**, 284 (1940). — Dreyer u. Gardner: Lancet **II**, 687 (1919). — Dubs: Die Feldchirurgie im schweiz Gef.-San.-Dienst. Zürich u. Leipzig: Morgartenverlag 1939. — Dujarric de la Rivière u. Kossovitch: Les Groupes sanguins. Paris: Baillière et fils 1936. — Dulcin: Sovrem. Probl. Gematol... **13/14**, 103 (1936); Ref. Z. org. Chir. **84**, 441 (1937). — Dulcin, Mačulski u. Sumilin: Sovet. Klin. **20**, 946 (1934); Ref. Z. org. Chir. **76**, 344 (1936). — Dulière: C. r. Soc. Biol. Paris **107**, 261 (1931); **108**, 416 (1931). — Dumont (Bern): Persönl. Mitteilung. — v. Dungern u. Hirschfeld: Münch. med. Wschr. **II**, 1484 (1928). — Dupuy de Frenelle: Techn. chir. **27**, 187 (1935); Ref. Z. org. Chir. **76**, 577 (1936). — Duran Jorda: Rev. san. guerra 321 (1937); Lancet **I**, 773 (1939). — Duran Jorda u. Mitarb.: Rev. san. guerra 307 (1937). — Dyke: Lancet **I**, 1538 (1937); **I**, 1027 (1940).

Ebbecke: Pflügers Arch. **243**, 43 (1939); Ref. Z. org. Chir. **98**, 34 (1940). — Edwards u. Davie: Brit. med. J. **II**, 73 (1940); Ref. J. amer. med. Assoc. **115**, 1057 (1940). — Edwards, Kay u. Davie: Brit. med. J. **I**, 377 (1940); Ref. Zbl. inn. Med. **105**, 201 (1940). — Ehlert: Klin. Wschr. **I**, 721 (1939); Zbl. Chir. **I**, 318 (1940). — Eljaševič: Kazan. med. Ž. **31**, 68

(1935); Ref. Z. org. Chir. **76**, 467 (1936); Nov. chir. Arch. **34**, 229 (1935); Ref. Z. org. Chir. **82**, 117 (1937); Dtsch. Z. Chir. **247**, 215 (1936); Ref. Z. org. Chir. **79**, 689 (1936); Zbl. Chir. I, 1145 (1937). — ELJAŠEVIČ u. KAZAKOV: Sovrem. Probl. Gematol... **11/12**, 82 (1935); Ref. Z. org. Chir. **81**, 274 (1937). — ELKINTON, WOLFF u. LEE: Ann. Surg. **112**, 150 (1940); Ref. J. amer. med. Assoc. **115**, 644 (1940). — ELLIOTT: South. Med. a. Surg. **98**, 643 (1936). — ELLIOTT, BUSBY u. TATUM: J. amer. med. Assoc. **115**, 1006 (1940). — ELLIOTT, MCFARLANE u. VAUGHAN: Lancet **I**, 384 (1939); Ref. Zbl. inn. Med. **101**, 553 (1939). — ELLIOTT, TATUM u. NESSET: North Carolina med. J. **1**, 283 (1940). — ELLIS: Proc. roy. Soc. Med. **31**, 684 (1938). — ELOESSER: Münch. med. Wschr. **I**, 21 (1916). — ELOSEQUI: Zit. nach JEANNENEY u. RINGENBACH. — ELSER, THOMAS u. STEFFEN: J. of Immun. **28**, 433 (1935). — ELSNER: zit. nach SCHILLING. — EMILE-WEIL: Helv. med. Acta **2**, 103 (1935/36). — EMILE-WEIL u. STIEFFEL: Soc. franç. d'hématologie April 1932, Ref. Sang 569 (1932). — ENOCKSSON, GJERTZ, SCHNELL u. TORGERSRUUD: Acta med. Scand. **88**, 455 (1936). — ENOMOTO: J. chos med. Assoc. **25**, 2 (1935); Ref. Sang 858 (1936). — EPPINGER u. SCHÜRMEYER: Klin. Wschr. **7**, 777 (1928), Ref. Zbl. inn. Med. **50**, 526 (1928). — ESCH: Münch. med. Wschr. **II**, 1943 (1911). — ESMARCH: Zit. nach DUBS. — EYER: Mil.arzt 271 (1939). — EYER u. ANVERS: Mil.arzt 335 (1940).

FANTUS: J. amer. med. Assoc. **109**, 128 (1937); **111**, 317 (1938). — FANTUS, LINDON u. SCHIRMER: Arch. of Path. **26**, 160 (1938); Ref. Zbl. inn. Med. **97**, 520 (1939). — FANTUS u. SCHIRMER: J. amer. med. Assoc. **111**, 317 (1938). — FEDOROV, BARULIN u. NAMJATIŠEVA: Sovrem. Probl. Gematol... **11/12**, 7 (1935); Ref. Z. org. Chir. **81**, 273 (1937); Sang **10**, 825 (1936). — FICAI: Le forze sanitarie Nr. 20 (1938). — FIGARELLA: Presse méd. **II**, 1404 (1939); Soc. Chir. Marseille 15. 5. 39; Ref. Bull. internat. serv. santé 14 (1939). — FILATOV: Zbl. Chir. **II**, 1935 (1934); **II**, 1945 (1934); Bruns' Beitr. **164**, 9 (1936); Vestn. Chir. 163 (1937); Ref. J. amer. med. Assoc. **109**, 1410 (1937); Vestn. Chir. **43**, 11 (1936); Ref. Z. org. Chir. **84**, 164 (1937); Münch. med. Wschr. **I**, 190 (1938); Vestn. Chir. 194 (1939); Ref. Sang 124 (1940). — FILATOV, BLINOV u. DOEPP: Arch. klin. Chir. **184**, 647 (1936); Ref. Z. org. Chir. **78**, 441 (1936). — FILATOV u. DOEPP: Vestn. Chir. **36** (1935); Ref. Z. org. Chir. **78**, 355 (1936); Vestn. Chir. **39**, 1 (1935); Ref. J. amer. med. Assoc. **106**, 84 (1936). — FILATOV u. KARTAŠEVSKIJ: Arch. klin. Chir. **181**, 448 (1935); Zbl. Chir. **I**, 441 (1935). — FILATOV, MAJANC, KARTAŠEVSKIJ u. DOEPP: Bruns' Beitr. **161**, 309 (1935). — FILIPPOV: Vestn. Chir. **57**, 522 (1939). — FINE, FUCHS u. GENDEL: Arch. Surg. **40**, 710 (1940). — FINE u. GENDEL: Ann. Surg. **112**, 240 (1940). — FINOT: Rev. thér. des alcaloïdes 21 (1937). — FISCHER, H.: Münch. med. Wschr. 475 (1916); Schweiz. med. Wschr. **173** (1941). — FISCHER, M.: 2. internat. Kongr. Bluttrf. Paris 1937 **II**, 220 (1939). — FISCHER, R.: Rev. méd. Suisse rom. 513 (1939); 852 (1939); 157 (1940). — FISCHER, ALKALAY u. HOCHSTAETTER: Rev. méd. Suisse rom. 157 (1940). — FISCHER u. HAHN: Z. Immun.forsch. 177 (1935). — FISCHER u. JEANNERET: Rev. méd. Suisse rom. 347 (1941). — FISCHER, A. u. NYSTRÖM: Biochem. Z. **262**, 364 (1933). — FISCHER, A. u. SCHMITZ: Biochem. Z. **259**, 67 (1933). — FISCHER, H. u. SCHÜRCH: Schweiz. med. Wschr. 169 (1941). — FLEIG: C. r. Acad. Sci. Paris 1908; Bull. mens. Acad. Sci. Montpellier 1909. — FLEISCHMANN u. KAUNITZ: Pflügers Arch. **233**, 148 (1934). — FLEMING: Hosp. Topics a. Byer, Sept. 1938. — FLEMING u. PORTEOUS: Lancet **I**, 973 (1919). — FLOSDORF u. MUDD: J. of Immun. **29**, 389 (1935); **34**, 469 (1938). — FONIO: Verh. schweiz. naturforsch. Ges. 381 (1935); Ref. Z. org. Chir. **78**, 282 (1936); Schweiz. med. Wschr. 337 (1936); 510 (1940). — FONTAINE: Gaz. Hôp. 385 (1935); Ref. Sang **10**, 655 (1936). — FONTÈS u. THIVOLLE: Sang Nr. 6 (1934). — FORMENTANO: 2. internat. Kongr. Bluttrf. Paris 1937 **II**, 434 (1939). — FORSSMANN: 2. internat. Kongr. Bluttrf. Paris 1937 **II**, 441 (1939). — FORTI: Giorn. Med. mil. **85**, 146 (1937); Ref. Z. org. Chir. **87**, 206 (1938); 2. internat. Kongr. Bluttrf. Paris 1937 **II**, 184 (1939); Zit. nach JEANNENEY u. RINGENBACH. — FOURESTIER: 2. internat. Kongr. Bluttrf. Paris 1937 **II**, 220 (1939). — FOURESTIER u. FASQUELLE-ST.-YVES-MÉNARD: 2. internat. Kongr. Bluttrf. Paris 1937 **III**, 13 (1939). — FOX: Pennsylvania med. J. **43**, 49 (1939). — FRANK: Münch. med. Wschr. **I**, 1222 (1912). — FRANZ: Mil.arzt 433 (1938); Lehrbuch der Kriegschirurgie, 2. Auflage. Berlin: Springer 1936. — FRANZANI: Rev. san. mil., Buenos Aires **38**, 775 (1939); Ref. Z. org. Chir. **98**, 657 (1940). — FRANZÉN: Sv. Läkartidn. 75 (1940); Ref. Z. org. Chir. **98**, 687 (1940). — FREEMAN u. WALLACE: Amer. J. Physiol. **124**, 791 (1938). — FREEMAN u. WHITEHOUSE: Amer. J. med. Sci. **172**, 664 (1926). — FREUCHEN: 2. internat. Kongr. Bluttrf. Paris 1937 **II**, 220 u. 450 (1939); Mil.laeg. **24**, 23 (1938); Ref. Mil.arzt 336 (1939). — FREUND: Münch. med. Wschr. 976 (1919); Klin. Wschr. **I**, 1218 u. 1272 (1922). — FRICKE u. CURTIS: J. gen. Physiol. **18**, 821 (1935). — FRIEDENREICH: Z. Immun.forsch. 485 (1937). — FRIEDMAN u. ODŠVILI: Nov. chir. Arch. **35**, 582 (1936); Ref. Z. org. Chir. **84**, 85 (1937). — FUENTE-HITAR: Lyon méd. **163**, 629 (1939); Ref. Rev. serv. santé mil. **112**, 239 (1940). — FUHRMANN: Zbl. Chir. **II**, 2068 (1939). — FUHRMANN u. KISCH: Zbl. ges. exp. Med. **24**, 84 (1920). — FUKUDA u. TOMINAGA: Mitt. med. Akad. Kioto **23**, 708 (1938); Ref. Mil.arzt 337 (1939).

GAL'PERN u. ISTOMINA: Nov. chir. Arch. **41**, 558 (1938); Ref. Z. org. Chir. **98**, 129 (1940). —

Galuško u. Emeljančik: Sovrem. Probl. Gematol... 11/12, 67 (1935); Ref. Z. org. Chir. 81, 274 (1937). — Gendel u. Fine: Ann. Surg. 110, 25 (1939). — Gilbert u. Tzanck: Bull. Mém. Soc. méd. Hôp. Paris 22. 5. 25. — Ginzburg: Zbl. Chir. II, 1931 u. 1934 (1934). — Gironès: Med. Klin. II, 1420 (1939). — Girotto: Atti Soc. med.-chir. Padova 13, 95 (1935); Ref. Zbl. inn. Med. 86, 99 (1936). — Glinskij: Nov. chir. Arch. 46, 151 (1940); Ref. J. amer. med. Assoc. 115, 1314 (1940). — Gloyne u. Kerridge: Lancet II, 1267 (1939). — Gnoinski: 2. internat. Kongr. Bluttrf. Paris 1937 II, 175 (1939); Sang 12, 820 (1938); Ref. J. amer. med. Assoc. 111, 1885 (1938). — Gohrbandt: Dtsch. Z. Chir. 249, 501 (1938). — Goldmann: Münch. med. Wschr. II, 1283 (1917). — Gollandskij: Voenno-med. Nr. 3 (1933). — Gollnow: Zbl. Chir. II, 2606 (1933). — Golovkina u. Postnikov: Zborn. naucn. rab. 191 (1934); Ref. Z. org. Chir. 73, 369 (1935). — Goodall, Anderson, Altimas u. McPhail: Surg., Gyn. a. Obstet. 66 (1938); Ref. Zbl. Chir. II, 2851 (1938); New intern. Clin. 3, 146 (1939); Ref. Zbl. inn. Med. 104, 679 (1940). — Gosset, Lévy-Solal u. Tzanck: Presse méd. I, 206 (1939); Paris méd. 109 (1939). — De Gowin: J. amer. med. Assoc. 108, 296 (1937); Ann. int. Med. 1777 (1938); Ref. Zbl. inn. Med. 96, 135 (1938); J. amer. med. Assoc. 115, 898 (1940). — De Gowin u. Hardin: J. amer. med. Assoc. 115, 895 (1940); Brit. med. J. II, 1 (1940). — De Gowin, Hardin u. Harris: J. amer. med. Assoc. 114, 858 (1940); Ref. Zbl. inn. Med. 105, 53 (1940). — De Gowin, Hardin u. Swanson: J. amer. med. Assoc. 114, 859 (1940); Ref. Zbl. inn. Med. 105, 104 (1940). — De Gowin, Harris u. Plass: Endocrinology 1, 40 (1937); Proc. Soc. exper. Biol. a. Med. 40, 126 (1939); Ref. Zbl. inn. Med. 101, 554 (1939); Scient. exhibit at the 19. Sess. amer. med. Assoc. St. Louis, Mai 15—19, 1939; J. amer. med. Assoc. 114, 850 (1940); Ref. Zbl. inn. Med. 105, 53 (1940); J. amer. med. Assoc. 114, 855 (1940); Ref. Zbl. inn. Med. 105, 53 (1940). — De Gowin, Osterhagen u. Andersch: Arch. int. Med. 59, 432 (1937); Ref. Zbl. inn. Med. 90, 627 (1937). — De Gowin u. Warner: Lancet II, 401 (1938). — De Gowin, Warner u. Randall: Arch. int. Med. 61, 609 (1938); Ref. Zbl. inn. Med. 96, 358 (1938). — Grant Waugh: Brit. med. J. II, 39 (1919). — Grasreiner: Mil.arzt 68 (1939). — Grasso: Policlinico, sez. chir. 132 (1933), Ref. Zbl. Chir. II, 2878 (1934). — Greaves u. Adair: J. of Hyg. 39, 413 (1939). — Grebentschikova u. Schreiber: Chirurgija 19 (1938). — Grey: Lancet II, 1431 (1937). — Grimberg: Presse méd. I, 611 (1939); II, 1399 (1939). — Grimberg u. Krauss: Presse méd. I, 158 (1939). — Grodberg u. Carrey: New Engl. med. J. 219, 471 (1938). — Grumbach u. Suter: Schweiz. med. Wschr. 10 (1941). — Grunke: Zit. nach Jores u. Detzel. — Gubb: Zit. nach Jeanneney. — Guerrier u. Thivot: Rev. serv. santé mil. 112, 297 (1940). — Mc Guinness u. Stokes: J. clin. Invest. 16, 185 (1937). — Mc Guinness, Stokes u. Mudd: J. clin. Invest. 16, 185 (1937). — Guiou: Brit. med. J. I, 695 (1918). — Gusev: Sovet. Chir. 24 (1935); Ref. Z. org. Chir. 78, 43 (1936); Klin. Med. 105 (1935). — Gwynn u. Alsever: Amer. J. med. Sci. 198, 634 (1939); Ref. Zbl. inn. Med. 104, 292 (1940). — György u. Witebsky: Münch. med. Wschr. I, 195 (1929).

Haberland: Zbl. Chir. Nr. 11 (1918); Ref. Münch. med. Wschr. I, 410 (1918); Dtsch. Z. Chir. 145, 382 (1918). — Hadamard: 2. internat. Kongr. Bluttrf. Paris 1937 II, 357 (1939). — Haden: J. Labor. a. clin. Med. 17, 1027 (1932); Ref. Ber. Physiol. 70, 313 (1933). — Halbrecht: Lancet I, 202, 604 (1939); II, 1263 (1939). — Hall: Zit. nach Levinson, Neuwelt u. Necheles. — Hallmann: Klin. Chemie u. Mikroskopie. Thieme 1939. — Halpern: Acta med. URSS. 1, 476 (1938); Ref. Z. org. Chir. 98, 128 (1940). — Hamburger: Osmot. Druck u. Ionenlehre in ihrer Bedeutung für die Physiol. u. Pathol. des Blutes. Berlin 1912; zit. nach Naegeli, 0. — Hamilton-Paterson: Brit. med. J. II, 908 (1939). — Hanausek: Ann. Inst. Pasteur 1937; Paris méd. 195 (1938); Acta med. Scand. 98, 128 (1938); Ref. Z. org. Chir. 92, 600 (1939); Rev. méd. 55, 365 (1938); Ref. Zbl. inn. Med. 97, 585 (1939); Ann. méd. 45, 294 (1939); Ref. Zbl. inn. Med. 101, 554 (1939); Sang 20 (1940). — Hanf-Dressler: Münch. med. Wschr. I, 235 (1931). — Harkins: Colorado Med. 33, 857 (1936). — Harrington u. Miles: Brit. med. J. I, 1202 (1939). — Harrison: Lancet II, 455 (1918). — Hartmann: J. amer. med. Assoc. 1958 (1918); Sang 955 (1939); J. amer. med. Assoc. 115, 1989 (1940). — Harttung: Zbl. Chir. II, 2637 (1933); I, 777 (1938); I, 949 (1939). — Hedenius: Acta med. Scand. 89, 263 (1936); Nord. med. Tidskr. 1328 (1937); Ref. Zbl. inn. Med. 92, 644 (1938); Lancet II, 1186 (1937); Ref. Zbl. inn. Med. 94, 456 (1938). — Hedenius u. Wilander: Acta med. Scand. 88, 443 (1936). — Hédon: Arch. Méd. exp. et Anat. pathol. 14, 297 (1902); Ref. Zbl. Physiol. 16, 240 (1902); Presse méd. 129 (1917). — Heim: Münch. med. Wschr. 65, 586 (1939); Zbl. Chir. I, 49 (1939); II, 2349 (1939); Dtsch. med. Wschr. I, 586 (1939); Verh. dtsch. Ges. inn. Med. 52, 321 (1940). — Heinatz u. Serebrijanikov: Zit. nach Heinatz u. Sokolov. — Heinatz u. Sokolov: Zbl. Chir. II, 1753 (1935). — Heinze u. Wolff: Mschr. Kinderheilk. 82, 219 (1940); Ref. Zbl. inn. Med. 104, 612 (1940). — Henri: Presse méd. II, 1230 (1938). — Henry: Instrumentation de L. Henry pour la transfusion du sang conservé, Congrès de Chir. 1938 (Prospekt v. D. Simal, Paris). — Henschen: Zbl. Chir. I, 648 (1935); Helv. med. Acta 2 (1935/36). — Herhold: Münch. med. Wschr. I, 288 (1919). — Hernandez u. Bunster: 2. internat. Kongr. Bluttrf. Paris 1937 III, 88 (1939). — Herr: Thèse de Paris (1933). — Hess de Calvé: zit. nach Hesse. —

HESSE: Zbl. Chir. **II**, 1925 u. 1934 (1934); Erg. Chir. u. Orthop. **27**, 106 (1934); Ref. Z. org. Chir. **73**, 368 (1935); Dtsch. Z. Chir. **245**, 371 (1935); Bruns' Beitr. **163**, 390 (1936); Zbl. Chir. **I**, 1114 (1937). — HESSE u. FILATOV: Zbl. Chir. **II**, 2674 (1932); Verh. 22. russ. Chir.-Kongr. Moskau 1932; Ref. Z. org. Chir. **60**, 207 (1933); Sovet. Chir. **9**, 408 (1936); Ref. Z. org. Chir. 82, 679 (1937). — HETTCHE: Mil.arzt 11 (1939). — HEUSSER: Schweiz. med. Wschr. 1290 (1939); Helv. med. Acta **6**, 917 (1939/40). — HILL u. PFEIFFER: Ann. int. Med. **14**, 201 (1940). — HINSBERG: Med.-chem. Bestimmungsmethoden. Springer 1936. — HIRCHOWITZ: Zit. nach FORTI. — HIRSCHLAFF: Acta med. Scand. **87**, 530 (1936); **92**, 630 (1937). — HIRSZFELD: 2. internat. Kongr. Bluttrf. Paris 1937 **II**, 137 (1939). — HIRSZFELD u. AMZEL: Schweiz. med. Wschr. 801 (1940). — HNIDEL: Rev. san. mil. **36**, 663 (1938); Ref. Mil.arzt 434 (1939). — HÖBER: Physikal. Chemie d. Zellen u. d. Gewebe. Leipzig 1926. — HOFMEISTER: Diss. Erlangen 1938; Ref. Z. org. Chir. **95**, 93 (1940). — HOHENWALLNER: Zbl. Chir. 1257 (1941). — HOLMGREN: Z. Anat. **109**, 293 (1938); Anat. Anz. **88**, 193 (1939). — HOLMIN u. PLOMAN: Lancet **I**, 664 (1938). — HOLUBEC: Voj. zdrav. Listy **14**, 236 (1938); Ref. Zbl. Hyg. **42**, 567 (1938); Bull. intern. serv. santé 585 (1938); Zbl. Chir. **II**, 2456 (1939); **I**, 348 (1940). — HOLZER: 2. internat. Kongr. Bluttrf. Paris 1937 **II**, 33 (1939); Verhandlungsber. 1. internat. Kongr. gerichtl. u. soziale Med., Bonn 1938. — HORN u. KAUDERS: Wien. klin. Wschr. Nr. 44 (1924); Nr. 23 (1927). — HÖST: Med. Rev. **37**, 192 (1920); Ref. Z. org. Chir. **10**, 284 (1921). — HOWELL: Bull. Hopkins Hosp. **42**, 199 (1928). — HOWKINS u. BREWER: Lancet **I**, 132 (1939). — HOXWORTH u. MAHONEY: J. amer. med. Assoc. **111**, 1554 (1938). — HUGHES, MUDD u. STRECKER: Arch. Neurol. a. Psychiatr. **39**, 1277 (1938). — HULL: Brit. med. J. **II**, 683 (1917). — HUSSEY: Mil. Surgeon **46**, 514 (1920); Ref. Ber. Physiol. **4**, 73 (1921). — HUSTIN: J. Chir. et Ann. Soc. belge Chir. 318 (1939); Ref. Z. org. Chir. **97**, 632 (1940); Presse méd. 13 (1940). — HUSTIN u. DUMONT: J. Chir. et Ann. Soc. belge Chir. 566 (1937); Ref. Z. org. Chir. **87**, 207 (1938); J. Chir. et Ann. Soc. belge Chir. 31 (1939); Surg., Gyn. a. Obstet. **68**, 940 (1939). — HUTTON: Persönl. Mitteilung.

IANCU u. OPRISIU: Mschr. Kinderheilk. **74**, 209 (1938); Ref. Klin. Wschr. **I**, 177 (1939). — IANCU, OPRISIU u. DOMINCOVICI: Mschr. Kinderheilk. **80**, 166 (1939); Ref. Z. org. Chir. **98**, 286 (1940). — IDEDZUKI: Verh. jap. chir. Ges. 7 (1935); Ref. Z. org. Chir. **81**, 119 (1937). — IIJIMA u. IMAMURA: 2. internat. Kongr. Bluttrf. Paris 1937 **II**, 39 (1939). — ILJIN: Biochem. Z. **284**, 383 (1936); Ref. Zbl. inn. Med. **85**, 685 (1936). — INTROZZI: La trasfusione del sangue. Pavia, Tipografia gia cooperativa 1937; 2. internat. Kongr. Bluttrf. Paris 1937 **I**, 79 (1939). — IONESCO: Sang 8, 1122 (1934). — IRELAND: Med. depart. of the U. S. army in world war **11**, 197 (1927). — IRGER, GINZBURG, SASONKIN, MAZELEV, DOBRUSKINA u. VERZHYNSKAYA: Nov. chir. Arch. **32**, 53 (1934); Ref. J. amer. med. Assoc. **104**, 696 (1935). — IRGER, SASONKIN u. MAZELEV: Vestn. Chir. **38**, 137 (1935); Ref. Z. org. Chir. **76**, 173 (1936). — ISEKI u. FUKAO: Jap. J. med. Sci. **7**, 2, 23 (1938). — ITEY: Thèse de Bordeaux 1937. — ITIZUO: Jap. J. med. Sci. **3**, 99 (1935); Ref. Zbl. inn. Med. **85**, 3 (1936). — IVACHNENKO: Trudy rostov. med. Inst. **2**, 52 (1935); Ref. Z. org. Chir. **80**, 115 (1937).

JACEVIČ: Sovet. Klin. **20**, 954 (1934); Ref. Z. org. Chir. **76**, 345 (1936). — JACOBS u. PARPART: Biol. Bull. Mar. biol. Labor Wood's Hole **65**, 512 (1933). — JAME u. GRIMBERG: Presse méd. **II**, 1521 (1939). — JAME u. JAULMES: Presse méd. **II**, 1354 (1939). — JANČUR: Zbl. Chir. **II**, 1938 (1934). — JARVIS: Presse méd. **II**, 1359 (1939). — JAULMES, GRIMBERG u. JAME: Presse méd. **II**, 1434 (1939). — JEANBRAU: zit. nach TZANCK. — JEANNENEY: Progrès méd. 1761 (1936); Gaz. hebd. Sci. méd. Bordeaux **58**, 1 (1937); 2. internat. Kongr. Bluttrf. Paris 1937 **II**, 219 (1939); Gaz. hebd. Sci. méd. Bordeaux **59**, 502 (1938). — JEANNENEY, CASTANET u. CATOR: Presse méd. 1305 (1938) (weitere Lit. siehe JEANNENEY u. RINGENBACH). — JEANNENEY u. CLAVE: Presse méd. **I**, 446 (1939). — JEANNENEY u. JULLIEN-VIÉROZ: Bordeaux chir. Okt. 1934; Gaz. hebd. Sci. méd. Bordeaux **55**, 790 (1934); Ref. Sang **10**, 233 (1936); Bull. Soc. nat. Chir. Paris **60**, 1305 (1934); Ref. Ber. Physiol. **85**, 568 (1935). — JEANNENEY u. RINGENBACH: Presse méd. **I**, 553 (1938); C. r. Acad. Sci. Paris **206**, 1925 (1938); Ref. Zbl. inn. Med. **97**, 329 (1939) und Sang 119 (1940); Presse méd. **I**, 312 (1939); Mém. Acad. Chir. **65**, 260 (1939); Ref. Z. org. Chir. **93**, 473 (1939); Traité de la Transfusion sanguine. Paris: Masson 1940. — JEANNENEY u. SERVANTIE: J. Méd. Bordeaux 336 (1938) (Ref.); C. r. Soc. Biol. Paris **129**, 1189 (1938); Ref. Ber. Physiol. **113**, 164 (1939). — JEANNENEY, SERVANTIE u. JULLIEN-VIÉROZ: J. Méd. Bordeaux **111**, 685 (1934). — JEANNENEY, SERVANTIE u. RINGENBACH: C. r. Soc. Biol. Paris **130**, 472 (1938). — JEANNENEY, SOUTERBICQ u. DARMAILLACQ: zit. nach JEANNENEY u. RINGENBACH. — JEANNENEY, WANGERMEZ u. DELOS: 2. internat. Kongr. Bluttrf. Paris 1937 **II**, 163 (1939); Arch. Électr. méd. **46**, 151 (1938); Ref. Zbl. inn. Med. **99**, 102 (1939). — JEANNENEY, WANGERMEZ u. LEYMARIE: J. Méd. Bordeaux 612 (1938). — JEANNENEY, WANGERMEZ u. MESPLE: Paris méd. 186 (1939). — JEANNENEY, WANGERMEZ u. RINGENBACH: Presse méd. **II**, 1050 (1939); C. r. Acad. Sci. Paris **208**, 1538 (1939). — JEANS: J. Iowa State med. Soc. **29**, 64 (1939). — JENTZER: Zbl. Chir. **I**, 647 (1935). — JOANNIDES u. CAMERON: J. amer. med. Assoc. **82**, 1187

(1924). — JOHN: Münch. med. Wschr. 186 (1912); Acta scand. chir. **80**, 283 (1937); Ref. Zbl. Chir. **II**, 2699 (1938). — JOLTRAIN: Soc. franç. d'hématologie März 1932, Ref. Sang 455 (1932). — JONES, WIDING u. NELSON: J. amer. med. Assoc. **96**, 1297 (1931). — JORES u. DETZEL: Klin. Wschr. 641 (1940). — JORPES: Lehrbuch der physikal. Chemie; Acta med. Scand. **88**, 427 (1936). — JORPES u. BERGSTRÖM: J. biol. Chem. **118**, 447 (1937). — JOST: Zbl. Chir. **II**, 1933 (1934). — J. amer. med. Assoc.: **103**, 192 (1934) (current comment); **104**, 1019 (1935) (Korr. Paris); **104**, 1433 (1935) (Korr. Rhode Island); **105**, 296 (1935) (Korr. Buenos Aires); **105**, 610 (1935) (Korr. Berlin); **105**, 734 (1935) (Korr. Italien); **105**, 2001 (1935) (Korr. Buenos Aires); **106**, 309 (1936) (Korr. Rom); **106**, 1507 (1936) (Korr. Paris); **106**, 1934 (1936) (Korr. Wien); **107**, 302 (1936) (anemia in blood donors); **107**, 597 (1936) (Korr. London); **107**, 1066 (1936) (Korr. Moskau); **107**, 2070 (1936) (tests for syphilis in blood donors); **111**, 181 (1938) (payment of blood donors); **111**, 262 (1938) (plan to organize society for blood transfusion); **111**, 460 (1938) (Korr. Paris); **111**, 546 (1938) (Red Cross offers transfusion service); **111**, 1025 (1938) (report on blood banks); **111**, 1304 (1938) (ascitic fluid transfusion); **111**, 1311 (1938) (Korr. Paris); **111**, 1480 (1938) (institute of hematology in Paris); **111**, 1943 (1938) (symposium on blood transfusion); **112**, 640 (1939) (blood transfusion); **112**, 1089 (1939) (Korr. Paris); **112**, 1519 (1939) (Korr. Paris); **112**, 2447 (1939) (Korr. London); **112**, 2545 (1939) (Korr. London); **113**, 75 (1939) (Korr. Budapest); **113**, 690 (1939) (Red Cross blood donor service); **113**, 953 (1939) (Korr. Paris); **113**, 1893 (1939) (Korr. Australien); **113**, 2072 (1939) (Korr. Paris); **114**, 172 (1940) (Korr. London); **114**, 520 (1940) (dextrose citrate for conservation of blood); **114**, 816 (1940) (Korr. Buenos Aires); **114**, 2136 (1940) (Korr. Australien); **115**, 466 (1940) (enrolment of voluntary blood donors); **115**, 544 (1940) (N. Y. transfusion service organized). — JUDIN: J. amer. med. Assoc **106**, 997 (1936); Presse méd. **I**, 68 (1936); Lancet **II**, 361 (1937). — JUDIN u. SKUNDINA: Wien. klin. Wschr. 817 (1934). — JÜLKE: Diss. Berlin 1938; Ref. Zbl. Gynäk. 527 (1939). — JULLIEN-VIÉROZ: Thèse de Bordeaux **1934**; J. de Chir. **1936**. — JUNGHANNS: Münch. med. Wschr. **II**, 1775 (1939); Ref. Zbl. inn. Med. **104**, 444 (1940).

KÄFER: Feldchirurgie. Dresden u. Leipzig: Verlag Steinkopf 1940. — KALLIUS: Dtsch. Z. Chir. **212**, 289 (1928); **220**, 216 (1929). — KAMAGOTA: Tohoku J. exper. Med. **31**, 124 (1937); Ref. Sang 413 (1938). — KÄMMERER: Dtsch. med. Wschr. **I**, 773 (1938); Verh. dtsch. Ges. inn. Med. **52**, 325 (1940). — KANAAR: Lancet **II**, 1287 (1939); Ref. Z. org. Chir. **98**, 574 (1940). — KAPANDIJ: Soc. franç. d'hématol. **1934**; Ref. Sang **8**, 462 (1934). — KAPITANOFF: Zbl. Chir. **I**, 870 (1936). — KAPPUS: Dtsch. med. Wschr. **I**, 534 (1938). — KARANOVSKAJA u. MORDVINKINA: Probl. Tuberk. Moskau 973 (1936). — KARAVANOV: Zbl. Chir. **II**, 1933 u. 1934 (1934); Sang **9**, 709 u. 716 (1935); Vrač. Delo **18**, 131 (1935); Ref. Z. org. Chir. **81**, 439 (1937); Sovrem. Probl. Gematol . . . **9/10**, 96 (1935); Ref. Z. org. Chir. **82**, 281 (1937). — KARTAŠEVSKIJ: Zbl. Chir. **II**, 1933 u. 1935 (1934). — KATSCH: Münch. med. Wschr. **II**, 1567 (1927). — KAUFER u. ARONSOHN: Dtsch. Z. Chir. **237**, 747 (1932). — VON KAULLA: Acta med. Scand. **98**, 374 (1939). — KERR: J. biol. Chem. **85**, 47 (1929). — KETTEL u. THOMSEN: Z. Immun.forsch. **65**, 245 (1930). — KEUSENHOFF: Zbl. Chir. **I**, 562 (1933). — KI: Tohoku J. exper. Med. **20**, 123 (1932); Ref. Ber. Physiol. **72**, 167 (1933). — KIGUCHI: Verh. jap. chir. Ges. 19 (1934); Ref. Z. org. Chir. **75**, 641 (1936); Verh. jap. chir. Ges. 7 (1935); Ref. Z. org. Chir. **81**, 119 (1937); Mitt. med. Akad. Kioto **13**, 1455 (1935); Ref. Zbl. inn. Med. **82**, 630 (1935); Mitt. med. Akad. Kioto **20**, 1239 (1937); Ref. Zbl. inn. Med. **92**, 502 (1938); Dtsch. Z. Chir. **250**, 83 (1938). — KIGUCHI u. MATSUSHIGE: Mitt. med. Akad. Kioto **13**, 811 (1935); Ref. Zbl. inn. Med. **82**, 335 (1935). — KILDUFFE: Amer. J. med. Sci. **164**, 677 (1922). — KIMPTON, BROWN u. PERCY: Zit. nach OEHLECKER. — KIRSCHNER: Mil.arzt 153 (1939). — KISLOVA: Zborn. naučn. rab . . . 180 (1934); Ref. Z. org. Chir. **73**, 369 (1935). — DE KLEINE: J. amer. med. Assoc. **111**, 2101 (1938). — KNOLL, H.: Diss. Zürich 1938; Dtsch. Z. Chir. **252**, 463 (1939); Helv. med. Acta **6**, 915 (1939/40). — KNOLL, H., u. MÄRKI: Schweiz. med. Wschr. 744 (1939). — KNOLL, W.: persönl. Mitteilung. — KNOTT u. KOERNER: Lancet **II**, 1069 (1939), Ref. Z. org. Chir. **98**, 35 (1940). — KOBAYASH: Mitt. med. Akad. Kioto **19**, 161 (1937); Ref. Z. org. Chir. **82**, 356 (1937). — KOBAYASHI u. NAMIKAWA: Mitt. med. Akad. Kioto **19**, 1331 u. 1332 u. 1333 (1937); Ref. Z. org. Chir. **84**, 706 u. 707 (1937). — KOEHLER: Zit. nach FILATOV. — KOENIG, E.: Internat. Bibliogarphie d. Bluttrf. u. Blutgruppenkunde. Leningrad 1935. — KOGAN: Chirurgija **2/3**, 150 (1939); Ref. Z. org. Chir. **96**, 488 (1940). — KOLESNIKOV: Zbl. Chir. **II**, 1932 (1934). — KOLLER u. WUHRMANN: Klin. Wschr. **II**, 1058 (1939). — KOLMER: Amer. J. med. Sci. **197**, 442 (1939); Ref. Zbl. inn. Med. **100**, 260 (1939). — 2. internat. Kongr. Bluttrf. Paris 1937: Schlußfolgerungen d. 1. Kom. **II**, 159 (1939). — KONRICH: Arch. klin. Chir. **182**, 459 (1935). — KOPRIVNIK: Liječn. Vjesn. **53**, 76 (1931); Ref. Z. org. Chir. **54**, 542 (1931). — KORAL: Chirurgija **7**, 36 (1939). — KOUKEL u. DYMOVITSCH: Chirurgija **3**, 36 (1938). — KOVTUNOVICH: Sovet. Vrač. Gaz. **1/2**, 21 (1933). — KRAAS: Zbl. Chir. **I**, 778 (1938). — KRAMPF: Zbl. Chir. **I**, 396 (1938). — KREINER u. BUMILLER: Dtsch. Z. Chir. **244**, 611 (1935); Ref. Zbl. Chir. **II**, 2340 (1936). — KREMERMAN: Eksper. Med. 25 (1938); Ref. Zbl. inn. Med. **97**, 521 (1939). — KRIAJIMSKI: Chirurgija **7/8**, 48 (1938); Ref. Z. org. Chir. **92**, 281 (1939). —

Krjukov u. Krilova: Sang 9, 692 (1935). — Kubanyi: Zbl. Chir. II, 1503 (1924); II, 2557 (1938). — Kuczarow: Klin. Wschr. 734 (1934). — Kuczynski: Münch. med. Wschr. 485 (1918). — Kühl: Erg. inn. Med. 34, 302 (1928); Ref. Z. org. Chir. 44, 454 (1929). — Kümmel: Münch. med. Wschr. I, 429 (1919). — Kundratitz: Zit. nach Opitz. — Kunz: Dtsch. Z. Chir. 220, 196 (1929). — Küper: Zbl. Chir. II, 2433 (1933). — Kuprijanov: Zbl. Chir. II, 1945 (1934). — Küttner: Arch. klin. Chir. 133, 360 (1924).

Lainer: Klin. Wschr. 16, 1435 (1937). — Lancet: II, 1164 (1915) (a French surgeon's heroic act); I, 764 (1935) (blood transfusion service; donors at dinner); II, 1538 (1936) (Korr. Paris); II, 88 (1938) (uraemia after transfusion); II, 811 (1938) (municipal blood transfusion service); II, 922 (1938) (a transfusion depôt); II, 1180 (1938) (new inventions); II, 1247 (1938) (transfusion of placental blood); II, 1334 (1938) (storage of blood for transfusion); I, 1058 (1940) (Korr. Schottland). — Landois u. Du Cornu: Diss. Greifswald 1873. — Landsberg u. Kartaševskij: Zbl. Chir. I, 1466 (1934). — Laptschinsky: Zit. nach Karavanov. — Laszczower u. Meng: Schweiz. med. Wschr. 1028 (1940). — Lattes: Arch. ital. Chir. 52, 633 (1938); Ref. Z. org. Chir. 97, 49 (1940). — Lattes u. Rettanni: Riforma med. Heft 15 (1937); Ref. Zbl. Chir. I, 265 (1938). — De Lavergne: Rev. serv. santé mil. 112, 349 (1940). — McLean: Amer. J. Physiol. 41, 250 (1916). — Lee: Brit. med. J. II, 684 (1917). — Leedham-Green: Brit. med. J. II, 849 (1939). — Lehman: J. amer. med. Assoc. 112, 1406 (1939). — Lehnartz: Einführung in die Chemische Physiologie. Berlin: Springer 1937. — Lenggenhager: Schweiz. med. Wschr. 972 (1933); Helv. med. Acta 527 (1935); Schweiz. med. Wschr. 719 (1938); Zbl. Chir. II, 1961 (1940); Über die Entstehung, Erkennung u. Vermeidung der postoperativen Thrombose. Leipzig: G. Thieme 1941. — Lenormant: Paris méd. Nr. 12 (1939); Presse méd. I, 366 (1939). — Lespinasse: Zit. nach Riddell. — Levick: Brit. med. J. II, 847 (1931). — Levine u. Katzin: J. amer. med. Assoc. 110, 1243 (1938). — Levine u. Mabee: J. of Immun. 8, 425 (1923). — Levine, Malyšev u. Rozanov: Zbl. Chir. II, 1943 (1934). — Levinson: J. amer. med. Assoc. 115, 1169 (1940). — Levinson u. Cronheim: J. amer. med. Assoc. 114, 2097 (1940). — Levinson, Neuwelt u. Necheles: J. amer. med. Assoc. 114, 455 (1940). — Levinson, Rubovits u. Necheles: J. amer. med. Assoc. 115, 1163 (1940). — Levitan: Sovrem. Probl. Gematol... 9/10, 51 (1935); Ref. Z. org. Chir. 82, 282 (1937). — Lewisohn: Surg., Gyn. a. Obstet. II, 37 (1915); Boston med. a. surg. J. 190, 733 (1924); Ref. J. amer. med. Assoc. 82, 1815 (1924); Zbl. Chir. I, 1338 (1933); J. amer. med. Assoc. 111, 959 (1938). — Lewisohn u. Rosenthal: J. amer. med. Assoc. 100, 466 (1933). — Lhermitte, Mouzon u. Susic: Presse méd. I, 536 (1938). — Lichty, Havill u. Whipple: J. of exper. Med. 55, 603 (1932). — Lieberherr: Klin. Wschr. 16, 17 (1937). — Liège u. Herr: Ann. Méd. 34, 398 (1933); Ref. Sang 8, 685 (1934). — Liengme u. Martinet: Rev. méd. Suisse rom. 57, 625 (1937); Ref. Z. org. Chir. 86, 33 (1938). — Lindenbaum: Zbl. Chir. II, 1935 (1934). — Lindenbaum u. Doepp: Vestn. chir. Grek. 46, 189 (1936); Ref. Zbl. Chir. I, 110 (1938). — Lindenbaum u. Stroikova: Dtsch. Z. Chir. 243, 727 (1934); Zbl. Chir. II, 1931 (1934). — Linser: Zit. nach Bürkle-De la Camp. — Lombroso u. Zummo: Boll. Soc. ital. Biol. sper. 9, 1253 (1934); Ref. Zbl. inn. Med. 82, 175 (1935). — Longo: Giorn. med. mil. Juni 1938. — Longsworth, Shedlovskiy u. McInnes: J. of exper. Med. 70, 399 (1939). — Lord jr., Andrus u. Moore: Proc. Soc. exper. Biol. a. Med. 41, 98 (1939); Ref. Zbl. inn. Med. 102, 380 (1940). — Lord jr. u. Pastore: J. amer. med. Assoc. 113, 2231 (1939); Ref. Z. org. Chir. 98, 599 (1940). — Luetscher: J. clin. Invest. 19, 313 (1940). — Lumière u. Sonnéry: C. r. Soc. Biol. Paris 111, 391 (1932). — Lundy, Tuohy u. Adams: Proc. Mayo Clin. 12, 225 (1937); 13, 177 (1938). — Lusena: Policlinico, sez. med. 40, No. 12 (1933). — Lützeler: Dtsch. Z. Chir. 239, 18 (1933).

Maciel u. Martins: 2. intern. Kongr. Bluttrf. Paris 1937 II, 340 (1939). — Magendie: Zit. nach Filatov. — Magliulio: Bull. intern. Serv. santé Nr. 4, 222 (1930). — Mahlo: Dtsch. med. Wschr. II, 1761 (1939). — Mahoney: Ann. Surg. 108, 178 (1938). — Mahoney, Kingsley u. Howland: Ann. Surg. 113, 969 (1941). — Maisonnet: Paris méd. Nr. 29 (1938). — Maisonnet u. Jeanneney: Mém. Acad. Chir. 64, 1000 (1938); Ref. Zbl. inn. Med. 97, 585 (1939); Orientation méd. 12 (1940). — Maisonnet, Jeanneney, Salvié u. Gonnain: Rev. Serv. santé mil. 61, 927 (1939). — Maizels: Biochem. J. 29, 1970 (1935). — Maizels u. Whittaker: Lancet II, 1219 (1939); Ref. Z. org. Chir. 98, 285 (1940); Lancet I, 113 (1940); Ref. Zbl. inn. Med. 105, 358 (1940); Lancet I, 590 (1940); Ref. Zbl. inn. Med. 105, 104 (1940). — Majanč: Zbl. Chir. II, 2773 (1935). — Malinovskij, Smirnova, Bojaršinova u. Tarasanova: Akuš. i Ginek. 5, 495 (1936); Ref. Z. org. Chir. 80, 436 (1937). — Malyšev: Zbl. Chir. II, 1943 (1934). — Mandel: Diss. Bern 1936. — Manievitch: Chirurgija 30, 1939; Ref. Z. org. Chir. 98, 129 (1940). — Mantrow: Vestn. Chir. 55, 521 (1938); Ref. Z. org. Chir. 92, 96 (1939). — Margulies: Zbl. Chir. II, 1757 (1934). — Märki (Winterthur): persönl. Mitteilungen. — Marotte: Rev. internat. Croix-rouge 21, 871 (1939); Ref. Zbl. inn. Med. 105, 103 (1940). — Marriott u. Kekwick: Lancet I, 977 (1935); I, 86 (1936). — Martin u. Whyte: Amer. J. Surg. 32, 439 (1936);

Ref. Z. org. Chir. 79, 264 (1936). — MARTINET: Thèse de Genève 1936; Mitt. Grenzgeb. Med. u. Chir. 45, 146 (1939). — MARTINEZ u. PAZ: Semana méd. I, 139 (1939); Ref. Z. org. Chir. 93, 395 (1939). — MASON u. MANN: Amer. J. Physiol. 98, 181 (1931). — MASSHOFF: Zbl. Path. 68, 325 (1937); Ref. Zbl. inn. Med. 94, 213 (1938). — MATTER: Allg. Schweiz. Mil. Z. 438 (1940). — MAYOR: Zit. nach OEHLECKER. — MEDVEDEVA: 2. intern. Kongr. Bluttrf. Paris 1937 III, 111 (1939). — MEERSON: Zbl. Chir. II, 1936 (1934); Sovrem. Probl. Gematol... 13/14, 187 (1936); Ref. Z. org. Chir. 84, 479 (1937). — MELLANBY: Proc. roy. Soc. B. 116, 1 (1934). — MERKE: Helv. med. Acta 2, 51 (1935/36). — MEULENGRACHT u. GRAM: Haematologisk teknik 1922. — MEYER-GOTTLIEB: Exper. Pharmakologie. Wien: Urban & Schwarzenberg 1935. — MEYER-WILDISEN: Praxis 671 (1940). — MEZZANO: Policlinico, Sez. prat. Heft 12 (1938); Ref. Zbl. Gynäk. 1376 (1939). — MIKI: Mitt. med. Akad. Kioto 19, 1427 (1937); Ref. Z. org. Chir. 86, 91 (1938). — MILIUSHKEVICH: Ber. Physiol. 113, 270 (1939). — MILLIGAN u. NAPIER: Brit. med. J. II, 603 (1918). — MINGAZZINI: Gazz. Osp. e Clin. Milano 59, 1011 (1938); Ref. J. amer. med. Assoc. 111, 2249 (1938). — MIRSKY: J. gen. Physiol. 19, 559 (1936). — MISERACHS RIGALT: 2. internat. Kongr. Bluttrf. Paris 1937 II, 462 (1939). — MISINOV: Vestn. Chir. 55, 322 (1938); Ref. Z. org. Chir. 92, 154 (1939). — MITSUBA: Verh. jap. chir. Ges. 7 (1935); Ref. Z. org. Chir. 81, 119 (1937). — MITTELSTRASS: Klin. Wschr. I, 554 (1939); Münch. med. Wschr. I, 570 (1939). — MOLINE: Thèse de Paris 1935. — MONCHARMONT: 2. internat. Kongr. Bluttrf. Paris 1937 II, 467 (1939). — MONROE: Amer. J. Surg. 45, 36 (1939). — DE MONTIS u. DELHAYE: 2. internat. Kongr. Bluttrf. Paris 1937 III, 93 (1939). — MORAWIECKI: Schweiz. med. Wschr. 110 (1941). — MORELL: Dtsch. med. Wschr. II, 1356 (1938). — MORITSCH u. WITTMANN: Dtsch. Z. Chir. 236, 669 (1932). — MORS: Amer. J. med. Sci. I, 698 (1914). — MOSONYI: Klin. Wschr. II, 1675 (1936); Ref. Zbl. inn. Med. 88, 620 (1937). — MOUREAU: Ann. Méd. lég. 10 (1935); 2. internat. Kongr. Bluttrf. Paris 1937 II, 137 (1939). — MOUREAU, BALGAIRIES u. CHRISTIAENS: Presse méd. I, 958 (1938). — MOUREAU u. COHEUR: 2. internat. Kongr. Bluttrf. Paris 1937 II, 70 (1939). — MSTIBOVSKI: Eksp. Med. 12 (1939); Ref. Ber. Physiol. 114, 650 (1939). — MÜLLER: Naunyn-Schmiedebergs Arch. 194, 426 (1940); Ref. Zbl. inn. Med. 105, 9 (1940). — MÜLLER u. BALGAIRIES: C. r. Soc. Biol. Paris 121, 1447 (1938). — Münch. med. Wschr.: II, 1326 (1931) (Schadenanspruch wegen unzulässiger Blutentnahme). — VON MURALT (Bern): Persönl. Mitteilung. — MURATH: Münch. med. Wschr. 995 (1917). — MURPHY, GRILL u. CORRELL: J. amer. med. Assoc. 114, 612 (1940). — MURRAY u. BEST: Ann. Surg. 108, 163 (1938). — MUSSGNUG: Zbl. Chir. II, 2997 (1935). — MUTTERMILCH: Bull. Soc. franç. Dermat. Nr. 2 (1933).

NAEGELI, O.: Blutkrankheiten und Blutdiagnostik, 5. Auflage. Berlin: Springer 1931. — NAEGELI, TH.: Die Bluttrf. u. ihre Bedeutung für d. Praxis. Stuttgart: F. Enke 1940. — NAEGELI u. KORTH: Helv. med. Acta 3, 109 (1936). — MCNAMARA: Amer. J. Syph. 470 (1925). — NARAT: Zbl. Chir. I, 435 (1939). — DE NAVASQUEZ u. WATERFIELD: Brit. med. J. II, 246 (1939). — NEUBAUER u. LAMPERT: Münch. med. Wschr. 582 (1930). — NEUDÖRFER: Zit. nach DUBS. — NEUHOF u. HIRSCHFELD: N. Y. med. J. 113, 95 (1921). — NIKLAS: Münch. med. Wschr. 1418 (1916). — NONNET: Bull. Acad. Méd. 27. 12. 1933. — NORDLAND, HALL u. CYR: W. J. Surg. 39, 581 (1936). — NOVAK: Proc. Soc. exper. Biol. a. Med. 41, 210 (1939); J. amer. med. Assoc. 113, 2227 (1939). — NOVIKOVA u. FARBEROVA: Sovet. Chir. 11, 794 (1936); Ref. Z. org. Chir. 84, 422 (1937). — NÜRNBERGER: Zbl. Gynäk. 1945 (1922); Dtsch. med. Wschr. 1026 (1922).

OEHLECKER: Arch. klin. Chir. 152, 477, 503 (1928); Zbl. Chir. II, 2864 (1930); Chirurg 533 (1940); Die Bluttrf. Berlin u. Wien: Urban & Schwarzenberg 1940. — OGANESJAN u. SALKIND: Zbl. Chir. II, 2408 (1936); Vestn. chir. Grek. 45, 179 (1936); Ref. Zbl. Chir. II, 2662 (1937). — OGANESJAN, SALKIND u. KUDRJAVCEVA: Zbl. Chir. II, 2144 (1934); I, 1513 (1935); Vestn. Chir. 38, 132 (1935); Ref. Z. org. Chir. 76, 174 (1936). — OKAMOTO: J. orient. Med. 17, 7 (1932); Ref. Sang 7, 161 (1933); J. orient. Med. 17, 10 (1932); Ref. Sang 7, 161 (1933); J. orient. Med. 18, 38 (1933); Ref. Sang 8, 323 (1934). — OLBRICH: Mil.arzt 34 (1940). — OPITZ: Klin. Wschr. II, 2185 (1925). — ORLY: Thèse de Bordeaux 1928. — ORMISTON: Lancet I, 82 (1938). — O'SHAUGHNESSY, MANSELL u. SLOME: Lancet II, 1068 (1939); Ref. Z. org. Chir. 98, 34 (1940). — OSTROVSKY: Rev. méd. del Rosario 29, 596 (1939); Ref. Z. org. Chir. 96, 79 (1940). — v. OTT: Virchows Arch. 93, 114 (1883). — OTTENBERG: J. of exper. Med. 13, 425 (1911). — OTTENBERG u. FOX: Amer. J. Physiol. 123, 516 (1938).

PAGE, SEEGERS u. WARD: Lancet I, 200 (1939). — PALAZZO u. TENCONI: Semana méd. I, 1677 (1935); Ref. Z. org. Chir. 75, 429 (1936). — PANUM: Virchows Arch. 27, 240 u. 433 (1863). — PAPA: Riv. Pat. sper. 22, 253 (1939); Ref. Zbl. inn. Med. 104, 9 (1940); Ann. ital. Chir. 18, 807 (1939); Ref. Z. org. Chir. 98, 35 (1940). — Paris méd. 94, 282 (1934) (règlement du centre de transfusion du sang d'urgence des hôpitaux de Montpellier); 98, 251 (1935) (règlementation spéciale de la transfusion du sang en Italie). — PAUTRAT, OLIVIER u. SIDI: 2. internat. Kongr. Bluttrf. Paris 1937 III, 100 (1939). — PAYR: Münch. med. Wschr. I, 793 (1912). — PAZZAGLI: Clin. Ostet. e Ginec. 1939. — PEMBERTON:

Surg., Gyn. a. Obstet. **28**, 262 (1919). — PERELMANN: Zbl. Chir. **II**, 1934 (1934). — PERRY: Surg., Gyn. a. Obstet. **2**, 360 (1915); Wisconsin med. J. **25**, 123 (1926); Ref. Z. org. Chir. **36**, 30 (1927). — PETROV, FILATOV u. BOGOMOLOVA: Sov. Chir. **7** (1934). — PETROV u. KASUMOV: Vestn. Chir. **120**, 214 (1936); Ref. Z. org. Chir. **84**, 480 (1937); Arch. klin. Chir. **187**, 668 (1937); Ref. Z. org. Chir. **82**, 528 (1937). — PIBÃO, IVAO u. SALEIRO: Rev. méd. mil. **25**, 272 (1936). — PICKERING: Clin. Sci. **2**, 185 (1936). — PIERONI: Zit. nach JEANNENEY u. RINGENBACH. — PIETRUSKY: Technik d. Blutgruppenbestimmung. Berlin: Springer 1940. — PILOD u. JAULMES: Rev. serv. santé mil. **60**, 457 (1938). — PITTALUGA: Presse méd. **II**, 1463 (1939); Paris méd. Nr. **44/45** (1939); Mém. Acad. Chir. **65**, 1080 (1939); Ref. Z. org. Chir. **98**, 658 (1940). — PLEHN: Dtsch. med. Wschr. 1241 (1914); Berl. klin. Wschr. Nr. **42** (1914); Ref. Dtsch. med. Wschr. 2134 (1914). — PLUMMER: Brit. med. J. **II**, 1186 (1936); Ref. Zbl. inn. Med. **90**, 403 (1937). — POLLI (Mailand): Ann. univ. di Med. **1849**. — PONDER: The Mammalian Red Cells. Berlin 1934. — PONDER u. ROBINSON: Biochem. J. **28**, 1940 (1934). PONS: Amer. J. chir. Path. **9**, 587 (1939); Ref. Zbl. inn. Med. **103**, 439 (1940). — POPIELSKI: Polska Gaz. lek. **15**, 606 (1936); Ref. Zbl. Chir. **I**, 1144 (1937) und Sang **11**, 647 (1937); Now. lek. **49**, 311 (1937); Ref. Sang 207 (1938). — POPOVA: Dtsch. Z. Chir. **243**, 741 (1934). — Presse méd.: **I**, 38 (1939) (Appareil à transfusion sanguine du prof. Hustin pour l'injection rythmique du sang et de ses succédanés); **I**, 912 (1939) (Perfuseur des docteurs Tzanck et Dreyfuss); **II**, 1668 (1939) (Transfuseur du docteur Bécart). — PRÉVOST u. DUMAS: Zit. nach OEHLECKER. — PRIBRAM: Naunyn-Schmiedebergs Arch. **172**, 444 (1933). — PURMANN: Zit. nach DUBS. — PYGOTT: Brit. med. J. **I**, 496 (1937); Ref. Sang 779 (1939).

QUICK: Amer. J. Physiol. **114**, 282 (1936); J. amer. med. Assoc. **110**, 1658 (1938); **114**, 1342 (1940).

RAIGORODSKIJ: Bluttransfusion. Ein kurzer Leitfaden f. Ärzte. Kiew: Staatsverlag d. Ukraine 1935; Ref. Z. org. Chir. **76**, 416 (1936). — RAPPAPORT: Klin. Wschr. **II**, 1774 (1933). — RASKA: Voj. Zdrav. Listy **12**, 222 (1936); Rev. san. mil. Nr. **5** (1938); Voj. Zdrav. Listy **14**, 350 (1938); Ref. Mil.arzt **337** (1939). — RATNER u. GUILBERT: Chirurgija **7/8**, 42 (1938); Ref. Z. org. Chir. **92**, 281 (1939). — RAVDIN, STENGEL u. PRUSHANKIN: J. amer. med. Assoc. **114**, 107 (1940). — RAVENNA: Brit. med. J. **II**, 1018 (1939). — REGIDOR: Schweiz. med. Wschr. 682 (1939). — REHN: Arch. klin. Chir. **177**, 360 (1933). — REIHER: Fol. haemat. (Lpz.) **61**, 211 (1938); Ref. Z. org. Chir. **93**, 315 (1939). — REIN: 2. internat. Kongr. Bluttrf. Paris 1937 **II**, 473 (1939); Arch. Inst. prophylac. **10**, 107 (1938). — REIN, WISE u. CUKERBAUM: J. amer. med. Assoc. **110**, 13 (1938); Ref. Zbl. Chir. **II**, 2858 (1938). — REINERT u. WINTERSTEIN: Arch. intern. Pharmacodyn. **62**, 47 (1939). — REINHOLD, VALENTINE u. FERGUSON: Amer. J. med. Sci. **199**, 774 (1940). — REMUND (Bern): Persönl. Mitteilung. — RETTANNI: Riforma med. H. 15 (1937); Ref. Zbl. Chir. **I**, 265 (1938). — RETTANNI u. LATTES: Zit. nach FORTI. — Rev. serv. santé mil. 240 (1940) (public. Soc. des Nations). — RHOADS u. PANZER: J. amer. med. Assoc. **112**, 309 (1939). — RICHET, BRODIN u. SAINT-GIRONS: Presse méd. 579 (1918). — RIDDELL: Blood Transfusion. Oxford med. Publications 1939. — RIEDIGER: Zbl. Gynäk. 395 (1939). — RIETZ: Mil.laeg. **43**, 172 (1937); Ref. Z. org. Chir. **88**, 5 (1938). — RIEUX: 2. internat. Kongr. Bluttrf. Paris 1937 **II**, 485 (1939). — RITTER: 1. internat. Kongr. Bluttrf. Rom 1935 **1**, 39 (1936); Zbl. Chir. **I**, 684 (1935); **II**, 1114 (1937). — ROBERTSON, B.: Lancet **I**, 759 (1918). — ROBERTSON, D.: Lancet **II**, 634 (1938). — ROBERTSON, O. H.: Brit. med. J. **I**, 477 u. 691 (1918). — ROBERTSON, B., u. WATSON: Brit. med. J. **II**, 679 (1917). — ROGGE: Münch. med. Wschr. **II**, 1602 (1917). — ROMER: Thèse de Paris 1932. — ROOME: Arch. Surg. **38**, 692 (1939); Ref. Z. org. Chir. **95**, 91 (1940). — ROSENTHAL: Rev. Path. comparée 6949 (1928); Ref. Sang **5**, 121 (1931); 2. internat. Kongr. Bluttrf. Paris 1937 **II**, 492 (1939). — ROSSIUS: Arch. klin. Chir. **137**, 583 (1925). — Das Rote Kreuz Nr. 6 (1940) (Blutspendedienst für die schweiz. Armee). — ROTH: Klin. Wschr. **I**, 110 (1939); Dtsch. med. Wschr. **I**, 802 (1939). — ROTHFELD: Sovrem. Probl. Gematol .. **11/12**, 44 (1935); Ref. Z. org. Chir. **81**, 274 (1937); Akuš. i Ginek. **2/3**, 17 (1939); Ref. Z. org. Chir. **98**, 688 (1940). — ROTHSCHILD u. CERA: Arch. ital. Med. sper. **2**, 141 (1938); Ref. Zbl. inn. Med. **97**, 170 (1939). — ROUS u. TURNER: J. exper. Med. **23**, 219 (1916). — ROUVILLOIS: Presse méd. **I**, 442 (1939). — RUBAŠKIN: Bjul. post. kom. viv. **2**, 82 (1928); Ref. Ber. Physiol. **46** 486 (1928). — RUBIN: Münch. med. Wschr. **II**, 2171 (1912). — RÜDEL: Dtsch. Z. Chir. **236**, 43 (1932); Zbl. Chir. **I**, 60 (1932). — RUSAKOV u. SKUNDINA: Arch. pat. Anat. i. pat. Fisiol. **1**, 44 (1935); Ref. Z. org. Chir. **75**, 571 (1936). — RÜTTIMANN: Diss. Zürich 1940. — RZEPECKI: Polsk. Przegl. chir. **17**, 437 (1938); Ref. Zbl. Chir. **II**, 2182 (1939).

SADŽAJA: Akuš. i Ginek. **5**, 500 (1936); Ref. Z. org. Chir. **80**, 436 (1937). — SAÉNKO: Chirurgija 125 (1939); Ref. Z. org. Chir. **97**, 258 (1940). — SAI: Tohoku J. exper. Med. **33**, 369 (1938). — SAITO: Verh. jap. chir. Ges. **7** (1935); Ref. Z. org. Chir. **81**, 119 (1937). — SAKAJAN: Zbl. Chir. **I**, 671 (1931); Sovet. Chir. **2**, 95 (1932); Ref. Z. org. Chir. **60**, 209 (1933). — SAKAKURA: Mitt. med. Ges. Tokio **54**, 225 (1940); Ref. Zbl. inn. Med. **105**, 492 (1940). — SALKIND: Chirurg 137 (1933); Sov. Vestn. Venerol. **5**, 473 (1936); Ref. Z. org. Chir. **85**, 31 (1938); Nov. chir. Arch. **41**, 556 (1938); Ref. Z. org. Chir. **98**, 128 (1940). — SAMARIN:

Zbl. Chir. II, 1945 (1934). — SAMMARTINO: Semana méd. I, 851 (1936); Ref. Z. org. Chir. 82, 355 (1937); Semana méd. II, 652 (1936); Ref. Z. org. Chir. 82, 603 (1937); 2. internat. Kongr. Bluttrf. Paris 1937 II, 203 u. 495 (1939); Prensa méd. argent. 25, 141 (1938); Ref. Z. org. Chir. 91, 531 (1939); Semana méd. II, 1481 (1938); Ref. Z. org. Chir. 93, 394 (1939). — SAMMARTINO u. AGUIAR: 2. internat. Kongr. Bluttrf. Paris 1937 II, 196 (1939). — ŠAMOV: Vrač. Delo 14, 663 (1931); Ref. Z. org. Chir. 60, 470 (1933); Lancet II, 306 (1937). — ŠAMOV u. KARAVANOV: Vrač. Delo 17, 753 (1934); Ref. Z. org. Chir. 76, 416 (1936). — SAPPINGTON: J. amer. med. Assoc. 113, 22 (1939). — SAUER: J. amer. med. Assoc. 112, 308 (1939). — SAUERBRUCH: Münch. med. Wschr. II, 1545 (1915). — SAXTON: Lancet II, 606 (1937); I, 693 (1938); II, 751 (1938); I, 405 (1939). — SAZAVSKY: Čas. lék. česk. 101 (1939); Ref. Z. org. Chir. 93, 107 (1939). — SCANELL: Amer. J. Surg. 36, 26 (1937). — SCAPATICCI: Boll. Accad. med. Roma 65, 169 (1939); Ref. Zbl. inn. Med. 103, 374 (1940). — SCHAEFER u. WIENER: Quart. Bull. Sea View Hosp. 5, 17 (1939). — SCHALY: Nederl. Tijdschr. Geneesk. 965 (1926); Ref. Sang 1, 482 (1927). — SCHERBER: Zbl. Chir. II, 2180 (1932). — SCHIFF: Dtsch. med. Wschr. I, 199 (1933); Die Blutgruppen u. ihre Anwendungsgebiete. Berlin: Springer 1933. — SCHILLING: Mil.arzt 1940; Verh. dtsch. Ges. inn. Med. 52, 202 (1940). — SCHMID: Schweiz. med. Wschr. 1038 (1940). — SCHMITZ u. FISCHER: Biochem. Z. 259, 53 u. 61 (1933). — SCHOLTEN: Dtsch. med. Wschr. 49, 314 (1923). — SCHÖNE: Dtsch. med. Wschr. 45, 85 (1919); Dtsch. Z. Chir. 227, 448 (1930). — SCHÖRCHER: Münch. med. Wschr. II, 1268 (1939); Mil.arzt 44 (1939); Zbl. Chir. 577, 714 u. 959 (1940). — SCHROETER u. OTTO: Fortschr. Ther. 15, 501 (1939); Ref. Zbl. inn. Med. 102, 600 (1940). — SCHRUMPF: Mil.laeg. 43, 406 (1937); Ref. Mil.arzt 377 (1939). — SCHRUMPF u. HARTMANN: Nord. Med. 2247 (1939); Ref. Z. org. Chir. 96, 568 (1940). — SCHÜRCH: Helv. med. Acta 6, 916 (1939/40). — SCHÜRCH u. WILLENEGGER: Schweiz med. Wschr. 105 (1941). — SCIMONE: Pathologica (Genova) 32, 1 (1940); Ref. Zbl. inn. Med. 104, 549 (1940). — SCUDDER: Ann. Surg. 112, 502 (1940). — SCUDDER, BISHOP u. DREW: J. amer. med. Assoc. 115, 290 (1940). — SCUDDER, DREW, CORCORAN, BULL, SERGENT u. LIEBHOLT: J. amer. med. Assoc. 112, 2263 (1939). — SCUDDER, ZWEMER u. WHIPPLE: Ann. Surg. 107, 161 (1938). — SEBRIN: Chirurgija 3, 20 (1937); Ref. Z. org. Chir. 86, 633 (1938). — SÉDALLIAN u. FROMENT: 2. internat. Kongr. Bluttrf. Paris 1937 II, 503 (1939). — SEEDORF: Mil.laeg. 43, 181 (1937); Ref. Z. org. Chir. 88, 5 (1938). — SEGGEL: 2. internat. Kongr. Bluttrf. Paris 1937 III, 82 (1939); Klin. Wschr. I, 593 (1938). — SEGGEL u. REIHER: Med. Welt 185 u. 262 (1939); Ref. Zbl. inn. Med. 100, 7 (1939). — SEIBERT: Amer. J. Physiol. 71, 620 (1925). — SELJCOVSKIJ: Akuš. i Ginek. 4, 443 (1936); Ref. Z. org. Chir. 80, 435 (1937); Chirurgija 116 (1939); Ref. Z. org. Chir. 97, 574 (1940). — SERVANTIE u. JULLIEN-VIÉROZ: J. méd. Bordeaux 111, 801 (1937). — SHACKLE: Lancet II, 158 u. 276 (1935). — SHELDON: Lancet I, 1070 (1935). — SHERA: Brit. med. J. 903 (1930); Ref. Z. org. Chir. 51, 25 (1930). — SHULMAN u. GLASS: J. med. Soc. N. J. 34, 555 (1937). — SIBLEY u. LUNDY: Surg., Gyn. a. Obstet. 67, 490 (1938); Ref. Z. org. Chir. 91, 336 (1939); Surg., Gyn. a. Obstet. 67, 293 (1938); Ref. Z. org. Chir. 91, 272 (1939). — SIMMEL: Zit. nach NAEGELI, 0. — SINIBALDUS: Zit. nach RIDDELL. — SKÖLD: Acta med. Scand. 88, 450 (1936); Sv. Läkartidn. 273 (1939); Ref. Zbl. Hyg. 44, 231 (1939). — SKUNDINA: Zbl. Chir. II, 1936 (1934); Sovet. Chir. 6, 69 (1935); Ref. Z. org. Chir. 75, 570 (1936). — SKUNDINA, GINZBURG u. RUZAKOV: Sovet. Chir. 6, 78 (1935); Ref. Z. org. Chir. 75, 570 (1936). — SMITH, TRUTHILL, DREW u. SCUDDER: J. biol. Chem. 133, 499 (1940). — SMITH, WARNER u. BRINKHOUS: J. exper. Med. 66, 801 (1937). — SOKOLOV: Nov. chir. Arch. 40, 484 (1938); Ref. Z. org. Chir. 92, 433 (1939). — SOKOLOWSKI: 2. internat. Kongr. Bluttrf. Paris 1937 II, 191 (1939); Lek. Wojsk. 31, 154 (1938); Ref. Mil.arzt 461 (1938). — SPASOKUKOCKIJ: Vestn. Chir. 87/89, 38 (1933); Ref. Zbl. Chir. II, 2752 (1934); Sovrem. Probl. Gematol... 9/10, 7 (1935); Ref. Z. org. Chir. 82, 281 (1937). — SPATE: Kriegschir. Ratgeber. Berlin: Lehmann 1941. — SPATH: Münch. med. Wschr. 389 (1940). — SPILLER: Dtsch. med. Wschr. II, 1958 (1935). — SPILLMANN u. MOREL: Bull. Soc. franç. Dermatol. Nr. 6 (1926). — SPIRITO: Münch. med. Wschr. II, 1584 (1939). — SPIRITO u. ERNST: Ann. di Ostet. e Ginec. 1940. — SPIVAK u. PELISHENKO: Eksp. med. Kharkow 21 (1940); Ref. J. amer. med. Assoc. 115, 169 (1940). — SPRINGWALD: Zbl. Chir. II, 1925 (1934). — STAHL: Zbl. Chir. I, 1116 (1937). — STALLWORTHY: Brit. med. J. I, 153 (1939). — STARLINGER: Zbl. Chir. I, 1253 (1937); II, 2645 (1937); Arch. klin. Chir. 189, 401 (1937). — STAVSKAJA: Nov. chir. Arch. 37, 72 (1937); Ref. J. amer. med. Assoc. 108, 1226 (1937). — STEINMANN, B.: Klin. Wschr. II, 1641 (1938). — STEINMANN, J.: Praxis 509 (1940). — STEPPUHN u. BRJUCHONENKO: Russ. Klin. 1928; Ref. Sang 4, 436 (1930). — STERN: Zbl. Chir. I, 343 (1929). — STILLMUNKES: 2. internat. Kongr. Bluttrf. Paris 1937 II, 167 (1939). — STRAUSS: Zbl. Chir. I, 495 (1939). — STRUMIA, WAGNER u. MONAGHAN: J. amer. med. Assoc. 114, 1337 (1940); Ann. Surg. 111, 623 (1940). — STUDDIFORD: Surg., Gyn. a. Obstet. 64, 772 (1937). — SUSUKI: Jap. J. med. Sci. 7, 3, 25 (1938). — SUTUGIN: Zit. nach RAUTENSBERG: Petersb. med. Z. 13 (1867). — SVEJCAR u. POLAK: Čas. lék. Česk. 373 (1936); Ref. Sang 11, 741 (1937).

TABURÈ: Zbl. Chir. 6 (1874). — TACHELLA COSTA: Semana méd. 43, 783 (1936); Ref. Z. org. Chir. 82, 678 (1937). — TACHIBANA: Mitt. med. Akad. Kioto 27, 1191 (1939); Ref. Zbl. inn. Med. 104, 679 (1940). — TAKESHITA: Mitt. med. Akad. Kioto 12, 469 (1934); Ref. Zbl. inn. Med. 80, 40 (1935). — TANAHASHI: Z. jap. chir. Ges. 36, 104 (1935); Ref. Z. org. Chir. 80, 114 (1937). — TANIGUCHI: Jap. J. med. Sci. 7, 3, 26 (1938). — TARCHETTI: Arch. ital. Chir. 54, 727 (1938). — TATUM, ELLIOTT u. NESSET: Mil. Surgeon 85, 481 (1939). — TEMPLE GREY: Lancet II, 1431 (1937). — TENCONI u. PALAZZO: Semana méd. 41, 766 (1934); Ref. Sang 9, 527 (1935) und Zbl. Chir. II, 2185 (1934). — TESKE-PLAUEN: Münch. med. Wschr. I, 353 (1918). — THALHIMER, SOLANDT u. BEST: Lancet II, 554 (1938). — THOMPSON, RAVDIN, RHOADS u. FRANCK: Arch. Surg. 36, 509 (1938). — THOMSEN: Münch. med. Wschr. II, 1190 (1930). — THOMSON: Lancet I, 808 (1939). — TIMOFEJEW u. FEDOROV: Nov. chir. Arch. 89/90, 68 (1931). — TÖLLE: Zbl. Chir. I, 778 (1938). — TORII: Mitt. med. Fak. kaiserl. Univ. Krishn, Fukuoka 7, 137 (1923); Ref. Ber. Physiol. 36, 293 (1926). — TÖRNGREN: Tidskr. i. Milit. Hälsovard 60 (1940). — TOROSSJAN u. TOCHIGAN: Probl. tbk. 10, 47 (1935); Ref. Z. org. Chir. 80, 202 (1937). — TORRACA: Boll. Soc. piemont. Chir. 5, 752 (1935); Ref. Z. org. Chir. 74, 282 (1935). — TOUSSAINT: Z. klin. Med. 136, 439 (1939); Ref. Zbl. inn. Med. 101, 552 (1939). — TRAUM: Dtsch. Z. Chir. 237, 97 (1932); Ref. Z. org. Chir. 60, 208 (1933). — TRETOW: Zbl. Chir. II, 2880 (1937); Ref. Z. org. Chir. 87, 208 (1938). — TROJANIELLO: Sperimentale 93, 502 (1939); Ref. Z. org. Chir. 98, 445 (1940). — TRUSLER, EGBERT u. WILLIAMS: J. amer. med. Assoc. 113, 2207 (1939). — TRUSZKOWSKI u. ZWEMER: Biochem. J. 31, 229 (1937). — TUOHY: Surg., Gyn. a. Obstet. 67, 510 (1938); Ref. Zbl. Chir. II, 2180 (1939). — TZANCK: Bull. Soc. nat. Chir. Paris 56, 676 (1930); Ref. Z. org. Chir. 50, 834 (1930); Presse méd. I, 860 (1932); Problèmes théoriques et pratiques de la transfusion sanguine. Paris: Masson 1933; Bull. Mém. Soc. méd. Hôp. Paris 341 (1933); Ref. Sang 8, 211 (1934); 2. internat. Kongr. Bluttrf. Paris 1937 I, 57 (1939). — TZANCK u. ANDRÉ: Paris méd. Mai 1939; Presse méd. I, 750 (1939). — TZANCK u. DECOURT: Presse méd. II, 1220 (1931). — TZANCK u. DREYFUS: Sang 11, 606 (1937); 2. internat. Kongr. Bluttrf. Paris 1937 II, 225 (1939). — TZANCK u. JUBÉ: Bull. Mém. Soc. méd. Hôp. Paris 428 (1934); Ref. Sang 9, 413 (1935) — TZANCK u. MARTINEAU: Bull. Mém. Soc. méd. Hôp. Paris 430 (1934); Ref. Sang 9, 413 (1935). — TZANCK u. MOLINE: Paris méd. II, 308 (1935); Ref. Z. org. Chir. 75, 368 (1936). — TZANCK, SUREAU u. DREYFUS: Presse méd. II, 1597 (1939). — TZANCK, SUREAU u. DE MONTIS: Bull. Mém. Soc. méd. Hôp. Paris 56, 94 (1940); Ref. Zbl. inn. Med. 104, 536 (1940). — TZANCK u. WERTH: Bull. Mém. Soc. méd. Hôp. Paris 132 (1930).

UFFREDUZZI: Zbl. Chir. I, 647 (1935); Helv. med. Acta 2, 106 (1935/36). — ULLRICH: Mil.arzt 1940. — UNGER: Dtsch. med. Wschr. II, 1838 (1932); I, 204 (1933). — URINSON u. LEVITAN: Sovrem. Probl. Gematol... 9/10, 57 (1935); Ref. Z. org. Chir. 82, 282 (1937).

VALERI: Boll. Ist. sieroter. milan. 9, 620 (1937); Ref. Sang 192 (1939). — VALTER: Soc. roumaine d'hématol. 1933; Ref. Sang 7, 768 (1933). — VAUGHAN: Brit. med. J. I, 933 (1939); II, 1084 (1939); Ref. Zbl. inn. Med. 103, 437 (1940). — VERA: Semana méd. II, 46 (1939); Ref. Z. org. Chir. 96, 96 (1940). — VINOGRAD-FINKEL: Nov. chir. Arch. 36, 226 (1936); Ref. Z. org. Chir. 85, 217 (1938); Chirurgija 17 (1939); Ref. Z. org. Chir. 96, 697 (1940). — VLADOS: Zbl. Chir. II, 1930 (1934); II, 1946 (1934). — VLADOS u. MEERSON: Zbl. Chir. II, 1941 (1934); Sang 9, 375 (1935); Ref. Zbl. inn. Med. 82, 9 (1935). — VLADOS u. Mitarb.: Sang 8, 768 (1934). — VOLKMANN: Zbl. Chir. I, 1253 (1937). — VOROBIEV: Fiziol. Ž. 26, 708 (1939); Ref. Ber. Physiol. 115, 574 (1939). — VORONOFF: Zbl. Chir. I, 1317 (1936). — VOŽENÍLEK: Čas. lék. Česk. 1825 u. 1858 (1937); Ref. Z. org. Chir. 88, 404 (1938).

WAGNER: J. amer. med. Assoc. 115, 1169 (1940). — WAGNER-JAUREGG u. RAUEN: Umschau in Wissenschaft u. Technik 48, 1031 (1939). — WAITZ: Ann. Méd. 40, 413 (1936). — WAITZ u. KABAKER: Presse méd. II, 1198 (1932). — WALDSCHMIDT u. LEITZ: Zit. nach JORES u. DETZEL. — WALTER: Münch. med. Wschr. I, 891 (1917). — WANG u. LEE: Chin. med. J. 50, 241 (1936); Ref. Zbl. inn. Med. 86, 645 (1936). — WANGENSTEEN: Ann. Surg. 100, 742 (1934). — WARD: Brit. med. J. I, 301 (1918). — WARNER, BRINKHOUS u. SMITH: Amer. J. Physiol. 114, 667 (1936). — WARNER, DE GOWIN u. SEEGERS: Proc. Soc. exper. Biol. a. Med. 43, 251 (1940). — WATSON, C. M., u. J. R. WATSON: J. amer. med. Assoc. 106, 520 (1936). — WEDERHAKE: Münch. med. Wschr. II, 1471 (1917). — WEECH, GOETTSCH u. REEVES: J. clin. Invest. 12, 217 (1933). — WEIDENREICH: Fol. haemat. (Lpz.) II, 95 (1905). — WEIL: J. amer. med. Assoc. 64, 425 (1915). — WEISMANN-NETTER: Presse méd. II, 1661 (1931). — WEISS: Zbl. Chir. I, 676 (1931). — WESELKIN u. KAPIZA: Vestn. chir. Grek. 48, 9 (1936); Ref. Zbl. Chir. II, 2664 (1937). — WETZEL: Klin. Wschr. 456 (1939). — WICHELS u. LAMPE: Münch. med. Wschr. II, 1243 (1928). — WIENER: Buch, Baillève, Tindall u. Cox 1939; J. amer. med. Assoc. 115, 898 (1940). — WIENER u. PETERS: Ann. int. Med. 13, 2306 (1940); Ref. J. amer. med. Assoc. 115, 643 (1940). — WIJNBERG: Geneesk. Tijdschr. Nederl.-Indië 2729 (1937); Ref. Z. org. Chir. 87, 438 (1938). — WILANDER: Acta med. Scand. 94, 258 (1938). — WILBRANDT: Pflügers Arch. 241, 289 u. 302 (1938); 243, 519 (1940); Schweiz. med. Wschr. 731 (1940). — WILDEGANS: Dtsch. med. Wschr. II, 2031 (1930); Die Bluttrf. in

Theorie u. Praxis. Berlin: Springer 1933; Zbl. Chir. **II**, 1377 u. 1985 (1937); Dtsch. med. Wschr. **I**, 343 (1940). — WILLENEGGER: Dissertation Bern 1937. — WILLENEGGER u. OTTENSOOSER: Schweiz. med. Wschr. **437** (1940). — WILSON u. JAMIESON: Brit. med. J. 1207 (1938); Ref. Zbl. inn. Med. **97**, 217 (1939). — WINKLER, HOFF u. SMITH: Amer. J. Physiol. **124**, 478 (1938). — WINTERSTEIN: Zbl. Chir. **I**, 646 (1935). — WITEBSKY: J. exper. Med. Dez. **1940**. — WITTS: Lancet **I**, 1297 (1929). — DE WITT STETTEN: 2. internat. Kongr. Bluttrf. Paris 1937 **II**, 413 (1939); J. amer. med. Assoc. **110**, 1248 (1938); Ref. Dtsch. med. Wschr. **II**, 1495 (1938). — WÖHLISCH: Klin. Wschr. **I**, 118 u. 161 (1932). — WOLF: Münch. med. Wschr. **I**, 288 (1919). — WOLF u. JONSSON: Zit. nach PIETRUSKY. — WOLLHEIM: Klin. Wschr. **I**, 12 (1933). — WOYTEK: Dtsch. Z. Chir. **247**, 113 (1936); Ref. Z. org. Chir. **79**, 264 (1936). — WRIGHT: Zit. nach RIDDELL. — WRIGHT, BOND u. HUGHES: Arch. Neurol. a. Psychiatr. **39**, 1288 (1938).

YODICE: Semana méd. **9**, 490 (1929); Ref. Sang **3**, 615 (1929). — YOUREVITCH u. ROSENBERG: Roussk. Wratsch. 3. Mai 1914. — YOUREVITCH u. TELEGUINA: J. Physiol. et Path. gén. Nr. **1** (1925).

ZALEWSKI: Polsk. Przegl. chir. **12** (1933); Ref. Zbl. Chir. **I**, 432 (1935); Lek. wojsk. **29**, 107 (1937). — ZAKRZEWSKI: Klin. Wschr. **I**, 113 (1932); **II**, 1658 (1933). — ZANGEMEISTFR u. MEISSL: Münch. med. Wschr. **I**, 673 (1903). — ZAZKIN u. BLINOV: Sovet. vrac. Gaz. **9**, 743 (1935); Ref. Z. org. Chir. **76**, 344 (1936). — ZELLER: Zbl. Chir. **II**, 1378 (1937). — ZENKER u. RIEVE: Arch. klin. Chir. **200**, 115 (1940). — ZIEGLER, OSTERBERG u. HOVIG: J. amer. med. Assoc. **114**, 1341 (1940). — ZIMMER: Mil.arzt **157** (1938). — ŽMAKIN: Nov. chir. Arch. **33**, 216 (1935); Ref. Z. org. Chir. **76**, 702 (1936). — ŽMAKIN, ZBOROVSKAJA u. SCHORINA: Vestn. Chir. **43**, 26 (1936); Ref. Z. org. Chir. **84**, 164 (1937). — ŽVANIJA: Sovrem. Probl. Gematol... **11/12**, 236 (1935); Ref. Z. org. Chir. **81**, 275 (1937).

Berichtigung.

S. 235: in der 6. Zeile von unten muß es „Empfänger“ statt „Spender“ heißen.

Schürch, Blutkonservierung und Transfusion.